Barbara J. Bain, Karl-Anton Kreuzer (Hrsg. der deutschen Übersetzung)
Das Blutbild

Barbara J. Bain,
Karl-Anton Kreuzer (Hrsg. der deutschen Übersetzung)

Das Blutbild

―

Diagnostische Methoden und klinische Interpretation

DE GRUYTER

Titel der Originalausgabe
Blood Cells – A Practical Guide, Fifth Edition

Autorin der Originalausgabe
Barbara J. Bain MBBS, FRACP, FRCPath
Professor in Diagnostic Haematology
St. Mary's Hospital Campus of Imperial College
Faculty of Medicine, London
and Honorary Consultant Haematologist,
St. Mary's Hospital, London

The fifth edition published 2015
© 2015 by John Wiley & Sons Ltd.

Registered office: John Wiley & Sons, Ltd,
The Atrium, Southern Gate,
Chichester, West Sussex,
PO19 8SQ, UK

© 2006, 2002, 1995 Barbara J. Bain
First published 1989
(published by Gower Medical Publishing);
Second Edition published 1995;
Third Edition published 1996; Reprinted 2003;
Fourth Edition published 2006;
Fifth Edition published 2015

Herausgeber der deutschen Übersetzung
Prof. Dr. med. Karl-Anton Kreuzer
Klinik I für Innere Medizin - Universitätsklinikum Köln
Kerpener Str. 62, 50937 Köln
E-Mail: karl-anton.kreuzer@uk-koeln.de

All Rights Reserved. Authorised translation from the English language edition published by John Wiley & Sons Limited. Responsibility for the accuracy of the translation rests solely with Walter de Gruyter GmbH and is not the responsibility of John Wiley & Sons Limited. No part of this book may be reproduced in any form without the written permission of the original copyright holder, John Wiley & Sons Limited.

ISBN 978-3-11-044215-1
e-ISBN (PDF) 978-3-11-043501-6
e-ISBN (EPUB) 978-3-11-043389-0

Library of Congress Cataloging-in-Publication Data
A CIP catalog record for this book has been applied for at the Library of Congress.

Bibliografische Information der Deutschen Nationalbibliothek
Die Deutsche Nationalbibliothek verzeichnet diese Publikation in der Deutschen Nationalbibliografie; detaillierte bibliografische Daten sind im Internet über
http://dnb.dnb.de abrufbar.

Der Verlag hat für die Wiedergabe aller in diesem Buch enthaltenen Informationen mit den Autoren große Mühe darauf verwandt, diese Angaben genau entsprechend dem Wissensstand bei Fertigstellung des Werkes abzudrucken. Trotz sorgfältiger Manuskriptherstellung und Korrektur des Satzes können Fehler nicht ganz ausgeschlossen werden. Autoren und Verlag übernehmen infolgedessen keine Verantwortung und keine daraus folgende oder sonstige Haftung, die auf irgendeine Art aus der Benutzung der in dem Werk enthaltenen Informationen oder Teilen davon entsteht.

Die Wiedergabe der Gebrauchsnamen, Handelsnamen, Warenbezeichnungen und dergleichen in diesem Buch berechtigt nicht zu der Annahme, dass solche Namen ohne weiteres von jedermann benutzt werden dürfen. Vielmehr handelt es sich häufig um gesetzlich geschützte, eingetragene Warenzeichen, auch wenn sie nicht eigens als solche gekennzeichnet sind.

© 2018 Walter de Gruyter GmbH, Berlin/Boston
Einbandabbildung: Steve Geschmeissner/Science Photo Library
Satz: PTP-Berlin, Protago-TEX-Production GmbH, Berlin
Druck und Bindung: Hubert & Co. GmbH und Co. KG, Göttingen
♾ Gedruckt auf säurefreiem Papier
Printed in Germany

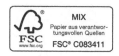

www.degruyter.com

Vorwort zur deutschen Ausgabe

Blutbilduntersuchungen werden von allen klinischen Disziplinen angefordert und gehören mit großem Abstand zu den am häufigsten durchgeführten Laboranalysen beim Menschen. Dementsprechend sind Ärzte und medizinisches Personal regelmäßig mit Normabweichungen des Blutbildes konfrontiert. Deren Ursachen reichen dabei von methodischen Phänomenen über harmlose Varianten bis hin zu lebensbedrohlichen Erkrankungen. Um Veränderungen rasch einschätzen zu können, müssen sowohl das Laborpersonal als auch das klinisch tätige Assistenzpersonal und die Ärzte über die Möglichkeiten und Grenzen der verschiedenen Untersuchungstechniken gut informiert sein. Natürlich ist es unbestritten, dass moderne Blutbildautomaten mit höchster Präzision eine hohe Zahl an Untersuchungen durchführen können. Dies darf aber nicht darüber hinwegtäuschen, dass bereits bei der Probengewinnung Fehler gemacht werden können, die die nachfolgende Analytik verfälschen. Darüber hinaus können bestimmte Zellen bislang nur vom menschlichen Auge in der Mikroskopie zuverlässig zugeordnet werden. Letztendlich ist das fein abgestimmte Zusammenspiel beider Techniken entscheidend für die Gesamtqualität der Blutbildanalysen eines Labores.

Frau Prof. Dr. Barabara Bain vom britischen Imperial College in London in Großbritannien hat 1989 mit ihrem Werk „Blood Cells – A Practical Guide" den Grundstein für ihr international akkzeptiertes Referenzwerk der Blutbilddiagnostik gelegt. Bislang ist es in fünf englischsprachigen Auflagen erschienen, zuletzt im Jahr 2015. Herausgeber und Autoren der nun vorliegenden deutschen Übersetzung der 5. Auflage haben sich bemüht, das Werk nicht nur sprachlich zu übertragen, sondern es auch behutsam durch aktuelle Aspekte zu ergänzen. Wir hoffen, dass hierdurch ein Kompendium entstanden ist, das für alle Interessierten einen hohen praktischen Wert für den Berufsalltag besitzt.

Köln, im August 2017
Karl-Anton Kreuzer

Inhalt

Vorwort zur deutschen Ausgabe —— V

Autoren der Übersetzung —— XIII

1 Blutabnahme, Ausstrichanfertigung und Ausstrichuntersuchung —— 1
1.1 Blutabnahme —— 1
1.1.1 Peripheres Venenblut —— 2
1.1.2 Kapillarblut —— 6
1.1.3 Nabelschnurblut —— 7
1.1.4 Probengewinnung bei Feten —— 8
1.1.5 Sonstige Probengewinnung —— 8
1.1.6 Antikoagulanzien und Probengefäße —— 8
1.1.7 Empfehlungen —— 9
1.1.8 Nadelstichverletzungen —— 9
1.2 Probendurchmischung —— 10
1.3 Anfertigung von peripheren Blutausstrichen —— 10
1.3.1 Manuelle Anfertigung von Blutausstrichen —— 12
1.3.2 Andere Methoden der Blutausstrichherstellung —— 14
1.3.3 Dicke Blutausstriche („Dicker Tropfen") —— 15
1.3.4 Ungefärbte Feuchtpräparate —— 15
1.4 Fixierung, Färbung und Präparation —— 16
1.4.1 Fixierung —— 16
1.4.2 Färbung —— 16
1.4.3 Präparation —— 19
1.5 Lagerung von Blutausstrichen —— 19
1.6 Gebrauch und Einstellungen des Mikroskops —— 20
1.6.1 Identifizierung von Fehlerquellen und Fehlervermeidung —— 23
1.6.2 Untersuchung des Blutausstrichs —— 23
1.7 Literatur —— 23

2 Erstellen eines Blutbildes —— 26
2.1 Basistechniken —— 27
2.1.1 Hämoglobinkonzentration —— 27
2.1.2 Gepacktes Zellvolumen (packed cell volume [PCV]) —— 30
2.1.3 Erythrozytenzahl —— 33
2.1.4 Abgeleitete Erythrozytenvariablen – Erythrozytenindizes —— 34
2.1.5 Leukozytenzählung —— 34
2.1.6 Thrombozytenzahl —— 35
2.1.7 Weißes Differentialblutbild —— 36
2.1.8 Retikulozytenzahl —— 40
2.1.9 Einheiten und anerkannte Abkürzungen —— 44
2.2 Automatische Bildanalyse —— 45

2.2.1	Automatisierte Differentialblutbilder mit Mustererkennung (Pattern recognition) —— 45	
2.3	Automatisierte Hämatologiesysteme —— 45	
2.3.1	Messtechniken von Hämatologieautomaten —— 45	
2.3.2	Automatisierte Retikulozytenmessungen und retikulierte Thrombozytenmessungen —— 77	
2.4	Patientennahe Diagnostik —— 84	
2.4.1	Nichtinvasive Methoden —— 85	
2.4.2	Präanalytische Lagerung von Blutproben —— 85	
2.5	Literatur —— 86	
3	**Morphologie der Zellen im peripheren Blutausstrich —— 94**	
3.1	Die Untersuchung des peripheren Blutausstrichs —— 94	
3.1.1	Lagerungsbedingte und weitere Artefakte —— 97	
3.2	Erythrozyten —— 101	
3.2.1	Anisozytose —— 103	
3.2.2	Mikrozytose —— 103	
3.2.3	Makrozytose —— 105	
3.2.4	Hypochromie —— 105	
3.2.5	Hyperchromie —— 108	
3.2.6	Anisochromasie —— 108	
3.2.7	Dimorphie —— 108	
3.2.8	Polychromasie —— 109	
3.2.9	Poikilozytose —— 111	
3.2.10	Einschlüsse in Erythrozyten —— 136	
3.2.11	Zirkulierende kernhaltige rote Blutzellen —— 139	
3.2.12	Agglutination der Erythrozyten, Geldrollenbildung und Rosettenformation —— 140	
3.3	Leukozyten —— 141	
3.4	Granulozyten —— 141	
3.4.1	Die neutrophilen Granulozyten —— 141	
3.4.2	Die eosinophilen Granulozyten —— 172	
3.4.3	Die basophilen Granulozyten —— 177	
3.5	Lymphozyten und Plasmazellen —— 179	
3.5.1	Die Lymphozyten —— 179	
3.5.2	Die Plasmazelle —— 191	
3.6	Zellen der monozytären Zellreihe —— 192	
3.6.1	Der Monozyt —— 192	
3.6.2	Monozytäre Vorstufen —— 195	
3.6.3	Die Makrophagen —— 195	
3.7	Vorstufen der Granulopoese —— 196	
3.7.1	Der Myeloblast —— 196	
3.7.2	Der Promyelozyt —— 197	
3.7.3	Der Myelozyt —— 198	
3.7.4	Der Metamyelozyt —— 199	

3.8	Das leukerythroblastische Blutbild —— 200	
3.9	Die Mastzelle —— 200	
3.10	Disintegrierte Zellen —— 201	
3.10.1	Nekrotische Knochenmarkzellen —— 202	
3.11	Thrombozyten und zirkulierende Megakaryozyten —— 202	
3.12	Thrombozyten —— 202	
3.12.1	Abweichungen von der normalen Thrombozytengröße —— 202	
3.12.2	Andere Veränderungen der Thrombozytenmorphologie und Verteilung einschließlich Aggregation und Satellitenbildung —— 204	
3.13	Megakaryozyten —— 207	
3.13.1	Abnormale Megakaryozyten und Megakaryoblasten —— 208	
3.14	Der Blutausstrich bei Gesunden —— 210	
3.14.1	Der gesunde Erwachsene —— 210	
3.14.2	Säuglingsalter und Kindheit —— 211	
3.14.3	Das Neugeborene —— 211	
3.14.4	Hyposplenismus —— 212	
3.15	Nichthämatopoetische Zellen —— 214	
3.15.1	Endothelzellen —— 214	
3.15.2	Epithelzellen —— 215	
3.15.3	Fettzellen —— 215	
3.15.4	Mesothelzellen —— 216	
3.15.5	Fruchtwasserzellen —— 216	
3.15.6	Maligne nichthämatopoetische Zellen und Muzin —— 216	
3.16	Mikroorganismen in Blutausstrichen —— 218	
3.16.1	Bakterien —— 219	
3.16.2	Pilze —— 223	
3.16.3	Parasiten —— 225	
3.16.4	Malaria —— 225	
3.16.5	Babesiose —— 237	
3.16.6	Toxoplasmose —— 238	
3.16.7	Infektion durch Hämoflagellaten —— 238	
3.16.8	Filarien —— 242	
3.17	Weitere Lernhilfen zur Morphologie von Blutausstrichen —— 245	
3.18	Literatur —— 245	
4	**Erkennen fehlerhafter Blutbilder —— 264**	
4.1	Ursachen fehlerhafter Blutbilder —— 264	
4.2	Erkennen von Fehlern bei der Erstellung automatisierter Blutbilder —— 266	
4.3	Fehler bei der automatisierten Leukozytenbestimmung —— 267	
4.4	Fehler bei der Messung der Hämoglobinkonzentration und der Erythrozytenindizes —— 271	
4.4.1	Hämoglobinkonzentration —— 271	
4.4.2	Erythrozytenzahl, MCV und Hämatokrit —— 274	
4.4.3	MCH, MCHC und Erythrozytenverteilungsbreite (EVB, RDW) —— 276	
4.5	Fehler bei Thrombozytenmessungen —— 276	

4.6	Fehler bei automatisierten Messungen von Differentialblutbildern —— 281	
4.6.1	Zweifach und dreifach Differentialblutbilder von impedanzbasierten, automatisierten Vollblutgeräten —— 282	
4.6.2	Fünf- und siebenfach Differentialblutbilder der Bayer-H.1- und Advia-Serie —— 282	
4.6.3	Fünffach Differentialblutbild von Coulter, Sysmex und anderen Geräten —— 283	
4.7	Fehler bei automatisierten Retikulozytenzählungen und anderen Retikulozytenmessungen —— 290	
4.8	Literatur —— 291	
5	**Normalbereiche —— 298**	
5.1	Normalbereiche für Erwachsene —— 305	
5.2	Normalbereiche für Neugeborene und Feten —— 309	
5.3	Normalbereiche für Kleinkinder und Kinder —— 312	
5.4	Normalbereiche in der Schwangerschaft —— 318	
5.5	Normalbereiche für Thrombozyten und andere Thrombozytenparameter —— 319	
5.6	Normalbereiche für Retikulozyten —— 322	
5.7	Literatur —— 323	
6	**Quantitative Veränderungen der Zellen des peripheren Blutes —— 331**	
6.1	Polyzythämie —— 331	
6.2	Retikulozytose —— 334	
6.3	Leukozytose —— 335	
6.4	Neutrophile Leukozytose – Neutrophilie —— 335	
6.5	Eosinophile Leukozytose – Eosinophilie —— 338	
6.6	Basophile Leukozytose – Basophilie —— 346	
6.7	Lymphozytose —— 346	
6.8	Monozytose —— 349	
6.9	Plasmozytose —— 351	
6.10	Thrombozytose —— 351	
6.10.1	Blutausstrich und Thrombozytenzahl —— 353	
6.10.2	Weitere Untersuchungen —— 354	
6.11	Anämie —— 354	
6.11.1	Auswertung des Blutausstrichs und der Blutzellzählung —— 355	
6.11.2	Weitere Untersuchungen —— 357	
6.12	Retikulozytopenie —— 359	
6.13	Leukozytopenie —— 360	
6.14	Neutropenie —— 360	
6.15	Eosinopenie —— 364	
6.16	Basopenie —— 365	
6.17	Monozytopenie —— 365	
6.18	Lymphozytopenie (Lymphopenie) —— 366	
6.19	Thrombozytopenie —— 366	
6.19.1	Auswertung des Blutausstrichs und der Blutzellzählung —— 373	
6.19.2	Weitere Untersuchungsmethoden —— 374	

6.20	Panzytopenie —— 374	
6.20.1	Auswertung des Blutausstrichs und der Blutzellzählung —— 374	
6.20.2	Differentialdiagnose —— 376	
6.20.3	Weitere Untersuchungsmethoden —— 377	
6.21	Literatur —— 377	
7	**Wichtige ergänzende Untersuchungen —— 402**	
7.1	Zytochemische Techniken —— 402	
7.1.1	Heinz-Körper —— 402	
7.1.2	Hämoglobin-H-Einschlusskörper —— 403	
7.1.3	Hämoglobin-F-haltige Zellen —— 404	
7.1.4	Berliner-Blau-Eisenfärbung (Perls-Eisenreaktion) —— 405	
7.1.5	Glukose-6-Phosphat-Dehydrogenase —— 406	
7.2	Zytochemische Färbungen für die Diagnose und Klassifikation von Leukämien —— 407	
7.2.1	Alkalische Neutrophilenphosphatase —— 407	
7.2.2	Myeloperoxidase —— 411	
7.2.3	Sudanschwarz B —— 412	
7.2.4	Naphthol-AS-D-Chloracetat-Esterase —— 413	
7.2.5	Unspezifische Esterasen —— 414	
7.2.6	Kombinierte Esterase —— 415	
7.2.7	Perjodsäure-Schiff-Reaktion —— 415	
7.2.8	Saure Phosphatase —— 417	
7.3	Durchflusszytometrische Immunphänotypisierung —— 418	
7.4	Immunzytochemie —— 422	
7.5	Zytogenetische Untersuchung —— 423	
7.6	Fluoreszenz-in-situ-Hybridisierung —— 423	
7.7	Molekulargenetische Untersuchungen —— 423	
7.8	Elektronenmikroskopische Untersuchungen —— 424	
7.9	Literatur —— 425	
8	**Veränderungen der Erythrozyten und Thrombozyten —— 427**	
8.1	Veränderungen der Erythrozyten —— 427	
8.2	Hypochrome und mikrozytäre Anämien und Thalassämien —— 427	
8.2.1	Störungen der Erythropoese als Folge eines Häm-Synthesedefekts —— 427	
8.2.2	Defekte der β-Globinketten-Synthese —— 438	
8.2.3	Defekte der α-Globinketten-Synthese —— 447	
8.2.4	Hämoglobinopathien —— 452	
8.2.5	Makrozytäre Anämien —— 468	
8.3	Kongenitale hämolytische Anämien —— 477	
8.3.1	Hereditäre Sphärozytose und Varianten —— 477	
8.3.2	Hereditäre Elliptozytose und Ovalozytose —— 485	
8.3.3	Hereditäre Stomatozytose und ähnliche Krankheitsbilder —— 491	
8.4	Andere Defekte der Erythrozytenmembran —— 497	
8.4.1	Anomalien der Erythrozytenenzyme —— 497	

8.5	Erworbene hämolytische Anämien —— 509	
8.5.1	Erworbene immunhämolytische Anämien —— 509	
8.5.2	Erworbene nichtimmunhämolytische Anämien —— 517	
8.5.3	Sonstige erworbene hämolytische Anämien —— 529	
8.5.4	Hämolyse als zusätzlicher Faktor einer Anämie —— 530	
8.5.5	Dyserythropoetische Anämien —— 530	
8.5.6	Aplastische Anämien und Erythrozytenaplasie —— 534	
8.6	Polyzythämie —— 537	
8.6.1	Echte Polyzythämie —— 538	
8.6.2	Relative Polyzythämie —— 540	
8.7	Erkrankungen der Thrombozyten —— 541	
8.7.1	Thrombozytopenien —— 541	
8.7.2	Thrombozytose —— 553	
8.8	Literatur —— 558	
9	**Krankhafte Veränderungen der Leukozyten —— 580**	
9.1	Reaktive Veränderungen von Leukozyten —— 580	
9.1.1	Bakterielle Infektion —— 580	
9.1.2	Virusinfektionen —— 583	
9.1.3	Persistierende polyklonale B-Zell-Lymphozytose —— 592	
9.1.4	Schwere kongenitale Neutropenie —— 603	
9.1.5	Hämatologische Neoplasien —— 605	
9.1.6	Myelodysplastische Syndrome —— 620	
9.1.7	Myeloproliferative und myelodysplastische/myeloproliferative Syndrome —— 625	
9.1.8	Myelodysplastische/myeloproliferative Neoplasien —— 635	
9.1.9	Myelodysplastische/myeloproliferative Neoplasien, nicht klassifizierbar —— 639	
9.1.10	Akute lymphatische Leukämie (ALL) —— 641	
9.1.11	Lymphoproliferative Erkrankungen —— 645	
9.1.12	B-Zell-Lymphome —— 646	
9.2	T-Zell-Lymphome —— 659	
9.2.1	T-Prolymphozyten-Leukämie —— 659	
9.2.2	Kutane T-Zell-Lymphome —— 660	
9.2.3	Adulte/-s T-Zell-Leukämie/Lymphom —— 662	
9.2.4	Large granular lymphocyte-Leukämien —— 663	
9.2.5	Andere T-Zell-Lymphome —— 664	
9.2.6	Hodgkin-Lymphom —— 665	
9.3	Literatur —— 666	

Stichwortverzeichnis —— 673

Autoren der Übersetzung

Kapitel 1
Prof. Dr. med. Karl-Anton Kreuzer
Universitätsklinikum Köln
Klinik I für Innere Medizin
Kerpener Straße 62, 50937 Köln
E-Mail: karl-anton.kreuzer@uk-koeln.de

Dr. med. Brigitte Schneider
Universitätsklinikum Köln
Klinik I für Innere Medizin
Kerpener Straße 62, 50937 Köln
E-Mail: brigitte.schneider@uk-koeln.de

Kapitel 2
Dr. rer. nat. Mirjam Franz
synlab Medizinisches Versorgungszentrum
Weiden GmbH
Zur Kesselschmiede 4, 92637 Weiden
E-Mail: mirjam.franz@synlab.com

Kapitel 3
Prof. Dr. med. Jens Chemnitz
Universitätsklinikum Köln
Klinik I für Innere Medizin
Kerpener Straße 62, 50937 Köln
E-Mail: jens-markus.chemnitz@uk-koeln.de

Dr. med. Brigitte Schneider
Universitätsklinikum Köln
Klinik I für Innere Medizin
Kerpener Straße 62, 50937 Köln
E-Mail: brigitte.schneider@uk-koeln.de

PD Dr. med. Andreas Draube
St. Vinzenz Hospital
Merheimer Straße 221-223, 50733 Köln-Nippes
E-Mail: andreas.draube@cellitinnen.de

Kapitel 4
Dr. rer. nat. Mirjam Franz
synlab Medizinisches Versorgungszentrum
Weiden GmbH Zur Kesselschmiede 4, 92637 Weiden
E-Mail: mirjam.franz@synlab.com

Kapitel 5
Gudrun Danzl
synlab Medizinisches Versorgungszentrum
Augsburg GmbH
Gubener Straße 39, 86156 Augsburg
E-Mail: gudrun.danzl@synlab.com

Dr. med. Irene Menke-Moellers
synlab Medizinisches Versorgungszentrum
Leverkusen GmbH
Paracelsusstraße 13, 51375 Leverkusen
E-Mail: irene.menke-moellers@synlab.com

Kapitel 6
Dr. med. Veronika Jennissen
Universitätsklinikum Köln
Institut für Klinische Chemie
Kerpener Straße 62, 50937 Köln
E-Mail: veronika.jennissen@uk-koeln.de

Dr. med. Wibke Johannis
Universitätsklinikum Köln
Institut für Klinische Chemie
Kerpener Straße 62, 50937 Köln
E-Mail: wibke.johannis@uk-koeln.de

Kapitel 7
Dr. med. Marianne Engels
Universitätsklinikum Köln
Institut für Pathologie
Kerpener Straße 62, 50937 Köln
E-Mail: marianne.engels@uk-koeln.de

Kapitel 8
Prof. Dr. med. Joachim Oertel
Topeliusweg 45B, 14089 Berlin
E-Mail: j.oertel@t-online.de

Dr. med. Brigitte Schneider
Universitätsklinikum Köln
Klinik I für Innere Medizin
Kerpener Straße 62, 50937 Köln
E-Mail: brigitte.schneider@uk-koeln.de

Prof. Dr. med. Rudolf Gruber
Barmherzige Brüder Regensburg
Prüfeninger Straße 86, 93049 Regensburg
E-Mail: rudolf.gruber@barmherzige-regensburg.de

Kapitel 9
Prof. Dr. med. Karl-Anton Kreuzer
Universitätsklinikum Köln
Klinik I für Innere Medizin
Kerpener Straße 62, 50937 Köln
E-Mail: karl-anton.kreuzer@uk-koeln.de

Dr. med. Brigitte Schneider
Universitätsklinikum Köln
Klinik I für Innere Medizin
Kerpener Straße 62, 50937 Köln
E-Mail: brigitte.schneider@uk-koeln.de

1 Blutabnahme, Ausstrichanfertigung und Ausstrichuntersuchung

1.1 Blutabnahme

Für die Erstellung eines akkuraten Blutbildes und dessen korrekte Interpretation ist eine geeignete Blutprobe erforderlich, die mit der richtigen Menge eines Antikoagulans ungerinnbar gemacht wurde und in einem angemessenen Zeitraum im Labor eintrifft. Bereits während dieser präanalytischen Phase sollte darauf geachtet werden, dass keine Fehler auftreten, die das spätere Ergebnis beeinflussen könnten.

Zunächst muss vor der Blutabnahmen die Identität des Patienten kontrolliert werden. Dies kann einfach geschehen, indem der Patient zu seinem Namen, Vornamen und Geburtsdatum befragt wird. Bei nicht sprechfähigen stationären Patienten sollte die Identität über ein etwaiges Namensband oder eine andere eindeutige Zuordnung erfolgen.

Um das Risiko einer Verwechslung weiter zu reduzieren, sollten die Probengefäße nicht durch Dritte im Voraus beschriftet werden. Dies sollte vielmehr nach Probengewinnung durch die betreffende Person erfolgen. Dabei sind die jeweils lokalen Durchführungsvorschriften zu beachten.

Für gewöhnlich wird der korrekten Patientenidentifikation insbesondere bei der Verabreichung von Transfusionen große Beachtung geschenkt. Bei Blutabnahmen sollte jedoch beachtet werden, dass auch jenseits von transfusionsmedizinischen Aspekten eine fehlerhafte Patientenzuordnung erhebliche Auswirkung auf die Indikationsstellung und Durchführung bestimmter Behandlungen haben kann. Auch wenn sich solche Verfahren noch nicht durchgesetzt haben, ist die elektronische Identifizierung von Patienten und Probengefäßen via 2D- oder 3D-Codes sicherlich ein besonders zuverlässiges Verfahren zur Verhinderung von Verwechslungen.

Zur Probenentnahme sollte der Patient entweder bequem sitzen oder liegen und darüber informiert werden, dass die Prozedur kaum belastend oder schmerzhaft ist. Bei besonders ängstlichen Patienten sollte die Entnahme vorzugsweise im Liegen erfolgen. Spezielle Blutentnahmestühle verfügen über beidseitige Lehnen, die höhenverstellbar sind und die Arme sicher positionieren lassen. Solche Lehnen stellen auch eininen gewissen Schutz bei vasovagalen Synkopen oder epileptiformen Ereignissen dar, da hierdurch ein Sturz zur Seite erschwert wird. Dabei muss jedoch berücksichtigt werden, dass auch ein Sturz nach vorn möglich ist, bei dem sich der Patient durchaus ernsthafte Verletzungen zuziehen kann [1].

Für venöse Blutabnahmen bei Kindern oder kooperationsunfähigen Patienten kann es hilfreich sein, wenn der Arm durch eine dritte Person vorsichtig aber zuverlässig fixiert wird. Alle Beteiligten müssen während der Prozedur (unsterile) Einmalhandschuhe zum Eigenschutz tragen, wobei eine etwaige Latex-Allergie zu berücksichtigen ist. Es versteht sich von selbst, dass die Punktionsnadel nicht berührt werden darf, um steril zu bleiben.

In einigen Fällen kann es notwendig sein, dass der Patient vor der Probengewinnung für eine Weile ruhig sitzt. So konnte z. B. gezeigt werden, dass Ausdauersportler, deren Blut für einen „Biologischen Pass" getestet wurde, nach 10 Minuten in Sitzposition einen auf ein stabiles Niveau gefallenen Hämoglobin- und Hämatokritwert aufweisen [2].

1.1.1 Peripheres Venenblut

Bei einem Erwachsenen wird peripheres Venenblut am leichtesten aus einer antecubitalen Vene (Abb. 1.1) mit einer Nadel und entweder einer Spritze oder einem Vakuumgefäß gewonnen. Besonders geeignet ist die V. mediana cubiti, da sie gewöhnlich groß und gut im Geweben verankert ist. Ferner sind i. d. R. auch die Vv. cephalicae oder basilicae gut punktabel. Andere Unterarmadern können ebenfalls verwendet werden, sind aber häufiger mobiler und daher schwerer zu durchdringen. Adern auf dem Hand(gelenk)rücken haben oft einen schlechteren Fluss und die Durchführung einer Venenpunktion an dieser Stelle führt eher zu Blutergüssen. Dies gilt auch für die vordere Fläche des Handgelenks, wo die Punktion zusätzlich eher schmerzhaft und das Risiko, kritische Strukturen zu beschädigen, höher ist. Fußadern sind kein idealer Ort für die Venenpunktion und es ist selten notwendig, sie zu benutzen. Verletzungen, die mit dem Erhalten einer Blutprobe aus der antecubitalen Fossa assoziiert sind, beinhalten die Schädigung des lateralen antebrachialen Hautnervs [3] und die versehentliche Arterienpunktion. Komplikationen treten häufiger bei der weniger zugänglichen V. basilica als bei der V. mediana cubiti oder der V. cephalica auf. Wenn anteriore Handgelenksvenen verwendet werden müssen, besteht die Gefahr einer Beschädigung des Radial- oder Ulnarnervs oder der Arterie. Die Verwendung von Fußvenen führt eher zu Komplikationen, z. B. Thrombose, Infektion oder schlechte Heilung.

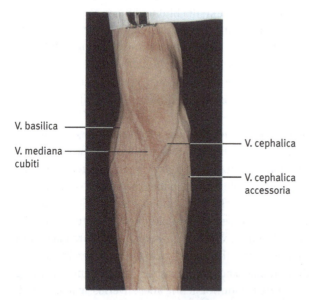

Abb. 1.1: Vorderseite des linken Armes mit den am häufigsten genutzten Punktionsstellen.

Sobald eine Vene visuell identifiziert wurde, sollte sie zunächst palpiert werden. Eine geeignete Vene ist weich und kann leicht komprimiert werden. Eine thrombosierte Vene fühlt sich unregelmäßig verhärtet an und ist nicht zusammendrückbar. Eine Arterie besitzt eine dickere Wand und pulsiert. Wenn eine Vene nicht sichtbar ist (bei einigen dunkelhäutigen oder übergewichtigen Menschen), wird sie durch Palpation nach dem Anlegen einer Stauung identifiziert. Wenn die Adern sehr zierlich erscheinen, kann eine Vasodilatation durch eine Erwärmung des Armes (z. B. im Waschbecken) erreicht werden. Gleiches wird durch leichte Schläge auf die Punktionsstelle oder schnellen abwechselnden Faustschluss des Patienten erzielt. Bei der Venenstauung mit einer wiederverwendbaren Staubinde muss berücksichtigt werden, dass diese mit pathogenen Bakterien kontaminiert sein kann. Zumindest bei infektionsgefährdeten Patienten sollte daher eine desinfizierte Staubinde oder besser ein Einwegartikel (z. B. geknoteter Einweghandschuh) zur Anwendung kommen [4].

Der Arm sollte auf einer Armlehne positioniert werden, sodass die zu punktierende Vene unter Zug steht und ihre Beweglichkeit reduziert wird. Die Hautdesinfektion erfolgt üblicherweise mit 70%igem Ethanol oder 0,5%igem Chlorhexidin. Hiernach sollte eine kurze Trockenzeit eingehalten werden. Anschließend wird eine Staubinde oder ein Stauschlauch an den Arm angelegt. Die Stauung sollte zur sichtbaren Venendehnung führen, jedoch kein Unbehagen verursachen. Alternativ kann eine Blutdruckmessmanschette angelegt und auf den diastolischen Druck aufgepumpt werden. Wenn es besonders wichtig ist, eine Probe zu erhalten, ohne eine Hämokonzentration zu verursachen, z. B. bei einem Patienten mit vermuteter Polycythaemia vera sollte die Venenstauung nur für den kurzen Moment der Punktion erfolgen. In allen anderen Fällen kann die Stauung während der Blutentnahme verbleiben, um einen fortgesetzten ausreichenden Blutfluss zu gewährleisten. Idealerweise sollte die Stauung nicht länger als 1 Minute bestehen, der Grad der Hämokonzentration ist aber auch nach 10 Minuten Anwendung nicht sehr groß. In einer Studie betrug die Zunahme des Hb und der roten Blutkörperchen (RBC) etwa 2% bei 2 und bei 10 Minuten [5]. In einer weiteren Studie war dieser Anstieg jedoch etwas stärker [6].

Blutproben können mit einer Nadel und einem Vakuumgefäß (s. u.) bzw. mit einer einfachen oder Flügelkanüle („Butterfly" oder „Schmetterling") und einer Spritze entnommen werden. Eine Flügelkanüle reduziert die Gefahr einer Nervenverletzung [7] und ist sicherlich für kleine Venen und schwierige Punktionsstellen vorzuziehen. Für einen Erwachsenen eignet sich eine 19- oder 20-Gauge-Nadel, für ein Kind oder einen Erwachsenen mit kleinen Venen eignet sich eine 21- oder 23-Gauge-Nadel. Bei Verwendung einer Spritze sollte der Kolben zuerst innerhalb der Spritze bewegt werden, um sicherzustellen, dass er sich frei bewegt. Als nächstes wird die Nadel, welche idealerweise einen seitlichen statt einen zentralen Einlass aufweist, an der Spitze der Spritze befestigt und die Schutzkappe entfernt. Die Nadel wird nun in die Vene eingeführt, wobei die Abschrägung nach oben zeigt (Abb. 1.2). Dies kann in einer einzigen Bewegung oder in zwei getrennten Bewegungen für die Haut und die Vene erfolgen, je nach persönlicher Präferenz und wie oberflächlich die Vene liegt. Mit einer Hand, die die Spritze so festhält, dass die Nadel nicht unbeabsichtigt aus der Vene gerät, wird Blut mit leichtem Unterdruck in die Spritze gezogen. Es ist darauf zu achten, nicht schneller zu ziehen, als Blut in die Vene eindringt. Ferner darf die Nadel nicht an der Venenwand anliegen und dadurch den Blutfluss abschneiden.

Vor dem Entfernen der Nadel muss unbedingt die Stauung aufgehoben werden. Hiernach wird mit Verbandwatte oder einer Wundkompresse ein direkter Druck auf die Punktionsstelle ausgeübt, wobei der Arm gerade gehalten und ggf. etwas erhöht gelagert wird. Erst nach sicherem Stillstand der Blutung sollte ein Wundpflaster aufgebracht werden.

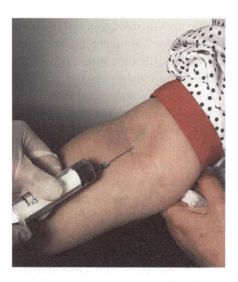

Abb. 1.2: Blutabnahmetechnik mit einer gewöhnlichen Spritze und Kanüle.

Bevor das Blut in einen separaten Probenbehälter überführt wird, sollte die Kanüle von der Spritze entfernt werden. Dabei muss sorgfältig darauf geachtet werden, eine Selbstverletzung mit der Nadel zu vermeiden. Die Nadel sollte direkt in einem speziellen Abwurf für scharfe Gegenstände entsorgt werden, ohne die Schutzkappe zuvor wieder aufzubringen. Ausgenommen hiervon sind besondere Vorrichtungen, die einen gefahrlosen Wiederverschluss ermöglichen.

Die Blutproben werden vorsichtig in ein Gefäß mit Antikoagulans überführt und etwa 5-mal durch Invertieren gemischt. Kräftiges Herausspritzen des Blutes aus der Spritze kann zur Hämolyse führen, das Schütteln des Probengefäßes sollte ebenfalls vermieden werden.

Das Probengefäß wird schließlich mit den Patientendaten beschriftet. Gegebenenfalls werden hierfür auch vorgefertigte 2D- oder 3D-Code-Etiketten benutzt, die ebenfalls auf Objektträger aufgeklebt werden können. Neben den Patientendaten sollte auch der Entnahmezeitpunkt (Datum und Uhrzeit) dokumentiert werden. Probengefäße sollten nicht im Voraus beschriftet werden, da dies die Möglichkeit einer Verwechslung erhöht. Die Aufzeichnung des Entnahmezeitpunktes ist wichtig, um dem Einsender die Verknüpfung zwischen Laborresultat und klinischem Zustand des Patienten zu ermöglichen. Ferner dient dies dem Labor, zu überprüfen, dass es keine ungebührliche Verzögerung zwischen Probenentnahme und Testdurchführung gab.

Wenn Vakuumgefäße benutzt werden, ist die Technik der Venenpunktion grundsätzlich ähnlich. Hierbei wird eine doppelendige Nadel in eine Halterung geschraubt, die die Venenpunktion ermöglicht (Abb. 1.3). Alternativ kann eine Flügelkanüle („Butterfly" oder „Schmetterling") an einem Vakuumgefäß befestigt werden, wobei hierzu i. d. R. ein Kunststoffadapter notwendig ist. Sobald die Vene punktiert wurde, wird ein Vakuumgefäß in die Halterung dermaßen eingeführt, dass dessen Gummikappe von der Nadel durchdrungen wird, das Vakuum entweicht und Blut in das Gefäß gesogen wird (Abb. 1.4).

Vakuumgefäße sind sehr praktisch, wenn mehrere Proben hintereinander gewonnen werden sollen. Es ist wichtig, dass nur sterile Gefäße benutzt werden und die jeweilige Größe sollte bzgl. Blutvolumen und Vakuumstärke dem Patienten angepasst werden. Bei Kindern

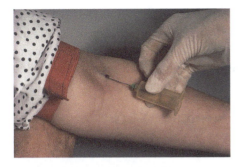

Abb. 1.3: Blutentnahmetechnik mit einem Vakuumgefäß. Das distale Ende der Kanüle ist in die Halterung geschraubt, in welche anschließend das Probengefäß mit vorgefertigtem Vakuum gesteckt wird.

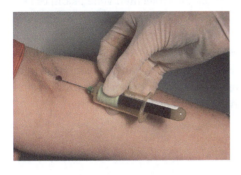

Abb. 1.4: Blutentnahmetechnik mit einem Vakuumgefäß. Das Vakuumgefäß ist mit einer Gummidichtung verschlossen, welche beim Einführen in die Aufnahmevorrichtung (gelb) durch das spitze distale Ende der Punktionsnadel durchstochen wird.

muss z. B. sichergestellt sein, dass ein übermäßiger Druck nicht die Vene schädigt. Sobald alle notwendigen Probengefäße befüllt sind, wird die Nadel mitsamt der Halterung aus der Vene entfernt. Zur Minimierung des Risikos einer Nadelstichverletzung ist es notwendig, entweder: (a) eine speziell konstruierte Vorrichtung zu verwenden, die es ermöglicht, dass die Nadel per Einhandtechnik entsorgt wird, (b) die Nadel mit einem entsprechenden Instrument aus der Halterung zu entfernen, oder (c) die Halterung zusammen mit der Nadel zu verwerfen.

Nach Entnahmen sollte die Probe sofort durchmischt werden. Prinzipiell ist es möglich, dass mit Antikoagulanzien vorbeschickte Vakuumgefäße zu Kontaminationen anderer Gefäße führen. Dabei kann Heparin mit Gerinnungstests, Ethylendiamintetraessigsäure (EDTA) mit Kalziummessungen und Fluorid mit hämatologischen Untersuchungen interferieren. Aus diesem Grund wird die Einhaltung einer bestimmten Entnahmereihenfolge empfohlen (Tab. 1.1). Bei einer größeren Zahl von Proben sollten entweder Vakuumgefäße oder eine Sprit-

Tab. 1.1: Empfohlene Reihenfolge verschiedener Blutabnahmen (nach NCCLS* [8]).

1. Blutkulturen
2. Glasgefäße mit Serumproben
3. Natriumcitrat-Gefäße
4. Gel-Separatoren-Gefäße/Kunststoffgefäße für Serumproben
5. Heparin(-Gel)-Gefäße
6. EDTA-Gefäße
7. Fluorid-Gefäße für Glukosemessungen

* National Committee of Clinical Laboratory Standards bzw. Clinical and Laboratory Standards Institute

ze mit Flügelkanüle verwendet werden. Im letzteren Fall kann der Schlauch zwischen den einzelnen Entnahmen abgedrückt werden. Diese Technik ist auch bei Kindern nützlich. Eine Blutprobe sollte nicht aus einer Vene oberhalb der Stelle einer intravenösen Infusion genommen werden, weil damit eine Verdünnung durch die Infusionsflüssigkeit auftreten kann. Eine Blutentnahme unterhalb der Infusionsstelle ist dagegen unproblematisch.

1.1.2 Kapillarblut

Bei Säuglingen und Kleinkindern sowie bei Erwachsenen mit schlechten Venen kann es notwendig sein, Blut per Hautpunktion zu gewinnen. „Kapilläres" oder vermutlich weitgehend arterioläres Blut kann dabei aus einer frei blutenden Stichwunde entnommen werden, welche zuvor mit einer sterilen Lanzette gesetzt wurde. Dies erfolgt typischerweise bei Säuglingen an der Plantarfläche der erwärmten und gereinigten Ferse (Säuglinge), an der Plantarseite der Großzehe (Kleinkinder) oder an einem Finger, Daumen oder Ohrläppchen (ältere Kinder und Erwachsene). Die korrekte Stelle für die Punktion der Ferse ist in Abb. 1.5 illustriert.

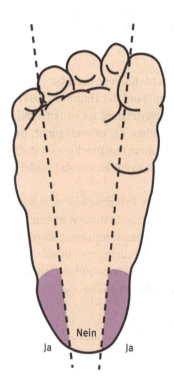

Abb. 1.5: Bevorzugte Fußflächenareale für die Kapillarblutentnahmen bei Säuglingen und Kleinkindern.

Bei älteren Patienten ist ein Finger oder der Daumen dem Ohrläppchen vorzuziehen, da die Blutstillung am Ohrläppchen bei einem Patienten mit einem hämostatischen Defekt verlängert sein kann und dort Druck schwieriger auszuüben ist. Die Palmaroberfläche des Fingerendglieds ist die bevorzugte Stelle an einem Finger, da der darunterliegende Knochen näher an der Hautoberfläche ist. Der Mittel- oder Ringfinger der nichtdominanten (also i. d. R. linken) Hand ist zu bevorzugen, weil die Punktion dieser Finger weniger schmerzhaft als die Punktion des Zeigefingers ist. Bei Erwachsenen sollte die Hautpenetration idealerweise mindestens 1,5 mm tief sein, damit die Lanzette den dermokutanen Übergang, wo die Dichte an Blutgefäßen am höchsten ist, sicher erfasst.

Lanzetten, die für Fersenpunktionen bei reifen Säuglingen verwendet werden, dürfen 2,4 mm Länge nicht überschreiten, da dies die Tiefe unterhalb der Haut des Fersenbeins (Os calcis) ist. Für den Einsatz bei Frühgeborenen sind stattdessen sehr viel kürzere Lanzetten verfügbar. Auch eine unauffällige Punktion kann eine Osteomyelitis des Fersenbeins nach sich ziehen [9]. Vorherige Punktionsstellen sollten vermieden werden, um das Infektionsrisiko zu reduzieren. Sicherheitslanzetten mit einer Klinge, die sich nach dem ersten Gebrauch dauerhaft zurückzieht, wurden entwickelt, um das Risiko einer unbeabsichtigten Verletzung des medizinischen Personals zu verringern. Sie sind in Größen für Erwachsene, Kinder, Säuglinge und Frühgeborene erhältlich.

Kapillarblutproben sollten aus gut durchbluteten Geweben gewonnen werden, so dass ein freier Blutfluss gewährleistet ist. Wenn es sich um einen weniger gut perfundierten Bereich handelt, dann sollte er mit einem feuchten Tuch erwärmt werden, jedoch nicht heißer als 42 °C. Die Haut sollte dann mit 70 %igem Isopropanol gereinigt und mit einer sterilen Wundkompresse getrocknet werden (da Spuren von Alkohol zu einer Hämolyse der Probe führen können). Der erste Tropfen Blut kann mit Gewebeflüssigkeit verdünnt sein und sollte daher mit einer sterilen Kompresse abgewischt werden. Der Blutaustritt kann durch sanften Druck gefördert werden, Massage- oder Pumpbewegungen sind jedoch zu vermeiden, da es auch hierbei zu einer Verdünnung durch Gewebeflüssigkeit kommen kann.

Kapillarblut kann in Glas-Kapillarröhrchen gesammelt werden. Diese können mit EDTA beschichtet sein, Heparin-Röhrchen sind jedoch für große Blutbilder nicht geeignet, weil dadurch die Zellmorphologie und die Färbeeigenschaften verändert werden. Im Handel sind Einweg-Kapillarröhrchen mit Antikoagulans erhältlich, die sich für automatisierte und manuelle Blutbildbestimmungen eignen. Wegen der Verletzungsgefahr ist insbesondere bei der Verwendung von Glaskapillaren Vorsicht geboten [10]. Bei der Verwendung von automatischen Stichlanzetten ist zu bedenken, dass Fälle von Hepatitis-B-Übertragungen von einem Patienten zum anderen aufgetreten sind, wenn versäumt wurde, die Lanzette zwischen den Patienten zu wechseln [11]. Automatisierte Lanzetten sorgen jedoch für eine standardisierte Eindringtiefe. Bei der Verwendung eines proprietären automatisierten Inzisionsgerätes wurde berichtet, dass es weniger Hämatome verursacht und mit einer geringeren Hämolyse von Kapillarproben assoziiert ist [12, 13].

Plättchenzählungen, die an Kapillarblut durchgeführt werden, sind oft niedriger als bei venösem Blut [14] und andere Parameter können ebenfalls variieren (s. Kapitel 5). Die Präzision der Hämoglobin-Messung in einem einzigen Tropfen Kapillarblut ist mäßig und es wird daher empfohlen, dass mehrere Tropfen in ein EDTA-haltiges Röhrchen gegeben werden [15].

1.1.3 Nabelschnurblut

Blutproben können sofort nach der Geburt aus der Nabelschnur gewonnen werden. Nabelschnurblut wird am besten mit einer Spritze und Nadel nach dem Entfernen des Blutes von der Nabelschnuroberfläche mit einer Kompresse gewonnen. Das manuelle Ausdrücken von Blut aus dem abgeschnittenen Ende der Nabelschnur kann zum Übertritt von Whartons Gelee in die Blutprobe mit anschließender Verklumpung führen. Hämatologische Parameter aus Nabelschnurblut sind nicht notwendigerweise die gleichen wie jene, die aus kapillären oder venösen Punktionen des Neugeborenen gewonnen werden.

1.1.4 Probengewinnung bei Feten

Blutproben können von einem Feten durch Cordozentese in utero gewonnen werden und informativ sein. Blutbild und Ausstrich liefern nicht nur Aufschlüsse bei vermuteten hämatologischen Störungen, sondern auch, wenn bei einem Feten morphologische Auffälligkeiten im Rahmen einer Ultraschalluntersuchung festgestellt wurden [16].

1.1.5 Sonstige Probengewinnung

Unter Umständen kann es notwendig sein, Blut aus der V. femoralis oder aus liegenden Venenkathetern zu gewinnen. Bei der Entnahme aus Kathetern muss berücksichtigt werden, dass die erste Portion durch Infusionsflüssigkeit verdünnt ist und/oder Heparin enthalten kann. Nach dem Verwerfen der ersten Portion kann anschließend eine unverfälschte Probe gewonnen werden. Bei Kleinkindern ist außerdem eine Blutentnahme aus den Kopfhaut- oder den Jugularvenen möglich.

1.1.6 Antikoagulanzien und Probengefäße

Das Antikoagulans der Wahl für Blutbildproben ist eines der Salze von EDTA. Dabei werden K_2EDTA, K_3EDTA und Na_2EDTA verwendet. Das bevorzugte Antikoagulans, das vom International Committee for the Standardization in Hematology (ICSH) empfohlen wird, ist K_2EDTA in einer Endkonzentration von 1,5–2,2 mg/ml [17]. Sowohl trockenes EDTA als auch EDTA in Lösung kann eingesetzt werden. Wenn schraubverschlossene Gefäße verwendet werden, hat eine Lösung den Vorteil, da das Mischen von Blutproben leichter ist und Verklumpungen seltener auftreten. Wenn jedoch ein trockenes Vakuumgefäß verwendet wird, bei dem das Innere des Röhrchens mit dem Antikoagulans beschichtet ist, tritt eine schlechte Durchmischung ebenfalls recht selten auf. Es ist auch anzumerken, dass einige Parameter durch Verdünnung verändert werden. Dies kann z. B. bei Unterfüllung des Probengefäßes der Fall sein. Eine höhere EDTA-Konzentration hat auch schädliche Auswirkungen auf die Zellmorphologie in gefärbten Blutausstrichen. Na_2EDTA ist weniger löslich als die Kaliumsalze. K_3EDTA verursacht unerwünschte Zellschrumpfung, die sich ggf. in einem erniedrigten Mikrohämatokrit widerspiegelt (s. Kapitel 2).

Viele Laboratorien verwenden automatisierte Blutbildgeräte mit einer Vorrichtung, die in der Lage ist, die Gummikappe eines Blutprobenbehälters zu perforieren, wodurch zusätzliche Handgriffe vermieden werden. Um diesen Vorteil auszunutzen, ist es vorteilhaft, wenn alle

Probengefäße mit einer Gummikappe verschlossen sind, die perforierbar und selbstabdichtend ist.

1.1.7 Empfehlungen

Für die Durchführung von Venenpunktionen und die Arbeitssicherheit des hierbei involvierten Personals existieren Empfehlungen, welche nach wie vor gültig sind [8]. Dabei werden v. a. die Standardverfahren des amerikanischen Centers for Disease Control (CDC) angeführt. Hiernach sind alle Blutproben als potentiell infektiös zu betrachten und folgendermaßen zu behandeln [18]:
- Einmalhandschuhe sind stets zu tragen, insbesondere wenn der Durchführende offene Hautwunden aufweist oder unerfahren ist, der Patient unkooperativ ist oder die Blutprobe durch Hautpunktion gewonnen wird.
- Einmalhandschuhe sollen zwischen der Behandlung verschiedener Patienten gewechselt werden.
- Nach Möglichkeit sollten Vakuumgefäße verwendet werden.
- Sofern eine Spritze mit Kanüle verwendet wird, um das Blut in Probengefäße zu übertragen, sollten die Gummikappen der Probengefäße nicht entfernt, sondern durchstochen werden. Um Selbstverletzungen zu vermeiden, sollten die Probengefäße bei diesem Vorgang nicht in den Händen gehalten werden, sondern in einem Ständer fixiert sein.

1.1.8 Nadelstichverletzungen

Zur Vermeidung von Nadelstichverletzungen sollten bestimmte Vorkehrungen getroffen werden. So kann z. B. bei HBe-positiven Patienten mit messbarer Virämie eine Hepatitis-B-Übertragung rasch durch eine solche Verletzung erfolgen. Die Übertragungsraten werden dabei mit 7–30 % beziffert, wobei bei HBe-Trägern eine tatsächliche Ansteckung von 30–40 % auf ca. 20 % reduziert werden kann, wenn eine postexpositionelle Hepatitis-B-Immunglobulingabe erfolgt [19, 20]. Die Übertragungsraten von Hepatitis C werden mit 0–7 % angegeben [21], wobei beim Einsatz sensitiverer Nachweisverfahren von einer Ansteckung in ca. 10 % der Fälle auszugehen ist [22]. Für die Übertragung ist i. d. R. eine messbare HCV-Virämie Voraussetzung [21]. Das humane Immundefizienz-Virus (HIV) wird weniger häufig übertragen als HBV oder HCV, dennoch besteht ein nicht zu vernachlässigendes Risiko. Bei 3.430 Nadelstichverletzungen, die bis 1993 berichtet wurden, betrug die HIV-Infektionsrate 0,46 % [23]. Gelegentlich werden auch andere Krankheiterreger übertragen. Hierzu zählen Malaria, Kryptokokken, Tuberkulose, hämorrhagisches Fieber und Dengue-Fieber [24–28]. Ein besonderes Infektionsrisiko besteht bei der Verwendung von Glasgefäßen oder -kapillaren bei der Blutentnahme. Die US-amerikanische Food and Drug Administration (FDA) empfiehlt daher Kunststoffbehältnisse [10].

Da jedoch Nadelstichverletzungen auch bei größter Sorgfalt nicht kategorisch ausgeschlossen werden können, sollten für diese Fälle entsprechende Vorkehrungen getroffen werden. Dies liegt sowohl in der Verantwortung von Laborleitern als auch von Betriebsärzten.

Dem Personal, das regelmäßig Blutentnahmen durchführt, sollte eine Hepatitis-B-Impfung angeboten und deren Effektivität durch Antikörpertiterbestimmung kontrolliert werden. Kommt es zu einer Nadelstichverletzung durch einen Hepatitis-B-Virusträger, ist eine Titerbestimmung und ggf. Booster-Impfung erforderlich [18]. Bei inadäquaten Antikörpertitern ist i. d. R. eine zusätzliche passive Immunisierung durch ein Hepatitis-B-Hyperimmunglobulin angezeigt. Beide Immunisierungen (aktiv und passiv) sollten nach Nadelstichverletzung auch jenen Mitarbeitern erneut angeboten werden, die sich zuvor gegen eine Impfung entschieden haben. Sofern ein Infektionsrisiko bzgl. HIV besteht, ist eine frühe postexpositionelle antivirale Prophylaxe erforderlich, die zumindest zu einer Reduktion der Infektionsrate führt [29]. Aktuelle Behandlungsschemata bestehen üblicherweise aus einer Dreifachmedikation von Virostatika. Dabei sollten die von den Centers for Disease Control (CDC) veröffentlichten Empfehlungen Berücksichtigung finden (www.cdc.gov/hiv/risk/other/occupational.html). Der Einsatz von Nevirapine wird wegen ernsthafter Nebenwirkungen nicht mehr empfohlen [30].

Für die Hepatitis-C-Infektion ist bislang keine postexpositionelle Prophylaxe etabliert [21]. Hier richtet sich das Vorgehen nach Nadelstichverletzung nach den allgemeinen Richtlinien zur akuten Hepatitis-C-Infektion. Die dabei eingesetzten Medikamente (Interferon α und neuere Virostatika) haben in jüngster Zeit stark gewechselt, weswegen an dieser Stelle auf die o. a. aktuellen CDC-Empfehlungen verwiesen wird. Sofern Interferon α2b zur Anwendung kommt, hat sich in der Vergangenheit eine Dosierung von 5 Millionen Einheiten täglich über 4 Wochen, gefolgt von derselben Dosis 3-mal wöchentlich für die Dauer von weiteren 20 Wochen bewährt [31].

1.2 Probendurchmischung

Die Blutprobe muss vor der Anfertigung eines Ausstrichs oder einer maschinellen Untersuchung sorgfältig durchmischt werden. Dies kann durch einen automatischen Rotationsmixer (ca. 1 Minute) oder durch manuelles Invertieren (10-mal) des Probengefäßes erfolgen. Gekühlte Proben sind zuvor auf Raumtemperatur zu bringen [32].

1.3 Anfertigung von peripheren Blutausstrichen

Die Anfertigung von peripheren Blutausstrichen kann sowohl aus venösem Blut als auch aus Kapillarblut erfolgen. Das Blut kann nativ, d. h. ohne Zusatz eines Antikoagulans, oder nach Entnahme aus einer EDTA-haltigen Blutmonovette verwendet werden. Ethylendiamintetraessigsäure (EDTA) bildet mit Calcium-Ionen einen stabilen Chelatkomplex und hemmt somit die Gerinnung der plasmatischen Blutbestandteile und die Thrombozytenaggregation. Die gleichmäßige Verteilung der Thrombozyten erlaubt eine überschlägige Bestimmung der Thrombozytenzahl und damit eine Plausibilitätskontrolle zu der maschinell ermittelten Thrombozytenzahl (Abb. 1.6). Ausstrichpräparate, die aus Kapillarblut angefertigt werden, gehen häufig mit einer größeren Aggregatbildung einher (Abb. 1.7), während nativ ausgestrichenes venöses Blut meist nur kleine Thrombozytenaggregate zeigt (Abb. 1.8). Die Ver-

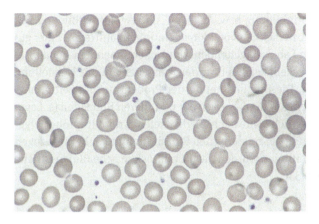

Abb. 1.6: Ein aus EDTA-Blut hergestellter Blutausstrich mit einer gleichmäßigen Verteilung der Thrombozyten im Präparat.

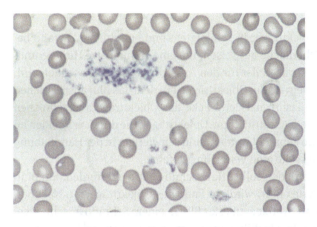

Abb. 1.7: Ein aus Kapillarblut angefertigter Blutausstrich ohne Zusatz eines Antikoagulans und den hierfür typischen großen Thrombozytenaggregaten.

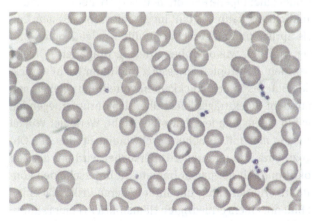

Abb. 1.8: Ein aus venösem Blut hergestellter Blutausstrich ohne Zusatz eines Antikoagulans mit kleinen Thrombozytenaggregaten.

wendung von Nativblut hat den Vorteil, dass artifizielle Veränderungen der kernhaltigen Zellen durch Wechselwirkungen mit dem Antikoagulans oder aufgrund von lagerungsbedingten Prozessen entfallen. Andererseits ermöglichen aus EDTA-Blut hergestellte Ausstriche einen Vergleich zwischen den mikroskopisch geschätzten und den maschinell ermittelten Blutbildparametern. So können Fehleinschätzungen der maschinellen Blutbildbestimmung erkannt werden, die z. B. bei übermäßiger Fibrinbildung bzw. Aggregat- und Agglutinatbildung von Thrombozyten und Erythrozyten bei Anwesenheit von Kälteagglutininen auftreten. Einer guten Laborpraxis folgend, sollen die im Labor eingehenden Blutproben, nachdem sie mit Datum und Uhrzeit des Probeneingangs gekennzeichnet wurden, umgehend für die Herstellung des Blutausstrichs eingesetzt werden. Die Dokumentation der Probentransportzeit ermöglicht Rückschlüsse bzgl. morphologischer Veränderungen der peripheren Blutzellen (s. Lagerungsartefakte, Kapitel 3). Der Blutausstrich sollte nach Möglichkeit aus der Blutprobe hergestellt werden, die auch für die Ermittlung der numerischen Blutbildparameter herangezogen wird. In internationalen Konsensus-Leitlinien wurden die für mikroskopische Blutausstriche sinnvollen Indikationen festgehalten [33].

1.3.1 Manuelle Anfertigung von Blutausstrichen

Für den Blutausstrich werden Glasobjektträger in gereinigtem und entfettetem Zustand benötigt. Sie sollten keine zu poröse Oberfläche aufweisen, um eine zu intensive Hintergrundfärbung zu vermeiden [34]. Der Objektträger, der für den Ausstrichvorgang verwendet wird, sollte im Querdurchmesser schmaler sein als der Objektträger, auf dem das Blut ausgestrichen wird. Hierzu kann eine mit einem Filzstift markierte Ecke des Objektträgers abgebrochen werden. Das erlaubt eine glatt berandete Ausstrichform. Objektträger, die durch Schneiden an der Längsseite in eine schmalere Form gebracht werden, sind schwieriger in der Handhabung und bergen aufgrund der rauen Längsseite eine Verletzungsgefahr.

Bei der Anfertigung von Blutausstrichen sollen Handschuhe getragen werden. Ein Bluttropfen (Nativblut oder antikoaguliertes Blut) wird am Ende des Objektträgers in Nachbarschaft des mattierten Felds positioniert. Antikoaguliertes Blut in einem Schraubverschlussgefäß kann mithilfe einer Glaskapillare oder einer Pipette entnommen werden. Bei Verwendung von Blutmonovetten mit einer Gummidichtung kann das Blut im geschlossenen System entnommen werden, indem man mittels Spritze und aufgesetzter Kanüle wenige Tropfen Blut entnimmt. Für den Ausstrichvorgang wird der, wie oben beschrieben, präparierte Objektträger in einem Winkel von 25–30° vor dem Bluttropfen aufgesetzt und dann leicht zurückgezogen (Abb. 1.9). Nachdem sich das Blut bis in beide Eckkanten verteilt hat, gleitet man in einer gleichmäßigen Bewegung mit dem Objektträger leicht über den darunterliegenden Objektträger, sodass ein dünner Film mit einem geraden Schweif entsteht. Wenn der Winkel des Ausstrichglases zu groß ist oder wenn man mit zu hoher Geschwindigkeit über den Objektträger gleitet, wird der Ausstrich zu kurz. Ein erfahrener Untersucher wird mit der Zeit zwischen Blut mit höherem Hämatokrit und mit normalem Hämatokrit unterscheiden können. Blutproben mit höherem Hämatokrit erfordern aufgrund ihrer höheren Viskosität einen spitzeren Ausstrichwinkel, während Blut mit einem erniedrigten Hämatokrit in einem stumpferen Winkel ausgestrichen werden sollte.

Der Blutfilm soll mind. 2,5 cm lang sein und mind. 1 cm vor der gegenüberliegenden Seite des Objektträgers enden. Korrekt ausgestrichen, weist der Blutausstrich die Form eines Daumenabdrucks auf. Der Bereich, in dem sich die kernhaltigen Zellen und Erythrozyten optimal beurteilen lassen, befindet sich dann am Ende des Blutausstrichs, in der sog. Fahne, während die Bereiche am Anfang des Blutausstrichs für eine Beurteilung meist zu dicht sind.

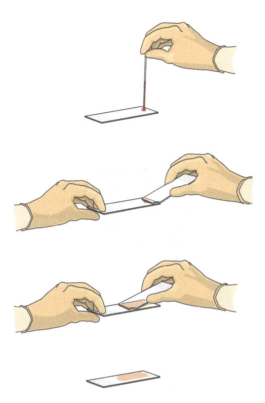

Abb. 1.9: Technik des Blutausstreichens.

Für den Ausstrichvorgang sollte nach Möglichkeit für jeden Patienten jeweils ein neuer Objektträger verwendet werden, um die Übertragung atypischer Zellen von einer Blutprobe auf die Ausstriche einer neuen Blutprobe zu vermeiden (Abb. 1.10). Sofern ein Ausstrichglas für mehrere Patienten verwendet wird, muss dieses nach jedem Ausstrichvorgang gründlich gereinigt werden, um auch hier eine Übertragung von Blutzellen einer Probe auf den Blutausstrich eines anderen Patienten zu vermeiden. Nach Anfertigung der Blutausstriche sind die Objektträger unverzüglich mit dem Datum und dem Namen des Patienten zu versehen oder mit einer Labornummer zu beschriften. Der schnellste Weg, eine größere Anzahl von Blutausstrichen zu kennzeichnen, besteht in der Markierung mit einem Methanol-abweisenden Stift oder mit einem Bleistift im Bereich des Mattrandes. Objektträger mit einem Mattrand sind auch insofern vorteilhaft, als dass sie eine schnelle Orientierung bzgl. Ober- und Unterseite des Objektträgers bieten.

Die Blutausstriche sollen luftgetrocknet werden. Wenn Blutausstriche zu langsam trocknen, kann es zu Schrumpfartefakten von Zellen kommen, die sich in Form von zytoplasmatischen Vakuolen oder Ausstülpungen, bipolaren Veränderungen von Lymphozyten, hyperchromatischen Kernen und artifiziellen Nukleolen äußern können [28]; diese Veränderungen können sowohl in normalen als auch in neoplastischen Zellen auftreten, sodass ihre charakteristischen morphologischen Merkmale in den Hintergrund treten können. Abbildung 1.11 zeigt einen optimal angefertigten Blutausstrich im Vergleich zu unterschiedlichen Beispielen für technisch mangelhafte Ausführungen. Sofern nicht anderweitig angegeben, wird in diesem Buch die Morphologie von Blutzellen im keilförmig ausgestrichenen Blutausstrich

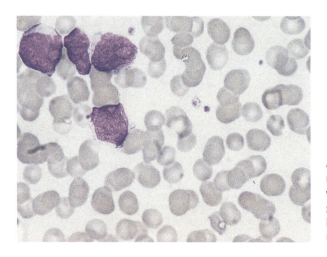

Abb. 1.10: Blasten eines Patienten mit akuter Leukämie, die durch Verwendung eines nicht ausreichend gereinigten Ausstrichglases auf den Blutausstrich eines anderen Patienten übertragen wurden.

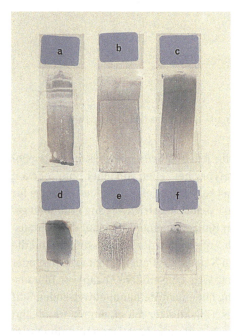

Abb. 1.11: Optimale und mangelhafte Blutausstriche: (a) Rillenbildung infolge ungleichmäßiger Druckausübung; (b) zu langer und zu breiter Blutausstrich, die Ränder und der Schwanz des Ausstrichs können nicht hinreichend beurteilt werden; (c) zu langer und schlierenhafter Ausstrich aufgrund eines unebenen Ausstrichglases; (d) zu dicker und zu kurzer Ausstrich aufgrund eines falschen Ausstrichwinkels oder einer fehlerhaften Ausstrichgeschwindigkeit; (e) ungleichmäßige Blutverteilung bei fettiger Oberfläche des Ausstrichfilms; (f) optimaler Blutausstrich.

behandelt. Der Großteil der Fotografien stammt von manuell hergestellten Blutausstrichen, welche aus unmittelbar gewonnenen EDTA-Blutproben hergestellt wurden.

1.3.2 Andere Methoden der Blutausstrichherstellung

1.3.2.1 Maschinelle Blutausstriche

Keilförmige Blutausstriche können auch mittels mechanischer Ausstrichhilfen angefertigt werden, die sowohl in Färbeautomaten als auch in automatischen Vollblutmessgeräten integriert werden können. Dünnschichtige Blutausstriche lassen sich ferner durch Zentrifugation auf Glasobjektträgern in speziellen Zytozentrifugen aufbringen; diese Methode wird jedoch nur noch selten eingesetzt.

1.3.2.2 Ausstriche von Blut mit sehr hohem Hämatokrit

Bei Blutproben mit sehr hohem Hämatokrit (HK > 0,6; Hb > 20 g/dl) kann es nahezu unmöglich sein, selbst bei Anpassung des Ausstrichwinkels und der Ausstrichgeschwindigkeit, einen guten Blutausstrich anzufertigen. Mischt man einen Bluttropfen entweder mit physiologischer Kochsalzlösung oder AB0-Blutgruppen-gleichem Plasma, so erhält man ein Ausstrichpräparat, das eine Einschätzung der Erythrozytenmorphologie erlaubt.

1.3.2.3 Herstellung von Buffy-coat-Ausstrichen

Buffy-coat-Ausstriche sind sehr nützlich für die Anreicherung von kernhaltigen Zellen, wenn z. B. atypische Zellen geringer Zelldichte oder Bakterien identifiziert werden sollen. Für die Herstellung wird eine Monovette mit EDTA-Blut zentrifugiert, anschließend entnimmt man einen Tropfen aus dem Buffy coat, mischt diesen mit einem Tropfen aus dem autologen EDTA-Plasma und streicht diese Mischung in derselben Weise wie Vollblut aus.

1.3.3 Dicke Blutausstriche („Dicker Tropfen")

Dicke Blutausstriche ermöglichen eine schnelle und klare Identifizierung von Malaria-Erregern und bestimmten anderen Blutparasiten. Die Technik des dicken Blutausstrichs führt zum einen zu einer Anreicherung der Parasiten in der Blutprobe; zum anderen trägt die sich anschließende Lyse der Erythrozyten zu einer besseren Übersicht des Präparats und einer Demaskierung der Parasiten bei. Für die Anfertigung des dicken Blutausstrichs werden einige Tropfen von nativem oder EDTA-versetztem Blut benötigt und in der Mitte eines Objektträgers platziert. Das Blut wird auf dem Objektträger z. B. mit einer Glaskapillare so lange gerührt und auf dem Objektträger verteilt, bis eine Filmdicke entsteht, die das Lesen einer Druckschrift oder das Ablesen eines Zifferblatts unter dem Objektträger erlaubt (Abb. 1.12). Der Blutausstrich wird nicht fixiert. Nach dem Trocknen gibt man den Objektträger umgehend in eine wässrige Giemsa-Färbung, um eine Lyse der Erythrozyten herbeizuführen.

1.3.4 Ungefärbte Feuchtpräparate

Ungefärbte Feuchtpräparate sind für die Identifizierung von beweglichen Parasiten geeignet (z. B. Mikrofilarien), die infolge ihrer Motilität die Erythrozyten in Bewegung versetzen. Hierzu wird ein Tropfen von antikoaguliertem Blut in die Mitte des Objektträgers gegeben und mit einem Deckgläschen bedeckt.

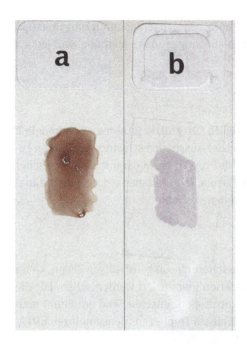

Abb. 1.12: Dicke Blutausstriche für die Untersuchung von Malaria-Parasiten: (a) ungefärbter Ausstrich, der die korrekte Dicke des Blutausstrichs zeigt; (b) gefärbter, nicht fixierter Ausstrich mit Lyse der Erythrozyten.

1.4 Fixierung, Färbung und Präparation

1.4.1 Fixierung

Nach dem Trocknen der Blutausstriche werden sie für 10–20 Minuten in absolutem Methanol fixiert. Wenn der Objektträger vor dem Fixierungsvorgang nicht vollständig getrocknet wurde, entstehen typische Kernartefakte, die sich wie ein Zerfließen des Karyoplasmas in das Zytoplasma darstellen (s. Abb. 1.13). Artifizielle Veränderungen treten auch dann auf, wenn die für die Fixierung eingesetzte Methanol-Lösung Spuren von Wasser enthält (s. Abb. 1.14). Das kann die Beurteilung der Morphologie und insbesondere der Erythrozytenmorphologie derart beeinträchtigen, dass z. B. fälschlicherweise der Eindruck einer Hypochromasie entsteht. In feuchtwarmen Gebieten kann es notwendig sein, die Methanol-Lösung im Fixierbad mehrmals täglich zu wechseln. Ähnliche Artefakte zeigen sich auch dann, wenn sich auf den Objektträgern Wasserkondensationen bilden. In feuchtklimatischen Umgebungen sollten die Blutausstriche darum unverzüglich nach gründlichem Trocknen fixiert werden. Der Trocknungsvorgang kann auch durch Verwendung eines handelsüblichen Haarföns beschleunigt werden. In jedem Fall müssen lange zeitliche Verzögerungen zwischen dem Trocknen und dem Fixieren des Blutausstrichs vermieden werden, weil dies mit Veränderungen der Färbecharakteristika in Form eines Blaustichs einhergehen kann.

1.4.2 Färbung

Unter den Laboratorien gibt es wenig Konsens bzgl. der Wahl des Färbemediums. Die meisten Färbemittel für mikroskopische Untersuchungen sind auf Grundlage der Romanowsky-

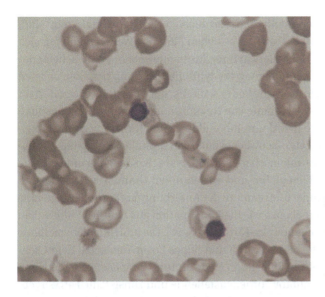

Abb. 1.13: Ein Blutausstrich, der bereits vor der vollständigen Trocknung fixiert wurde. Artifiziell bedingte Kernanomalien dürfen hier nicht als dyserythropoetische Veränderungen fehlinterpretiert werden.

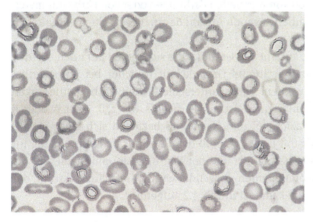

Abb. 1.14: Artifizielle Veränderungen der Erythrozytenmorphologie infolge eines 5%igen Wassergehaltes im Methanol.

Färbung konzipiert, die von dem russischen Protozoologen Ende des 19. Jahrhunderts entwickelt wurde [35]. Romanowsky verwendete eine Mischung aus Methylenblau und Eosin, um die Zellkerne eines Malaria-Parasiten violett und das Zytoplasma bläulich anzufärben. Anschließend modifizierte Giemsa die Färbung, indem er Azur-Methylenblau mit Eosin kombinierte. Die Färbung, die am häufigsten eingesetzt wird, ist eine Mischung einer Giemsa-Färbung mit einer May-Grünwald-Färbung, die deshalb als May-Grünwald-Giemsa-Färbung bezeichnet wird (MGG).

Die Färbung, die gewöhnlich in Nordamerika verwendet wird, ist die Wright-Färbung, welche Methylenblau und Eosin beinhaltet. Für ihre Herstellung wird Methylenblau in alkalischem Milieu erhitzt, wobei eine Mischung unterschiedlicher Methylenblau-Analoga entsteht (sog. Azure). Diese „polychromatische" Mischung wird anschließend durch Hinzugabe von Eosin zu einem Farbstoff ausgefällt. Gelegentlich wird die Wright-Färbung mit einer Giemsa-Färbung kombiniert, welche i. d. R. bessere Resultate verspricht. Mittels chromatographischer Methoden konnte gezeigt werden, dass Farbstoffe, die nach konventionellen organisch-chemischen Methoden hergestellt und vertrieben werden, niemals rein sind, sondern aus einer Mischung von 5–10 Farbstoffen bestehen [36]. Des Weiteren können sich unterschiedliche Chargen desselben Herstellers in ihrer Zusammensetzung unterscheiden.

Die wesentlichen Bestandteile einer Romanowsky-typischen Färbung bestehen aus den nachfolgenden Komponenten: (a) ein basischer oder kationischer Farbstoff, wie z. B. Azur B, der eine bläulich bis violett-bläuliche Färbung von Nukleinsäuren (Bindung an Phosphatgruppen von Desoxyribonukleinsäure [DNA] und Ribonukleinsäure [RNA]), von Kernproteinen, von Granula basophiler Granulozyten, schwächer auch von Granula neutrophiler Granulozyten hervorruft; (b) ein saurer oder anionischer Farbstoff, wie z. B. Eosin, der eine rötliche bis orangefarbene Anfärbung von Hämoglobin und eosinophilen Granula verursacht und auch an kationische Kernproteine bindet und damit zu der Anfärbung des Kerns beiträgt. Eine Mischung aus Azur B und Eosin liefert ebenso wie die Kombination aus Azur B, Methylenbau und Eosin eine zufriedenstellende Romanowsky-Färbung [35, 36]. Die ICSH-Referenzmethode für die Romanowsky-Färbung [37], die reines Azur B und reines Eosin Y einsetzt, liefert sehr gute Färbeergebnisse; solche Farbstoffe in Reinstform sind aufgrund ihrer Kosten für den Routineeinsatz jedoch nicht geeignet. Qualitativ zufriedenstellende und konsistente Färbeergebnisse werden auch bei Verwendung von kommerziellen Färbungen oder von Färbeautomaten erzielt. Diese Methode wurde für die überwiegende Anzahl der in diesem Buch enthaltenen Fotografien angewendet.

Ein Zytoplasma, das sich bläulich anfärbt und Granula, die sich violett anfärben, werden üblicherweise als basophil bezeichnet, während Granula mit rötlicher bis purpurfarbener Anfärbung azurophil genannt werden. Diese unterschiedlichen Farbschattierungen werden durch die Aufnahme eines einzigen basischen Farbstoffs wie z. B. Azur A oder B hervorgerufen. Die Begrifflichkeiten azidophil und eosinophil beziehen sich beide jeweils auf die Bindung an den sauren Farbstoff Eosin, obwohl der Terminus azidophil häufig für die pinkfarbene Anfärbung von Zellbestandteilen und der Begriff eosinophil häufig für die Beschreibung orange gefärbter Zellkomponenten verwendet wurde. Das Farbspektrum, das eine Romanowsky-Färbung hervorrufen kann, ist in Tab. 1.2 aufgeführt.

Tab. 1.2: Färbecharakteristika unterschiedlicher Zellen und Zellkompartimente in der Romanowsky-Färbung.

Zellkomponente	Farbe
Chromatin (einschl. Howell–Jolly-Körperchen)	violett
Granula der Promyelozyten und Auer-Stäbchen	purpurrot
Zytoplasma der Lymphozyten	blau
Zytoplasma der Monozyten	blaugrau
RNA-reiches Zytoplasma (sog. basophiles Zytoplasma)	tief blau
Döhle-Körperchen	blaugrau
Spezifische Granula neutrophiler Granulozyten, Granula von Lymphozyten und Thrombozyten	hellviolett oder pink
Spezifische Granula der basophilen Granulozyten	tief violett
Spezifische Granula der eosinophilen Granulozyten	orange
Erythrozyten	pink

Die Färbung muss im korrekten pH-Milieu erfolgen. Wenn der pH-Wert zu niedrig ist, färben sich die basophilen Bestandteile nicht adäquat an. Leukozyten stellen sich dann meist blass mit zinnoberroten Granula dar. Wenn der pH-Wert zu hoch ist, führt die exzessive Bindung von basischen Farbstoffmolekülen zu einer Überfärbung des Präparats. Dann kann die Unterscheidung zwischen normochromen und polychromatischen Erythrozyten schwierig sein. Eosinophile Granula färben sich dann blau oder dunkelgrau an, die Granula der neutrophilen Granulozyten färben sich intensiver als üblich an, sodass der Eindruck einer toxischen Granulation entstehen kann. Die Färbelösung soll kurz vor ihrer Verwendung gefiltert werden, um Farbniederschläge auf dem Blutausstrich zu vermeiden, die mit erythrozytären Einschlüssen verwechselt werden könnten. Bei Einsatz eines Färbeautomaten kann das Ergebnis durch Anwendung einer Tauchtechnik mit vollständigem Eintauchen des Objektträgers in das Färbebad optimiert werden. Die Verwendung eines Flachbett-Färbeautomaten, in dem die Färbelösung auf horizontal positionierte Präparate aufgebracht wird, birgt das Risiko von Farbniederschlägen. Blutausstriche, die zu lang oder ungünstig ausgestrichen wurden, können zudem in Teilen dem Färbeprozess entgehen.

1.4.2.1 Anfärbung von Malaria-Parasiten

Die Anfärbung und Identifizierung von Malaria-Parasiten wird erleichtert, wenn die Blutausstriche in einer Giemsa- oder Leishmanien-Färbung bei einem pH-Wert von 7,2 gefärbt werden. Bei diesem pH-Wert besitzen die von Plasmodium vivax oder Plasodium ovale befallenen Erythrozyten andere Färbeeigenschaften als nicht-befallene Erythrozyten, sodass die betroffenen Erythrozyten und ihre Einschlüsse leicht identifiziert werden können (s. Kapitel 3).

1.4.3 Präparation

Wenn Blutausstriche archiviert werden sollen, bietet die Präparation langfristigen Schutz vor mechanischer Beschädigung und Staubansammlungen. Bei dem Eindecken von Objektträgern sollte das Deckgläschen ausreichend breit sein, um die Ränder des Blutausstrichs vollständig zu bedecken. Für die Anhaftung wird eine neutrale Lösung benötigt, die sich mit Xylol mischen lässt. Alternativ können Blutausstriche auch durch Sprühfixierung mit einem Polystyrol oder einem Acrylharz präpariert werden.

1.5 Lagerung von Blutausstrichen

Einer guten Laborpraxis folgend, sollten Blutausstriche nach Möglichkeit für mehrere Jahre aufbewahrt werden (Differentialblutbilder 5 Jahre, Knochenmarkausstriche 12 Jahre). Aufgrund des hohen täglichen Probendurchsatzes ist die Umsetzung für viele hämatologische Laboratorien schwierig. Blutausstriche lassen sich platzsparend in Schubladensystemen mit entsprechenden Metallgestellen lagern. Das Etikett soll die Labornummer, die Patientendaten und das Probendatum tragen und so auf dem Objektträger platziert werden, dass die Angaben im Probengestell abgelesen werden können. Blutausstriche, die frisch eingedeckt wurden, sollten vorübergehend in Papierkartons gelagert oder getrennt voneinander in einem Gestell aufbewahrt werden, bis das Eindeckmittel vollständig gehärtet und getrocknet ist. Wenn das Eindeckmittel seine Klebrigkeit verloren hat, können die Objektträger dicht aneinander ökonomisch platzsparend gelagert werden. Glasobjektträger sind schwer; wenn große Mengen gelagert werden, muss unter Umständen der Boden verstärkt werden.

Wenn ein Patient eine Beckenkammpunktion erhalten hat, sollte neben dem Knochenmarkausstrich immer auch ein peripherer Blutausstrich angefertigt werden, der dann als Vergleichsobjekt für nachfolgende, aktuellere Blutausstriche dienen kann. Ein hämatologisches Labor sollte für Ausbildungszwecke immer auch einen separaten Präparatekasten anlegen, in dem Präparate von seltenen Befunden und typische Beispiele häufiger Erkrankungen gesammelt werden.

1.6 Gebrauch und Einstellungen des Mikroskops

Alle Labormitarbeiter sollten im Verlauf ihrer Ausbildung lernen, ein Mikroskop korrekt einzustellen. Nachfolgend wird die sachgerechte Einstellung eines Mikroskops beschrieben.
1. Wenn das Mikroskop bewegt oder versetzt werden soll, ist hierzu das Stativ zu benutzen (s. Abb. 1.15). Für die Befundung sollte eine komfortable Sitzhöhe durch Anpassung der Stuhl- oder der Mikroskophöhe sichergestellt sein.
2. Einstecken des Stromkabels und Einschalten der Hauptstromversorgung.
3. Einschalten des Mikroskops.
4. Einstellung einer für das Auge angenehmen Lichtstärke über den Lichtregler.
5. Absenken des Objekttischs und Eindrehen des 10er-Objektivs bis es einrastet.
6. Der Blutausstrich wird so auf dem Objekttisch platziert, dass der Blutfilm bzw. das Deckglas nach oben weist. Der Objektträger soll nur an seinen Ecken berührt werden und wird auf dem Objekttisch mittels Objekthalter fixiert.
7. Köhlern des Mikroskops:
    (a) Anheben des Kondensors in die höchste Position.
    (b) Vollständiges Öffnen der Leuchtfeldblende und der Aperturblende.
    (c) Bewegen des Objekttischs, bis sich der Objektträger unter dem Objektiv und im Strahlengang befindet.
    (d) Anheben des Objekttischs unter Sichtkontrolle, bis der Objektträger fast das Objektiv berührt.
    (e) Anpassung des Binokularabstands, sodass ein einheitliches kreisrundes Gesichtsfeld entsteht.
    (f) Fokussieren des Objekts mittels Triebknopf für die Grobeinstellung am Mikroskop.
    (g) Einstellen der Sehstärke: Betrachten des Objekts mit dem rechten Auge durch das rechte Okular und Scharfeinstellung des Objekts mittels Grob- und Feintrieb. Anschließend Scharfeinstellung des Objekts mit dem linken Auge und Betrachtung durch das linke Okular durch Einstellen des Einstellrings am linken Okular. (Bei manchen Mikroskopen ist die Anpassung beider Okulare möglich.)

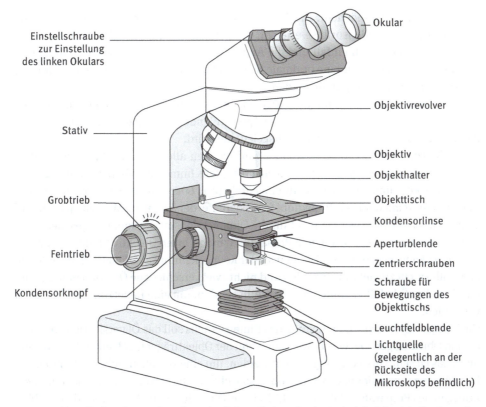

Abb. 1.15: Einstellschraube zur Einstellung des linken Okulars, Stativ, Grobtrieb, Feintrieb, Kondensorknopf, Okular, Objektivrevolver, Objektiv, Objekthalter, Objekttisch, Kondensorlinse, Aperturblende, Zentrierschrauben, Schraube für Bewegungen des Objekttischs, Leuchtfeldblende, Lichtquelle (gelegentlich an der Rückseite des Mikroskops befindlich).

(h) Vollständiges Schließen der Leuchtfeldblende und teilweises Schließen der Aperturblende. Die Leuchtfeldblende befindet sich in der Nähe der Lichtquelle und regelt das Ausmaß der Ausleuchtung.

(i) Absenken des Kondensors mit dem Kondensortrieb bis sich die Ränder der Leuchtfeldblende im Gesichtsfeld scharf abbilden. Wenn sich die Ränder der Leuchtfeldblende nicht im Zentrum des Gesichtsfelds befinden, können sie mithilfe der Zentrierschrauben am Kondensor zentriert werden.

(j) Anpassung des Blickfelds durch Bewegung des Kondensors, sodass der Rand der Leuchtfeldblende mehr hellblau als hellrot erscheint (sog. Köhler-Illuminierung).

(k) Öffnen der Leuchtfeldblende gerade soweit, bis das Gesichtsfeld auch am Rand gleichmäßig ausgeleuchtet ist. Wird die Leuchtfeldblende darüber hinaus geöffnet, kann Streulicht in das Gesichtsfeld eintreten. Dieser Umstand ist besonders wichtig bei der Anfertigung von Fotografien. Hierzu kann die Blende wieder etwas geschlossen werden, sodass nur der zu fotografierende Bildausschnitt beleuchtet wird.

(l) Schließen der Aperturblende um 70–80 % der auf dem Objektiv angegebenen numerischen Apertur. Dies wird durch eine Skalierung am Kondensor in der Nähe der

Aperturblende ermöglicht. Die Apertur kontrolliert den Aperturwinkel des Lichtkegels, der die Kondensorlinse erreicht. Je mehr die Apertur geschlossen wird, umso geringer ist der Lichteinfall und die Auflösung, aber umso größer der Kontrast und die Tiefenschärfe. Für eine optimale Sichtqualität sollte die Aperturblende für jedes Objektiv separat eingestellt werden.

8. Zunächst wird das Präparat mit dem 10er-Objektiv, anschließend mit dem 40er-Objektiv untersucht. Justieren der Schärfe und der Aperturblende und Anpassung der Leuchtfeldblende, sodass nur das Gesichtsfeld ausgeleuchtet wird.
9. Bevor die Ölimmersionslinse verwendet wird, werden alle anderen Objektive aus dem Strahlengang gedreht. Nach Aufsetzen eines Tropfens Immersionsöl in die Mitte des Präparats wird ein Ölimmersionsobjektiv eingedreht (z. B. 60er- oder 100er-Objektiv) und der Bildausschnitt mit dem Feintriebknopf fokussiert. Bei der Arbeit am Mikroskop ist darauf zu achten, dass Objektive, die nicht für die Ölimmersionsmikroskopie vorgesehen sind, keinen Kontakt mit dem Öl auf dem Präparat erhalten. Ob ein Objektiv für die Ölimmersionsmikroskopie geeignet ist, lässt sich an der Kennzeichnung auf dem Objektiv ablesen. Man sollte nicht zu viel Öl verwenden und nicht zwei verschiedene Ölsorten miteinander mischen. Der Ölbehälter sollte nicht überfüllt werden, um eine Benetzung der Finger zu vermeiden.
10. Nach abgeschlossener Untersuchung des Blutausstrichs soll das Öl vorsichtig von Objektiv und Objektträger abgewischt werden. Wenn der Objektträger frisch eingedeckt wurde, muss das Öl sehr vorsichtig abgewischt werden, um eine versehentliche Entfernung des Deckglases zu vermeiden. Es sollte jedoch so viel Öl entfernt werden, dass bei erneutem Auflegen des Präparats auf dem Objekttisch das Objektiv keinen Kontakt zu dem verbliebenen Ölfilm erhält. Für die Entfernung des Öls ist es nicht notwendig Linsentücher zu verwenden. Handelsübliche Zellstofftücher sind hierfür ausreichend. Die Verwendung nicht eingedeckter Blutausstriche ist nicht ratsam. Wenn sie jedoch verwendet werden, ist darauf zu achten, dass Anteile des Blutfilms mit dem Abwischen des Öls nicht entfernt werden.
11. Nach Abschluss der Arbeit am Mikroskop soll das kleinste Objektiv eingedreht werden und der Objekttisch heruntergefahren werden. Ölspuren im Bereich der Ölimmersionsobjektive sollen unter Verwendung von Linsentüchern mit Methanol beseitigt werden. Bevor das Mikroskop ausgeschaltet wird, soll die Lichtquelle minimiert werden. Wenn das Mikroskop nicht weiter verwendet wird, sollte es ausgeschaltet werden. In manchen ungünstig konzipierten Mikroskopen ist die Lampe so nahe an der Leuchtfeldblende positioniert, dass sie infolge der Wärmeeinwirkung beschädigt wird.
12. Das Mikroskop sollte sauber und von Staub ferngehalten werden. Staub kann mit einem Pinsel entfernt werden. Die Objektivlinsen sollten nur mit Linsentüchern und Methanol (oder mit einer Mischung aus 3 Teilen Methanol und 7 Teilen Ether) gereinigt werden.
13. Das Mikroskop sollte nach Abschluss der Arbeit mit einer schützenden Kunstoffabdeckung versehen werden.

1.6.1 Identifizierung von Fehlerquellen und Fehlervermeidung

1. Wenn keine Lichtquelle vorhanden ist, sollte geprüft werden, ob der Lichtstrahl in Richtung einer Kamera abgelenkt wird.
2. Wenn sich ein Blutbild nicht fokussieren lässt, kann die Ursache darin liegen, dass der Objektträger seitenverkehrt auf den Objekttisch aufgelegt wurde oder versehentlich zwei Deckgläser übereinander aufgebracht wurden. Manche Mikroskope weisen in der Grobeinstellung eine Arretierung auf, die im Bedarfsfall entriegelt werden soll. In seltenen Fällen kann es bei Verwendung sehr dicker Objektträger möglich sein, dass eine Einstellung mit einem hochauflösenden Objektiv nicht mehr möglich ist, wenn der Ausstrich zusätzlich mit einem Deckglas eingedeckt wurde. Die Verwendung von dicken Deckgläsern kann denselben Effekt haben.
3. Wenn sich das Bild nicht scharf einstellen lässt, sollte zunächst der Objektträger und dann das Objektiv gereinigt werden.
4. Brillenträger werden feststellen, dass es unmöglich ist, Mikroskope mit einer bifokalen oder varifokalen Linse zu bedienen. Moderne Kunststoffbrillengläser einschließlich entspiegelnder Beschichtungen können leicht mechanisch beschädigt werden. Es sollte sichergestellt sein, dass die Okulare mit einer schützenden Gummibedeckung ausgestattet sind.

1.6.2 Untersuchung des Blutausstrichs

1. Überprüfung der Objektträgerkennzeichnung (Patientenname und Datum).
2. Makroskopische Betrachtung des Blutausstrichs zur Beurteilung der Ausstrichtechnik und evtl. vorhandener makroskopischer Auffälligkeiten.
3. Einstellung des Mikroskops wie oben beschrieben und mikroskopische Untersuchung des Präparats. Dabei wird das Präparat beginnend am Ende des Blutausstrichs (sog. Fahne) zunächst mit einem 10er-Objektiv gemustert.
4. Anschließend wird das gesamte Präparat mit einem 40er- oder 50er-Objektiv mäanderförmig untersucht. Dies stellt den wichtigsten Part der mikroskopischen Blutbildbetrachtung dar und soll neben der Suche nach seltenen, atypischen Zellen die systematische Beurteilung von Leukozyten, Erythrozyten und Thrombozyten beinhalten.
5. Bei der mikroskopischen Untersuchung sollte zur Erfassung von quantitativen Abweichungen auch ein numerisches Differentialblutbild erstellt werden.
6. Die Ölimmersionslinse sollte nur für notwendige Detailbetrachtungen eingesetzt werden.

1.7 Literatur

[1] Roddy SM, Ashwal S, Schneider S (1983) Venipuncture fits: a form of reflex anoxic seizure. Pediatrics, 72, 715–717.
[2] Ahlgrim C, Pottgiesser T, Robinson N, Sottas PE, Ruecker G, Schumacher YO (2010) Are 10 min of seating enough to guarantee stable haemoglobin and haematocrit readings for the athlete's biological passport? Int J Lab Haematol, 32, 506–511.

[3] Sander HWE, Conigliari MF, Masdeu JC (1998) Antecubital phlebotomy complicated by lateral antebrachial cutaneous neuropathy. N Engl J Med, 339, 2024.
[4] Golder M, Chan CL, O'Shea S, Corbett K, Chrystie IL, French G (2000) Potential risk of cross-infection during peripheral-venous access by contamination of tourniquets. Lancet, 355, 44.
[5] Mull JD, Murphy WR (1993) Effects of tourniquet-induced stasis on blood determinations. Am J Clin Pathol, 39, 134–136.
[6] Lippi G, Salvagno GL, Montagnana M, Franchini M, Guidi GC (2006) Venous stasis and routine hematologic testing. Clin Lab Haematol, 28, 332–337.
[7] Ohnishi H, Watanabe M, Watanabe T (2012) Butterfly needles reduce the incidence of nerve injury during phlebotomy. Arch Pathol Lab Med, 136, 352.
[8] NCCLS. H3-A4 – Procedure for the collection of diagnostic blood specimens by venipuncture: approved standard, 4th edn. NCCLS, Wayne, PA (1998).
[9] Hammond KB (1980) Blood specimen collection from infants by skin puncture. Lab Med, 11, 9–12.
[10] Anonymous (1999) Glass capillary tubes: joint safety advisory about potential risks. Lab Med, 30, 299.
[11] Polish LB, Shapiro CN, Bauer F, Klotz P, Ginier P, Roberto RR et al. (1992) Nosocomial transmission of hepatitis B virus associated with the use of a spring-loaded finger-stick device. N Engl J Med, 326, 721–725.
[12] Vertanen H, Laipio ML, Fellman V, Brommels M, Viinikka L (2000) Hemolysis in skin puncture samples obtained by using two different sampling devices from preterm infants. Paper presented at 24th World Congress of Medical Technology, Vancouver, Canada.
[13] Vertanen H, Fellman V, Brommels M, Viinikka L (2000) An automatic incision device causes less damages to the heels of preterm infants. Paper presented at 24th World Congress of Medical Technology, Vancouver, Canada.
[14] Brecher G, Schneiderman M, Cronkite EP (1953) The reproducibility and constancy of the platelet count. Am J Clin Pathol, 23, 15–26.
[15] Conway AM, Hinchliffe RF, Anderson LM (1998) Measurement of haemoglobin using single drop of skin puncture blood: is precision acceptable? J Clin Pathol, 51, 248–250.
[16] Forestier F, Hohlfeld P, Vial Y, Olin V, Andreux J-P, Tissot J-D (1996) Blood smears and prenatal diagnosis. Br J Haematol, 95, 278–280.
[17] ICSH Expert Panel on Cytometry (1993) Recommendations of the International Council for Standardization in Haematology for ethylenediaminetetraacetic acid anticoagulation of blood for blood cell counting and sizing. Am J Clin Pathol, 100, 371–372.
[18] NCCLS. M29-A – Protection of laboratory workers from instrument biohazards and infectious disease transmitted by blood, body fluids, and tissue: approved guideline. NCCLS, Wayne, PA, 1997.
[19] Masuko K, Mitsui T, Iwano K, Yamazaki C, Aikara S, Baba K et al. (1985) Factors influencing post-exposure immunoprophylaxis of hepatitis B viral infection with hepatitis B immune globulin. High deoxyribonucleic acid polymerase activity in the inocula of unsuccessful cases. Gastroenterology, 88, 151–155.
[20] Seeff LB, Wright EC, Zimmerman HJ, Alter HJ, Dietz AA, Felsher BF et al. (1978) Type B hepatitis after needle-stick exposure: prevention with hepatitis B immune globulin. A final report of the Veterans Administration Cooperative study. Ann Intern Med, 88, 285–293.
[21] Ramsay ME (1999) Guidance on the investigation and management of occupational exposure to hepatitis C. Commun Dis and Public Health, 4, 258–262.
[22] Mitsui T, Iwano K, Masuko K, Yamazaki C, Okamoto H, Tsuda F et al. (1992) Hepatitis C virus infection in medical personnel after needlestick accident. Hepatology, 126, 1109–1114.
[23] Heptonstall J, Gill ON, Porter K, Black MB, Gilbart VL (1993) Health care workers and HIV: surveillance of occupationally acquired infection in the United Kingdom. Commun Disease Rep, 3, 147–153.
[24] Bending MR, Maurice PD (1980) Malaria: a laboratory risk. Postgrad Med J, 56, 344–345.
[25] Glaser JB, Garden A (1985) Inoculation of cryptococcosis without transmission of the acquired immunodeficiency syndrome. N Engl J Med, 312, 266.

[26] Kramer F, Sasse SA, Simms JC, Leedom JM (1993) Primary cutaneous tuberculosis after a needlestick injury from a patient with AIDS and undiagnosed tuberculosis. Ann Intern Med, 119, 594–595.
[27] Advisory Committee on Dangerous Pathogens. Management and control of viral haemorrhagic fevers. The Stationery Office, London (1996).
[28] De Wazières B, Gil H, Vuitton DA, Dupond JL (1998) Nosocomial transmission of dengue from a needlestick injury. Lancet, 351, 498.
[29] Katz MH, Gerberding JL (1997) Postexposure treatment of people exposed to the human immunodeficiency virus through sexual contact or injection drug use. N Engl J Med, 336, 1097–1100.
[30] Gottlieb S (2001) Nevirapine should not be prescribed for needlestick injuries. BMJ, 322, 126.
[31] Jaeckel E, Cornberg M, Wedemeyer H, Sanantonio T, Mayer J, Zankel M et al. (2001) Treatment of acute hepatitis C with interferon alfa-2b. N Engl J Med, 345, 1452–1457.
[32] Ashenden M, Clarke A, Sharpe K, d'Onofrio G, Allbon G, Gore CJ (2012) Preanalytical mixing of whole-blood specimens in the context of the Athlete Passport. J Clin Pathol, 65, 8–13.
[33] The International Consensus Group for Haematology Review (2005) Suggested criteria for action following automated CBC and WBC differential analysis. Lab Haematol, 11, 83–90.
[34] Nguyen D, Diamond L. Diagnostic hematology: a pattern approach. Butterworth-Heinemann, Oxford (2000).
[35] Wittekind D (1979) On the nature of the Romanowsky dyes and the Romanowsky–Giemsa effect. Clin Lab Haematol, 1, 247–262.
[36] Marshall PN, Bentley SA, Lewis SM (1975) A standardized Romanowsky stain prepared from purified dyes. J Clin Pathol, 28, 920–923.
[37] ICSH (1984) ICSH reference method for staining blood and bone marrow films by azure B and eosin Y (Romanowsky stain). Br J Haematol, 57, 707–710.

2 Erstellen eines Blutbildes

In der Vergangenheit wurden Blutbilder mittels langsamer und arbeitsintensiver manueller Methoden erstellt. Dabei kamen Zählkammern, Mikroskope, Glasröhrchen, Colorimeter und ein paar einfache Reagenzien zum Einsatz. Nur wenige Parameter, wie Hämoglobinkonzentration (Hb), Hämatokrit (HK) und Leukozytenzahl, wurden regelmäßig bestimmt. Das Hb wurde nach der optischen Dichte abgeschätzt und als Masse/Volumen oder sogar als Prozentsatz zu einem eher arbiträren Normalwert, den man mit 100 % gleichsetzte, dargestellt. Der HK wurde als Anteil der roten Blutzellen in einem zentrifugierten Röhrchen ermittelt. Während heute eine Angabe des HK als Dezimalwert (l/l) üblich ist, wurde er früher in Prozent angegeben. Die Leukozytenzahl wurde mikroskopisch in einer Zählkammer mit definiertem Volumen, dem sog. Hämatozytometer, ermittelt. Alle Zellzahlen wurden in der Einheit Zellen pro Volumen angegeben. Die Erythrozytenzahl wurde nur selten bestimmt, und wenn, dann hauptsächlich wenn eine Abschätzung der Erythrozytengröße notwendig war. Thrombozyten wurden nur bei klarer klinischer Indikation im Licht- oder Phasenkontrastmikroskop gezählt. Aus den primär gemessenen Erythrozytenwerten wurden die sog. Erythrozytenindizes, mittleres zelluläres Volumen (MCV), mittleres Zellhämoglobin (MCH) und mittlere Hämoglobinkonzentration (MCHC), nach folgenden Formeln ermittelt:

$$\text{MCV (fl)} = \frac{\text{HK (l/l)} \times 1.000}{\text{Erythrozytenzahl (Zellen/l)} \times 10^{-12}} \quad (2.1)$$

$$\text{MCH (pg)} = \frac{\text{Hb (g/l)}}{\text{Erythrozytenzahl (Zellen/l)} \times 10^{-12}} \quad \text{oder}$$

$$\frac{\text{Hb (g/dl)} \times 10}{\text{Erythrozytenzahl (Zellen/l)} \times 10^{-12}} \quad (2.2)$$

$$\text{MCHC (g/dl)} = \frac{\text{Hb (g/l)}}{\text{HK (l/l)} \times 10} \quad \text{oder} \quad \frac{\text{Hb (g/dl)}}{\text{HK (l/l)}} \quad (2.3)$$

Diese und viele andere Bestimmungen erfolgen heute innerhalb von Minuten auf halb- oder vollautomatischen Analysesystemen, die entweder mit Modifikationen der alten oder mit komplett neuen Messprinzipien arbeiten. Diese Messungen sind präzise, d. h., wiederholte Messungen ergeben sehr ähnliche Ergebnisse. Außerdem sind sie, vorausgesetzt die Geräte werden sorgfältig kalibriert und das untersuchte Blut weicht nicht zu stark von der Norm ab, auch richtig, d. h., die Messergebnisse liegen sehr nah am „wahren Wert". Trotz des inzwischen weit verbreiteten Einsatzes von Blutbildautomaten behalten die manuellen Methoden weiterhin ihren Wert zum einen als Referenzmethode und zum anderen zur Abklärung atypischer Blutproben, die mit den automatisierten Methoden nicht korrekt bestimmt werden können. Darüber hinaus illustrieren sie die Messprinzipien, die den verschiedenen Blutbildparametern zugrunde liegen.

2.1 Basistechniken

2.1.1 Hämoglobinkonzentration

Um die Hb-Konzentration zu ermitteln, wird ein bekanntes Volumen sorgfältig gemischten Vollblutes mit einem Verdünnungsmittel gemischt, das die Zellen lysiert und eine Hämoglobinlösung erzeugt. Die Lyse wird durch das hypotonische Verdünnungsmittel bewirkt, kann aber durch die Zugabe eines nichtionischen Detergenz beschleunigt werden. Das Hb wird dann photometrisch bei einer definierten Wellenlänge über die Lichtabsorption des Hämoglobins (oder seiner Derivate) in der Lösung ermittelt.

2.1.1.1 Cyanmethämoglobinmethode

Das International Committee (jetzt Council) for Standardization in Haematology (ICSH) hat die Cyanmethämoglobinmethode, bei der Hämoglobin zu Cyanmethämoglobin (Hämiglobincyanid) umgewandelt wird, als Referenzmethode empfohlen [1]. Diese Methode hat drei entscheidende Vorteile:

1. Hämoglobin, Methämoglobin und, wenn auch langsamer, Carboxyhämoglobin werden alle in Cyanmethämoglobin umgewandelt und daher mitgemessen. Nur Sulfhämoglobin, das normalerweise nur in einer zu vernachlässigenden Menge im Blut vorkommt, wird nicht erfasst.
2. Stabile sekundäre Standards, die mit dem internationalen WHO-Standard abgeglichen wurden, sind problemlos für die Kalibration erhältlich [2].
3. Cyanmethämoglobin hat eine breite und relativ flache Absorptionsbande bei 540 nm (Abb. 2.1). Daher kann es sowohl mit Schmalband-Spektrophotometern, mit Filterphotometern oder mit Colorimetern, die über ein weites Spektrum von Wellenlängen messen, bestimmt werden.

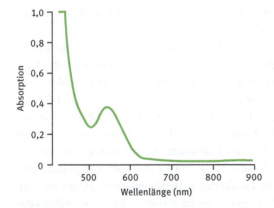

Abb. 2.1: Absorptionsspektrum von Cyanmethämoglobin.

Für die Messung nach der Referenzmethode muss ein Verdünnungsmittel zugegeben werden, das folgende Substanzen enthält: (a) Kaliumcyanid und Kaliumferricyanid, für die Umwandlung von Hämoglobin zu Methämoglobin, (b) Kaliumdihydrogenphosphat, das den pH senkt und die Reaktion so beschleunigt, dass die photometrische Messung bereits nach 3 und nicht erst nach 10–15 Minuten möglich ist, und (c) ein nichtionisches Detergens, das die Zelllyse beschleunigt und die Trübung verringert, die durch Lipoproteine (und in geringerem Ausmaß Erythrozytenstroma) entsteht und durch die pH-Senkung durch Kaliumdihydrogenphosphat begünstigt wird [2]. Die Bestimmung der Lichtabsorption der Lösung wird photometrisch bei einer Wellenlänge von 540 nm bestimmt. Bei dieser Wellenlänge liegt die Absorption des Verdünnungsmittels praktisch bei null, als Leerwert sollte das Verdünnungsmittel oder alternativ Wasser vermessen werden. Ein Standard ist nicht erforderlich, da die Hämoglobinkonzentration bei bekanntem Molekulargewicht und millimolarem Absorptionskoeffizienten des Hämoglobins aus der gemessenen Absorption berechnet werden kann. Voraussetzung ist natürlich, dass die Funktionsfähigkeit des Gerätes sichergestellt ist und das Gerät z. B. mit einer Cyanmethämoglobinlösung bekannter Konzentration kalibriert wurde.

Früher wurde Hämoglobin routinemäßig mit einem Photo- oder Colorimeter gemessen, in dem mit einem gelbgrünen Filter, wie z. B. dem Ilford 625, Licht mit einer Wellenlänge von ca. 540 nm erzeugt wurde. Das Licht, das die Lösung passierte, wurde durch eine photoelektrische Zelle detektiert und entweder als Absorption oder als Transmission angezeigt. Der Hb-Wert wurde aus diesem Messergebnis durch Vergleich mit den Messwerten einer Referenzlösung bekannter Konzentration mithilfe einer Standardkurve oder einer Konversionstabelle berechnet. Alternativ konnte das Photometer so kalibriert werden, dass das Hb direkt abgelesen werden konnte. Um die Messgenauigkeit von Geräten dieser Bauart zu verifizieren, stehen Referenzlösungen von Cyanmethämoglobin zur Verfügung.

Bei bestimmten pathologischen Blutproben kann es zu Ungenauigkeiten bei der Messung des Hb mit der Cyanmethämoglobinmethode kommen. Falls die Probe Sulfhämoglobin enthält, wird die Hb-Konzentration leicht unterschätzt: 150 g/l Hämoglobin werden als 148 g/l Hämoglobin gemessen, wenn die Probe 5 % Sulfhämoglobin enthält [3]. Durch die langsame Umwandlung von Carboxyhämoglobin in Methämoglobin kommt es zu einer Überschätzung der Hb-Konzentration, wenn die Messung nach 3 Minuten erfolgt. Ursächlich ist, dass Carboxyhämoglobin das Licht bei 540 nm stärker absorbiert als Methämoglobin. Der größtmögliche Fehler würde bei einem Carboxyhämoglobin-Anteil von 20 % entstehen, auch bei starken Rauchern wird ein Fehler von 6 % gefunden [3].

Sowohl Spektrophotometer als auch Photometer können durch Trübungen in der Probe, z. B. bei hohen Leukozytenzahlen, Hyperlipid- und Hyperproteinämien oder nichtlysierten Erythrozyten, gestört werden. Es resultieren falsch-hohe Hb-Messwerte. Ist eine Leukozytose für die Trübung verantwortlich, sollte die Probe vor der Messung zentrifugiert oder filtriert werden. Falls eine Hyperproteinämie vorliegt, z. B. bei Paraproteinämien oder Hyperproteinämien im Rahmen chronischer Infekte oder Entzündungen, kann die Probe durch Zugabe von Kaliumcarbonat oder eines Tropfens 25%igen Ammoniaks geklärt werden. Beruht die Trübung auf einer Hyperlipidämie, kann entweder ein Leerwert aus Patientenplasma und Verdünnungsmittel ermittelt oder können die Lipide durch Diethyletherextraktion und anschließende Zentrifugation entfernt werden. Targetzellen im Rahmen von Lebererkrankungen oder Zellen, die HbS oder HbC enthalten, können der Lyse durch das Verdünnungsmittel entgehen, die Trübung erhöhen und zu falsch-hohen Hb-Messwerten führen. Dieses Phänomen tritt sporadisch auch auf, ohne dass irgendeine Hb-Abnormalität nachweisbar wäre.

Eine 1 : 1-Verdünnung mit destilliertem Wasser führt jedoch auch bei Zellen mit einer erhöhten osmotischen Resistenz zu einer vollständigen Lyse.

Modifikationen der Cyanmethämoglobinmethode (andere Lysereagenzien, andere Wellenlänge, andere Messdauer) werden auch in modernen Hämatologie-Analyzern eingesetzt.

2.1.1.2 Andere Methoden

Alternative Hb-Messmethoden werden außer in Hämoglobinometern nur selten eingesetzt. Üblicherweise müssen auch diese Methoden auf den Cyanmethämoglobin-Standard rückführbar sein. Ein Vorteil alternativer Methoden liegt in der Vermeidung von Cyaniden, die bei Freisetzung in größeren Mengen toxisch sind.

Hämoglobin kann durch Zugabe von Natriumlaurylsulfat (SDS) in ein sulfatiertes Derivat überführt werden, das ein Absorptionsmaximum bei 534 nm aufweist [4]. Die Umwandlung erfolgt sehr rasch. Sulfhämoglobin wird im Gegensatz zu Methämoglobin nicht umgewandelt. Die SDS-Methode korreliert gut mit der Referenzmethode, auf die auch kalibriert wird, und kann sowohl in Spektrophotometern als auch Hämatologieautomaten eingesetzt werden.

Hämoglobin kann auch durch Zugabe von Natriumnitrat und -azid in Azidmethämoglobin überführt und dann gemessen werden. Nach dieser Methode arbeitet beispielsweise ein tragbares Hämoglobinometer (HemoCue, Clandon Scientific Ltd.), das zudem die Absorption bei zwei Wellenlängen, 570 und 880 nm, misst, um den störenden Einfluss von Trübungen zu minimieren. Eine modifizierte Version dieses Gerätes ermöglicht genaue Hb-Messungen bis zu einer Konzentration von 0,1 g/l, sodass auch eine Messung in Verdünnungen, z. B. in OP-Spülflüssigkeiten, im Plasma oder Urin, möglich sind [5].

Hämoglobin kann auch als Oxyhämoglobin gemessen werden, wobei die Konzentration von Carboxy-, Sulf- und Methämoglobin nicht richtig erfasst werden. Es wird ein artifizieller oder sekundärer Standard benötigt. Diese Methode findet z. B. Anwendung in direkten Hämoglobinometern, die so standardisiert wurden, dass die Messergebnisse mit der Cyanmethämoglobin-Methode vergleichbar sind.

Eine weitere Möglichkeit ist die Hb-Messung nach Umwandlung von Hb in Hämatin unter alkalischen Bedingungen. Korrekt erfasst werden Carboxy-, Sulf- und Methämoglobin, nicht adäquat berücksichtigt werden HbF und HbBart's, da diese Hb-Varianten resistent gegen die alkalische Denaturierung sind. Auch hier wird ein artifizieller Standard benötigt. Da die Azid-Hämatin-Methode jedoch relativ unzuverlässig ist, wird sie nicht empfohlen.

Es gibt auch Methoden die Hb-Konzentration ohne vorherige chemische Umwandlung bei einer Wellenlänge von 548,5 nm zu messen. Bei dieser Wellenlänge haben Oxy- und Desoxyhämoglobin die gleiche optische Dichte, die von Carboxyhämoglobin ist etwas niedriger. Das Hb wird durch Vergleich der Absorption mit einem artifiziellen Standard berechnet. Die Absorption kann auch zwischen 500 und 600 nm integriert werden, da das Integral der Absorption von Oxy-, Desoxy- und Carboxyhämoglobin in diesem Wellenbereich ähnlich ist.

Für das sog. patientennahe Testen wurden spezielle Methoden entwickelt (s. u.).

Empfohlene Einheiten

Das ICSH empfiehlt, den Hb-Wert entweder in g/l (Massenkonzentration) oder mmol/l (molare Konzentration bezogen auf die Konzentration des Hb-Monomers) anzugeben. Der Umrechnungsfaktor beträgt bei der Angabe des Hb in g/l 0,06206, d. h. ein Hb von 120 g/l = 120 × 0,06206 mmol/l = 7,45 mmol/l. Wenn das Hb als molare Konzentration angegeben wird, sollte das auch für MCH und MCHC gelten. Ein MCH von 27 pg entspricht 1,70 fmol und ein MCHC von 330 g/l entspricht 20 mmol/l. Da es keine praktischen Vorteile für die Angabe als molare Konzentration gibt und die Angabe des Hb in g/l oder g/dl in den meisten Ländern eingeführt ist, wird in diesem Buch die Einheit g/l verwendet.

2.1.2 Gepacktes Zellvolumen (packed cell volume [PCV])

Das PCV ist der Anteil an Volumen eines Säulchens, das nach Zentrifugation von den Erythrozyten ausgefüllt wird, wobei zu beachten ist, dass sich immer noch geringe Mengen Plasmas zwischen den Erythrozyten befindet. Das PCV wird als Dezimalbruch in der Einheit l/l (Liter/Liter) oder ohne Angabe einer Einheit angegeben. Ursprünglich wurden die Ausdrücke PCV und HK (Hämatokrit) synonym verwendet. Mittlerweile empfiehlt die ICSH jedoch, den Ausdruck PCV nur für traditionell mittels Zentrifugation ermittelte Werte und den Begriff HK dagegen für indirekt an Hämatologieautomaten gemessene Werte zu verwenden. Die ursprüngliche von Maxwell Wintrobe entwickelte Methode benötigte 1 ml Blut und beinhaltete eine 30- bis 60-minütige Zentrifugation in einem Messröhrchen mit konstanter interner Bohrung. Diese Methode, manchmal als Makrohämatokrit bezeichnet, ist die Grundlage für die Referenzmethode [6]. Da sie jedoch für den Routineeinsatz zu arbeitsaufwändig und langsam ist und daher im diagnostischen Labor nicht mehr eingesetzt wird, wird sie hier nicht mehr weiter besprochen. Sie wurde durch die Messung des Mikrohämatokriten ersetzt, der allein oder in Kombination mit dem Hb-Wert (und abgeleitet dem MCHC) auch zur Kalibration von Hämatologieautomaten eingesetzt werden kann.

2.1.2.1 Mikrohämatokrit

Ein geringe Menge Blut wird mittels nichtgraduierter Kapillare (i. d. R. 75 mm lang mit einem Innendurchmesser von 1,2 mm) aufgenommen, wobei etwa 15 mm frei gelassen werden. Das von der Blutsäule entfernte Ende der Kapillare wird mittels Hitze, Knetmasse o. Ä. verschlossen. Im Anschluss wird die Kapillare für 5–10 Minuten bei hoher g-Zahl (10.000 bis 15.000 g) in einer speziellen Zentrifuge zentrifugiert, damit sich die roten Blutkörperchen, der Buffy coat und das Plasma trennen (Abb. 2.2). Das PCV wird visuell mittels Skala abgelesen, wobei nur die Erythrozyten, nicht aber Thrombozyten und Buffy coat berücksichtigt werden. Die ICSH empfiehlt eine Methode mit 5-minütiger Zentrifugation [7]. In polyzythämischen Proben empfiehlt es sich, die Zentrifugationszeit um 3 Minuten zu verlängern, damit nicht zu viel Plasma zwischen den roten Blutkörperchen zurückgehalten wird [8]. Normalerweise erfolgt die Messung in mit EDTA (Ethylendiamintetraacetat) antikoaguliertem venösem Blut, sie kann aber auch direkt in Kapillarblut vorgenommen werden, falls das Mikrohämatokrit-Röhrchen innen

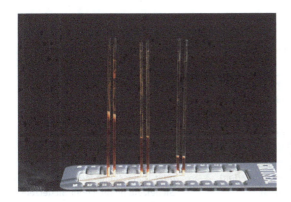

Abb. 2.2: Messung des gepackten Zellvolumens (packed cell volume [PCV]) mittels Mikrohämatokritmethode. Die Abb. zeigt die Messung von drei Patienten im Doppelansatz.

mit Heparin beschichtet ist (2 IU). Es gibt auch entsprechende Plastikröhrchen (Polycarbonat), die sicherer als Glas sind.

Ein Gerät für die patientennahe automatisierte Messung des Mikrohämatokriten, das neben einer Zentrifuge einen Infrarotanalysator enthält, steht zur Verfügung [9].

Bei der Bestimmung des Mikrohämatokriten bestehen jedoch auch bestimmte Risiken. Die Glaskapillaren können beim Verschließen durch Knetmasse brechen und zu penetrierenden Verletzungen mit Blutinokulation führen. In einem Fall kam es so zu einer HIV-Übertragung, die beim betroffenen Assistenzarzt zu AIDS führte [10, 11]. Auch während der Zentrifugation können die Glaskapillaren brechen und so ein Verletzungs- und Infektionsrisiko darstellen.

Folgende Faktoren können zu Unpräzision und Unrichtigkeit bei der Bestimmung des Mikrohämatokriten führen. Da die Kapillaren sehr klein sind, ist ein korrektes Ablesen manchmal schwierig. Auch eine Verjüngung oder ungleichmäßige Bohrung der Kapillare ist eine Fehlerquelle. Auch wenn der dadurch entstehende Fehler i. d. R. nur gering ist, sollte die Ablesung am Meniskus erfolgen, der bei Hitzeversiegelung konvex, bei Versiegelung mit Knetmasse konkav ist [12]. Auch der Plasmaanteil, der zwischen den Erythrozyten eingeschlossen ist, variiert, liegt aber typischerweise zwischen 1 und 3 %. Der Anteil liegt bei längerer Zentrifugation und höheren g-Kräften niedriger, wird aber auch durch andere technische Faktoren und Charakteristika der Blutprobe beeinflusst (Tab. 2.1). Darüber hinaus kann auch das eingesetzte Antikoagulans den Mikrohämatokrit beeinflussen. Beispielsweise liegt der Mikrohämatokrit in K_3EDTA, das v. a. in den USA eingesetzt wird, aufgrund der Zellschrumpfung ca. 2 % niedriger als beim im Vereinigten Königreich bevorzugten K_2EDTA [17]. Die Präzision kann durch Dreifachmessung mit Bildung eines Mittelwertes verbessert werden. Wenn der Mikrohämatokrit für die Kalibration eines Hämatologieautomaten verwendet wird, ist diese Mehrfachmessung obligat. Zudem sollte in diesem Fall voll oxygeniertes Blut eingesetzt werden, da der Mikrohämatokrit bei Desoxygenation steigt [16].

Plasmaeinschluss
Es wurde versucht, die Richtigkeit der Mikrohämatokritbestimmung zu verbessern, indem der gemessene PCV-Wert um das eingeschlossene Plasma korrigiert wird. Dies würde auch die Richtigkeit der abgeleiteten Parameter MCV und MCHC erhöhen. Unter experimentellen Bedingungen kann man dies mit ^{131}Iod-markierten Plasmaproteinen versuchen, wenn man die

Tab. 2.1: Einflussfaktoren des Mikrohämatokriten.

	Faktoren, die den Mikrohämtokrit erniedrigen	Faktoren, die den Mikrohämatokrit erhöhen
Verdünnungseffekt	Röhrchen mit EDTA-Flüssigpräparation (ca. 0,5 % niedriger als bei Trockenpräparation)	
Veränderung des eingeschlossenen Plasmavolumens	– Längere Zentrifugationsdauer – Erhöhte Zentrifugalkraft (z. B. erhöhter Radius der Zentrifuge oder erhöhte Geschwindigkeit der Zentrifugation) – Erhöhte Blutsenkung (BKS)	– Kürzere Zentrifugationsdauer – Verringerte Zentrifugalkraft – Mikrozytose (z. B. Eisenmangel oder Thalassämie-Merkmal) – Sichelzellmerkmal oder Sichelzellkrankheit – Sphärozytose – Verringerte Flexibilität der Erythrozyten bei längerer Lagerung bei Raumtemperatur
Schrumpfung der Erythrozyten	– EDTA Überschuss [13, 14] – K_3EDTA eher als K_2EDTA oder Na_2EDTA [12] (ungefähr 2 % niedriger) – Schmalere Röhrchen als empfohlen [15] – Kalk-Natron-Röhrchen [15] – Voll mit Sauerstoff angereichertes Blut [16]	– K_2EDTA oder NA_2EDTA – Borosilikat-Röhrchen – Sauerstoffarmes Blut

EDTA: Ethylendiamintetraacetat; BKS: Blutsenkung

Aktivität des Radioisotops in der Erythrozytensäule bestimmt. Allerdings weist auch die Korrektur an sich eine gewisse Unrichtigkeit auf, da die eingeschlossene Plasmafraktion bei Verwendung von ^{131}I-Fibrinogen niedriger bestimmt wird als bei Verwendung von ^{131}I-Albumin [12]. In unterschiedlichen Studien wurde ein durchschnittlicher Plasmaeinschluss von 1,3 bis 3,2 % gefunden. Letztlich beeinflusst die Entscheidung, ob auch der Plasmaeinschluss korrigiert wird, die Referenzbereiche für MCV, HK und MCHC. Die Referenzmethode des ICSH Committee on Cytometry berücksichtigt den Plasmaeinschluss [18] (s. u.). Falls der Mikrohämatokrit zur Abschätzung der Erythrozytenmasse bei Polyzythämie bestimmt wird, ist eine Korrektur aufgrund des höheren Anteils eingeschlossenen Plasmas in polyzythämischen Proben sinnvoll. Es wird vorgeschlagen, dass um 2 % korrigiert wird, falls das PCV nach 5-minütiger Zentrifugation niedriger als 0,50 ist, und um 3 %, falls das PCV auch nach weiteren 5 Minuten Zentrifugation über 0,50 liegt [19].

2.1.2.2 Referenzmethode

Die ICSH-Referenzmethode für das PCV [18] basiert auf der Bestimmung des Hb im Vollblut und den gepackten Erythrozyten nach Zentrifugation in einer Mikrohämatokritzentrifuge. Für die Hb-Messung aus den gepackten Erythrozyten werden Zellen aus der Mitte der Erythrozytensäule entnommen, da in dieser weder viel Plasma eingeschlossen noch eine Kontamination mit Leukozyten zu erwarten ist. Die Messung wird daher nicht durch Plasmaeinschluss verfälscht. Die Formel für das Referenz-PCV lautet:

$$\frac{\text{Standard-Vollblut} - \text{Hämoglobinkonzentration}}{\text{Gepackte Erythrozyten} - \text{Hämoglobinkonzentration}} \quad (2.4)$$

Bei Blutproben mit normalem Hämatokrit liegt der mit Routinemethoden bestimmte Mikrohämatokrit i. d. R. innerhalb von 0,01 l/l des Referenz-PCV. Als „Surrogat-Referenzmethode" wurde die Mikrohämatokritbestimmung in einem Borosilikat-Röhrchen vorgeschlagen [20], die ebenfalls eine vom Plasmaeinschluss nicht verfälschte Messung ermöglicht.

2.1.2.3 Andere Hämatokritmethoden

Aktuelle Blutbildautomaten leiten den Hämatokrit aus der Zahl und Größe der elektrischen Impulse ab, die von Erythrozyten beim Durchtritt durch einen Sensor ausgelöst werden (s. u.).

2.1.3 Erythrozytenzahl

Die Erythrozytenzahl (red (blood) cell count [RBC]) wurde ursprünglich durch mikroskopische Auszählung der Erythrozyten in einer Zählkammer (Hämatozytometer), in die ein definiertes Volumen einer verdünnten Blutprobe eingefüllt wurde, bestimmt [21]. Diese Methode war sehr zeitaufwändig, setzte große Sorgfalt voraus und war in der Routine trotzdem häufig unpräzise, sodass die Erythrozytenzahl und abgeleitete Parameter nur bei wenigen Proben bestimmt wurden.

Halbautomatische Einkanal-Impedanzmessgeräte wie das Coulter Modell ZM, die die Zellen in einem definierten Volumen verdünnten Blutes beim Durchtritt durch eine Öffnung zählen, liefern präzisere und damit klinisch besser verwendbare Ergebnisse. Obwohl die Schwellenwerte genau gesetzt werden müssen, benötigen die Geräte keine Kalibration. Die Rohwerte der Zellzählung sind nicht linear, da mit steigender Zellkonzentration die Wahrscheinlichkeit steigt, dass zwei Zellen gleichzeitig den Sensor passieren (Koinzidenz). Manche Geräte korrigieren die Werte automatisch, bei manchen ist eine manuelle Korrektur z. B. über Referenztabellen nötig. Auch Leukozyten werden bei der Erythrozytenzählung erfasst. Da die Konzentration der Leukozyten normalerweise um den Faktor 100 niedriger liegt, ist dieser Fehler i. d. R. gering. Zudem ist die Bestimmung der Erythrozytenzahl mit einem Einkanal-Impedanzmessgerät wesentlich präziser, weniger arbeitsaufwändig und daher für den klinischen Alltag nützlicher. Zusammen mit dem manuell bestimmten Hb und dem PCV können auch MCV und MCH berechnet werden. Auch die abgeleiteten Werte sind präziser, wenn die Erythrozytenzahl automatisch bestimmt wurde.

Die mit halbautomatischen Einkanal-Impedanzmessgeräten ermittelten Erythrozytenzahlen können auch für die Kalibration von vollautomatischen Blutbildgeräten eingesetzt werden, die die Erythrozytenzahl ebenfalls nach dem Impedanzprinzip messen. Blutbildautomaten zählen für die Bestimmung der Erythrozytenzahl ca. 20.000 bis 50.000 Zellen und sind daher auch statistisch präziser als Hämatozytometer, in denen nur 500 bis 1.000 Zellen gezählt werden.

Die Referenzmethode für die Erythrozytenzahl beruht auf einer Einkanal-Aperturimpedanz-Methode, bei der die Koinzidenzen durch Extrapolation in seriellen Verdünnungen ermittelt und korrigiert werden [22].

2.1.4 Abgeleitete Erythrozytenvariablen – Erythrozytenindizes

Wenn die Werte der drei gemessenen Variablen (Hb, PCV/HK, Erythrozytenzahl) vorliegen, können MCV, MCH und MCHC abgeleitet werden. Falls nicht um den Plasmaeinschluss korrigiert wird, wird das aus dem Mikrohämatokrit abgeleitete MCV überschätzt und die MCHC unterschätzt. Dies ist jedoch klinisch irrelevant, da die Referenzwerte denselben Fehler enthalten. Die gemessenen und abgeleiteten Variablen, die die Eigenschaften der Erythrozyten beschreiben, werden oft in der Summe als Erythrozytenindizes bezeichnet.

2.1.5 Leukozytenzählung

Für die manuelle Leukozytenzählung wird ein Aliquot Blut mit einem Diluent verdünnt, das die Erythrozyten lysiert und die Kerne der Leukozyten anfärbt. Anschließend wird das Blut mikroskopisch in einer Zählkammer mit bekanntem Volumen ausgezählt. Die Unterscheidung von kernhaltigen Erythrozyten (nucleated red blood cells [NRBC]) und Leukozyten ist mikroskopisch nicht immer ganz einfach. Falls NRBC in der Probe vorhanden sind, kann ihr Anteil durch Auszählung in einem gefärbten Blutausstrich ermittelt und der in der Zählkammer bestimmte Wert (alle kernhaltige Zellen) entsprechend korrigiert werden. Auch die manuelle Leukozytenzahl ist unpräzise. Dies ist allerdings im Vergleich zur Erythrozytenzahl nur von untergeordneter Bedeutung, da klinisch bedeutsame Veränderungen der Leukozytenzahl auch mit einer unpräzisen Methode hinreichend genau erfasst werden können.

Die Leukozytenzahl kann auch in verdünntem Vollblut, in dem die Erythrozyten lysiert wurden, mit einem halbautomatischen Impedanzmessgerät bestimmt werden. In Vollautomaten werden die Leukozyten entweder ebenfalls mit der Impedanzmethode oder mittels Lichtstreuung gemessen. Für die Bestimmung sehr niedriger Leukozytenzahlen, wenn es z. B. darum geht sicherzustellen, dass eine Blutkonserve weniger als 5×10^6 Leukozyten enthält, sind die meisten Vollautomaten jedoch ungeeignet. Für diesen Zweck bietet es sich daher an, die Zellkerne mit DNA-Farbstoffen zu markieren und die Leukozytenzahl durchflusszytometrisch zu bestimmen [23].

Die Referenzmethode für die Leukozytenzahl beruht auf einer Einkanal-Aperturimpedanz-Methode, bei der die Koinzidenzen durch Extrapolation in seriellen Verdünnungen ermittelt und korrigiert werden [22]. Der untere Schwellenwert wird so gewählt, dass er zwischen dem Rauschen des Erythrozytenstromas und den Leukozytensignalen liegt.

2.1.6 Thrombozytenzahl

Für die Zählung der Thrombozyten in der Zählkammer kann sowohl verdünntes Vollblut (mit oder ohne Lyse der Erythrozyten) oder Plättchen-reiches Plasma (PRP) (nach Zentrifugation oder Sedimentation) verwendet werden. Falls die Probe sehr große Thrombozyten enthält, empfiehlt sich die Vollblutmethode, da die großen Thrombozyten bei der Präparation des PRP verloren gehen können. Bei sehr niedrigen Thrombozytenzahlen bietet sich dagegen die PRP-Methode an. Falls die Thrombozyten bei der Probenvorbereitung intakt bleiben, können große Thrombozyten von kleinen Erythrozyten mikroskopisch dadurch unterschieden werden, dass sie eher oval als rund sind und ein unregelmäßig begrenztes Zytoplasma, manchmal mit feinen Ausziehungen, aufweisen. Die Verwendung von Ammoniumoxalat als Diluent, das die Erythrozyten lysiert, führt zu höheren und akkurateren Werten als die Verwendung von Formalcitrat, das die Erythrozyten nicht lysiert [24]. Für die Bestimmung der Thrombozytenzahl sollte lege artis entnommenes antikoaguliertes venöses Blut verwendet werden. Die Werte aus Kapillarblut liegen tendenziell niedriger, da ein Teil der Plättchen an das geschädigte Endothel adhäriert und nicht miterfasst wird.

In der Zählkammer können die Plättchen licht- oder phasenkontrastmikroskopisch visualisiert werden. Bei der Zählung mit dem Lichtmikroskop erleichtert die Anfärbung mit Brilliantkresylblau die Identifikation der Thrombozyten. Im Lichtmikroskop können die Plättchen anhand ihres Brechungsvermögens identifiziert werden. Im Phasenkontrastmikroskop gelingt dies einfacher, sodass die Thrombozytenzahlen hier i. d. R. präziser bestimmt werden.

Die manuelle Thrombozytenzählung ist generell unpräzise, v. a. bei niedrigen Thrombozytenzahlen. Da sie auch sehr zeitaufwändig ist, wurde die Thrombozytenzahl daher früher nur bei harter klinischer Indikation bestimmt.

Die Thrombozytenzahl kann im PRP halbautomatisch an Impedanzmessgeräten bestimmt werden. Voraussetzung ist die Koinzidenzkorrektur und die Definition von zwei Schwellenwerten, die zum einen Debris und zum anderen kontaminierende Erythrozyten bzw. Leukozyten ausschließen. Auch dieses Vorgehen ist zeitaufwändig und aufgrund der vielen Einzelschritte fehleranfällig.

In Laboren, in denen zwar die Erythrozytenzahl, aber nicht die Thrombozytenzahl automatisch gemessen werden kann, ist eine Schätzung der Thrombozytenzahl anhand des gemessenen Erythrozytenwertes und der im Blutausstrich bestimmten Erythrozyten-zu-Thrombozyten-Ratio möglich.

Betrachtet man die Nachteile der oben beschriebenen Methoden wird klar, dass nur eine vollautomatische Bestimmung der Thrombozytenzahl in modernen Blutbildgeräten den heutigen Anforderungen entspricht. Die Vollautomaten bestimmen die Thrombozytenzahl entweder nach dem Impedanzprinzip, der Lichtstreuung oder optischen Fluoreszenz. Eine noch bessere Trennung der Thrombozyten von anderen Partikeln kann durch Zugabe eines fluoreszenzmarkierten monoklonalen Antikörpers gegen ein Thrombozytenglykoprotein erreicht werden. Die vollautomatisch bestimmten Werte sind i. d. R. auch bei niedriger Thrombozytenzahl präzise, Probleme können aber bei atypischen Blutproben auftreten (s. Kapitel 4). Eine manuelle Zählung in der Zählkammer oder über die Erythrozyten-zu-Thrombozyten-Ratio im Ausstrich kann z. B. bei Riesenplättchen notwendig sein, da diese von vielen Blutbildautomaten nicht korrekt von Erythrozyten getrennt werden können.

Verschiedene Methoden wurden als Referenzmethode vorgeschlagen. Die Thrombozytenzahl kann indirekt über die Messung der Erythrozytenzahl mit der Referenzmethode (Voraussetzung: Thrombozyten und Erythrozyten werden klar getrennt) und Berechnung aus der Erythrozyten-zu-Thrombozyten-Ratio ermittelt werden. Alternativ ist die durchflusszytometrische Bestimmung nach Zugabe plättchenspezifischer, fluorochrom-markierter monoklonaler Antikörper (z. B. CD41, CD42a oder CD61) möglich. Die Absolutzahl kann durch Zugabe eines externen Standards (z. B. fluoreszenzmarkierte Beads) oder anhand der nach Referenzmethode ermittelten Erythrozytenzahl und dem Verhältnis Erythrozyten zu fluoreszierenden Plättchen errechnet werden [25–27]. Letzteres wird bevorzugt und ist die ICSH-Referenzmethode [28], weil Verdünnungsfehler keine Auswirkung auf die Thrombozytenzählung haben. Zur Markierung der Thrombozyten wird eine Mischung aus Antikörpern gegen CD41 und CD61 eingesetzt, da bei bestimmten Erkrankungen das jeweilige Membranprotein fehlen kann, was zur Folge hat, dass ein Antikörper nicht binden kann. Bei sehr thrombopenen Patienten, bei denen die Bestimmung der exakten Thrombozytenzahl von Bedeutung für die Entscheidung für oder gegen eine Thrombozytentransfusion ist, wird ebenfalls die durchflusszytometrische Bestimmung empfohlen.

2.1.7 Weißes Differentialblutbild

Das Differentialblutbild weist die Leukozyten den jeweiligen Kategorien (z. B. Lymphozyten, Monozyten, Granulozyten) zu. Diese Kategorien können entweder als prozentualer Anteil oder, wenn die Leukozytenzahl bekannt ist, als Absolutzahlen angegeben werden. Das ICSH gibt eine starke Empfehlung für die Angabe in Absolutwerten ab [30]. Wenn die Differenzierung von einem Menschen durch Auszählen der Zellen im Blutausstrich am Mikroskop erstellt wird, spricht man von einem manuellen Differentialblutbild. Der Ausstrich kann händisch oder mechanisiert präpariert werden. Die vollautomatische Differenzierung als Bestandteil des großen Blutbildes (full blood count [FBC]) erfolgt heute meistens durchflusszytometrisch unter Ausnutzung der physikalischen und z. T. biochemischen Eigenschaften der Zellen. In Abhängigkeit vom jeweils eingesetzten Analyzer entspricht die „Leukozytenzahl" (white blood cell count [WBC]) entweder der Gesamtzahl aller nukleären Zellen (total nuclear cell count [TNCC] = Leukozyten und kernhaltige Erythrozyten [NRBC]), oder die Geräte erkennen NRBC, korrigieren den TNCC und geben die echte Leukozytenzahl aus. In den USA wird der FBC auch als complete cell count (CBC) bezeichnet.

Die Zellpopulationen, die normalerweise im peripheren Blut vorkommen, können in 5 (bzw. 6, falls zwischen stab- und segmentkernigen neutrophilen Granulozyten unterschieden wird, vgl. Kapitel 3) Kategorien eingeteilt werden. Das Differentialblutbild umfasst auch alle abnormen Zellen, also Zellen, die normalerweise nicht im peripheren Blut zu finden sind. NRBC können als Extra-Kategorie im Differentialblutbild angegeben, oder separat gezählt und in der Einheit Zellen/100 Leukozyten dargestellt werden. Im ersten Fall entspricht die Leukozytenzahl der TNCC und wird für die Kalkulation der Absolutwerte verwendet. Im zweiten Fall wird der TNCC um die NRBC korrigiert und man erhält die Leukozytenzahl. Falls im Labor ein automatisiertes Verfahren zum Einsatz kommt, das nicht die Leukozytenzahl, sondern die Gesamtzahl der kernhaltigen Zellen (TNCC) erfasst, muss man sich entscheiden, wie man die Messung im Laborbericht darstellt. Wahrscheinlich ist es besser, den TNCC nicht zu korrigieren, sondern die NRBC im Differentialblutbild mit abzubilden und die Absolutzahlen aus dem prozentualen Anteil der jeweiligen Zellpopulation zu errechnen. Die Überlegung dahinter ist, dass die TNCC im Vergleich zur NRBC/Leukozyten-Ratio, die sich aus der Zählung der NRBC auf 100 Leukozyten ergibt, ein präziserer Messwert ist, und man daher die präzise Messung der TNCC durch die unpräzise Schätzung der Leukozytenzahl ersetzen würde. Nichtsdestotrotz empfiehlt das Clinical Laboratory Standards Institute (CLSI), dass die NRBC bezogen auf 100 Leukozyten ausgedrückt werden sollten [31]. Da die neueren Blutbildautomaten i. d. R. NRBC erkennen und bei der Leukozytenzählung ausschließen können, ist das Problem von untergeordneter Bedeutung.

Wie bei allen Labortests besteht auch beim Differentialblutbild das Problem der Unrichtigkeit und Unpräzision. Es können statistische Fehler, Verteilungs- und Beurteilungsfehler auftreten. Die manuelle Differenzierung ist im Allgemeinen richtig, aber unpräzise, die automatisierte Differenzierung dagegen präzise, aber manchmal unrichtig.

2.1.7.1 Unrichtigkeit
Fehlverteilung und falsche Zuordnung der Zellen sind bei der manuellen Differenzierung die Ursache dafür, dass es zu Unrichtigkeiten oder Abweichungen vom wahren Wert kommt.

Fehlverteilung der Zellen
Die verschiedenen Zelltypen sind nicht gleichmäßig über den ganzen Ausstrich verteilt. In der Fahne sind die neutrophilen Granulozyten über- und die Lymphozyten unterrepräsentiert, während sich die Monozyten relativ homogen über die ganze Länge des Ausstrichs verteilen [32]. Sind in der Probe große unreife Zellen (Blasten, Promyelozyten, Myelozyten) enthalten, findet man diese eher am Rand als im Zentrum und distaler als Lymphozyten, Basophile, Neutrophile und Metamyelozyten [33]. Die Fehlverteilung wird größer, wenn der Ausstrich zu dünn oder die Kante des Ausstreichers rau ist. Es gibt verschiedene Methoden, wie man den Ausstrich durchmustern kann, um der Fehlverteilung zu begegnen (Abb. 2.3). Die Methode in Abb. 2.3a umgeht die Fehler zwischen Schwanz und Fahne, aber nicht die zwischen Rand und Zentrum. Die Mäander-Methode in Abb. 2.3b ist quasi das Gegenteil, weil sich die Auszählung von 100 Zellen nicht über die Länge des Ausstrichs erstreckt. Die modifizierte Mäander-Methode in Abb. 2.3c ist ein Kompromiss aus den ersten beiden. Es muss jedoch erwähnt werden, dass die Impräzision der manuellen Differenzierung so groß ist, dass der Fehler durch die Fehlverteilung der Zellen in der Praxis nur eine untergeordnete Bedeutung hat. Falls es zu einer Aggregation der Leukozyten kommt, wird die Fehlverteilung so groß, dass ein „richtiges" Differentialblutbild nicht mehr erstellt werden kann.

Falsche Zellzuordnung und nicht einzuordnende Zellen
Wenn das Differentialblutbild von erfahrenen Laboranten aus qualitativ hochwertigen Ausstrichen erstellt wird, ist die Gefahr der Unrichtigkeit aufgrund falscher Zuordnung der Zellen gering. Eine Ausnahme ist die Unterscheidung von stab- und segmentkernigen neutrophilen Granulozyten. Unterschiedliche Labore verwenden unterschiedliche Kriterien für die Unterscheidung und eine subjektive Komponente führt auch bei Anwendung derselben Kriterien

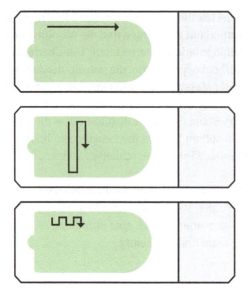

Abb. 2.3: Diagramme von Blutausstrichen, die Durchmusterungsstrategien zeigen, welche bei der Auswertung eines Differentialblutbildes verwendet werden: (a) Durchmustern entlang der Länge des Ausstrichs; (b) „Burgzinnen"-Methode; und (c) modifizierte „Burgzinnen"-Methode: es werden zwei Felder nahe der Kante parallel zum Rand des Ausstrichs gezählt, dann vier Felder im rechten Winkel, dann zwei Felder parallel zum Rand und so weiter.

zu unterschiedlichen Ergebnissen. Manchmal kann es auch schwierig sein, einen Monozyten von einem großen Lymphozyten oder einen degranulierten Basophilen von einem Neutrophilen zu unterscheiden. Ausgeprägte Lagerungsartefakte sind eine wichtige Ursache der Unrichtigkeit. Beispielsweise können degenerierte Neutrophile als NRBC fehlklassifiziert werden, oder die im Vergleich mit Lymphozyten deutlich geringere Stabilität der Neutrophilen kann zu einem artifiziellen Anstieg des Lymphozytenanteils führen. Eine weitere Ursache für Unrichtigkeit sind Kernschatten (s. Kapitel 3), falls sie im Differentialblutbild nicht berücksichtigt werden. So würde beispielsweise der relative und absolute Lymphozytenanteil falsch-niedrig, der der anderen Zellen falsch-hoch bestimmt, wenn es sich bei den Kernschatten ursprünglich um Lymphozyten gehandelt hat. Wenn die Ursprungszelle der Kernschatten noch erkennbar ist, können sie der jeweiligen Kategorie zugeordnet werden, wenn nicht, sollten Kernschatten und andere nichtidentifizierbare Zellen, die nicht nur vereinzelt vorkommen, einer eigenen Kategorie zugeordnet werden. Damit wird vermieden, dass der prozentuale Anteil und die Absolutzahl der anderen Zellen verfälscht wird. Bei Proben von Patienten mit chronisch-lymphatischer Leukämie (CLL) kann das Auftreten von Kernschatten vermindert werden, indem man vor dem Ausstrich 4 Tropfen Blut mit 1 Tropfen Albumin vermischt.

2.1.7.2 Impräzision

Das Maß für die Impräzision oder mangelnde Reproduzierbarkeit ist entweder die Standardabweichung (standard deviation [SD]) oder der Variationskoeffizient (CV) von Mehrfachmessungen. Da bei der manuellen Differenzierung routinemäßig nur wenige, i. d. R. 100, Zellen gezählt werden, ist die Impräzision hoch [34]. Wenn dieselbe Probe wiederholt differenziert wird, ist die Standardabweichung bei zufällig verteilten Zellen gleich der Quadratwurzel aus der Anzahl der differenzierten Zellen. Die Standardabweichung des Anteils eines bestimmten

Zelltyps x lässt sich nach folgender Formel berechnen [35]:

$$\sqrt{\frac{x(1-x)}{n}} \qquad (2.5)$$

Der 95 %-Konfidenzintervall, d. h. die Grenzen in denen 95 % der Wiederholungsmessungen erwartet werden, liegt bei x ± 1,96 SD. Die Konfidenzgrenzen eines bestimmten prozentualen Anteils von Zellen, wenn 100 oder mehr Zellen ausgezählt werden, sind in Tab. 2.2 dargestellt.

Tab. 2.2: 95 %-Konfidenzgrenzen des beobachteten Prozentsatzes an Zellen, wenn die Gesamtzahl der gezählten Zellen (n) von 100 bis 10.000 variiert.*

Beobachteter Prozentsatz der Zellen	Gesamtzahl der gezählten Zellen (n)				
	100	200	500	1.000	10.000
0	0–4	0–2	0–1	0–1	0–0,04
1	0–6	0–4	0–3	0–2	0,8–1,2
2	0–8	0–6	0–4	1–4	1,7–2,3
3	0–9	1–7	1–5	2–5	2,7–3,3
4	1–10	1–8	2–7	2–6	3,6–4,4
5	1–12	2–10	3–8	3–7	4,6–5,4
6	2–13	3–11	4–9	4–8	5,5–6,5
7	2–14	3–12	4–10	5–9	6,5–7,5
8	3–16	4–13	5–11	6–10	7,4–8,6
9	4–17	5–15	6–12	7–11	8,4–9,6
10	4–18	6–16	7–14	8–13	9,4–10,6
15	8–24	10–21	12–19	12–18	14,6–15,4
20	12–30	14–27	16–24	17–23	19,6–20,4
25	16–35	19–32	21–30	22–28	24,6–25,4
30	21–40	23–37	26–35	27–33	29,5–30,5
35	25–46	28–43	30–40	32–39	34,5–35,5
40	30–51	33–48	35–45	36–44	39,5–40,5
45	35–56	38–53	40–50	41–49	44,5–45,5
50	39–61	42–58	45–55	46–54	49,5–50,5

* Bereiche von n = 100 bis n = 1.000 werden aus Referenz 34 abgeleitet.

Wie man sehen kann, sind die Konfidenzgrenzen relativ breit und liegen z. B. bei 10 % Eosinophilen bei 100 ausgezählten Zellen zwischen 4 und 18 %. Die Präzision der Absolutwerte jedes Zelltyps kann nicht höher sein als die der Prozentwerte, aber sie ist, wenn sie von einem automatisch bestimmten Leukozytenwert abgeleitet wird, der an sich relativ präzise ist, auch nicht viel schlechter. Die Impräzision eines manuellen Differentialblutbildes ist bei den Zellen, die in nur geringer Konzentration vorkommen, am höchsten. Dies betrifft daher v. a. die Basophilen. Wenn es diagnostisch relevant ist, ob der Patient eine Basophilie hat oder nicht, sollte die Präzision durch die Auszählung von mehr als 100 (200–500) Zellen verbessert werden. Ähnlich stellt sich die Situation dar, wenn die Probe nur einen geringen Anteil Neutrophiler,

z. B. bei CLL-Patienten, enthält. Auch hier sollte die Präzision durch Differenzierung einer größeren Anzahl von Zellen erhöht werden, um die Diagnose Neutropenie zu sichern oder zu verwerfen. Obwohl die Präzision des manuellen Blutbildes durch routinemäßige Auszählung von mehr als 100 Zellen verbessert werden könnte, ist dies im Routinelabor nicht darstellbar. Die schlechte Präzision der Zelltypen, die nur in geringer Anzahl im peripheren Blut vorkommen, hat zur Folge, dass der Referenzbereich der Basophilen und Eosinophilen die 0 mit einschließt. Aus diesem Grund ist es im Rahmen eines manuellen Differentialblutbildes unmöglich zu bestimmen, ob ein Patient eine Baso- bzw. Eosinopenie hat. An dieser Stelle soll auch erwähnt werden, dass die Bestimmung der Stabkernigen so unpräzise ist, dass eine Differenzierung als eigene Population wenig hilfreich erscheint. Der Hinweis „Linksverschiebung" oder „Stabkernige erhöht" kann bei einem deutlich erhöhten Anteil Stabkerniger sinnvoll sein.

Das CLSI hat eine Referenzmethode für das Differentialblutbild etabliert [31]. Dabei werden in einem händisch ausgestrichenen und nach Romanoswky gefärbten Präparat von zwei geübten Untersuchern jeweils 200 Zellen mit der Mäander-Technik (s. Abb. 2.3b) ausdifferenziert. Die Ergebnisse werden addiert, sodass insgesamt 400 Zellen differenziert wurden, und durch 4 geteilt.

2.1.8 Retikulozytenzahl

Retikulozyten sind junge, gerade aus dem Knochenmark in die Peripherie ausgeschwemmte Erythrozyten, die noch Reste von Ribonukleinsäure (RNA) enthalten. Wenn unfixierte Zellen mit bestimmten Farbstoffen wie Brilliantkresylblau oder Neu-Methylenblau angefärbt werden, präzipitieren die Ribosomen in Form eines retikulären Netzwerks. Da die Zellen bei der Anfärbung noch vital sind, spricht man auch von Supravitalfärbung. Neu-Methylenblau färbt die Erythrozyten in einem blassen grün-blau und das Retikulum bläulich-violett.

Die Menge an Retikulum in einem Retikulozyten variiert von einem großen Klumpen in den unreifsten Retikulozyten (Gruppe-I-Retikulozyten) bis zu wenigen Granula in den reifsten Formen (Gruppe-IV-Retikulozyten) (s. Abb. 2.4). Die Schwierigkeit, sicher einzuschätzen, ob es sich bei einem oder zwei Punkten in vorschriftsmäßig gefärbten Erythrozyten wirklich um RNA handelt, hat zu unterschiedlichen Definitionsvorschlägen von Retikulozyten geführt. So reicht die Minimalanforderung von einem über zwei und drei Punkte bis hin zu einem minimal ausgebildeten Netzwerk. Da die Mehrzahl der Retikulozyten im peripheren Blut zur Gruppe IV gehören, hat die präzise Definition, was als Retikulozyt gezählt und was nicht, einen signifikanten Effekt auf die ermittelte Retikulozytenzahl. Das NCCLS (National Committee for Clinical Laboratory Standards, jetzt CLSI) definiert Retikulozyten als „jeden kernlosen Erythrozyten, der mind. 2 blau gefärbte RNA-Partikel enthält" [36]. Diese Definition wird auch von der ICSH akzeptiert [37].

Die RNA, die in der Supravitalfärbung zur Ausbildung des Retikulums führt, stellt sich in der Romanowsky-Färbung als diffuse Basophilie des Zytoplasmas dar. Die Kombination aus dieser Basophilie mit der Azidophilie des Hämoglobins in reifen Erythrozyten führt in gefärbten Blutausstrichen zum Phänomen der Polychromasie. Man weiß, dass nicht alle Retikulozyten genügend RNA enthalten, um Polychromasie zu verursachen, aber ob sich nur die

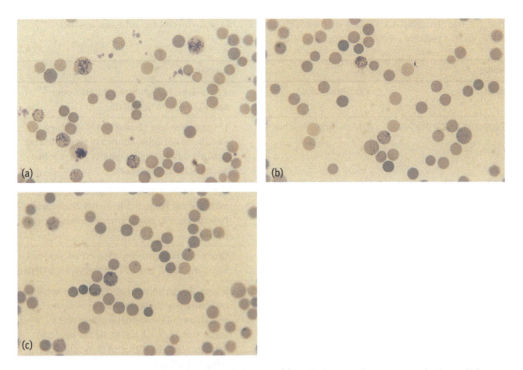

Abb. 2.4: Mit Neu-Methylenblau angefärbte Retikulozyten. (a) Retikulozyten der Gruppe I mit einem dichten Haufen Retikulum, mehrere Gruppe-II-Retikulozyten mit einem Kranz oder Netzwerk aus Retikulum und mehrere Retikulozyten der Gruppe III mit einem zerlegten Kranz aus Retikulum. (b) Retikulozyten der Gruppen II, III und IV: Die Retikulozyten der Gruppe IV weisen zwei Retikulumkörnchen auf. Es gibt auch eine Zelle mit einem einzigen Retikulumkörnchen. Nach einigen Kriterien würde diese Zelle auch als Retikulozyt klassifiziert werden. (c) Drei Retikulozyten und ein Howell–Jolly Körperchen.

unreifsten Retikulozyten (Gruppe I) [38] oder alle bis auf die reifsten (d. h. Gruppe I, II und III) [39] als polychromatische Zellen darstellen, ist nicht sicher geklärt.

Andere Erythrozyteneinschlüsse können mit dem Retikulum der Retikulozyten verwechselt werden und müssen daher abgegrenzt werden. Wie diese Abgrenzung erfolgen kann, fasst Tab. 2.3 zusammen. Die anderen Einschlüsse werden in Kapitel 7 ausführlicher diskutiert.

Insbesondere Zellen mit Pappenheim-Körperchen sind manchmal schwer von reifen Retikulozyten, die nur ein oder zwei Granula enthalten, zu unterscheiden. Falls nötig, können solche Proben mit einer Perls-Färbung zur Identifizierung der Pappenheim-Körperchen oder einer Romanowsky-Färbung zur Identifizierung der Howell–Jolly-Körperchen gegengefärbt werden. Wenn eine Supravitalfärbung in Methanol fixiert und nach Romanowsky gegengefärbt wird, wäscht sich der Vitalfarbstoff, z. B. Neu-Methylenblau, bei der Fixierung aus. Das Retikulum wird dann durch die Basiskomponente der Romanowsky-Färbung angefärbt [40].

Retikulozyten werden üblicherweise als Prozentsatz bezogen auf die Erythrozyten angegeben. Die Zählung wird durch die Verwendung eines Miller-Okulars mit Mikrometer erleichtert (Abb. 2.5). Die Retikulozyten werden in den großen Quadraten, die Erythrozyten in den kleinen Quadraten, die ein Neuntel der Größe der großen Quadrate ausmachen, gezählt. Wenn die Retikulozyten in 20 Feldern entsprechend einer Gesamtzellzahl von ca. 2.000 aus-

Tab. 2.3: Das charakteristische Aussehen verschiedener Erythrozyteneinschlüsse auf einer, mit Neu-Methylenblau gefärbten, Retikulozytenpräparation.

Name	Art	Aussehen
Retikulum	Ribosomale RNA	Retikuläres, filamentöses Material oder spärliche kleine Granulate
Pappenheim-Körperchen	Eisenhaltige Einschlüsse	Ein oder mehrere Körperchen in Richtung Peripherie der Zelle, können in einem tieferen Blau als das Retikulum gefärbt sein, können auch geclustert vorliegen
Heinz-Körperchen	Denaturiertes Hämoglobin	Größer als Pappenheim-Körperchen, unregelmäßig in der Form, i. d. R. an der Zellmembran befestigt und können durch sie hindurchragen, hellblau
Howell–Jolly-Körperchen	DNA	Größer als Pappenheim-Körperchen, regelmäßig in der Form, fern der Zellmembran, hellblau
Hämoglobin-H-Einschlüsse	Denaturiertes Hämoglobin H	Bilden sich gewöhnlich nicht bei den kurzen Inkubationsperioden, die für Retikulozytenzählungen verwendet werden; Wenn sie vorhanden sind, treten sie multipel und sphärisch auf, ähnlich einem „Golfballbild"; Hellgrünlichblau

DNA = Desoxyribonukleinsäure; RNA = Ribonukleinsäure

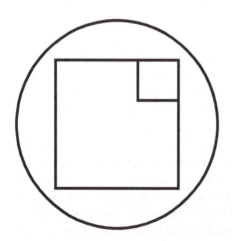

Abb. 2.5: Das Aussehen eines Miller-Okularmikrometers zur Retikulozytenmessung.

gezählt werden, kann man den Retikulozytenanteil nach folgender Formel berechnen:

$$\frac{(\text{Retikulozyten in 20 großen Feldern} \times 100)}{(\text{Erythrozyten in 20 kleinen Feldern} \times 9)} \tag{2.6}$$

Diese Zählmethode ist präziser als Methoden ohne dieses spezielle Okular [41]. Die Auszählung aufeinanderfolgender Felder ist gegenüber der Auszählung zufälliger Felder zu bevorzugen, da sonst die Gefahr besteht, dass unbewusst v. a. retikulozytenreiche Felder ausgezählt werden [41]. Auch sollten die gleichen Prinzipien wie bei der Zählung in der Zählkammer angewendet werden, d. h., dass Zellen, die 2 der 4 Grenzen überlappen nicht mitgezählt werden. Die Nichtbeachtung dieser Regeln ist eine mögliche Ursache dafür, dass mit dem Miller-Okular tendenziell niedrigere Retikulozytenwerte ermittelt werden [42]. Die Zahl der Zellen die ausgezählt werden muss, um eine akzeptable Reproduzierbarkeit der Ergebnisse zu erreichen, steigt mit fallendem Retikulozytenanteil. Tabelle 2.4 [37] zeigt die Anzahl der Zellen, die mit dem Miller-Okular gezählt werden sollten, um einen CV von 10 % zu erreichen.

Tab. 2.4: Die Anzahl der zu zählenden Zellen in dem kleinen Quadrat eines Miller-Rasters, für einen akzeptablen Grad an Genauigkeit der Retikulozytenzahl.*

Retikulozytenzahl (%)	Ungefähre Anzahl der zu zählenden Zellen, in den kleinen Quadraten, für einen CV von 10 %	Entspricht der Gesamtzahl von
1–2	1.000	9.000
3–5	500	4.500
6–10	200	1.800
20–25	100	900

* von Referenz 37; CV = Variationskoeffizient

Traditionell wurden die Retikulozyten als Prozentsatz angegeben. Da jedoch die Erythrozytenzahl in aller Regel verfügbar ist, sollte die Retikulozytenzahl berechnet und als Absolutwert angegeben werden, da dies die Knochenmarkfunktion besser widerspiegelt. Falls die Erythrozytenzahl nicht bekannt ist, kann der gemessene Prozentwert auf das Ausmaß der Anämie korrigiert werden, sodass man einen aussagekräftigeren Wert erhält:

$$\text{Retikulozytenindex} = \frac{(\text{Retikulozytenanteil} \times \text{gemessener Hämatokrit})}{(\text{normaler Hämatokrit})} \qquad (2.7)$$

Zum Beispiel:

$$\text{Retikulozytenindex} = \frac{(1{,}2 \times 0{,}29)}{0{,}45} = 0{,}77$$

Dieses Beispiel zeigt, dass ein auf den ersten Blick unauffälliger Retikulozytenanteil zu niedrig ist, wenn man ihn in Relation zur Anämie setzt. Die Berechnung des Retikulozytenindex und die Angabe der Retikulozyten als Absolutwert liefern die gleiche Aussage. Eine komplexere Korrekturformel [43] trägt der Tatsache Rechnung, dass die Retikulozyten bei anämischen Personen unter dem Einfluss einer erhöhten Erythropoetinkonzentration vorzeitig aus dem Knochenmark ausgeschwemmt werden und länger im peripheren Blut zirkulieren, bevor sie zu Erythrozyten reifen. Das heißt, dass sowohl der Retikulozytenindex als auch die absolute Retikulozytenzahl bei anämischen Personen die Knochenmarkfunktion nicht ganz korrekt widerspiegeln. Den Retikulozytenproduktionsindex (RPI) [43] erhält man, wenn man den Retikulozytenindex durch die durchschnittliche Reifungsdauer eines Retikulozyten im peripheren Blut bei dem jeweiligen Anämiegrad dividiert. Obwohl sich weder der Retikulozytenindex noch der Retikulozytenproduktionsindex bisher generell durchgesetzt haben, sollte man das dahinterstehende Konzept bei der Interpretation von Retikulozytenwerten im Hinterkopf behalten.

Obwohl die absolute Retikulozytenzahl oder einer der Retikulozytenindizes als Maß für die Knochenmarkproduktion bevorzugt werden sollte, bekommt man über die Angabe in Prozent eine Aussage zur Erythrozytenüberlebenszeit. Wenn ein Patient mit einer stabilen hämolytischen Anämie einen Retikulozytenanteil von 10 % hat, ist klar, dass 1 von 10 Zellen maximal 1–3 Tage alt ist.

Die Erythrozytenbestimmung im EDTA-Blut ist bei Raumtemperatur für bis zu 24 Stunden [44], bei 4 °C für mehrere Tage [37] stabil. Die CLSI-Referenzmethode basiert auf der Supravitalfärbung mit Neu-Methylenblau, die Azur-B-Färbung wird als alternative Möglichkeit akzeptiert [45].

2.1.9 Einheiten und anerkannte Abkürzungen

Das ICSH empfiehlt die Verwendung von standardisierten Abkürzungen für die Blutzellvariablen. Tabelle 2.5 fasst diese mit den vom Système International (SI) anerkannten Einheiten und deren Abkürzungen zusammen.

Tab. 2.5: Einheiten, Abkürzungen und Symbole für die Beschreibung hämatologischer Variablen.

Variable	Abkürzung	Einheit	Symbol
Leukozytenzahl	WBC	Zahl × 10^9/l	
Erythrozytenzahl	RBC	Zahl × 10^{12}/l	
Hämoglobinkonzentration	Hb	Gramm/Liter oder Gramm/Deziliter oder Millimol/Liter	g/l, g/dl, mmol/l
Hämatokrit	HK	Liter/Liter	l/l
Gepacktes Zellvolumen	PCV	Liter/Liter	l/l
Mittleres Zellvolumen	MCV	Femtoliter	fl
Mittleres Zellhämoglobin	MCH	Picogramm oder Femtomol	pg, fm
Mittlere Hämoglobinkonzentration	MCHC	Gramm/Liter oder Gramm/Deziliter oder Millimol/Liter	g/l, g/dl, mmol/l
Thrombozytenzahl	Plt	Zahl × 10^9/l	
Mittleres Thrombozytenvolumen	MPV	Femtoliter	fl
Thrombokrit	Pct	Liter/Liter	l/l
Retikulozytenzahl	Retic	Zahl × 10^9/l	
Blutsenkungsgeschwindigkeit (Westergren, 1 Stunde)	BSG	Millimeter, 1 Stunde	mm, 1 h

2.2 Automatische Bildanalyse

2.2.1 Automatisierte Differentialblutbilder mit Mustererkennung (Pattern recognition)

CellaVision AB (Lund, Schweden) hat mit dem Diffmaster Octavia und dem Nachfolgegerät CellaVision DM96 ein Gerät zur automatisierten Erstellung von Differentialblutbildern entwickelt, das auf dem Prinzip der Mustererkennung (Pattern recognition) funktioniert. Dabei werden Zellen in einem nach May-Grünwald-Giemsa (MGG) oder Wright-Giemsa angefärbten Blutausstrich automatisch gesucht, mikroskopiert und fotografiert und die Bilder werden durch ein Computerprogramm, das neuronale Netzwerke verwendet, interpretiert [46, 47]. Für die Analyse eines Ausstrichs benötigt der Octavia ca. 5 Minuten, der DM96 ca. 3 Minuten. Die Zuordnung der Zellen kann visuell kontrolliert und ggf. geändert werden. Die Bilder können zur Qualitätssicherung gespeichert und zu Ausbildungszwecken verwendet werden. Es wurde gezeigt, dass der DM96 bei vergleichbarer Richtigkeit schneller als ein ausgebildeter Laborant ist [48]. Derselbe Hersteller hat auch ein Bilderfassungssystem entwickelt, mit dem Bilder in kleinen Laboren erfasst und in ein Zentrallabor, das im selben Netzwerk arbeitet, übertragen werden können. Für die Erfassung von 200 Zellen benötigt man 17 Minuten [49]. Zusätzliche Informationen sind unter www.cellavision.com erhältlich.

Weitere auf dem Markt befindliche Mustererkennungssysteme sind u. a. EasyCell assistant (Medica), HemaCam (Horn Imaging GmbH, Horiba medical) und HemaFAXS (TissueGnostics).

2.3 Automatisierte Hämatologiesysteme

2.3.1 Messtechniken von Hämatologieautomaten

Die jüngsten vollautomatisierten Blutbildmessgeräte aspirieren und verdünnen Blutproben. Sie bestimmen zwischen 8 und mehr als 60 Parameter der Erythrozyten, Leukozyten und Thrombozyten. Viele Geräte können die Proben automatisch identifizieren (z. B. über Strichcodes), mischen und zum Probennehmer transportieren, außerdem erkennen sie das Probenvolumen und ob Gerinnsel vorhanden sind. Einige sind auch mit einem automatischen Blutausstrichgerät verbunden. Um unnötigen Kontakt mit der Blutprobe zu vermeiden, wird die Probe normalerweise im geschlossenen Zustand gemessen. Abgesehen von der Hb-Messung, werden alle Parameter des roten und weißen Blutbildes sowie der Thrombozyten mithilfe der Partikelmenge und der Partikelgröße bestimmt, einige Parameter benötigen jedoch auch andere Partikeleigenschaften. Die Anzahl und Größe der Partikel kann sowohl mithilfe der elektrischen Impedanz (elektrischer Widerstand) als auch mit der Lichtstreuung gemessen werden. Automatisierte Geräte haben mind. zwei Kanäle. In einem Kanal wird ein Verdünnungsmittel zugegeben und die Menge und Größe der Erythrozyten wird bestimmt. In einem anderen Kanal werden die Erythrozyten lysiert, die intakten Leukozyten gezählt und eine Lösung für die Messung des Hbs produziert. Für ein Differentialblutbild sind weitere Kanäle nötig, z. B. für die Impedanztechnik mit verschiedenen Stromfrequenzen, Lichtstreuung und Lichtabsorption. Ein weiterer Kanal ist die Voraussetzung für die Retikulozytenzählung.

Die Hämatologieautomaten können natürlich nicht alle signifikanten Abnormalitäten, die durch einen menschlichen Beobachter erkannt werden, aufzeigen. Sie wurden für die Bestimmung von akkuraten und präzisen Blutbildern entwickelt, sind dabei aber auf normale Proben und Proben mit geringen Abnormalitäten begrenzt. Bei den meisten jüngeren Geräten können auch Proben mit NRBC erfasst werden. Die Geräte sollen außerdem auf Proben mit ungewöhnlichen Eigenschaften aufmerksam machen, die zu ungenauen Messergebnissen führen und somit eine manuelle Differenzierung nach sich ziehen. Dies wird oft als „flagging" (Markierung) bezeichnet. Folgende Ergebnisse sollten markiert werden: 1. bei Anwesenheit von Blasten, Leukozytenvorläufern (oft als unreife Granulozyten bezeichnet), NRBC oder atypischen Lymphozyten; 2. bei Vorliegen von Riesenthrombozyten oder Thrombozytenagglutinaten, oder wenn die Populationen der Erythrozyten und Thrombozyten nicht sicher getrennt werden können; und 3. falls Abnormalitäten auftreten, die wahrscheinlich mit einem artifiziellen Ergebnis einhergehen.

Eine neue Herausforderung für die automatisierten Geräte ist die Bereitstellung akkurater Erythrozytenindizes und der Gesamthämoglobinkonzentration bei transfundierten Patienten. Dies wird mit Geräten erreicht, wie z. B. den Siemens-Geräten, die Größe und Hämoglobinkonzentration jeder einzelnen Zelle messen [50].

Bei der Diskussion über automatisierte Blutbildmessung werden einige Geräte erwähnt, die schon länger nicht mehr im allgemeinen Gebrauch sind, jedoch die Prinzipien der Funktionsweise und den schnellen Fortschritt der Technologie aufzeigen.

2.3.1.1 Beckman-Coulter-Geräte

Blutzellen sind extrem schlechte Leiter für Elektrizität. Wenn Zellen in einer Elektrolytlösung durch eine kleine, unter elektrischem Strom stehende Messöffnung fließen, gibt es einen messbaren Anstieg des elektrischen Widerstandes an dieser Öffnung (s. Abb. 2.6). Dieser Anstieg ist proportional zum Volumen des verdrängten Mediums. Die Änderung im Widerstand ist folglich proportional zum Zellvolumen. Zellen können somit, über die von ihnen generierten elektrischen Impulse, gezählt und ihre Größe kann gemessen werden. Dies ist das Prinzip der Impedanzmessung, die in den späten 1940er- und 1950er-Jahren von Wallace Coulter vorgeschlagen und entwickelt wurde und die moderne Ära der automatisierten Blutbildmessung einleitete.

Das Impedanzmessverfahren ist durch die Kapazität, induktive Spannung und den Widerstand bestimmt. Abgesehen vom Zellvolumen beeinflussen verschiedene Faktoren die Amplitude, die Dauer und die Form des Impulses. Diese Faktoren können z. B. im Zusammenhang mit Störungen der elektrischen Kraftlinien und der Verdrängung des leitenden Mediums stehen. Die Zellform wie auch das Zellvolumen sind relevant. Zellen mit erhöhter Verformbarkeit können sich aufgrund der Scherkräfte beim Passieren der Öffnung ausdehnen und erscheinen kleiner als ihre aktuelle Größe, wohingegen starre Zellen größer wirken [51]. Außerdem produzieren Zellen, die die Öffnung im Randbereich durchfließen abnormale Impulse und erscheinen größer. Die am Rande des elektrischen Feldes rezirkulierenden Zellen verursachen einen abnormalen Impuls, der kleiner ist, als der einer ähnlichen Zelle, die die Öffnung mittig durchquert. Ein rezirkulierender Erythrozyt kann also einen Impuls auslösen, der dem eines Thrombozyten ähnelt, der die Öffnung normal passiert. Zellen,

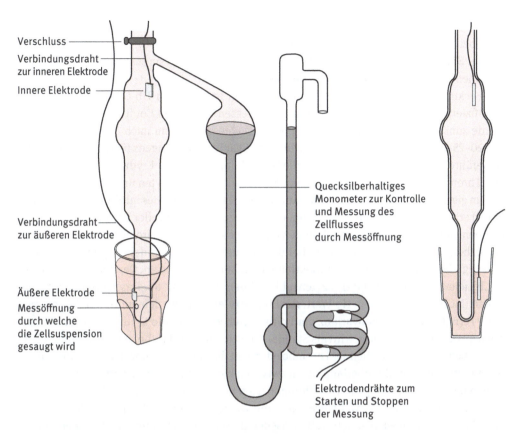

Abb. 2.6: Halbschematische Darstellung der Messeinheit eines Coulter-Gerätes, Modell FN. Sie zeigt die Röhre mit der Messöffnung und das Manometer zur Volumendosierung der Zellsuspension. Rechts: Schematische Darstellung der im Querschnitt dargestellten Röhre mit Messöffnung eines Impedanzzählers.

die die Öffnung gleichzeitig oder beinahe gleichzeitig durchfließen werden als einzelne Zelle gezählt und gemessen. Diese Ungenauigkeit erfordert Korrektur, bekannt als sog. Koinzidenzkorrektur. Abnormale Impulse können elektronisch herausgeschnitten werden. Mantelströme und eine hydrodynamische Fokussierung leiten Zellen zum Mittelpunkt der Öffnung und reduzieren die durch Koinzidenz und abnormale Impulse ausgelösten Probleme. Sowohl der Mantelstrom als auch eine gerichtete Strömung vor der Messöffnung kann vor rezirkulierenden Zellen schützen.

Impedanzmessgeräte produzieren normalerweise sehr präzise Messungen des Zellvolumens und der Konzentration. Trotzdem zeigt auch diese Methode einige Ungenauigkeiten, die mit der Abnormalität der Zellen zunimmt. Eine Zelle, die den Erfassungsbereich passiert, erzeugt einen Spannungsimpuls, der als „elektrischer Schatten" der Zelle angesehen werden kann. Er suggeriert einen Partikel mit bestimmter Größe und Form. Ein normaler Erythrozyt passiert die Öffnung wahrscheinlich in einer Spindel- oder Zigarrenform [51]. Dabei produziert die Zelle einen elektrischen Schatten ähnlich ihrem realen Volumen. Eine Kugelzelle hingegen lässt einen 1,5-fach größeren Schatten als ihr wirkliches Volumen entstehen. Eine fixierte, starre Zelle erscheint also größer als sie tatsächlich ist. Außerdem ist die Verformbarkeit der Zelle eine Funktion ihrer Hämoglobinkonzentration. Der Effekt der Zellform ist nicht bei allen Impedanzmessgeräten gleich. In einer Studie war die Ungenauigkeit mit einem Coulter STKR und einem Cell-Dyn 3000 größer als mit einem Sysmex K-1000 und sie wurde mit einem Sysmex NE-8000 gar nicht beobachtet [52].

Beckman-Coulter(vorher Coulter)-Geräte haben anfangs den Hb-Gehalt mithilfe einer modifizierten Cyanmethämoglobinmethode gemessen. Mit einem Coulter Counter S Plus IV wurde zum Beispiel das Hb bei einer optische Dichte von 525 nm nach einer Reaktionszeit von 20–25 Sekunden bestimmt. Später wurde ein Cyanid-freies Reagenz für die Hb-Ermittlung eingeführt. Coulter-Geräte bestimmen die Anzahl und Größe von Erythrozyten, Leukozyten und Thrombozyten mithilfe der Impedanztechnologie. Thrombozyten und Erythrozyten werden im gleichen Kanal gezählt. Die Messung der Erythrozyten und des mittleren Zellvolumens (MCV) erlaubt die Berechnung des Hämatokriten, genauso wie aus der Thrombozytenanzahl und dem mittleren Thrombozytenvolumen (MPV) die äquivalente Thrombozytenvariable, der Thrombokrit bestimmt werden kann. Bei Bestimmung des MPVs mittels Impedanztechnologie steigt dieser als auch der Thrombokrit mit dem Alter der Probe an. Der mittlere Hb-Gehalt (MCH) leitet sich von der Erythrozytenzahl und dem Hb-Gehalt ab. Das mittlere Zellhämoglobin (MCHC) wird aus dem Hb-Wert, der Erythrozytenzahl und dem mittleren Zellvolumen (MCV) ermittelt. Die Größenvarianz der Erythrozyten wird über die Erythrozytenverteilungsbreite (EVB) angezeigt, diese wird als Standardabweichung der Erythrozytenvolumina (RDW) angegeben. Der entsprechende Thrombozytenwert ist die Thrombozytenverteilungsbreite (PDW). Oft gibt es Größenüberlappungen zwischen kleinen Erythrozyten und großen Thrombozyten. Je nach Gerätetyp können Thrombozyten und Erythrozyten über einen festen (z. B. bei 20 fl) oder variablen Schwellenwert getrennt werden. Außerdem kann mithilfe von Daten zwischen zwei Schwellenwerten, z. B. zwischen 2 und 20 fl, eine Kurve erstellt werden, die hochgerechnet auch die Thrombozyten außerhalb dieser Schwellenwerte, z. B. zischen 0 und 70 fl, mit einbezieht. Leukozyten werden in einem gesonderten Kanal, dem Hb-Kanal, nach der Erythrozytenlyse gemessen. Bei früheren Gerätetypen waren die NRBC hauptsächlich im Leukozytenwert enthalten. Histogramme der Volumenverteilung für Leukozyten, Erythrozyten und Thrombozyten werden in Abb. 2.7 gezeigt. Bei einem dreiteiligen Differentialblutbild, das mithilfe der Impedanztechnik gemessen wurde, werden die Leukozyten in Granulozyten, Lymphozyten und Monozyten differenziert.

LH 750 und LH 780 von Beckman-Coulter erstellen fünffach Differentialblutbilder
Die nächste Generation vollautomatisierter Coulter-Geräte (Coulter STKS, MAXM, HmX, Gen S, LH 750 und LH 780) produziert ein fünffach Differentialblutbild, das auf verschiedenen physikalischen Eigenschaften der Leukozyten basiert, teilweise nach Entfernung des Zytoplasmas (Abb. 2.8 und Tab. 2.6). Es werden von jeder Zelle drei simultane Messungen gemacht: 1. Impedanzmessungen mit niedrigfrequentierten elektromagnetischen Strömen, die hauptsächlich das Zellvolumen erfassen; 2. Messung der Leitfähigkeit mit hochfrequentierten (Radiofrequenz) elektromagnetischen Strömen, die die bipolare Lipidschicht der Zellmembran für den Strom durchlässig machen – damit sind die Messungen hauptsächlich von der inneren Struktur der Zelle, der Kern-Plasma-Relation, der Kerndichte und der Granularität abhängig; 3. Vorwärtsstreulichtsignale (10–70°) jeder Zelle beim Passieren des Laserstrahls. Diese Messungen ermitteln die Struktur, Form und Reflexionsstärke der Zelle.

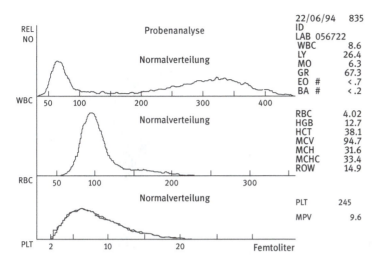

Abb. 2.7: Histogramme der Volumenverteilung von Leukozyten, Erythrozyten und Thrombozyten eines Coulter S Plus IV.

Die Software neuerer Geräte (z. B. Gen S, LH 750 und LH 780) erlaubt weitere Analysen dieser Daten: Messungen der Leitfähigkeit werden im Hinblick auf Effekte des Zellvolumens korrigiert und können so die inneren Zellstrukturen und die Kern-Plasma-Relation besser reflektieren. Bei Streulichtmessungen werden die Effekte des Zellvolumens so korrigiert, dass die Differenzierung der verschieden Zelltypen verbessert wird.

Fünf Zellpopulationen werden über eine dreidimensionale Cluster-Analyse ermittelt, basierend auf dem Zellvolumen und rotierendem Streulicht. Die Cluster werden graphisch durch Auftragung des Zellvolumens gegen drei diskriminierende Funktionen dargestellt. Die Darstellung der Zellgröße gegen Funktion 1 (hauptsächlich von der Lichtstreuung abgeleitet) separiert die Zellen in vier Gruppen: Neutrophile, Eosinophile, Monozyten und Lymphozyten plus Basophile (Abb. 2.8a). Die Basophilen erscheinen im oberen rechten Eck der Lymphozytenbox. Wird die Zellgröße gegen Funktion 2 (überwiegend auf Leitfähigkeitsmessungen mit hochfrequentiertem, elektromagnetischem Strom basierend) aufgetragen, werden die Zellen in drei Gruppen unterteilt: Lymphozyten, Monozyten und Granulozyten (Abb. 2.8b). Die Auftragung der Zellgröße gegen Funktion 3 führt, nach dem Ausblenden von Neutrophilen und Eosinophilen, zu einer von den Lymphozyten und Monozyten abgrenzbaren Basophilenpopulation (Abb. 2.8c).

Im Falle der LH-750- und LH-780-Geräte wurde die Präzision verbessert, indem die Leukozyten, Erythrozyten und Thrombozyten als Triplikate gemessen werden und bei niedrigen Leukozyten- bzw. Thrombozytenwerten die Zähldauer verlängert wird. Nach der Lyse der Erythrozyten werden Partikel die größer als 35 fl sind als Leukozyten gezählt. Das Gerät kann Erythroblasten (NRBC) messen und korrigiert bei Anwesenheit von NRBC den Leukozytenwert [53]. Thrombozyten werden zwischen 2 und 20 fl gezählt, aber die Kurve ist auf 70 fl hochgerechnet, um auch große Thrombozyten erfassen zu können. Retikulozyten können in einem Extra-Modus gemessen werden (s. u.). Eine künstliche Messung im Retikulozytenkanal zeigt das durchschnittliche Volumen kugeliger roter Blutkörperchen (MSCV) unter hypo-

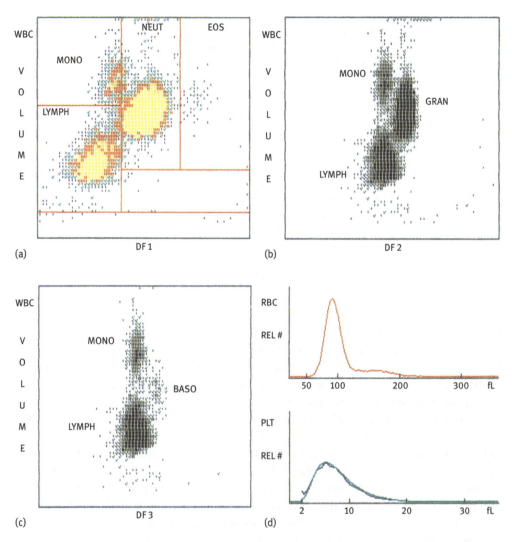

Abb. 2.8: Ausdrucke des Coulter STKS. (a) Auftragung des Leukozytenvolumens gegen Funktion 1. Es können vier Leukozytenpopulationen unterschieden werden: NEUT = Neutrophile, EOS = Eosinophile, MONO = Monozyten und LYMPH = Lymphozyten. (b) Auftragung des Leukozytenvolumens gegen Funktion 2 zeigt drei Leukozytenpopulationen: GRAN = Neutrophile, Eosinophile und Basophile, MONO = Monozyten undLYMPH = Lymphozyten. (c) Auftragung des Leukozytenvolumens gegen Funktion 3 zeigt drei Leukozytenpopulationen: BASO = Basophile, MONO = Monozyten und LYMPH = Lymphozyten. (d) Histogramm mit der Größenverteilung der Erythrozyten und Thrombozyten.

osmotischen Bedingungen [54]. Normalerweise ist der MSCV größer als der MCV (bei nichtkugeligen Zellen). Eine Umkehrung dieses Verhältnisses deutet auf Sphärozytose oder andere Strukturdefekte der Erythrozyten hin [54]. Es wurde festgestellt, dass der MSCV bei Sportlern während des Trainings absinkt. Dies korreliert mit dem Nachweis der Hämolyse [55]. Die niedrige Hämoglobindichte (LHD), ein weiterer Erythrozytenparameter, wird über mathematische Umformungen des MCHC berechnet. Er korreliert gut mit den %Hypo der Siemens-

Tab. 2.6: Verwendete Technologie der Hämatologieautomaten zur Erstellung eines fünf- und siebenfach Differentialblutbildes.

Geräte	Methode
STKS, Gen S, LH 750, LH 780 und Unicel DxH 800 (Beckman-Coulter)	– Impedanz bei niedrigfrequentiertem elektromagnetischem Strom – Leitfähigkeit bei hochfrequentiertem elektromagnetischem Strom – Laserlichtstreuung
AcT 5diff Analyzer (Beckman-Coulter)	– Impedanzmessungen mit selektiver Lyse – Impedanztechnik und zytochemische Absorption
Sysmex SE-9000 (Sysmex Corporation)	– Impedanz bei niedrigfrequentiertem elektromagnetischem Strom – Impedanz bei hochfrequentiertem elektromagnetischem Strom – Impedanz bei niedrigfrequentiertem elektromagnetischem Strom mit niedrigem und hohem pH
Sysmex XE-2100 (Sysmex Corporation)	– Impedanz bei niedrigfrequentiertem elektromagnetischem Strom – Impedanz bei hochfrequentiertem elektromagnetischem Strom – Vorwärtsstreulicht – Seitwärtsstreulicht – Fluoreszenzintensität mit Polymethin-Fluoreszenzfärbung
H.1-Serie, Advia 120-Serie (Bayer-Technicon, Siemens)	– Lichtstreuung mit anschließender Peroxidase-Reaktion – Lichtabsorption mit anschließender Peroxidase-Reaktion – Lichtstreuung mit Zytoplasma-Stripping aller Zellen, außer den Basophilen
Cell-Dyn 3500 (Abbott Diagnostics)	– Vorwärtsstreulicht – Spitzwinkliges Streulicht – Orthogonales Streulicht – Polarisierendes orthogonales Streulicht
Cell-Dyn 4000 (Abbott Diagnostics)	– Vorwärtsstreulicht – Spitzwinkliges Streulicht – Orthogonales Streulicht – Polarisierendes orthogonales Streulicht – NRBC-Messung mit bindendem Fluoreszenzfarbstoff
ABX ABX Pentra 120Retic (Horbia ABX Diagnostics)	– Impedanz – Lichtabsorption mit Chlorazole Black E-gefärbten Granulozyten – Impedanz mit bevorzugt gestripptem Zytoplasma der Basophilen bei niedrigem pH

Geräte (s. u.) und ist ein brauchbarer Indikator der reduzierten Eisenspeicherung, z. B. bei Patienten mit chronischer Nierenerkrankung unter Erythropoetinbehandlung [56]. Ein weiterer berechneter Parameter ist der mikrozytäre Anämie-Faktor [Maf], (Hb × MCV) / 100. Er wird für das Screening von Eisenmangel und Eisen-defizienter Erythropoese bei Athleten verwendet. Der LH 750 hat vier Markierungen für mögliche Blasten: NEBlast, LYBlast, MO-Blast und VARIANT LY. Diese sind zusammen weniger sensitiv (aber spezifischer) als die vier Blasten-Markierungen der Siemens Advia-Systeme [58]. Mithilfe der von Coulter Gen S, LH 750 und LH 780 mittels VCS-Technologie erstellten Differentialblutbilddaten können potentielle Malaria-positive Proben identifiziert werden [59, 60]. Eine statistische Funktion des LH 750, beruhend auf VCS-ermittelten Lymphozyten- und Thrombozytendaten, kann als Marker für ein evtl. vorliegendes Dengue-Fieber genutzt werden [60].

Bei Patienten mit akuter Leukämie oder disseminierter intravasaler Koagulopathie (DIC) zeigt die Thrombozytenzählung des LH 750 eine gute Übereinstimmung mit der internationalen Referenzmethode. Die Werte des LH 750 haben jedoch die Neigung, unter den Werten der Referenzmethode zu liegen [61]. Bei Anwesenheit sehr großer Thrombozyten ist der MPV vielleicht ungenau, da diese nicht erkannt oder von der Messung ausgeschlossen werden [62].

Das mittlere Neutrophilenvolumen (MNV), die Neutrophilenverteilungsbreite (NDW), das mittlere Lymphozytenvolumen (MLV) und die Lymphozytenverteilungsbreite (LDW) des LH 750 können ebenfalls über die VCS-Messungen ermittelt werden. Eine Studie zeigte, dass bei der Entdeckung einer Sepsis das MNV als Messgröße der Leukozytenzahl und dem Prozentsatz der Neutrophilen überlegen ist [63]. In einer zweite Studie wurde belegte, dass MNV und NDW eine bessere Sensitivität und Spezifität im Vergleich zur manuellen Zählung von stabkernigen Granulozyten, der Gesamtleukozytenzahl und dem C-reaktiven Protein (CRP) aufweisen [64]. Eine weitere Studie fand heraus, dass MNV und das mittlere Monozytenvolumen (MMV) mit Sepsis korreliert. Diese Parameter waren zwar weniger informativ als die Interleukin-6-Konzentrationen, zeigten sich aber ähnlich sensitiv und spezifisch wie CRP [65]. Bei einer Studie mit Patienten von Intensivstationen konnten mithilfe der NDW Patienten mit Infektion von Patienten mit akuten Entzündungen unterschieden werden. Der Parameter war dabei dem CRP und dem Prokalzitonin überlegen. Alle drei Parameter können zwischen lokalen und systemischen Infektionen differenzieren [66]. Bei postoperativen Patienten mit Infektion wurden erhöhte MNV- und NDW-Werte gefunden [67]. Kinder und Erwachsene mit bakterieller Sepsis zeigten erhöhte NDW- und LDW-Werte [68]. Ebenso konnte für die MNV- und NDW-Werte des LH 780 eine wichtige Funktion bei der Diagnose der neonatalen Sepsis gezeigt werden [69]. Eine zweite Studie fand heraus, dass MNV (LH 750 und LH 755) und CRP die wichtigsten Werte für die Diagnose einer neonatalen Sepsis sind [70].

Anomalien bei der Messung der mittleren Neutrophilen-Spannung und der mittleren Neutrophilen-Streuung mit dem LH 750, bezeichnend für eine Hypergranularität, können auf eine granulozytäre Anämie hindeuten [71]. Das MNV kann auch erniedrigt sein [72].

Der LH 750 und der LH 780 bieten die Möglichkeit zur Ermittlung eines Größenfaktors der Erythrozyten (RSf), welcher auf der Größe reifer Erythrozyten und Retikulozyten beruht. Er berechnet sich aus der Formel: $\sqrt{MCV \times MRV}$ [73]. Der Wert entspricht dem Ret-He der Sysmex-Geräte. Bei Eisenmangel und Thalassämie-Merkmalen ist der Wert niedrig und sinkt wahrscheinlich bei der Entwicklung eines funktionalen Eisenmangels, z. B. bei Patienten unter Erythropoetintherapie [73]. Für den %LDH-Wert des LH 780 wurde gezeigt, dass er Eisenmangel und Anämien chronischer Erkrankungen mit Eisenmangel von Anämien chronischer Erkrankungen mit Eisenüberladung, unterscheiden kann [74].

Wird eine nachfolgende Patientenprobe mit dem Material einer mehrfach punktierten Retikulozytenkontrolle (Vogelerythrozyten) kontaminiert (LH 750), so wird bei dieser Probe ein eigenartiges Artefakt im Blutausstrich beobachtet [75].

2.3 Automatisierte Hämatologiesysteme — 53

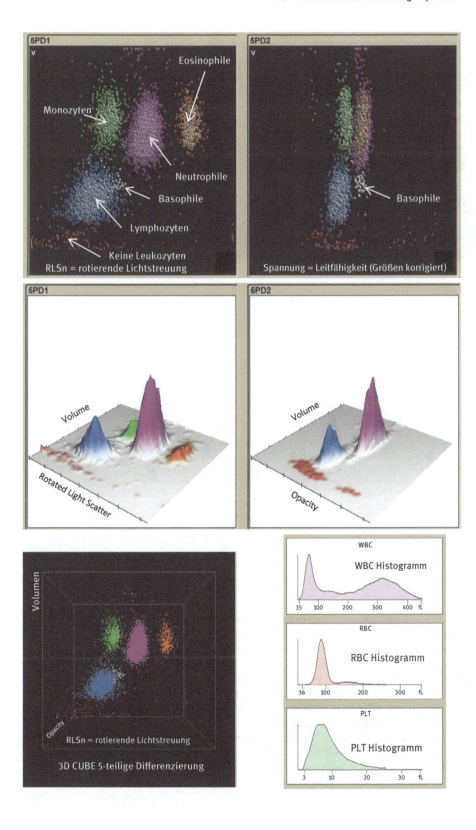

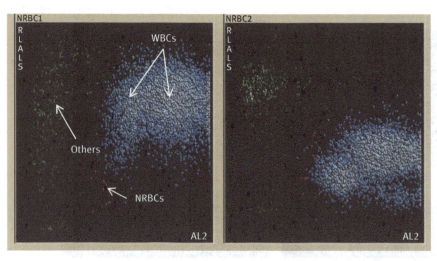

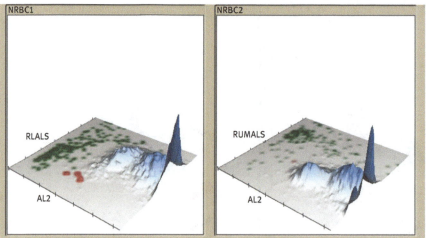

Abb. 2.8: (fortgesetzt)

▸ **Abb. 2.9:** Ausdrucke des Beckman-Coulter DxH 800. (a) Auftragungen des Differenzierungskanals, fünffach Differenzierung 1 (5PD1) und fünffach Differenzierung 2 (5PD2) zeigen eine Darstellung des Volumens (v) gegen rotierende Lichtstreuung (RLSn) und Volumen gegen Spannung (rechts); in der korrespondierenden dreidimensionalen Darstellung (Mitte) reflektieren die Höhen der Peaks die Zellzahlen. Eine zusammengesetzte dreidimensionale Darstellung kann gedreht werden, um die verschiedenen Populationen darzustellen (unten links), Histogramme der entsprechenden Kanäle zeigen die Größe der Leukozyten (WBC), der Erythrozyten (RBC) und Thrombozyten (PLT). (b) Zwei- und dreidimensionale Darstellungen des Kanals für Erythroblasten (NRBC, kernhaltige rote Vorstufen) zeigen die Abgrenzung der NRBC von den Leukozyten. Zwei Streulichtmessungen, RLAS (NRBC, links) und RUMAL (NRBC2, rechts) werden gegen den axialen Lichtverlust (AL2) aufgetragen, welcher die Lichtabsorption einer Zelle beim Passieren der Messzelle misst (ein Indikator der Zellgröße, aber auch beeinflusst durch die zelluläre Transparenz).
Mit freundlicher Unterstützung von Beckman-Coulter.

Beckman-Coulter Unicel DxH 800

Der Beckman-Coulter Unicel DxH 800 bietet ein fünffach Differentialblutbild, eine NRBC und eine RetikulozytenmMessung. Das fünffach Differentialblutbild beinhaltet die Messung der NRBC und der unreifen Granulozyten. Es wird über Impedanz(Volumen)- und Radiofrequenz(Spannung)messungen plus fünf Streulichtmessungen erstellt und repräsentiert eine Weiterentwicklung der VCS-Technologie der früheren Geräte (Abb. 2.9).

Mittleres Volumen, Veränderung des Volumens und andere morphologisch-basierte Informationen werden für alle Subpopulationen gebildet, diese Messungen werden zusammengefasst als „cell population data" (CPD) bezeichnet. Es findet eine Korrektur des Hb-Wertes bei unkorrigierten Leukozytenwerten (UWBC) von $11 \times 10^9/l$ oder höher und eine Korrektur des Erythrozytenwertes bei UWBC von $140 \times 10^9/l$ und höher statt [76]. MCV, RDW und die RDW-Standardabweichung (RDWSD) werden bei einem UWBC von $140 \times 10^9/l$ korrigiert falls die Leukozyten das Erythrozyten-Histogramm stören. Die Thrombozytenzählung beruht auf Messungen zwischen 2 fl und 25 fl mit einer angepassten Kurve, um Fragmentozyten ausschließen zu können. Thrombozyten-Markierungen weisen auf die evtl. Anwesenheit von Riesenthrombozyten, Thrombozytenagglutinationen und Interferenz an der unteren oder oberen Messschwelle hin.

Die Markierungen des DxH 800 wurden, im Vergleich zum LH 750, als sensitiver und spezifischer bewertet [77]. Der DxH 800 zeigt, im Vergleich zum LH 750, eine überlegene Sensitivität für Blasten und eine überlegene Sensitivität und Genauigkeit gegenüber dem LH 780 für die NRBC-Zählung [76]. Der DxH 800 ist, im Vergleich zum LH 780, auch genauer bei der NRBC-Messung von Proben erwachsener Patienten [79] und genauer, im Vergleich zum Cell-Dyn Sapphire [80], bei der NRBC-Messung von neonatalen und pädiatrischen Proben. Außerdem wurde gezeigt, dass der DxH 800 dem LH 750 und dem Advia 2120 bei der Identifizierung von NRBC in neonatalen Proben überlegen ist [81]. Die Messungen von Patienten mit Sepsis sind den Ergebnissen des LH 750 und des LH 780 ähnlich; MNV, NDW, MMV und die monozytäre Verteilungsbreite (MDW) sind erhöht, während die meisten Messungen der Neutrophilen-Lichtstreuung erniedrigt sind [82]. Die Prognose für eine hämatopoetische Stammzellverpflanzung kann mit den Daten der neutrophilen und monozytären Zellpopulationen mehrere Tage früher gestellt werden als mit der absoluten Leukozytenzahl [83].

Der DxH 800 hat ungefähr eine 100%ige Sensitivität und Spezifität für die Entdeckung von *P. vivax*-Malaria-Parasiten; es wird ein abnormales Signal im NRBC-Plot gefunden [84].

HematoFlow-Plattform

Die Beckman-Coulter Hematoflow-Plattform integriert einen DxH 800-Hämatologieautomaten und ein FC500-Durchflussgerät virtuell über Middleware, um ein großes Blutbild und ein 16-fach Differentialblutbild zu liefern [85, 86]. Der FC500 benutzt sechs direkt markierte monoklonale Antikörper (CD2, CD16, CD19, CD36, CD45 und CD294) in einem 5-Farben-Einzelreagenz CytoDiff [85, 86]. Als Antikörper-basierte Plattform kann das Hematoflow System keine Monozyten bei Patienten mit angeborenem CD36-Mangel messen. Ähnlich sieht es bei Patienten mit einer paroxysmalen nächtlichen Hämoglobinurie aus, hier werden die CD16-negativen Typ-III-Neutrophilen nicht erkannt und als unreife Granulozyten gemessen [87]. Generell gibt es eine gute Übereinstimmung mit den Differentialblutbildmessungen des

XE-2100 und dem DxH 800, mit Ausnahme der Basophilenmessung [86]. Es gibt gelegentlich Fälle von Überschätzung der Monozyten und in einem Patienten wurden einige Lymphozyten zu den Basophilen gezählt, was zu einer artifiziellen Basophilie führte [86]. In einer Studie wurden Blasten einer akuten myeloischen Leukämie (AML) und einer akuten B-Vorläufer-Leukämie (ALL) erkannt, aber nicht die Blasten einer T-ALL [85]. In anderen Studien wurde eine große Sensitivität für die Erkennung von Blasten mit diesem System festgestellt [87]. Viele der publizierten Arbeiten erfordern manuelle Gating-Strategien. Die jüngste Einführung vollautomatisierter Gating-Algorithmen hat die Qualität der Ergebnisse deutlich verbessert.

AcT 5diff-Gerät

Ein anderes durch Beckman-Coulter vertriebenes Gerät, der AcT 5diff, bietet ein fünffach Differentialblutbild. Die Messdaten werden aus zwei Kanälen gewonnen (Abb. 2.10 und Tab. 2.6).

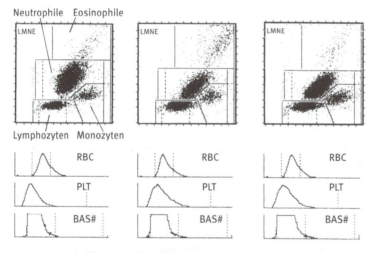

Abb. 2.10: Darstellungen und Histogramme des Beckman-Coulter AcT 5diff-Gerätes: (a) normal; (b) Probe mit einer Eosinophilie; (c) Probe mit einer Monozytose.

Die Leukozyten- und Basophilenzahl wird über Impedanzmessungen und selektive Lyse bestimmt. Die Basophilen sind unter sauren Bedingungen resistenter gegenüber dem Strippen des Zytoplasmas. Andere Zelltypen werden in einem zweiten Kanal mit einer Kombination aus Volumen (Impedanztechnik) und zytochemischer Absorption (nach Behandlung mit Chlorazolschwarz) gemessen. Chlorazolschwarz bindet an die Granula der Eosinophilen (am stärksten), der Neutrophilen (mittel) und der Monozyten (am schwächsten); Lymphozyten bleiben ungefärbt. Die Messprinzipien dieses Gerätes haben viel mit den Prinzipien der Siemens-Geräte (s. u.) gemeinsam und die Technologie ist einigen der Horbia-Geräte sehr ähnlich (s. u.). Das Gerät hat einen sehr geringen Bedarf an Probenvolumen, somit ist es gut für pädiatrische Proben geeignet.

Informationen über Beckman-Coulter-Geräte sind auf der Firmenwebseite www.beckman.com zu finden.

2.3.1.2 Sysmex und andere Impedanzmessgeräte

Nach Ablauf des Anfangspatentes von Coulter Electronics wurden Impedanzgeräte von einer Vielzahl anderer Hersteller angeboten, führend dabei die Sysmex Corporation. Deren Geräte arbeiten nach ähnlichen Prinzipien wie die Coulter-Geräte. Einige Geräte integrieren die Amplitudenhöhe des Erythrozytenkanals, um den Hämatokrit zu bestimmen und dann den MCV über die Erythrozyten und den Hämatokrit zu berechnen. Andere gehen umgekehrt vor. Die ermittelten Parameter sind ähnlich denen der Coulter-Geräte. Oft liefern die Geräte ein dreifach Differentialblutbild oder, mit zusätzlicher Technologie, ein fünf- oder sechsfach Differentialblutbild. Thrombozyten können von den Erythrozyten über feste oder bewegliche Schwellenwerte getrennt werden, manchmal ist ein Thrombozyten-Histogramm über einen Schwellenwert extrapoliert. Die Standardabweichung der Erythrozytenvolumina (RDW) repräsentiert bei den meisten Geräten die Standardabweichung der Zellgröße. Sysmex-Geräte bieten den CV als Option für die RDW an. Die meisten Impedanzmessgeräte bestimmten den Hb-Wert ursprünglich mithilfe einer modifizierten Cyanidhämoglobin-haltigen Methode, diese wurde nun größtenteils durch eine Cyanid-freie Methode ersetzt. Sysmex z. B. benutzt eine Laurylsulfat Methode.

Sysmex SE-9000

Der Sysmex SE-9000 und auch die späteren Geräte haben einen von dem Leukozytenkanal getrennten Hb-Kanal. Dies erlaubt die Verwendung starker Lysereagenzien und macht eine Verfälschung des Hb-Wertes durch eine hohe Leukozytenzahl unwahrscheinlich. Sowohl die Erythrozyten als auch die Thrombozyten werden über die Impedanztechnologie mit beweglichem Schwellenwerte bestimmt. Wie bei den früheren Geräten werden Histogramme der Volumenverteilung für Erythrozyten, Leukozyten und Thrombozyten geliefert (Abb. 2.11a). Der MCV, dieser und bestimmter anderer Sysmex-Geräte (K-1000 und NE-8000), steigt bei Deoxygenierung und sinkt bei Oxygenierung [16]. Der MCHC verhält sich entgegengesetzt. Wahrscheinlich kann der Effekt auch bei anderen Hämatologieautomaten beobachtet werden, da dieses Phänomen auch bei Bestimmung des Mikrohämatokriten auftritt. Der NE-8000 zeigt eine bessere Berechnung für MCV und MCHC in Anwesenheit von hypochromen Zellen als das Coulter STKR-Gerät; die Genauigkeit des K-1000 liegt dazwischen [52].

Der SE-9000 produziert ein fünffach Differentialblutbild mithilfe von Daten aus drei Kanälen (s. Tab. 2.6). Im Granulozyten-/Lymphozyten- und Monozytenkanal werden die Leukozyten von Erythrozytenresten und Thrombozytenklumpen getrennt und in drei große Gruppen eingeteilt (Abb. 2.11b).

Diese Einteilung erfolgt über hochfrequentierte Kapazitätsmessungen gegen Gleichstrom-Impedanzmessungen. Hochfrequenz Messungen hängen von Strukturen des Zellinneren, der Kern-Plasma-Ratio, Chromatinstruktur und zytoplasmatischen Granularität ab, während die Gleichstrommessungen von der Zellgröße abhängen. Die Eosinophilen werden über Gleichstrommessungen der Zellgröße, gefolgt von einer Lyse im alkalischen Milieu, bestimmt. Basophile werden über Gleichstrommessungen der Zellgröße, gefolgt von einer Lyse im sauren Milieu, gemessen. Die Neutrophilenzahl wird über Subtraktion der Basophilen und Eosinophilen von der Granulozytenzahl errechnet. Unreife Granulozyten können von den Erythrozyten und Resten der anderen Leukozyten anhand des „immature myeloid information" (IMI)-Kanals abgetrennt werden (Abb. 2.11b [rechts]). Jede Abnormalität

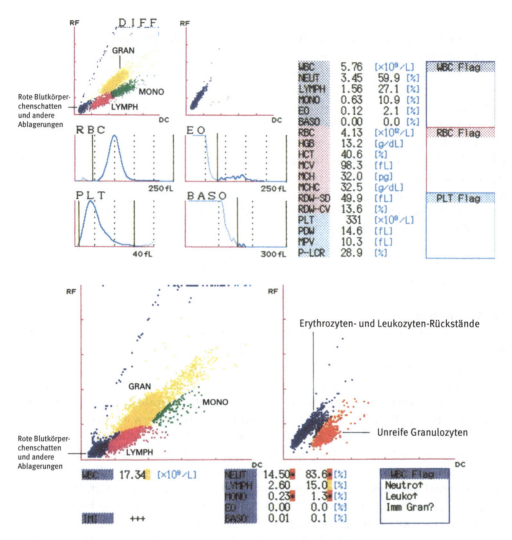

Abb. 2.11: Graphischer Ausdruck des Sysmex SE-9000-Hämatologieautomaten. (a) Leukozyten-Streulichtdiagramm, Volumen-Histogramme einer normalen Blutprobe für Erythrozyten, Thrombozyten, Eosinophilen und Basophilen. (b) Leukozyten-Darstellung einer pathologischen Probe mit Vermehrung der unreifen Granulozyten: dargestellt wird Hochfrequenz (RF) gegen Gleichstrom (DC). Bei den dargestellten Leukozytenpopulationen handelt es sich um: GRAN = Granulozyten, LYMPH = Lymphozyten, MONO = Monozyten (links); und unreife Granulozyten als eigene Population, abgetrennt von Erythrozyten und Resten anderer Leukozyten (rechts).

wird folgendermaßen markiert: „?left shift" (Linksverschiebung), „?immature granulocytes" (unreife Granulozyten), „?Blasts" (blastäre Zellen).

Der „immature myeloid index" erweist sich als nützlicher Prognosefaktor für einen Anstieg an CD34-positiven Stammzellen in Patienten, die auf eine Stammzellspende aus peripherem Blut vorbereitet werden. Er könnte als „Trigger" für die Überwachung von CD34-positiven Zellzahlen dienen [88].

Sysmex XE-2100

Der Sysmex XE-2100 [89] kam 1999 auf den Markt. Er integriert Fluoreszenz-Durchflusszytometrie in ein Mehrkanalgerät, das aber auch Laserlicht, Gleichstrom (für Impedanzmessungen) und Hochfrequenzstrom (um die inneren Strukturen der Zelle zu bestimmen) zur Ausführung eines Differentialblutbildes nutzt (Abb. 2.12). Ein Polymethin-Fluoreszenzfarbstoff färbt Nukleinsäuren (DNA und RNA der zytoplasmatischen Zellbestandteile) der „permeabilisierten" Zellen an. Das Gerät kann Retikulozyten messen, erkennt und bestimmt retikulierte Thrombozyten, Erythroblasten (NRBC), unreife Granulozyten (Promyelozyten, Myelozyten und Metamyelozyten, IG) und hämatopoetische Progenitorzellen (HPC). Die Identifizierung der zuletzt Genannten beruht auf der Tatsache, dass für reifere Zellen, aufgrund ihres höheren Lipidanteils in der Zytoplasmamembran, eine differenzierte Lyse genutzt werden kann, die hämatopoetische Progenitorzellen weniger beschädigt.

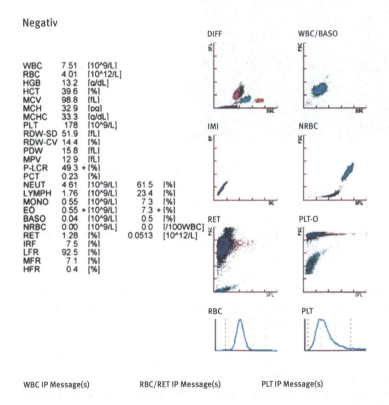

Abb. 2.12: Streulichtdiagramme und Histogramme des Sysmex XE-2100 zeigen das Leukozytencluster (DIFF), den Leukozyten-/Basophilenkanal (WBC/BASO), die unreifen Granulozyten (IMI), die Erythroblasten (NRBC), den Retikulozytenkanal (RET), den optischen (Fluoreszenz-basierten) Thrombozytenkanal (PLT-O) und das Erythrozyten- und Thrombozyten-Histogramm (RBC und PLT).

Blasten können von weniger unreifen Zellen unterschieden werden (Abb. 2.13). Der XE-2100 kann in zwei verschiedenen Modi arbeiten. Im CBC/DIFF-Modus werden alle kernhaltigen Zellen gezählt und die Gegenwart von NRBC wird markiert. Im NRBC-Modus werden die NRBC

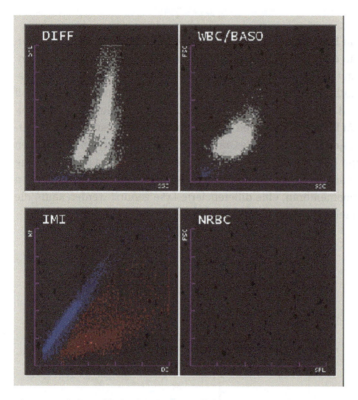

Abb. 2.13: Die Streudiagramme des Sysmex XE-2100 von einem Patienten mit akuter myeloischer Leukämie zeigen das Leukozytencluster (DIFF), den Leukozyten-/Basophilenkanal (WBC/BASO), den Kanal für unreife Granulozyten (IMI) und das Diagramm für Erythroblasten (NRBC). Die Leukozyten lagen bei 38,2 × 109/l mit Markierungen für suspekte blastäre Zellen und suspekte unreife Granulozyten. Das IMI-Streudiagramm zeigt eine abnormale Population von Blasten und granulozytärer Vorläuferzellen (rot) und eine andere Population, die reife Granulozyten, Erythrozytenschatten oder Erythrozyten (blau) darstellt.

gezählt und die Leukozytenzahl wird über Subtraktion der NRBC von der Gesamtheit der kernhaltigen Zellen ermittelt. Das Gerät kann außerdem die Thrombozytenanzahl sowohl über die Impedanzmethode als auch optisch, über einen Fluoreszenzfarbstoff im Retikulozytenkanal, bestimmen.

Bei geringer Zellzahl ist gewöhnlich das optische, Fluoreszenz-basierte, Messprinzip genauer [90], bei hoher Zellzahl hingegen ist die Linearität der Impedanzmessung besser. Welches Messprinzip bei geringer Zellzahl akkurater ist, hängt von der Ursache der Thrombozytopenie ab. Chemotherapeutisch behandelte Patienten können Kernschatten aufweisen, was zu einer Überschätzung der Thrombozytenzahl bei der optischen Messung führen kann. Bei Patienten mit niedrigen Thrombozytenwerten oder großen Thrombozyten, z. B. aufgrund einer Autoimmunthrombozytopenie (ITP) oder einer thrombotisch-thrombozytopenischen Purpura (TTP), ist jedoch generell die optische Messung präziser. Das Gerät hat einen Umschalt-Algorithmus um die genauere Thrombozytenmessung auszuwählen [91]. Bei Patienten mit akuter Leukämie oder vermuteter disseminierter intravasaler Koagulopathie (DIC) zeigen beide Thrombozytenmessmethoden eine gute Korrelation mit der internationalen

Referenzmethode, die Steigung der Regressionskurve zeigt jedoch eine Unterschätzung der Messung [61]. Fehlerhafte Messungen sind wahrscheinlicher, wenn eine Thrombozytenaktivierung vorliegt. Ungenaue Impedanzmessungen können in Anwesenheit von Erythrozytenfragmentozyten und Riesenthrombozyten auftreten.

Zu ungenauen optischen, Fluoreszenz-basierten, Messungen kann es bei Anwesenheit von Kernschatten, z. B. bei Leukämien, kommen. Für die unreife Thrombozytenfraktion (IPF) wurde gezeigt, dass sie unter Bedingungen mit erhöhtem Thrombozytenumsatz ansteigt, z. B. bei Vorligen einer Autoimmunthrombozytopenie, thrombotisch-thrombozytopenischer Purpura und schwangerschaftsassoziierter Hypertension [92]. Die IPF hat außerdem einen Vorhersagewert für die Knochenmarkregeneration nach Stammzelltransplantation. In einem spezifischen geographischen Rahmen hat die Pseudobasophilie plus die Thrombozytopenie einen hohen Vorhersagewert für das Dengue-Fieber [93].

Der XE-2100 ist ein Mehrfachkanal-Messgerät; folgende Kanäle gibt es: (1) Ein Hämoglobinkanal nutzt ein starkes Lysereagenz und ein Cyanid-freies Reagenz (Sodium-Lauryl-Sulfat) für die Messung des Hb. (2) Ein Erythrozyten-/Thrombozytenkanal, in dem Erythrozyten und Thrombozyten gezählt und über Impedanztechnologie, gefolgt von hydrodynamischer Fokussierung, der Größe nach eingeteilt werden. Zusätzlich zu den Erythrozytenindizes werden das mittlere Thrombozytenvolumen (MPV), die Thrombozytenverteilungsbreite (PDW) (die Breite des Thrombozytengrößen-Histogramms bei 20 % der Peakhöhe) und die Prozentzahl an großen Thrombozyten (P-LCR: Anteil großer Thrombozyten [Volumen größer als 12 fl] an der Gesamtzahl der Thrombozyten) angegeben. Ein erhöhter Prozentsatz an großen Thrombozyten wurde bei Patienten mit Hyperlipidämie gefunden und Hyperlipidämie wiederum wird als möglicher Risikofaktor für Thrombosen angesehen [94]. Eine Erhöhung von MPV, PDW und P-LCR wurde bei Autoimmunthrombozytopenien im Vergleich mit aplastischen Anämien beobachtet [95]. Wird der MPV mithilfe der Impedanzmethode ermittelt, kann er in Anwesenheit großer Thrombozyten ungenau sein, da diese von der Messung ausgeschlossen werden [62]. Die Erythrozytenindizes beinhalten den RBC-Y, den Mittelwert des Großwinkel-Vorwärtsstreulichts. Dieser ist proportional zum Hämoglobingehalt der Erythrozyten. Die Werte gleichen mehr oder weniger dem MCH. (3) Im Leukozytenkanal werden Neutrophile, Eosinophile, Lymphozyten und Monozyten über Cluster-Analyse und einer Färbereaktion mit einem Polymethin-Fluoreszenzfarbstoff bestimmt. Gemessen werden das Seitwärtsstreulicht (NEUT-X, abhängig von der Struktur des Zellinneren), das Vorwärtsstreulicht (gibt die Zellgröße an) und die Fluoreszenzintensität der Zellen (NEUT-Y, bezeichnend für den DNA- und RNA-Gehalt und somit für die Größe des Nucleolus). Außerdem werden in diesem Kanal die unreifen Granulozyten (Promyelozyten, Myelozyten und Metamyelozyten) gemessen. Ein erhöhter Prozentsatz unreifer Granulozyten ist prädiktiver für Infektionen als die Leukozytenzahl; jedoch nicht besser als die absolute Neutrophilenzellzahl [96]. NEUT-X ist postpartum, bei Infektionen, nach Behandlung mit G-CSF und, unter Umständen, bei hypergranulierten Neutrophilen erhöht [97]. Er ist ebenfalls bei Vorliegen einer megaloblastären Anämie erhöht [98]. Bei myelodysplastischen Syndromen (MDS) und chronischer myeloischer Leukämie (CMML), korrelierend mit der mikroskopischen Beobachtung einer Hypergranularität, kann der Wert verringert sein [97, 98]. NEUT-Y ist postpartum erhöht und kann bei MDS und CMML verringert sein [97]. In einer Studie waren manchmal die Streudiagramme in Fällen mit *P. vivax* und seltener mit *P. falciparum*, die eine Pseudoeosinophilie zeigten, abnormal

[99]. In einer anderen Studie wurden abnormale Streudiagramme bei *P. vivax-, P. ovale-* und *P. malariae-*Infektionen gesehen, aber nicht bei *P. falciparum-*Infektionen [100]. Bei CLL-Patienten wurde gezeigt, dass die automatische Lymphozytenzählung im Vergleich mit der manuellen Lymphozytenzählung (mit albuminisiertem Blutausstrich) durchaus zuverlässig ist und somit die routinemäßige manuelle Zählung ersetzten kann [101]. Auch bei niedrigen Zellzahlen ist die absolute Neutrophilenzellzahl akkurat und präzise [102]. (4) Ein Leukozyten-/Basophilenkanal in dem alle Zellen, außer die Basophilen, lysiert werden, dient zur Differenzierung der Basophilen mithilfe von Cluster-Analyse über das Vorwärtsstreulicht und das Seitwärtsstreulicht. In einer Studie zeigt die Basophilenzählung geringe Korrelation mit der Durchflusszytometrie (Korrelationskoeffizient von 0,64), die Korrelation konnte aber verbessert werden (Korrelationskoeffizient von 0,90), als Proben mit einer Markierung für abnormale Leukozyten von der Messung ausgeschlossen wurden [103]. Pseudobasophilie wurde in 5 von 112 Proben gesehen [103]. (5) Ein NRBC-Kanal, der NRBC von Leukozyten und Erythrozytenschatten über Fluoreszenzintensität, Vorwärtsstreulicht, gefolgt von der NRBC-Lyse und der Reaktion mit einem Fluoreszenzfarbstoff differenziert. NRBC fluoreszieren weniger und zerstreuen weniger Licht im Vergleich zu Leukozyten. Persistierende NRBC im peripheren Blut nach Stammzelltransplantation korrelieren mit einer signifikant schlechten Prognose [104]. (6) Ein IMI-Kanal, in dem granulozytäre Vorläufer und vermeintliche HPC von reifen Leukozyten über Cluster-Analyse, basierend auf der Impedanz- und Hochfrequenzstrommessung, gefolgt von einer speziellen Lyse, differenziert werden können. Die HPC-Absolutzahl ist eine klinisch nützliche Messung, um den genauen Zeitpunkt der Stammzellernte aus dem peripheren Blut zu eruieren. Da die HPC-Messung schnell und wirtschaftlich ist, kann sie für die Vorhersage herangezogen werden, wann sich die zeitintensivere und teurere Bestimmung der CD34-positiven Zellen lohnt. Es sollt jedoch darauf hingewiesen werden, dass eine Verzögerung der Analyse zu einem merklichen Werteabfall führt, um etwa 50 % pro 3 Stunden [106]. Markierungen, die auf abnormale Zellen hinweisen, werden durch Informationen aus dem Leukozytendifferenzierungskanal und dem IMI-Kanal erzeugt. (7) Ein Retikulozytenkanal (wird nur genutzt, wenn sich das Gerät im Retikulozyten-Modus befindet), in dem Thrombozyten auch optisch, mithilfe einer Fluoreszenz-basierten, optischen Zählung für unreife Thrombozyten („retikulierte Thrombozyten"), gezählt werden (s. o.); der Fluoreszenzfarbstoff ist ein patentiertes Gemisch aus Polymethin und Oxazin. Der Retikulozytenkanal kann auch zur Zählung und Überwachung von Erythrozytenfragmentozyten herangezogen werden. Es werden Partikel kleiner als Erythrozyten und mit einem RNA-Gehalt weniger als der eines Thrombozyten erkannt, z. B. in Patienten mit einer mikroangiopathischen, hämolytischen Anämie [107, 108]. Es gibt eine gute Korrelation mit der mikroskopischen Zählung [107]. Der Normalbereich für Erythrozytenfragmentozyten ist geringer als 0,5 %, mit einem Wert weniger als 1 % hat er einen hohen negativen prädikativen Wert [108]. Der Kanal misst auch den Retikulozytenhämoglobingehalt, gleichbedeutend dem Ret-He (bestimmt über Vorwärtsstreulicht und RET-Y), das mit Beginn des funktionellen Eisenmangels reduziert wird und schnell auf Eisensubstitution reagiert. Es sinkt auch schnell bei Patienten mit Pneumonie, da aufgrund der Entzündung die Hämoglobinsynthese beeinträchtigt ist [109]. Bei Patienten mit frühem Eisenmangel und eisendefizitärer Erythropoese, wie z. B. bei funktionellem Eisenmangel hämodialysierter Patienten, hat der Ret-He (angege-

ben in pg) ähnliche Aussagekraft wie der von Siemens-Geräten gemessene CHr [110, 111]. Er wurde in den Diagnosealgorithmus für mikrozytäre Anämien integriert [112].

Die „retikulierte Thrombozyten"-Messung, der IPF, reflektiert die Thrombozytenaktivität, korreliert umgekehrt mit der Thrombozytenzahl bei Immunthrombozytopenie und ist bei aplastischen Anämien erniedrigt. Eine Erhöhung des IPF% ist prädikativ für die Erholung des Knochenmarks nach Chemotherapie [113]. Der IPF% ist bei Lebererkrankungen erhöht; jedoch als Absolutzahl (IPF) ist er bei Leberzirrhose reduziert, im Vergleich sowohl mit Personen ohne Lebererkrankungen und bei Patienten mit Fettleber und chronischer Leberzirrhose, was auf eine Beeinträchtigung der Thrombozytenproduktion hindeutet [114]. Bei MDS kann der IPF unangemessen erhöht sein [115].

Sysmex XE-2100D
Der Unterschied zwischen dem XE-2100D und dem XE-2100 besteht darin, dass der XE-2100D keinen NRBC-Kanal, keinen Retikulozytenkanal und keinen IMI-Kanal hat. Er bietet somit nur ein komplettes Blutbild und ein fünffach Differentialblutbild.

Der MPV ist methodenabhängig: Der XE-2100D produziert signifikant höhere Mittelwerte für normale Proben als der Coulter LH 750, dieser wiederum produziert höhere Werte als der Advia 2120. Ähnliche Unterschiede werden auch bei der Messung von Patientenproben gesehen [62].

Sysmex XE-5000
Der Sysmex XE-5000 kam 2007 auf den Markt und ist der Nachfolger des XE-2100. Im Vergleich zum früheren Modell sind folgende zusätzliche Funktionen gegeben: 1. Die Messung des Hämoglobingehaltes und der Hämoglobinkonzentration eines individuellen Erythrozyten erlaubt die Berechnung des Prozentsatzes an hypochromen Zellen mit einem Hämoglobingehalt von weniger als 17 pg (%Hypo-He) und des Prozentsatzes an hyperchromen Erythrozyten (%Hyper-He). 2. Die Berechnung des Prozentsatzes an Mikrozyten mit einem Volumen < 60 fl (%Micro-R) und des Prozentsatzes an Makrozyten mit einem Volumen > 120 fl (%Macro-R). Der %Micro-R ist bei heterozygoten Thalassämien höher als bei einem milden oder schweren Eisenmangel (während die unreife Retikulozytenfraktion (IRF) niedriger, aber über normal ist) [116]. Der %Micro-R/%Hypo-He-Index stellte sich als nützlicher Rechenwert für die Unterscheidung von Thalassämie und Eisenmangel, bei nur leichter Anämie, dar. Ein Wert über 11,5 weist stark auf eine Thalassämie hin [117]. In einer weiteren Studie wurde gezeigt, dass der Rechenwert %Micro-R/%Hypo-He-RDW etwas überlegen ist, ein Cut-off von −7,6 wird empfohlen, um die Sensitivität zu maximieren [118]. Der Ret-He und der %Hypo-He sind nützlich um bei Hämodialysepatienten, die Erythropoetin erhalten, diejenigen zu identifizieren, die auf die Eisentherapie reagieren [119]. Der Nutzen der zusätzlichen Parameter ähnelt den verwandten Messungen der Siemens-Geräte.

Der Sysmex XE-5000 misst Erythrozytenfragmentozyten (FRC). Es gibt eine gute Korrelation zwischen der Mikroskopie und der Gerätemessung, jedoch mit einiger Überschätzung aufseiten des Gerätes, v. a. bei Vorliegen von Hypochromie [120]. Das Gerät hat verbesserte Algorithmen für das Kennzeichnen von abnormalen Zellen, wie „Blasten", „abnormale Lymphozyten/Lymphoblasten" oder „atypische Lymphozyten" [121]. Eine Studie zeigte, dass es weniger falsch-positive Markierungen für Blasten und abnormale/atypische Lymphozyten, im Vergleich zum XE-2100, gibt, ohne Erhöhung der falsch-negativen Markierungen, wodurch die Notwendigkeit einer Überprüfung im Ausstrich reduziert wurde [121]. Dieselbe Studie zeigte auch, dass die Anzahl der falsch-positiven NRBC-Markierungen erhöht, aber bei Wiederholung oft niedriger war [121]. Eine andere Studie, in der drei XE-5000-Geräte miteinander verglichen wurden, zeigte eine schlechte Reproduzierbarkeit und Sensitivität für die Blasten-Markierungen mit falsch-negativen Ergebnissen bei leukopenischen Proben [122]. Die schlechte Sensitivität für Blasten bei Leukopenie wurde in einer weiteren Studie, mit drei Geräten, bestätigt. Es wurde ein Herabsetzen des Schwellenwertes für die Markierungen und eine Überprüfung im Ausstrich bei Proben mit einem Leukozytenwert unter $2 \times 10^9/l$ empfohlen [123].

Sysmex XN-Serie
Die Sysmex XN-Serie ist der Nachfolger des XE-5000. Folgende Änderungen wurden vorgenommen: Die Verwendung von Fluoreszenzfarben in fünf verschiedenen Kanälen; die Einführung eines Kanals für Leukozyten (WNR), somit ist ein extra NRBC-Kanal hinfällig; ein verbesserter Leukozytendifferenzierungskanal (WDF), deshalb ist ein Extrakanal für die Auftrennung der Basophilen nicht mehr nötig; ein Kanal für unreife Leukozyten (WPC), der als Reflex-Test bei positiver Markierung für Blasten und abnormale Lymphozyten genutzt werden kann und zusätzlich ein Fluoreszenz-basierter Thrombozytenkanal (PLT-F), der einen Fluoreszenz-RNA-Farbstoff enthält und die Bestimmung des IPF erlaubt (dieser wird für Reflex-Tests bei abnormalen Erythrozyten oder abnormalen Thrombozyten-Histogrammen verwendet und erlaubt eine verlängerte Zählung, bei Thrombozytenzahlen unter einem vorgegebenen Level.). Unreife Granulozyten werden quantifiziert.

Bei einer Evaluierung des Gerätes im Vergleich mit dem Sysmex XE-2100 wurden folgende Beobachtungen gemacht: Die NRBC wurden in allen Proben bestimmt; positive Markierungen für Blasten, „abnormale Lymphozyten" und „atypische Lymphozyten" sind seltener, mit keinem Anstieg an falsch-negativen Ergebnissen; die Notwendigkeit für Überprüfungen im Blutausstrich wurde um 49 % reduziert; es gibt einen Modus für niedrige Leukozyten, dessen Verwendung bei Werten unter $0,5 \times 10^9/l$ vorgeschlagen wird, dabei wird durch eine verlängerte Messung die Genauigkeit für die Differenzierung erhöht; die Turnaround-Zeit wurde um 10 % verbessert [124]. In einem Vergleich mit einem Beckman-Coulter DxH 800 und einem Cell-Dyn Sapphire, zeigte der XN-2000 eine höhere Sensitivität für die Detektion von abnormalen Zellen, inklusive Blasten und NRBC [125].

Sysmex XT-2000i
Der Sysmex XT-2000i ist ein kompaktes Gerät, das optische und Impedanzmessung kombiniert und v. a. für kleine Labore geeignet ist [126]. Es hat drei Detektoren für Vorwärtsstreulicht, Seitwärtsstreulicht und Fluoreszenz, die die Basis für das fünffach Differentialblutbild darstellen. Im Voraus wird noch eine Färbung mit einem Polymethin-Farbstoff durchgeführt. Erythrozyten- und Thrombozytenzählungen erfolgen über Impedanzmessungen. Die Retikulozytenmessung wird in einem zusätzlichen Modus, nach Färbung der RNA mit Polymethin, durchgeführt; dieser Modus bietet auch eine optische Messung der Thrombozyten an.

Informationen über die Sysmex-Geräte stehen auf der Firmenwebseite www.sysmex.com zur Verfügung.

2.3.1.3 Siemens-Geräte (früher Technicon, dann Bayer)

Eine Zelle, die durch einen fokussierten Lichtstrahl fließt, führt zu einer Streuung des Lichtes, das dann durch optische Detektoren registriert werden kann, die seitlich zum Lichtstrahl platziert sind. Der Grad der Streuung ist auf die Zellgröße bezogen, sodass die Zelle sowohl gezählt als auch der Größe nach zugeordnet werden kann. Durch Platzieren eines Detektors in die Linie des Lichtstrahls kann die Lichtabsorption gemessen werden. Der Lichtstrahl kann entweder weißes Licht oder ein hochintensiver, kohärenter Laser sein, der bessere optische Eigenschaften hat. Der Lichtdetektor kann entweder ein Photomultiplier oder eine Photodiode sein, beide wandeln Licht in elektrische Impulse um, die dann akkumuliert und gezählt werden können.

Die H.1-Serie

Die Geräte der H.1-, H.2- und H.3-Serie sind nicht mehr aktuell, aber die späteren Advia-Hämatologieautomaten basieren auf ähnlichen Prinzipien. Die Zellen werden über die Lichtstreuung gezählt und der Größe nach sortiert, dabei werden die Leukozyten mithilfe des weißen Lichtes und die Erythrozyten und Thrombozyten mithilfe eines Lasers gezählt und der Größe nach zugeordnet. Die Erythrozyten sind isovolumetrisch aufgekugelt, sodass die Lichtstreuung nicht von der Zellform abhängig ist und anhand der physikalischen Eigenschaften vorhergesagt werden kann. Die Zellen bewegen sich durch den Laserstrahl und das Vorwärtsstreulicht wird in einem schmalen (2–3°) und in einem breiteren (5–15°) Winkel gemessen. Ein Vergleich der beiden ermöglicht die Berechnung der Größe und der Hämoglobinkonzentration eines Einzelerythrozyten. Histogramme, die die Verteilung der Erythrozytengröße und der Hämoglobinkonzentration zeigen, werden zusammen mit einer Auftragung des Volumens gegen die Hämoglobinkonzentration bereitgestellt (Abb. 2.14).

Dieses Histogramm der Zellvolumina erlaubt die Ableitung des MCV, des RDW und des HK. Ebenso erlaubt das Histogramm der Hämoglobinkonzentration die Ableitung der mittleren zellulären Hämoglobinkonzentration (CHCM) und der Hämoglobinverteilungsbreite (HDW), wobei letztere bezeichnend für die Schwankungen der Hämoglobinkonzentration zwischen einzelnen Zellen ist. Der Hb wird durch eine Modifikation der herkömmlichen Cyanidhämoglobin-haltigen Methode gemessen und der MCH sowie MCHC wird aus dem Hb, RBC und MCV berechnet. Eine optionale Laurylsulfat–Methode zur Hb-Bestimmung ist ebenfalls verfügbar. Der MCHC und CHCM sind unabhängig voneinander abgeleitete Messungen, beide repräsentieren die mittlere Hämoglobinkonzentration in einer Zelle. Sie sollten im Wesentlichen das gleiche Ergebnis liefern. Dies agiert als interner Qualitätskontrollmechanismus, da Fehler bei der Bestimmung des Hb, z. B. durch einen hohen WBC, eine Diskrepanz zwischen diesen beiden Messungen verursacht. Es wäre theoretisch möglich, den Hämoglobinkanal wegzulassen und den Hb aus den Parametern CHCM, RBC und MCV zu berechnen, die von den Lichtstreuungsmessungen abgeleitet werden.

Die Technologie der Geräte der H.1-Serie scheint akkurate Ergebnisse für MCV, HK und MCHC zu erzeugen, die auch gut mit den Referenzmethoden übereinstimmen [127, 128]. Es war möglich, die Ungenauigkeiten früherer Lichtstreuungsgeräte (bei denen die Lichtstreuung sowohl durch die zelluläre Hämoglobinkonzentration als auch durch die Zellgröße beeinflusst wurde) und die Ungenauigkeiten einiger Impedanzmessgeräte (bei denen der Spannungsimpuls beim Passieren der Messöffnung, sowohl durch die zelluläre Verformbarkeit

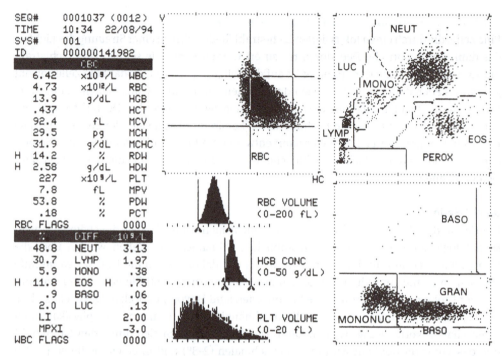

Abb. 2.14: Histogramme und Streudiagramme von Erythrozytengröße und Hämoglobinkonzentration und Streudiagramme der Leukozyten erzeugt von einem Bayer-Technicon-H.2-Gerät. In dem Peroxidasekanal ist die Vorwärtslichtstreuung, die weitestgehend durch das Zellvolumen bestimmt ist, gegen die Lichtabsorption aufgetragen, die wiederum weitestgehend durch die Intensität der Peroxidasereaktion bestimmt wird. Es gibt fünf Leukozytenpopulationen: NEUT = Neutrophile, MONO = Monozyten, LYMPH = Lymphozyten, EOS = Eosinophile und LUC (large unstained cells) = große Peroxidase-negative Zellen. In dem Basophilen-/Kernsegmentierungskanal repräsentiert das Vorwärtsstreulicht die Zellgröße nach dem differenzierten, zytoplasmatischen Strippen der Zellen. Es ist gegen eine Lichtstreuung mit großem Winkel aufgetragen, die im Wesentlichen durch die zelluläre Struktur bestimmt wird. Es gibt drei Zellcluster, zwei davon überlappen: BASO = Basophile, MONONUC = mononukleäre Zellen (Lymphozyten und Monozyten) und GRAN = Granulozyten (Neutrophile und Eosinophile).

als auch durch die Zellgröße, beeinflusst wird) zu vermeiden. Jedoch können Zellen, bei denen die isovolumetrische Aufkugelung nicht möglich ist, wie z. B. bei Sichelzellen, nicht genau bemessen werden. Ähnliche Messungen der Zwei-Winkel-Lichtstreuung ermöglichen das Zählen und die Größeneinordnung der Thrombozyten. Ein Pct und PDW wird ebenfalls berechnet. Die Thrombozytenzählung mit dieser Technologie scheint der Impedanzmethode (Coulter oder Sysmex) überlegen zu sein, v. a. wenn die Zellzahl niedrig ist [27]. Der MPV nimmt mit der Lagerung des Blutes ab.

Die mit diesen Geräten bestimmte Anzahl an hypochromen Zellen korreliert mit der Auswertung hypochromer Zellen im Blutausstrich. Der Prozentsatz ist bei Eisenmangelanämien bei chronischen Erkrankungen erhöht. Der Prozentsatz an hypochromen Zellen ist ein sehr empfindlicher Parameter für die Detektion von funktionellem Eisenmangel bei Patienten, die Erythropoetin substituiert bekommen, wie z. B. Hämodialysepatienten. Ähnliche Veränderungen wurden bei eisenreichen, gesunden Probanden beobachtet und es wurde diskutiert, dass die Messung bei der Aufdeckung von illegaler Erythropoetineinnahme bei Athleten nützlich sein könnte [129]. Bei hospitalisierten Patienten zeigt jedoch ein erhöhter Prozentsatz an hypochromen Zellen eine schlechte Spezifität für Eisenmangel [130]. Hypochrome Makrozyten haben eine andere Bedeutung, sie weisen entweder auf eine Dyserythropoese oder auf einen prozentualen Anstieg von Retikulozyten hin. Das Erythrozyten-Zytogramm ist diagnostisch sinnvoll (s. Kapitel 8).

Das Differentialblutbild der H.1-Serie wird von zwei Kanälen abgeleitet (s. Tab. 2.6). Der Peroxidasekanal verwendet weißes Licht und enthält eine chemische Reaktion, bei der die Peroxidase der Neutrophilen, Eosinophilen und Monozyten mit dem Substrat 4-Chloro-1-Naphthol ein schwarzes Reaktionsprodukt erzeugt, das Licht absorbiert. Lichtstreuung, die proportional zur Zellgröße ist, wird dann gegen die Lichtabsorption aufgetragen, die proportional zur Intensität der Peroxidasereaktion ist (Abb. 2.14). Neutrophile, Eosinophile, Monozyten und Lymphozyten fallen in vier Cluster, die durch eine Mischung aus beweglichen und fixierten Schwellenwert voneinander und von kaputten Zellen getrennt werden können. Ein weiteres Cluster repräsentiert Zellen, die Peroxidase-negativ und größer als die meisten Lymphozyten sind, die sog. LUC (large unstained cells). Bei gesunden Probanden sind LUC hauptsächlich große Lymphozyten, aber abnormale Zellen, wie Peroxidase-negative Blasten, atypische Lymphozyten, Lymphomzellen, Haarzellen, Plasmazellen und Peroxidase-negative Neutrophile können auch in dieses Cluster fallen. Im Peroxidasekanal liegen die Basophilen im Lymphozytenbereich. Sie werden von allen anderen Leukozyten in einem unabhängigen Basophilen-/Kernsegmentierungskanal, auf Grundlage ihrer Resistenz gegenüber dem Strippen von Zytoplasma, getrennt. Die Basophilen, die größer als die gestrippten Reste der anderen Zellen sind, werden mithilfe des Vorwärtsstreulichtes größenmäßig eingeordnet (Abb. 2.14). Der Basophilen-/Kernsegmentierungskanal wird auch zum Erkennen von Blasten genutzt. Das Vorwärtsstreulicht, das proportional zur Zellgröße ist, wird gegen die Hochwinkel-Lichtstreuung aufgetragen, die ein Maß für die Erhöhung der Kerndichte und Kernlappung ist. Blasten werden als Population mit ungewöhnlich geringer Kerndichte nachgewiesen. Außerdem ist der Lobularitätsindex (LI) ein Maß für das Verhältnis von Zellen, die viel Hochwinkel-Lichtstreuung erzeugen (gelappte Neutrophile) zu Zellen, die weniger Hochwinkel-Lichtstreuung produzieren (mononukleäre Zellen, unreife Granulozyten, Blasten).

Die Geräte der H.1-Serie produzieren zusätzlich zur Markierung von Blasten, atypischen Lymphozyten, unreifen Granulozyten und NRBC, zwei neue Leukozytenparameter: den LI (s. o.) und den mittleren Peroxidaseindex (MPXI). Letzterer ist ein Maß für die durchschnittliche Peroxidaseaktivität und ist bei vererbtem und auch bei akutem Peroxidasemangel, wie es bei einigen MDS und myeloischen Leukämien auftritt, vermindert. Während der Schwangerschaft kommt es zu einem Abfall mit einem Nadir bei 20 Wochen [131]. Der MPXI ist bei Infektionen, bei einigen myeloischen Leukämien und bei MDS, bei AIDS und bei megaloblastären Anämien erhöht.

Die späteren Siemens-Geräte, wie der Advia 120, arbeiten ähnlich wie die Geräte der H.1-Serie. Das primäre TNCC wird eher durch den Basophilen-/Kernsegmentierungskanal bereitgestellt als durch den Peroxidasekanal. Es gibt eine verbesserte Cluster-Analyse im Basophilen-/Kernsegmentierungskanal, die ein genaueres Markieren von NRBC ermöglicht (Abb. 2.15 und 2.16). Die Thrombozytenzählung wird über eine zweidimensionale Analyse

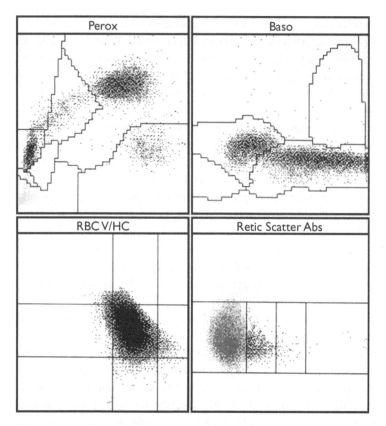

Abb. 2.15: Streudiagramme des Siemens Advia 120 von einer normalen Blutprobe, die den Peroxidasekanal (oben links, Perox), den Basophilenkanal (oben rechts, Baso), ein Diagramm der Erythrozytengröße versus Hämoglobinkonzentration (unten links, RBC V/HC) und ein Streulichtdiagramm des Retikulozytenkanals (unten rechts, Retic Scatter Abs) zeigen. Im Peroxkanal wird der linke untere Bereich von NRBC (links) und dem Rauschen (rechts) belegt. Im rechten Bereich neben der Lymphozytenbox erscheinen die Thrombozytenagglutinate. In diesem Kanal befinden sich die Basophilen in der Lymphozytenbox. Im Vergleich zu den Geräten der H.1-Serie hat der Baso-Kanal nun einen Rauschbereich (unten) und einen Bereich für Blasten (oben und links neben der Rauschbox). Die vorherige Basophilenbox ist in Basophile (links) und „Baso Suspect" (rechts) unterteilt. Ganz rechts ist ein schmaler Bereich für „Signale in der Sättigung".

von Größe und Brechungsindex bestimmt, wobei die Laserlichtstreuung in zwei Winkeln verwendet wird. Damit wird eine genauere Thrombozytenzählung erzeugt, als es bei den H.3-Geräten der Fall ist [132]. Leukozytenmarkierungen sind: ATYPS, NRBC, BLASTS, LS (Linksverschiebung) und IG. Erythrozytenmarkierungen sind: MICRO, MACRO, ANISO, HYPER, HYPO, HCVAR, RBCF (Erythrozytenfragmentozyten) und RBCG (Erythrozytenschatten). Es gibt einen erweiterten Bereich von Thrombozytenparametern: mittlerer interner Thrombozytenbestandteil (MPC), Verteilungsbreite des PC (PCDW), mittlere Thrombozytenmasse (MPM) und Verteilungsbreite der Thrombozytenmasse (PMDW). Erythrozytenschatten und Erythrozytenfragmentozyten werden von intakten Erythrozyten auf Basis der Größe und des Brechungsindex unterschieden. Es wurden Referenzbereiche veröffentlicht und es wurde beschrieben, dass der MPC ein nützlicher Indikator für die Thrombozytenaktivierung sein

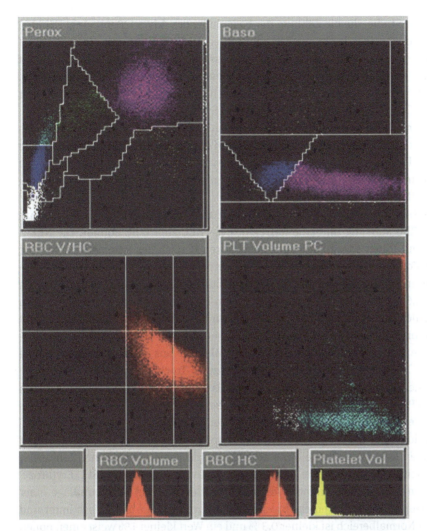

Abb. 2.16: Streudiagramme und Histogramme, die von einem Siemens Advia 120, aus einer Blutprobe eines Patienten mit hereditärer Sphärozytose, produziert wurde, zeigen den Peroxidasekanal (oben links, Perox), den Basophilenkanal (oben rechts, Baso), ein Diagramm der Erythrozytengröße gegen Hämoglobinkonzentration (Mitte links, RBC V/HC) und ein Diagramm der Thrombozytengröße gegen Thrombozytenkomponente (Mitte rechts, PLT volume PC). Die y-Achse im PLT Volume PC-Diagramm ist der Brechungsindex proportional zur Thrombozytenkomponente (PC). Am unteren Bildrand sind Histogramme von dem Erythrozytenvolumen, der Hämoglobinkonzentration (HC) und dem Thrombozytenvolumen dargestellt. Bitte beachten Sie, dass eine Population von hyperdensen Zellen, den Sphärozyten, im Erythrozyten-Zytogramm und im Histogramm der Hämoglobinkonzentration (RBC HC) offensichtlich in beiden Darstellungen die rechte Hämoglobinkonzentrationsschwelle überschreitet. Die Erythrozytenindizes sind: RBC 3,55 × 10^2/l; Hb 109 g/l; HK 0,32; MCV 89,2 fl; MCH 30,8 pg; MCHC 346 g/l und CHCM 396 g/l.
Mit freundlicher Genehmigung von Prof. Gina Zini, Rom.

kann [133]. In einer Studie, die die Zählung der Basophilen des Advia 120 mit einer Zählung am Durchflusszytometer vergleicht, wurde eine schlechte Korrelation mit einem Korrelationskoeffizienten von 0,24 beobachtet. Dieser verbesserte sich auf 0,5, wenn Proben mit Markierungen für abnormale Leukozyten von der Messung ausgeschlossen wurden [103]. Pseudobasophilie wurde in 4 von 112 Proben gesehen [103]. Diese Korrelation war schlechter als die mit einem Cell-Dyn Sapphire-Gerät oder einem Sysmex XE-2100-Gerät [103].

Im Vergleich mit drei anderen Geräten lag die Sensitivität für die Blasten-Markierung des Advia 120 (71 %) unter der Sensitivität von XE-2100- und den DxH 800-Geräten aber über dem Abbott Sapphire, die Spezifität war im Vergleich mit den drei anderen Geräten am niedrigsten [134]. Der LUC wurde als nicht nützlicher Parameter erachtet, um die Anzahl hämatopoetischer Vorläuferzellen vorherzusagen [135].

Das neueste Gerät in dieser Serie ist der Advia 2120, der eine Cyanid-freie Hämoglobin-Methode, eine NRBC Messung und eine Korrektur des TNCC zum WBC enthält. Die NRBC-Zählung basiert auf Daten sowohl aus dem ungefärbten Bereich des Peroxidasekanals als auch aus einer Kombination von Daten aus dem Peroxidasekanal und dem Basophilen-/Kernsegmentierungskanal. Die Sensitivität und Spezifität für den Nachweis von NRBC wurde mit 77,3 % bzw. 74,6 % ermittelt [136]. Ein Thrombozyten-Histogramm misst Partikel zwischen 0 und 60 fl, aus dem der MPV und PDW berechnet wird. Der berechnete PCT, das Produkt aus MPV und Thrombozytenzählung, ist das Blutvolumen, das von Thrombozyten eingenommen wird. Andere Thrombozytenvariablen sind: der MPC, der aus der Thrombozytendichte abgeleitet ist; der MPM, berechnet aus dem Thrombozyten-Trockenmasse-Histogramm (0–5 pg); der LPLT, die Anzahl der Thrombozyten größer als 20 fl; und der Prozentsatz an großen Thrombozyten (LPLT%). Der MPV und MPC steigen bei Lagerung der Probe von mehr als 3,5 Stunden an. Bei Patienten mit akuter Leukämie oder vermuteter disseminierter intravaskulärer Koagulation zeigt die Advia 2120-Thrombozytenzählung eine gute Korrelation mit der internationalen Referenzmethode ohne systematischen Fehler. Fehlerhafte Zählungen werden wahrscheinlicher, wenn eine Thrombozytenaktivierung vorliegt [61]. Erythrozytenfragmentozyten werden im Thrombozyten-/Erythrozytenzellkanal auf Grundlage einer Größe von weniger als 30 fl und einem Brechungsindex von größer als 1,4 bestimmt und quantifiziert. Der Normalbereich ist kleiner 0,3 % und ein Wert kleiner 1 % weist einen hohen negativen Vorhersagewert auf [108]. Eine falsche Erhöhung der Erythrozytenfragmentozytenzahl kann durch das Vorliegen von sehr mikrozytären Erythrozyten verursacht werden [108]. Es gibt vier Markierungen für die mögliche Anwesenheit von Blasten: blast, „kein Basophilental (basophil-no valley)", ATYP und LUC. Diese sind zusammen empfindlicher (und weniger spezifisch) als die Markierungen für Blasten des Beckman-Coulter LH 750-Gerätes [58]. Es konnte gezeigt werden, dass der CHret und HYPO% nützliche Parameter für die Überwachung von Erythropoeitin-substituierten Hämodialysepatienten sind, in Bezug auf den Erfolg der Eisentherapie [119]. Die absolute Neutrophilenzahl des Advia 2120i hat sich auch bei niedrigen Werten als exakt und präzise herausgestellt [102]. Die LUC sind bei asymptomatischen HIV-Patienten erhöht.

Informationen zu Siemens-Geräten erhalten Sie auf der Webseite des Unternehmens www.healthcare.siemens.com.

2.3.1.4 Abbott-Geräte (Cell-Dyn)
Cell-Dyn 3500

Der Cell-Dyn 3500 (Abbott Diagnostics) ist ein automatisiertes Mehrkanalgerät, das sowohl Laserlichtstreuung als auch Impedanztechnologie vereint. Der Hb wird als Cyanmethhämoglobin gemessen. Erythrozyten, Leukozyten und Thrombozyten werden mithilfe der Impedanztechnologie, gefolgt von zytoplasmatischem Strippen der Leukozyten, gemessen und der Größe nach zugeordnet. Histogramme der Größenverteilung werden bereitgestellt (Abb. 2.17).

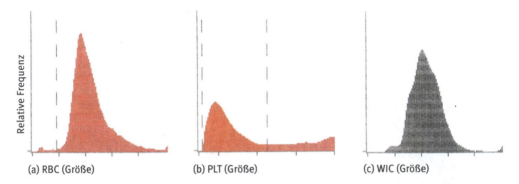

Abb. 2.17: Graphische Darstellungen des automatisierten Cell-Dyn 3500-Gerätes, die Histogramme der Volumenverteilung von RBC, Thrombozyten (PLT) und Leukozyten (WIC), abgeleitet aus dem Impedanzkanal, zeigen.

Das WBC wird auch in einem Laserlichtstreukanal bestimmt, der zusätzlich ein automatisiertes fünffach Differentialblutbild bereitstellt [137] (s. Tab. 2.6). Die Leukozyten behalten ihre Integrität und werden hydrodynamisch fokussiert, sodass sie als einzelne Zellen den Laserstrahl passieren. In diesem Kanal werden Erythrozyten transparent gemacht, da ihr Brechungsindex der gleiche ist, wie der des Mantelstroms. Vier Lichtstreuungsparameter werden gemessen:

1. Die Vorwärtslichtstreuung bei 1–3° (bezeichnet als 0°-Streuung), die hauptsächlich von der Zellgröße abhängt.
2. Die Schmalwinkel-Lichtstreuung bei 7–11° (bezeichnet als 10°-Streuung), die von der Zellstruktur und Komplexität abhängt.
3. Die gesamte polarisierte orthogonale Lichtstreuung bei 70–100° (bezeichnet als 90°-Streuung).
4. Die depolarisierte orthogonale Lichtstreuung bei 70–100° (bezeichnet als 90°-D-Streuung).

Streudiagramme der Leukozytenpopulationen werden bereitgestellt (Abb. 2.18). Die Zellen werden zuerst auf Basis ihrer Kernsegmentierung und Komplexität in Granulozyten und mononukleäre Zellen (Abb. 2.18a) aufgetrennt. Als nächstes werden die Granulozyten in Eosinophile und Neutrophile getrennt, dabei wird die Eigenschaft der eosinophilen Granula Licht zu depolarisieren genutzt (Abb. 2.18b). Nun werden die mononukleären Zellen in Monozyten, Lymphozyten und degranulierte Basophile (die basophile Granula ist im Sheath-Mantelstrom

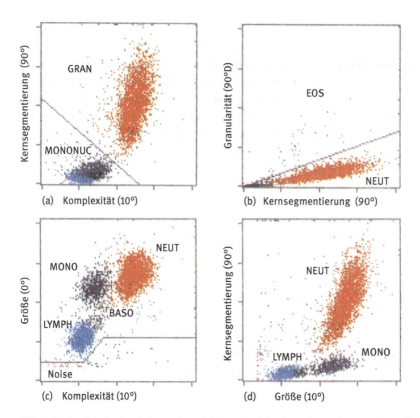

Abb. 2.18: Graphische Darstellung eines Cell-Dyn 3500-Gerätes, das Leukozyten-Streudiagramme, abgeleitet von dem optischen Kanal für Leukozyten, zeigt. (a) Eine Auftragung der 90°-Streuung (kennzeichnend für die Kernsegmentierung) gegen die 10°-Streuung (kennzeichnend für die Komplexität) trennt ein Granulozytencluster von einem Cluster mit mononukleären Zellen. (b) 90°-D-Streuung (depolarisiert) gegen 90°-Streuung trennt das Granulozytencluster in Eosinophile (depolarisieren Licht) und in Neutrophile (depolarisieren kein Licht). (c) 0°-Streuung (kennzeichnend für die Größe) gegen 10°-Streuung (kennzeichnend für die Komplexität) trennt das mononukleäre Zellcluster in Lymphozyten, Monozyten und degranulierte Basophile. (d) In einer Auftragung von 90°-Streuung gegen 0°-Streuung werden die so identifizierten fünf Populationen gezeigt: GRAN = Granulozyten, MONONUC = mononukleäre Zellen, NEUT = Neutrophile, MONO = Monozyten, LYMPH = Lymphozyten und EOS = Eosinophile.

löslich) auf Grundlage der Zellgröße und Komplexität getrennt (Abb. 2.18c). Schließlich werden alle fünf Populationen (farbkodiert) in einem Diagramm, Kernsegmentierung gegen Größe, dargestellt (Abb. 2.18d). Die Identifizierung von Zellclustern mit abnormalen Eigenschaften erlaubt, dass Blasten, atypische Lymphozyten, NRBC und unreife Granulozyten markiert werden.

Die Leukozytenmessung durch zwei verschiedene Technologien bietet eine interne Qualitätskontrolle.

Der Leukozytenwert im Impedanzkanal (WIC) wird bei Anwesenheit von NRBC fälschlicherweise erhöht, während der Leukozytenwert im optischen Kanal (WOC) die NRBC durch einen beweglichen Schwellenwert ausschließt. Da jedoch der optische Kanal ein weniger potentes Lysemittel enthält, kann der WOC bei Anwesenheit von osmotisch resistenten Erythrozyten, wie z. B. bei einigen Neugeborenenblutproben, fälschlicherweise erhöht sein. Die mögliche Anwesenheit von NRBC oder der osmotisch resistenten Erythrozyten wird markiert und ein Algorithmus wählt das bevorzugte Ergebnis aus. Wenn ein V. a. sowohl NRBC als auch osmotisch resistenten Erythrozyten besteht, kann eine verlängerte Lysezeit verwendet werden, um einen genauen WOC zu erzeugen.

Cell-Dyn 4000
Der Cell-Dyn 4000 enthält zusätzlich zu den vom Cell-Dyn 3500 gemessenen Variablen, eine automatisierte Retikulozytenzählung und eine Erythroblastenmessung [138, 139]. Die Retikulozyten werden sowohl über die niedrigwinklige Lichtstreuung als auch über die grüne Fluoreszenz, nach Interaktion mit dem DNA-RNA-Farbstoff CD4K530, analysiert. Sie können von Thrombozyten, Leukozytenkernen und Howell–Jolly-Körperchen unterschieden werden. Erythroblasten werden nach Wechselwirkung von permeabilisierten Zellen mit dem fluoreszierenden DNA-RNA-Farbstoff Propidiumiodid, unter Verwendung von drei Messungen, zwei Lichtstreuungsmessungen bezogen auf die Zellgröße und einer Messung von roten Fluoreszenzsignalen (stammen von Erythroblastenkernen und geschädigten Leukozyten), erkannt. NRBC werden von Thrombozyten, Erythrozyten mit Howell–Jolly-Körperchen oder mit basophiler Tüpfelung unterschieden. Da die NRBC getrennt von den WBC gezählt werden, kann man mit dem Cell-Dyn ein WBC anstatt eines TNCC erzeugen. Der Cell-Dyn 4000 gibt auch eine Sicherheitseinschätzung für die Blasten-Markierung, die sich als klinisch nützlich erwiesen hat [140]. Außerdem besitzt er eine Markierung für nichtlebensfähige Leukozyten, die den Benutzer auf eine gealterte Probe oder eine pathologische Probe mit einer erhöhten Anzahl apoptotischer Zellen hinweist. Es gibt eine Markierung für atypische Lymphozyten, die sich als sensitiver, aber nicht sehr spezifisch erwiesen hat [141]. Der Cell-Dyn 4000 kann für eine immunologische Thrombozytenzählung verwendet werden, dazu wird ein monoklonaler, fluoreszenzmarkierter CD61-Antikörper verwendet [142]. Diese Messung korreliert gut mit der (immunologischen) Referenzmethode. Es ist eine teurere Methode, die für die Messung niedriger Zellzahlen indiziert ist. Sie ist angezeigt, wenn die Thrombozytenzahl ein Niveau annimmt, das eine Thrombozytentransfusion auslösen könnte (z. B. weniger als 20 oder weniger als 10×10^9/l) und immer dann, wenn Riesenthrombozyten oder eine beträchtliche Anzahl an Erythrozytenfragmentozyten oder deutlich mikrozytäre Zellen vorliegen [143]. Falls die Erythrozyten unvollständig lysiert sind, hat das Gerät die Möglichkeit einer verlängerten Lyseperiode und eines verlängerten Zählmodus für zytopenische Proben. Der Cell-Dyn 4000 kann auch zur Quantifizierung von T-Zellen, B-Zellen, natürlichen Killerzellen und fetalen Rh D-positiven Zellen im Kreislauf einer Rh D-negativen Mutter verwendet werden; wobei das mütterliche Blut mit einem FITC-konjugierten, monoklonalem Anti-D-Antikörper inkubiert wird [145]. Diese Anwendungen erfordern jedoch das Herunterladen von Dateien für die Datenanalyse.

Bei den Cell-Dyn-Geräten wurde beobachtet, dass sie teilweise abnorme Muster bei Patienten mit *P. falciparum* oder *P. vivax* messen, als Folge der Lichtdepolarisation durch das Malaria-Pigment Hämozoin [146]. Dies kann dazu beitragen, dass ein sonst falsch-negativer Befund auf diese Diagnose umgeändert wird, wenngleich nicht alle Hämozoin-positiven Proben erkannt werden (ein Zehntel blieben in einer Studie unerkannt) [147].

Cell-Dyn Ruby
Der Abbott Cell-Dyn Ruby ist ein vollkommen optisches Gerät mit vier Detektoren für polarisiertes und depolarisiertes Licht [126]. Es führt eine fünffach Differenzierung durch und kann eine optionale Retikulozytenzählung nach Off-line Färbung mit Neu-Methylenblau durchführen. Es gibt zwei weitere Zusatzmodi, die für die fragilen Leukozyten bzw. für die Lyse-resistenten Erythrozyten empfohlen werden.

Cell-Dyn Sapphire
Der Abbott Cell-Dyn Sapphire produziert ein FBC, eine fünffach Leukozytendifferenzierung und eine NRBC-Messung mit einer optionalen Retikulozytenbestimmung. Er enthält vier optische Detektoren für polarisiertes und depolarisiertes Licht und drei Fluoreszenzdetektoren. Die Art des Lasers und der Reagenzien unterscheiden sich von denen der früheren Geräte, aber die Prinzipien sind die gleichen geblieben. Die NRBC werden nach einer Färbung mit dem Fluorochrom Propidiumiodid gemessen, dies ermöglicht auch die Bereitstellung eines Vitalitätsindexes der Leukozyten. Es wurde festgestellt, dass die NRBC-Zählung genauer ist als die des LH 780 oder des DxH 800 [79]. Weitere optionale Messungen sind eine immunologische Thrombozytenmessung (unter Verwendung eines monoklonalen CD61-Antikörpers) und eine Messung von CD3-/CD4-positiven und CD3-/CD8-positiven T-Zellen (unter Verwendung von Fluorochrom-markierten, monoklonalen Antikörpern). Bei Patienten mit akuter Leukämie oder vermuteter disseminierter intravaskulärer Koagulation zeigen Cell-Dyn Sapphire Thrombozytenmessungen mit allen drei Methoden eine gute Korrelation mit der internationalen Referenzmethode, wobei jedoch die Steigung der Regressionsgerade eine Unterschätzung der Messungen anzeigt [61]. Wenn eine Thrombozytenaktivierung vorliegt (was zu einem Verlust an Thrombozytengranula führt), kann es mit dem optischen Verfahren zu fehlerhaften Messungen kommen. Der RBC kann sowohl mit einem optischen als auch mit dem Impedanzverfahren gemessen werden. Der Hb wird mithilfe der Imidazolligandenchemie gemessen. Neue Erythrozytenindizes umfassen %MIC (Erythrozyten kleiner 60 fl), %MAC (Erythrozyten größer 120 fl), %HPO (Erythrozyten mit einer Hämoglobinkonzentration kleiner 280 g/l), %HPR (Erythrozyten mit einer Hämoglobinkonzentration größer 410 g/l) und HDW. Die neuen Retikulozytenindizes umfassen den MCVr (mittleres Retikulozytenvolumen), MCHr (mittlerer Retikulozytenhämoglobingehalt) und CHCr (mittlere Retikulozytenhämoglobinkonzentration). Die Erythrozyten- und Retikulozytenindizes zeigen eine gute Korrelation mit den äquivalenten Indizes der Siemens-Geräte, obwohl es signifikante Unterschiede bei den Mittelwerten gibt, die Geräte-spezifische Referenzbereiche erfordern [148]. Die Erythrozyten- und Retikulozytenindizes sind nicht unbedingt lange Zeit stabil. MCH und MCHr sind stabil, aber innerhalb eines Tages führen Veränderungen bei der Zellgröße zu einem Anstieg von MCV, MCVr und %HYO und zu einem Rückgang von MCHC, CHCr und %HPR [148]. Bei einem Vergleich der Basophilenzählung von drei Geräten mit einer Zählung der Durchflusszytometrie war das Ergebnis des Cell-Dyn Sapphire genauer als das des Sysmex XE-2100 oder des Siemens Advia 120, obwohl die Korrelation mit der Durchflusszytometrie nicht ideal war. Der Korrelationskoeffizient betrug 0,81 oder 0,87, wenn Proben mit Markierungen für abnormale Leukozyten ausgeschlossen wurden [103]. Pseudobasophilie wurde in 4 von 112 Proben gesehen [103]. Die Blasten-Markierung des Cell-Dyn Sapphire war weniger sensitiv im Vergleich zu den drei anderen Geräten, 65 % im Vergleich zu 71–94 %, aber die Spezifität war am höchsten

[134]. Wie bei mehreren früheren Geräten, kann der Cell-Dyn Sapphire atypische Polarisationsereignisse bei Malaria-Patienten anzeigen, da das Malaria-Pigment Hämozoin zusammen mit der Eosinophilen-Granula die Fähigkeit Licht zu depolarisieren, teilt. Die atypischen Signale erscheinen auf dem Neutrophilen-Eosinophilen-Streudiagramm an einer anderen Position, als Signale, die durch Eosinophilen-Granula erzeugt werden.

Cell-Dyn Emerald
Dies ist ein Tischgerät mit 18 Indizes, darunter RDW, MCV und ein dreifach Differentialblutbild, das als Point-of-Care-Gerät eingesetzt werden kann [149]. Die Messungen basieren auf der Impedanz- und einer Cyanid-freien Hb-Methode. Es genügt eine sehr kleine Blutprobe.

Informationen über Abbott-Geräte sind auf der Unternehmenswebseite www.abbottdiagnostics.com verfügbar.

2.3.1.5 Horiba-ABX-Geräte

Horiba-Geräte wie der ABX Pentra DX 120 und der Pentra DX Nexus (Horiba ABX Diagnostics) sind Hämatologiegeräte, die von Helios Argos Instruments entwickelt wurden. Erythrozyten, Leukozyten und Thrombozyten werden mithilfe der Impedanztechnologie gemessen und Histogramme der Größenverteilung werden bereitgestellt. Der HK wird durch das Summieren der Amplitude, erzeugt durch elektrische Signale der Erythrozyten, und eine Koinzidenzkorrektur bestimmt. Die Thrombozyten werden von den Erythrozyten über einen beweglichen Schwellenwert zwischen 18 fl und 25 fl getrennt. Der Hb wird entweder mit einem Cyanmethhämoglobin-Verfahren bestimmt oder mithilfe der Oxidation von Häm-Eisen, gefolgt von einer Stabilisierung zur Erzeugung chromogener Substanzen, die quantifiziert werden können. Ein fünffach Differentialblutbild basiert bei dem Pentra DX 120 auf zwei Kanälen (s. Tab. 2.6). In einem Kanal werden Lichtabsorptions- und Impedanzmessungen nach Interaktion von Zellen mit Chlorazolschwarz E, dem Wirkstoff von Sudanschwarz B, durchgeführt (Abb. 2.19). Dieser Farbstoff färbt am stärksten die Granula der Eosinophilen, die der Neutrophilen etwas weniger und am schwächsten die Granula der Monozyten. Die Lichtabsorption der gefärbten Zellen wird sowohl durch die Anfärbeintensität der Granula als auch durch den Grad der Komplexität bestimmt. In einem zweiten Kanal werden Basophile von anderen Leukozyten durch Impedanzmessungen nach differenziertem, zytoplasmatischem Strippen unterschieden. Verschiedene Leukozytenpopulationen werden in einem Diagramm der Lichtabsorption gegen Impedanz dargestellt und durch Cluster-Analyse (mit beweglichem Schwellenwert) aufgezählt. Es werden drei weitere abnormale Leukozytenpopulationen aufgezählt. „Atypische Lymphozyten" werden sowohl separat gezählt als auch in die Gesamtlymphozytenmessung mit eingeschlossen (im Gegensatz zu den Siemens-Geräten, bei denen „große ungefärbte Zellen" [LUC] getrennt gezählt werden, aber von der Lymphozytenzahl ausgeschlossen sind). „Große unreife Zellen" (LIC) werden separat gezählt, sind aber auch, abhängig von ihrer Lichtabsorption, entweder der Neutrophilen- oder der Monozytenkategorie zugeordnet. Die „atypische Lymphozyten"-Kategorie (ATL) umfasst nicht nur atypische Lymphozyten, wie z. B. bei infektiöser Mononukleose, sondern auch Lymphomzellen, CLL-Zellen, kleine blastäre Zellen und Plasmazellen. Die LIC-Kategorie umfasst Myeloblasten, Monoblasten, Promyelozyten (einschließlich jener, die bei akuter Promyelozyten-Leukämie vorhanden sind),

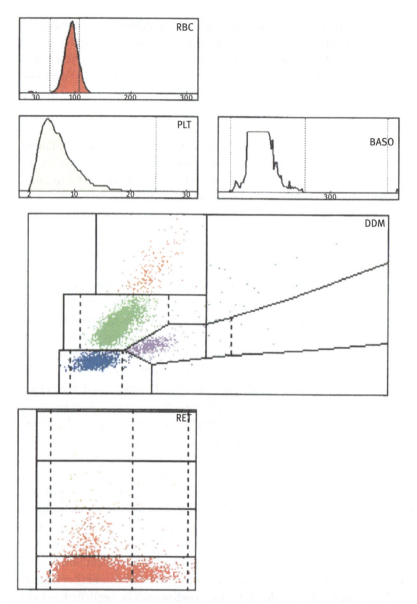

Abb. 2.19: Histogramme der Erythrozyten(RBC)- und Thrombozyten(PLT)-Größenverteilung und Streudiagramme des Leukozytendifferenzierungskanals (DDM) und des Retikulozytenkanals (RET) des Horiba-ABX-Pentra-120-Gerätes.

Myelozyten, Metamyelozyten, Lymphoblasten und Lymphomzellen. Der Pentra DX 120 misst NRBC mithilfe einer Kernfärbung durch Thiazolorange, einer fluoreszierenden Nukleinsäurefärbung. Dieses Gerät liefert auch eine Retikulozytenmessung, RET H, RET M und RET L (hoch, mittel und schwach fluoreszierende Retikulozyten), ein MRV (durchschnittliches Retikulozytenvolumen) und ein RHC_c (berechneter Retikulozytenhämoglobingehalt). Unreife Retikulozyten werden markiert. Unreife Granulozyten (IMG), unreife Monozyten (IMM) und unreife Lymphozyten (IML) werden ebenfalls markiert. Der Pentra DX Nexus bietet eine erweiterte Differenzierung an, die IMG, IML und IMM, LIC und ATL enthält. Die NRBC werden nach Bindung an Thiazolorange über die Fluoreszenz quantifiziert und das WBC korrigiert. Zusätzlich zur Retikulozytenmessung werden IRF, MRV und RHC_c angeboten. Der RHC_c korreliert mit dem CHr des Advia 2120 und könnte bei der Detektion von funktionellem Eisenmangel nützlich sein.

Informationen über Horiba-Geräte finden Sie auf der Unternehmenswebseite www.horiba-abx.com.

2.3.1.6 Nihon-Kohden-Geräte

Die Nihon-Kohden-Geräte, Celltac E und Celltac F, haben einen Kanal für Erythrozyten und Thrombozyten und einen Kanal für Leukozyten und Hämoglobin. Ein fünffach Differentialblutbild basiert auf Laserlichtstreuung mit drei Winkeln: ein niedriger Vorwärtswinkel (Zellgröße), ein hoher Vorwärtswinkel (Zellstruktur) und ein Seitwärtswinkel (innere Granularität). Der Hb kann mit einer Cyanmethämoglobin- oder mit einer Cyanid-freien Methode gemessen werden.

Informationen finden Sie auf der Unternehmenswebseite www.nihonkohden.com.

2.3.1.7 Mindray-Geräte

Der Mindray BC-6800 Auto-Hämatologieautomat verwendet Laserlichtstreuung mit zwei Winkeln plus Fluoreszenzsignale. Er erzeugt ein FBC, ein fünffach Differentialblutbild, eine Retikulozytenmessung, ein IRF, eine NRBC-Messung, eine Zählung der unreifen Granulozyten, eine hohe Fluoreszenzzahl (atypische Lymphozyten und Blasten) und zwei Markierungen für „infizierte RBC?"- und eine „InR#"-Messung, die auf die Anwesenheit von Malaria-Parasiten hinweisen.

2.3.2 Automatisierte Retikulozytenmessungen und retikulierte Thrombozytenmessungen

2.3.2.1 Automatisierte Retikulozytenmessung

Die meisten automatisierten Retikulozytenmessungen hängen von der Fähigkeit verschiedener Fluorochrome ab, sich mit der RNA der Retikulozyten zu verbinden. Die fluoreszierenden Zellen können dann in einem Durchflusszytometer gemessen werden. Die Fluorochrome binden auch an DNA, sodass die kernhaltigen Zellen fluoreszieren. Eine alternative Technologie basiert auf der Färbung der RNA mit nichtfluoreszierenden Nukleinsäurefarbstoffen, wie z. B. das Neu-Methylenblau oder Oxazin 750. Die Retikulozyten werden dann durch Lichtstreuung der Lichtabsorption oder durch Analyse von drei verschiedenen Zelleigenschaften detektiert (Coulter-Geräte). Leukozyten, NRBC und Thrombozyten können normalerweise auf Grundlage von Größengating, ihrer Lichtstreuung/Absorption oder ihrer Fluoreszenzintensität von Retikulozyten getrennt werden. Die Retikulozytenmessungen können als Absolutzahlen oder als Prozentsatz der gesamten roten Blutkörperchen angegeben werden.

Wegen der hohen Anzahl gezählter Zellen sind die automatisierten Retikulozytenmessungen viel genauer als die manuelle Zählung. Genauere Ergebnisse erhoffte man sich auch von dem Wegfall subjektiver Beurteilung älterer Retikulozyten mit nur einem oder zwei positiv gefärbten Granulakörnchen. Die automatisierte Messung hängt jedoch von verschiedenen Faktoren ab: (1) von der Wahl des Fluorochroms, (2) von der Expositionsdauer des Blutes mit dem Fluorochrom, (3) von der Temperatur, bei der die Probe nach dem Mischen aufbewahrt wird und (4) von der Einstellung der Schwellenwerte. Der obere Schwellenwert sollte fluoreszierende, kernhaltige Zellen ausschließen, der untere Schwellenwert sollte die Hintergrundfluoreszenz ausschließen.

Ähnliche Überlegungen gelten für automatisierte Retikulozytenmessungen bei Verwendung nichtfluoreszierender Nukleinsäurefärbungen. Ein Referenzbereich für eine automatisierte Retikulozytenzählung ist daher Geräte- und Verfahren-spezifisch. Etablierte Referenzbereiche zeigen erhebliche Unterschiede. Die manuelle Auszählung ist daher weiterhin notwendig, um zu entscheiden, ob ein Bereich der „Wahrheit" entspricht. Idealerweise sollten automatisierte und manuelle Zählungen eine enge Korrelation aufweisen; Mittelwerte sollten ähnlich sein und die Abweichung der Regressionslinie auf der y-Achse von automatisierten auf manuelle Zählungen sollte klein sein.

Die Werte der automatisierten Retikulozytenmessung sinken ab, wenn das Blut in vitro altert. Dies spiegelt wahrscheinlich die Retikulozytenreifung wieder. Aufgrund der Ungenauigkeit der manuellen Zählung ist es unwahrscheinlich, dass dieses Phänomen hier bemerkt wird. Wenn Blut bei 4 °C gelagert wird, ist die Retikulozytenzahl für 72 Stunden stabil, bei Raumtemperatur wird ein Abfall um 5 % nach 24 Stunden und eine Rückgang von 10 % nach 48 Stunden beobachtet [150]. Idealerweise sollte die Messung innerhalb von 6 Stunden nach Venenpunktion durchgeführt werden.

Automatisierte Retikulozytenmessungen können an „normalen" Durchflusszytometern, wie dem Becton Dickinson FACScan oder dem Coulter EPICS XL oder an einem extra ausgewiesenen Retikulozytenzähler, wie dem Sysmex R-1000, R-2000 oder R-3000 (Abb. 2.20) durchgeführt werden. Zunehmend wird eine automatisierte Retikulozytenzählkapazität in automatisierten Vollblutbildgeräten integriert, wie in dem Sysmex XE-2100 (Abb. 2.12), dem Bayer H.3 und der Advia-Reihe (Abb. 2.21–2.23), dem Cell-Dyn 3500 und 4000, den späteren Versionen der Coulter STKS, dem Coulter MAXM, HmX, Gen S, LH 750 und dem DxH 800 (Abb. 2.24) und dem ABX Pentra 120 und Pentra DX Nexus. Die Technologien sind in Tab. 2.7 zusammengefasst. Automatisierte Retikulozytenmessungen variieren in ihrem Grad der Präzision. Bei einem Vergleich von fünf Geräten wurde die größte Ungenauigkeit bei dem Coulter LH 750, gefolgt von ABX Pentra, Advia 120, Sysmex XE-2100 und Cell-Dyn 4000 gefunden [151]. Referenzintervalle sind Geräte-spezifisch (Tab. 5.20).

Die Firma IMI (Intelligent Medical Imaging) bot in den 90er Jahren die Möglichkeit einer automatisierten Retikulozytenmessung über Bildanalyse von Methylenblau gefärbten Blutausstrichen an [152].

Die automatisierte Retikulozytenmessung wie auch die manuelle Zählung sind bei der Beurteilung, ob eine Anämie durch einen Defekt des Knochenmark-Outputs oder durch eine erhöhte Zerstörung der Erythrozyten verursacht wird, sehr nützlich. Aufgrund seiner besseren Präzision ist die automatisierte Retikulozytenmessung auch bei der Überwachung der Erythropoetintherapie bei chronischem Nierenversagen und bei der Überwachung der Er-

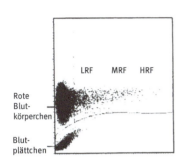

Abb. 2.20: Streudiagramme der Retikulozytenmessung des Sysmex R-3000. Das Zellvolumen ist gegen die Fluoreszenzintensität aufgetragen. Ein Schwellenwert trennt die Erythrozyten von den Thrombozyten. Retikulozyten werden in eine hohe Fluoreszenz (HFR), die die unreifsten Retikulozyten darstellt, in eine intermediäre Fluoreszenz (MFR) und in eine geringe Fluoreszenz, die die späten Retikulozyten repräsentiert, unterteilt.

holung des Knochenmarks nach Therapie einer aplastischen Anämie oder Chemotherapie hilfreich.

2.3.2.2 Unreife Retikulozyten

Automatisierte Retikulozytenmessgeräte können verschiedene Indizes der unreifen Retikulozyten bereitstellen, da die Fluoreszenzintensität oder die Aufnahme eines anderen Nukleinsäurefarbstoffes proportional zur RNA-Menge in der Zelle ist. Die Geräte können Retikulozyten in niedrige, mittlere und hohe (oder niedrige und hohe) Fluoreszenz/Absorption/Lichtstreuung einteilen, wobei höhere Werte einen zunehmenden Unreifegrad anzeigen. Sie können auch eine Mittelwertmessung angeben. Die Messung der unreifen Retikulozyten ist je nach Gerät stark variabel, deshalb sind die Referenzbereiche Geräte-spezifisch. Die unreife Retikulozytenfraktion des Pentra 120 Retic ist z. B. höher als die des Sysmex XE-2100 oder des Sysmex R-2000 [153]. Auch für das mittlere Retikulozytenvolumen ist der Referenzbereich Geräte-spezifisch. Diese Messungen sind von klinischer Bedeutung, wenn der Referenzbereich in Bezug auf das betreffende Gerät betrachtet wird. Bei Anämie, resultierend aus Hämolyse oder Blutverlust, steigt der Prozentsatz unreifer Retikulozyten mit steigender Gesamtretikulozytenzahl [154]. Wenn jedoch eine Dyserythropoese vorliegt, kann der Prozentsatz der unreifen Retikulozyten trotz einer normalen oder verringerten Gesamtretikulozytenzahl erhöht sein. Dies wurde beispielsweise bei AML, MDS, megaloblastärer Anämie und aplastischer Anämie beobachtet [154–156]. Eine überproportionale Zunahme der unreifen Retikulozyten deutet auf eine abnormale Reifung der Retikulozyten hin [155]. Bei anderen Anämien mit geringer Dyserythropoese, aber mit schlechter Retikulozytenreaktion, z. B. bei Eisenmangelanämie oder bei Anämie des chronischen Nierenversagens, ist die absolute Retikulozytenzahl verringert, aber der Prozentsatz der unreifen Retikulozyten ist normal. Der Prozentsatz unreifer Retikulozyten ist bei einem signifikanten Anteil von Patienten mit Herz- und Lungenkrankheiten erhöht, ohne dass eine Anämie oder eine Erhöhung des Retikulozytenprozentsatzes vorliegt [157]. Es wird angenommen, dass dies aus der Erythropoetinfreisetzung als Reaktion auf Hypoxie resultiert.

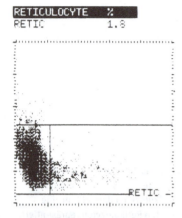

Abb. 2.21: Ausdruck eines Bayer-H.3-Gerätes, der die Streudiagramme des Retikulozytenkanals zeigt. Der Volumen- und Hämoglobingehalt der Retikulozyten und anderer roter Zellen werden durch Hoch- und Niedrigwinkel-Lichtstreuung bestimmt und die Lichtabsorption wird nach der Aufnahme des Nukleinsäurefarbstoffes, Oxazin 750, gemessen. Sechs Variablen mit potentiellem klinischem Nutzen werden für die Retikulozyten sowie für die gesamten roten Blutkörperchen gemessen: MCV, CHCM (= MCHC), RDW, HDW (in g/dl), CH (= MCH) und CHDW (HDW in pg). Das Zellvolumen ist gegen die Lichtabsorption aufgetragen. Die Retikulozyten werden in hohe Absorption (H RETIC), repräsentativ für die frühen Retikulozyten, in intermediäre Absorption (M RETIC) und geringe Absorption (L RETIC), repräsentativ für die älteren Retikulozyten, unterteilt.

Wenn eine effektive Erythropoese nach einer Periode verringerter roter Blutkörperchen, z. B. nach Knochenmarktransplantation oder während der Genesung nach Chemotherapie, wiederhergestellt ist, so kommt es zuerst zu einem Anstieg des prozentualen und absoluten Anteils an unreifen Retikulozyten noch vor einem Anstieg des Gesamtretikulozytenanteils, der Neutrophilenzahl und der Thrombozytenzahl [158]. Ebenso prognostiziert ein prozentualer Anstieg der unreifen Retikulozyten die hämatopoetische Erholung, nach immunsupprimierter Behandlung einer schweren aplastische Anämie, noch vor einem Anstieg der neutrophilen

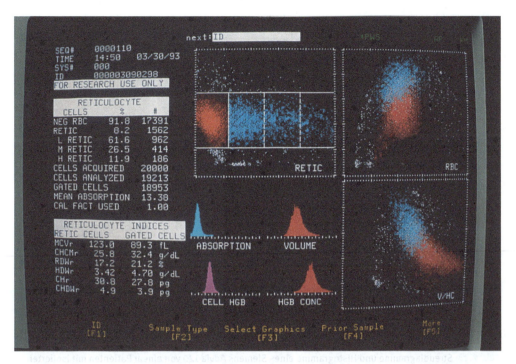

Abb. 2.22: Foto des Farbmonitors eines automatisierten Bayer-H.3-Gerätes. Das Streudiagramm zeigt Volumen und Hämoglobingehalt der Retikulozyten (blau) in Bezug auf die Größe und den Hämoglobingehalt anderer roter Zellen (rot), sowohl in einer Mie-Mappe als auch in einem Erythrozyten-Zytogramm. Diese Probe hatte eine signifikant erhöhte Retikulozytenzahl als Folge einer hämolytischen Transfusionsreaktion.

und der Gesamtretikulozytenzahl [159]. Die IRF (immature reticulocyte fraction) wurde in einigen Studien als nützlicher Faktor für die Optimierung des Erntezeitpunktes der Stammzellen des peripheren Blutes gesehen [52].

2.3.2.3 Retikulierte (unreife) Thrombozyten

Junge Thrombozyten, die neu aus dem Knochenmark freigesetzt werden, enthalten signifikante Mengen an RNA. Sie können auf dem Blutausstrich, nach Anfärben des Blutes mit Methylenblau, identifiziert werden. In Analogie zu den Retikulozyten wurden sie als „retikulierte Thrombozyten" bezeichnet. Automatisierte Retikulozytenmessgeräte können so modifiziert werden, dass sie retikulierte Thrombozyten messen können. Der Sysmex R-3000 wurde modifiziert, um sowohl retikulierte als auch große Thrombozyten bestimmen zu können. Retikulierte Thrombozyten können auch mit einem Durchflusszytometer, nach Exposition mit einem Nukleinsäure-bindenden Fluoreszenzfarbstoff, z. B. Thiazolorange, gemessen werden. Die Konzentration des Fluoreszenzfarbstoffes muss sorgfältig ausgewählt werden, um die Bindung an andere Thrombozytenkomponenten zu vermeiden [160]. Es kann auch eine zweifarbige Fluoreszenz verwendet werden, wobei dann eine Nukleinsäurefärbung mit einem Fluorochrom-markierten, monoklonalen Thrombozyten-Antikörper, wie CD61, kombiniert wird [161].

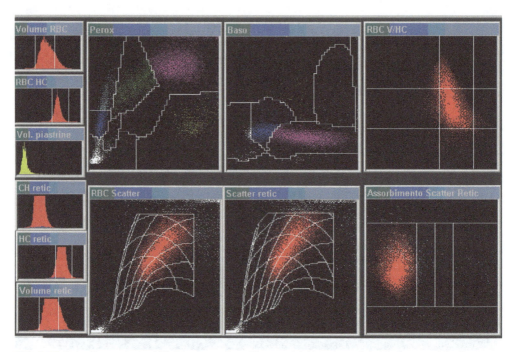

Abb. 2.23: Streudiagramme und Histogramme eines Siemens Advia 120 von einem Patienten mit isolierter aplastischer Anämie und Retikulozytopenie. Das Erythrozyten-Zytogramm (RBC V/HC) zeigt, dass eine Makrozytose (erhöhte Signale oberhalb des oberen Volumenschwellenwertes) vorliegt. Bitte beachten Sie, dass im Vergleich zu den vermehrten Retikulozyten in Abb. 2.22, hier in der unteren rechten Abb. (Lichtabsorption im Retikulozytenkanal) praktisch keine Retikulozyten (blaue Punkte) zu sehen sind. Die absolute Retikulozytenzahl war sehr niedrig mit $9,2 \times 10^9/l$ und einem Retikulozytenanteil von 0,43. Die Erythrozytenindizes waren: RBC $2,14 \times 10^9/l$, Hb 68 g/l, HK 0,21, MCV 99 fl, MCH 31,8 pg, MCHC 321 g/l, CHCM 325 g/l, RDW 21 %. Aufgrund der Heterogenität der Erythrozytengrößen spiegelt der MCV an der oberen Grenze des Normalwertes nicht den Prozentsatz an Monozyten wieder, der in dem Histogramm und Zytogramm der Erythrozyten gesehen wird. Die Gerätemarkierungen enthalten Makrozytose + + + und Anisozytose + +. Mit freundlicher Genehmigung von Prof. Gina Zini.

In den meisten Studien wurde festgestellt, dass ein erhöhter Prozentsatz retikulierter Thrombozyten zeigt, dass die Thrombopenie aus einer verstärkten Thrombozytenzerstörung resultiert und nicht aus Knochenmarkversagen. Dazu gibt es jedoch einige Überschneidungen der Ergebnisse und widersprüchliche Daten wurden ebenfalls publiziert [160, 162, 163]. Nach der Knochenmarktransplantation, während der Erholung von der Chemotherapie und während der Behandlung von thrombotisch-thrombozytopenischer Purpura und autoimmuner thrombozytopenischer Purpura kündigt eine erhöhte Anzahl an retikulierten Thrombozyten einen Anstieg der Thrombozytenzahl an.

Retikulierte Thrombozytenmessungen erfordern Geräte-spezifische Referenzbereiche.

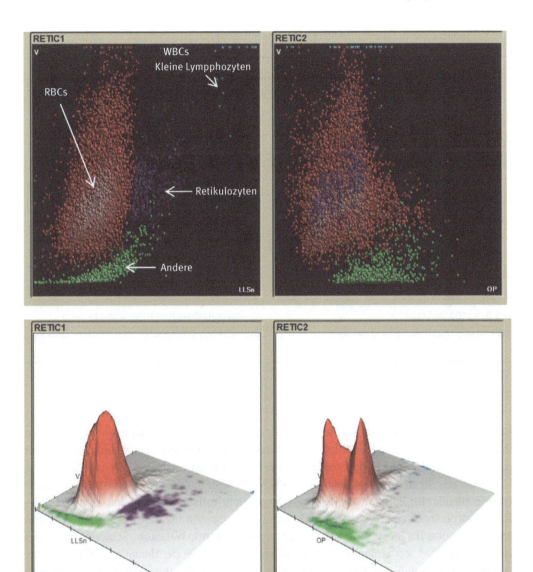

Abb. 2.24: Retikulozyten-Streulichtdiagramme und dreidimensionale Darstellungen des Beckman-Coulter DxH 800-Gerätes von einer normalen Blutprobe. In der graphischen Darstellung des Volumens (v) gegen die logarithmische Darstellung der Lichtstreuung (LLSn) bilden Retikulozyten und unreife Retikulozyten Cluster, die sich von reifen Erythrozyten und Leukozyten unterscheiden (RETIC1, links). In der Auftragung des Volumens gegen die Opazität (OP) scheinen sich die Retikulozyten nicht aufzutrennen (RETIC2, rechts), aber die Software identifiziert sie in der dreidimensionalen Analyse.
Mit freundlicher Genehmigung von Beckman-Coulter.

Tab. 2.7: Technologien der automatisierten Retikulozytenmessung [42, 150].

Geräte	Fluorochrome oder Färbungen
Fluoreszenz-basierte Methode	
R-1000, R-2000, R-3000, R-3500, SE-9000 und SE-9500 (Sysmex)	Auramine O
XE-5000 und XN (Sysmex)	Ein patentierter Polymethinfarbstoff
Cell-Dyn 4000 (Abbott)	CD4K530 (Lichtstreuungs- und Fluoreszenzintensitätsmessungen)
XL (Beckman-Coulter)	Coriphosphin O
FACScan (Becton Dickinson)	Thiazolorange
Pentra 120 Retic und Pentra DX Nexus (Horiba ABX Diagnostics) [150]	Thiazolorange
Nichtfluoreszierende RNA-bindende Reagenzien	
H.3, Advia-Serie (Siemens)	Oxazin 740 (Absorptionsmessung)
Cell-Dyn 3500 (Abbott)	Neu-Methylenblau (Lichtstreuungsmessung)
STKS, MAXM, GenS, DxH 800 (Beckman-Coulter)	Neu-Methylenblau (VCS: Volumen, Leitfähigkeit und Streulichtmessungen)

2.4 Patientennahe Diagnostik

Blutgasanalyzer messen den Hb entweder direkt durch Spektrophotometrie oder berechnen ihn aus dem HK, der über Leitfähigkeitsmessungen bestimmt wird. Solche Geräte messen oft auch viele biochemische Parameter. Zusätzlich zu den Blutgasanalyzern gibt es verschiedene kleine Geräte, die in ihrer Handhabung einfach genug sind, dass sie für eine patientennahe Diagnostik oder für Point of Care-Tests, auch von nicht vollständig biochemisch ausgebildetem Laborpersonal anzuwenden sind. Einige Geräte messen mehrere Parameter, während andere nur den Hb messen. Der HemoCue® (HemoCue AG, Wetzikon, Schweiz) misst den Hb über eine Azid-Methämoglobin-Reaktion und Photometrie. Der HemoCue® WBC DIFF bestimmt darüber hinaus ein WBC und ein fünffach Differentialblutbild. Der iSTAT haematocrit cartridge (AbbottPointofCare) bestimmt den HK durch Leitfähigkeitsmessungen und berechnet den Hb aus dem HK. Eine extreme Leukozytose kann eine falsch-hohe Messung ergeben [165]. Eine Schätzung des Hb kann durch den Vergleich der Farbintensität eines Bluttropfens auf einem Filterpapier mit Farbskala gemacht werden [166]. Diese Methode eignet sich zum Screening in peripheren Kliniken, die keinen leichten Zugang zu Laboratorien haben. Das Filterpapier ist von Teaching Aids für geringe Kosten erhältlich (www.talcuk.org). Es wird wahrscheinlich v. a. in den Entwicklungsländern verwendet werden, hat aber auch Potential als Screeningtest für Blutspender.

2.4.1 Nichtinvasive Methoden

Ein neuartiges Gerät, der Hemoscan, ist ein tragbares Gerät mit einer Handsonde, die unter der Zunge platziert wird [167]. Die Sonde emittiert Licht, das vom Zielgewebe zu einer winzigen Kamera reflektiert wird. Das Gerät soll Hb, PCV und WBC ermitteln können. Ein ähnliches Prinzip liegt dem Hemo-Monitor und dem Astrim zugrunde, die den Hb nichtinvasiv auf Grundlage der Lichtabsorption im nahen Infrarotbereich messen. Für die Messung muss ein Finger in das Gerät eingeführt werden [168, 169]. Bei den meisten Patienten waren die Messungen vergleichbar mit den Laborwerten, eine Ausnahme bildeten Patienten mit einem Paraprotein [169]. Die Korrelation mit Standardmethoden und die Genauigkeit reichen jedoch zurzeit nicht aus, um die Geräte als nützlichen Fortschritt ansehen zu können [170]. Der Pronto-7 (Masimo Corporation) bestimmt den Hb ebenfalls auf Grundlage der Lichtabsorption über einen Finger. Die Ergebnisse sind mit den Labormessungen vergleichbar [171]. Die SpO_2-Sauerstoffsättigung, die Pulsrate und der Perfusionsindex werden ebenfalls gemessen. Der Hb kann ebenfalls nichtinvasiv bestimmt werden, indem ein Finger in einen ringförmigen Sensor gesteckt wird, der an einem Monitor des NBM 200 und des NBM 200 MP befestigt ist (Orsense). Der NBM 200 misst den Hb und die Pulsfrequenz, während der NBM 200 MP auch die Sauerstoffsättigung bestimmt. Die Hb-Messung erfolgt mittels Lichtabsorption.

HemoGlobe ist eine neuartige Anpassung eines Mobiltelefons, entwickelt für den Einsatz in Entwicklungsländern. Das Hämoglobin wird durch Pulsoximetrie bestimmt und die Ergebnisse werden in Farbgrafiken umgewandelt: grün für eine milde Anämie, gelb für eine mäßige und rot für eine schwere Anämie (http://www.socialtech.org.uk/projects/hemoglobe).

2.4.2 Präanalytische Lagerung von Blutproben

Bei Verzögerungen der Blutbildmessung sollte die Probe bei 4 °C gelagert werden. Die Lagerung bei Raumtemperatur erhöht die Anzahl der Markierungen und führt zu Ungenauigkeiten. Bei den Siemens H.1 und der Advia-Baureihe tritt z. B. eine Markierung für Linksverschiebung sehr häufig auf, der MCV steigt und der MCHC fällt. In ähnlicher Weise führt eine Lagerung der Probe bei Raumtemperatur bei dem Cell-Dyn 3500 zu einer erhöhten Anzahl an Markierungen, einem Abfall des WBC (gemessen durch das optische System, nicht aber durch das Impedanzsystem), zu einem Abfall des Neutrophilenanteils, zu einem Anstieg des Lymphozytenanteils und des MCV und zu einem Rückgang des MCHC [172]. Thrombozyteneigenschaften variieren bei Lagerung der Probe. Mit dem Siemens Advia 120 gibt es z. B. einen Anstieg des MPV und einen Rückgang des MPC [133]. Es ist wichtig, dass die Labormitarbeiter mit den Geräte-spezifischen Auswirkungen auf die Blutwerte nach vorheriger Lagerung der Proben vertraut sind.

2.5 Literatur

[1] International Committee for Standardization in Haematology (1978) Recommendations for reference method for haemoglobinometry in human blood (ICSH Standard EP 6/2: 1977) and specifications for international haemiglobincyanide reference preparation (ICSH Standard EP 6/3: 1977). J Clin Pathol, 31, 139–143.
[2] Davis B, Jungerius B, on behalf of International Council for the Standardization of Haematology (ICSH) (2009) International Council for Standardization in Haematology technical report 1-2009: new reference material for haemiglobincyanide for use in standardization of blood haemoglobin measurements. Int J Lab Hematol, 32, 139–141.
[3] van Kampen EJ, Zijlstra WG (1983) Spectrophotometry of hemoglobin and hemoglobin derivatives. Adv Clin Chem, 23, 199–257.
[4] Lewis SM, Garvey B, Manning R, Sharp SA, Wardle J (1991) Lauryl sulphate haemoglobin: a non-hazardous substitute for HiCN in haemoglobinometry. Clin Lab Haematol, 13, 279–290.
[5] Morris LD, Pont A, Lewis SM (2001) Use of a new HemoCue system for measuring haemoglobin at low concentrations. Clin Lab Haematol, 23, 91–96.
[6] International Committee for Standardization in Haematology Expert Panel on Blood Cell Sizing (1980) Recommendation for reference method for determination by centrifugation of packed cell volume of blood. J Clin Pathol, 33, 1–2.
[7] ICSH (1982) Selected methods for the determination of the packed cell volume. In: van Assendelft OW & England JM (eds) Advances in Hematological Methods: the blood count. CRC Press, Boca Raton.
[8] Guthrie DL, and Pearson TC (1982) PCV measurement in the management of polycythaemic patients. Clin Lab Haematol, 4, 257–265.
[9] Weatherall MS, Sherry KM (1997) An evaluation of the SpuncritTM infrared analyser for measurement of haematocrit. Clin Lab Haematol, 19, 183–186.
[10] Aoun H (1989) When a house officer gets AIDS. N Engl J Med, 321, 693–696.
[11] Anonymous (1999) Glass capillary tubes: joint safety advisory about potential risks. Lab Med, 30, 299.
[12] Crosland-Taylor PJ (1982) The micro PCV. In: van Assendelft OW & England JM (eds) Advances in Hematological Methods: the blood count. CRC Press, Boca Raton.
[13] Lampasso JA (1965) Error in hematocrit value produced by excessive ethylenediaminetetraacetate. Am J Clin Pathol, 44, 109–110.
[14] Pennock CA, Jones KW (1966) Effects of ethylenediaminetetra-acetic acid (dipotassium salt) and heparin on the estimation of packed cell volume. J Clin Pathol, 19, 196–199.
[15] Karlow MA, Westengard JC, Bull BS (1989) Does tube diameter influence the packed cell volume? Clin Lab Haematol, 11, 375–383.
[16] Bryner MA, Houwen B, Westengard J, Klein O (1997) The spun micro-haematocrit and mean cell volume are affected by changes in the oxygenation state of red blood cells. Clin Lab Haematol, 19, 99–103.
[17] Lines RW, Grace E (1984) Choice of anticoagulants for packed cell volume and mean cell volume determination. Clin Lab Haematol, 6, 305–306.
[18] Expert Panel on Cytometry of the International Council for Standardization in Haematology (2000) ICSH recommendation for the measurement of a reference packed cell volume. Lab Haematol, 7, 148–170.
[19] International Committee for Standardization in Haematology (1980) Recommended methods for measurement of red cell and plasma volume. J Nucl Med, 21, 793–800.
[20] Bull BS, Fujimoto K, Houwen B, Klee G, van Hove L, van Assendelft OW, on behalf of the ICSH Expert Panel on Cytometry (2003) International Council for Standardization in Haematology (ICSH) Recommendations for "Surrogate Reference" Method for the Packed Cell Volume. Lab Hematol, 9, 1–9.
[21] Briggs C, Bain BJ (2012) Basic haematological techniques. In: Bain BJ, Bates I, Laffan MA, and Lewis SM (eds) Dacie and Lewis Practical Haematology, 11th edn. Churchill Livingstone, Edinburgh.
[22] International Council for Standardization in Haematology: Expert Panel on Cytometry (1994) Reference method for the enumeration of erythrocytes and leucocytes. Clin Lab Haematol, 16, 131–138.

[23] Barnett D, Goodfellow K, Ginnever J, Granger V, Whitby L, Reilly JT (2001) Low level leucocyte counting: a critical variable in the validation of leucodepleted blood transfusion components as highlighted by an external quality assessment study. Clin Lab Haematol, 23, 43–51.
[24] Lewis SM (1982) Visual haemocytometry. In: van Assendelft OW & England JM (eds) Advances in Hematological Methods: the blood count. CRC Press, Boca Raton.
[25] Dickerhoff R, van Ruecker A (1995) Enumeration of platelets by multiparameter flow cytometry using platelet specific antibodies and fluorescent reference particles. Clin Lab Haematol, 17, 163–172.
[26] Tanaka C, Ishii T, Fujimoto K (1996) Flow cytometric platelet enumeration utilizing monoclonal antibody CD42a. Clin Lab Haematol, 18, 265–269.
[27] Harrison P, Horton A, Grant D, Briggs C, Machin S (2000) Immunoplatelet counting: a proposed new reference procedure. Br J Haematol, 108, 228–235.
[28] International Council for Standardization in Haematology: Expert Panel on Cytometry and International Society of Laboratory Haematology Task Force on Platelet Counting (2001) Platelet counting by the RBC/platelet method: a reference method. Am J Clin Pathol, 115, 460–464.
[29] Norris S, Pantelidou D, Smith D, Murphy MF (2003) Immunoplatelet counting: potential for reducing the use of platelet transfusions through more accurate platelet counting. Br J Haematol, 121, 605–613.
[30] International Council for Standardization in Haematology: Expert Panel on Cytometry (1995) Recommendation of the International Council for Standardization in Haematology on reporting differential leucocyte counts. Clin Lab Haematol, 17, 113.
[31] Clinical and Laboratory Standards Institute (2007) Reference Leukocyte (WBC) Differential Count (Proportional) and Evaluation of Instrumental Methods; Approved Standard – Second Edition. CLSI document H20-A, Clinical and Laboratory Standards Institute, Wayne, Pennsylvania.
[32] Talstad I (1981) Problems in microscopic and automatic cell differentiation of blood and cell suspensions. Scand J Haematol, 26, 398–406.
[33] Davidson E (1958) The distribution of cells in peripheral blood smears. J Clin Pathol, 11, 410–411.
[34] Rümke CL (1960) Variability of results in differential cell counts on blood smears. Triangle, 4, 154–157.
[35] England JM, Bain BJ (1976) Total and differential leucocyte count. Br J Haematol, 33, 1–7.
[36] Koepke IF, Koepke JA (1986) Reticulocytes. Clin Lab Haematol, 8, 169–179.
[37] The Expert Panel on Cytometry of the International Council for Standardization in Haematology (1992) ICSH Guidelines for Reticulocyte Counting by Microscopy of Supravitally Stained Preparations. World Health Organization, Geneva.
[38] Perrotta AL, Finch CA (1972) The polychromatophilic erythrocyte. Am J Clin Pathol, 57, 471–477.
[39] Crouch JY, Kaplow LS (1985) Relationship of reticulocyte age to polychromasia, shift cells, and shift reticulocytes. Arch Pathol Lab Med, 109, 325–329.
[40] Lowenstein ML (1959) The mammalian reticulocyte. Int Rev Cytol, 9, 135–174.
[41] Brecher G, Schneiderman MR (1950) A time-saving device for counting of reticulocytes. Am J Clin Pathol, 20, 1079–1083.
[42] Koepke JA (1999) Update on reticulocyte counting. Lab Med, 30, 339–343.
[43] Hillman RS, Finch CA (1969) The misused reticulocyte. Br J Haematol, 17, 313–315.
[44] Fannon M, Thomas R, Sawyer L (1982) Effect of staining and storage times on reticulocyte counts. Lab Med, 13, 431–433.
[45] NCCLS (2004) Methods for Reticulocyte Counting (Automated Blood Cell counters, Flow Cytometry, and Supravital Dyes); Approved guideline – Second Edition. NCCLS document H44-A2, Clinical and Laboratory Standards Institute, Wayne, Pennsylvania.
[46] Kratz A, Bengtsson HI, Casey JE, Keefe JM, Beatrice GH, Grzybek DY et al. (2005) Performance evaluation of the CellaVision DM96 system: WBC differentials by automated digital image analysis supported by an artificial neural network. Am J Clin Pathol, 124, 770–781.
[47] Ceelie H, Dinkelaar RB, van Gelder W (2007) Examination of peripheral blood films using automated microscopy: evaluation of Diffmaster Octavia and Cellavision DM96. J Clin Pathol, 60, 72–79.
[48] Briggs C, Machin S (2012) Can automated blood film analysis replace the manual differential? Int J Lab Hematol, 34, Suppl. 1, 6–7.

[49] Smits SM, Leyte A (2014) Clinical performance evaluation of the CellaVision Image Capture System in the white blood cell differential on peripheral blood smears. J Clin Pathol, 67, 168–172.
[50] Kunicka J, Malin M, Zelmanovic D, Katzenberg M, Canfield W, Shapiro P, Mohandas N (2001) Automated quantification of hemoglobin-based blood substitutes in whole blood samples. Am J Clin Pathol, 116, 913–919.
[51] Rowan RM (1983) Blood Cell Volume Analysis. Albert Clark, London.
[52] Paterakis GS, Laoutaris NP, Alexia SV, Siourounis PV, Stamulakatou AK, Premitis EE et al. (1993) The effect of red cell shape on the measurement of red cell volume. A proposed method for the comparative assessment of this effect among various haematology analysers. Clin Lab Haematol, 16, 235–245.
[53] Igout J, Fretigny M, Vasse M, Callat MP, Silva M, Willemont L et al. (2004) Evaluation of the Coulter LH750 haematology analyser compared with flow cytometry as the reference method for WBC, platelet and nucleated RBC count. Clin Lab Haematol, 26, 1–7.
[54] Zini G, d'Onofrio G, Garzia M, di Mario A (2005) Citologia Ematologica in Automazione. Verduci Editore, Rome.
[55] Banfi G, Di Gaetano N, Lopez RS, Melegati G (2007) Decreased mean sphered cell volume values in top-level rugby players are related to the intravascular hemolysis induced by exercise. Lab Hematol, 13, 103–107.
[56] Urrechaga E (2010) The new mature red cell parameter, low haemoglobin density of the Beckman-Coulter LH750: clinical utility in the diagnosis of iron deficiency. Int J Lab Hematol, 32, e144–150.
[57] Dopsaj V, Martinovic J, Dopsaj M (2014) Early detection of iron deficiency in elite athletes: could microcytic anemia factor (Maf) be useful? Int J Lab Hematol, 36, 37–44.
[58] Shelat SG, Canfield W, Shibutani S (2010) Differences in detecting blasts between ADVIA 2120 and Beckman-Coulter LH750 hematology analyzers. Int J Lab Hematol, 32, 113–116.
[59] Fourcade C, Casbas MJ, Belaouni H, Gonzalez JJ, Garcia PJ, Pepio MA (2004) Automated detection of malaria by means of the haematology analyser Coulter GEN.S. Clin Lab Haematol, 26, 367–372.
[60] Sharma P, Bhargava M, Sukhachev D, Datta S, Wattal C (2014) LH750 hematology analyzers to identify malaria and dengue and distinguish them from other febrile illnesses. Int J Lab Hematol, 36, 45–55.
[61] Kim SY, Kim JE, Kim HK, Han KS, Toh CH (2010) Accuracy of platelet counting by automated hematologic analyzers in acute leukemia and disseminated intravascular coagulation: potential effects of platelet activation. Am J Clin Pathol, 134, 634–647.
[62] Latger-Cannard V, Hoarau M, Salignac S, Baumgart D, Nurden P, Lecompte T (2012) Mean platelet volume: comparison of three analysers towards standardization of platelet morphological phenotype. Int J Lab Hematol, 34, 300–310.
[63] Chaves F, Tierno B, Xu D (2005) Quantitative determination of neutrophil VCS parameters by the Coulter automated hematology analyzer. Am J Clin Pathol, 124, 440–444.
[64] Bagdasaryan R, Zhou Z, Tierno B, Rosenman D, Xu D (2007) Neutrophil VCS parameters are superior indicators for acute infection. Lab Hematol, 13, 12–16.
[65] Mardi D, Fwity B, Lobmann R, Ambrosch A (2010) Mean cell volume of neutrophils and monocytes compared with C-reactive protein, interleukin-6 and white blood cell count for prediction of sepsis and nonsystemic bacterial infections. Int J Lab Hematol, 32, 410–418.
[66] Charafeddine KM, Youssef AM, Mahfouz RA, Sarieddine DS, Daher RT (2011) Comparison of neutrophil volume distribution width to C-reactive protein and procalcitonin as a proposed new marker of acute infection. Scand J Infect Dis, 43, 777–784.
[67] Zhu Y, Cao X, Chen Y, Zhang K, Wang Y, Yuan K, Xu D (2012) Neutrophil cell population data: useful indicators for postsurgical bacterial infection. Int J Lab Hematol, 34, 295–299.
[68] Koenig S, Quillen K (2010) Using neutrophil and lymphocyte VCS indices in ambulatory pediatric patients presenting with fever. Int J Lab Hematol, 32, 459–451.
[69] Celik IH, Demirel G, Sukhachev D, Erdeve O, Dilman U (2013) Neutrophil volume, conductivity and scatter parameters with effective modeling of molecular activity statistical program gives better results in neonatal sepsis. Int J Lab Hematol, 35, 82–87.

[70] Bhargava M, Saluja S, Sindhuri U, Saraf A, Sharma P (2014) Elevated mean neutrophil volume+CRP is a highly sensitive and specific predictor of neonatal sepsis. Int J Lab Hematol, 36, e11–e14.
[71] Wiesent T, von Weikersthal L, Pujol N (2005) Automated detection of neutrophil dysplasia for the screening of myelodysplasia and myelodysplastic syndromes. Blood, 106, 303b.
[72] Miguel A, Orero M, Simon R, Collado R, Perez PL, Pacios A et al. (2007) Automated neutrophil morphology and its utility in the assessment of neutrophil dysplasia. Lab Hematol, 13, 98–102.
[73] Urrechaga E, Borque L, Escanero JF (2011) Analysis of reticulocyte parameters on the Sysmex XE 5000 and LH 750 analyzers in the diagnosis of inefficient erythropoiesis. Int J Lab Hematol, 33, 37–44.
[74] Urrechaga E, Unceta M, Borque L, Escanero JF (2012) Low hemoglobin density potential marker of iron availability. Int J Lab Hematol, 34, 47–51.
[75] Senzel L, Kube B, Lou M, Gibbs A, Ahmed T, Brent Hall (2013) Contamination of patient blood samples by avian RBCs from control material during automated hematology analysis. Am J Clin Pathol, 140, 127–131.
[76] Hedley BD, Keeney M, Chin-Yee I, Brown W (2010) Initial performance evaluation of the UniCel® DxH 800 Coulter® cellular analysis system. Int J Lab Hematol, 33, 45–56.
[77] Jean A, Boutet C, Lenormand B, Callat M-P, Buchonnet G, Barbay V et al. (2011) The new haematology analyzer DxH 800: an evaluation of the analytical performances and leucocyte flags, comparison with the LH 755. Int J Lab Hematol, 33, 138–145.
[78] Barnes PW, Eby CS, Shimer G (2010) Blast flagging with the UniCel DxH 800 Coulter Cellular Analysis System. Lab Hematol, 16, 23–25.
[79] Tan BT, Nava AJ, George TI (2011) Evaluation of the Beckman Coulter UniCel DxH 800, Beckman Coulter LH 780, and Abbott Diagnostics Cell-Dyn Sapphire Hematology Analyzers on adult specimens in a tertiary care hospital. Am J Clin Pathol, 135, 939–951.
[80] Tan BT, Nava AJ, George TI (2011) Evaluation of the Beckman Coulter UniCel DxH 800 and Abbott Diagnostics Cell-Dyn Sapphire Hematology Analyzers on pediatric and neonatal specimens in a tertiary care hospital. Am J Clin Pathol, 135, 929–938.
[81] Kwon M-J, Nam M-H, Kim SH, Lim CS, Lee CK, Cho Y et al. (2011) Evaluation of the nucleated red blood cell count in neonates using the Beckman Coulter UniCel DxH 800 analyzer. Int J Lab Hematol, 33, 620–628.
[82] Park D-H, Park K, Park J, Park H-H, Chae H, Lim J et al. (2011) Screening of sepsis using leukocyte cell population data from the Coulter automatic blood cell analyzer DxH800. Int J Lab Hematol, 33, 391–399.
[83] Kahng J, Yahng SA, Lee JW, Kim Y, Kim M, Oh E-J et al. (2014) Novel markers of early neutrophilic and monocytic engraftment after hematopoietic stem cell transplantation. Ann Lab Med, 34, 92–97.
[84] Lee HK, Kim SI, Chae H, Kim M, Lim J, Oh EJ et al. (2012) Sensitive detection and accurate monitoring of Plasmodium vivax parasites on routine complete blood count using automatic blood cell analyzer (DxH800TM). Int J Lab Hematol, 34, 201–207.
[85] Kim J-E, Kim B-R, Woo K-S, Han J-Y (2012) Evaluation of the leukocyte differential on a new automated flow cytometry hematology analyzer. Int J Lab Hematol, 34, 547–550.
[86] Park BG, Park C-J, Kim S, Yoon C-H, Kim D-H, Jang S, Chi H-S (2012) Comparison of the Cytodiff flow cytometric leucocyte differential count system with the Sysmex XE-2100 and Beckman Coulter UniCel DxH 800. Int J Lab Hematol, 34, 584–593.
[87] Jo Y, Kim SH, Koh K, Park J, Shim YB, Lim J et al. (2011) Reliable, accurate determination of the leukocyte differential of leukopenic samples by using hematoflow method. Korean J Lab Med, 31, 131–137.
[88] Gowans ID, Hepburn MD, Clark DM, Patterson G, Rawlinson PSM, Bowen DT (1999) The role of the Sysmex SE9000 immature myeloid index and Sysmex R2000 reticulocyte parameters in optimizing the timing of peripheral blood stem cell harvesting in patients with lymphoma and myeloma. Clin Lab Haematol, 21, 331–336.
[89] Ruzicka K, Veitl M, Thalhammer-Scherrer R, Schwarzinger I (2001) The new hematology analyzer Sysmex XE-2100; performance evaluation of a novel white blood cell differential technology. Arch Pathol Lab Med, 125, 391–396.

[90] Briggs C, Harrison P, Grant D, Staves J, Machin SJ (2000) New quantitative parameters on a recently introduced automated blood cell counter – the XE 2100. Clin Lab Haematol, 22, 345–350.
[91] Briggs C, Kunka A, Machin SJ (2004) The most accurate platelet count on the Sysmex XE-2100. Optical or impedance? Clin Lab Haematol, 26, 157–158.
[92] Briggs C, Kunka S, Hart D, Oguni S, Machin SJ (2005) Assessment of an immature platelet fraction (IPF) in peripheral thrombocytopenia. Br J Haematol, 126, 93–99.
[93] Pai S (2012) Pseudobasophilia on the Sysmex-XE 2100: a useful screening tool for primary dengue infection in endemic areas. Int J Lab Hematol, 34, Suppl. 1, 25.
[94] Grotto HZW, Noronha JFA (2004) Platelet larger cell ratio (P-LCR) in patients with dyslipidemia. Clin Lab Haematol, 26, 347–349.
[95] Kaito K, Otsubo H, Usui N, Yoshida M, Tanno J, Kurihara E et al. (2005) Platelet size deviation width, platelet large cell ratio, and mean platelet volume have sufficient sensitivity and specificity in the diagnosis of immune thrombocytopenia, Br J Haematol, 128, 698–702.
[96] Ansari-Lari MA, Kickler TS, Borowitz MJ (2003) Immature granulocyte measurement using the Sysmex XE-2100. Am J Clin Pathol, 120, 795–799.
[97] Furundarena JR, Araiz M, Uranga M, Sainz MR, Agirre A, Trassorras M et al. (2010) The utility of the Sysmex XE-2100 analyzer's NEUT-X and NEUT-Y parameters for detecting neutrophil dysplasia in myelodysplastic syndromes. Int J Lab Hematol, 32, 360–366.
[98] Agorasti A, Nikolakopoulou E, Mitroglou V, Konstantinidou D (2012) The structural parameter NEUT-X in vitamin B12 deficiency. Int J Lab Hematol, 34, Suppl. 1, 74.
[99] Jain M, Gupta S, Jain J, Grover RK (2012) Usefulness of automated cell counter in detection of malaria in a cancer set up – our experience. Indian J Pathol Microbiol, 55, 467–473.
[100] Dubreuil P, Pihet M, Cau S, Croquefer S, Deguigne PA, Godon A et al. (2014) Use of Sysmex XE-2100 and XE-5000 hematology analyzers for the diagnosis of malaria in a nonendemic country (France). Int J Lab Hematol, 36, 124–134.
[101] Gulati GL, Bourne S, El Jamal SM, Florea AD, Gong J (2011) Automated lymphocyte counts vs manual lymphocyte counts in chronic lymphocytic leukemia patients. Lab Med, 42, 545–548.
[102] Amundsen EK, Urdal P, Hagve TA, Holthe MR, Henriksson CE (2012) Absolute neutrophil counts from automated hematology instruments are accurate and precise even at very low levels. Am J Clin Pathol, 137, 862–869.
[103] Amundsen EK, Henriksson CE, Holthe MR, Urdal P (2012) Is the blood basophil count sufficiently precise, accurate, and specific?: three automated hematology instruments and flow cytometry compared. Am J Clin Pathol, 137, 86–92.
[104] Otsubo H, Kaito K, Asai O, Usui N, Kobayashi M, Hoshi Y (2005) Persistent nucleated red blood cells in peripheral blood is a poor prognostic factor in patients undergoing stem cell transplantation. Clin Lab Haematol, 27, 242–246.
[105] Pollard Y, Watts MJ, Grant D, Chavda N, Linch DC, Machin SJ (1999) Use of the haemopoietic progenitor cell count of the Sysmex SE-9500 to refine apheresis timing of peripheral blood stem cells. Br J Haematol, 106, 538–544.
[106] Buttarello M, Plebani M (2008) Automated blood cell counts: state of the art. Am J Clin Pathol, 130, 104–116.
[107] Banno S, Ito Y, Tanaka C, Hori T, Fujimoto K, Suzuki T et al. (2005) Quantification of red blood cell fragmentation by the automated hematology analyzer XE-2100 in patients with living donor liver transplantation. Clin Lab Haematol, 27, 292–296.
[108] Lesesve J-F, Asnafi V, Braun F, Zini G (2012) Fragmented red blood cells automated measurement is a useful parameter to exclude schistocytes on the blood film. Int J Lab Hematol, 34, 566–576.
[109] Schoorl M, Snijders D, Schoorl M, Boersma WG, Bartels PC (2012) Temporary impairment of reticulocyte haemoglobin content in subjects with community-acquired pneumonia. Int J Lab Hematol, 34, 390–395.
[110] Franck S, Linssen J, Messinger M, Thomas L (2004) Potential utility of Ret-Y in the diagnosis of iron-restricted erythropoiesis. Clin Chem, 50, 1240–1242.

[111] Miwa N, Akiba T, Kimata N, Hamaguchi Y, Arakawa Y, Tamura T et al. (2010) Usefulness of measuring reticulocyte hemoglobin equivalent in the management of haemodialysis patients with iron deficiency. Int J Lab Hematol, 32, 248–255.

[112] Sudmann ÅA, Piehler A, Urdal P (2012) Reticulocyte hemoglobin equivalent to detect thalassemia and thalassemic hemoglobin variants. Int J Lab Hematol, 24, 605–613.

[113] Yamaoka G, Kubota Y, Nomura T, Inage T, Arai T, Kitanaka A et al. (2010) The immature platelet fraction is a useful marker for predicting the timing of platelet recovery in patients with cancer after chemotherapy and hematopoietic stem cell transplantation. Int J Lab Hematol, 32, e208–e216.

[114] Nomura T, Kubota Y, Kitanaka A, Kurokouchi K, Inage T, Saigo K et al. (2010) Immature platelet fraction measurement in patients with chronic liver disease: a convenient marker for evaluating cirrhotic change. Int J Lab Hematol, 32, 299–306.

[115] Sugimori N, Kondo Y, Shibayama M, Omote M, Takami A, Sugimori C et al. (2009) Aberrant increase in the immature platelet fraction in patients with myelodysplastic syndrome: a marker of karyotypic abnormalities associated with poor prognosis. Eur J Haematol, 81, 54–60.

[116] Urrechaga E, Borque L, Escanero JF (2011) Erythrocyte and reticulocyte parameters in iron deficiency and thalassaemia. J Clin Lab Anal, 25, 223–228.

[117] Urrechaga E, Borque L, Escanero JF (2011) The role of automated measurement of red cell subpopulations on the Sysmex XE 5000 analyzer in the differential diagnosis of microcytic anemia. Int J Lab Hematol, 33, 30–36.

[118] Urrechaga E, Borque L, Escanero JF (2011) The role of automated measurement of RBC subpopulations in differential diagnosis of microcytic anemia and β-thalassemia screening. Am J Clin Pathol, 135, 374–379.

[119] Buttarello M, Pajola R, Novello E, Rebeschini M, Cantaro S, Oliosi F et al. (2010) Diagnosis of iron deficiency in patients undergoing hemodialysis. Am J Clin Pathol, 133, 949–954.

[120] Chalvatzi K, Spiroglou S, Nikolaidou A, Diza E (2013) Evaluation of fragmented red cell (FRC) counting using Sysmex XE-5000 – Does hypochromia play a role? Int J Lab Hematol, 35, 193–199.

[121] Briggs CJ, Linssen J, Longair I, Machin SJ (2011) Improved flagging rates on the Sysmex XE-5000 compared with the XE-2100 reduce the number of manual film reviews and increase laboratory productivity. Am J Clin Pathol, 136, 309–316.

[122] Eilertsen H, Vøllestad NK, Hagve T-A (2013) The usefulness of blast flags on the Sysmex XE-5000 is questionable. Am J Clin Pathol, 139, 633–640.

[123] Pozdnyakova O, Dorfman DM (2013) Sysmex XE-5000 Blast Q Flag Analysis. Am J Clin Pathol, 140, 918–919.

[124] Briggs C, Longair I, Kumar P, Singh D, Machin S (2012) Performance evaluation of the Sysmex XN modular system. J Clin Pathol, 65, 1024–1030.

[125] Hotton J, Broothaers J, Swaelens C, Cantinieaux B (2013) Performance and abnormal cell flagging comparisons of three automated blood cell counters: Cell-Dyn Sapphire, DxH-800, and XN-2000. Am J Clin Pathol, 140, 845–852.

[126] Leers MPG, Goertz H, Feller A, Hoffmann JJML (2011) Performance evaluation of the Abbott CELL-DYN Ruby and the Sysmex XT-2000i haematology analysers. Int J Lab Hematol, 33, 19–29.

[127] Mohandas N, Kim YR, Tycko DH, Orlik J, Wyatt J, Groner W (1986) Accurate and independent measurement of volume and hemoglobin concentration of individual red cells by laser light scattering. Blood, 68, 506–513.

[128] von Feltan U, Furlan M, Frey R, Bucher U (1978) Test of a new method for hemoglobin determinations in automatic analysers. Med Lab, 31, 223–231.

[129] Breymann C, Rohling R, Krafft A, Huch A, Huch R (2000) 'Blood doping' with recombinant erythropoietin (rhEPO) and assessment of functional iron deficiency in healthy volunteers. Br J Haematol, 108, 883–888.

[130] Thomas C, Thomas L (2002) Biochemical markers and hematologic indices in the diagnosis of functional iron deficiency. Clin Chem, 8, 1066–1076.

[131] Tsakonas DP, Tsakona CP, Worman CP, Goldstone AH, Nicolaides KH (1994) Myeloperoxidase activity and nuclear segmentation of maternal neutrophils during normal pregnancy. Clin Lab Haematol, 16, 337–342.
[132] Chapman DH, Hardin J-A, Miers M, Moyle S, Kinney MC (2001) Reduction of the platelet review rate using two-dimensional platelet method. Am J Clin Pathol, 115, 894–898.
[133] Brummitt DR, Barker HF (2000) The determination of a reference range for new platelet parameters produced by the Bayer ADVIATM120 full blood count analyser. Clin Lab Haematol, 22, 103–107.
[134] Meintker L, Ringwald J, Rauh M, Krause SW (2013) Comparison of automated differential blood cell counts from Abbott Sapphire, Siemens Advia 120, Beckman Coulter DxH 800, and Sysmex XE-2100 in normal and pathologic samples. Am J Clin Pathol, 139, 641–650.
[135] Greenfield HM, Sweeney DA, Newton RK, Leather A, Murray J, Angelica R et al. (2005) Estimation of haematopoietic progenitor cells in peripheral blood by the Advia 120 and BD vantage flow cytometer: a direct comparison for the prediction of adequate collections. Clin Lab Haematol, 27, 287–291.
[136] Kratz A, Maloum K, O'Malley C, Zini G, Rocco V, Zelmanovic D, Kling G (2006) Enumeration of nucleated red blood cells with the ADVIA 2120 Hematology System: an International Multicenter Clinical Trial. Lab Hematol, 12, 63–70.
[137] Cornbleet PJ, Myrick D, Judkins S, Levy R (1992) Evaluation of the CELL-DYN 3000 differential. Am J Clin Pathol, 98, 603–614.
[138] Kim YR, Yee M, Metha S, Chupp V, Kendall R, Scott CS (1998) Simultaneous differentiation and quantification of erythroblasts and white blood cells on a high throughput clinical haematology analyser. Clin Lab Haematol, 20, 21–29.
[139] Grimaldi E, Scopacasa F (2000) Evaluation of the Abbott CELL-DYN 4000 hematology analyzer. Am J Clin Pathol, 113, 497–505.
[140] Hoedemakers RMJ, Pennings JMA, Hoffmann JJML (1999) Performance characteristics of blast flaging on the Cell-Dyn 4000 haematology analyser. Clin Lab Haematol, 21, 347–351.
[141] Hoffmann JJML, Hoedemakers RMJ (2004) Diagnostic performance of the variant lymphocyte flag of the Abbott Cell-Dyn 4000 haematology analyser. Clin Lab Haematol, 26, 9–13.
[142] Gill JE, Davis KA, Cowart WJ, Nepacena FU, Kim Y-T (2000) A rapid and accurate closed-tube immunoassay for platelets on an automated hematology analyzer. Am J Clin Pathol, 114, 47–56.
[143] Kunz D, Kunz WS, Scott CS, Gressner AM (2001) Automated CD61 immunoplatelet analysis of thrombocytopenic samples. Br J Haematol, 112, 584–592.
[144] Molera T, Roemer B, del Mar Perera Alvarez M, Lemes A, de la Iglesia Iñigo S, Palacios G, Scott CS (2005) Analysis and enumeration of T cells, B cells and NK cells using the monoclonal antibody fluorescence capability of a routine haematology analyser (Cell-Dyn CD4000). Clin Lab Haematol, 27, 224–234.
[145] Little BH, Robson R, Roemer B, Scott CS (2005) Immunocytometric quantitation of foeto-maternal haemorrhage with the Abbott Cell-Dyn CD4000 haematology analyser. Clin Lab Haematol, 27, 21–31.
[146] Scott CS, Zyl D, Ho E, Meyersfeld D, Ruivo L, Mendelow BV, Coetzer TL (2003) Automated detection of malaria-associated intraleucocytic haemozoin by Cell-Dyn CD4000 depolarization analysis. Clin Lab Haematol, 25, 77–86.
[147] Hänscheid T, Romão R, Grobusch MP, Amaral T, Melo- Cristino J (2011) Limitation of malaria diagnosis with the Cell-Dyn® analyser: not all haemozoin-containing monocytes are detected or shown. Int J Lab Hematol, 33, e14–e16.
[148] Ermens AA, Hoffmann JJ, Krokenberger M, Van Wijk EM (2012) New erythrocyte and reticulocyte parameters on CELL-DYN Sapphire: analytical and preanalytical aspects. Int J Lab Hematol, 34, 274–282.
[149] Khoo T-L, Xiros N, Guan F, Orellana D, Holst J et al. (2013) Performance evaluation of the Abbott CELL-DYN Emerald for use as a bench-top analyzer in a research setting. Int J Lab Hematol, 35, 447–456.
[150] Lacombe F, Lacoste L, Vial J-P, Briais A, Reiffers J, Boisseau MR, Bernard P (1999) Automated reticulocyte counting and immature reticulocyte fraction measurements. Am J Clin Pathol, 112, 677–685.

[151] Doretto P, Biasioli B, Casolari B, Pasini L, Bulian P, Buttarello M et al. (2011) Conteggio reticulocitario automizzato: valutazione NCCLS H-44 ed ICSH su 5 strumenti. In: Cenci A, Cappelletti P (eds) Appunti di Ematologia di Laboratorio. MAF Servizi Editore, Turin.
[152] Riley RS, Ben-Ezra JM, Tidwell A (2001) Reticulocyte enumeration: past & present. Lab Med, 10, 599–608.
[153] Briggs C, Grant D, Machin SJ (2001) Comparison of the automated reticulocyte counts and immature reticulocyte fraction measurements obtained with the ABX Pentra 120 Retic blood cell analyzer and the Sysmex XE-2100 automated haematology analyzer. Lab Haematol, 7, 1–6.
[154] Watanabe K, Kawai Y, Takeuchi K, Shimizu N, Iri H, Ikeda Y, Houwen B (1994) Reticulocyte maturity as an indicator for estimating qualitative abnormality of erythropoiesis. J Clin Pathol, 47, 736–739.
[155] Daliphard S, Bizet M, Callat MP, Beufe S, Latouche JB, Soufiani H, Monconduit M (1993) Evaluation of reticulocyte subtype distribution in myelodysplastic syndromes. Am J Hematol, 44, 210–220.
[156] Torres Gomez A, Casano J, Sanchez J, Madrigal E, Blanco F, Alvarez MA (2003) Utility of reticulocyte maturation parameters in the differential diagnosis of macrocytic anemias. Clin Lab Haematol, 25, 283–288.
[157] Kendall RG, Mellors I, Hardy J, McArdle B (2001) Patients with pulmonary and cardiac disease show an elevated proportion of immature reticulocytes. Clin Lab Haematol, 23, 27–31.
[158] Grotto HZW, Vigoritto AC, Noronha JFA, Lima GALM (1999) Immature reticulocyte fraction as a criterion for marrow engraftment. Evaluation of a semi-automated reticulocyte counting method. Clin Lab Haematol, 23, 285–287.
[159] Sica S, Sora F, Laurenti L, Piccirillo N, Salutari P, Chiusolo P et al. (1999) Highly fluorescent reticulocyte count predicts haemopoietic recovery after immunosuppression for severe aplastic anaemia. Clin Lab Haematol, 21, 387–389.
[160] Robinson M, Machin S, Mackie I, Harrison P (2000) In vivo biotinylation studies: specificity of labelling of reticulated platelets by thiazole orange and mepacrine. Br J Haematol, 108, 859–864.
[161] Robinson M, Mackie I, Machin S, Harrison P (2000) Technological methods: two colour analysis of reticulated platelets. Clin Lab Haematol, 22, 211–213.
[162] Romp KG, Peters WP, Hoffman M (1994) Reticulated platelet counts in patients undergoing autologous bone marrow transplantation: an aid in assessing marrow recovery. Am J Hematol, 46, 319–324.
[163] Kurata Y, Hayashi S, Kiyoi T, Kosugi S, Kashiwagi H, Honda S, Tomiyama Y (2001) Diagnostic value of tests for reticulated platelets, plasma glycocalicin, and thrombopoietin levels for discriminating between hyperdestructive and hypoplastic thrombocytopenia. Am J Clin Pathol, 115, 656–664.
[164] Koh K-R, Yamane T, Ohta K, Hino M, Takubo T, Tatsumi N (1999) Pathophysiological significance of simultaneous measurement of reticulated platelets, large platelets and serum thrombopoietin in non-neoplastic thrombocytopenic disorders. Eur J Haematol, 63, 295–301.
[165] Huisman A, de Vooght K (2012) Differences in point-of-care versus central laboratory hemoglobin level due to extreme leucocytosis. Int J Lab Hematol, 34, Suppl. 1, 119.
[166] Lewis SM, Scott GJ, Wynn KJ (1998) An inexpensive and reliable new haemoglobin colour scale for assessing anaemia. J Clin Pathol, 51, 21–24.
[167] Anonymous (2000) Hemoglobin, hematocrit, and WBCs in the microcirculation. Lab Med, 31, 440–441.
[168] Berrebi A, Fine I (1999) Non-invasive measurement of hemoglobin/hematocrit over a wide clinical range using a new optical signal processing method. Blood, 94, Suppl. 1, Part 2, 10b.
[169] Kinoshita Y, Yamane T, Takubo T, Kanashima H, Kamitani T, Tatsumi N, Hino M (2002) Measurement of hemoglobin concentrations using the AstrimTM noninvasive blood vessel monitoring apparatus. Acta Haematol, 108, 109–110.
[170] Saigo K, Imoto S, Hashimoto M, Mito H, Moriya J, Chinzei T et al. (2004) Noninvasive monitoring of hemoglobin: the effects of WBC counts on measurement. Am J Clin Pathol, 121, 51–55.
[171] Shah N, Osea EA, Martinez GJ (2014) Accuracy of noninvasive hemoglobin and invasive point-of-care hemoglobin testing compared with a laboratory analyzer. Int J Lab Hematol, 36, 56–61.
[172] Wood BL, Andrews J, Miller S, Sabath DE (1999) Refrigerated storage improves the stability of the complete blood count and automated differential. Am J Clin Pathol, 112, 687–695.

3 Morphologie der Zellen im peripheren Blutausstrich

3.1 Die Untersuchung des peripheren Blutausstrichs

Blutausstriche sollten auf systematische Art und Weise untersucht werden, wie im Folgenden beschrieben:
1. Die Patientendaten sollten überprüft und mit dem korrespondierenden Laborbericht des Patienten abgeglichen werden. Sowohl das Geschlecht und Alter als auch der ethnische Hintergrund des Patienten sollte bekannt sein, da diese Informationen für die Interpretation des Ausstrichs wichtig sind.
2. Der Ausstrich sollte zunächst makroskopisch betrachtet und die Ausstrichqualität beurteilt werden. Hierbei sollte auf die adäquate Verteilung sowie Charakteristika der jeweiligen Färbung geachtet werden. Die häufigste makroskopische Auffälligkeit ist eine gesteigerte Blaufärbung verursacht durch eine Hypergammaglobulinämie (Abb. 3.1) einerseits durch das Vorhandensein von Paraprotein, z. B. bei Vorliegen eines Multiplen Myeloms oder ähnlicher Erkrankungen, andererseits durch reaktive Vermehrung der Immunglobuline, z. B. bei Leberzirrhose oder rheumatoider Arthritis. Auffällige Färbungen können auch durch das Vorhandensein fremder Substanzen wie Heparin bedingt sein, was eine lilafarbene Tönung verursacht, oder durch Trägerflüssigkeiten bestimmter intravenöser Medikamente. Zuweilen entstehen makroskopische Auffälligkeiten durch Präzipitation von Kryoglobulinen, Agglutination von Erythrozyten, Verklumpung von Thrombozyten oder aufgrund vorhandener Tumorzellen (Abb. 3.2–3.4).
3. Der Ausstrich muss dann mikroskopisch begutachtet werden, wobei die Einstellungen des Mikroskops entsprechend optimal angepasst werden. Initial sollte eine geringe Vergrößerung gewählt werden (z. B. 10er- oder 25er-Objektiv), fortschreitend zu höherer Vergrößerung (40er- oder 50er-Objektiv) mit Okularverstärkung von ×10 oder ×12. Die Benutzung von Ölimmersion und des 100er-Objektives ist bei detaillierter Begutachtung oder bei Durchsicht auf Malaria-Parasiten notwendig.

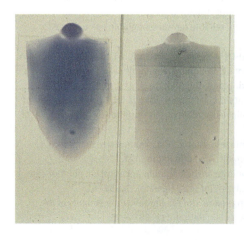

Abb. 3.1: Blutausstrich eines Patienten mit Multiplem Myelom (links) verglichen mit einem zeitgleich gefärbten Ausstrich derselben Charge (rechts). Die stärkere Blaufärbung entsteht wegen der hohen Konzentration an Immunglobulin und führt zu verstärkter Aufnahme von basischen Komponenten der Färbung.

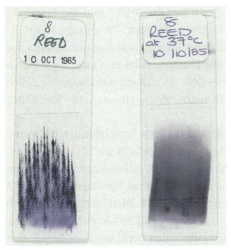

Abb. 3.2: Blutausstrich eines Patienten mit Kälteagglutininen. Der linksseitige Ausstrich mit ausgeprägter Agglutination wurde aus EDTA-Blut bei Raumtemperatur gefärbt. Der rechtsseitige Ausstrich ohne Agglutination wurde nach Anwärmen des Blutes auf 37 °C angefertigt.

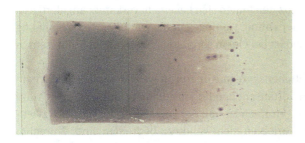

Abb. 3.3: Blutausstrich eines Patienten mit Multiplem Myelom und Kryoglobulin-Präzipitaten. Mit freundlicher Genehmigung von Dr. Sue Fairhead, London.

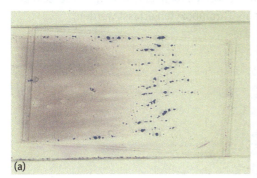
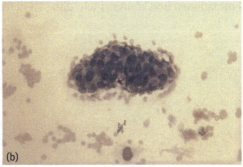

Abb. 3.4: Blutausstrich mit sichtbaren Aggregaten von Tumorzellen: (a) makroskopische Abb. des Ausstrichs; (b) bei geringer Vergrößerung zeigt sich, dass die makroskopisch sichtbaren Formationen Tumorzellen entsprechen. Mit freundlicher Genehmigung von Dr. Sue Fairhead.

Laboratorien, die die Blutausstriche nicht eindecken, benutzen häufig ein 50er-Immersionsobjektiv zusätzlich zu dem 100er-Objektiv. Hier muss angemerkt werden, dass manche Immersionsöle Kontaktdermatitis verursachen können und mit geübtem Umgang verwendet werden sollten [1]. Die initiale Verwendung einer geringen Vergrößerung ist wichtig, da es eine schnelle Übersicht über einen großen Abschnitt des Ausstrichs und die Erfassung pathologischer Zellen ermöglicht, die in geringer Frequenz vorliegen. Die geringe Vergrößerung ist auch nützlich bei der Beurteilung von Geldrollenbildung sowie Agglutinationen von Erythrozyten bzw. Leukozyten. Die Begutachtung des Blutausstrichs muss auch die Untersuchung der Ausstrichränder sowie der Fahne beinhalten, da größere pathologische Zellen und Zellaggregate sich häufig ebendort verteilen. Thrombozytenaggregate und Fibrinfäden finden sich häufig in der Fahne des Ausstrichs.

Beim Platzieren des Ausstrichs unter das Mikroskop ist die erste Entscheidung, die getroffen werden muss, ob die Ausstrichqualität eine valide weitere Begutachtung zulässt. Ausbreitung des Ausstrichs über den Objektträger, Fixierung und Färbung müssen zufriedenstellend sein, und es sollten keine artifiziellen Veränderungen durch übermäßige Zugabe von EDTA oder durch längere Lagerungszeiten bestehen. Ein qualitativ nicht ausreichender Ausstrich sollte nicht beurteilt werden. Ein guter Ausstrich muss ausreichend Areale aufweisen, in denen die Zellen als Monolayer ausgestrichen sind, d. h., die Zellen berühren sich, liegen aber nicht übereinander. Leukozyten sollten gleichmäßig über den Ausstrich verteilt sein ohne übermäßige Häufung an den seitlichen Rändern oder der Fahne, was passiert, wenn das Blut zu dünn ausgestrichen wird. Granulozyten finden sich bei einem verkantet angefertigten Ausstrich häufig an den Rändern und der Fahne, wohingegen die Lymphozyten sich häufig im Zentrum befinden; dieser Unterschied ist bei einem sorgfältig angefertigten Blutausstrich nicht so evident.

Blutausstriche sollten auch auf Plättchenaggregate überprüft werden (Abb. 3.5), die häufig eine zu niedrige Thrombozytenzahl vortäuschen, oder Fibrinfäden (Abb. 3.6), die darauf hinweisen, dass die Blutprobe teilweise geronnen ist, mit der Folge, dass die Thrombozytenzahl und möglicherweise auch andere Variablen nicht valide zu beurteilen sind. Thrombozyten, die ihre Granula infolge einer Aggregation verloren haben, erscheinen als blasse blaue Formationen und können nicht ohne Weiteres als Thrombozyten erfasst werden.

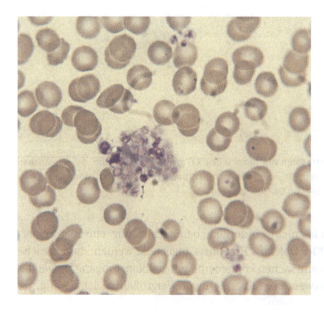

Abb. 3.5: Plättchenaggregate in einem Blutausstrich. Infolge der Aggregatbildung haben einige Thrombozyten die Granula entleert und erscheinen gräulich.

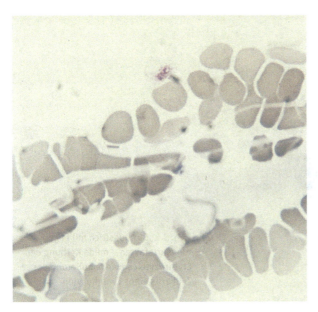

Abb. 3.6: Fibrinfäden in einem Blutausstrich eines Patienten mit aktivierter Blutgerinnung. Die Fibrinfäden erscheinen sehr schwach basophil und verursachen eine Deformation der Erythrozyten, zwischen denen sie liegen. Fibrinfäden können auch entstehen, wenn die Blutprobe bei schwieriger Punktion anfängt zu gerinnen.

3.1.1 Lagerungsbedingte und weitere Artefakte

Blutausstriche sollten ohne Zeitverzögerung angefertigt werden, allerdings müssen den Laboratorien, die Proben auf dem Postweg über längere Distanzen erhalten, die Veränderungen bewusst sein, die durch Lagerung entstehen. Längere Lagerung von EDTA-antikoaguliertem Blut verursacht den Verlust der zentralen Aufhellung und den Anschein einer Sphärozytose [2], Kerbungen oder akanthozytäre Veränderungen der Erythrozyten (Abb. 3.7), Degeneration der Neutrophilen (Abb. 3.7) und die Lobulierung von lymphozytären Zellkernen (Abb. 3.8).

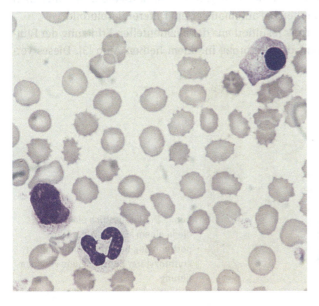

Abb. 3.7: Blutausstrich mit Lagerungsartefakten – Kerbungen (akanthozytisch), eine zerfallene Zelle sowie ein Neutrophiler mit rundem pyknotischem Zellkern.

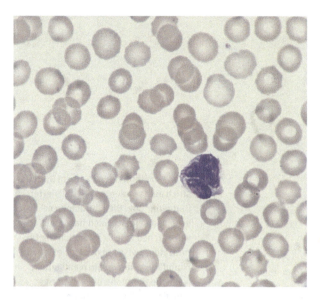

Abb. 3.8: Blutausstrich mit Lagerungsartefakten – milde Kerbung der Erythrozyten sowie Lobulierung des Zellkerns eines Lymphozyten.

Ein übermäßiger Anteil an EDTA kann seinerseits die Kerbung von Erythrozyten bedingen und die Entwicklung von Lagerungsartefakten beschleunigen. Degenerierende Neutrophile können ein ähnliches Erscheinungsbild aufweisen wie apoptotische Neutrophile in vivo (s. Abb. 3.103) oder erscheinen vollständig amorph. Bei längerer Zeitverzögerung, bevor die Blutprobe das Labor erreicht, z. B. 3 Tage oder mehr, werden die meisten Neutrophilen degeneriert sein, und konsequenterweise die Anzahl der Leukozyten (WBC) erniedrigt. Falls ein unerfahrener Labormitarbeiter diese Lagerungsartefakte nicht berücksichtigt und ein Differentialblutbild anfertigt, resultieren eine fälschliche Neutropenie und Lymphozytose. Unerfahrene Begutachter könnten Neutrophile mit singulärer Kernformation auch als kernhaltige erythrozytäre Zellen (NRBCs) fehlinterpretieren. Lagerung führt außerdem zu artifiziellen Veränderungen in anderen Komponenten bei automatisiertem Differentialblutbild.

Eine weitere artifizielle Veränderung resultiert aus der akzidentellen Erhitzung der Blutprobe, beispielsweise beim Transport der Blutprobe in einem heißen Auto [3]. Dieses ver-

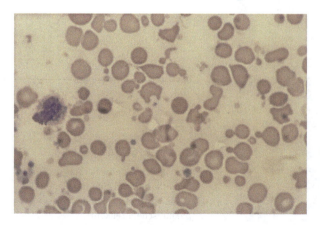

Abb. 3.9: Blutausstrich einer Probe, die in einem aufgeheiztem Transportfahrzeug befördert wurde, mit erythrozytärer Knospung und Fragmentierung.

ursacht eine dramatische Fragmentierung der Erythrozyten (Abb. 3.9), was mit hereditärer Pyropoikilozytose verwechselt werden kann.

Artefakte können weiterhin durch Medikamente verursacht sein, die die Patienten einnehmen. Zum Beispiel verursacht polyoxyethyliertes Rizinusöl, was zur Lösung von Paclitaxel verwendet wird, größere zellfreie Bereiche, Geldrollenbildung und erythrozytäre Aggregate [4].

Wenn ein Blutausstrich als qualitativ ausreichend für die weitere Begutachtung angesehen wird, müssen alle Zellen und die Hintergrundfärbung systematisch evaluiert werden. Vermehrte Hintergrundfärbung wird häufig durch eine erhöhte Konzentration von Immunglobulinen verursacht, entweder polyklonal oder monoklonal. Abnormalitäten in den Zellzwischenräumen beinhalten Kristalle von monoklonalem Kryoglobulin [5, 6] (Abb. 3.10 und 3.11), amorphe Kryoglobulin-Ablagerungen (Abb. 3.12) und amorphe oder fibrilläre Ablagerungen, die pathologischen Mukopolysacchariden entsprechen, die im Blut von Patienten mit maligner Erkrankung zirkulieren [7]. Der mikroskopische Eindruck sollte abgeglichen werden mit

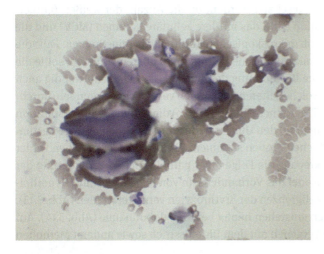

Abb. 3.10: Geringe Vergrößerung eines Blutausstrichs mit großen Kryoglobulin-Kristallen.

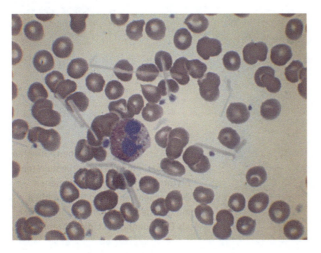

Abb. 3.11: Blutausstrich mit Kryoglobulin-Kristallen. Mit freundlicher Genehmigung von Dr. Poormina Kumar, London.

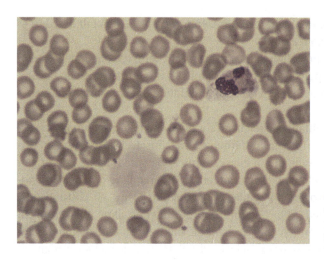

Abb. 3.12: Blutausstrich mit amorphen Ablagerungen von Kryoglobulin; außerdem phagozytiertes Kryoglobulin innerhalb eines Neutrophilen.

der Gesamtzellzahl, und es muss eingeschätzt werden, ob die Anzahl der weißen Blutkörperchen, die Hämoglobinkonzentration (Hb), das mittlere zelluläre Volumen (MCV) und die Thrombozytenzahl konsistent mit dem mikroskopischen Eindruck übereinstimmen. Falls die bestimmte Gesamtzellzahl und der mikroskopische Befund nicht übereinstimmen, sollte die Laborprobe inspiziert werden und die Bestimmung der Zellzahl – und falls notwendig auch der Ausstrich – wiederholt werden. Solche Differenzen können verursacht worden sein durch: (a) eine schlecht vermengte oder z. T. geronnene Blutprobe; (b) die automatisierte Aspiration eines zu geringen Probevolumens; oder (c) den Umstand, dass der Ausstrich und die Bestimmung der Zellzahl von unterschiedlichen Proben stammen. Wenn solche technischen Fehler ausgeschlossen sind, kann die Diskrepanz die Folge einer pathologischen Veränderung der Probe sein, wie z. B. Hyperlipidämie oder das Vorhandensein von Kälteagglutinin. Hyperlipidämie kann bei verschwommenen Zellgrenzen der Erythrozyten vermutet werden (Abb. 3.13), und Aggregationen der Erythrozyten entstehen häufig bei Kryoglobulinämie (Abb. 3.14). Auf die Validierung der Zellzahl durch Vergleich mit dem Blutausstrich sowie anderer Methoden wird in Kapitel 4 eingegangen.

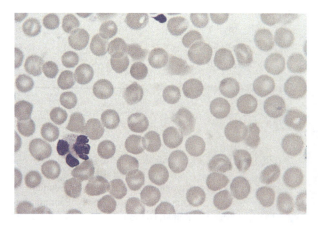

Abb. 3.13: Blutausstrich eines Patienten mit Hyperlipidämie mit verunstalteten Erythrozyten mit verschwommenen Zellgrenzen und einem Neutrophilen mit unscharf begrenzter Kernformation als Folge der hohen Lipidkonzentration.

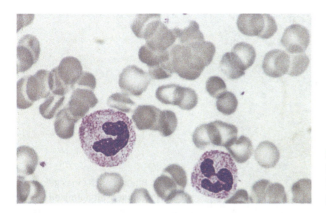

Abb. 3.14: Erythrozytenaggregate im peripheren Blutausstrich eines Patienten mit hohen Titern an Kälteagglutininen.

3.2 Erythrozyten

Der Großteil der normalen Erythrozyten hat eine diskusförmige Form (Abb. 3.15) [8]; eine Minderheit erscheint schalenförmig. In einem gefärbten Blutausstrich erscheinen sie näherungsweise rund mit nur geringgradigen Variationen bzgl. der Form und nur moderaten Variationen bzgl. der Zellgröße (Abb. 3.16). Der durchschnittliche Durchmesser beträgt 7,5 µm. In den Bereichen des Ausstrichs, wo die Zellen als Monolayer liegen, erscheint der blassere zentrale Bereich im mittleren Drittel der Zelle.

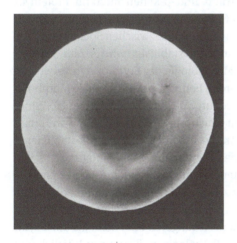

Abb. 3.15: Elektronenmikroskopische Aufnahme eines normalen Erythrozyten. Mit freundlicher Genehmigung von Prof. Aaron Polliack, Jerusalem, aus Hoffbrand and Pettit [8].

Die normale Form und Flexibilität eines roten Blutkörperchens ist abhängig von der Integrität des Zytoskeletts, an dem die Lipidmembran gebunden ist. Eine abnorme Form kann durch einen primären Defekt des Zytoskeletts oder der Zellmembran verursacht sein oder sekundär nach Fragmentierung der Erythrozyten bzw. nach Polymerisierung, Kristallbildung oder Präzipitation von Hämoglobin. Die Zellmembran des Erythrozyten besteht aus einer zweilagigen Schicht von Lipiden, die durch verschiedene transmembranöse Proteine durchbrochen wird, am wichtigsten zu nennen sind diesbezüglich Protein 3 und die Glycophorine. Das hauptsächliche Protein des Zytoskeletts ist Spektrin; Heterodimere von α- und β-Spektrin-Ketten

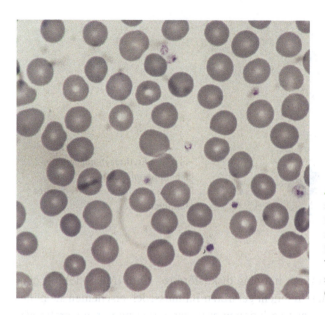

Abb. 3.16: Blutausstrich eines gesunden Probanden mit normalen Erythrozyten und Thrombozyten. Die Erythrozyten zeigen wenig Variation bzgl. Größe und Form. Einige der Thrombozyten zeigen zytoplasmatische Granulationen, andere haben Granulomere und Hyalomere.

setzen sich zu Spektrin-Tetrameren zusammen, die gebunden an weitere Tetramere ein komplexes Netzwerk bilden. Das zytoskelettäre Netzwerk ist mit der zweischichtigen Lipidmembran verbunden durch Interaktion der Spektrin-β-Kette mit Ankyrin und dem transmembranösen Protein, Band 3, und Interaktionen von Spektrin-α- und -β-Ketten mit Aktin, Protein 4.1 und dem transmembranösen Protein, Glycophorin C; die Interaktion zwischen Ankyrin mit Band 3 wird durch Protein 4.2 moduliert, während die Interaktion zwischen Spektrin und Aktin durch eine Interaktion zwischen Protein 4.1 und Adductin stabilisiert wird (s. Abb. 3.36) [9].

Bestimmte Begriffe, die zur Beschreibung der Morphologie der Erythrozyten verwendet werden, benötigen eine Definition. Zwei Begriffe werden benutzt, um die normale Morphologie der Zellen zu beschreiben: (a) normozytär, was bedeutet, dass die Zellen normal groß sind, und (b) normochrom, was bedeutet, dass die Zellen eine normale Konzentration von Hämoglobin aufweisen und sich somit normal anfärben. Andere beschreibende Begriffe implizieren eine pathologische Morphologie und sollten bei der Begutachtung des Blutausstrichs vermieden werden, wenn physiologische Normvarianten beschrieben werden. Zum Beispiel, die Zellen eines Neugeborenen sollten nicht als makrozytär beschrieben werden, da die Zellen eines Neugeborenen normalerweise größer sind im Vergleich zu den Zellen eines Erwachsenen. Gleichermaßen sollten die Erythrozyten einer schwangeren Frau nicht als anisozytär oder poikilozytär beschrieben werden, da hier keine Pathologie vorliegt. Grundsätzlich gibt es Unterschiede zwischen den Laboratorien, ob jeder normale Blutausstrich als normozytär und normochrom beschrieben wird, oder ob nur dann ein Kommentar über die Morphologie der Erythrozyten abgegeben wird, wenn eine Pathologie vorliegt, oder wenn es von besonderem Interesse ist, dass die Morphologie normal ist. Beide Strategien sind akzeptabel, solange sie konsequent verfolgt werden und alle klinischen Mitarbeiter sich der Grundsätze bewusst sind. Wenn ein Patient anämisch ist, aber die Erythrozyten normozytär und normochrom sind, ist es hilfreich, dieses zu erwähnen, da die Information differentialdiagnostisch bedeutsam ist.

3.2.1 Anisozytose

Anisozytose beschreibt eine größere Variabilität bzgl. der Größe der Erythrozyten als in der Normalbevölkerung vorkommend. Anisozytose ist eine häufige unspezifische Abnormalität bei hämatologischen Erkrankungen. Bei automatisierten Zellzählungen ist ein vergrößertes Verteilungsvolumen der Erythrozyten (RDW) (s. Kapitel 2) hinweisend auf eine Anisozytose.

3.2.2 Mikrozytose

Mikrozytose beschreibt die Verringerung der Größe der Erythrozyten. Mikrozyten finden sich im Blutausstrich, wenn der Durchmesser eines Erythrozyten weniger als 7–7,2 µm beträgt (Abb. 3.17). Der Zellkern eines kleinen Lymphozyten mit einem Durchmesser von 8,5 µm ist hilfreich bei der Größenbeurteilung der Erythrozyten. Mikrozytose kann generalisiert sein oder nur eine Population von Erythrozyten betreffen. Wenn alle oder der größte Teil der Erythrozyten zu klein sind, macht sich das in einer Verringerung des MCV bemerkbar, allerdings kann eine kleinere Population von Mikrozyten vorhanden sein, ohne dass das MCV unterhalb des Referenzniveaus gemessen wird. Einige Gründe für eine Mikrozytose sind in Tab. 3.1 aufgelistet.

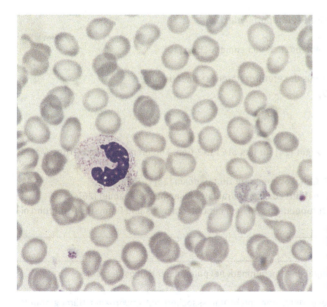

Abb. 3.17: Mikrozytose bei einem Patienten mit β-Thalassämie; das MCV war 62 fl. Der Ausstrich ist außerdem leicht hypochrom mit Anisozytose und Poikilozytose.

Die Erythrozyten von gesunden Kindern sind kleiner als die von Erwachsenen, wohingegen die von Neugeborenen wesentlich größer sind, sodass die Zellgröße abhängig vom Alter des Patienten interpretiert werden muss. Mikrozytose ist ungewöhnlich bei Neugeborenen, kann allerdings bei α-Thalassämie vorkommen oder bei Eisenmangel als Folge eines intrauterinen Blutverlustes; es ist außerdem wahrscheinlich, dass bei der Geburt eine Mikrozytose vorliegt, bei kongenitaler sideroblastischer Anämie und Atransferrinämie. Farbige Personen haben

Tab. 3.1: Einige Gründe für Mikrozytose.

Erblich bedingt

- Heterozygote β-Thalassämie (β-Thalassaemia minor)
- Homozygote β-Thalassämie oder gemischt heterozygote β-Thalassämie (β-Thalassaemia major oder intermedia)
- Heterozygote δβ- und γδβ-Thalassämie oder homozygote δβ-Thalassämie
- Heterozygotes oder homozygotes Hämoglobin-Lepore-Syndrom
- Persistieren von fetalem Hämoglobin homozygot und z. T. heterozygot (z. B. bei KLF-I-inaktivierender Mutation)
- Heterozygote α0-Thalassämie
- Homozygote oder (geringer) heterozygote α$^+$-Thalassämie
- Heterozygot für Hämoglobin Constant Spring, Hämoglobin Pakse und Hämoglobin Quong Sze
- Hämoglobin-H-Erkrankung
- Heterozygote Sichelzellanämie [10] (strittig, siehe Kapitel 8)
- Heterozygotes [10, 11] und homozygotes Hämoglobin C
- Sichelzell-/Hämoglobin C Erkrankung [12]
- Heterozygotes [13] und homozygotes [14] Hämoglobin E
- Heterozygotes Hämoglobin-D-Punjab (D-Los Angeles)
- Heterozygotie für andere seltene abnormale Thalassämie-ähnliche Hämoglobinopathien (z. B. Hämoglobin Tak, Hämoglobin Indianapolis)
- Kongenitale sideroblastische Anämie
- Atransferrinämie
- Ferrochelatase-Defizienz (erythropoetische Protoporphyrie) [15]
- Hepatoerythropoetische Porphyrie [16]
- Assoziiert mit Eisenüberladung, aber fehlendem Knochenmark-Eisen [17]
- Assoziiert mit Elliptozytose [18]
- Hereditäre Pyropoikilozytose (als Ergebnis der erythrozytären Fragmentierung)
- Erbliche Eisenverwertungsstörung [19]
- Acaeruloplasminämie [20]
- Mangel an Kupfer [21]
- Mangel an Hämoxygenase [22]
- Homozygot [23] oder gemischt heterozygot [24] für das SLC11A2-Gen, kodierend für zweiwertige Metall-Transporter 1
- Homozygot für die Mutation im GLRX5-Gen, kodierend für Glutaradoxin [25] (1 Patient)
- Bi-allelische Mutation im TMPRSS6-Gen (führt zu Eisen-refraktärer Eisenmangelanämie) [26]
- Majeed-Syndrom (kongenitale dyserythropoetische Anämie mit Osteomyelitis und Dermatose aufgrund einer LPIN2-Mutation) [27]

Erworben

- Eisenmangel (einschließlich Eisenmangel im Knochenmark bei pulmonaler Hämosiderose)
- Anämie bei chronischer Erkrankung
- Myelodysplastische Syndrome, insbesondere, aber nicht nur assoziiert mit erworbener Hämoglobin-H-Erkrankung [28]

Tab. 3.1: (fortgesetzt)

Erworben

– Sekundär erworbene sideroblastische Anämie (z. B. verursacht durch verschiedene Medikamente; einige Fälle von Bleivergiftung, einige Fälle von Mangel an Kupfer [29] oder Zink-Exzess mit funktionalem Mangel an Kupfer, z. B. bei Aufnahme von zinkhaltigen Münzen im Zusammenhang mit einer geistigen Erkrankung [30–32]; Hyperzinkämie mit Hypercalproctinämie [Ursache der Anämie nicht beschrieben]) [33]
– Schilddrüsenüberfunktion [34]
– Ascorbinsäuremangel (selten) [35]
– Cadmiumvergiftung [36]
– Aluminiumvergiftung
– Antikörperbildung gegen erythrozytären Transferrinrezeptor [37]

kleinere Erythrozyten als Kaukasier; das ist wahrscheinlich eher bedingt durch eine hohe Prävalenz von α-Thalassämie zusammen mit einer niedrigen Prävalenz von heterozygoter β-Thalassämie, heterozygotem Hämoglobin C und anderen Hämoglobinopathien, die assoziiert sind mit Mikrozytose, als einer zugrunde liegenden ethnischen Differenz in der Größe der Erythrozyten.

3.2.3 Makrozytose

Makrozytose beschreibt eine Zunahme der Größe der Erythrozyten. Die Erythrozyten von Neugeborenen zeigen eine ausgeprägte Makrozytose verglichen mit denen Erwachsener. Fetale Erythrozyten sind ebenfalls größer als solche von Erwachsenen. Ein gewisses Maß an Makrozytose ist auch als eine physiologische Folge der Schwangerschaft beschrieben [38], sowie bei älteren Personen [39].

Makrozytose wird im Blutausstrich auffällig durch eine Vergrößerung des Zelldurchmessers (Abb. 3.18). Dieses kann eine generalisierte Veränderung sein, in diesem Fall ist das MCV erhöht, oder es betrifft nur eine bestimmte Population der Erythrozyten. Makrozyten können rund oder oval sein, die diagnostische Signifikanz unterscheidet sich diesbezüglich. Einige Gründe für eine bestehende Makrozytose sind in Tab. 3.2 aufgelistet.

3.2.4 Hypochromie

Hypochromie beschreibt eine Verminderung der Anfärbung der Erythrozyten (Abb. 3.19); auffällig ist eine Vergrößerung der zentralen Aufhellung, die mehr als das normale Drittel des erythrozytären Durchmessers einnimmt. Hypochromie kann generell vorliegen oder bei einer Population von hypochromen Zellen. Schwere Hypochromie kann einhergehen mit einer Reduktion der mittleren korpuskulären Hämoglobinkonzentration (MCHC), aber die Sensitivität dieser Messung bzgl. der Hypochromie ist methodenabhängig. Jede Gegebenheit, die zu einer Mikrozytose führt, kann ebenso zu einer Hypochromie führen, obwohl bei einigen Patienten mit α- oder β-Thalassämie der Blutausstrich eine Mikrozytose ohne bedeutende Hypochromie

Tab. 3.2: Einige Gründe für Makrozytose.

Assoziiert mit Retikulozytose
– Hämolytische Anämie
– Hämorrhagie
Assoziiert mit megaloblastärer Hämatopoese
– Vitamin-B12-Mangel und Inaktivierung von Vitamin B12 bei chronischer Exposition von NO
– Folsäuremangel, Folsäureantagonisten (einschließlich Methotrexat, Pentamidin, Pyrimethamin und Trimetoprim und Methotrexat intrathekal [40], Hustensaftabusus [41]
– Medikamente, die mit der DNA-Synthese interferieren und als Krebstherapie, als immunsuppressive Medikamente, und in der HIV-Therapie eingesetzt werden (einschließlich Doxorubicin, Azathioprin, Mercaptopurin, Cyclophosphamid, Cytarabin, Fluorouracil, Hydroxycarbamid, Procarbacin, Tioguanin, Zidovudin und Stavudin)
– Imatinib- und Sunitinibtherapie (nicht nur infolge von Vitamin-B12-Mangel) [42, 43]
– Seltene angeborene Defekte der DNA-Synthese (einschließlich hereditäre Orotazidurie, Thiamin-responsible Anämie, Wolfram-Syndrom [auch bekannt als DIDMOAD – Diabetes insipidus, Diabetes mellitus, optische Atrophie, Taubheit] und Lesch-Nyhan-Syndrom)
Assoziiert mit megaloblastischer oder makronormoblastischer Erythropoese
– Myelodysplastische Syndrome einschließlich refraktäre Anämie mit Ringsideroblasten
– Einige Formen der akuten myeloischen Leukämie
– Multiples Myelom und monoklonale Gammopathie unklarer Signifikanz [44]
– Ethanolabusus
– Lebererkrankungen
– Phenytointherapie
– Einige Fälle von Mangel an Kupfer [45]
– Arsenvergiftung [46]
– Familiäre Makrozytose [47]
Assoziiert mit makronormoblastischer Erythropoese
– Einige kongenitale dyserythropoetische Anämien, insbesondere vom Typ pure red cell aplasia of Infancy (Blackfan-Diamond-Syndrom) einschließlich einer forme fruste mit Makrozytose [48]
– Aplastische Anämie
– Mütterlich vererbte sideroblastische Anämie [49]
– Pearson-Syndrom
– Anorexia nervosa [50]
– Genetische Hämochromatose [51]
– Erythroblastische Synarthese [52]
Ungesicherter Mechanismus
– Nikotinabusus [39]
– Chronischobstruktive Lungenerkrankung
– Trisomie 18 [53]
– Trisomie 21 (Down-Syndrom [53, 54]
– Triploidität [53, 55]
– Familiäre autoimmune/lymphoproliferative Erkrankung [56]
– Entwicklung von Thrombopoetin-Antikörpern [57]
Faktitiell
– Kälteagglutinine
– Verzögerung während der Messung des MCV bei einigen Formen der hereditären Stomatozytose, insbesondere hereditäre Kryohydrozytose [58]
– Deutliche Verzögerung bei der Messung des MCV bei einigen automatisierten Messungen (s. Kapitel 4)

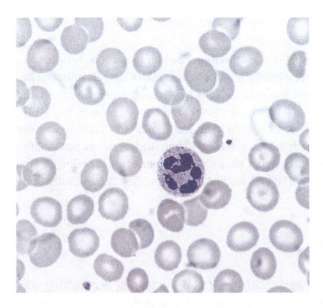

Abb. 3.18: Makrozytose assoziiert mit einer Lebererkrankung; das MCV war 105 fl. Es zeigen sich außerdem einige Targetzellen.

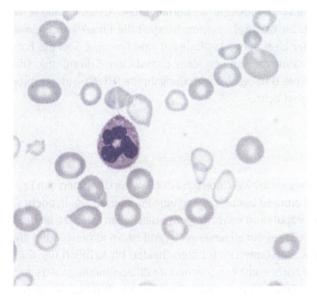

Abb. 3.19: Hypochrome Erythrozyten bei einem Patienten mit Eisenmangelanämie. Der Ausstrich zeigt außerdem eine Anisochromasie.

zeigen kann, und in seltenen Fällen von Mangel an Kupfer ist die Hypochromie mit einer Makrozytose assoziiert [45]. Erythrozyten von gesunden Kindern sind häufig hypochrom im Vergleich zu Erythrozyten von Erwachsenen.

Weil die Intensität der Färbung der Erythrozyten von der Dicke der Zellen und der Hämoglobinkonzentration abhängig ist, kann Hypochromie auch in Zellen beschrieben werden, die dünner sind als normal, unabhängig davon, ob sie ein normales Volumen oder eine normale Hämoglobinkonzentration aufweisen; solche Zellen werden als „Leptozyten" bezeichnet.

3.2.5 Hyperchromie

Der Begriff Hyperchromie wird selten bei der Beschreibung des Blutausstrichs benutzt. Der Begriff kann ebenso verwendet werden, wenn Zellen intensiver gefärbt sind als normal, aber es ist von größerem Nutzen aufzuzeigen, warum eine Zelle hyperchrom ist. Sphärozyten und irregulär zusammengezogene Zellen lassen sich intensiver anfärben als normal; das MCHC kann erhöht sein als Indiz, dass die Hyperchromie nicht nur durch eine Veränderung der Form der Zelle bedingt ist, sondern auch durch einen wirklichen Anstieg der intrazellulären Hämoglobinkonzentration. Manche Makrozyten sind dicker als normal und bedingen eine Hyperchromie ohne eine Zunahme der Hämoglobinkonzentration; die zentrale Aufhellung kann vollständig fehlen.

3.2.6 Anisochromasie

Anisochromasie beschreibt eine vermehrte Variabilität in der Intensität der Färbung oder des Gehaltes an Hämoglobin der Erythrozyten (s. Abb. 3.19). Praktisch meint der Begriff gewöhnlich ein Spektrum der Anfärbung von hypochrom zu normochrom. Anisochromasie ist häufig hinweisend auf eine Situation im Wechsel, so zum Beispiel die Entwicklung eines Eisenmangels oder das Ansprechen der Eisenmangelanämie auf eine Therapie oder die Entwicklung bzw. Verbesserung einer Anämie im Rahmen einer chronischen Erkrankung. Die Anisochromasie wird durch eine größere Hämoglobinverteilungsbreite (HDW) widergespiegelt, was automatisiert gemessen werden kann.

3.2.7 Dimorphie

Dimorphie beschreibt das Vorhandensein von zwei unterschiedlichen Populationen von Erythrozyten (Abb. 3.20). Der Begriff wird zumeist benutzt, wenn eine Population von hypochromen mikrozytären Zellen neben einer Population von normochromen Zellen existiert, letztere entweder normozytär oder makrozytär. Da es ein allgemeiner Begriff ist, ist es notwendig, die beiden Populationen zu beschreiben. Sie können sich unterscheiden hinsichtlich der Größe, des Hämoglobingehaltes oder der Form – mit entsprechender differentialdiagnostischer Relevanz. Automatisierte Messungen können den visuellen Eindruck des Dimorphismus bestätigen, obwohl manche Instrumente nicht zwischen unterschiedlicher Größe oder unterschiedlicher Hämoglobinkonzentration unterscheiden können. Ursachen für einen dimorphen Ausstrich können sein: Eisenmangelanämie (nach Gabe von Eisen oder Bluttransfusion), sideroblastische Anämie, heterozygotes Stadium einer hereditären sideroblastischen Anämie, makrozytäre Anämie nach Transfusion, Mangel sowohl an Eisen als auch Vitamin B12 oder Folsäure, Demaskierung einer Eisenmangelanämie nach Therapie einer megaloblastären Anämie und verzögerte Transfusionsreaktionen. Seltene Ursachen sind Mosaike von heterozygoter β-Thalassämie assoziiert mit einer konstitutionellen chromosomalen Abnormalität [59] und Chimärismen nach Stammzelltransplantation, wenn entweder der Spender oder der Empfänger eine genetisch bedingte Mikrozytose aufweist.

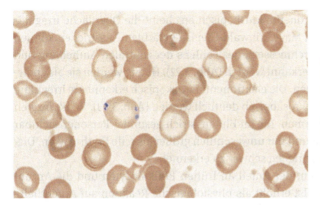

Abb. 3.20: Ein dimorpher peripherer Blutausstrich eines Patienten mit sideroblastischer Anämie als Folge eines myelodysplastischen Syndroms (MDS). Eine Population von Zellen ist normozytär und normochrom während die andere mikrozytär und hypochrom ist. Einer der hypochromen Erythrozyten enthält einige Pappenheim-Körperchen.

3.2.8 Polychromasie

Polychromasie oder Polychromatophilie beschreibt Erythrozyten, die pink-blau erscheinen, als eine Konsequenz der Aufnahme von sowohl eosinophilen Farbstoffen durch Hämoglobin als auch basischen Farbstoffen durch Reste von Ribonukleinsäuren (RNA). Da die Retikulozyten Zellen sind, in denen ribosomale RNA Farbstoff aufnimmt und ein sichtbares Retikulum formt, ist es offensichtlich wahrscheinlich, dass eine Beziehung zwischen Retikulozyten und polychromatischen Zellen besteht. Beides sind unreife Zellen, die frisch aus dem Knochenmark stammen. Allerdings ist die Anzahl an polychromatischen Zellen in einem normalen Blutausstrich üblicherweise geringer als 0,1 % [61], deutlich niedriger als die normale Anzahl an Retikulozyten von 1–2 %. Im Durchschnitt ist in Patientenproben die Anzahl an Retikulozyten etwa doppelt so hoch wie die visuelle Einschätzung an polychromatischen Zellen [61]. Das liegt daran, dass nur die höchst unreifen (Grad 1) Retikulozyten polychromatisch sind. Unter Bedingungen von transientem oder persistierendem hämatopoetischen Stress, bei erhöhten Erythropoetin-Werten, werden unreife Retikulozyten aus dem Knochenmark freigesetzt. Diese sind deutlich größer als reife Erythrozyten und, als Konsequenz einer erniedrigten Hämoglobinkonzentration, weniger dicht. Im Mittel ist der Durchmesser ca. 28 % größer als der

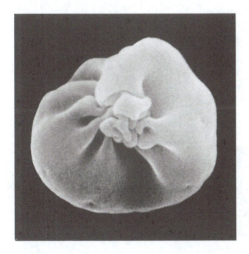

Abb. 3.21: Elektronenmikroskopische Aufnahme eines Retikulozyten. Mit freundlicher Genehmigung von Prof. Aaron Polliack, aus Hoffbrand and Petit [8].

eines reifen Erythrozyten [60]. Elektronenmikroskopisch erscheint die Oberfläche irregulär und multipel lobuliert (Abb. 3.21). In May-Grünwald-Giemsa-gefärbten Ausstrichen können sie leicht aufgrund des größeren Durchmessers, des Fehlens der zentralen Aufhellung und der polychromatischen Erscheinung erkannt werden (Abb. 3.22). Häufig werden sie als „polychromatische Makrozyten" beschrieben. Die elektronenmikroskopisch erkennbare irreguläre Form kann manchmal bereits lichtmikroskopisch deutlich werden (Abb. 3.23). Retikulozyten späterer Ausreifung, die einzigen Formen, die im Blutausstrich gesunder Personen sichtbar werden, sind schalenförmig geformt und nur unwesentlich größer als reife Erythrozyten. Diese sind daher in MGG-gefärbten Ausstrichen schwer zu erkennen.

Die Gesamtzahl an Retikulozyten, der Anteil an frühen Retikulozyten und die Anzahl von polychromatischen Makrozyten ist erhöht als physiologische Reaktion auf Aufenthalte

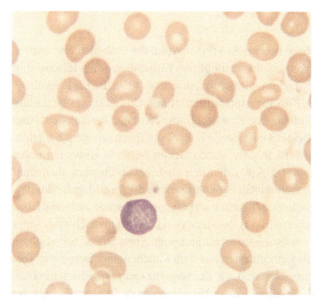

Abb. 3.22: Eine polychromatische Zelle mit größerem Durchmesser als ein normaler Erythrozyt. Diese Zelle kann auch als polychromatischer Makrozyt bezeichnet werden. Der Ausstrich zeigt weiterhin Anisozytose und Poikilozytose.

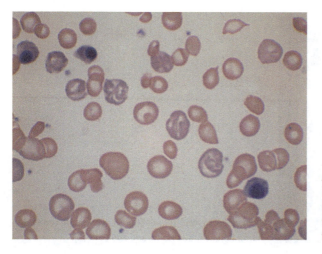

Abb. 3.23: Blutausstrich mit polychromatischen Makrozyten bei einem Patienten mit Sichelzellanämie. Hier wird die irreguläre Form der Retikulozyten deutlich.

in größeren Höhenlagen oder andere hypoxische Stimuli, sowie als normale Reaktion auf das Vorliegen einer Anämie, wenn keine Faktoren vorliegen, die die Blutbildung behindern. Bei hochgradig anämischen Patienten ist das Fehlen der Polychromasie auffällig. Diese fehlt auch bei der Pure-red-cell-Anämie sowie bei aplastischer Anämie, weiterhin bei der Anämie bei chronischen Erkrankungen und auch häufig bei Niereninsuffizienz und inadäquater Erythropoetin-Produktion. Das Fehlen einer Polychromasie bei einem Patienten mit Sichelzellanämie oder anderer hämolytischer Anämie ist eine wichtige Auffälligkeit, da dieses auf eine komplizierende Parvovirus-B19-induzierte Red Cell-Aplasie hinweisen kann.

Polychromatische Erythrozyten sind erhöht bei primärer Myelofibrose und bei Knochenmarkkarzinose. Hierbei ist die Anzahl an polychromatischen Zellen höher als bei dem Grad der Anämie erwartet, und die polychromatischen Zellen können ein abnormales Erscheinungsbild aufweisen – basophiler als normal und mit nicht immer vergrößertem Durchmesser [36].

Bei erhöhter Retikulozytenzahl geben automatisierte Zellzähler ein erhöhtes MCV und RDW an. Instrumente der Serie Bayer H.1 geben zusätzlich ein erhöhtes HDW an, und die Retikulozyten erscheinen als hypochrome Makrozyten im erythrozytären Zytogramm (s. Abb. 3.64).

3.2.9 Poikilozytose

Ein Poikilozyt ist ein Erythrozyt mit nicht normaler Zellform. Poikilozytose ist somit ein Zustand, bei dem eine erhöhte Anzahl von abnormal geformten Zellen vorkommt. Aufenthalte in größeren Höhen bewirken ein gewisses Maß an Poikilozytose bei normalen Personen [62]. Poikilozytose ist weiterhin eine häufige, oft unspezifische Abnormalität bei vielen hämatologischen Erkrankungen. Sie kann durch die Produktion von abnormalen Zellen im Knochenmark oder durch die Beschädigung von normalen Zellen nach Freisetzung in den Blutkreislauf bedingt sein. Bei ausgeprägter Poikilozytose umfasst die Differentialdiagnose primäre und sekundäre Myelofibrose, kongenitale und erworbene dyserythropoetische Anämi-

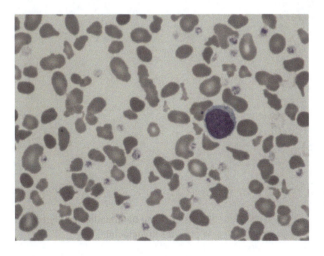

Abb. 3.24: Blutausstrich mit ausgeprägter Poikilozytose bei einem Patienten mit hereditärer Pyropoikilozytose. Dank an Mike Leach, Glasgow.

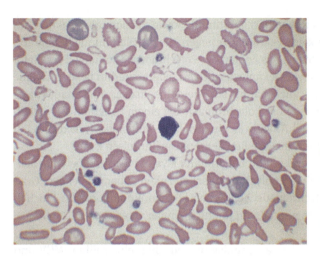

Abb. 3.25: Blutausstrich mit ausgeprägter Poikilozytose bei einem Patienten mit hereditärer Elliptozytose und dem Genotyp einer Hämoglobin-H-Erkrankung (αTSaudiα/αTSaudiα). Elliptozyten sind unter den Poikilozyten prominent.

en, hereditäre Pyropoikilozytose (Abb. 3.24) und die Hämoglobin-H-Erkrankung (Abb. 3.25). Extreme Poikilozytose mit Mikrozytose war auffällig bei einem Kind mit gemischt heterozygoter DMT-1-Mutation [24]. Patienten mit Morbus Gaucher haben einen erhöhten Anteil an Poikilozyten, 2,9 % verglichen zu 1 % in der Kontrollgruppe, die diesbezüglich beschriebenen Formen waren Dakrozyten, Elliptozyten, Akanthozyten und Schistozyten [63]. Das Vorhandensein von Poikilozyten mit bestimmten Formen, z. B. Spherozyten oder Elliptozyten, kann bestimmte differentialdiagnostische Bedeutungen haben (s. u.).

Es ist wichtig, die Deformation von Erythrozyten aufgrund von Veränderungen des Blutplasmas nicht mit wirklicher Poikilozytose zu verwechseln. Das Vorhandensein von Kryoglobulin kann zu einer ausgeprägten Deformation von Erythrozyten führen (Abb. 3.26). Weil sich das Kryoglobulin nur schwach basophil anfärbt, wird es im Ausstrich häufig nur schwer ersichtlich. Diesbezüglich kann der Eindruck, dass etwas von außen auf die rote Zelle hineindrückt, einen Hinweis geben.

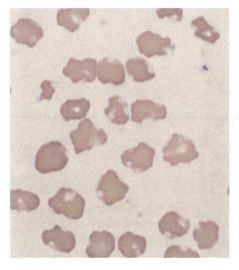

Abb. 3.26: Blutausstrich mit Deformation der Erythrozyten durch präzipiziertes Kryoglobulin.

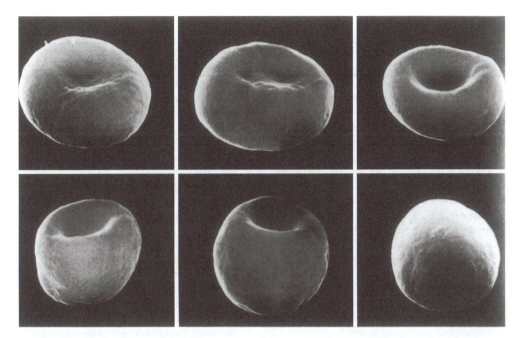

Abb. 3.27: Elektronenmikroskopische Aufnahmen von Sphärozyten und Zwischenformen zwischen Diskozyten und Sphärozyten. Von Bessis [64].

3.2.9.1 Sphärozytose

Sphärozyten (Kugelzellen) sind Zellen, die von der Form her weniger diskusförmig, sondern eher kugelförmig bzw. nahezu kugelförmig sind (Abb. 3.27) [64]. Es handelt sich um Zellen, die Membranfläche eingebüßt haben ohne äquivalente Verringerung des Zytosols, als Konsequenz einer angeborenen oder erworbenen Abnormalität des Zytoskeletts oder der Zellmembran des Erythrozyten. In einem angefärbten Blutausstrich fehlt den Kugelzellen die normale zentrale Aufhellung. Der Durchmesser einer Kugel ist kleiner als der eines diskusförmigen Objektes desselben Volumens, daher mag eine Kugelzelle kleiner als ein normaler Erythrozyt erscheinen. Allerdings ist es zu präferieren, die Bezeichnung „Mikrosphärozyt" den Zellen mit wirklich reduziertem Volumen vorzubehalten als ihn bei Zellen mit nur reduziertem Durchmesser zu verwenden. Makrosphärozyten können ein Merkmal einer hereditären Stomatozytose sein (hyperhydrierte Variante), als ein Resultat osmotischer Schwellung. Bei der Untersuchung eines Blutausstrichs auf das Vorhandensein von Kugelzellen ist es wichtig, den Teil des Ausstrichs zu begutachten, in dem sich die Zellen gerade so berühren, da auch bei normalen Zellen in der Ausstrichfahne die zentrale Aufhellung fehlen kann. Auch bei übereinanderliegenden Zellen kann der falsche Eindruck einer Sphärozytose entstehen. Kugelzellen entwickeln keine ausgeprägte Geldrollenbildung.

Die Unterscheidung zwischen Kugelzellen und irregulär zusammengezogenen Zellen (s. u.) ist wichtig, da sich die diagnostische Bedeutsamkeit unterscheidet.

Einige Gründe für eine Sphärozytose sind in Tab. 3.3 aufgeführt. Es existiert eine Vielzahl von zugrunde liegenden Ursachen. Bei hereditärer Sphärozytose besteht eine Pathologie des Zytoskeletts mit sekundärer Destabilisierung und Verlust an Zellmembran. Bei erworbenen

Tab. 3.3: Einige Gründe für Sphärozytose.

Zustände mit möglicherweise deutlich erhöhter Anzahl von Sphärozyten	Zustände mit möglicherweise gering erhöhter Anzahl von Sphärozyten
– Hereditäre Sphärozytose – Autoimmunhämolytische Anämie durch Wärmeantikörper – Verzögerte hämolytische Transfusionsreaktion – ABO-Inkompatibilität des Neugeborenen und seltener – Rhesusinkompatibilität des Fetus und Neugeborenen – Gabe von anti-D an einen Rh-D-positiven Patienten, z. B. – bei der Behandlung der autoimmunen thrombozytopenischen Purpura – Passenger Lymphocyte-Syndrome nach Organtransplantation (z. B. Anti-A-, Anti-B-, Anti-E-Antikörper) – Medikamenten-induzierte hämolytische Anämie (innocent Bystander-Mechanismus) – *Chlostridium perfringens*-Sepsis – Zieve-Syndrom * – Geringes intraerythrozytäres ATP durch Phosphatmangel [65, 66] – Hämolyse durch Schlangenbisse – Bartonellose (Oroya-Fieber) – Süßwasser-Ertrinken oder intravenöse Infusion von Wasser – Verbrennungen (Mikrosphärozytose) – Schwefelsäureverletzungen (Mikrosphärozytose) [67]	Als einziges Merkmal – Akute Transfusionsreaktion – Akute hämolytische Anämie durch Kälteantikörper – Chronische Kälteagglutinin-Krankheit – Penicillin-induzierte hämolytische Anämie – Paroxysmale Kälte-Hämoglobinurie – Infusion von größeren Mengen intravenöser Lipide [68] – Pyrimidin-5-Nucleotidase-Mangel** [69] In Assoziation mit anderen Poikilozyten – Normales Neugeborenes – Hyposplenismus – Sichelzellanämie – Mikroangiopathische hämolytische Anämie (Mikrosphärozytose) – Hereditäre Elliptozytose mit vorübergehender schwerer Manifestation im Säuglingsalter [70] – Hereditäre Pyropoikilozytose (einschließlich homozygote Mutationen für hereditäre Elliptozytose) – Rh0-Phänotyp

ATP = Adenosintriphosphat; * irregulär zusammengezogene Zellen sind möglicherweise charakteristischer; ** Sphärozyten können Spikulae aufweisen.

Formen kann die Sphärozytose durch direkte Schädigung der Zellmembran des Erythrozyten bedingt sein, z. B. durch Hitze (Abb. 3.28), Chlostridien-Toxine (Abb. 3.29) oder Schlangengift. Der Verlust an Zellmembran kann auch durch Antikörperbindung an der Zelle durch Alloantikörper (Abb. 3.30), Autoantikörper oder Medikamenten-induzierte Antikörper entstehen; Makrophagen des retikuloendothelialen Systems erkennen Immunglobulin oder Komplement an der Oberfläche der Zelle und entfernen Anteile der Membran.

Wenn es zu einer Fragmentierung von Erythrozyten kommt, formen diese Fragmente mit einem relativen Mangel an Zellmembran Mikrosphärozyten; dieses ist der Mechanismus der Sphärozytenbildung bei mikroangiopathischer hämolytischer Anämie und hereditärer Pyropoikilozytose. Für eine Transfusion gelagerte Erythrozyten werden mit zunehmender Lagerungsdauer zu Sphäroechinozyten (s. u.). Selten wurde eine ausgeprägte Sphärozytose bei Hypophosphatämie beschrieben, z. B. bei Lebererkrankungen [65], bei akuter Ketoazidose [66] und bei übersteigerter Korrektur einer Hyperphosphatämie [71]; der diesbezügliche Mecha-

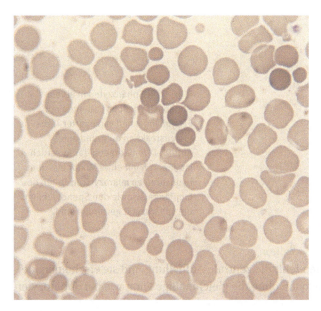

Abb. 3.28: Blutausstrich eines Patienten mit schwerer Verbrennung mit Sphärozyten, Mikrosphärozyten und Erythrozyten, die sehr kleine Sphärozytenfragmente auszustoßen scheinen.

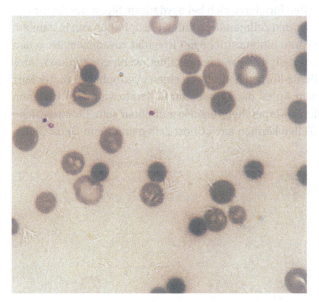

Abb. 3.29: Blutausstrich eines Patienten mit Chlostridien-Sepsis mit vielen Sphärozyten. Mit freundlicher Genehmigung von Prof. Harry Smith.

nismus ist wahrscheinlich in einer Entleerung der ATP-Speicher zu sehen. Bei hämolytischen Anämien mit Heinz-Innenkörperchen finden sich für gewöhnlich auch einige Sphärozyten, obwohl die meisten abnormalen Zellen irregulär zusammengezogene Zellen sind (s. u.).

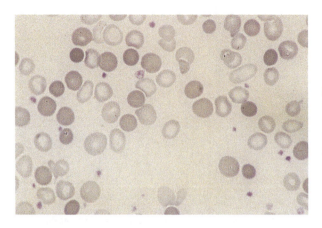

Abb. 3.30: Sphärozyten in einem Blutausstrich eines Patienten mit Eisenmangel und verzögerter Transfusionsreaktion aufgrund eines Anti-Rh-D-Antikörpers; der Ausstrich ist dimorph mit einer Mixtur aus den hypochromen mikrozytären Zellen des Empfängers sowie den Spenderzellen, die sphärozytär geworden sind.

3.2.9.2 Irregulär zusammengezogene Zellen

Irregulär zusammengezogenen Zellen fehlt die zentrale Aufhellung und sie erscheinen kleiner und dichter als normale Erythrozyten ohne die gleichmäßige Form wie bei Sphärozyten (Abb. 3.31).

Irregulär zusammengezogene Zellen formieren sich bei oxydativem Stress der Erythrozyten, oder durch Schäden der erythrozytären Zellmembran durch Präzipitation von instabilem Hämoglobin oder freien α- oder β-Ketten. Blutausstriche mit irregulär zusammengezogenen Zellen zeigen oft auch einige Sphärozyten; diese werden gebildet, wenn ein erythrozytäres Einschlusskörperchen, so wie ein Heinz-Körperchen, durch einen Makrophagen in der Milz entfernt wurde, zusammen mit einem Anteil der Zellmembran. Keratozyten (s. u.) können als Resultat der Entfernung eines Heinz-Körperchens ebenso auffindbar sein. Blutausstriche mit irregulär zusammengezogenen Zellen können auch Ghost-Zellen und Hemi-Ghost-Zellen

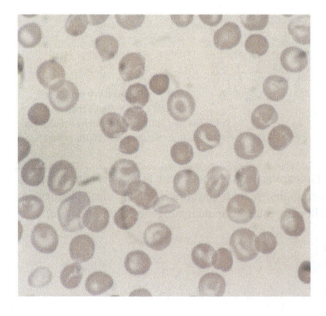

Abb. 3.31: Blutausstrich eines Patienten mit Hämoglobin-C-Erkrankung und irregulär zusammengezogenen Zellen sowie einigen Targetzellen.

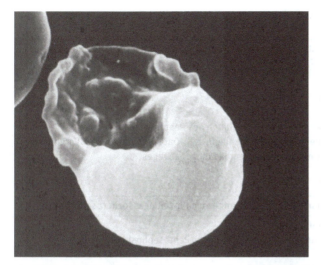

Abb. 3.32: Elektronenmikroskopische Aufnahme einer Hemi-Ghost-Zelle mit Heinz-Körperchen. Mit freundlicher Genehmigung von Dr. T. K. Chan und Kollegen, Hong Kong, und dem British Journal of Haematology [72].

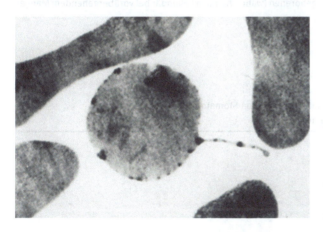

Abb. 3.33: Transmissionselektronenmikroskopische Aufnahme einer Hemi-Ghost-Zelle mit Heinz-Körperchen. Mit freundlicher Genehmigung von Dr. T. K. Chan und Kollegen, Hong Kong, und dem British Journal of Haematology [72].

oder Blister-Zellen aufweisen. Dieses sind Zellen, in denen der größte Anteil des Hämoglobins in der einen Hälfte der Zelle präzipitiert ist, sodass die Zellmembranen der anderen Zellhälfte eng beieinander zu liegen kommen; Heinz-Körperchen können sowohl in den klaren Bereichen als auch im Rest der Zelle vorkommen (Abb. 3.32 und 3.33) [72]. Einige Gründe für irregulär zusammengezogene Zellen sind in Tab. 3.4 aufgelistet.

3.2.9.3 Elliptozytose und Ovalozytose

Elliptozytose beschreibt das Vorhandensein von vermehrten Elliptozyten und Ovalozytose das Vorhandensein von vermehrten Ovalozyten. Diese Bezeichnungen werden nicht in einer festgelegten Art und Weise benutzt, aber es besteht Übereinkunft, dass eine Zelle mit mehr als verdoppeltem Längsdurchmesser im Verhältnis zum Querdurchmesser als Elliptozyt bezeichnet wird, wohingegen eine Zelle mit dem Längsdurchmesser von weniger als dem Doppelten des Querdurchmessers als Ovalozyt bezeichnet wird [75]. Wenn Elliptozyten oder Ovalozyten sehr häufig vorkommen (Abb. 3.34) und die dominierende abnormale Population

Tab. 3.4: Einige Zustände, die möglicherweise mit irregulär zusammengezogenen Zellen assoziiert sind.

Zustände, die mit deutlich erhöhter Anzahl irreguläre zusammengezogener Zellen assoziiert sein können
– Hämoglobin
– Hämoglobin-C-/β-Thalassämie
– Sichelzell-/Hämoglobin-C-Erkrankung
– Instabiles Hämoglobin
– Akute Hämolyse bei G6PD-Mangel oder andere Abnormalitäten des Pentosephosphatweges
– Schwerer oxydativer Stress (Medikamente oder Chemikalien), z. B. Dapsontherapie oder Vergiftung mit Kupfersulfat, bei Patienten ohne Abnormalitäten des Pentosephosphatweges
– Zieve-Syndrom
– Morbus Wilson [73]
Zustände, die mit gering erhöhter Anzahl irregulär zusammengezogener Zellen assoziiert sein können
– Kleinere hämolytische Episoden bei G6PD-Mangel
– Moderater oxydativer Stress bei Patienten mit Abnormalitäten des Pentosephosphatweges
– Defekte der Glutathion-Biosynthese
– Glutathion-Peroxydasemangel bei Neugeborenen (wahrscheinlich sekundär bei vorübergehendem Mangel an Selen)
– Hämoglobin C
– Instabiles Hämoglobin
– Hämoglobin-H-Erkrankung
– β-Thalassämie
– Hämoglobin-E-Erkrankung
– Erbliche Xerozytose (dehydrierte Variante der erblichen Stomatozytose)
– Kongenitale dyserythropoetische Anämie Typ II [74]

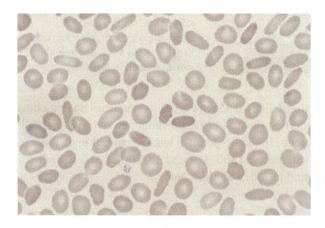

Abb. 3.34: Blutausstrich eines Patienten mit hereditärer Elliptozytose mit Elliptozyten und Ovalozyten.

darstellen, ist es wahrscheinlich, dass der Patient eine angeborene Abnormalität aufweist, die das Zytoskelett der Erythrozyten betrifft, so wie die angeborene Elliptozytose. Eine geringere Anzahl an Elliptozyten oder Ovalozyten können bei Eisenmangel, bei einigen Patienten mit heterozygoter und homozygoter β-Thalassämie, megaloblastärer Anämie, primärer Myelofibrose sowie myelodysplastischen Syndromen (MDS) und gelegentlich bei angeborenem Enzymmangel der Erythrozyten, wie z. B. Pyruvatkinasemangel, vorkommen; hierbei ist es wahrscheinlich, dass die Elliptozytose eine Dyserythropoese widerspiegelt. Die Elliptozytose bei MDS ist bedingt durch einen erworbenen Mangel an Protein 4.1 [76]. In Papua-Neuguinea ist die Ovalozytose assoziiert mit Gerbich-Negativität und einer spezifischen Mutation in dem für Glycophorin C kodierenden Gen [77]. Makrozytäre Ovalozyten oder ovale Makrozyten sind charakteristisch für die megaloblastäre Anämie und die südostasiatische Ovalozytose sowie außerdem bei Dyserythropoese, z. B. bei primärer Myelofibrose. Elliptozyten sind bikonkav, daher ist Geldrollenbildung möglich.

Bei einer Gruppe thailändischer Patienten war die Ovalozytose ein Merkmal bei homozygoter Mutation des SLC4A1-Gens, was zu distaler renal tubulärer Azidose führte [78]. Das Gen kodiert für ein erythrozytäres Membranprotein, Anionenaustauscher 1 (AE1) und das kleinere AE1-Protein in den renalen Tubuli. Homozygote für die G701D-Mutation und gemischt heterozygote für die G701D/A858D haben Ovalozyten, die ungefähr ein Viertel der Erythrozyten ausmachen; diese Patienten haben eine kompensierte Hämolyse, können aber eine Anämie und Retikulozytose im Rahmen einer metabolischen Azidose entwickeln. Die gemischt heterozygoten haben außerdem kleinere Mengen an Schistozyten. Homozygote und gemischt heterozygote, die außerdem heterozygot für Hämoglobin E sind, weisen Ovalozytenzahlen auf, die etwa zwei Drittel der Erythrozyten ausmachen. Heterozygote für G701D sind hämatologisch normal, wenn sie nicht gleichzeitig Träger für Hämoglobin-E- oder α+-Thalassämie sind – in diesem Fall haben sie auch Ovalozyten. Allerdings, ein heterozygoter für A858D weist 20 % Ovalozyten auf, außerdem Akanthozyten, Echinozyten und Schistozyten [78]. Ein gemischt Heterozygoter für G710D und In-frame-Deletion desselben Gens, was zur südostasiatischen Ovalozytose führt, der außerdem an α+-Thalassämie erkrankt, hatte hämolytische Anämie und Azidose, wohingegen einfach Heterozygote für südostasiatische Ovalozytose keine Hämolyse aufweisen [78].

3.2.9.4 Teardrop-Zellen (Dakrozyten)

Wie Tränentropfen geformte Zellen (Dakrozyten) (Abb. 3.35) kommen bei Knochenmarkfibrose oder schwerer Dyserythropoese und außerdem bei einigen hämolytischen Anämien vor. Sie sind ein besonderes Charakteristikum bei megaloblastären Anämien, Thalassaemia

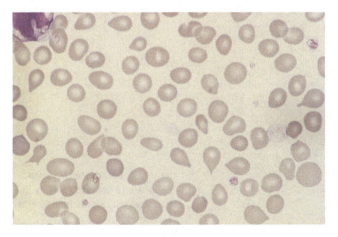

Abb. 3.35: Blutausstrich eines Patienten mit primärer Myelofibrose und Teardrop-Poikilozytose (Dakrozyten).

major und Myelofibrose – sowohl primärer Myelofibrose als auch sekundärer Myelofibrose bei metastasierten Karzinomen oder andersartiger Knochenmarkinfiltration. Sowohl bei primärer Myelofibrose als auch bei Thalassaemia major ist der Anteil an Teardrop-Zellen nach Splenektomie geringer, was darauf hinweist, dass diese aus extramedullärer Hämatopoese resultieren oder dass sie durch Verletzungen abnormaler Zellen innerhalb der Milz formiert werden. Teardrop-Zellen bei einigen Formen von autoimmunhämolytischer Anämie [79], hämolytischer Anämie mit Heinz-Körperchen und β-Thalassaemia major resultieren wahrscheinlich aus der Aktivität von splenischen Makrophagen an vorgeschädigten Zellen als ein Ergebnis der Entfernung eines Teiles der Zelle, Heinz-Körperchen oder α-Ketten-Präzipitaten. Teardrop-Poikilozyten sind häufig bei Patienten mit Erythroleukämie [80].

3.2.9.5 Spikulierte Zellen

Die Bezeichnung „spikulierte Zellen" ist verwirrend. Die Bezeichnung „schartige Zelle" wurde zwar von verschiedenen Autoren insbesondere benutzt, um unterschiedliche Zellen zu beschreiben, sie sollte aber besser vermieden werden. Die Terminologie von Bessis [64] wird empfohlen, da diese auf sorgfältigen elektronenmikroskopischen Studien pathologischer Zellen basiert und darüberhinaus klar und einfach anzuwenden ist. Bessis unterteilt spikulierte Zellen in Echinozyten, Akanthozyten, Keratozyten und Schistozyten.

Echinozyten

Echinozyten sind Erythrozyten, die ihre Diskusform verloren haben und bedeckt sind von 10–30 kurzen stumpfen Spikulae von ziemlich einheitlicher Gestalt (Abb. 3.36 und 3.37). Die hauptsächlichen Ursachen für Echinozytose sind in Tab. 3.5 zusammengestellt. Echinozyten können in vitro gebildet werden nach Exposition mit Fettsäuren sowie durch bestimmte Medikamente oder einfach durch Inkubation. Das Endstadium einer diskozytär-echinozytären Transformation ist ein Sphäroechinozyt. Ein Sphäroechinozyt wird auch gebildet, wenn sich ein Sphärozyt zu einem Echinozyt verformt, und, in ähnlicher Weise kann sich eine andere abnormal geformte Zelle, z. B. ein Akanthozyt, zu einem Echinozyten verändern.

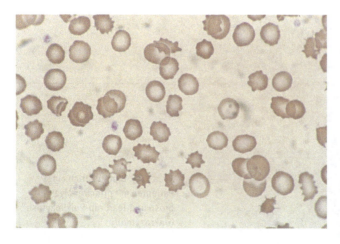

Abb. 3.36: Echinozyten in einem peripheren Blutausstrich eines Patienten mit chronischem Nierenversagen.

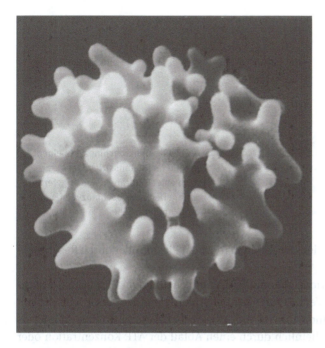

Abb. 3.37: Elektronenmikroskopische Aufnahme eines Echinozyten. Mit freundlicher Genehmigung von Prof. Aaron Polliack, aus Hoffbrand und Pettit [8].

Tab. 3.5: Einige Gründe für Echinozytose.

- Lagerungsartefakte
- Lebererkrankung, insbesondere bei gleichzeitigem Nierenversagen
- Pyruvatkinasemangel
- Mangel an Phosphoglyceratkinase
- Mangel an Aldolase [81]
- Dekompressionsphase beim Tauchen [82]
- Hämolytisch-urämisches Syndrom
- Nach kardiopulmonalem Bypass
- Hämangiome der Milz [83]
- Nach Transfusion (Sphäroechinozytose)

Wenn Spenderblut für eine Transfusion gelagert wird, werden die Zellen zu Sphäroechinozyten (Abb. 3.38) durch die Bildung von Lysolecithin und durch den Abfall der ATP-Konzentration; Lipide der Zellmembran, sowohl Cholesterol als auch Phospholipide, gehen verloren, wenn Mikrovesikel, die kleine Mengen an Hämoglobin enthalten, von den Enden der Spikulae freigesetzt werden. Wenn das Blut transfundiert wird und die Resynthese von ATP einsetzt, verändern sich viele dieser Zellen eher zu tassenförmigen Stomatozyten als zu Diskozyten; diejenigen, die eine große Menge an Zellmembran verloren haben, verbleiben sphärozytär.

In vivo ist die Bildung von Echinozyten mit erhöhten Plasmakonzentrationen von Blutfetten (so wie es während einer Heparintherapie auftritt), Mangel an ATP und Lysolecithin-Bildung assoziiert. Während der Bildung von Echinozyten kommt es zu einem Calcium-Einstrom in die Zelle mit Polymerisation von Spektrin. Echinozytose ist reversibel sowohl in

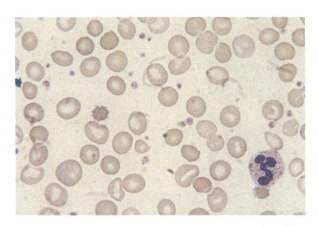

Abb. 3.38: Sphäroechinozyt in einem peripheren Blutausstrich, der kurz nach einer Bluttransfusion angefertigt wurde. Der Sphäroechinozyt ist eine transfundierte Zelle.

vitro als auch in vivo durch Suspension der Zellen in frischem Plasma oder durch Resynthese von ATP.

In Laboratorien, die die Ausstriche eher mit EDTA-antikoaguliertem Blut als mit Frischblut anfertigen, ist eine zeitliche Verzögerung bei der Anfertigung des Ausstrichs die mit Abstand häufigste Ursache für Echinozytose (s. Abb. 3.7). Dieser Lagerungsartefakt, häufig als „Krenation" bezeichnet, ist wahrscheinlich durch einen Abfall der ATP-Konzentration oder durch Bildung von Lysolecithin bedingt. Nicht durch artifizielle Veränderungen bedingte Echinozytose ist eher selten. Die Prävalenz ist bei Neugeborenen häufiger [84]. Echinozyten sind bei Frühgeborenen häufiger [85]. Echinozyten können bei Lebererkrankungen vorkommen [84], aber diesbezüglich ist die Akanthozytose häufiger (s. u.). Sie kann bei frühen Stadien des hämolytisch-urämischen Syndroms vorkommen, allerdings verschwindet die Echinozytose im Verlauf, und es bleiben die Zeichen der mikroangiopathischen hämolytischen Anämie. Eine sehr seltene hämolytische Anämie bedingt durch eine Mutation des SLC2A1-Gens ist charakterisiert durch Echinozytose [86]. Nicht durch Lagerungsartefakte bedingte Echinozytose ist am häufigsten bei kritisch kranken Patienten mit Multiorganversagen mit sowohl Leber- als auch Nierenversagen. In einer multivariaten Analyse ist die Echinozytose (hauptsächlich Leber- und Nierenschädigung widerspiegelnd) prädiktiv für die Mortalität bei hospitalisierten Patienten [87].

Echinozytose infolge von Hypophosphatämie bei parenteral ernährten Patienten ist durch einen Abfall der ATP-Konzentration verursacht, und dieses ist wahrscheinlich auch der Mechanismus der Echinozytenbildung bei hereditärem Mangel an Pyruvatkinase und bei Phosphoglyceratkinasemangel. Die Echinozytose bei hypothermischen, heparinisierten Patienten nach kardiopulmonalem Bypass ist durch einen Anstieg an freien Fettsäuren bedingt. Die Echinozytose als verzögerte Reaktion bei schwer verbrannten Patienten ist wahrscheinlich durch Veränderungen im Fettstoffwechsel zu erklären.

Akanthozyten

Akanthozyten sind Zellen mit ungefähr kugeliger Form, die zwischen 2 und 20 Spikulae ungleicher Länge irregulär über die Zelloberfläche verteilt aufweisen (Abb. 3.39–3.46). Einige dieser Spikulae haben eher keulenförmige als spitze Enden. Gründe für Akanthozytose sind in Tab. 3.6 aufgelistet. Die Bildung von Akanthozyten resultiert wahrscheinlich aus einer vor-

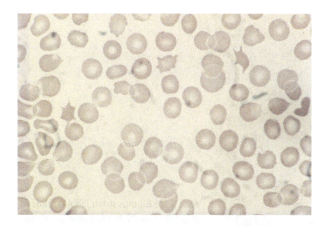

Abb. 3.39: Akanthozyten in einem peripheren Blutausstrich eines Patienten mit Anorexia nervosa.

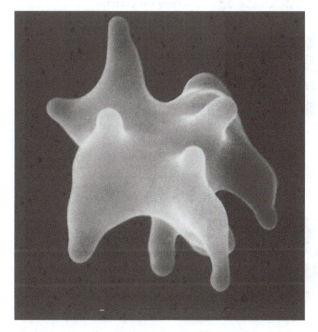

Abb. 3.40: Elektronenmikroskopische Aufnahme eines Akanthozyten. Mit freundlicher Genehmigung von Prof. Aaron Polliack, von Hoffbrand und Pettit [8].

rangigen Expansion des äußeren Anteils der Lipid-Doppelschicht, die die Membran der Erythrozyten umfasst [99]. Akanthozyten können keine Geldrollen bilden.

In Abgrenzung zur Echinozytose ist die Akanthozytose nicht reversibel, wenn die Zellen in frischem Plasma resuspendiert werden. Bei einer Akanthozytose, die mit Abetalipoproteinämie oder einer Lebererkrankung assoziiert ist, ist das Cholesterol : Phospholipid-Verhältnis in den Erythrozyten erhöht. Dieses ist in Kontrast zu Targetzellen, die bei Lebererkrankungen vorkommen, bei denen die Cholesterol- und Phospholipid-Konzentrationen gleichsam ansteigen.

Akanthozytose als erbliches Phänomen ist mit einer Vielzahl an unterschiedlichen Syndromen assoziiert, und ihr Vorkommen kann bei der Diagnosestellung hilfreich sein. Erstbeschrieben war das Phänomen in Assoziation mit Retinitis pigmentosa, degenerativen neu-

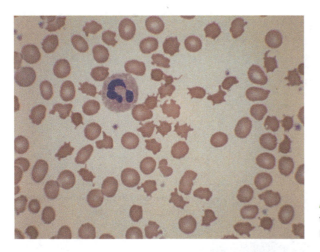

Abb. 3.41: Blutausstrich mit Akanthozyten. Mit freundlicher Genehmigung von Dr. Peter Bain, London.

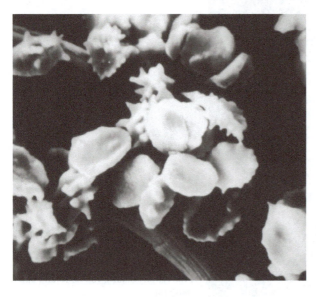

Abb. 3.42: Elektronenmikroskopische Aufnahme von Akanthozyten bei einem Patienten mit McLeod-Phänotyp. Mit freundlicher Genehmigung von Dr. Guy Lucas, Manchester.

rologischen Erkrankungen, Malabsorptionssyndromen für Lipide und Abetalipoproteinämie [100]. Akanthozytose kann ähnlicherweise auch bei erblicher Hypobetalipoproteinämie auftreten. Ein geringer Prozentsatz an Akanthozyten wird bei der Anderson-Erkrankung beobachtet, ein erbliches Malabsorptionssyndrom für Lipide [98].

Nach der Beschreibung bei Abetalipoproteinämie war eine Akanthozytose in Assoziation mit verschiedenen seltenen degenerativen neurologischen Erkrankungen auffällig mit normalen β-Lipoproteinen [101, 102]. Diese Zustände wurden kollektiv als Neuroakanthozytose beschrieben [88] (Abb. 3.41). Die Akanthozyten können bei feuchter Präparation deutlicher sein [103]. Die meisten Fälle von Neuroakanthozytose resultieren aus einer Mutation des VPS13A-Gens [104], andere aus einer Mutation des JP3- (Junctophilin 3), KX- (McLeod-Phänotyp) oder PANK2-Gens [88, 89, 105]. Einige Fälle des McLeod-Phänotyps (Abb. 3.42) haben nicht nur einen Mangel an Kell-Antigen, sondern sind auch mit chronisch-

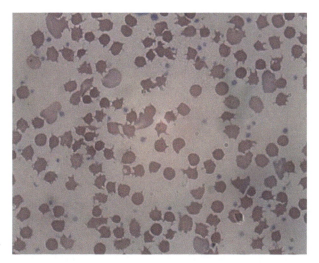

Abb. 3.43: Mittlere Vergrößerung eines Blutausstrichs mit Akanthozyten bei homozygoter A858D-Mutation des SLC4A1-Gens. Mit freundlicher Genehmigung von Dr. Lesley Bruce, Bristol.

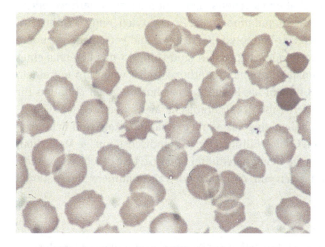

Abb. 3.44: Ungewöhnlich viele Akanthozyten in einem peripheren Blutausstrich eines hämatologisch normalen Patienten nach Splenektomie. Der Ausstrich zeigt außerdem eine Targetzelle.

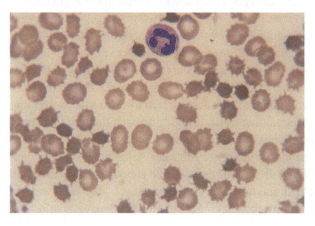

Abb. 3.45: Viele Akanthozyten in einem Blutausstrich eines Patienten mit Abetalipoproteinämie.

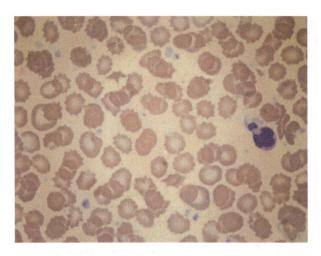

Abb. 3.46: Viele Akanthozyten in einem Blutausstrich eines Neugeborenen mit Pyknozytose.

granulomatöser Erkrankung als Resultat eines genetischen Syndroms assoziiert; weibliche Trägerinnen dieser Mutation haben zwei Populationen von Erythrozyten, eine akanthozytotisch, die andere nicht. Der In(Lu) red cell-Phänotyp, bei dem Lu und verschiedene andere Blutgruppen-Antigene fehlen oder vermindert exprimiert sind [106], ist das Ergebnis einer Haploinsuffizienz eines Transkriptionsfaktor-Gens. Akanthozytose ist weiterhin mit einem Mangel an SLC4A1-kodierten Band-3-Protein als Resultat einer homozygoten Mutation für P868L [91] oder A858 [92, 93] assoziiert (Abb. 3.43); arabische Menschen aus dem Oman, homozygot für die A858D-Mutation, haben eine ausgeprägte Akanthozytose und Echinozytose mit gelegentlichem Auftreten von Ovalo-/Elliptozyten [92]; indischstämmige Menschen, homozygot für die A858D-Mutation, wurden mit hereditärer Sphärozytose beschrieben, allerdings zeigen die publizierten Abbildungen eine Akanthozytose als dominierendes Merkmal [93].

Keratozyten
Keratozyten (oder Hornzellen) (Abb. 3.47) sind Zellen mit Paaren von Spikulae – normalerweise zwei, aber gelegentlich auch vier oder sechs –, die durch die Fusion von gegenüberliegenden Membranen, nach initialer Bildung einer Pseudovakuole mit anschließender Ruptur der Membran, an der Zelloberfläche entstanden sind. Sie entstehen bei mechanischer Verletzung der Erythrozyten, z. B. durch Fibrinfäden oder durch schlecht funktionierende Herzklappen. Sie wurden auch bei schistozytären hämolytischen Anämien beschrieben einschließlich bei mikroangiopathischen hämolytischen Anämien, bei disseminierter intravasaler Gerinnung und bei Nierenerkrankungen, z. B. Glomerulonephritis, Urämie und nach Nierentransplantation. Sie können auch nach Entfernung eines Heinz-Körperchens auftreten (Abb. 3.48) [107].

Präkeratozyten sind Erythrozyten mit verbliebener zentraler Aufhellung und klar definierter submembranöser Vakuole. Durch die Ruptur der Vakuole können sie sich zu einem Keratozyten entwickeln. Sie sind sehr charakteristisch für Eisenmangel, aber auch vorhanden bei β-Thalassämie, Anämie bei chronischen Erkrankungen und mikroangiopathischer hämolytischer Anämie [108].

Tab. 3.6: Ursachen für Akanthozytose.

Zustände mit erhöhter Anzahl an Akanthozyten
Angeboren
– Hereditäre Abetalipoproteinämie (MTP-Mutation, AR)
– Hereditäre Hypobetalipoproteinämie (einige Fälle: APOB-Mutation, AR)
– Assoziiert mit degenerativen neurologischen Erkrankungen (Neuroakanthozytose (VPS13A-Mutation, AR) [88]
– McLeod Red Cell Phänotyp (KX-Mutation, geschlechtsgebunden rezessiv)
– Huntington-like-Erkrankung 2* (JPH3-Mutation, AD)
– Pantothenate-Kinase-assoziierte Neurodegeneration, HARP-Syndrom (Hypoprebetalipoproteinämie, Akanthozytose, Retinitis pigmentosa und Pallidum-Degeneration)* (PANK2-Mutation, AR) [89]
– In(Lu) red cell-Phänotyp (Lu(a-b-), KLF1-Haploinsuffizienz) [90]
– Assoziiert mit abnormalem Band 3 der Erythrozytenmembran (SLC4A1-Mutation, AR) [91–93]
– Medium chain Acyl-CoA-Dehydrogenase-Mangel (ACADM-Mutation, AR) [94]
– Hereditäre high red cell membrane Phosphatidylcholine-hämolytische Anämie [95] (welche wahrscheinlich der hereditären Xerozytose entspricht)
Erworben
– Hypobetalipoproteinämie durch Malnutrition oder Mangel an Lipiden
– „Spur cell"-hämolytische Anämie assoziiert mit Lebererkrankungen (normalerweise assoziiert mit alkoholbedingter Leberzirrhose, aber gelegentlich auch mit schwerer viraler Hepatitis, neonataler Hepatitis, kardialer Zirrhose, Hämochromatose oder fortgeschrittenem Morbus Wilson)
– Infantile Pyknozytose
– Vitamin-E-Mangel bei Frühgeborenen
– Myelodysplastische Syndrome [96]
Zustände mit geringerer Anzahl an Akanthozyten
Angeboren
– Heterozygot für den McLeod-Phänotyp
– Pyruvatkinase-Mangel
– Dyserythropoese assoziiert mit GATA1-Mutation [97]
– Anderson-Erkrankung (SARIB-Mutation, AR) [98]
Erworben
– Nach Splenektomie und bei Hyposplenismus
– Anorexia nervosa und Mangelernährung
– Myxödem und Panhypopituitarismus

* Einige Fälle haben Akanthozyten. AD = autosomal-dominant; AR = autosomal resessiv.

Schistozyten

Schistozyten sind Fragmente von Erythrozyten. Bei gesunden erwachsenen Personen machen sie nicht mehr als 0,2 % der Erythrozyten aus, bei Neugeborenen können es allerdings bis zu 1,9 % und bei Frühgeborenen bis zu 5,5 % der Erythrozyten sein [109].

Schistozyten werden entweder durch Fragmentation abnormaler Zellen gebildet, z. B. bei hereditärer Pyropoikilozytose, oder nach mechanischer, Toxin- oder Hitze-induzierter Schädigung von vorher gesunden Zellen (Abb. 3.49). Wenn als Folge mechanischer Schädigung, dann treten Schistozyten oft gemeinsam mit Keratozyten auf. Viele Schistozyten sind spiku-

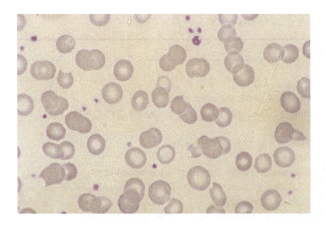

Abb. 3.47: Keratozyten in einem peripheren Blutausstrich eines Patienten mit mikroangiopathischer hämolytischer Anämie.

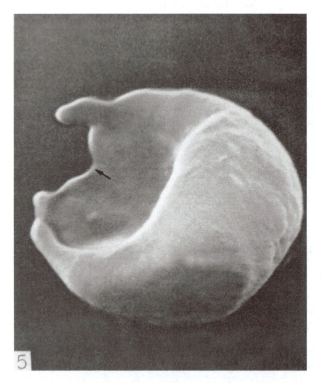

Abb. 3.48: Elektronenmikroskopische Aufnahme eines Keratozyten, formiert durch Entfernung eines Heinz-Körperchens. Mit freundlicher Genehmigung von Dr. M. Amare und Kollegen und dem British Journal of Haematology [107].

liert. Andere haben zu geringe Membrananteile im Verhältnis zum zytoplasmatischen Volumen und haben daher Mikrosphärozyten formiert (Sphäroschistozytose). Bei Verbrennungspatienten können Schistozyten sowohl als Mikrodiskozyten als auch als Mikrosphärozyten erscheinen (s. Abb. 3.92). Eine unübliche Form eines erythrozytären Fragmentes, eine linienförmige oder filamentäre Struktur, findet sich bei Sichelzellanämie [110] (Abb. 3.50). Die häufigsten Ursachen von Schistozytenbildung sind mikroangiopathische und mechanische hämolytische Anämien, zusammengefasst beschrieben als schistozytäre hämolytische An-

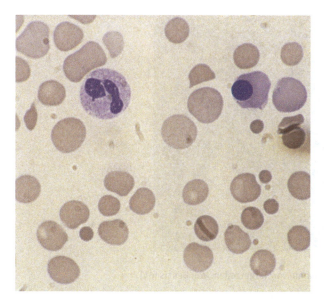

Abb. 3.49: Fragmente sowie Mikrosphären in einem peripheren Blutausstrich eines Patienten mit hämolytisch-urämischem Syndrom. Der Ausstrich zeigt außerdem Polychromasie und eine kernhaltige rote Blutzelle (NRBC).

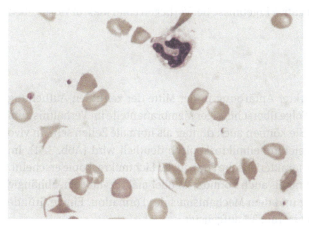

Abb. 3.50: Blutausstrich eines Patienten mit Sichelzellanämie mit linienförmigen Erythrozytenfragmenten und erhöhter Anzahl an irregulär zusammengezogenen Zellen; letzteres Merkmal resultiert aus einer schweren pulmonalen Sichelzellkrise zum Zeitpunkt des Ausstrichs.

ämie. Schistozyten können bei MDS vorkommen [111] und finden sich häufig bei Patienten mit Erythroleukämie [80].

Eine internationale Expertenrunde zur Standardisierung in der Hämatologie (ICSH) stellt Leitlinienkriterien für die Erkennung und Zählung von Schistozyten bei schistozytären hämolytischen Anämien bereit [109]. Dahin gehend empfiehlt sie die Einbeziehung von Fragmenten mit scharfen Winkeln und geraden Enden, kleinen Halbmonden, helmförmigen Zellen, Keratozyten und Mikrosphären, letztere nur in Verbindung mit anderen charakteristischen Zellen [109]. Die Quantifizierung erfolgt auf 1.000 Erythrozyten, mehr als 1 % Schistozyten werden als signifikant erachtet. Die Quantifizierung ist nur relevant, wenn die Schistozyten die dominierende morphologische Abnormalität darstellen.

Erythrozytäre Fragmente können auch durch verschiedene automatische hämatologische Zählungen quantifiziert werden, beispielsweise durch Sysmex XE-2100 und durch Bayer Advia 120. Dieses kann für das Screening von schistozytären hämolytischen Anämien

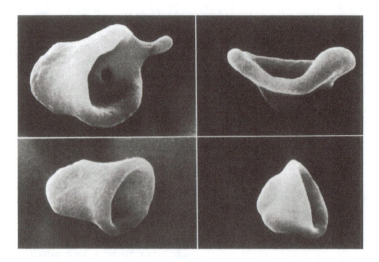

Abb. 3.51: Elektronenmikroskopische Aufnahme von Targetzellen. Von Bessis [64].

genutzt werden, obwohl es falsch-negative Ergebnisse bei Vorliegen einer Makrozytose geben kann [109].

3.2.9.6 Targetzellen

Targetzellen haben ein Areal verstärkter Anfärbung in der Mitte der zentralen Aufhellung (Abb. 3.52). Targetzellen werden als Folge überschüssiger Membrananteile im Verhältnis zum Volumen des Zytoplasmas gebildet. Sie können auch dünner als normale Zellen sein. In vivo erscheinen sie glockenförmig, was elektronenmikroskopisch deutlich wird (Abb. 3.51). Im Ausstrich flachen sie ab, sodass die charakteristische Form in der Lichtmikroskopie erscheint. Targetzellen können sowohl mikrozytär als auch normozytär oder makrozytär sein, abhängig von der zugrunde liegenden Störung und dem Mechanismus der Formation. Einige Gründe für die Bildung von Targetzellen sind in Tab. 3.7 aufgelistet.

Targetzellen können auch Ausdruck eines Artefaktes sein, wenn verschmutzte Objektträger verwendet wurden [117].

Targetzellen können aufgrund von Überschüssen an erythrozytärer Membran bei vermehrten membranösen Lipiden gebildet werden. Dieses ist der Mechanismus der Targetzellen-Bildung bei obstruktivem Ikterus, schwerer parenchymatöser Lebererkrankung und hereditärem Mangel an Lecithin-Cholesterol-Acyl-Transferase (LCAT). Das Verhältnis von membranösem Cholesterol zu Cholesterol-Ester ist erhöht. Erythrozyten fehlen die Enzyme für die Synthese von Cholesterol und Phospholipid und für die Esterifizierung von Cholesterol, sodass die Veränderungen der membranösen Lipide eine passive Veränderung darstellt, d. h. eine Folge der Veränderungen der plasmatischen Lipide ist. Bei reduzierter LCAT-Aktivität steigt das Verhältnis von Cholesterol zu Cholesterol-Ester in der erythrozytären Zellmembran. Es kann außerdem zu einem Anstieg des gesamt Cholesterols in der Membran kommen, mit einem entsprechenden Anstieg von Lecithin und Abfall von Etholamin. LCAT wird in Hepatozyten synthetisiert, von daher kann das Enzym bei Lebererkrankungen redu-

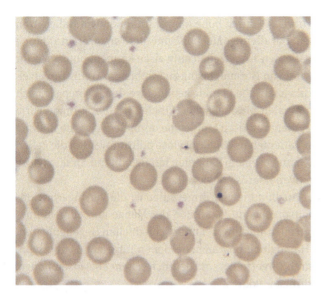

Abb. 3.52: Blutausstrich eines hämatologisch gesunden Patienten nach Splenektomie mit Targetzellen und einem Howell–Jolly-Körperchen.

Tab. 3.7: Einige Ursachen für die Bildung von Targetzellen.

Zustände, die häufig mit einer größeren Anzahl von Targetzellen assoziiert sind
– Obstruktiver Ikterus
– Hereditärer LCAT-Mangel
– Familiäre Hypobetalipoproteinämie [112]
– Hämoglobin-C-Erkrankung
– Sichelzellanämie
– Gemischte Heterozygotie für Hämoglobin S und Hämoglobin C
– Hämoglobin-D-Erkrankung
– Hämoglobin-O-Arab-Erkrankung
Zustände mit moderater oder geringerer Anzahl an Targetzellen
– Parenchymale Lebererkrankung
– Splenektomie und andere hyposplenische Zustände
– Heterozygotes Hämoglobin C
– Heterozygotes Hämoglobin S
– Heterozygotes Hämoglobin E und -Erkrankung
– Heterozygotes Hämoglobin Lepore
– β-Thalassaemia minor, intermedia und major
– Hämoglobin-H-Erkrankung
– Eisenmangel
– Sideroblastische Anämie
– Hereditäre Xerozytose (dehydrierte Variante der hereditären Stomatozytose) [113]
– Analphalipoproteinämie [114] und Hypoalphalipoproteinämie [115]
– Hereditäre Phytosterolämie [116]
– Erworbene Phytosterolämie als Resultat parenteraler Ernährung [116]

LCAT = Lecithin-Cholesterol-Acyl-Transferase

ziert sein. Bei obstruktivem Ikterus wird LCAT durch hohe Konzentrationen von Gallesalzen inhibiert. Dieses scheint allerdings nicht der alleinige Mechanismus der Targetzellen-Bildung bei obstruktivem Ikterus zu sein, da Patienten Targetzellen aufweisen können, ohne dass ihr Plasma in der Lage ist, die LCAT-Aktivität von Normalplasma zu inhibieren. Wenn Targetzellen als Folge von Abnormalitäten der plasmatischen Lipide gebildet werden, kehren sie nach Transfusion in einen Patienten mit normalen plasmatischen Lipiden in ihre normale Form zurück. Falls diese Veränderungen der membranösen Lipide, die normalerweise die Bildung von Targetzellen induzieren würde, in Patienten mit Sphärozytose auftritt, werden die Zellen eher diskusförmig; dieses Phänomen kann bei einem Patienten mit hereditärer Sphärozytose beobachtet werden, der einen obstruktiven Ikterus entwickelt.

Ein alternativer Mechanismus der Ausbildung von Targetzellen ist die Verringerung des zytoplasmatischen Volumens ohne entsprechende Reduktion der Menge an Zellmembran. Dieses ist der Mechanismus der Targetzellen-Bildung bei unterschiedlichen Gegebenheiten, wie Eisenmangel, Thalassämien und Hämoglobinopathien, bei denen Targetzellen mit Hypochromie oder Mikrozytose assoziiert sind. Targetzellen sind deutlich seltener bei Eisenmangel als bei Thalassämien. Der Grund hierfür ist unklar.

3.2.9.7 Knizozyten
Knizozyten sind trikonkave Erythrozyten, die bei Patienten mit Lebererkrankungen auftreten können [118].

3.2.9.8 Stomatozyten
Stomatozyten sind Zellen, die in einem gefärbten Ausstrich einen zentralen linienförmigen Schlitz oder Stoma aufweisen (Abb. 3.53). Gelegentlich werden derartige Zellen in Ausstrichen

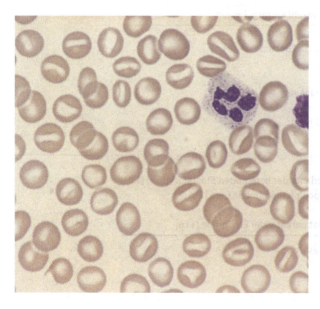

Abb. 3.53: Blutausstrich bei hereditärer Stomatozytose mit Stomatozyten.

gesunder Personen gesehen. Elektronenmikroskopisch oder bei nasser Präparation, bei der die Zellen in Plasma resuspendiert sind, erscheinen sie tassen- oder kumpförmig (Abb. 3.54). Stomatozyten können in vitro gebildet werden, z. B. bei niedrigem pH oder nach Exposition mit kationischen lipidlöslichen Medikamenten wie Chlorpromazin; die Veränderung der Form ist reversibel. Das Endprodukt der Transformation eines Diskozyten zu einem Stomatozyten ist ein Sphärostomatozyt. Stomatozytose resultiert aus einer Vielzahl von Membranabnormalitäten, aber wahrscheinlich in erster Linie durch die Expansion des inneren Anteils der Lipid-Doppelmembran, die die erythrozytäre Membran bildet [99]. Bei Lebererkrankungen wird die Stomatozytenbildung einer Zunahme an Lysolecithin im Bereich des inneren Membrananteils der erythrozytären Membran zugeschrieben. Bei hereditärer Sphärozytose und autoimmuner hämolytischer Anämie führt der zunehmende Verlust an Membran zur Ausbildung von Stomatozyten, Sphärostomatozyten und Sphärozyten.

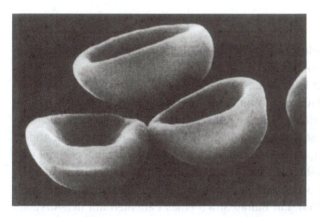

Abb. 3.54: Elektronenmikroskopische Aufnahme von Stomatozyten. Von Bessis [64].

Stomatozyten finden sich assoziiert mit einer großen Vielzahl klinischer Gegebenheiten [119, 120], aber ein ätiologischer Zusammenhang ist nicht in jedem Fall etabliert. Der häufigste Grund für Stomatozytose ist Alkoholexzess und alkoholische Lebererkrankung; in diesen Fällen oft assoziiert mit Makrozytose, in Fällen deutlich fortgeschrittener Lebererkrankung können außerdem trikonkave Zellen auftreten [121]. Die Kombination von Stomatozytose und Makrozytose tritt auch bei Patienten auf, die mit Hydroxycarbamid behandelt wurden sowie gelegentlich bei MDS. Es ist möglich, dass Chlorpromazin sowohl in vivo als auch in vitro eine Stomatozytose verursachen kann, eine diesbezügliche Assoziation wurde beobachtet [120]. Bestimmte hereditäre erythrozytäre Membrandefekte sind durch eine Stomatozytose charakterisiert, entweder als alleiniges Merkmal bei hereditärer Stomatozytose und hereditärer Xerozytose oder in Assoziation mit anderen Abnormalitäten bei Rh0- oder Rh_{MOD}-Syndromen [122] und südostasiatischer Ovalozytose. Ovalozyten und Stomatozyten kommen bei homozygoter Mutation des SLC4A1-Gens vor, die zu distaler renal tubulärer Azidose führt (s. o.). Die Stomatozytose bei hereditärer „high red cell Phosphatidylcholin"-hämolytischer Anämie ist assoziiert mit einer größeren Anzahl an Targetzellen [95]; dieser Zustand scheint identisch mit der hereditären Xerozytose zu sein [123]. Stomatozytose ist mit einigen Fällen von hereditärer hämolytischer Anämie mit Überproduktion von Adenosin-Desaminase assoziiert [123]. Analphalipoproteinämie (Tangier-Erkrankung) [114] und Hypoalphalipoproteinämie [115] sind mit Stomatozytose assoziiert. In einem Einzelfallbericht eines Patienten mit familiärer Hypobetalipoproteinämie wurden vermehrte Stomatozyten in Assoziation mit Targetzellen beschrieben [112], aber in den publizierten Abbildungen erscheinen die Targetzellen deutlich dominierender im Vergleich zu den Stomatozyten. Mangel an LCAT führt sowohl zu Targetzellen als auch zu Stomatozyten. Eine erhöhte Inzidenz an Stomatozyten wurde bei gesunden Personen in Australien beschrieben, die ursprünglich aus dem Mittelmeerraum (Griechen und Italiener) stammen [124]. Dieses, bezeichnet als mediterrane Stomatozytose/Makrothrombozytopenie, ist heute als Manifestation der hereditären Phytosterolämie bekannt [125]. Ähnliche morphologische Erscheinungen, ebenso assoziiert mit hämolytischer Anämie und Thrombozytopenie, treten in Assoziation mit parenteraler Ernährung mit Sojabasierten Lipid-Emulsionen auf [116].

3.2.9.9 Sichelzellen

Eine Sichelzelle ist ein sehr spezieller Zelltyp, der bei Sichelzellanämie und anderen Formen der Sichelzellerkrankung vorkommt. Sichelzellen sind halbmondförmige – oder sichelartig geformte – Zellen mit spitzen Enden (Abb. 3.55). Die charakteristische Form wird am deutlichsten in der Elektronenmikroskopie (Abb. 3.56). Der Blutausstrich bei Sichelzellanämie kann auch schiffs- oder haferförmige Zellen aufweisen (Abb. 3.55), die zwar nicht pathognomonisch für das Vorhandensein von Hämoglobin S, aber hoch suggestiv sind. Andere sehr charakteristische Poikilozyten, die bei Vorhandensein von Hämoglobin S gebildet werden, sind SC-Poikilozyten, die gebildet werden, wenn sowohl Hämoglobin S als auch Hämoglobin C vorhanden sind (Abb. 3.57) und „Napoleon hat cells", die charakteristisch für Hämoglobin-S-Oman sind (Abb. 3.58). Ein Blutausstrich eines Patienten mit heterozygoter Veränderung zeigt sehr selten Sichelzellen; dieses wurde als In-vitro-Artefakt bei einem Kind mit akuter lymphoblastischer Leukämie mit hohen Zellzahlen beobachtet; ursächlich war hier wahrscheinlich der Sauerstoffverbrauch durch die leukämischen Zellen [126].

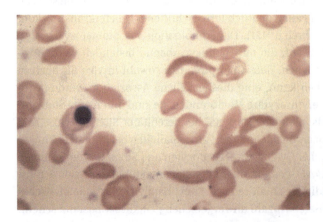

Abb. 3.55: Blutausstrich eines Patienten mit Sichelzellanämie mit Sichelzellen sowie bootartig geformten Zellen.

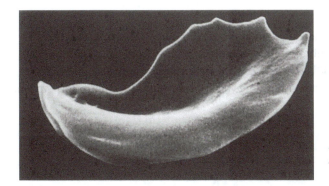

Abb. 3.56: Elektronenmikroskopische Aufnahme einer Sichelzelle. Von Bessis [64].

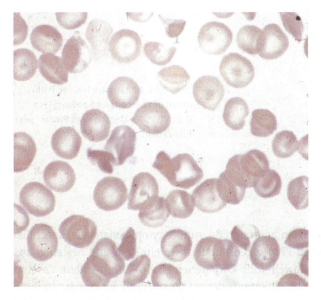

Abb. 3.57: Blutausstrich eines Patienten mit gemischt heterozygoter Hämoglobin-S- und Hämoglobin-C-Mutation mit charakteristischen SC-Poikilozyten.

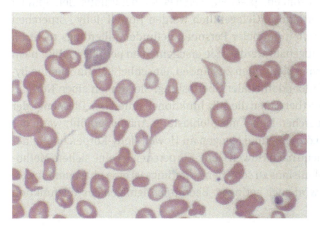

Abb. 3.58: Blutausstrich eines Patienten mit gemischt heterozygoter Mutation für Hämoglobin S und Hämoglobin-S-Oman mit „Napoleon Hat"-Erythrozyten, die charakteristisch sind für Hämoglobin-S-Oman. Mit freundlicher Genehmigung von Dr. R.A. Al Jahdamy und Kollegen, Oman.

3.2.9.10 Pincer-Zellen

Zangen- oder pilzartig geformte Zellen sind ein Merkmal der hereditären Sphärozytose, die auf einen Mangel von Band-3-Membranproteinen zurückzuführen ist (Abb. 3.59). Sie sind auch häufig bei Erythroleukämie [80]. Ähnliche Zellen können bei Oxidantien-induzierter Hämolyse sichtbar werden als Resultat der Entfernung von zwei benachbarten Heinz-Körperchen.

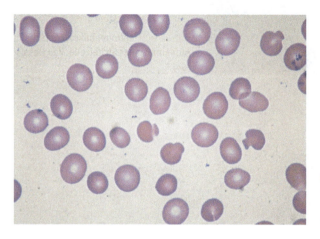

Abb. 3.59: Blutausstrich eines Patienten mit hereditärer Sphärozytose durch Band-3-Mutation mit Pincer- oder Pilz-Zellen.

3.2.10 Einschlüsse in Erythrozyten

3.2.10.1 Howell–Jolly-Körperchen

Howell–Jolly Körperchen (s. Abb. 3.52) sind mittelgroße, runde, zytoplasmatische Einschlüsse in den Erythrozyten mit denselben Färbeeigenschaften wie ein Kern und bestehen aus Desoxyribonukleinsäure (DNA). Ein Howell–Jolly-Körperchen ist ein Kernfragment. Es kann bei Karyorrhexis (Auseinanderfallen des Zellkerns) oder bei unvollständiger Kernausstoßung entstehen, oder kann einem Chromosom entsprechen, welches von der mitotischen Spindel separiert wurde während abnormer Mitose. Gelegentlich werden Howell–Jolly-Körperchen in knochenmarkständigen Erythrozyten normaler Personen gefunden, allerdings nicht im peripheren Blut, da sie in der Milz abgebaut werden. Sie erscheinen im peripheren Blut nach Splenektomie sowie bei anderen hyposplenischen Zuständen, einschließlich transienten hyposplenischen Zuständen bei retikuloendothelialer Überlastung. Sie können einen Normalbefund bei Neugeborenen darstellen (bei denen die Milz funktionell unreif ist). Die Menge der Ausbildung von Howell–Jolly-Körperchen ist bei megaloblastärer Anämie erhöht; wenn der Patient zudem hyposplenisch ist, können große Mengen an Howell–Jolly-Körperchen in der Peripherie gesehen werden. Die Suche nach Howell–Jolly-Körperchen ist eine sichere Methode, um nach signifikantem Hyposplenismus zu screenen, allerdings ist eine phasenmikroskopische Zellzählung sensitiver und wird auch geringere Beeinträchtigungen der Milzfunktion erkennen [127].

3.2.10.2 Basophile Tüpfelung

Basophile Tüpfelung (Abb. 3.60) in Erythrozyten beschreibt das Vorhandensein von kleineren basophilen Einschlüssen verteilt im erythrozytären Zytoplasma und entspricht RNA. Sie bestehen aus Aggregaten von Ribosomen; degenerierte Mitochondrien und Siderosomen können auch in diesen Aggregaten vorkommen, aber die meisten der Aggregate sind in der Eisenfärbung negativ. Ganz selten kommen Zellen mit basophiler Tüpfelung auch bei normalen Personen vor. Häufig bei Vorliegen einer Thalassaemia minor (insbesondere heterozygote β-Thalassämie und heterozygote α-Thalassämie infolge Hämoglobin Constant Spring), Thalassaemia major, megaloblastären Anämien, bei instabilem Hämoglobin, hämolytischer Anämie, dyserythropoetischen Zuständen allgemein (einschließlich kongenitaler dyserythropoetischer Anämie, sideroblastischer Anämie, Erythroleukämie und primärer Myelofibrose), Lebererkrankungen sowie Schwermetallvergiftungen durch Blei, Arsen, Wismut, Zink, Silber und Quecksilber. Basophile Tüpfelung ist ein herausstechendes Merkmal von hereditärem Mangel an Pyrimidin-5-Nucleotidase [128], ein für den RNA-Abbau wichtiges Enzym. Die Inhibierung dieses Enzyms mag auch die Ursache für die basophile Tüpfelung bei einigen Patienten mit Bleivergiftung sein. Ähnliches wurde bei einem vermeindlichen Mangel an CPD-Cholin-Phosphotransferase beschrieben, was zur Akkumulation des Pyrimidin-Phosphodiesters CPD-Cholin führt [129].

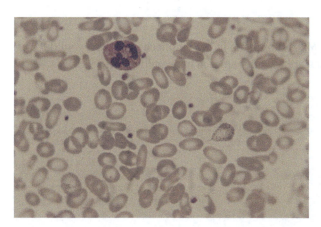

Abb. 3.60: Deutliche basophile Tüpfelung in einem peripheren Blutausstrich eines Patienten mit hereditärer heterozygoter β-Thalassämie und hereditärer Elliptozytose. Der Ausstrich zeigt außerdem eine Mikrozytose sowie viele Elliptozyten und Ovalozyten. Eine der auffällig getüpfelten Zellen ist ein Teardrop-Poikilozyt. Mit freundlicher Genehmigung von Dr. F. Toolis, Dumfries.

3.2.10.3 Pappenheim-Körperchen

Pappenheim-Körperchen (Abb. 3.61; s. a. Abb. 3.20) sind basophile Einschlusskörperchen, die in wenigen Erythrozyten vorkommen können; sie treten häufig in kleinen Clustern im Randbereich der Zelle auf und enthalten Eisen. Sie bestehen aus Aggregaten von Ferritin oder Mitochondrien bzw. Phagosomen, die kumuliertes Ferritin enthalten. Sie färben sich in der Romanowsky-Färbung an, da Ribosomen zusammen mit den eisenhaltigen Organellen co-präzipitiert werden. Eine Zelle, die Pappenheim-Körperchen enthält, ist ein Siderozyt. Retikulozyten enthalten häufig Pappenheim-Körperchen. Nach Splenektomie bei einem hämatologisch gesunden Menschen können kleinere Mengen von Pappenheim-Körperchen als Ferritin-Aggregate sichtbar werden. Bei pathologischen Zuständen, so wie Bleivergiftung oder

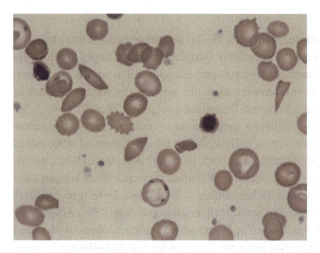

Abb. 3.61: Blutausstrich eines Patienten mit Sichelzellanämie, der einen Erythrozyten mit vielen Pappenheim-Körperchen zeigt. Es wird deutlich, dass die Pappenheim-Körperchen in der Peripherie der Zelle zu liegen kommen und sich in Clustern zusammenlegen.

sideroblastischen Anämien, können Pappenheim-Körperchen auch eisenhaltigen Mitochondrien oder Phagosomen entsprechen. Falls solche Patienten zusätzlich splenektomiert sind, kommen sie in größerer Anzahl vor.

3.2.10.4 Cabot-Ringe
Cabot-Ringe sind Überbleibsel von Mikrotubuli, die in der mitotischen Spindel gebildet werden [130]. Sie können die Form eines Kreises oder einer Acht ausbilden (Abb. 3.62).

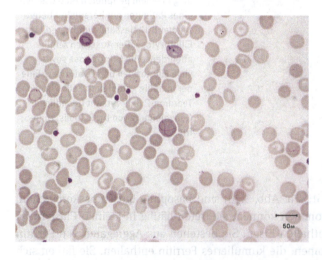

Abb. 3.62: Cabot-Ringe in einem Blutausstrich eines Patienten, der den Mikrotubuli-Inhibitor Paclitaxel verabreicht bekommen hat. Mit freundlicher Genehmigung von Dr. Greg Hapgood, Melbourne.

3.2.10.5 Mikroorganismen in Erythrozyten
Sowohl Protozoen als auch andere Mikroorganismen können innerhalb der Erythrozyten gesehen werden (s. u.).

3.2.10.6 Kristalle

Schmale, lila-violette Kristalle, oft radiär angeordnet, wurden in Erythrozyten bei kongenitaler erythropoetischer Porphyrie beobachtet (Abb. 3.63) [131].

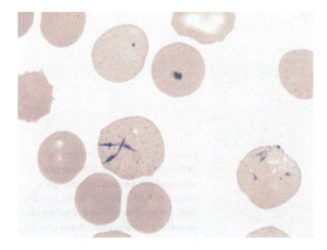

Abb. 3.63: Blutausstrich eines Patienten mit kongenitaler erythropoetischer Porphyrie mit radiär angeordneten Kristallen innerhalb der Erythrozyten. Mit freundlicher Genehmigung von Dr. Anna Merino und Kollegen, Barcelona, und dem British Journal of Haematology [131].

3.2.11 Zirkulierende kernhaltige rote Blutzellen

Außer in der Neonatalperiode und gelegentlich in der Schwangerschaft ist das Vorkommen von kernhaltigen roten Blutzellen (NRBC) (s. Abb. 3.49) pathologisch und generell ein Anzeichen für hyperplastische Erythropoese oder Knochenmarkinfiltration. In der Neonatalperiode wird eine größere Anzahl an NRBC bei Frühgeborenen gesehen oder bei Wachstumsretardierung, bzw. wenn das Neugeborene einer Hypoxie ausgesetzt war. Eine erhöhte Anzahl an NRBC bei Geburt und folgend eher ein Anstieg als ein Abfall dieser Zellen in der Neonatalperiode ist prädiktiv für eine intraventrikuläre Hämorrhagie bei den frühgeborenen Kindern [132]. Eine erhöhte Anzahl von NRBC kann außerdem bei Kindern mit Down-Syndrom gesehen werden. In einer multivariaten Analyse sind die NRBC prädiktiv für die Sterblichkeit bei hospitalisierten Patienten (außer bei Patienten in der Geburtshilfe und bei Patienten mit Sichelzellanämie) [87]. NRBC sind außerdem prädiktiv für die Sterblichkeit bei Patienten auf der Intensivstation [133].

Wenn sowohl NRBC als auch granulozytäre Vorläuferzellen vorkommen, wird der Ausstrich als leukerythroblastisch bezeichnet. NRBC im peripheren Blutausstrich können morphologisch abnormal erscheinen; z. B. können sie megaloblastär sein oder Zeichen eines Eisenmangels oder einer sideroblastischen Erythropoese aufweisen. Eine vermehrte Häufung von Karyorrhexis in zirkulierenden roten Blutzellen kann sowohl bei Arsen- und Bleivergiftung [134] als auch bei bestimmten dyserythropoetischen Zuständen wie Erythroleukämie und schwerer Eisenmangelanämie auftreten. Die Untersuchung eines Buffy-coat-Ausstrichs ist hilfreich bei der Beurteilung von morphologischen Auffälligkeiten der NRBC.

3.2.12 Agglutination der Erythrozyten, Geldrollenbildung und Rosettenformation

Agglutination der Erythrozyten (s. Abb. 3.14) beschreibt einen irregulär geformten Zellhaufen, wohingegen Geldrollenbildung (Abb. 3.64) eine Ansammlung von Erythrozyten beschreibt, die an einen Stapel aus Münzen erinnert.

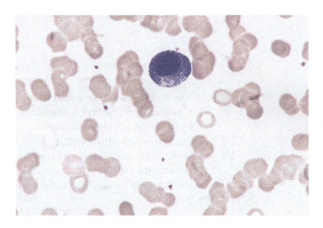

Abb. 3.64: Blutausstrich eines Patienten mit Multiplem Myelom und ausgeprägter Geldrollenbildung als Folge des Vorhandenseins von Paraprotein; der Ausstrich zeigt außerdem eine vermehrte Hintergrundfärbung und eine zirkulierende Myelomzelle.

Retikulozyten können agglutinieren, wenn sie in ihrer Anzahl vermehrt sind; dieses entspricht einem physiologischen Phänomen. Ausgereifte Erythrozyten agglutinieren, wenn sie mit Antikörpern beladen sind. Kleinere Agglutinate können bei autoimmunhämolytischer Anämie durch Wärmeantikörper vorkommen. Agglutinate sind häufiger bei paroxysmaler Kältehämoglobinurie, bei chronischer Kältehämoglobinurie kann es zu ausgeprägter Agglutination kommen (s. Abb. 3.2).

Geldrollenbildung ist bei erhöhter Konzentration von großmolekularen Plasmaeiweißen vermehrt. Hauptursachen sind das Vorliegen einer Schwangerschaft (hier ist die Konzentration an Fibrinogen erhöht), inflammatorische Zustände (hier sind polyklonale Immunglobuline, α_2-Makroglobulin und Fibrinogen erhöht), und Plasmazellneoplasien wie das Multiple Myelom (hier besteht eine erhöhte Konzentration an Immunglobulin durch das Vorhandensein von monoklonalem Paraprotein). Geldrollenbildung kann artifiziell verursacht sein, wenn ein Bluttropfen zu lange auf dem Objektträger belassen wird, bevor der Ausstrich angefertigt wird.

Pathologische Aggregation von Erythrozyten kann ebenso bei Patienten gesehen werden, die bestimmte intravenöse Medikamente verabreicht bekommen, die polyethoxylierte Rizinusöle als Trägerlösungen verwenden (so wie Miconazol, Phytomenandion und Ciclosporin).

Rosettenbildung von Erythrozyten um Neutrophile (Abb. 3.65) ist ein seltenes Phänomen, das wahrscheinlich antikörpervermittelt ist. Manchmal ist es ein In-vitro-Phänomen und EDTA-abhängig [135]. Bei paroxysmaler Kältehämoglobinurie ist es zusammen mit Erythrophagozytose beobachtet worden [136].

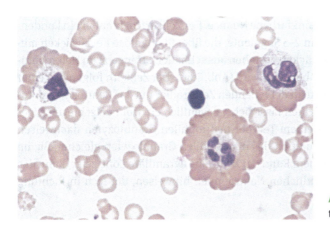

Abb. 3.65: Rosettenbildung von Erythrozyten.

3.3 Leukozyten

Die Leukozyten des normalen peripheren Blutausstrichs werden in die Gruppe der polymorphnukleäre Leukozyten und der mononukleären Zellen klassifiziert. Zu den mononukleären Zellen zählen die Lymphozyten und Monozyten. Der Begriff der polymorphnukleären Zellen bezieht sich auf die verschiedenen Formen reifer Granulozyten. Unter Granulozyten werden dabei sowohl die im peripheren Blut enthaltenen reifen Endstufen der Granulopoese als auch ihre granulierten Vorstufen zusammengefasst. Polymorphkernige Leukozyten besitzen lobulierte, vielgestaltige Zellkerne und prominente zytoplasmatische Granulationen, die unterschiedliche Färbeeigenschaften aufweisen und eine Differenzierung zwischen den Subklassen der neutrophilen, der eosinophilen und basophilen Granulozyten erlauben. Mononukleäre Zellen können ebenfalls Granulationen beinhalten. Monozyten zeigen meist nur eine unscheinbare Granulation, während sich die Granula der Lymphozyten kräftig, aber insgesamt spärlich präsentieren. Unter pathologischen Bedingungen und gelegentlich auch bei physiologischen Zuständen wie z. B. in der Schwangerschaft oder in der neonatalen Wachstumsphase können Vorläuferzellen der polymorphkernigen Leukozyten im peripheren Blut erscheinen. Bei bestimmten Krankheitszuständen lässt sich eine Vielfalt atypischer Leukozyten nachweisen. Die Bezeichnungen „polymorphkernige Leukozyten" und „Granulozyten" sind nicht speziell auf die Neutrophilen zu beziehen, sondern betreffen auch die eosinophilen und basophilen Granulozyten.

3.4 Granulozyten

3.4.1 Die neutrophilen Granulozyten

Der Durchmesser des reifen neutrophilen Granulozyten beträgt 12–15 µm. Das Zytoplasma verhält sich azidophil und trägt zahlreiche feine Granula. Die sichtbaren Granula entsprechen nicht der Sekundärgranulation, da deren Detektion unterhalb der optischen Auflösung des Lichtmikroskops liegt. Vielmehr handelt es sich um die Primärgranulation, die im Zuge der Granulopoese ihre Färbeeigenschaften verändert. Diese spezifisch neutrophile Granulation verleiht dem Zytoplasma die typisch pinkfarbene Nuance. Der Zellkern beinhaltet ein kondensiertes Kernchromatin und teilt sich in 2–5 Segmente, die über filamentöse Kernbrücken miteinander verbunden sind. Die Kernbrücken bestehen aus schmalen Strängen von Heterochromatin, das durch eine Kernmembran begrenzt wird (Abb. 3.66). Der Zellkern folgt meist einer zirkulären Form, da sich die Segmente in der lebenden Zelle radiär um das Zentrosom anordnen. Bei gesunden weiblichen Individuen lässt sich gelegentlich ein trommelschlegelartiger Kernfortsatz, ein sog. Drumstick in einem Teil der neutrophilen Granulozyten nachweisen (Abb. 3.67). In der Regel ist die Granulation des neutrophilen Granulozyten gleichmäßig im Zytoplasma verteilt. Wenn sich an einem Rand der Zelle eine agranuläre Zone zeigt, kann das auf einen in aktiver Bewegung befindlichen Neutrophilen hinweisen, der sich in Richtung dieser agranulären Zone bewegt.

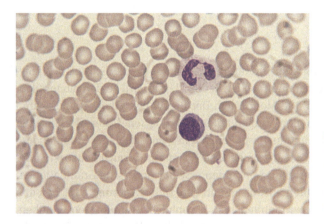

Abb. 3.66: Peripherer Blutausstrich eines gesunden Menschen, der einen normalen polymorphkernigen Neutrophilen mit zirkulärer Anordnung der Kernsegmente und einen typischen Lymphozyten zeigt.

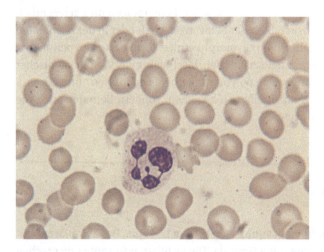

Abb. 3.67: Blutausstrich einer gesunden Frau, der einen normalen neutrophilen Granulozyten mit einem „Drumstick" zeigt.

3.4.1.1 Charakteristika des Zellkerns
Der stabkernige Granulozyt und die Linksverschiebung
Eine Zelle, die die Merkmale eines reifzelligen neutrophilen Granulozyten aufweist und sich nur anhand der stabförmigen, nichtsegmentierten Kernform vom Segmentkernigen unterscheidet, wird als stabkerniger neutrophiler Granulozyt bezeichnet (Abb. 3.68). Im Jahr 1949 wurde der Stabkernige von einem amerikanischen Komitee als Zelle granulozytären Ursprungs definiert, die einen gebogenen bzw. gekrümmten Zellkern trägt, der nicht durch Kernfilamente in mehrere Kernsegmente unterteilt wird. Unter einem Kernfilament versteht man eine fadenförmige Chromatinverbindung zwischen benachbarten Kernsegmenten (The Committee for the Clarification of Nomenclature of Cells and Diseases of the Blood and Blood-Forming Organs) [137]. Ein Stabkerniger unterscheidet sich von einem Metamyelozyten darin (s. u.), dass letzterer überwiegend parallel zueinander verlaufende Zellkernbegrenzungen aufweist.

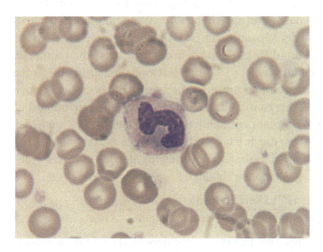

Abb. 3.68: Ein neutrophiler Stabkerniger. Der Zellkern ist nicht segmentiert und trägt ein Chromatin, das im Vergleich zu den meisten Segmentkernigen weniger kondensiert ist.

Beim Gesunden kommen stabkernige Granulozyten nur in einem geringen Prozentsatz vor. Eine Zunahme des Anteils von Stabkernigen im Verhältnis zu den Segmentkernigen wird als Linksverschiebung bezeichnet. Bei einer Linksverschiebung können auch die unreiferen Vorstufen der Granulopoese im peripheren Blut erscheinen (Metamyelozyten, Myelozyten, Promyelozyten und Myeloblasten). Eine Linksverschiebung tritt häufig als reaktive Antwort der Hämatopoese im Rahmen von Infektionen, entzündlichen Prozessen oder anderen Einflüssen auf das Knochenmark auf. In der Schwangerschaft ist eine Linksverschiebung der Granulopoese physiologisch. Eine Linksverschiebung, die im Gefolge einer Behandlung mit Granulopoese-stimulierenden Zytokinen auftritt (z. B. G-CSF, GM-CSF), kann auch wenige Blasten einschließen. Der normale relative und absolute Anteil stabkerniger Granulozyten bzw. das normale Verhältnis von Stabkernigen zu Segmentkernigen ist wesentlich von der Definition des Stabkernigen und ihrer Anwendung bei der mikroskopischen Befundung abhängig. Die Definition und ihre Anwendung sind aber zwischen verschiedenen Laboratorien und selbst innerhalb eines Labors häufig nicht konsistent. Stabkernige werden als diagnostisches Kriterium für Infektionen beim Neugeborenen herangezogen, aber auch hier variieren die Definitionen [138, 139]. Akenzua et al. [138] z. B. definieren einen neutrophilen Segmentkernigen als eine Zelle, deren Kernsegmente durch einen feinen Faden miteinander verbunden sind und dessen Durchmesser weniger als ein Drittel des maximalen Kerndurchmessers beträgt. Christensen et al. [140] hingegen fordern lediglich, dass die Kernsegmente durch einen nukleären Faden voneinander getrennt sind.

Eine Zunahme von Stabkernigen beim Neugeborenen kann z. B. als Folge einer bakteriellen Infektion (z. B. Streptokokken der Gruppe B oder Listerien) oder einer peripartalen Virusinfektion auftreten (z. B. Cytomegalievirus, Coxsackie-Virus) [85]. Bei V. a. eine akute Appendizitis wird die Linksverschiebung auch als prädiktiver Parameter in den Alvarado-Score einbezogen [141].

Segmentanzahl und Rechtsverschiebung

Der normale neutrophile Granulozyt besitzt meist 1–5 Kernsegmente; 6 Kernsegmente kommen nur selten vor. Man spricht von einer Rechtsverschiebung, wenn die durchschnittliche Anzahl von Kernsegmenten erhöht ist oder wenn ein erhöhter Anteil von Neutrophilen mit 5–6 Kernsegmenten vorliegt. Die Anzahl der Kernsegmente im normalen Neutrophilen variiert nach Studienlage und beträgt durchschnittlich 2,5–3,3 [142]. In der täglichen Laborroutine ist das Zählen von Kernsegmenten zu zeitaufwändig, so dass der Nachweis von mehr als 3 % der Neutrophilen mit mind. 5 Kernsegmenten als praktikables Kriterium für die Beurteilung einer Rechtsverschiebung herangezogen werden kann (Abb. 3.69). Dieses Vorgehen erlaubt insbesondere dann eine sensitivere Beurteilung der neutrophilen Hypersegmentierung, wenn bei gleichzeitiger Erhöhung der Stabkernigen die durchschnittliche Segmentanzahl normal ist. Als weiterer Parameter steht der Segmentierungsindex zur Verfügung, der die Rechtsverschiebung noch sensitiver als die beiden o. g. Methoden abbildet:

$$\frac{[\text{Anzahl der Neutrophilen mit 5 Kernsegmenten und mehr}] \times 100}{\text{Anzahl der Neutrophilen mit 4 Kernsegmenten}}$$

Werte > 16,9 sind abnormal und sprechen für eine Rechtsverschiebung [143]. Eine Rechtsverschiebung der Neutrophilen oder eine Hypersegmentierung lässt sich bei megaloblastären Anämien und gelegentlich bei Patienten mit Infektionen, einer Urämie oder beim myelodysplastischen Syndrom (MDS) nachweisen. Sehr häufig trifft man eine Hypersegmentierung

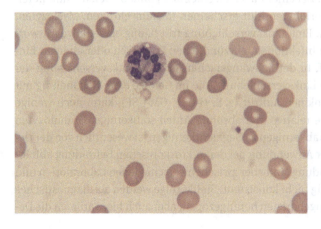

Abb. 3.69: Ein hypersegmentierter Neutrophiler, der 7 Kernsegmente zeigt. Die Erythropoese präsentiert sich hier mit einer Anisozytose, die sowohl Mikrozyten als auch Makrozyten umfasst.

bei der Eisenmangelanämie an [144]. Gelegentlich sieht man hypersegmentierte Neutrophile im Gefolge einer G-CSF-Stimulation [145]. Hypersegmentierte neutrophile Granulozyten sind diploide Zellen. Bei Patienten mit megaloblastären Anämien leiten sie sich nicht von den Riesenstäben ab [146]. Eine Hypersegmentierung kann in seltenen Fällen auch Ausdruck einer hereditären, autosomal-dominant vererbten Erkrankung sein [147]. Bei der hereditär bedingten Hypersegmentierung, die als Myelokathexis bezeichnet wird, liegt eine Neutropenie im Kontext mit einem Kernsegmentierungsdefekt vor [148, 149]. Die neutrophilen Granulozyten präsentieren sich dann hypersegmentiert mit langen Chromatinfäden und einem groben, nahezu pyknotischem Kernchromatin. Döhle-Körperchen, eine toxische Granulation und zytoplasmatische Vakuolen wurden ebenfalls beschrieben [149]. Selten zeigt sich ein ähnliches morphologisches Bild beim MDS. In einem Teil dieser Fälle lässt sich eine Unterscheidung zu der hereditären Variante anhand der Tetraploidie treffen (Abb. 3.70). Die Präsenz von Makropolyzyten mit mehr als 5 Kernsegmenten ist hier nicht Ausdruck einer Hypersegmentierung, sondern Folge eines erhöhten DNA-Gehaltes der Zelle.

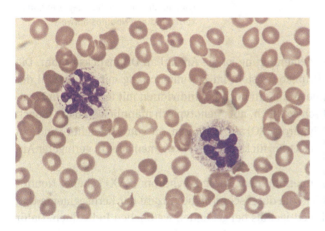

Abb. 3.70: Blutausstrich eines Patienten mit MDS, der 2 Neutrophile zeigt, die sich beide als Makropolyzyten darstellen. Ein Neutrophiler weist eine Segmentierungsstörung auf, die einer Myelokathexis ähnelt. Die Größe und der Kerngehalt der Zellen deuten darauf hin, dass es sich um tetraploide Zellen handelt.

„Drumsticks" und andere Kernprojektionen
Bei weiblichen gesunden Individuen tragen die neutrophilen Granulozyten gelegentlich kleine, 1,5 µm messende trommelschlegelartige nukleäre Appendices, die über eine Brücke mit dem restlichen Kern verbunden sind (sog. Drumsticks, Abb. 3.67) [150]. Diese Drumsticks repräsentieren das inaktive X-Chromosom des weiblichen Geschlechts. Ähnliche Projektionen mit einer zentralen Aufhellung (Schlägerform) sind keine Drumsticks und haben nicht dieselbe Bedeutung. In Zellen ohne Drumsticks kann das inaktive X-Chromosom unterhalb der Kernmembran kondensiert sein. Dann kann es in manchen Stabkernigen detektiert werden [151], oder es kann als kernständiges Knötchen sichtbar werden (Abb. 3.71). Genauso wie Drumsticks kommen auch diese kernständigen Noduli nur bei weiblichen Individuen vor. In einer Studie wurde gezeigt, dass die Häufigkeit von Drumsticks bezogen auf alle Neutrophilen zwischen 1 : 38 bis 1 : 200 variiert und dass sie mit der Anzahl der Kernsegmente korreliert [150, 152]. Bei Auftreten einer Linksverschiebung nimmt die Anzahl der Drumsticks ab. In Makropolyzyten und bei der Rechtsverschiebung auf dem Boden einer megaloblastären An-

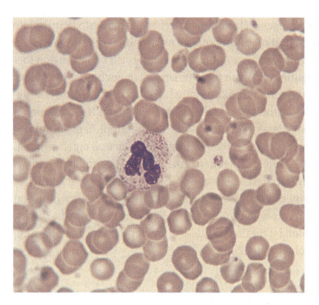

Abb. 3.71: Blutausstrich einer gesunden Frau mit einem Stabkernigen, der einen kernständigen Nodulus aufweist.

ämie oder einer hereditären Hypersegmentierung ist die Anzahl an Drumsticks erhöht. Die Anwesenheit und Häufigkeit von Drumsticks steht im Zusammenhang mit der Anzahl der X-Chromosomen. Sie treten weder bei Männern noch bei Individuen mit testikulärem Feminisierungssyndrom, die phänotypisch weiblich, aber genotypisch männlich sind (XY), noch bei Patientinnen mit Ulrich-Turner-Syndrom (XO) auf. Patienten, die vom Klinefelter-Syndrom (XXY) betroffen sind, weisen ebenfalls Drumsticks auf, diese kommen aber in geringerer Anzahl als bei Frauen vor.

Paradoxerweise zeigen Patientinnen mit dem Triple-X-Syndrom (XXX) seltener Neutrophile mit einem doppelten Drumstick; die durchschnittliche Anzahl der Kernsegmente und die Frequenz von Drumsticks sind niedriger als bei gesunden weiblichen Individuen. Dafür kommen beim Triple-X-Syndrom häufiger kernständige Noduli vor und man vermutet, dass die Anwesenheit eines zusätzlichen X-Chromosoms die Kernsegmentierung hemmt [153]. Triploide Karyotypen (69, XXY) zeigen wiederum Drumsticks, die Kerne sind zudem groß und weisen häufiger kernständige Noduli sowie stachelartige und keulenförmige Kernprojektionen auf [154]. Bei weiblichen Individuen mit einem Isochromosom des langen Armes des X-Chromosoms kommen häufiger Drumsticks vor, die insgesamt auch größer sind. Frauen mit Deletionen im X-Chromosom tragen kleinere Drumsticks [147]. Bei natürlichen, humanen Chimären, deren Blutzellen einer Mischung aus männlichen und weiblichen Stammzellen entspringen, treten Drumsticks mit einer ähnlichen Häufigkeit auf wie bei einer Mischung aus weiblichen und männlichen Neutrophilen [152]. Ähnliches beobachtet man bei der allogenen Blutstammzelltransplantation, wenn weibliche Blutstammzellen an einen männlichen Patienten transplantiert werden und umgekehrt. Der Anteil neutrophiler Granulozyten mit Vorkommen von Drumsticks und kernständigen Noduli ist bei Patientinnen mit chronisch myeloischer Leukämie (CML) reduziert und normalisiert sich, wenn die Leukozyten im Verlauf der Behandlung fallen [155]. Neben Drumsticks und kernständigen Noduli können neutrophile Granulozyten auch weitere Kernprojektionen in Form von Keulen oder Haken zeigen.

Letztere werden auch bei Neutrophilen männlichen Geschlechts angetroffen. Das vermehrte Auftreten von Kernprojektionen kann als zytologisches Merkmal beim MDS vorkommen [157] (Abb. 3.72). Das Vorhandensein mehrerer fadenförmiger Kernprojektionen in einem Großteil der Neutrophilen stellt ein charakteristisches Kennzeichen der kongenitalen Trisomie 13 (Pätau-Syndrom) dar [158, 159].

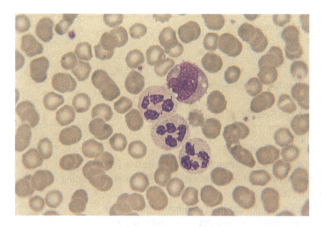

Abb. 3.72: Blutausstrich eines Patienten mit chronischer myelomonozytärer Leukämie mit Nachweis atypischer Kernprojektionen in neutrophilen Segmentkernigen.

Weitere Atypien neutrophiler Granulozyten
Weitere Atypien neutrophiler Granulozyten sind in der Tab. 3.8 festgehalten. Eine Hyposegmentierung neutrophiler Granulozyten, die nicht Folge einer vorübergehenden Stimulation des Knochenmarks mit Freisetzung immaturer Zellen ist, kann als angeborene (Pelger-Huët-Anomalie) oder als erworbene Anomalie (Pseudo-Pelger-Huët-Anomalie oder erworbene Pelger-Huët-Anomalie) auftreten. Die Pelger-Huët-Anomalie wurde erstmals im Jahr 1928 von Pelger beschrieben und deren hereditäre Ursache von Huët im Jahr 1931 erkannt [178]. Die Pelger-Huët-Anomalie wird autosomal-dominant mit einer Prävalenz von 1 : 100 bis 1 : 10.000 vererbt [179]. Sie wurde in unterschiedlichen ethnischen Gruppen, wie Kaukasiern, Schwarzafrikanern, Chinesen, Japanern und Indonesiern festgestellt. Pathogenetisch ist sie auf eine Mutation im LBR-Gen (1q42.1) zurückzuführen, das den Kernmembran-ständigen Lamin-B-Rezeptor kodiert [180].

Die Atypien sind sehr markant. Der Großteil dieser atypischen neutrophilen Granulozyten weist lobulierte Kerne mit 2 Segmenten auf, die häufig eine brillen- oder pinzettenartige Form annehmen (Abb. 3.73a). Die Kernsegmente sind meist rundlicher als beim normalen Neutrophilen und das Chromatin stellt sich gemessen am Grad der Kernsegmentierung dichter dar. Gelegentlich kommen auch hantel- oder erdnussförmige Kerne vor (Abb. 3.73b). Ein kleiner Teil der Pelger- bzw. Pseudo-Pelger-Zellen, i. d. R. nicht mehr als 4 %, zeigt nichtlobulierte Zellkerne (Abb. 3.73c); sie lassen sich von Myelozyten durch ihre geringere Kern-Zytoplasma-Relation, ein dichteres Chromatin und die Reife des Zytoplasmas unterscheiden.

Individuen mit der Pelger-Huët-Anomalie zeigen auch eine geringere Lobulierung der eosinophilen und basophilen Granulozyten [181]. Bei der seltenen Form der homozygoten Pelger-Huët-Anomalie besitzen alle Neutrophilen runde bis ovale, nichtsegmentierte Kerne.

Tab. 3.8: Kern-Atypien, die bei neutrophilen Granulozyten vorkommen können.

Kern-Atypie	Vorkommen
Linksverschiebung	– Schwangerschaft – Infektionen – Hypoxie – Schock
Hypersegmentierung	– Megaloblastäre Erythropoese – Eisenmangel – Urämie – Infektionen – Hereditäre Neutrophilen-Hypersegmentierung – Myelokathexis [148] – Myelodysplastische Syndrome [160]
Hyposegmentierung	– Pelger-Huët-Anomalie – Spezifische Granuladefekte [161] – Schwere kongenitale Neutropenie bei VPS45-Mutation [162] – Nichtsegmentierte Neutrophile mit anderen kongenitalen Anomalien (ein Fallbericht) [163] – Erworbene bzw. Pseudo-Pelger-Huët-Anomalie (MDS, AML) – Reversible Arzneimittel-induzierte Pelger-Huët-Anomalie (Mycophenolatmofetil, Tacrolimus) [164]
Kernprojektionen	– Trisomie-13-Syndrom [158] – Assoziation zu Makrothrombozyten (ein Familienkasus) [165] – Assoziation zu großen Y-Chromosomen (Drumstick-ähnlich) [166] – Turner-Syndrom [167] – Als isolierter Defekt [168] – Myelodysplastische Syndrome (MDS) [157]
Ringförmige Kerne	– Chronische myeloische Leukämie (CML) [169] – Akute myeloische Leukämie (AML) [170] – Chronische Neutrophilen-Leukämie (CNL) [171] – Megaloblastäre Anämien [172]
Traubenförmiger Kern	– Hitzeeinwirkung [173] – Hyperthermie [174] – Verbrennungen
Chromatinverklumpung	– Myelodysplastische Syndrome (MDS) [157] – Reversible Effekte bestimmter Arzneimittel (z. B. Mycophenolatmofetil) – Myelokathexis [149]

Satellitenkerne	– Dysplastische Granulopoese bei
	  – HIV-Infektion [176]
	  – Interferenz von Arzneimitteln mit der DNA-Synthese [177] (z. B. Chlorambucil, Mycophenolatmofetil, Tacrolimus)

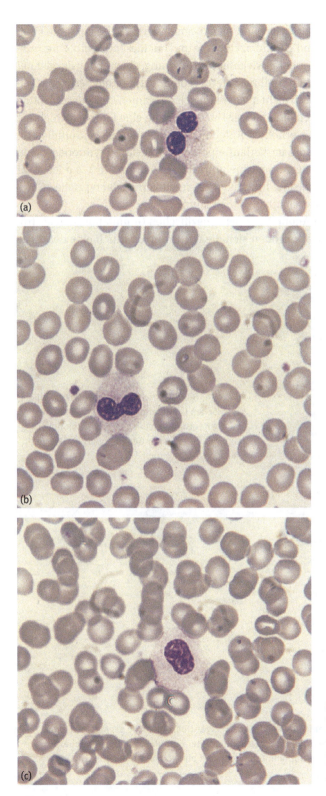

Abb. 3.73: Blutausstrich eines Patienten mit einer angeborenen Pelger-Huët-Anomalie in drei verschiedenen Ausprägungen: (a) bilobulierter Kern, (b) erdnussförmiger Kern, (c) nichtlobulierter Kern.

Auch Eosinophile, Basophile und Monozyten sind nicht segmentiert. Die homozygote Form kann mit einer milden Neutropenie und Thrombozytopenie und mit Riesenthrombozyten einhergehen [182], sehr selten ist sie mit einer Entwicklungsverzögerung, einer Epilepsie oder mit Skelettanomalien vergesellschaftet [180]. In ihrer heterozygoten Ausprägung besitzt sie keinen Krankheitswert und darf zytologisch nicht mit der klinisch relevanten Linksverschiebung verwechselt werden. Wenn im Rahmen einer Pelger-Huët-Anomalie eine Linksverschiebung auftritt, dann äußert sich das in einem erhöhten Anteil nichtsegmentierter Neutrophiler. Individuen mit Pelger-Huët-Anomalie, die im Verlauf eine megaloblastäre Erythropoese entwickeln, präsentieren sich mit einer Rechtsverschiebung, deren Neutrophile 3–4 oder sogar 5 Segmente tragen [183]; die Megaloblastose führt auch zu einem Verlust der typischen Chromatinverdichtung, so dass Drumsticks sichtbar werden können.

Bei einer anderen angeborenen Anomalie, einem spezifischen Granulationsdefekt (früher als Lactoferrindefekt bezeichnet), zeichnen sich die Neutrophilen durch eine deutliche

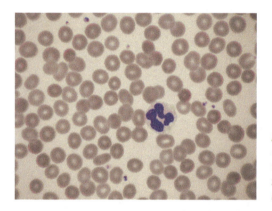

Abb. 3.74: Blutausstrich eines Patienten mit einem spezifischen Granulationsdefekt, der einen agranulären Neutrophilen mit geringer Kernlobulierung zeigt. Mit freundlicher Genehmigung von Herrn Dr. Mike Leach.

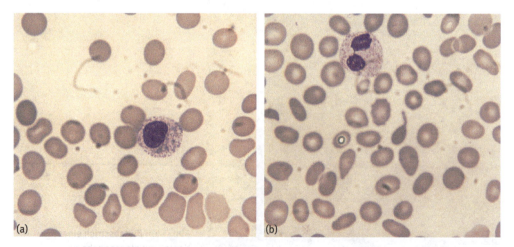

Abb. 3.75: Blutausstrich eines Patienten mit einer erworbenen Pelger-Huët-Anomalie als Merkmal eines Therapie-assoziierten myelodysplastischen Syndroms: (a) neutrophiler Granulozyt mit nichtlobuliertem Kern, (b) Anisozytose, Poikilozytose und neutrophiler Granulozyt mit bisegmentiertem Kern.

Reduktion spezifischer Granula und durch hyposegmentierte oder bilobulierte Kerne aus [161, 184] (Abb. 3.74). Ein Patient wurde beschrieben, bei dem der Nachweis nichtlobulierter Neutrophiler mit Skelettmalformationen, einer Mikrophthalmie und einer geistigen Retardierung assoziiert war [163].

Die erworbene Pelger-Huët-Anomalie (Abb. 3.75) kommt häufig beim MDS und der akuten myeloischen Leukämie vor. Gelegentlich lässt sie sich auch bei anderen hämatopoetischen Neoplasien, insbesondere bei der primären Myelofibrose und im Verlauf der Entwicklung einer CML nachweisen. Merkmale, die bei der zytologischen Abgrenzung zu einer hereditären Pelger-Huët-Anomalie hilfreich sein können, ist der meist deutlich geringere Anteil hyposegmentierter Neutrophiler im Kontext einer Neutropenie, eine Hypogranulation von Neutrophilen, das Vorkommen von Döhle-Körperchen und der Nachweis dysplastischer Veränderungen in anderen Zellreihen.

Eine Hyposegmentierung kommt selten auch in anderen Situationen vor, z. B. Therapie-assoziiert nach Anwendung von Colchicin, Ibuprofen [185], Paclitaxel [186], Docetaxel [186], Mycophenolatmofetil [187] (Abb. 3.76), Tacrolimus, Natriumvalproat [187] und anderen Substanzen sowie bei der infektiösen Mononukleose, der Malaria, dem Myxödem, bei der Knochenmarkkarzinose, der chronischen lymphatischen Leukämie (CLL) und der akuten Enteritis [147].

Neutrophile mit ringförmigen Zellkernen (Abb. 3.77) lassen sich gelegentlich bei gesunden Individuen auffinden. Häufiger kommen sie bei der CML, der chronischen Neutrophilen-Leukämie und wahrscheinlich auch beim MDS vor [169]; gelegentlich sind sie auch bei der akuten myeloischen Leukämie (AML) prominent vertreten [170].

Eine weitere Form erworbener Kern-Atypien besteht in der radialen Kernsegmentierung, die zur Ausprägung weintraubenförmiger Zellkerne führt. Diese Veränderung beruht auf einer Kontraktion von Mikrofilamenten, die radiär vom Zentriol weisen. Weintraubenförmige Zellkerne wurden bei Patienten mit Verbrennungen (Abb. 3.78) oder Hitzschlag dokumen-

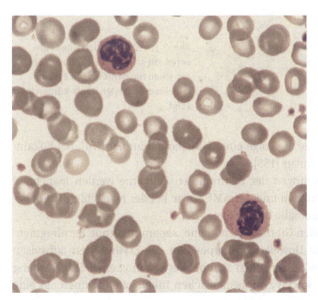

Abb. 3.76: Blutausstrich eines Patienten mit reversiblen Dysplasiezeichen unter einer Behandlung mit Mycophenolatmofetil. Beide im Bildausschnitt dargestellten Neutrophilen besitzen nichtsegmentierte runde Kerne mit grobklumpigem Kernchromatin. Ein Vertreter zeigt eine hohe Kern-Zytoplasma-Relation.

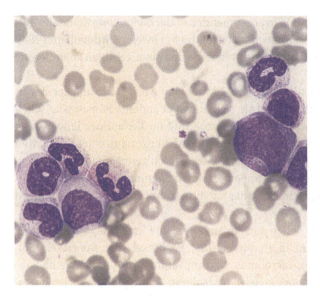

Abb. 3.77: Blutausstrich eines Patienten mit chronischer myeloischer Leukämie (CML), der verschiedene neutrophile Vorläuferzellen und einen reifen neutrophilen Granulozyten mit ringförmigem Zellkern zeigt.

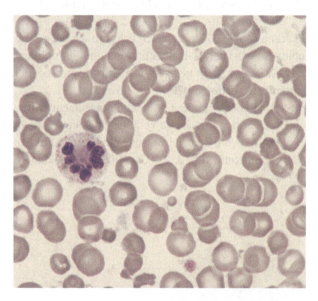

Abb. 3.78: Blutausstrich eines Patienten mit schweren Verbrennungen, der einen traubenförmigen Zellkern mit einem schmalen Döhle-Körperchen zeigt.

tiert [173] sowie bei der Hyperthermie als Folge einer Hirnstammblutung [174], bei Kokain- (Abb. 3.79) oder Methamphetaminabusus [188].

Ausgeprägte Chromatinverdichtungen der neutrophilen Zellkerne werden manchmal bei den myelodysplastischen Syndromen und der AML sowie bei der reversiblen Therapie-assoziierten Pseudo-Pelger-Huët-Anomalie beobachtet.

Selten lassen sich in neutrophilen Granulozyten kleine, separat liegende Kernfragmente nachweisen, die Ähnlichkeit zu Howell–Jolly-Körperchen der Erythrozyten aufweisen (Abb. 3.80); ihre Zugehörigkeit zum Zellkern lässt sich bei Verwendung einer DNA-Färbung (sog. Feulgen-Färbung) beweisen. Solche zytoplasmatischen Inklusionen können auf eine

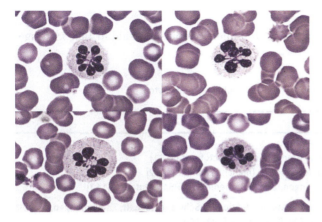

Abb. 3.79: Ausschnitte aus dem Blutbild eines Patienten mit Kokain-induzierter Hyperthermie, die verschiedene traubenförmige Zellkerne zeigen. Mit Dank an Herrn Dr. Patrick Ward, Duluth, Minnesota.

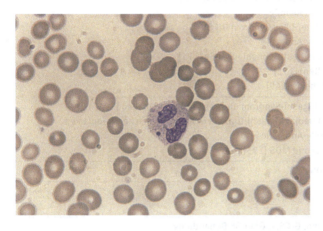

Abb. 3.80: Blutausstrich eines Lymphompatienten nach kombinierter Chemotherapie, der ein separat liegendes Kernfragment zeigt (Howell–Jolly-Körperchen-ähnliche Inklusionen).

Dysgranulopoese hinweisen. Erstmalig wurden sie bei einem Patienten unter Azathioprinbehandlung beschrieben [177]. In Verbindung mit einer reversiblen Therapie-assoziierten Pseudo-Pelger-Huët-Anomalie lassen sie sich gelegentlich auch bei Patienten mit chemotherapeutischer Behandlung nachweisen. Nicht selten kommen sie bei HIV-positiven Patienten vor, manchmal auch in Abwesenheit jeglicher Arzneimittelbehandlungen [176].

Die Anwendung von G-CSF und GM-CSF kann mit dem Auftreten von hyper- und hyposegmentierten Kernen sowie Ringformen verbunden sein [189]. Colchicintoxizität kann eine abnorme Vakuolisierung und eine Karyorrhexis verursachen [190].

Neutrophile weisen gelegentlich auch Merkmale der Apoptose auf. Der Zellkern präsentiert sich dann z. B. homogen mit peripheren Chromatinkondensationen oder der Zellkern fragmentiert in rundliche homogene Massen. Hierbei handelt es sich um eine unspezifische Kern-Atypie, die z. B. bei infektiösen, entzündlichen und autoimmunologischen Prozessen und während einer zytotoxischen Chemotherapie beobachtet werden kann [191]. Apoptosefiguren dürfen aber nicht mit den morphologisch ähnlichen, degenerativen Kernveränderungen verwechselt werden, die als In-vitro-Artefakt bei zu langer Probenlagerung entstehen.

3.4.1.2 Atypien des Zytoplasmas im neutrophilen Granulozyten

Die morphologischen Abweichungen des neutrophilen Zytoplasmas sind in Tab. 3.9 festgehalten.

Tab. 3.9: Morphologische Abweichungen und Atypien neutrophiler Granulozyten.

Atypie	Vorkommen
Hypogranulationen	– MDS und AML – Spezifische Granuladefekte (Lactoferrin) [161] – Grey platelet-Syndrom (manche Familien) [192] – Schwere kongenitale Neutropenie bei VPS45-Mutation [162]
Hypergranulationen	– Toxische Granulation: Infektionen, Schwangerschaft, Entzündungen, G-CSF-, GM-CSF-Behandlung [193, 194] – Aplastische Anämie – Hypereosinophiles Syndrom (HES) – Alder-Reilly-Anomalie – Chronische Neutrophilenleukämie [171] – MDS (selten) [195] – Myelokathexis [149]
Atypische Granulationen	– Chédiak-Higashi-Syndrom und verwandte Anomalien [196, 197] – Pseudo-Chédiak-Higashi-Granula in hämatologischen Neoplasien – Alder-Reilly-Anomalie – AML [198] und MDS [195]
Auer-Stäbchen	AML und MDS
Andere kristalline Inklusionen	AML [199]
Vakuolisierungen	– Infektionen, G-CSF-, GM-CSF-Behandlung – Akute Alkoholvergiftung [200, 201] – Jordans-Anomalie [202] – Carnitin-Mangel – Kwashiorkor [203] – Myelokathexis (manche Familien) [149, 204]
Döhle-Körperchen und ähnliche Inklusionen	– Infektionen, Entzündungen, Verbrennungen, Schwangerschaft, G-CSF-Therapie – MDS und AML – MYH9-assoziierte Erkrankungen – Die nachfolgend bezeichneten Syndrome gehören zu den MYH9-assoziierten Erkrankungen: May-Hegglin-Anomalie, Fechtner- [205] und Sebastian-Syndrom – Kwashiorkor [203] – Myelokathexis [149]
Actin-Inklusionen	Kongenitale Anomalie mit Anämie, grauem Hautkolorit [206]

Tab. 3.9: (fortgesetzt)

Atypie	Vorkommen	
Phagozytose	Bakterien und Pilze	Bakterielle und Pilzinfektionen
	Parasiten	Leishmaniose, Malaria (selten)
	Kryoglobulin	Multiples Myelom, Kryoglobulinämien
	Mucopolysaccharide	Verschiedene Karzinome [7] Wilms-Tumor Hirschsprung-Erkrankung [207]
	Nucleoprotein	Systemischer Lupus erythematodes [208] („LE-Zellen")
	Melanin	Malignes Melanom [209]
	Bilirubin-Kristalle oder amorphe Ablagerungen	Schwere Hyperbilirubinämie [210, 211]
	Cystin-Kristalle	Zystinose [212]
	Hämosiderin	Eisenüberladung [213]
	Erythrozyten	Autoimmunhämolytische Anämie, paroxysmale Kältehämoglobinurie [214], Transfusion inkompatibler Blutpräparate, Kaliumchloratvergiftung
	Thrombozyten	Citrobacter-freundii-Septikämie [215], Assoziation mit EDTA-bedingten Satellitenphänomenen [216]

Hypogranulationen

Hypogranulationen der Neutrophilen können selten als kongenitale Anomalien z. B. bei spezifischen Granulationsdefekten auftreten (s. Abb. 3.74). In der Regel handelt es sich aber um eine erworbene Atypie, die einem charakteristischen und häufigen Merkmal des MDS entspricht (Abb. 3.81). Es wurde gezeigt, dass die Abnahme der Granulation um zwei Drittel als geeignetes diagnostisches und zudem reproduzierbares Kriterium für die Diagnose eines MDS herangezogen werden kann [157].

In geringerem Ausmaß kommen Hypogranulationen auch bei der HIV-Infektion vor. Hypogranulationen können als Folge der Degranulation auch bei schweren Infektionen auftreten; die verbleibenden Granula können sich dann prominent darstellen. Neutrophile, die auf dem Boden einer G-CSF-Stimulation gebildet werden, können hypogranulär sein [145]. Lipidhaltige intravenöse Infusionen können zu einem Anschwellen der Neutrophilen mit Degranulationen und Vakuolisierungen führen, die 6–8 Stunden persistieren [217].

Hypergranulationen

Eine Granulation, die sich im Vergleich zur normalen Granulation prominenter und basophiler darstellt, wird als toxische Granulation bezeichnet (Abb. 3.82). Bei der normalen Ausreifung des neutrophilen Granulozyten nehmen die azurophilen Eigenschaften der Primärgranulation im Zuge der Ausreifung ab, so dass sie sich nicht mehr rötlich-purpurfarben, sondern violett anfärben oder sich sogar dem Färbeprozess entziehen. Bei einem toxisch granulierten

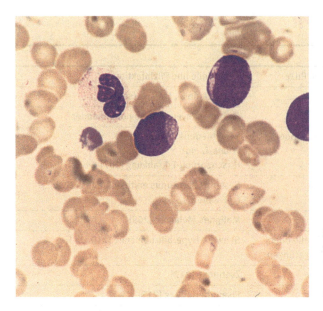

Abb. 3.81: Blutausstrich eines Patienten mit akuter myeloischer Leukämie (AML), der drei Blasten und einen hypogranulierten neutrophilen Granulozyten zeigt.

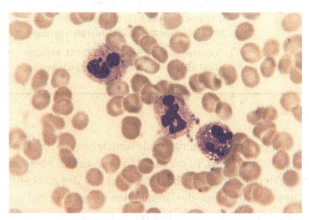

Abb. 3.82: Drei neutrophile Granulozyten mit toxischer Granulation und zytoplasmatischen Vakuolen im peripheren Blutausstrich eines Patienten mit bakterieller Infektion.

neutrophilen Granulozyten persistieren die azurophilen Färbeeigenschaften der Primärgranulation, was möglicherweise auf eine höhere Konzentration azidophiler Bestandteile zurückzuführen ist [218]. Degranulationen führen zu dem Bild einer toxischen Granulation mit verminderter Anzahl von Granula. Obwohl die toxische Granulation als typisches morphologisches Merkmal einer Infektion gilt, ist sie dennoch kein spezifisches Zeichen. Toxische Granulationen werden auch bei unterschiedlichen Formen der Gewebeschädigung beobachtet. Des Weiteren kommt sie physiologisch in der Schwangerschaft vor und tritt auch in Abwesenheit einer Infektion bei Stimulation der Hämatopoese mit G-CSF und GM-CSF auf. Beim Neugeborenen kann die toxische Granulation auf eine bakterielle Infektion hinweisen, weitere Ursachen stellen eine schwere peripartale Asphyxie, eine Mekoniumaspiration oder eine mütterliche Chorioamnionitis dar, wenn maternale Zytokine über die Plazenta in den kindlichen Blutkreislauf übertreten [85]. Anderweitige Ursachen einer Hypergranulation sind in den Abb. 3.83 and 3.84 und in Tab. 3.9 festgehalten.

Tab. 3.10: Angeborene Störungen, die mit atypischen Granula und zytoplasmatischen Inklusionen in Leukozyten assoziiert sind.

Atypie	Klinische Merkmale	Morphologische Charakteristika von Granula und Inklusionen	Ursprung von Granula und Inklusionen	Von der Atypie betroffene Zellen
Chédiak-Higashi-Anomalie*	– Anämie – Neutropenie – Thrombozytopenie – Ikterus – Neurologische Auffälligkeiten – Rezidivierende Infektionen	– Große, grau bis rot gefärbte Granula	– Große sekundäre (spezifische) Granula	– Neutrophile – Eosinophile – Basophile – Monozyten – Lymphozyten – Melanozyten – Renale Tubulizellen – viele andere somatische Zellen
Alder-Reilly-Anomalie*, **	Tay-Sachs-Erkrankung, Mukopolysaccharidosen (Hunter-Syndrom, Sanfillipo-Syndrom, Morquio-Syndrom, Scheie-Syndrom, Maroteaux-Lamy-Syndrom, β-Glucuronidase Mangel), Multiple Sulfatase-Mangelzustände [219], assoziiert mit atypischen Myeloperoxidasen [220]	– Tief rote oder purpurfarbene Inklusionen, die toxischen Granulationen ähneln können – Inklusionen oder Vakuolen in Lymphozyten	– Mukopolysaccharide oder andere abnorme Carbohydrate	– Neutrophile – Eosinophile – Basophile – Monozyten (selten) – Lymphozyten – bei dem Maroteaux-Lamy-Syndrom besitzen auch die Thrombozyten eine abnorme Granulation
MYH9-assoziierte Erkrankungen einschl. der May-Hegglin-Anomalie***	– Thrombozytopenie – Riesenthrombozyten	– Döhle-Körperchen ähnliche Inklusionen, die aber größer und kantiger sind	– Amorphe Areale des Zytoplasmas, die Ribosom-bezogene Strukturen beinhalten	– Neutrophile – Eosinophile – Basophile – Monozyten

* autosomal-rezessiver Erbgang; ** X-chromosomal-rezessiver Vererbungsmodus beim Hunter-Syndrom; *** autosomal-dominanter Erbgang

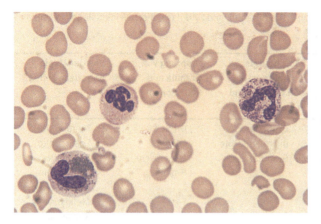

Abb. 3.83: Blutausstrich eines Patienten mit hypereosinophilem Syndrom (HES), das neben einem normalen Neutrophilen, einen Neutrophilen mit ausgeprägter Granulation und einen hypogranulären eosinophilen Stabkernigen zeigt.

Granulationsanomalien und Auer-Stäbchen

Atypische Granulationen werden bei einigen angeborenen Störungen einschließlich dem Chédiak-Higashi-Syndrom und einer heterogenen Gruppe von Erkrankungen nachgewiesen, die mit einer Alder-Reilly-Anomalie assoziiert sind (Tab. 3.10). Die Alder-Reilly-Anomalie entspricht einer eigenständigen Granulationsanomalie, die auf einer abnormen Peroxidase beruht [220] und als Krankheitsmerkmal bei der Tay-Sachs-Erkrankung, der Batten-Spielmeyer-Vogt-Erkrankung und bei den Mukopolysaccharidosen auftritt. Die Neutrophilen können sehr ausgeprägte Granulationen ähnlich einer toxischen Granulation tragen oder die Granula präsentieren sich groß mit eindeutigen Atypien (s. Abb. 3.84). Beim Chédiak-Higashi-Syndrom (Abb. 3.85) können die Granula bzgl. ihrer Färbeeigenschaften sehr variabel ausfallen und manche Granula besitzen Ähnlichkeit mit Döhle-Körperchen. Auf der ultrastrukturellen Ebene handelt es sich eher um atypische Granula als um endoplasmatisches Retikulum, die durch Fusion von Primärgranula untereinander und mit Sekundärgranula

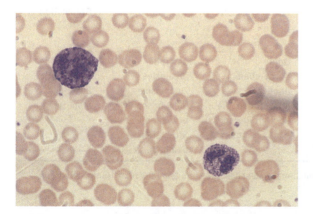

Abb. 3.84: Blutausstrich eines Patienten mit einem Maroteaux-Lamy-Syndrom, der die Alder-Reilly-Anomalie in einem Neutrophilen zeigt. Die neutrophilen Granulationen besitzen Ähnlichkeit mit einer toxischen Granulation. Der andere Granulozyt ist möglicherweise einem eosinophilen Granulozyten mit ausgesprochen atypischen Färbeeigenschaften zuzuordnen. Mit freundlicher Genehmigung von Herrn Alan Dean, Nottingham.

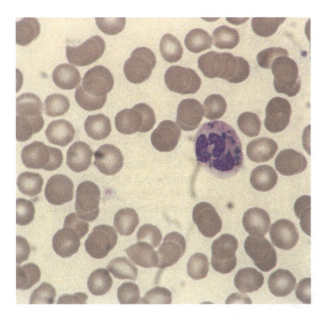

Abb. 3.85: Blutausstrich eines Patienten mit Chédiak-Higashi-Syndrom, der einen neutrophilen Granulozyten mit sehr prominenten, atypisch angefärbten Granula zeigt. Mit freundlicher Genehmigung von Herrn Dr. J. McCallum, Kirkaldy.

entstehen. Es gibt Fallberichte zu abnormalen neutrophilen Granulationen, die Ähnlichkeit zu der des Chédiak-Higashi-Syndroms aufwiesen, die aber nicht die hierfür typischen klinischen Merkmale zeigten [196].

In einem offensichtlich sehr ausgeprägten Syndrom zeigte sich die abnormale Granulation in allen reifen hämatopoetischen Zellen und war klinisch mit einer Gallengangatresie und einer Levido reticularis verbunden [211].

Große bläuliche, aus Actin bestehende Inklusionen in neutrophilen Granulozyten und anderen Leukozyten wurden bei einem Kind mit Anämie und gräulichem Hautkolorit be-

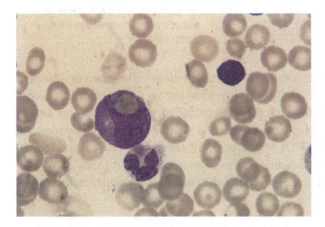

Abb. 3.86: Knochenmarkausstrich eines Patienten mit großen Actin-Inklusionen (Brandalyse-Syndrom), der blaue Inklusionen in einem reifen Neutrophilen und in einem Promyelozyten zeigt. Ähnliche Inklusionen kommen im peripheren Blut in neutrophilen, aber auch in eosinophilen und basophilen Granulozyten, in Monozyten und Lymphozyten vor. Mit freundlicher Genehmigung von Dr. R.C. Ribeiro, Memphis.

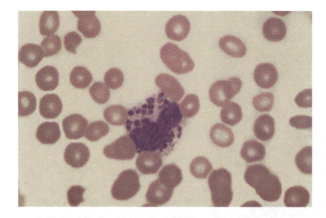

Abb. 3.87: Blutausstrich eines Patienten mit MDS, der Pseudo-Chédiak-Higashi-Granula in einem neutrophilen Granulozyten zeigt.

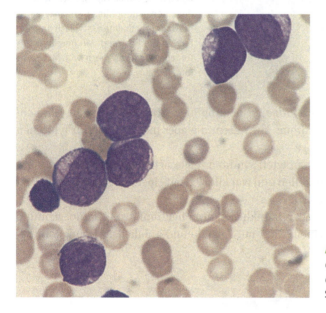

Abb. 3.88: Peripherer Blutausstrich eines Patienten mit AML. Einer der dargestellten Blasten trägt ein Auer-Stäbchen.

schrieben [206] (Abb. 3.86). Bei einem zweiten Kind wurden diese Inklusionen in Abwesenheit solcher Symptome beobachtet [221]. Gelegentlich kommen bei Patienten mit MDS oder AML große Granula vor, die morphologisch denen des Chédiak-Higashi-Syndroms ähneln [198] (Abb. 3.87). Auer-Stäbchen, die bei hämatologischen Neoplasien und insbesondere bei der AML und manchen Subtypen des MDS vorkommen, entstehen durch Fusion von Primärgranula. Auer-Stäbchen werden im Allgemeinen den Blasten zugeordnet (Abb. 3.88), gelegentlich kommen sie aber auch in den ausreifenden Zellen vor, die dem malignen Klon angehören (Abb. 3.89).

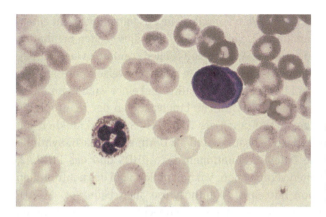

Abb. 3.89: Peripherer Blutausstrich eines Patienten mit AML, der einen Blasten und einen neutrophilen Granulozyten mit einem Auer-Stäbchen zeigt. Mit freundlicher Genehmigung von Prof. Daniel Catovsky, London.

Vakuolisierung

Bei der Vakuolenbildung im Zytoplasma des Neutrophilen handelt es sich i. d. R. um eine erworbene Atypie. Sie kann auftreten, wenn Granula mit einer phagozytierenden Vakuole fusionieren und der Inhalt des sekundären Lysosoms mittels Exozytose entleert wird. Dies ist normalerweise Anzeichen einer Infektion (s. Abb. 3.82), in dessen Rahmen auch eine partielle Degranulation sichtbar werden kann. Bei Neugeborenen kann eine Vakuolisierung als Folge einer bakteriellen Infektion, einer nekrotisierenden Enterokolitis oder einer Candidiasis auftreten [85]. Vakuolisierungen des reifen Neutrophilen können auch Ausdruck eines toxischen Effekts nach Zufuhr von Alkohol sein [200] (Abb. 3.90), häufiger wird dieses Phänomen aber in den myeloischen Vorstufen beobachtet; die Vakuolisierung ist sowohl auf eine Invagination der Membran mit Einschluss von Plasma zurückzuführen als auch auf ein Anschwellen und nachfolgender Ruptur der Mitochondrien [201]. Toxisch bedingte Vakuolisierungen treten auch unter Colchicin auf [190]. Intravenöse Lipidinfusionen können ebenfalls eine Vakuolenbildung im Neutrophilen hervorrufen [217]. Die Vakuolen des neutrophilen Granulozyten sind besonders groß und sehr prominent bei der paroxysmalen Kältehämoglobinurie, wenn sie durch Lyse eines phagozytierten Erythrozyten entstehen. Vakuolen im Neutrophilen kommen bei Leberversagen vor. Als Merkmal einer erworbenen Dysgranulopoese tritt die Vakuolisierung in Assoziation mit Aberrationen des kurzen Armes am Chromosom 17 auf. Vakuolenbildungen als Folge einer angeborenen Erkrankung sind selten. Als Kombination einer Vakuolisierung der neutrophilen Vorstufen, der Monozyten und

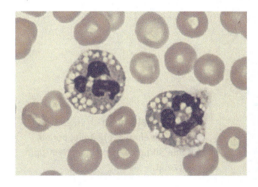

Abb. 3.90: Blutausstrich eines Patienten nach ausgeprägtem Alkoholkonsum, der eine prominente Vakuolisierung von neutrophilen Granulozyten zeigt. Mit freundlicher Genehmigung von Dr. Wendy Erber, Perth, Australia.

einiger Eosinophiler, Basophiler und Lymphozyten kommt sie im Zusammenhang mit einem als Jordans-Anomalie bezeichneten familiären Defekt vor [202, 222]; diese Zellen beinhalten neutrale Lipide, die sich durch Färbung mit dem Azofarbstoff Oil Red O anfärben lassen [222]. Die ursprünglich von Jordans beschriebenen Patienten hatten möglicherweise einen Carnitin-Mangel, der bekanntermaßen mit einer Lipidspeichermyopathie und einer Vakuolenbildung in neutrophilen Granulozyten einhergeht [223]. Ähnliche Lipidvakuolen der Neutrophilen treten bei Neutralfett-Speicherkrankheiten auf (auch als Triglycerid-Speicherkrankheit mit beeinträchtigter Oxidation der langkettigen Fettsäuren und als Dorfman-Chanarin-Syndrom bekannt) [224, 225]. Zwei genetische Defekte, Mutationen des ABHD5 und des PNPLA2, können Neutralfett-Speicherkrankheiten verursachen. Vakuolenbildungen des neutrophilen Granulozyten wurden in Kombination mit einer Akanthozytose auch beim sog. MCAD-Mangel (Medium-chain-Acyl-CoA-Dehydrogenase-Mangel) beobachtet [94]. Des Weiteren werden sie in manchen Familien mit einer Myelokathexis [204] und beim WHIM (Warzen, Hypogammaglobulinämie, Immundefizienz, Myelokathexis)-Syndrom angetroffen. Nicht zuletzt können Vakuolen des Neutrophilen Ausdruck spezifischer Granuladefekte sein.

Döhle-Körperchen und ähnliche Inklusionen
Unter Döhle-Körperchen versteht man einzelne oder auch mehrere, kleine, blass-blaue oder blau-graue zytoplasmatische Inklusionen, die sich häufig in der Peripherie der Zelle befinden (Abb. 3.91). Der Durchmesser beträgt i. d. R. nur 1–2 µm, gelegentlich auch bis zu 5 µm. Auf der ultrastrukturellen Ebene sind sie aus Strängen von rauem endoplasmatischem Retikulum zusammengesetzt, die häufig parallel und zusammen mit Glykogen-Granula angeordnet sind [226]. Die ribosomale Komponente lässt sich durch Anfärbung mit einer Methylgrün-Pyronin-Lösung darstellen und durch Behandlung mit einer Ribonuklease auflösen. Döhle-Körperchen sind in Blutausstrichen, die aus nichtantikoaguliertem Blut angefertigt wurden, besser zu erkennen [227]. Döhle-Körperchen kommen im Zusammenhang mit Schwanger-

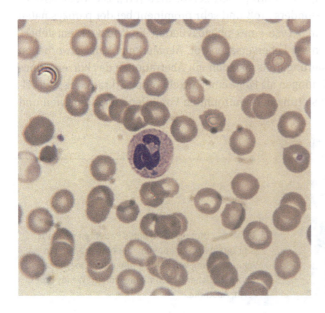

Abb. 3.91: Blutausstrich eines Patienten mit einer Septikämie, der ein Döhle-Körperchen in einem Neutrophilen zeigt.

schaft, infektiösen und inflammatorischen Zuständen, Verbrennungen (Abb. 3.92) und der Anwendung von Zytokinen wie G-CSF und GM-CSF vor. Sie sind auch beim MDS und der AML anzutreffen und wurden bei der perniziösen Anämie, der Polycythaemia vera, der CML, bei hämolytischen Anämien, bei der Granulomatose mit Polyangiitis (Wegener-Granulomatose) und nach Verwendung von chemotherapeutischen Substanzen beschrieben [228].

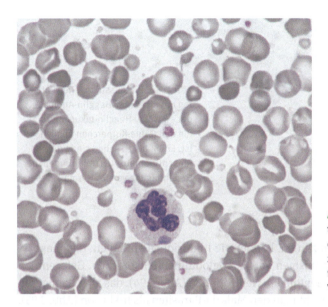

Abb. 3.92: Blutausstrich eines Patienten mit einer schweren Verbrennung, der ein prominentes Döhle-Körperchen zeigt. Die Erythrozyten weisen ebenfalls für eine Verbrennung typische Veränderungen auf.

Große, scharf begrenzte und meist zahlreich vertretene, den Döhle-Körperchen ähnliche Inklusionen sind ein typisches Merkmal der MYH9-bezogenen Erkrankungen, zu denen die May-Hegglin-Anomalie, das Alport-Syndrom, das Epstein-Syndrom, das Fechtner-Syndrom und das Sebastian-Syndrom (s. Tab. 8.13) zählen. Sie sind auch durch eine Thrombozytopenie und das Vorkommen von Riesenthrombozyten charakterisiert (Abb. 3.93). Ihre Inklusionen sind meist spindel- bis halbmondförmig und färben sich intensiver als Dohle-Körperchen an. Häufiger sind sie zudem im Cytoplasma verteilt, als dass sie sich in Zellrandnähe befinden.

Auf der ultrastrukturellen Ebene unterscheiden sich diese Inklusionen von den Döhle-Körperchen. Sie erscheinen als amorphe Anteile, die frei von Zellorganellen sind und meist unvollständig von einem einzelnen Strang rauem endoplasmatischem Retikulum umgeben sind. Sie enthalten wenige dichte Stäbchen und kugelförmige Partikel, die möglicherweise Ribosomen entsprechen [226, 229]. Die May-Hegglin-Inklusionen bestehen weitgehend aus einem mutierten Protein der schweren Kette eines Nicht-Muskel-Myosins Typ IIA (NNMHC-IIA) [230]. Sie sind frei von Glykogengranula [226]. In gesunden Individuen kommen Döhle-Körperchen nur selten vor. In einer Studie wurden sie in 3 von 20 gesunden Probanden mit einer durchschnittlichen Häufigkeit von 0,1–100 pro Zelle nachgewiesen [228]. Während der Schwangerschaft nimmt die Anzahl der Döhle-Körperchen bezogen auf 100 Zellen mit steigender Leukozytenzahl zu [227] und persistiert in der postpartalen Periode.

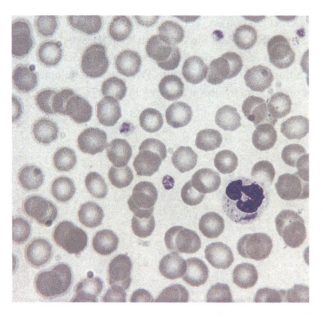

Abb. 3.93: Blutausstrich eines Patienten mit einer May-Hegglin-Anomalie, der eine May-Hegglin-Inklusion zeigt, die den Döhle-Körperchen ähnlich ist. Ebenfalls zu sehen sind typische Riesenthrombozyten. Mit freundlicher Genehmigung von Dr. Norman Parker, London.

Exogene neutrophile Inklusionen

Da Neutrophile zu den Phagozyten zählen, können sie Inklusionen enthalten, die phagozytiertem Material wie z. B. Mikroorganismen oder Kryoglobulinen entsprechen. Gelegentlich findet man bei der Malaria ein Pigment in den Neutrophilen (Abb. 3.94), das aber häufiger in den Monozyten vorkommt. Selten sieht man den Malaria-Parasiten als Inklusion (Abb. 3.95). Kryoglobuline können sich als einzelne oder multiple runde, schwach basophile Einschlusskörperchen oder als eine einzelne große Inklusion darstellen, die den Zellkern verdrängt (Abb. 3.96).

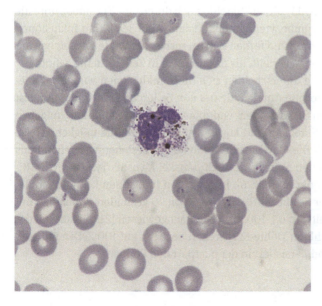

Abb. 3.94: Blutausstrich eines Patienten mit einer Malaria tropica (Plasmodium falciparum), der Malaria-Pigment in den neutrophilen Granulozyten und in den Erythrozyten gelegene Ringformen der Parasiten zeigt.

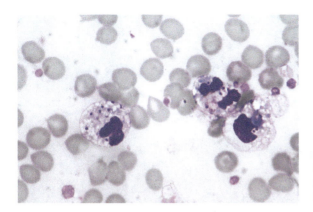

Abb. 3.95: Blutausstrich eines Patienten mit Malaria, der Mikrogameten von Plasmodium vivax zeigt, die von neutrophilen Granulozyten phagozytiert wurden.

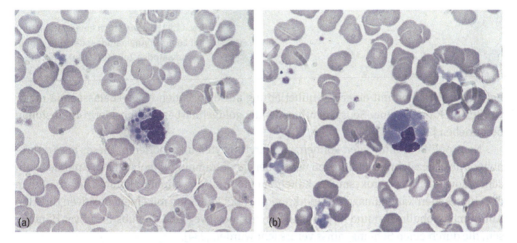

Abb. 3.96: Blutausstrich eines Patienten mit Kryoglobulinämie, der in Neutrophilen inkorporiertes Kryoglobulin zeigt und sich (a) als kleine, rundliche Inklusion präsentiert und (b) als große, das Zytoplasma ausfüllende und den Zellkern verdrängende Masse darstellt. Auch extrazelluläres Kryoglobulin ist hier vorhanden. Mit freundlicher Genehmigung von Mr Alan Dean.

Eine Phagozytose von Kryoglobulinen tritt eher in vitro als in vivo auf, wenn die Blutprobe lange gestanden hat [231]. In einem Patienten, der von einem splenischen Marginalzonen-Lymphom mit villösen Lymphozyten betroffen war, wurde eine gräulich-rötliche intrazelluläre Ablagerung beschrieben, das möglicherweise einem Immunkomplex entsprach [232]. Abnorme Mukopolysaccharide, die im peripheren Blut von Patienten mit malignen Grunderkrankungen zirkulieren, können von Neutrophilen aufgenommen werden [7]. Die Bildung von Lupus-erythematodes-Zellen (LE-Zellen) entspricht meist einem In-vitro-Phänomen, das aber auch im peripheren Blut, z. B. bei Patienten mit systemischem Lupus erythematodes (SLE) nachweisbar sein kann (Abb. 3.97) [208].

Bei der Zystinose sieht man in den Leukozyten des peripheren Blutes quadratische oder rechteckige Cystin-Kristalle, die sich in der Phasenkontrastmikroskopie noch besser darstellen lassen [212]. Große zytoplasmatische Einschlusskörperchen wurden bei einem Fall einer Colchicinvergiftung beobachtet [233].

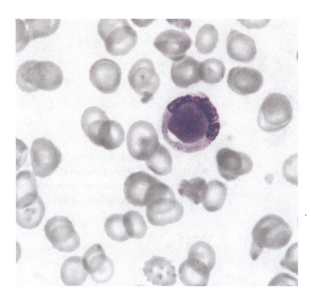

Abb. 3.97: Blutausstrich eines Patienten mit Lupus erythematodes, der eine Lupus-erythematodes-Zelle (LE-Zelle) zeigt.

Bei einem Patienten mit einer Eisenüberladung auf dem Boden einer Thalassaemia major wurden im Rahmen einer Sepsis lichtbrechende, goldgelbfarbene Hämosiderin-Inklusionen beschrieben [213].

Neutrophile Granulozyten können auch Erythrozyten inkorporieren. Dieses als Erythrophagozytose bezeichnete Phänomen wurde bei der autoimmunhämolytischen Anämie beobachtet sowie bei der paroxysmalen Kältehämoglobinurie, während akuten Exazerbationen der chronischen Kältehämagglutininerkrankung, bei Patienten mit einem positiven direkten Antihumanglobulin-Test und im Rahmen Coombs-positiver- und Coombs-negativer Hämolysen, die durch einen Schlangenbiss verursacht wurden [234].

Eine Erythrophagozytose wird auch bei erythrozytären Defekten angetroffen, wie z. B. bei der Sichelzellanämie und der Sichelzell-/Hämoglobin-C-Erkrankung sowie bei allen anderen schweren hämolytischen Anämien, die auf einen intrinsischen erythrozytären Defekt zurückzuführen sind.

In einem Fallbericht wurde ein Patient mit einer schweren hämolytischen Anämie beschrieben, der in Abwesenheit eines detektierbaren Antikörpers eine ausgeprägte, ein Drittel der Neutrophilen betreffende Erythrophagozytose zeigte und deren Behandlung auf Glukokortikoide und eine Splenektomie angesprochen hat [235]. Des Weiteren wurde die Erythrophagozytose bei einem Patienten unter der Behandlung mit G-CSF und GM-CSF festgestellt [236].

Atypische Neutrophile mit einer ausgeprägten Erythrophagozytose wurden auch bei einem Patienten mit chronischer myelomonozytärer Leukämie gesichtet (CMML) [237]. Ingestionen von Melanin wurden bei Patienten mit metastasiertem malignem Melanom beobachtet (Abb. 3.98). Bei Kindern und Säuglingen mit einer ausgeprägten Hyperbilirubinämie sieht man selten Bilirubin-Kristalle in den Neutrophilen, die sich lichtbrechend mit schwach gelber Farbe darstellen (Abb. 3.99). Man hat festgestellt, dass sie sich in EDTA-antikoaguliertem Blut in vitro bilden, wenn dieses mind. 30 Minuten gestanden hat [238]. Grobe hellgrüne zytoplasmatische Einschlüsse wurden bei Patienten mit Leberversagen festgestellt [239].

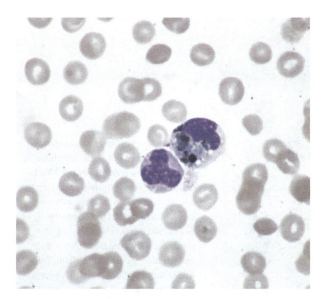

Abb. 3.98: Blutausstrich eines Patienten mit ausgedehnter Metastasierung eines malignen Melanoms, der einen neutrophilen Granulozyten mit Melaninpigment zeigt. Mit freundlicher Genehmigung von Dr. John Luckit, London und Dr. David Swirsky.

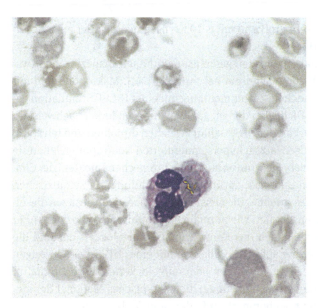

Abb. 3.99: Blutausstrich eines Säuglings, der lichtbrechende Bilirubin-Kristalle in einem neutrophilen Granulozyten zeigt. Mit freundlicher Genehmigung von Dr. Sudharma Vidyatilake, Colombo.

3.4.1.3 Andere morphologische Abweichungen von neutrophilen Granulozyten
Makropolyzyten

Ein Makropolyzyt besitzt in etwa die 2-fache Größe eines normalen neutrophilen Granulozyten (Abb. 3.100); sein Durchmesser beträgt eher 15–25 µm als 12–15 µm. Die Analyse des DNA-Gehaltes zeigt, dass es sich eher um einen tetraploiden als um einen diploiden Chromosomensatz handelt und dass die Anzahl der Kernsegmente proportional zunimmt. Manche Makropolyzyten besitzen zwei separate Zellkerne (Abb. 3.101). Gelegentlich findet man Makropolyzyten auch im peripheren Blutausstrich des Gesunden. Eine erhöhte Anzahl an Makropolyzyten zeigt sich bei einer angeborenen, autosomal-dominant vererbten Anomalie,

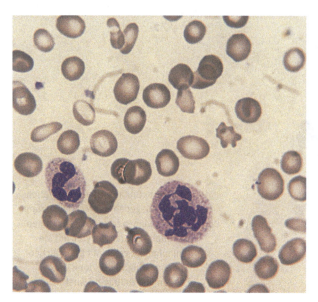

Abb. 3.100: Peripherer Blutausstrich eines Patienten mit MDS, der einen Makropolyzyten zeigt, der die 2-fache Größe des benachbarten, normalen neutrophilen Granulozyten aufweist. Der Zellkern besitzt die doppelte Größe und weist eine Hypersegmentierung auf. Wahrscheinlich handelt es sich hier um eine tetraploide Zelle. Außerdem zeigt der Ausstrich eine Anisochromasie.

bei der sich 1–2 % der Neutrophilen sehr groß und mit 6–10 Kernsegmenten oder mit spiegelbildlichen Kernen präsentieren [240].

Das vermehrte Auftreten von Makropolyzyten gemeinsam mit eher unspezifischen Dysplasiezeichen wurde auch beim DiGeorge-Syndrom beschrieben [241]. Makropolyzyten mit bisegmentierten Zellkernen wurden auch im Zusammenhang mit einer G-CSF-Stimulation gesichtet [193] und sie sind in erhöhter Dichte bei den megaloblastären Anämien nachweisbar. Bei den megaloblastären Anämien variiert der DNA-Gehalt zwischen diploiden und tetraploiden Chromosomensätzen [146]; im Gegensatz zu hypersegmentierten Neutrophilen leiten sie sich von sehr großen Metamyelozyten ab. Sie wurden auch bei chronischen Infekten, der CML und anderen myeloproliferativen Erkrankungen sowie nach Behandlung mit zytotoxischen Arzneistoffen und Antimetaboliten beschrieben. Die meisten Makropolyzyten besitzen dieselben Kern- und Zytoplasma-Färbeeigenschaften wie normale neutrophile Granulozyten. Aber bei den megaloblastären Anämien stellt sich das Kernchromatin aufgelockert dar und die Kerne weisen keine Hypersegmentierung auf [242]. Patienten mit einer HIV-Infektion zeigen nicht nur Makropolyzyten mit binukleären Zellkernen oder aufgelockertem Kernchromatin, sondern auch peripher zirkulierende Riesenstabkernige, die als typisches Merkmal der megaloblastären Anämien i. d. R. nur im Knochenmark zu finden sind (Abb. 3.102).

Nekrobiotische (apoptotische) Neutrophile und andere myeloide Zellen

Unter nekrobiotischen Neutrophilen versteht man neutrophile Granulozyten, die im peripheren Blut den Prozess der Apoptose bzw. des „programmierten Zelltods" vollzogen haben. Gelegentlich finden sich solche Zellen auch bei gesunden Individuen; sie zeichnen sich durch ihren dichten, homogenen (pyknotischen) Zellkern aus, der sich gelegentlich vollständig abrundet oder in mehrere kleine dichte Massen fragmentiert. Das Zytoplasma zeigt eine ausgeprägte Azidophilie (Abb. 3.103). Infektionen stellen die häufigste Ursache für eine erhöhte Anzahl apoptotischer Neutrophiler dar [243]. Bei der invasiven Meningokokken-Infektion kor-

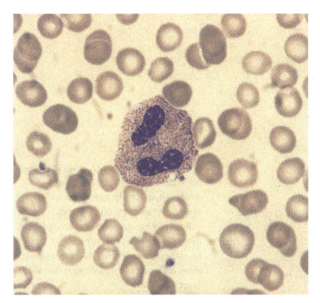

Abb. 3.101: Blutausstrich eines Patienten mit chronischer lymphatischer Leukämie (CLL), der eine Chlorambucil-induzierte, reversible Myelodysplasie mit Vorkommen eines binukleären, tetraploiden Neutrophilen zeigt. Mit freundlicher Genehmigung von Dr. P.C. Srivastava.

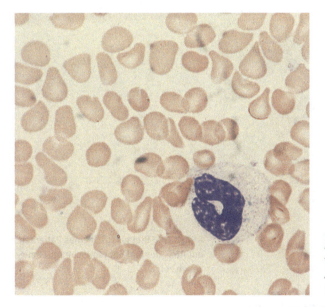

Abb. 3.102: Blutausstrich eines Patienten mit HIV-Erkrankung im Stadium AIDS, der einen hypogranulierten Riesenstabkernigen zeigt.

reliert die Anzahl apoptotischer Neutrophiler mit der Schwere der Infektion [244]. Manche Patienten mit AML zeigen zahlreiche nekrobiotische myeloide Zellen (Abb. 3.104). Wenn eine Blutprobe über einen längeren Zeitraum bei Raumtemperatur gelagert wird, können ähnliche Veränderungen als In-vitro-Artefakt auftreten. Leukozyten, deren degenerative Veränderungen so weit fortgeschritten sind, dass Kernmaterial gar nicht mehr erkennbar ist, werden als nekrotische Zellen bezeichnet. Dies entspricht einem häufigen Artefakt bei zu langer Lagerung der Blutprobe.

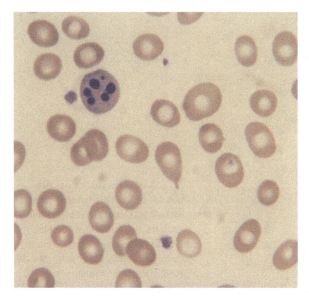

Abb. 3.103: Blutausstrich eines Patienten mit einer megaloblastären Anämie, der einen apoptotischen neutrophilen Granulozyten zeigt. Das Chromatin ist vollständig kondensiert und in rundliche, pyknotische Massen fragmentiert. Die Erythropoese zeigt eine Anisozytose mit einer Makrozytose und Vorkommen einer Teardrop-Form.

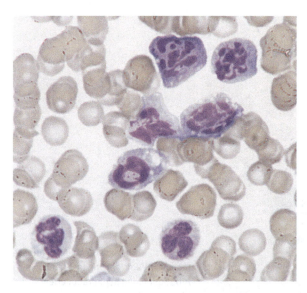

Abb. 3.104: Blutausstrich eines Patienten mit AML, der fünf apoptotische Leukämiezellen zeigt.

Aggregatbildung von neutrophilen Granulozyten

Eine Aggregation von Neutrophilen mit oder ohne begleitende Thrombozytenaggregation tritt manchmal in vitro auf, wenn EDTA-antikoaguliertes Blut längere Zeit gestanden hat. Bei manchen Patienten entspricht das dem Endzustand des Thrombozytensatellitismus, bei dem die Anlagerung von Thrombozyten an Leukozyten in eine Aggregatbildung mehrerer Leukozyten mündet. Dabei handelt es sich um ein Antikörper-vermitteltes, zeitabhängiges Phänomen, das keinen Krankheitswert besitzt; es kann jedoch zu Fehleinschätzungen bei der maschinellen Leukozytenzählung führen. Die Bildung von Neutrophilen-Aggregaten wurde auch als vorübergehende Erscheinung im Zusammenhang mit infektiöser Mononukleose [245] und akuten bakteriellen Infektionen (Abb. 3.105) beobachtet. Gelegentlich lässt sich eine Aggregation von neutrophilen Granulozyten über mehrere Monate oder Jahre nachweisen und kann dann mit dem Vorliegen einer Autoimmunerkrankung assoziiert sein (Abb. 3.106). Bei Zugrundeliegen von Kälteagglutininen zeigt sich gleichzeitig eine Agglutination von Erythrozyten.

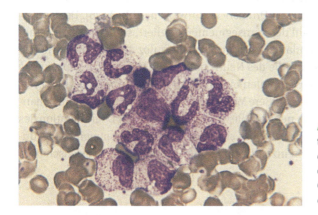

Abb. 3.105: Blutausstrich eines Patienten mit fulminanter Sepsis, der neben einer Aggregation von Neutrophilen, eine Linksverschiebung, eine toxische Granulation und eine Vakuolenbildung in den neutrophilen Granulozyten zeigt.

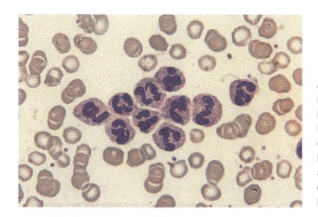

Abb. 3.106: Blutausstrich eines Patienten mit rheumatoider Arthritis, der eine Kälteagglutinin-vermittelte Aggregatbildung von Neutrophilen darstellt. Bei diesem Patienten wurde eine In-vitro-Neutrophilenaggregation über mehr als 10 Jahre beobachtet, die häufig mit einer fehlerhaften, maschinell ermittelten Leukozytenzahl einherging.

3.4.1.4 Neutrophilen- oder Leukozytenfragmente

Bei Patienten mit einer Sepsis [246] oder nach Gabe von G-CSF [145] lassen sich gelegentlich im peripheren Blutausstrich frei zirkulierende Zytoplasmafragmente neutrophiler Granulozyten nachweisen. Eine Fragmentierung von Neutrophilen wurde auch in einem Blutgerinnsel an der Spitze eines Dialysekatheters im Kontext einer mikroangiopathischen hämolytischen Anämie beobachtet [247]. Der Mechanismus beruht wahrscheinlich auf einer mechanischen Schädigung der Neutrophilen. Neoplastische Zellen, wie z. B. leukämische Blasten neigen mehr zur Fragmentierung als normale Leukozyten. Nicht selten findet man sie bei der AML (s. Abb. 4.2).

3.4.2 Die eosinophilen Granulozyten

Der eosinophile Granulozyt (Abb. 3.107) ist mit einem Durchmesser von 12–17 µm etwas größer als der neutrophile Granulozyt. Der Zellkern ist meist bilobuliert, gelegentlich auch dreilappig geformt. Die durchschnittliche Anzahl der Segmente beträgt etwa 2,3. Bei weiblichen Individuen kann der eosinophile Granulozyt Drumsticks aufweisen (Abb. 3.108). Da das Vorkommen von Drumsticks mit der Anzahl der Kernsegmente korreliert, sind sie beim Eosinophilen eher selten zu sehen. Die Granula der eosinophilen Granulozyten präsentieren sich kugelförmig und sind deutlich größer als die des Neutrophilen. Sie füllen dicht gepackt das Zytoplasma aus und verleihen dem Eosinophilen eine rötlich-orange Anfärbung. Das Zytoplasma selbst ist schwach basophil, da es größere Mengen von Ribosomen und endoplasmatischem Retikulum beinhaltet als der reife neutrophile Granulozyt. Bei einer Degranulation des Eosinophilen wird die Basophilie des Zytoplasmas sichtbar. Sehr selten kommen bei gesunden Individuen Eosinophile vor, die vereinzelt Granula mit basophilen Färbeeigenschaften aufweisen.

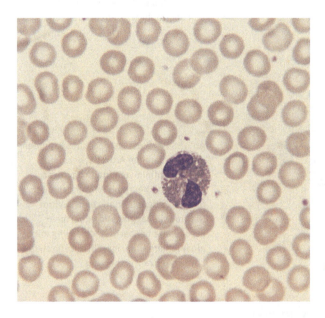

Abb. 3.107: Ein eosinophiler Granulozyt im peripheren Blutausstrich eines gesunden Individuums.

3.4.2.1 Atypien der Zellkerne im Eosinophilen

Auch eosinophile Granulozyten können eine Hypersegmentierung (Abb. 3.109), eine Hyposegmentierung (Abb. 3.110) des Kerns oder ringförmige Zellkerne aufweisen (Abb. 3.111). Eine Hypersegmentierung kann z. B. bei megaloblastären Anämien oder als angeborenes Phänomen auftreten [248]. In einer klinisch unauffälligen Familie ließ sich neben einer Hypersegmentierung des Zellkerns auch eine spärliche Granulation nachweisen [249]. Eine Zunahme des Lobulierungsgrades in Kombination mit einer verminderten Anzahl von eosinophilen Granulozyten wurde auch beim Down-Syndrom beschrieben [156, 250]. Eine ausgeprägtere Segmentierung ist ein typisches Merkmal der Myelokathexis einschließlich

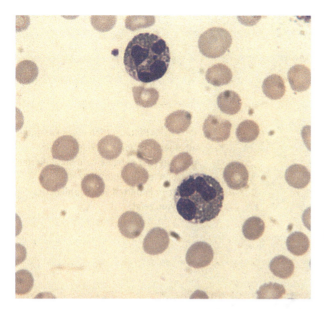

Abb. 3.108: Peripherer Blutausstrich einer Patientin mit einem hypereosinophilen Syndrom (HES), der einen eosinophilen Granulozyten mit einem Drumstick zeigt.

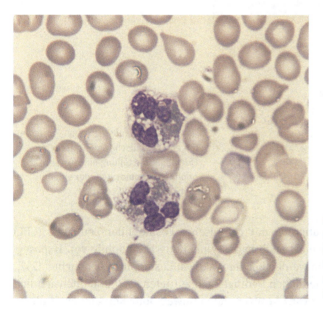

Abb. 3.109: Peripherer Blutausstrich eines Patienten mit idiopathischem hypereosinophilem Syndrom (HES), der eine eosinophile Hypersegmentierung zeigt. Beide eosinophile Granulozyten besitzen vier Kernsegmente.

des WHIM-Syndroms [149]. Die Hyposegmentierung des Kerns kommt bei der Pelger-Huët-Anomalie (Abb. 3.110) und bei spezifischen Granuladefekten vor [161].

Hyper- und Hyposegmentierungen und ringförmige Zellkerne können als erworbene Veränderungen auftreten. Hyposegmentierungen von Eosinophilen kommen als erworbenes Phänomen bei myeloproliferativen Erkrankungen, einschließlich der primären Myelofibrose und beim MDS vor (Abb. 3.112). Bei den myelodysplastischen Syndromen kann sich das Chromatin verklumpt darstellen und die Kernlobulierung ganz oder weitgehend aufgehoben sein [251]. Dies kann man auch als erworbene, auf die Eosinophilen beschränkte Pelger-

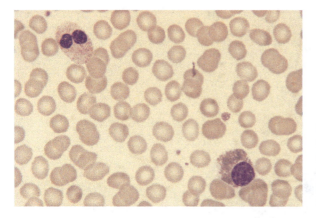

Abb. 3.110: Blutausstrich eines Patienten mit einer angeborenen Pelger-Huët-Anomalie, der neben einem bilobulierten neutrophilen Granulozyten einen nichtsegmentierten eosinophilen Granulozyten zeigt.

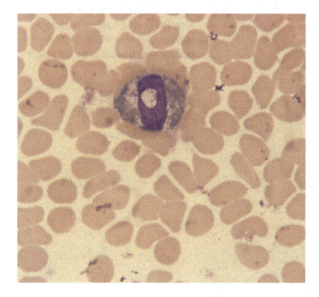

Abb. 3.111: Blutausstrich einer Patientin mit einem zyklisch-idiopathischem Ödem mit Darstellung eines eosinophilen Granulozyten, der einen ringförmigen Zellkern trägt.

Huët-Anomalie betrachten. Bei Patienten mit chronischer Eosinophilen-Leukämie (CEL) kommen sowohl hypersegmentierte als auch hyposegmentierte Eosinophile vor. Hyposegmentierte eosinophile Granulozyten werden bei der reaktiven Eosinophilie beobachtet [252], während Ringformen bei unterschiedlichen Bedingungen auftreten [253] und offensichtlich keine spezifische diagnostische Relevanz besitzen. Auch Howell–Jolly-Körperchen-ähnliche Inklusionen, die vermutlich Arzneistoff-induziert waren, wurden in einem Patienten beschrieben [254].

3.4.2.2 Veränderungen der eosinophilen Granula und des Zytoplasmas

Atypische eosinophile Granula können in Kombination mit atypischen neutrophilen Granula bei einer Vielfalt von angeborenen Anomalien einschließlich des Chédiak-Higashi-Syndroms (Abb. 3.113) und der Alder-Reilly-Anomalie (Abb. 3.84 und Tab. 3.10) vorkommen. Bei der Alder-Reilly-Anomalie stellen sich die eosinophilen Granula in der Romanowsky-Färbung

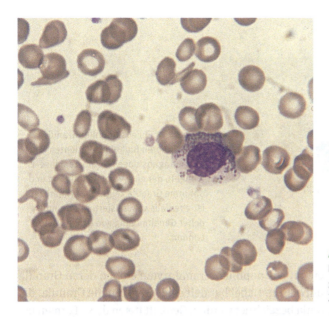

Abb. 3.112: Blutausstrich eines Patienten mit MDS, der einen hypogranulierten und nichtsegmentierten Zellkern darstellt.

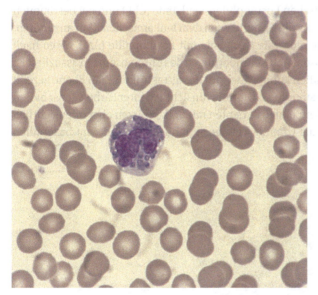

Abb. 3.113: Blutausstrich eines Patienten mit Chédiak-Higashi-Syndrom, der einen abnorm granulierten eosinophilen Granulozyten zeigt. Mit freundlicher Genehmigung von Dr. J. McCallum.

grau-grün oder violett dar [178]. Beim Chédiak-Higashi-Syndrom präsentieren sich manche Granula blau-grau. Die eosinophilen Granulozyten bei Patienten mit GM1-Gangliosidose können sowohl Färbeatypien der Granula als auch Vakuolisierungen zeigen [255] (Abb. 3.114). Eine weitere Veränderung, die sowohl Eosinophile als auch Basophile betrifft, wurde in einer Familie einer autosomal-dominant vererbten Anomalie beschrieben, die sich durch das Vorkommen grauer oder blau-grauer Inklusionen auszeichnete [248]. Zytoplasmatische Einschlüsse in eosinophilen Granulozyten kommen auch bei der May-Hegglin-Anomalie [226] und beim Aktin-Einschluss-Syndrom (Brandalise-Syndrom) vor [206]. Erworbene Störungen

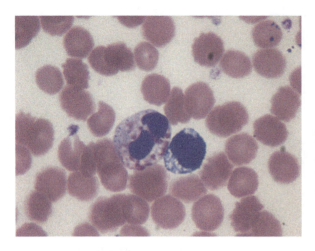

Abb. 3.114: Ein eosinophiler Granulozyt im peripheren Blut eines Patienten mit GM1-Gangliosidose (β-Galactosidase-1-Mangel), der eine Vakuolenbildung und abnorme Granula zeigt. Der Lymphozyt ist ebenfalls vakuolisiert. Mit freundlicher Genehmigung von Dr. Jiri Pavlu, London.

der Granulopoese gehen nicht selten mit eosinophilen Granulozyten einher, deren Granula z. T. basophile Färbeeigenschaften aufweisen. Dabei handelt es sich um unreife Granula, die gelegentlich als proeosinophile Granula bezeichnet werden. Gehäuft treten diese Formen bei der CML (Abb. 3.115), bei der chronischen Eosinophilen-Leukämie (CEL) und bei bestimmten Formen der AML auf, in denen eosinophile Granulozyten dem leukämischen Klon angehören. Hierzu zählt z. B. die akute myelomonozytäre Leukämie mit Eosinophilie (AML M4eo nach FAB-Klassifikation), die mit chromosomalen Veränderungen des Chromosoms 16 assoziiert ist (inv(16) oder t(16;16)). In den o. g. Fällen konnte auch auf der ultrastrukturellen Ebene gezeigt werden, dass sich die atypischen eosinophilen Granula hinsichtlich ihrer Färbeeigenschaften von normalen Granula unterscheiden; einige Patienten mit CML besitzen aber offensichtlich Hybrid-Zellen, die eine Mischung aus Granula vom eosinophilen Typ und vom basophilen Typ beinhalten [256].

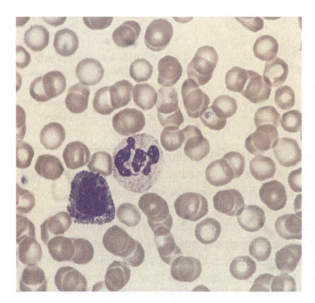

Abb. 3.115: Blutausstrich eines Patienten mit CML, der einen normalen neutrophilen Granulozyten und einen eosinophilen Granulozyten zeigt, der vereinzelt basophile Granula trägt.

Bei erworbenen Störungen der eosinophilen Granulopoese können sich die Eosinophilen sowohl mit Vakuolen als auch hypogranuliert oder agranular darstellen. Eine Hypogranularität kann auf eine Bildungsstörung eosinophiler Granula zurückzuführen sein. Da sie aber meist mit einer Vakuolisierung vergesellschaftet ist, beruht sie wahrscheinlich häufiger auf einer Degranulation. Vakuolenbildungen und eine Hypogranulation treten in manchen, aber nicht in allen Fällen einer chronischen Eosinophilen-Leukämie (CEL) auf. Diese Veränderungen sind aber nicht spezifisch, da sie auch bei der reaktiven Eosinophilie vorkommen. Bei sieben Patienten mit B- und T-lymphoblastischen Leukämien bzw. Lymphomen mit assoziierter Eosinophilie zeigten z. B. fünf Patienten zytologisch atypische Eosinophile [252].

3.4.3 Die basophilen Granulozyten

Der basophile Granulozyt (Abb. 3.116) besitzt dieselbe Größe wie der neutrophile Granulozyt (Durchmesser 10–14 µm). Der Zellkern wird häufig durch die schwarz-violetten Granula des basophilen Granulozyten überdeckt. Die basophilen Granula nehmen eine mittlere Größe bezogen auf die neutrophilen und die eosinophilen Granula ein. Die Zellkerne des Basophilen können im Rahmen einer Pelger-Huët-Anomalie nichtlobuliert sein (Abb. 3.117). Zahlreiche hereditäre Anomalien sind mit dem Vorkommen atypischer basophiler Granula assoziiert (s. Abb. 3.118 und Tab. 3.10). Die Anzahl der Granula kann bei den myeloproliferativen Erkrankungen und beim MDS reduziert sein (Abb. 3.119). Hypogranulationen als Folge einer Degranulation sieht man bei akuten allergischen Reaktionen (wie bei der Urtikaria und beim anaphylaktischen Schock) und während der postprandialen Hyperlipidämie. Aufgrund der guten Wasserlöslichkeit der basophilen Granula können Hypogranulationen auch als Artefakt auftreten. Zytoplasmatische Einschlüsse des basophilen Granulozyten findet man bei der May-Hegglin-Anomalie [226].

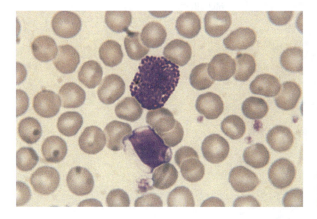

Abb. 3.116: Ein basophiler Granulozyt und ein kleiner Lymphozyt im peripheren Blutausstrich eines Gesunden.

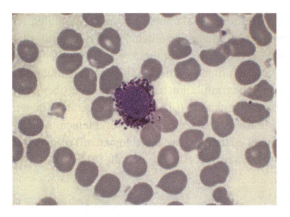

Abb. 3.117: Blutausstrich eines Patienten mit angeborener Pelger-Huët-Anomalie, der einen hyposegmentierten basophilen Granulozyten zeigt.

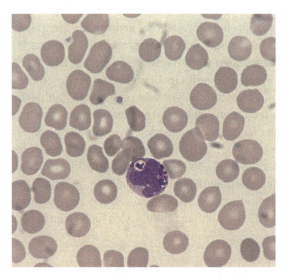

Abb. 3.118: Blutausstrich eines Patienten mit Chédiak-Higashi-Syndrom, der einen atypischen basophilen Granulozyten zeigt. Mit freundlicher Genehmigung von Dr. J. McCallum.

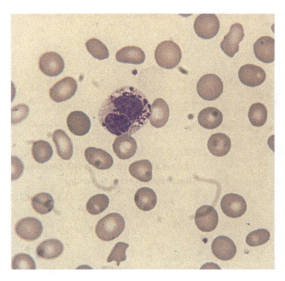

Abb. 3.119: Blutausstrich eines Patienten mit MDS, der einen hypogranulierten basophilen Granulozyten zeigt.

3.5 Lymphozyten und Plasmazellen

3.5.1 Die Lymphozyten

Der Durchmesser der im peripheren Blut zirkulierenden Lymphozyten variiert zwischen 10 und 16 µm. Die kleineren Lymphozyten (10–12 µm), die im peripheren Blut überwiegen, besitzen nur einen sehr schmalen Zytoplasmasaum und einen runden bzw. leicht rundlichen Kern mit einem kondensierten Kernchromatin (Abb. 3.120). Die größeren Lymphozyten (12–16 µm), die anteilig etwa 10 % der zirkulierenden Lymphozyten ausmachen, besitzen reichlich Zytoplasma und das Kernchromatin stellt sich weniger kondensiert bzw. aufgelockert dar (Abb. 3.121). Die kleinen Lymphozyten weisen meist einen kreisrunden Zellumriss auf, während sich die Kontur der größeren Lymphozyten etwas irregulär präsentieren kann. Das Zytoplasma des Lymphozyten verhält sich schwach basophil und färbt sich darum nur blass-blau

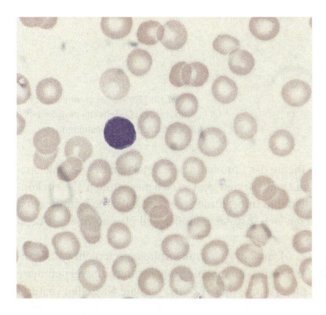

Abb. 3.120: Ein kleiner Lymphozyt im peripheren Blutausstrich eines Gesunden.

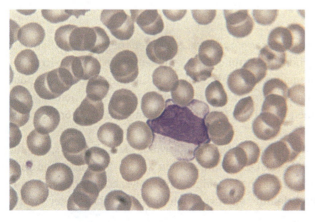

Abb. 3.121: Ein großer Lymphozyt im peripheren Blutausstrich eines Gesunden.

an. Lymphozyten können eine kleine Anzahl azurophiler Granula tragen, die lysosomale Enzyme beinhalten. Gelegentlich kommen größere Lymphozyten mit weitläufigem Zytoplasma vor, die ca. ein Dutzend Granula oder sehr prominente Granula tragen. Diese Zellen werden als LGL-Zellen (large granular lymphocytes) bezeichnet (Abb. 3.122). In gesunden Individuen sind LGL-Zellen mit einem Anteil von 10–15 % bezogen auf alle kernhaltigen Zellen vertreten, i. d. R. kommen sie aber in geringerer Frequenz vor. Reife Lymphozyten besitzen einen Nucleolus, der aufgrund der Chromatinverdichtung in kleinen Lymphozyten häufig nicht erkennbar ist. In großen Lymphozyten hingegen ist der Nucleolus manchmal gut sichtbar.

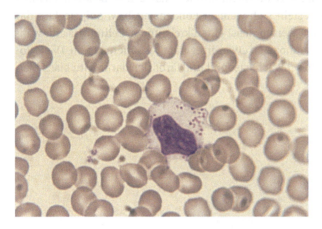

Abb. 3.122: Ein großer granulierter Lymphozyt (sog. LGL-Zelle) im peripheren Blutausstrich eines Gesunden.

In ähnlicher Weise beeinträchtigt die Dichte des Chromatins die Detektion des Geschlechtschromatins im Lymphozyten. In großen Lymphozyten lässt es sich gelegentlich als fein kondensierte Chromatinstruktur unterhalb der Kernmembran erkennen [151]. Die Lymphozyten der Kinder und Kleinkinder präsentieren sich insgesamt größer und pleomorpher als beim Erwachsenen.

Im Allgemeinen lassen sich B- und T-Lymphozyten zytomorphologisch nicht voneinander unterscheiden. Nur die Klasse der LGL-Zellen erlaubt die Eingrenzung auf zwei definierte Subpopulationen von Lymphozyten, die zytotoxischen T-Zellen und die NK-Zellen (natural killer cells).

3.5.1.1 Morphologische Abweichungen von Lymphozyten bei angeborenen Anomalien

Zytoplasmatische Einschlusskörperchen in Lymphozyten kommen beim Chédiak-Higashi-Syndrom und bei der Alder-Reilly-Anomalie vor (s. Tab. 3.10). Beim Chédiak-Higashi-Syndrom können die lymphatischen Inklusionen sehr groß sein (Abb. 3.123). Auch heterozygote Anlageträger können in einem kleinen Anteil der Lymphozyten Einschlusskörperchen aufweisen [257].

Die lymphatischen Inklusionen der Alder-Reilly-Anomalie (Abb. 3.124) sind nur geringfügig größer als die Granula einer normalen LGL-Zelle und werden v. a. im Zusammenhang mit einer zugrunde liegenden Tay-Sachs-Erkrankung oder einer Mukopolysaccharidose angetroffen. Beim Morquio-Syndrom kommen sie nur selten vor. Heterozygote Anlageträger für die

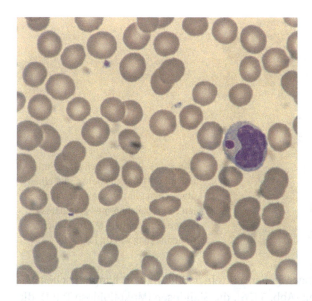

Abb. 3.123: Blutausstrich eines Patienten mit Chédiak-Higashi-Syndrom, der einen Lymphozyten mit einem großen zytoplasmatischen Einschlusskörperchen zeigt. Mit freundlicher Genehmigung von Dr. J. McCallum.

Tay-Sachs-Erkrankung können lymphatische Einschlüsse in geringerer Dichte als bei homozygot erkrankten Patienten aufweisen [178]. Bei der Alder-Reilly-Anomalie treten lymphatische Einschlüsse gelegentlich auch in Abwesenheit neutrophiler Atypien auf. Alder-Reilly-Inklusionen können rund oder kommaförmig sein und sind gelegentlich von einem Halo umgeben. Sie gruppieren sich häufig an einem Pol der Zelle (s. Abb. 3.124a). Wenn der Alder-Reilly-Anomalie eine Mukopolysaccharidose zugrunde liegt, lassen sich die lymphatischen Einschlüsse im Gegensatz zur Tay-Sachs-Erkrankung mit einer Toluidinblau-Färbung polychromatisch anfärben (Abb. 3.124b). GM1-Gangliosidosen (β-Galactosidase-1-Mangel) können ebenfalls mit lymphatischen Einschlüssen versehen sein (Abb. 3.125).

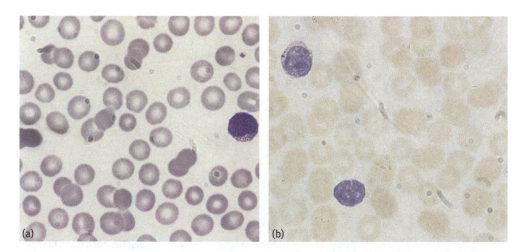

Abb. 3.124: (a) atypische lymphatische Inklusionen, die von einem Halo umgeben sind; (b) metachromatische Anfärbung der lymphatischen Inklusionen in der Toluidinblau-Färbung. Mit freundlicher Genehmigung von Alan Dean.

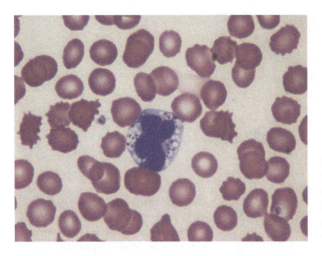

Abb. 3.125: Blutausstrich eines Patienten mit GM1-Gangliosidose, der einen atypischen Lymphozyten mit Vakuolen zeigt, die abnormes granuläres Material beinhalten. Mit freundlicher Genehmigung von Dr. Jiri Pavlu.

Viele hereditäre metabolische Störungen gehen mit einer Bildung von lymphatischen Vakuolen einher: z. B. die I-Zellkrankheit (Abb. 3.126), die Sialidosen (Mukolipidose Typ I), die Mukopolysaccharidosen, die Jordans-Anomalie, die Niemann-Pick-Erkrankung Typ A, die Wolman-Krankheit, die Cholesterinester-Speicherkrankheit, die GM1-Gangliosidose (kleine Vakuolen bei der spät-infantilen Form Typ 2 und größere Vakuolen bei der infantilen Form Typ 1) (Abb. 3.114), bei den Mannosidosen, beim Morbus Pompe, der Tay-Sachs-Erkrankung, bei der juvenilen Batten-Erkrankung (nicht aber bei den anderen Formen der Batten-Erkrankung), den Galaktosämien (Abb. 3.143), den Galaktosialidosen, der Sialinsäure-Speicherkrankheit und zahlreichen anderen seltenen kongenitalen metabolischen Störungen [75, 258–264] (Tab. 3.11). Bei der Tay-Sachs-Erkrankung und der Batten-Spielmeyer-Vogt-Erkrankung zeigen heterozygote Anlageträger ebenfalls lymphatische Vakuolen. Das für

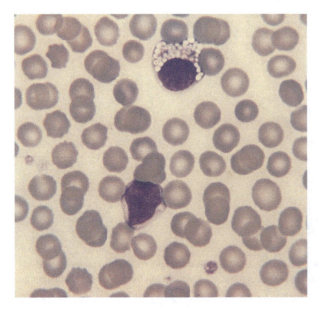

Abb. 3.126: Blutausstrich eines Kindes mit I-Zellkrankheit. Einer der beiden Lymphozyten weist eine ausgeprägte Vakuolisierung auf.

Tab. 3.11: Typische Merkmale lymphatischer Vakuolen und andere Merkmale im peripheren Blut kongenitaler Stoffwechselerkrankungen. Die Angaben beziehen sich in erster Linie auf die Referenz [264].

Hereditäre metabolische Störung	Charakteristika der Vakuolen und andere hämatologische Merkmale
Morbus Pompe (Typ-2-Glykogen-Speicherkrankheit)	1–6 kleine, schwach PAS-positive Vakuolen.
Adulter Saure-Maltase-Mangel	1–6 kleine, schwach PAS-positive Vakuolen, die aber in geringerer Dichte als beim Morbus Pompe vertreten sind.
Salla-Erkrankung (Sialinsäure-Speicherkrankheit)	Zahlreiche kleine Vakuolen.
Sialidose vom Typ 2 (Neuraminidase-Mangel)	Zahlreiche große, plumpe Vakuolen.
Neuraminidase- und α-Galaktosidase-Mangel (Galaktosialidose)	Zahlreiche große, plumpe Vakuolen.
I-Zellkrankheit (Mukolipidose II)	Zahlreiche große, plumpe Vakuolen. Es wurde berichtet, dass sich die Vakuolen in einem Patienten in der PAS- und in der Sudanschwarz-B-Färbung positiv angefärbt haben, bei einem anderen Patienten wiederum nicht [263].
GM1-Gangliosidose (β-Galaktosidase-Mangel)	Zahlreiche große, plumpe Vakuolen; die eosinophilen Granulozyten präsentieren sich mit einer spärlichen, großen, gräulichen Granulation.
Mukopolysaccharidose 1H (Hurler-Syndrom) Mukopolysaccharidose 1S (Scheie-Syndrom) Mukopolysaccharidose 1HS (Hurler-Scheie-Syndrom)	Gelegentliches Vorkommen von Vakuolen in Lymphozyten; manche tragen basophile Inklusionen; metachromatische Anfärbung der Einschlüsse in der Toluidinblau-Färbung in weniger als 5 % der Lymphozyten.
Mukopolysaccharidose 2 (Hunter-Syndrom)	Gelegentliches Vorkommen von Vakuolen in Lymphozyten; die Vakuolen sind von pinkfarbenen Zytoplasmaringen umgeben; metachromatische Anfärbung der Einschlüsse in der Toluidinblau-Färbung in weniger als 20 % der Lymphozyten.
Mukopolysaccharidose 3 (Sanfilippo-Syndrom)	Gelegentliches Vorkommen von Vakuolen in Lymphozyten; metachromatische Anfärbung der Einschlüsse in der Toluidinblau-Färbung in mehr als 20 % der Lymphozyten.
Mukopolysaccharidose 4, Typ A (Morquio-Syndrom)	Keine Vakuolen. Keine Metachromasie.
Mukopolysaccharidose 4, Typ B (Morquio-Syndrom)	Kleine Vakuolen in zahlreichen Lymphozyten. Keine Metachromasie.
Mukopolysaccharidose 6 (Maroteaux-Lamy-Syndrom)	Kleine Vakuolen in zahlreichen Lymphozyten; metachromatische Anfärbung der lymphatischen Einschlüsse in der Toluidinblau-Färbung. Alder-Reilly-Anomalie der neutrophilen Granulozyten (basophil, doppelbrechend, metachromatische Granula).

Tab. 3.11: (fortgesetzt)

Hereditäre metabolische Störung	Charakteristika der Vakuolen und andere hämatologische Merkmale
Mukopolysaccharidose 7 (β-Glukoronidase-Mangel)	Gelegentliches Vorkommen von Vakuolen in Lymphozyten. Alder-Reilly-Anomalie der neutrophilen Granulozyten (basophil, doppelbrechend, metachromatische Granula).
Niemann-Pick-Erkrankung	1–6 kleine Vakuolen in den meisten Lymphozyten.
Fukosidose	Kleine, diskrete Vakuolen in Lymphozyten.
Juvenile Batten-Erkrankung	Zahlreiche große, plumpe Vakuolen in vielen Lymphozyten.
Mannosidose	Variables Bild: zahlreiche, kleine Vakuolen bis hin zu mehreren großen, plumpen Vakuolen.
Wolman-Erkrankung	1–6 kleine Vakuolen in den meisten Lymphozyten, die sich mit der Oil-red-O-Färbung oder mit der Sudanschwarz-B-Färbung anfärben lassen.
Cholesterinester-Speicherkrankheit	Anfärbung der Vakuolen mit der Oil-red-O-Färbung oder mit der Sudanschwarz-B-Färbung.

die Vakuolenbildung verantwortliche Produkt variiert und kann auf Lipide, Glykogen oder Mukopolysaccharide zurückzuführen sein. Die Vakuolenbildung kann bei den Mukopolysaccharidosen durch den Zerfall abnormer Granula bedingt sein. In Abhängigkeit vom zugrunde liegenden metabolischen Defekt färben sich die Vakuolen in der Toluidinblau-Färbung unterschiedlich metachromatisch an.

3.5.1.2 Reaktive Veränderungen in Lymphozyten

Im Rahmen von viralen Infektionen und anderen immunologischen Einflüssen verändern sich lymphatische Zellen nach Anzahl und morphologischer Gestalt. B-lymphatische Zellen können zu Plasmazellen ausdifferenzieren (Abb. 3.127). Die Zwischenstufen dieser Entwicklung können ebenfalls im peripheren Blut nachweisbar sein und werden als plasmozytoide Lymphozyten oder Türk-Zellen bezeichnet (Abb. 3.128). Plasmozytoide Lymphozyten können reichlich globuläre Einschlüsse enthalten (Abb. 3.129), die Immunglobuline beinhalten. Diese Zellen werden als Mott-Zellen (Morula- oder Maulbeer-Zellen) und ihre Immunglobulin-haltigen Einschlüsse als Russel-Körperchen (Russell bodies) bezeichnet. Die Immunglobuline können in plasmozytoiden Lymphozyten auch eine kristalline Form annehmen (Abb. 3.130 und 3.131). Sowohl B- als auch T-Lymphozyten können zu Immunoblasten transformieren, die sich als große Zellen mit einem zentralen, prominenten Nucleolus und einem weitläufigeren basophilem Zytoplasma darstellen (Abb. 3.132). Zellen mit weniger spezifischen Veränderungen der Lymphozyten-Morphologie werden unter dem Begriff atypische Lymphozyten oder „atypische mononukleäre Zellen" subsummiert (Abb. 3.133). Die vorkommenden Atypien betreffen eine Größenzunahme der Zelle, die Unreife des Kerns einschließlich einer fehlenden Kondensation des Kernchromatins sowie die Präsenz eines Nucleolus, irreguläre Kernkonturen oder Kernlobulierungen, eine zytoplasmatische Basophilie, zytoplasmatische Vakuolen, zytoplasmatische Mikrogranula und einen unregelmäßigen Zellumriss. Mitosefiguren können vorkommen (Abb. 3.134). Die häufigste Ursache für das Vorkommen

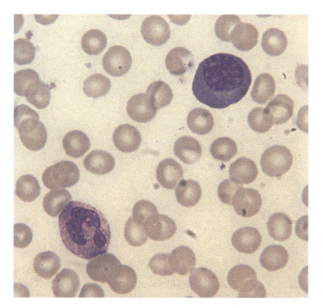

Abb. 3.127: Peripherer Blutausstrich eines Patienten nach operativem Eingriff, der eine Plasmazelle und einen toxisch granulierten neutrophilen Granulozyten mit einem Drumstick zeigt.

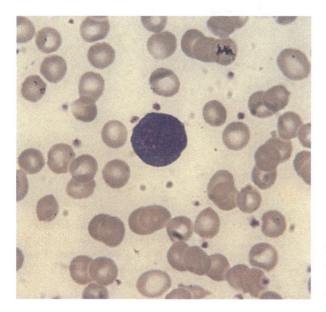

Abb. 3.128: Ausschnitt aus dem demselben Blutausstrich in Abb. 3.127, der einen plasmozytoiden Lymphozyten zeigt.

zahlreicher atypischer Lymphozyten ist die infektiöse Mononukleose im Rahmen einer Epstein-Barr-Virusinfektion (EBV), die an anderer Stelle gemeinsam mit weiteren Ursachen atypischer Lymphozyten diskutiert wird (S. 535). Zerklüftete Lymphozyten werden bei Keuchhusten und bei Infektionen mit dem RSV-Virus (respiratory syncytial virus) beobachtet. Multilobulierte, häufig Kleeblatt-artige Zellkerne sind typische Merkmale der adulten T-Zell-Lymphome und -Leukämien (ATLL; s. Kapitel 9). Gelegentlich werden sie auch bei Trägern des humanen T-Zell-lymphotropen HTLV-1-Virus und bei infektiöser Mononuklose, HIV- und CMV-Infektionen, Rickettiosen und Toxoplasmose angetroffen [265, 266]. Lymphozyten mit

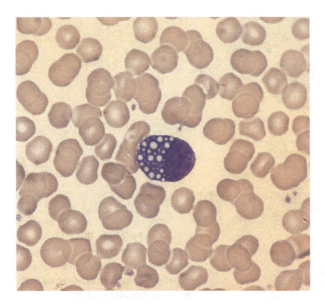

Abb. 3.129: Eine Mott-Zelle im peripheren Blutausstrich.

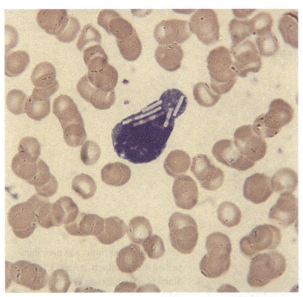

Abb. 3.130: Ein plasmozytoider Lymphozyt im peripheren Blutausstrich eines Patienten mit einer bakteriellen Sepsis, der kristallin formierte Immunglobuline enthält.

knäuelförmigen, den Sézary-Zellen ähnlichen Zellkernen können im Zusammenhang mit reaktiven Veränderungen z. B. im Rahmen einer HIV-Infektion auftreten [267]. In Kombination mit Hautinfiltraten wurden sie zudem als ungewöhnliche reaktive Antwort auf eine Haarzell-Leukämie beschrieben [268]. Die Hyperthermie kann eine atypische Lobulierung des Zellkerns induzieren [188]. In einem Patienten wurden Howell-Jolly-Körperchen-ähnliche Inklusionen gesehen, die wahrscheinlich Arzneimittel-induziert gebildet wurden [254]. Villöse Lymphozyten, die Ähnlichkeit zu denen des splenischen Lymphoms mit villösen Lymphozyten aufweisen, können bei der hyperreaktiven Malaria-bedingten Splenomegalie

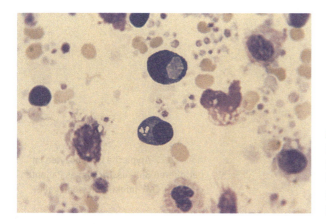

Abb. 3.131: Ausschnitt aus demselben Blutausstrich in Abb. 3.130, der zwei plasmozytoide Lymphozyten zeigt. Der obere Lymphozyt beinhaltet einen gigantischen Kristall. Der untere Lymphozyt zeigt kugelförmige Inklusionen.

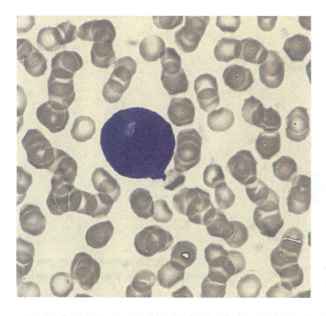

Abb. 3.132: Ein Immunoblast im peripheren Blutausstrich eines Patienten mit einer infektiösen Mononukleose.

vorkommen [269]. Binukleäre Lymphozyten wurden nach niedrig dosierter Strahlentherapie beschrieben. Binukleäre Lymphozyten und Lymphozyten mit bilobulierten Zellkernen sind zudem ein typisches Zeichen der chronischen, polyklonalen B-Zell-Lymphozytose bei Rauchern (Abb. 3.135). Eine Behandlung mit Natalizumab kann die Bildung binukleärer Lymphozyten hervorrufen [270]. Eine Zunahme von LGL-Zellen im peripheren Blut kann reaktiv bedingt sein. Sie tritt z. B. in Assoziation mit akuten oder chronischen Virusinfektionen wie der EBV-Infektion [271], der CMV-Infektion [272] und der Hepatitis auf.

Apoptotische lymphatische Zellen
Reaktive Veränderungen der Lymphozyten können sich auch als Zunahme von apoptotischen Lymphozyten im peripheren Blut äußern. Dies wird insbesondere bei Virusinfektionen wie z. B. der infektiösen Mononukleose, der neonatalen Herpes simplex virus Infektion (HSV), Röteln, Masern und der Influenza-A-Infektion beobachtet [244]. Bei der invasiven Meningo-

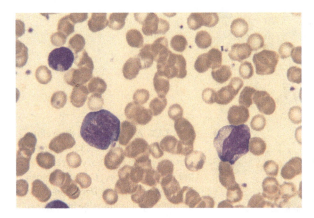

Abb. 3.133: Atypische Lymphozyten im peripheren Blutausstrich eines Patienten mit einer CMV-Infektion (Cytomegalie-Virus).

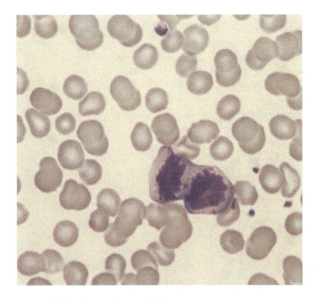

Abb. 3.134: Ein in Mitose befindlicher Lymphozyt im peripheren Blutausstrich.

kokken-Erkrankung ist die Anzahl apoptotischer Lymphozyten erhöht, die mit dem Schweregrad der Erkrankung korreliert [244]. Die Apoptose des Lymphozyten präsentiert sich mit einer peripheren Kondensation des Zellkerns und mit einem gläsernen Erscheinungsbild des Zytoplasmas (Abb. 3.136).

3.5.1.3 Lymphozytenmorphologie von lymphoproliferativen Erkrankungen

Die meisten lymphoproliferativen Erkrankungen präsentieren sich mit zytologischen Veränderungen der malignen lymphatischen Zellen (Lymphom-Zellen). Die morphologischen Atypien weisen dabei z. T. Überschneidungen mit reaktiven Veränderungen auf. Ein Großteil lymphatischer Neoplasien kann dennoch allein anhand zytologischer Merkmale identifiziert werden. Gelegentlich kommen zytoplasmatische Inklusionen vor. Die lymphatischen Zellen der chronischen lymphatischen Leukämie (CLL) können sowohl Vakuolen als auch kristalline oder globuläre Zelleinschlüsse beinhalten (Abb. 3.137). In seltenen Fällen ist bei der Haarzell-

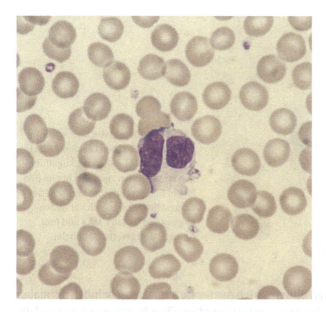

Abb. 3.135: Ein binukleärer Lymphozyt im peripheren Blutausstrich einer weiblichen Raucherin mit persistierender polyklonaler B-Zell-Lymphozytose.

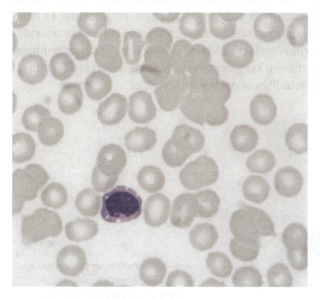

Abb. 3.136: Ein apoptotischer Lymphozyt im Blutausstrich eines Patienten mit infektiöser Mononukleose. Außerdem sieht man Erythrozytenagglutinate.

Leukämie ein Ribosomen-Lamellen-Komplex zu sehen. Bei den Non-Hodgkin-Lymphomen kommen sehr selten Auerstäbchen-ähnliche oder rundliche bis stabförmige cytoplasmatische Inklusionen vor (Abb. 3.138). Runde und stabförmige Inklusionen, die parallel angeordneten Tubuli entsprechen, wurden z.B. bei einem Patienten mit einer T-LGL-Leukämie beschrieben [273]. Typische morphologische Merkmale verschiedener lymphatischer Neoplasien werden in Kapitel 9 beschrieben.

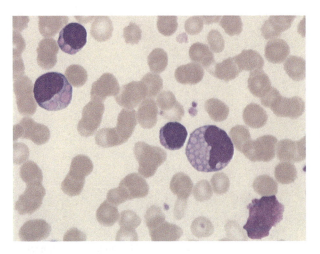

Abb. 3.137: Blutausstrich einer chronischen lymphatischen Leukämie (CLL), der mehrere CLL-Zellen mit kugelförmigen Einschlüssen zeigt. Rechts im Bild ist ein Gumprecht'scher Kernschatten dargestellt. Mit freundlicher Genehmigung von Dr. Jan Haska und Prof. Georgia Metzgeroth, Mannheim.

Lymphozytäre Aggregate

Gelegentlich trifft man im peripheren Blutausstrich Aggregate aus augenscheinlich normalen Lymphozyten an (Abb. 3.139) [274]. Die Anwesenheit lymphozytärer Aggregate kann ebenfalls einem ungewöhnlichen Merkmal lymphoproliferativer Erkrankungen entsprechen. Es kann aber auch als in vitro-Phänomen [275] auftreten oder wesentlich seltener auf ein intravasculäres Lymphom hinweisen [276]. Als in vitro-Artefakt wurde es insbesondere im Zusammenhang mit dem splenischen Lymphom mit villösen Lymphozyten (splenisches Marginalzonenlymphom) [275, 277] aber auch beim Mantelzelllymphom beobachtet [278].

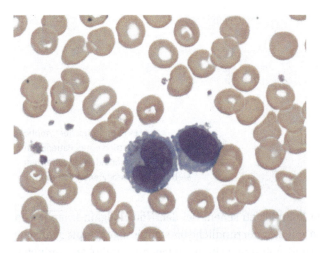

Abb. 3.138: Peripherer Blutausstrich eines Patienten mit Non-Hodgkin-Lymphom, der ein Auer-Stäbchen-ähnliches Gebilde im Zytoplasma zeigt. Mit freundlicher Genehmigung von Lyndall Dial, Brisbane.

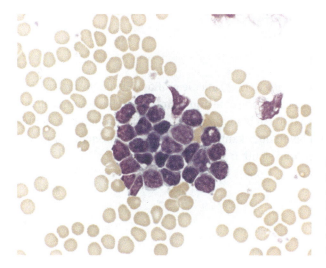

Abb. 3.139: Peripherer Blutausstrich mit Nachweis eines Lymphozyten-Aggregats unklarer Signifikanz. Eine klonale lymphatische Erkrankung konnte ausgeschlossen werden. Mit Dank an Dr. Jecko Thachil und Dr. Anthony Carter, Liverpool.

3.5.2 Die Plasmazelle

Plasmazellen gehören eigentlich zu den gewebeständigen Zellen. Im peripheren Blut kommen sie nur gelegentlich vor, entweder im Zusammenhang mit einem Multiplen Myelom oder im Rahmen reaktiver Veränderungen (Abb. 3.64 und 3.127). Bei gesunden Individuen findet man hingegen keine peripher zirkulierenden Plasmazellen [279]. Reaktive Plasmazellen erscheinen im peripheren Blut als Immunantwort auf eine erhöhte Interleukin-6-Sekretion bei Infektionen, Entzündungen, nach Impfungen, bei der Leberzirrhose und bei verschiedenen Neoplasien (z. B. AML, Karzinome, Lymphome und kardiales Myxom) [280, 281]. Gelegentlich sind reaktive Plasmazellen dann in so hoher Dichte vertreten, dass sie eine Plasmazell-Leukämie suggerieren können. Beschrieben wurde dies z. B. im Gefolge einer Streptokinasebehandlung, bei der Castleman-Erkrankung, der bakteriellen Sepsis [282], der Röteln-Infektion, beim Dengue-Fieber [283] und bei angioimmunoblastischen T-Zell-Lymphomen [284].

Der Durchmesser von Plasmazellen ist variabel und reicht von der ungefähren Größe eines Lymphozyten (8–10 µm) bis hin zu einem Durchmesser von etwa 20 µm. Plasmazellen besitzen eine ovale Form, eine mittlere Kern-Zytoplasma-Relation und einen exzentrisch gelegenen Kern, der ein sehr dichtes Chromatin trägt. Das Zytoplasma ist kräftig basophil und weist im Bereich der paranukleären Golgi-Zone eine Aufhellung auf. Das zifferblattartige Chromatinmuster der Plasmazellen, das man typischerweise in Hämatoxylin-Eosin-gefärbten Gewebeschnitten antrifft, ist bei peripher zirkulierenden Plasmazellen in der Romanowsky-Färbung weniger prägnant. Plasmazellen können sekretorische Immunglobuline in Form von runden, kugelförmigen oder seltener kristallinen Einschlüssen deponieren. Zirkulierende Plasmazellen werden gelegentlich auch bei neoplastischen Erkrankungen angetroffen (Multiples Myelom, Plasmazell-Leukämie und ähnliche lymphoproliferative Erkrankungen), die dann ein breites Spektrum morphologischer Atypien aufweisen können.

3.6 Zellen der monozytären Zellreihe

3.6.1 Der Monozyt

Der Monozyt ist mit einem Durchmesser von ca. 12–20 µm die größte Zelle im normalen peripheren Blutausstrich (Abb. 3.140). Er besitzt häufig eine unregelmäßige Zellkontur mit einem irregulären, meist lobuliertem Zellkern und ein blau-graues Zytoplasma, das feine azurophile Granula trägt und auch Vakuolen beinhalten kann. Das Geschlechtschromatin kann als Kondensation unterhalb der Kernmembran sichtbar sein [151].

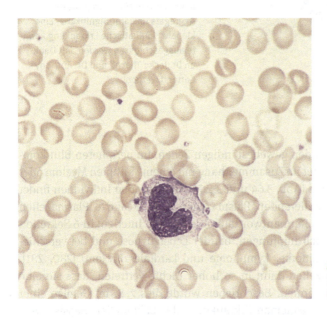

Abb. 3.140: Ein normaler Monozyt im peripheren Blutausstrich eines Gesunden.

Monozyten, die im Zuge einer Knochenmarkstimulation gebildet werden, z. B. bei Infektionen oder im Rahmen einer hämatopoetischen Rekonstitution nach Myelosuppression, zeigen eine erhöhte Kern-Zytoplasma-Relation, ein feineres Kernchromatin, Nucleoli und eine höhere Anzahl von Nukleolen [145]. Die Basophilie und die Anzahl azurophiler Granula können ebenfalls zunehmen. Ähnliche Veränderungen werden nach Stimulation mit G-CSF beobachtet [145]. Eine abnorme Kernlobulierung kann bei einer Hyperthermie auftreten [188]. Howell–Jolly-Körperchen-ähnliche Inklusionen wurden bei einem Patienten beschrieben, die wahrscheinlich Arzneimittel-induziert waren [254]. Atypische Zytoplasmaeinschlüsse können zudem bei verschiedenen kongenitalen Anomalien präsent sein (Abb. 3.141 und 3.142; s. a. Tab. 3.10). Bei manchen metabolischen Störungen können sie mit einer ausgeprägten Vakuolisierung einhergehen (Abb. 3.143). Da Monozyten zur Phagozytose befähigt sind, zeigen sie gelegentlich zytoplasmatische Einschlüsse in Form von Erythrozyten (Abb. 3.144), Kryoglobulinen (Abb. 3.145), Mikroorganismen, Malaria-Pigment (Abb. 3.146), selten Melanin [209] oder Bilirubin [210]. Die Erythrophagozytose von Monozyten kann bei Erythrozytenanomalien (z. B. bei der Sichelzellerkrankung) und bei Antikörper- bzw. Komplement-vermittelten hämolytischen Anämien auftreten (z. B. bei der paroxysmalen Kältehämoglobinurie, bei

3.6 Zellen der monozytären Zellreihe — 193

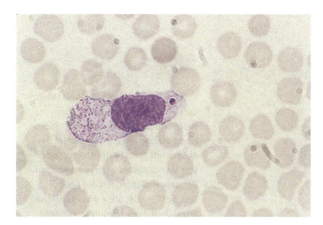

Abb. 3.141: Peripherer Blutausstrich eines Patienten mit einem Maroteaux-Lamy-Syndrom, der einen Monozyten mit einem atypischen Zytoplasmaeinschluss zeigt. Mit freundlicher Genehmigung von Alan Dean.

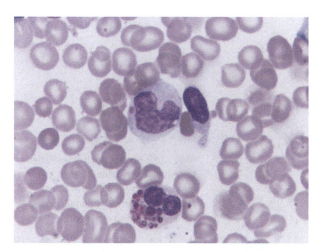

Abb. 3.142: Peripherer Blutausstrich eines Patienten mit dem Chédiak-Higashi-Syndrom, der einen Monozyten mit einem großen, ziegelroten Einschlusskörperchen zeigt. Im Bild unten ist ein eosinophiler Granulozyt zu sehen, der sehr große, teils dunkel gefärbte Granula beinhaltet. Mit Dank an Dr. Abbas Abdulsalam, Baghdad.

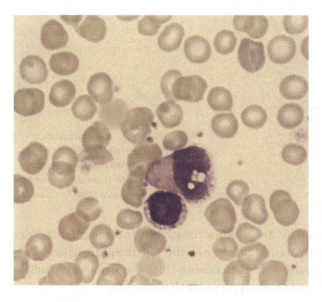

Abb. 3.143: Ein atypisch vakuolisierter Monozyt und ein Lymphozyt mit einer ausgeprägten Vakuolisierung im peripheren Blutausstrich eines Patienten mit Galaktosämie. Mit freundlicher Genehmigung von Dr. Guy Lucas.

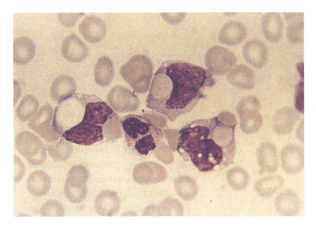

Abb. 3.144: Peripherer Blutausstrich eines Patienten mit chronischem Nierenversagen, der während einer Hämodialyse angefertigt wurde. Der Ausschnitt zeigt Erythrozyten, die von Monozyten phagozytiert wurden. Bei dem Patienten fiel der Coombs-Test positiv aus, ohne dass klinische Anzeichen einer Hämolyse vorlagen.

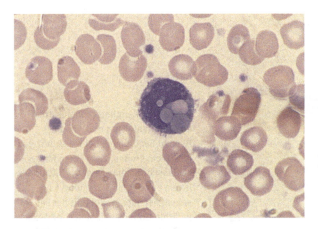

Abb. 3.145: Blutausstrich eines Patienten mit einer Kryoglobulinämie, der ingestierte Kryoglobuline in einem Monozyten zeigt. Mit freundlicher Genehmigung von Alan Dean.

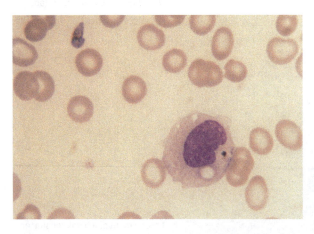

Abb. 3.146: Peripherer Blutausstrich eines Patienten mit Malaria, der einen Monozyten mit Malaria-Pigment zeigt. Der Ausstrich beinhaltet auch einen Gametozyten von Plasmodium falciparum.

autoimmunhämolytischen Anämien oder dem Morbus hämolyticus neonatorum). Bei der Malaria-Infektion können Monozyten parasitär befallene Erythrozyten beinhalten [285], auch das Vorkommen einer Hämophagozytose wurde beschrieben [286]. Das Hermansky-Pudlak-Syndrom kann mit Ceroideinschlüssen in Monozyten verbunden sein [287].

3.6.2 Monozytäre Vorstufen

Monozytäre Vorläuferzellen, die als Promonozyten und Monoblasten bezeichnet werden, kommen normalerweise im peripheren Blut nicht vor. Monoblasten stellen die erste Differenzierungsstufe der Monozytopoese dar und präsentieren sich als sehr große Zellen mit einem großen runden Kern und einem agranulären oder nur spärlich granulierten Zytoplasma, das gelegentlich Vakuolen tragen kann (Abb. 3.147). Im peripheren Blut treten sie nur bei der akuten myeloischen Leukämie mit monozytärer Differenzierung auf. Promonozyten zählen laut Definition der FAB-Gruppe und der WHO zu den unreifen Vorläuferzellen der Monozytopoese und werden von der WHO bzgl. ihrer Unreife sogar den Monoblasten gleichgestellt. Morphologisch unterscheiden sie sich von den Monoblasten durch einen lobulierten oder zumindest irregulären Zellkern und ein diffuses Chromatinmuster. Sie müssen von atypischen Monozyten differenziert werden, die z. B. bei reaktiven Veränderungen der Hämatopoese (s. o.) oder bei chronischen myeloischen Neoplasien vorkommen.

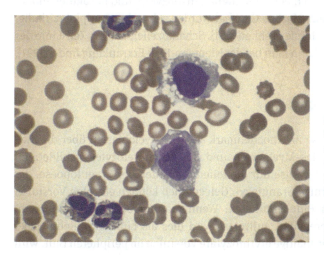

Abb. 3.147: Blutausstrich eines Patienten mit akuter monozytärer Leukämie, der einen Monoblasten (links) und einen Promonozyten (rechts) zeigt. Der Promonozyt besitzt einen lobulierten Zellkern, aber sein Kernchromatin ist genauso fein wie das des Monoblasten. Beide Zellen tragen ein weitläufiges blau-graues Zytoplasma.

3.6.3 Die Makrophagen

Monozyten entwickeln sich normalerweise eher im Gewebe als im peripheren Blut zu Makrophagen (Histiozyten). Gelegentlich finden sich auch im peripheren Blut Zellen mit den typischen Merkmalen eines Makrophagen [288] (Abb. 3.148). Ihr Vorkommen ist mit verschiedenen infektiösen und entzündlichen Zuständen assoziiert, wie z. B. der subakuten bakteriellen Endokarditis, der Tuberkulose und dem Typhusfieber [289]. Sie treten auch im Zusammenhang mit viral bedingtem Hämophagozytose-Syndrom [290], malignen Erkrankungen und Parasitosen auf.

Sie können sich etwas größer als ein Monozyt präsentieren oder aber sehr groß und vielkernig erscheinen [201]. Das Zytoplasma kann hämatopoetische Zellen und zellulären oder amorphen Debris enthalten. Bei bestimmten hereditären metabolischen Störungen treten im peripheren Blut Makrophagen auf, die in ihrem Zytoplasma zahlreiche Lipidtropfen akku-

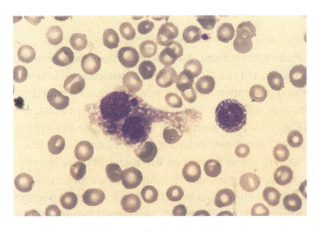

Abb. 3.148: Ein phagozytierender Makrophage im peripheren Blutausstrich. Mit freundlicher Genehmigung von Dr. Z. Currimbhoy, Mumbai.

mulieren und als Schaumzellen bezeichnet werden [259]. Peripher zirkulierende, phagozytierende Zellen werden manchmal auch bei der malignen Histiozytose und bei akuten monozytären Leukämien beobachtet. Beim Morbus Gaucher wurden sehr selten peripher zirkulierende Gaucher-Zellen nach Splenektomie gesehen [291]. Schaumzellen aus der Zell-Linie des Monozyten-Makrophagen-Systems kann man bei der Niemann-Pick-Erkrankung finden [291].

3.7 Vorstufen der Granulopoese

Granulozyten werden normalerweise im Knochenmark aus den Myeloblasten über die Zwischenstufen des Promyelozyten, des Myelozyten und des Metamyelozyten gebildet. Im peripheren Blut erscheinen normalerweise nur die reifen Endstufen der Granulopoese, der Stab-kernige und der Segment-kernige Granulozyt. Gelegentlich können einzelne Vorstufen der Granulopoese im peripheren Blut zirkulieren. Wenn granulopoetische Vorstufen in beträchtlicher Anzahl im peripheren Blut auftreten, wird dies als Linksverschiebung bezeichnet. Erscheinen zusätzlich kernhaltige erythrozytäre Vorstufen im peripheren Blut, wird diese Konstellation als leukerythroblastisches Blutbild bezeichnet. Der periphere Nachweis von granulopoetischen Entwicklungsstufen, die dem Metamyelozyten übergeordnet sind, muss zunächst als atypisch eingestuft werden. Ausnahmen bilden hier schwangere Frauen und Neugeborene. Allerdings konnte durch Anfertigung von Buffy-coat-Präparaten gezeigt werden, dass auch bei 80 % gesunder Individuen Myelozyten und/oder Metamyelozyten mit einer Häufigkeit von 1 : 1.000 Granulozyten im peripheren Blut vertreten sind [292].

3.7.1 Der Myeloblast

Der Myeloblast besitzt einen Durchmesser von 12–20 µm und ist durch eine hohe Kern-Zytoplasma-Relation gekennzeichnet. Sein Zellkern ist rund bis leicht oval (Abb. 3.81). Der Blast ist meist leicht oval geformt und die Zellkontur kann etwas unregelmäßig sein. Das Kernchromatin des Myeloblasten ist sehr fein und trägt 1–5 (meistens 2 oder 3) dezente Nukleolen. Das Zytoplasma stellt sich blassblau dar. Ein Myeloblast wird häufig als Zelle definiert, die lichtmikroskopisch betrachtet keine Granula enthält. In der ultrastrukturellen Untersuchung und in der zytochemischen Analyse lässt sich die Anwesenheit von Granula nachweisen. In Übereinstimmung mit den Empfehlungen der FAB-Gruppe, die nachfolgend auch von der WHO-Klassifikation unterstützt wurden, werden Zellen mit einer relativ kleinen Anzahl von Granula, die nicht die typischen Merkmale des Promyelozyten aufweisen (s. u.), inzwischen der Kategorie des Myeloblasten zugerechnet [293]. Obwohl der Myeloblast mit charakteristischen zytologischen Merkmalen ausgestattet ist, kann die Unterscheidung zwischen einem agranulären Myeloblasten und einem Lymphoblasten in der May-Grünwald-Giemsa-Färbung schwierig sein. Peripher zirkulierende Blasten kommen beim Gesunden sehr selten vor. In einer Studie wurde der periphere Blastenanteil mit 0,11 % bezogen auf alle mononukleären Zellen angegeben [279]. Unter der Behandlung mit dem Integrin-Inhibitor Natalizumab können Blasten in geringer Anzahl im peripheren Blut auftreten [294].

Peripher zirkulierende Myeloblasten, die einer hämatologischen Neoplasie zugehören, können zytologische Atypien in Form von Auer-Stäbchen (Abb. 3.88) oder zytoplasmatischen Vakuolen tragen. Die Anwesenheit nur eines einzigen Blasten mit einem Auer-Stäbchen weist auf das Vorliegen einer myeloiden Neoplasie hin.

3.7.2 Der Promyelozyt

Der Promyelozyt ist größer als der Myeloblast und hat einen Durchmesser von 15–25 μm (Abb. 3.149). Der Promyelozyt ist rund bis leicht oval und zeigt im Vergleich zum Myeloblasten eine geringere Kern-Zytoplasma-Relation, aber eine intensivere Basophilie. Das Kernchromatin stellt sich nur leicht kondensiert dar, Nukleolen können sichtbar sein. Verklumptes oder kondensiertes Chromatin, auch als Heterochromatin bezeichnet, ist genetisch inaktiv, während das Euchromatin dem genetisch aktiven DNA-Material entspricht. Die Zellreifung

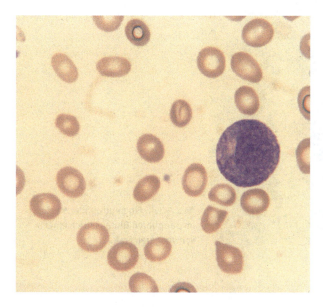

Abb. 3.149: Ein Promyelozyt in einem peripheren Blutausstrich eines Patienten mit einer megaloblastären Anämie. Der Nucleolus und die Golgi-Zone sind leicht erkennbar. Der Ausschnitt zeigt auch eine Anisozytose mit Vorkommen von Teardrop-Formen.

geht mit einer zunehmenden Kondensation des Kernchromatins einher. Der Zellkern des Promyelozyten ist oval und zeigt an einer Seite eine angedeutete Vertiefung. Die Golgi-Zone stellt sich als paranukleäre Aufhellung des Zytoplasmas im Bereich der Kernvertiefung dar. Der Promyelozyt enthält sog. primäre azurophile Granula, die die Golgi-Zone umgeben und über das restliche Zytoplasma locker verteilt sind. Morphologisch atypische Promyelozyten können bei verschiedenen Unterformen der AML im peripheren Blut erscheinen (s. Kapitel 9).

3.7.3 Der Myelozyt

Der Myelozyt ist kleiner als der Promyelozyt (Durchmesser 10–20 µm). Der Myelozyt trägt eine spezifische bzw. eine sog. Sekundärgranulation, deren Färbeeigenschaften die Zuordnung des Myelozyten zu der neutrophilen, der eosinophilen oder der basophilen Zellreihe erlauben (Abb. 3.150–3.152). Eosinophile Myelozyten können wenige proeosinophile Granula mit basophilen Färbeeigenschaften tragen. Der Zellkern des Myelozyten ist oval und weist gelegentlich an einer Seite eine leichte Kernvertiefung auf. Das Chromatin ist nur mäßig kondensiert, Nucleoli hingegen kommen nicht vor. Das Zytoplasma präsentiert sich azidophiler als das des Promyelozyten und die Golgi-Zone ist kaum erkennbar. Neutrophile und eosinophile Myelozyten können im peripheren Blut bei reaktiven Veränderungen und Leukämien auftreten. Der Nachweis von basophilen Myelozyten im peripheren Blut findet sich ausschließlich bei den akuten Leukämien. Myelozyten, die im Kontext einer akuten Leukämie im peripheren Blut erscheinen, können zytologische Atypien in Form von Hypogranulationen oder abnorm großen Granula aufweisen.

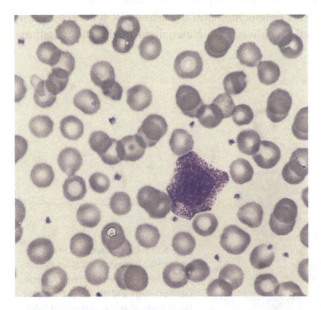

Abb. 3.150: Ein neutrophiler Myelozyt im peripheren Blutausstrich einer schwangeren Frau.

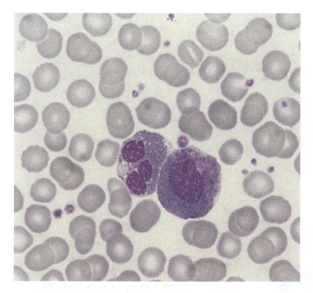

Abb. 3.151: Ein eosinophiler Granulozyt und ein eosinophiler Myelozyt im peripheren Blutausstrich eines Patienten mit CML.

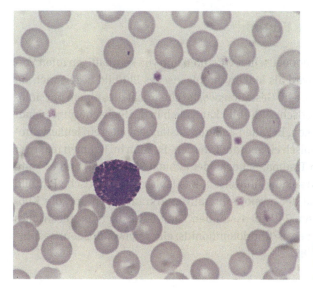

Abb. 3.152: Ein basophiler Myelozyt im peripheren Blutausstrich eines Patienten mit CML.

3.7.4 Der Metamyelozyt

Der Metamyelozyt misst im Durchmesser 10–12 µm. Das Chromatin ist kondensiert und der Zellkern stellt sich eingebuchtet oder U-förmig dar (Abb. 3.153). Die Proteinbiosynthese ist auf dieser Entwicklungsstufe arretiert. Ein neutrophiler Metamyelozyt zeigt in diesem Stadium ein azidophiles Zytoplasma, während das des eosinophilen Metamyelozyten schwach basophil erscheint. Gelegentlich findet man auch bei gesunden Individuen Metamyelozyten in geringer Anzahl im peripheren Blut. Bei reaktiven Veränderungen der Hämatopoese sind sie häufiger im Blut vertreten. Peripher zirkulierende eosinophile Metamyelozyten kommen bei Patienten mit einer Eosinophilie vor.

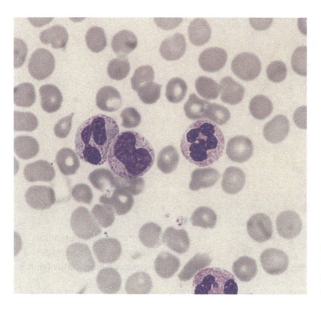

Abb. 3.153: Ein neutrophiler Metamyelozyt und zwei neutrophile Segmentkernige im peripheren Blutausstrich eines Patienten mit CML.

3.8 Das leukerythroblastische Blutbild

Das gleichzeitige Auftreten von granulopoetischen Vorstufen und von kernhaltigen roten Vorstufen im peripheren Blutausstrich wird als leukerythroblastisches Blutbild bezeichnet. Im Verlauf der fetalen Entwicklung bis zur 28. Gestationswoche entspricht dies einem physiologischen Zustand. Ein leukerythroblastisches Blutbild kann auch in der Spätschwangerschaft und in der postpartalen Phase vorliegen. Bei allen anderen Zuständen muss ein leukerythroblastisches Blutbild zunächst als atypisch eingeordnet werden. Es kann im Rahmen reaktiver Veränderungen auftreten (z. B. nach Trauma, Schock oder akutem Blutverlust) und es kann auf eine hämatopoetische Grunderkrankung hinweisen. Das leukerythroblastische Blutbild stellt ein charakteristisches Merkmal der myeloproliferativen Erkrankungen und der Knochenmarkkarzinose dar. In den ersten 24 Lebensstunden kann ein leukerythroblastisches Blutbild Ausdruck einer maternalen Sepsis/Chorioamnionitis, einer schweren Geburtsasphyxie oder eines Down-Syndroms sein [85].

3.9 Die Mastzelle

Mastzellen sind primär gewebsständige Zellen. Sie finden sich extrem selten im peripheren Blut Gesunder. Es handelt sich um große Zellen mit einem Durchmesser von 20–30 µm. Ihre Kontur ist etwas unregelmäßig, das Zytoplasma ist dicht gepackt mit basophilen Granula, welche den zentralen Kern nicht überdecken (Abb. 3.154). Der Kern ist relativ klein und rund, häufiger auch oval, mit einem feinen Chromatinmuster. Peripher zirkulierende Mastzellen bei Patienten mit systemischer Mastozystose oder Mastzell-Leukämie können ausgeprägte Atypien in Form von lobulierten Kernen, einem dichteren Chromatinmuster oder einer spärlichen Granulation aufweisen.

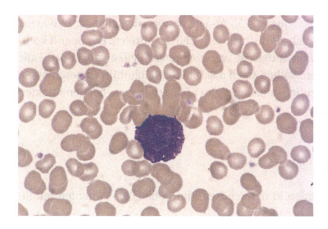

Abb. 3.154: Eine Mastzelle im peripheren Blutausstrich eines Patienten bei einem Gesundheitscheck wegen unspezifischer Symptome.

3.10 Disintegrierte Zellen

Ein erhöhter Anteil von disintegrierten Zellen (bis zu Zelltrümmern) im Blutausstrich ist als auffällig einzuordnen. Dies kann daran liegen, dass die Blutentnahme vor mehreren Tagen erfolgte und die Probe nicht mehr beurteilbar ist. Bei einer „Überlagerung" der Probe sind hiervon v. a. die Granulozyten betroffen und bei Erstellung eines Differentialblutbildes erscheint eine Leukozytopenie.

Bei einer Alteration in frischen Blutausstrichen weist dieses jedoch auf eine abnormale Zellfragilität hin. Disintegrierte Lymphozyten, üblicherweise Kernschatten genannt („smear cells" oder „smudge cells") sind bei der CLL typisch (Abb. 3.155). Ihr Nachweis ist von gewissem diagnostischem Wert, da sie i. d. R. nicht bei anderen Non-Hodgkin-Lymphomen gefunden werden, sodass eine Abgrenzung erfolgen kann. Die Tatsache, dass diese Zellen in vivo intakt sind und beim Ausstreichen wegen ihrer mechanischen Fragilität „verschmieren" wird dadurch deutlich, dass dieser Effekt nicht bei einem Zytospin derselben Blutprobe auftritt. Obwohl charakteristisch, sind Kernschatten nicht pathognomonisch für eine CLL, da sie gelegentlich auch bei anderen Non-Hodgkin-Lymphomen und manchmal auch reaktiv, z. B. bei Keuchhusten, auftreten. Nach einer Chemotherapie können Kernschatten auch bei neo-

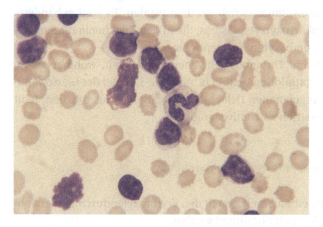

Abb. 3.155: Intakte Lymphozyten und einige Kernschatten („smear cells" oder „smudge cells") im peripheren Blutausstrich eines CLL-Patienten.

plastischen lymphatischen Zellen erscheinen [295]. Andere abnormale Zellen, z. B. Blasten einer AML, können im Blutausstrich auch als disintegrierte Zellen auftreten. Der Begriff Korbzelle (basket cell), wird bei sehr großen, aufgelöst „verschmierten" Zellen verwendet. Falls disintegrierte Zellen häufig erscheinen, sollten sie in das Differentialblutbild eingeschlossen werden. Falls der Zellursprung eindeutig ist, z. B. bei einer CLL, sollten sie bei den intakten Zellen dieses Typs mitgezählt werden.

3.10.1 Nekrotische Knochenmarkzellen

Nekrotische Knochenmarkzellen wurden in der venösen Blutprobe eines Patienten mit Sichelzellkrise beschrieben [296].

3.11 Thrombozyten und zirkulierende Megakaryozyten

Bei der Untersuchung von Thrombozyten im Blutausstrich sollte eine Beurteilung der Anzahl (in Relation zu den Erythrozyten), der Größe und der Morphologie erfolgen. Der Ausstrich sollte hinsichtlich Thrombozyten-Aggregate, -Satelliten und -Phagozytose untersucht werden. Megakaryozyten können – wenn auch selten – im Blut Gesunder gefunden werden. Ihre Anzahl ist bei bestimmten Erkrankungen erhöht.

3.12 Thrombozyten

Normale Thrombozyten haben einen Durchmesser von 1,5–3 μm. Thrombozyten beinhalten eine feine azurophile Granula, die über das gesamte Zytoplasma verteilt oder zentral konzentriert sein kann; im letzteren Fall wird das zentrale Granula-haltige Zytoplasma als Granulomer und das periphere, schwach basophile, agranuläre Zytoplasma als Hyalomer bezeichnet (s. Abb. 3.16). Thrombozyten enthalten unterschiedliche Granulatypen, hierbei entpricht die α-Granula der lichtmikroskopisch sichtbaren azurophilen Granula. Gelegentlich können Proplättchen (proplatelets) im peripheren Blutausstrich gesehen werden. Es sind gebänderte längliche Abschnürungen des Megakaryozytzytoplasmas, die in den Knochenmark Sinusoiden erfolgen, bevor sie weiter zu Thrombozyten fragmentieren.

Im EDTA-antikoagulierten Blut sind Thrombozyten generell vereinzelt, wohingegen im nativen Blut eine Tendenz zur Aggregatbildung besteht (s. Abb. 1.6–1.8). Bei der Glanzmann-Thrombasthenie, einem schweren angeborenen Defekt der Thrombozytenaggregation, fehlt dieser Effekt der Aggregation im Ausstrich von nativem Blut.

3.12.1 Abweichungen von der normalen Thrombozytengröße

Die Thrombozytengröße kann durch einen Vergleich mit den Erythrozytendurchmessern abgeschätzt oder mit einem Okularmikrometer bestimmt werden.

Die Thrombozytengröße Gesunder variiert umgekehrt proportional zur Anzahl der Thrombozyten, aber diese Beziehung kann im Blutausstrich am Lichtmikroskop nicht gut erfasst werden. Eine lichtmikroskopisch nachweisbare Vergrößerung findet sich bei manchen angeborenen Störungen der Thrombozytopoese und bei einigen Erkrankungen (Tab. 3.12). Große Thrombozyten (mit einem Durchmesser von mehr als 4 µm) werden als Makrothrombozyten bezeichnet. Große Thrombozyten mit einem Durchmesser, der den von Erythrozyten oder Lymphozyten erreicht, werden auch Riesenthrombozyten genannt (Abb. 3.156). Bei einem erhöhten Thrombozytenumsatz sind Thrombozyten meist vergrößert. Fehlen vergrößerte Thrombozyten bei Patienten mit einer Thrombozytopenie ist dies daher von diagnostischer Relevanz, da eine insuffiziente Reproduktion angenommen werden kann. Eine verringerte Thrombozytengröße ist seltener, aber ein Merkmal des Wiskott-Aldrich-Syndroms (Abb. 3.157).

Tab. 3.12: Einige Ursachen für große Thrombozyten.

Kongenital	Erbgang
Bernard-Soulier-Syndrom* [297]	AR
Heterozygote Träger des Bernard-Soulier-Syndroms* [124, 297]	AD
Mediterrane Stomatozytose/Makrothrombozytopenie (Phytosterolämie)	AR
MYH9-assoziierte Störungen: May-Hegglin-Anomalie,* Epstein-Syndrom (mit angeborener Taubheit und Nephritis)* [230, 298], Fechtner-Syndrom* [299], Sebastian-Syndrom* [299]	AD
Chédiak–Higashi-Anomalie*	AR
In Verbindung mit vermehrten Kernfortsätzen in Neutrophilen [165]	AD
Marfan-Syndrom und verschiedene andere vererbte Bindegewebsdefekte (in einzelnen Familien) [300]	unterschiedlich
Typ IIB von-Willebrand-Syndrom* (und Montreal Platelet-Syndrom* [299], inzwischen als leicher Zustand beschrieben [301])	AD
Platelet-Typ von-Willebrand-Syndrom* [299]	AD
Syndrom der grauen Thrombozyten* [302]	AR
Hereditäre Thrombozytopenie mit Riesenthrombozyten, aber ohne andere morphologische Abnormalitäten oder begleitende Krankheiten*	AR oder AD
Erworben	
– Autoimmunbedingte thrombozytopenische Purpura, primär und sekundär* – Thrombotisch-thrombozytopenische Purpura* – Disseminierte intravasale Koagulopathie * – Myeloproliferative Neoplasien: Polycythaemia vera, chronische myeloische Leukämie (chronische Phase oder in Transformation)* – Primäre Myelofibrose,* essentielle Thrombozythämie – Myelodysplastisches Syndrom* und myelodysplastisch/myeloproliferative Neoplasien – Megakaryoblastische Leukämie* – Postsplenektomie und hyposplenischer Zustand (einschl. Sichelzellkrankheit)	

* können auch mit Thrombozytopenie einhergehen; AR = autosomal-rezessiv; AD = autosomal-dominant

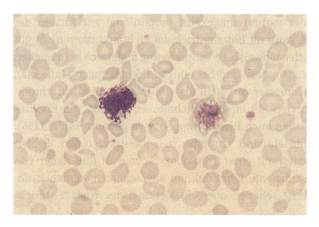

Abb. 3.156: Ein Riesenthrombozyt, beinahe so groß wie der benachbarte Basophile, im peripheren Blut eines Patienten mit primärer Myelofibrose. Der Ausstrich zeigt auch einen Thrombozyten normaler Größe. Die Erythrozyten sind poikilozytär.

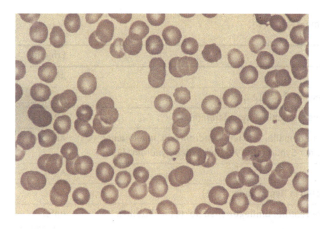

Abb. 3.157: Peripherer Blutausstrich eines Patienten mit Wiskott-Aldrich-Syndrom mit einer Thrombozytopenie und kleinen Thrombozyten.

Sehr selten degranulieren Thrombozyten in EDTA-antikoaguliertem Blut und schwellen an, sodass sie im Ausstrich groß und hypogranuliert erscheinen [303].

3.12.2 Andere Veränderungen der Thrombozytenmorphologie und Verteilung einschließlich Aggregation und Satellitenbildung

Thrombozyten ohne eine α-Granulation erscheinen grau oder blassblau. Dies tritt als seltene angeborene Störung, dem Graue Thrombozyten-Syndrom (grey platelet syndrome) auf und beruht auf einem Defekt der α-Granula [302] oder einem Defekt sowohl der α- als auch der δ-Granula [304]. Hier kann ein Nebeneinander von normalen und abnormalen Thrombozyten bestehen. In manchen Familien mit einem Graue Thrombozyten-Syndrom sind auch Neutrophile hypogranuliert [192].

Das Graue Thrombozyten-Syndrom kann als isolierte Störung auftreten, wurde aber auch im Zusammenhang mit dem Chédiak-Higashi-Syndrom, dem Hermansky-Pudlak-Syndrom, dem Griscelli-Syndrom, dem Wiskott-Aldrich-Syndrom und dem Radiusaplasie-Thrombozytopenie-Syndrom (thrombocytopenia with absent radii and thrombocytopenia) aufgrund einer GATA1-Mutation beschrieben [304, 305]. Graue Thrombozyten wurden auch als Merkmal des Arthrogrypose-Nierenfunktionsstörung-Cholestase(ARC)-Syndrom von Säuglingen identifiziert [306]. Erbliche Ursachen agranulärer Thrombozyten sind generell selten. Häufiger begründen sich scheinbar agranuläre Thrombozyten durch eine Entleerung der Granula in vivo oder in vitro oder durch die Bildung defekter Thrombozyten aus dysplastischen Megakaryozyten (Abb. 3.158). Bei einer erschwerten Venenpunktion kann die Thrombozytenstimulation eine Granulafreisetzung verursachen. Dies ist manchmal mit einer Aggregation verbunden, sodass eine Anhäufung agranulärer Thrombozyten gesehen werden kann. Selten ist ein ähnliches Phänomen durch einen Plasmafaktor bedingt, der in vitro eine Plättchendegranulation [303] oder eine Degranulation und eine Aggregation auslöst [307]; bei einem Patienten war dieser Faktor mit einem Leiomyosarkom assoziiert [308]. Eine Degranulation kann auf Thrombozyten in EDTA-antikoaguliertem Blut beschränkt sein, während die Thrombozytenmorphologie in Heparin- oder Citrat-Blut normal ist [303, 309]. Ein kardiopulmonaler Bypass kann eine Ausschüttung von α-Granula bewirken. Dadurch zirkulieren agranuläre Thrombozyten. Bei der Haarzell-Leukämie resultieren agranuläre Thrombozyten wahrscheinlich aus der Degranulation in abnormalen Gefäßkanälen (durch Haarzellen geformte Pseudosinusoide) in der Milz oder anderen Organen. Einige agranuläre Thrombozyten treten auch beim MDS auf und weisen wahrscheinlich auf eine defekte Thrombozytopoese hin.

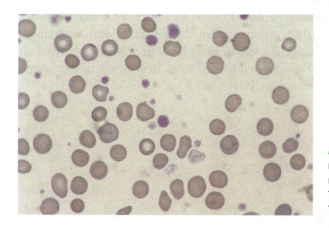

Abb. 3.158: Peripherer Blutausstrich eines CML-Patienten mit einer Mischung normal granulierter und agranulärer Thrombozyten. Es besteht auch eine Thrombozyten-Anisozytose.

Agranuläre Thrombozyten bei myeloproliferativen Neoplasien können durch eine gestörte Thrombozytopoese oder durch eine Ausschüttung der Granula aus Thrombozyten mit einer verstärkten Aggregation verursacht sein. Sowohl bei myelodysplastischen als auch myeloproliferativen Erkrankungen können Thrombozyten sowohl riesig als auch abnorm geformt sein; beides bedingt durch eine gestörte Thrombozytopoese. Auch bei der May-Hegglin-Anomalie können die Thrombozyten nicht nur vergrößert sein, sondern auch eine ungewöhnliche Form aufweisen, z. B. zigarrenförmig erscheinen [310]. Eine Thrombozytenpopulation mit einer oder mehreren Riesengranula wurde im Romanowsky-gefärbten Ausstrich von zwei Familienangehörigen mit einer Thrombozytopenie und einer 11q23-Deletion beschrieben [311]; dieses Phänomen wurde Jacobsen-Syndrom oder Paris-Trousseau-Thrombozytopenie benannt. Verschiedene Einschlüsse, z. B. durch Plasmodium vivax-Parasiten [312], können in Thrombozyten gefunden werden. Dies ist aber wohl nicht durch Phagozytose bedingt, sondern entspricht eher einer Emperipolesis. Hierbei handelt es sich um ein Phänomen, bei dem weiße Blutzellen und andere Partikel in das mit der Oberfläche verbundene Membransystem der Megakaryozyten eindringen.

Es ist wichtig, das Auftreten von Thrombozytenaggregaten zu beschreiben, da diese häufig mit einer artifiziell zu niedrig bestimmten Thrombozytenzahl einhergehen. Thrombozytenaggregate können durch eine Thrombozytenstimulation bei einem Prick-Test oder einer Venenpunktion resultieren. Sie können auch durch Immunglobuline bedingt sein. Bei einer beginnenden Blutgerinnung können Thrombozyten partiell degranulieren und im Ausstrich finden sich Fibrinfäden. Eine Thrombozytenaggregation in vivo wurde selten als zusätzlicher Befund zu einer Thrombozytopenie und einigen vergrößerten Thrombozyten beim von-Willebrand-Syndrom Typ 2B beschrieben [313]. Eine Thrombozytenaggregation in vitro, insbesondere bei EDTA-antikoaguliertem Blut, ist durch Kälteantikörper mit einer Spezifität gegen Thrombozytenglykoprotein IIb/ IIIa vermittelt [314]. Diese Antikörper haben jedoch keinerlei klinische Relevanz. Das Phänomen kann vorübergehend bei Neugeborenen beobachtet werden; ursächlich durch eine transplazentale Übertragung des auslösenden Antikörpers [315]. Eine im Zusammenhang mit EDTA stehende Thrombozytenaggregation kann durch eine Behandlung mit monoklonalen Antiglykoprotein-IIb/IIIa-Antikörpern wie Abciximab stehen und einige Tage nach der Therapie andauern [316].

Die Satellitenbildung von Thrombozyten (Abb. 3.159) ist ein in-vitro-Phänomen, welches insbesondere – aber nicht nur – in EDTA-antikoaguliertem Blut auftritt. Es wird durch einen, meist IgG- oder IgM-, Plasmafaktor ausgelöst, der zu einer Bindung von Thrombozyten an CD16 von Neutrophilen führt [317]. Thrombozyten binden so an Neutrophile und umgeben diese. Einige können auch phagozytiert werden [318].

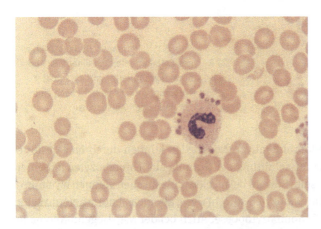

Abb. 3.159: Blutausstrich mit Satellitenstellung der Thrombozyten.

Neutrophile können so durch eine Schicht von Thrombozyten zusammengelagert sein. Manchmal folgt einer Satellitenbildung eine Phagozytose der Thrombozyten [319] (Abb. 3.160). Gelegentlich betrifft die Satellitenbildung auch andere normale Zellen, wie z. B. Lymphozyten [320], LGL (large granular lymphocytes) [317], Eosinophile [321], Monozyten [321] oder Basophile. Eine Aufhebung des Phänomens wurde nach einer Behandlung von Autoimmunerkrankungen beobachtet [322]. Die Satellitenbildung von Thrombozyten scheint keinerlei

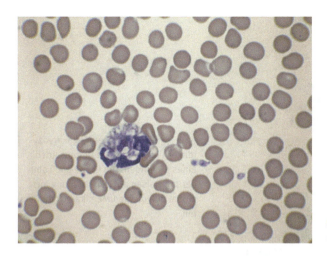

Abb. 3.160: Blutausstrich mit Nachweis einer Phagozytose von Thrombozyten.

klinische Bedeutung zu haben, obwohl sie zu einer artifiziell erniedrigten Thrombozytenzahl führen kann.

Bei einem Patienten mit einem Mantelzell-Lymphom wurde eine EDTA-unabhängige Satellitenbildung von Thrombozyten um Lymphomzellen beschrieben [323].

Als EDTA-abhängiges Phänomen wurde es zudem bei einem Patienten mit einem Marginalzonen-Lymphom gefunden [324], in Verbindung mit einer Lymphozyten-Agglutination. Eine Satellitenbildung von Thrombozyten tritt manchmal auch bei leukämischen Basophilen auf [320].

Die Satellitenbildung von Thrombozyten kann die Immunphänotypisierung der umlagerten Zellen behindern.

3.13 Megakaryozyten

Megakaryozyten werden selten im peripheren Blut gesehen. Sie werden aus dem Knochenmark freigesetzt, wobei die meisten in den Lungenkapillaren abgefangen werden. Dass sie jedoch in geringer Zahl im venösen Blut abseits des Knochenmarks nachweisbar sind, zeigt, dass einige die Lungenkapillaren passieren. Da ihre Konzentration im Mittel nur zwischen fünf und sieben pro Milliliter beträgt, sind sie eher in Buffy-coat-Anreicherungen oder nach anderen speziellen Konzentrationsmethoden nachweisbar. Im peripheren venösen Blut Gesunder haben 99 % der Megakaryozyten ihr Zytoplasma verloren (Abb. 3.161). Manchmal finden sich aber auch Zellen mit reichlich Zytoplasma. Bei Neugeborenen und jungen Säuglingen ist die Thrombozytenanzahl erhöht, ebenso postpartal, postoperativ und bei Patienten mit Infektionen, Entzündungen, Malignomen, disseminierter intravaskulärer Gerinnung und myeloproliferativen Neoplasien [325–328]. Bei Frühgeborenen besteht eine Korrelation mit der Unreife und mit einem Atemnotsyndrom [329].

Die Anzahl von Megakaryozyten im venösen Blut ist während und nach kardiopulmonalen Bypässen erhöht [330]. Der Anteil intakter Megakaryozyten mit reichlich Zytoplasma ist bei Säuglingen [326] und Patienten mit primärer Myelofibrose sowie einer CML erhöht [328].

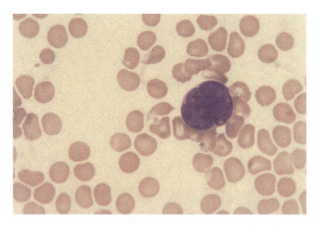

Abb. 3.161: Ein nackter Megakaryozytenkern im peripheren Blutausstrich eines Gesunden. Die Größe und Lobulierung weisen auf den Ursprung aus einem polyploiden Megakaryozyten hin.

3.13.1 Abnormale Megakaryozyten und Megakaryoblasten

Abnormale Megakaryozyten and Megakaryoblasten können unter pathologischen Bedingungen im Blut erscheinen.

Mikromegakaryozyten werden bei manchen Patienten mit hämatologischen Neoplasien gesehen, z. B. einer primären Myelofibrose (Abb. 3.162) oder einer CML, v. a. bei einer Transformation. Es handelt sich um kleine diploide mononukleäre Zellen mit einem Durchmesser von 7–10 µm, die nicht immer sofort als Megakaryozyten erkannt werden. Der Kern ist rund oder leicht unregelmäßig mit einem dichten Chromatin. Die Zytoplasmamenge variiert von spärlich bis mäßig. Bei spärlichem Zytoplasma kann der Kern freiliegend wirken, elektronenmikroskopisch findet sich jedoch gewöhnlich ein schmaler Zytoplasmasaum. Das Zytoplasma ist schwach basophil. Es kann eine Vakuolisierung oder wenige bis zahlreiche Granula aufweisen. Manchmal zeigen sich kleine oder blasenartige Zytoplasma-Vorwölbungen oder eine

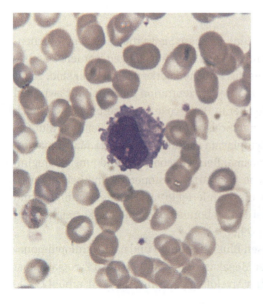

Abb. 3.162: Ein Mikromegakaryozyt im peripheren Blutausstrich eines Patienten mit primärer Myelofibrose.

Art „Oberflächenknospung". Etwas größere Mikromegakaryozyten mit einem gut ausgebildeten granulären Zytoplasma finden sich bei einer akuten Megakaryozyten-Leukämie, auch bei einer transienten abnormalen Myelopoese beim Down-Syndrom (Abb. 3.163).

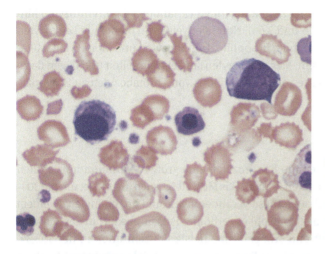

Abb. 3.163: Mikromegakaryozyt im peripheren Blutausstrich eines Neugeborenen mit transienter abnormaler Myelopoese bei Down-Syndrom. Es findet sich auch ein Blast und eine kernhaltige Erythrozytenvorstufe.

Megakaryoblasten (Abb. 3.164) variieren in ihrem Durchmesser zwischen 15 und 20 µm oder sind sogar noch größer.

Kleinere Formen erinnern an Lymphoblasten und haben keine besonderen Erkennungsmerkmale. Größere Megakaryoblasten zeigen ein diffuses Chromatinmuster und ein schwach bis moderat ausgeprägtes basophiles Zytoplasma. Die Zytoplasmamenge schwankt zwischen spärlich und moderat und das Zytoplasma kann Blasen an der Oberfläche formieren. Megakaryoblasten sind häufig bei einer rein zytologischen Untersuchung nicht zu identifizieren.

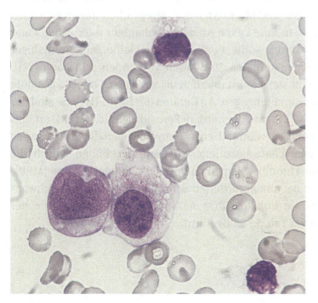

Abb. 3.164: Peripherer Blutausstrich mit drei Megakaryoblasten eines Patienten mit megakaryoblastischer Transformation einer CML. Einer ist groß und ohne besondere Merkmale, ein anderer zeigt eine gewisse Ausreifung mit einem Zytoplasma, das an einen Thrombozyten erinnert, während der dritte wiederum wie ein Lymphoblast erscheint. Die Linienzugehörigkeit wurde mittels ultrastruktureller Zytochemie gesichert.

3.14 Der Blutausstrich bei Gesunden

3.14.1 Der gesunde Erwachsene

Der Blutausstrich gesunder Erwachsener zeigt nur geringe Variationen der Erythrozyten hinsichtlich Größe und Form (s. Abb. 3.16 und 3.66). Normalerweise vorkommende Leukozyten sind Neutrophile, Stabkernige, Eosinophile, Basophile, Lymphozyten und Monozyten. Metamyelozyten und Myelozyten sind selten. Megakaryozyten sind extrem selten und liegen dann üblicherweise als nahezu nackte Kerne vor. Das Verhältnis von Thrombozyten zu Erythrozyten beträgt 10–40 : 1.

3.14.1.1 Schwangerschaft

Während der Schwangerschaft zeigen die Erythrozyten eine größere Variation hinsichtlich Größe und Form als bei nichtschwangeren Frauen. Das MCV steigt auch an und ist um die 30.–35. Schwangerschaftswoche am höchsten. Diese Veränderungen sind unabhängig von einem evtl. Vitamin-B12- oder Folsäuremangel, obwohl ein erhöhter Folsäurebedarf in der Schwangerschaft besteht. Der Hb-Wert fällt und erreicht seine tiefste Konzentration in der 30.–34. Schwangerschaftswoche. Obwohl sowohl ein Eisen- als auch ein Folsäuremangel häufiger während einer Schwangerschaft auftreten, sind diese gewöhnlich nicht für den Hb-Rückgang verantwortlich, der sogar trotz einer Zunahme der roten Zellmasse besteht. Er ist vielmehr Folge des noch größeren Anstiegs des Gesamtplasmavolumens. Die Blutsenkungsgeschwindigkeit (BSG) und die Neigung zur Geldrollenbildung sind auch erhöht. Polychromatische Zellen sind zahlreicher und die Retikulozytenzahl ist erhöht, mit einem Peak von 6 % in der 25.–30. Woche.

Die Leukozyten-, Neutrophilen- und Monozyten-Zahl steigt, wobei die Neutrophilen häufig eine toxische Granulation und Döhle-Körperchen zeigen. Es tritt eine Linksverschiebung mit Stabkernigen, Metamyelozyten und Myelozyten auf, gelegentlich finden sich auch Promyelozyten oder sogar Myeloblasten. Eine kleine Anzahl kernhaltiger roter Zellen kann beobachtet werden, wobei beachtet werden sollte, dass auch eine kleine Zahl kernhaltiger roter Zellen fetalen Ursprungs in der maternalen Zirkulation vorhanden sein kann [331]. Die Leukozyten- und Neutrophilenzahl steigt kontinuierlich bis zur Geburt an. Die absolute Lymphozyten- und Eosinophilenzahl sinkt hingegen. An Geräten der Bayer-H1-Serie sind der Grad der Lobularität (Lobularity Index [LI]) und der mittlere Peroxidaseindex (MPXI) erhöht.

Die Thrombozytenzahl und -größe ist während einer Schwangerschaft üblicherweise nicht verändert. Bei einer schwangerschaftsassoziierten Hypertonie können jedoch die Thrombozytenzahl und das mittlere Thrombozytenvolumen (mean platelet volume [MPV]) erhöht sein („toxaemia"). Selten tritt bei unkomplizierten Schwangerschaften eine schwangerschaftsassoziierte Thrombozythämie unklarer Ursache auf. Die Referenzbereiche der hämatologischen Parameter sind in der Tab. 5.14 aufgeführt.

3.14.2 Säuglingsalter und Kindheit

Bei gesunden Säuglingen und Kindern sind die Erythrozyten hypochrom und mikrozytär im Vergleich zu denen Erwachsener und das MCV sowie das MCH sind niedriger. Ein Eisenmangel ist zwar häufig bei Säuglingen und im Kindheitsalter, aber die Abweichung zu den Normwerten Erwachsener tritt auch ohne einen Eisenmangel auf. Der Geschlechtsunterschied bzgl. Hb, Erythrozytenzahl und Hämatokrit tritt erst mit der Pubertät auf.

Die Lymphozytenzahl ist bei Kindern höher als bei Erwachsenen und der prozentuale Anteil an Lymphozyten übersteigt häufig den der Neutrophilen. Es findet sich oft ein höherer Anteil großer Lymphozyten und diese weisen z. T. sichtbare Nucleoli auf. Reaktive Veränderungen der Lymphozyten als Infektantwort oder aufgrund anderer immunologischer Aktivierungen sind wesentlich häufiger als bei Erwachsenen und bei sogar völlig gesund erscheinenden Kindern können einige atypische Lymphozyten vorhanden sein.

Referenzbereiche hämatologischer Parameter während des Säuglingsalters und der Kindheit finden sich in den Tab. 5.10–5.13.

3.14.3 Das Neugeborene

Der Blutausstrich gesunder Neugeborener kann Aspekte einer Hyposplenie aufweisen (s. u.). Insbesondere finden sich Howell–Jolly-Körperchen, Akanthozyten und Sphärozyten. Sphärozyten sind häufiger als bei Erwachsenen mit einer funktionellen Hyposplenie. Die Leukozyten-, Neutrophilen-, Monozyten- und Lymphozytenzahl ist bei Frühgeborenen wesentlich höher als bei älteren Kindern oder Erwachsenen. Kernhaltige rote Zellen sind ebenfalls wesentlich häufiger und Myelozyten nicht ungewöhnlich. Die Zahl zirkulierender Megakaryozyten ist höher als bei Säuglingen oder älteren Kindern. Der Anteil an Mikromegakaryozyten ist erhöht [332]. Hb, Erythrozytenzahl und Hämatokrit sind wesentlich höher als zu jeder anderen Zeit nach der Geburt und die hierdurch bedingte höhere Blutviskosität führt zu einer geringeren Verteilung, sodass der Blutausstrich dicht gepackt erscheint. Diese physiologische Polyzythämie führt zu einer sehr niedrigen BSG. Die Erythrozytengröße ist im Vergleich zu der von Säuglingen, Kindern und Erwachsenen erhöht. Die Retikulozytenzahl ist während der ersten 3 Tage nach der Geburt erhöht [333]. Physiologische Veränderungen der hämatologischen Variablen treten in den ersten Tagen und Wochen des Lebens auf. Es besteht ein Anstieg der initialen Leukozyten- und Neutrophilenzahlen im Mittel von ca. 60 %, mit einem Peak ca. 12 Stunden nach der Geburt. [334]. Nach 72 Stunden sind die Zahlen wieder abgefallen, sogar unter die Werte, die bei der Geburt gemessen wurden. Die Lymphozytenzahl fällt ebenfalls auf ihren niedrigsten Wert ca. 72 Stunden nach der Geburt und steigt dann wieder an [334]. Am Ende der 1. Woche ist die Neutrophilenzahl normalerweise unter die Anzahl der Lymphozyten gesunken. Wenn die Nabelschnur spät abgeklemmt wurde, besteht auch eine Erhöhung des Hb, des Hämatokrit und der Erythrozytenzahl aufgrund einer „Autotransfusion" von Plazentarblut, gefolgt von einer Abnahme des Plasmavolumens. Bei gesunden reifen Babys verschwinden kernhaltige rote Zellen normalerweise aus dem Blut ca. 4 Tage nach der Geburt und am Ende der 1. Woche sind auch fast keine Metamyelozyten und Myelozyten mehr zu finden. Stabkernige sind auch zahlreicher in den ersten Lebenstagen; danach wird ab dem 5. Tag ein Plateau erreicht.

Referenzbereiche Neugeborener sind in den Tab. 5.8 und 5.9 aufgeführt.

3.14.3.1 Das Frühgeborene

Viele hämatologische Werte Frühgeborener unterscheiden sich von denen reifer Säuglinge (s. o.). Ihr Blutausstrich zeigt eine höhere Zahl kernhaltiger roter Zellen, Metamyelozyten, Myelozyten, Promyelozyten und Myeloblasten. Hyposplenie-Merkmale sind noch deutlich ausgeprägter als bei reifen Babys (Abb. 3.165) und können in den ersten Lebensmonaten persistieren. Frühgeborene entwickeln zwischen der 2. und 3. Woche nach der Geburt häufig eine Eosinophilie [335].

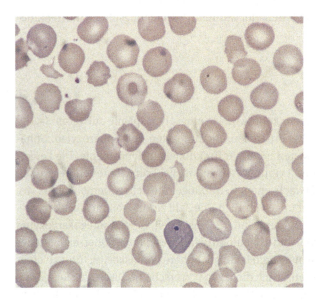

Abb. 3.165: Blutausstrich eines gesunden frühgeborenen Säuglings. Es besteht eine Makrozytose (im Vergleich zum Ausstrich eines Erwachsenen). Nachweis eines Howell–Jolly-Körperchens in einer polychromatischen Zelle, einer Targetzelle und eines Schistozyten.

3.14.4 Hyposplenismus

Eine Splenektomie bei hämatologisch Gesunden führt zu charakteristischen Veränderungen des Blutbildes und -ausstrichs. Die gleichen Veränderungen werden gesehen, wenn eine angeborene Asplenie, Atrophie oder ausgeprägte Infarzierungen bestehen, oder aus anderen Gründen eine funktionelle Asplenie vorliegt.

Wenn die Milz durch abnorme Zellen hochgradig infiltriert ist, werden gelegentlich Eigenschaften einer Hyposplenie sogar bei einer Splenomegalie beobachtet. Unmittelbar nach einer Splenektomie besteht eine ausgeprägte Thrombozytose und neutrophile Leukozytose. Bei einer Infektion nach Splenektomie sind die Neutrophilie und eine Linksverschiebung extrem. Nach der Erholung von der OP fällt die Neutrophilenzahl fast wieder auf Normwerte und die Thrombozytenzahl geht auf hochnormale oder etwas erhöhte Werte zurück – Thrombozytenzahlen um $500–600 \times 10^9$/l können persistieren. Eine Lymphozytose und Monozytose bleibt dauerhaft bestehen; wobei die Lymphozytose i. d. R. moderat ist. Eine Lymphozytenzahl bis zu $10 \times 10^9/l$ tritt gelegentlich auf [336]. Charakteristische „large granular lymphocytes" (LGL) sind vermehrt (s. Abb. 9.10); immunphänotypisch entsprechen diese den natürlichen Killer(NK)-Zellen [337, 338]. T- und B-Lymphozyten können auch vermehrt sein [339]. Bei Gesunden ist der Hb-Wert nach einer Splenektomie unverändert, aber die Morphologie der roten Zellen ist alteriert (s. Abb. 3.44 und 3.52). Zu den Veränderungen gehören Targetzellen, Akanthozyten, Howell–Jolly-Körperchen, eine kleine Zahl an Pappenheimer-Körperchen (Siderosomen können in einer Eisenfärbung bestätigt werden), gelegentlich kernhalige rote Zellen und eine kleine Zahl an Sphärozyten. Kleine Vakuolen können in Romanowsky-gefärbten Ausstrichen gesehen werden; im Interferenz-Phasenkontrastmikroskop erscheinen diese als Grübchen oder Krater; es handelt sich aber um autophagische Vakuolen [340]. Die Retikulozytenzahl ist erhöht. Spezialfärbungen weisen eine kleine Zahl an Heinz-Körperchen nach. Einige große Thrombozyten können beobachtet werden und das MPV ist im Verhältnis zur Thrombozytenzahl höher als bei nicht splenektomierten Menschen.

Tab. 3.13: Einige Ursachen des Hyposplenismus.

Physiologisch
Neugeborenenperiode (insbesondere bei unreifen Neugeborenen und bei intrauteriner Wachstumsverzögerung), hohes Alter
Pathologisch
Kongenital: – Kongenitales Fehlen oder Hypoplasie der Milz (evtl. heriditär [341]; evtl. in Verbindung mit einem Situs inversus und kardialen Fehlbildungen, oder mit einer Anophthalmie und Agenesie des Corpus callosum [342]; Vorkommen bei retikulärer Agenesie und Fanconi-Anämie [343]; Beschreibung beim Pearson-Syndrom; kann durch eine maternale Cumarin-Einnahme verursacht sein); assoziiert mit ATRX-Syndrom [344] – Vererbte (AD) frühe Involution der Milz – Kongenitaler Polysplenismus [345] Erworben: – Splenektomie – Milzinfarkt (HbSS-Sichelzellkrankheit, HbS-/HbC-Krankheit, andere Sichelzellkrankheiten, essentielle Thrombozythämie, Polycythaemia vera, nach Milztorsion, Folge einer akuten Infektion [346] – Milzatrophie (bei Zöliakie, Dermatitis herpetiforme, ulzerativer Colitis, [347], M. Crohn [347] und Tropischer Sprue [348]; autoimmunbedingter Milzatrophie einschließlich Fällen mit gleichzeitiger autoimmuner Schilddrüsenerkrankung, systemischem Lupus erythematodes [349] und autoimmunbedingter polyglandulärer Krankheiten [350], Graft-versus-host-Reaktion [351], Folge einer Milzbestrahlung [352] oder Thorotrast-Gabe [353]) – Milzinfiltration oder -verdrängung (Amyloidose, Sarkoidose, Leukämien und Lymphome [gelegentlich], Karzinome [354] und Sarkome [355] [selten], Granulome durch Infektion mit atypischen Mykobakterien bei AIDS [356]) – Asbestexposition (Einzelfallbeschreibung) [357] – Funktionelle Asplenie, z. B. verursacht durch retikuloendotheliale Überladung (im frühen Verlauf einer Sichelzellkrankheit und bei schweren hämolytischen Anämien und Immunkomplex- oder Autoimmunerkrankungen [358]

AD = autosomal-dominant; AIDS = acquired immune deficiency syndrome

Bei Patienten mit hämatologischen Funktionsstörungen wird oft eine noch stärkere Ausprägung der Veränderungen nach Splenektomie beobachtet. Bei einer anhaltenden Anämie nach Splenektomie ist eine deutliche Thrombozytose üblich. Sind Heinz-Körperchen vorhanden (z. B. aufgrund eines instabilen Hämoglobins oder bei der Gabe von Oxidantien), werden diese in hoher Anzahl gesehen, da die Abräumfunktion der Milz fehlt. Bei einer Eisenüberladung der Erythroblasten (z. B. bei einer sideroblastischen Anämie oder bei der Thalassaemia major) sind Pappenheimer-Körperchen sehr zahlreich. Im Falle eines megaloblastischen oder dyserythropoetischen Knochenmarks sind Howell–Jolly-Körperchen ausgesprochen groß und zahlreich.

Einige Ursachen eines Hyposplenismus sind in der Tab. 3.13 aufgeführt.

Auf Hinweise eines Hyposplenismus sollte sorgfältig geachtet werden bei Kindern mit einer Pneumokokken-Sepsis [359] oder wenn der V. a. eine Zöliakie besteht.

3.15 Nichthämatopoetische Zellen

In einer Blutprobe oder einem Ausstrich nach einer Prick-Entnahme können nichthämatopoetische Zellen entweder nachweisbar sein, weil sie tatsächlich im Blut zirkulieren oder weil die Probe bei der Entnahme kontaminiert wurde.

3.15.1 Endothelzellen

Der Nachweis von Endothelzellen (Abb. 3.166 und 3.167) ist am ehesten dadurch bedingt, dass der Ausstrich vom ersten Tropfen einer Punktionskanüle angefertigt wurde; dies wurde insbesondere beobachtet, wenn die Kanülen mehrfach benutzt wurden und da diese manch-

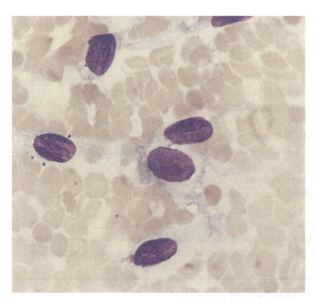

Abb. 3.166: Endothelzellen, gewonnen durch Abschaben der Vena cava bei einer postmortalen Untersuchung. Freundlicherweise zur Verfügung gestellt von Dr. Marjorie Walker, Newcastle, Australien.

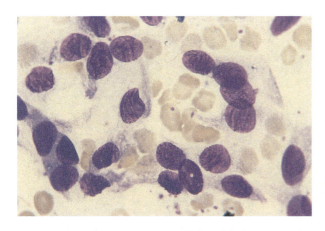

Abb. 3.167: Endothelzellen im peripheren Blutausstrich aus einer venösen Blutprobe.

mal Widerhaken aufweisen [360]. Endotheliale Zellen können einzeln oder als Anhäufung erscheinen. Es handelt sich um große Zellen, oft langgestreckt, mit einem Durchmesser von 20–30 μm und einer großen Menge an blassblauem oder blau-grauem Zytoplasma. Der Kern ist rund bis oval mit einem Durchmesser von 10–15 μm und 1–3 hellblauen Nucleoli. Die Kerne können gefurcht sein.

Eine erhöhte Zahl von Endothelzellen treten bei Gefäßschäden auf (z. B. bei Rickettsien-Infektionen, peripheren Gefäßerkrankungen, CMV-Infektionen, thrombotisch-thrombozytopenischer Purpura (TTP), Sichelzellerkrankungen und nach Koronarangioplastien). Aber selbst unter diesen Bedingungen sind sie sehr selten [361]. Virus-infizierte Zellen, die als abnormale Endothelzellen interpretiert wurden, sind im peripheren Blutausstrich von Patienten mit einer Immundefizienz und aktiver CMV-Infektion nachgewiesen worden [362].

Sie hatten einen Durchmesser von 50–60 μm mit einem reichlichen basophilen Zytoplasma und einer zentralen Zone eosinophiler Granula, die den Kern zu verdrängen schien.

3.15.2 Epithelzellen

Bei einer Blutentnahme durch die Haut können gelegentlich Epithelzellen der Haut im Blutausstrich auftreten. Es handelt sich um große Zellen mit einem kleinen Zellkern und reichlich himmelblauen homogenen Zytoplasma (Abb. 3.168a). Manche Zellen sind kernlos (Abb. 3.168b).

3.15.3 Fettzellen

Manchmal finden sich leicht erkennbare Fettzellen im Blutausstrich (Abb. 3.169). Höchstwahrscheinlich stammen diese dann aus dem subkutanen Fettgewebe, das von der Venenpunktionsnadel durchstochen wurde.

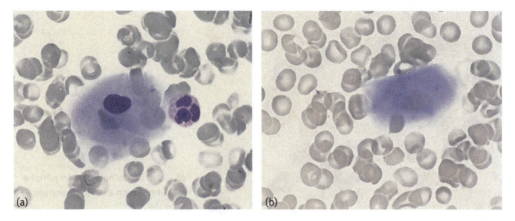

Abb. 3.168: Epithelzellen im peripheren Blutausstrich einer Finger-Prick-Entnahme: (a) kernhaltige Epithelzelle und (b) kernlose Epithelzelle.

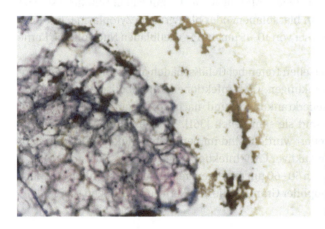

Abb. 3.169: Ein Bündel von Fettzellen, wahrscheinlich aus subkutanem Fettgewebe, im Blutausstrich von EDTA-antikoaguliertem venösem Blut (40er-Objektiv).

3.15.4 Mesothelzellen

Über Mesothelzellen im Blutausstrich wurde nach einer Rippenserienfraktur berichtet [363].

3.15.5 Fruchtwasserzellen

Fruchtwasserzellen können durch eine Kontamination bei einer fetalen Blutentnahme auftreten.

3.15.6 Maligne nichthämatopoetische Zellen und Muzin

Bei einer Reihe kleinzelliger pädiatrischer Tumore können Tumorzellen in nennenswerter Zahl im peripheren Blut zirkulieren und mit Lymphoblasten einer akuten lymphatischen Leukämie verwechselt werden. Solche zirkulierenden Zellen wurden bei Neuroblastomen,

Rhabdomyosarkomen und Medulloblastomen beschrieben [364–366]. Bei Rhabdomyosarkomen wurden synzytiale Tumorzellverbände beschrieben [367]. Zirkulierende Neuroblastomzellen sind selten mit Neurofibrillen verbunden [368]. Auch Karzinomzellen können im peripheren Blut zirkulieren, dieses jedoch normalerweise in so geringer Zahl, dass sie ohne spezielle Anreicherungsverfahren nicht detektiert werden [369].

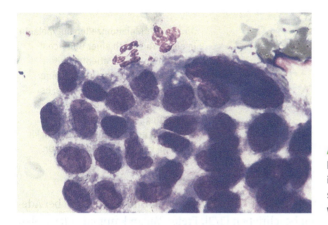

Abb. 3.170: Maligne Zellen im Routineblutausstrich eines Patienten, bei dem in der Folge ein fortgeschrittenes metastasiertes Adenokarzinom festgestellt wurde.

Selten werden sie in Routineausstrichen gefunden (Abb. 3.170). Noch seltener tritt eine „Leukämie" von Karzinomzellen auf. Eine „Karzinozythämie" wurde hauptsächlich bei Lungen- und Mammakarzinomen beobachtet [370] (Abb. 3.171). Maligne Zellen im peripheren Blut können in Verbänden vorliegen, diese sind manchmal so groß, dass sie sogar makroskopisch sichtbar sind (s. Abb. 3.4). Selten finden sich zirkulierende Melanomzellen in großer Anzahl [371]. Wenn es sich um amelanotische Zellen handelt, kann es zu einer Verwechslung mit einer akuten Leukämie kommen. Melaninhaltige zirkulierende Melanomzellen sind leichter erkennbar [372] (Abb. 3.172).

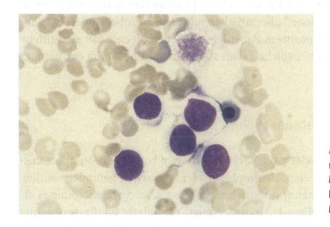

Abb. 3.171: Maligne Zellen im peripheren Blutausstrich einer Patientin mit Mammakarzinom in der Anamnese, bei der später eine fortgeschrittene Metastasierung entdeckt wurde.

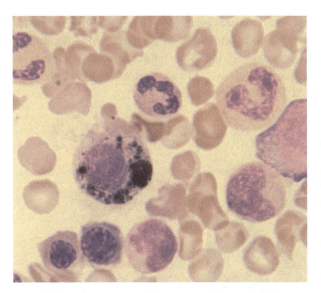

Abb. 3.172: Melanomzellen mit Melanin in einem Ausstrich einer Buffy-coat-Präparation eines Patienten mit metastasiertem Melanom und einer leukerythroblastischen Anämie; es bestand auch eine Knochenmarkbeteiligung. Freundlicherweise zur Verfügung gestellt von Dr. John Luckit und dem kürzlich verstorbenen Dr. David Swirsky.

Muzin wurde innerhalb von Neutrophilen oder frei vorkommend in Blutausstrichen bei Adenokarzinomen [7] und Wilms-Tumoren beschrieben [373]. Freies Muzin kann mit Alcianblau angefärbt werden und dies kann durch Hyaloronidase weitgehend wieder aufgehoben werden [374].

Bei Patienten mit fortgeschrittenem Hodgkin-Lymphom wurden sehr selten eine kleine Anzahl von Reed-Sternberg-Zellen und mononukleären Hodgkin-Zellen im peripheren Blut beschrieben [375]. Noch seltener wurden diese Zellen in einer solchen Anzahl gefunden, dass eine Reed-Sternberg-Zell-Leukämie bestand. Bei einem solchen Patienten bestand eine Leukozytose von insgesamt $140 \times 10^9/l$ Zellen mit einem Anteil von 92 % maligner Zellen [376]. Diese beinhalteten typische Reed-Sternberg-Zellen (Riesenzellen mit einem Durchmesser von 12–40 µm mit spiegelbildlich geformten Kernen und Riesennucleoli) und sowohl viel- als auch einkernigen Hodgkin-Zellen, ebenfalls mit Riesennucleoli. Es sollte aber darauf hingewiesen werden, dass keine neueren Publikationen über zirkulierende Reed-Sternberg- oder Hodgkin-Zellen vorliegen, auch nicht bei HIV-positiven Patienten, bei denen oft eine fortgeschrittene Erkrankung vorliegt. Alle Berichte über solche Zellen stammen aus der Vorära der Immunphänotypisierung.

3.16 Mikroorganismen in Blutausstrichen

Bei Patienten mit bakteriellen, Pilz- oder parasitären Infektionen können die Mikroorganismen frei oder innerhalb von Erythrozyten, Neutrophilen oder Monozyten gefunden werden. Sie sind in MGG-gefärbten (Pappenheim) Ausstrichen sichtbar, aber Spezialfärbungen erleichtern ihre Darstellung. Die einzigen Mikroorganismen, die relativ häufig beobachtet werden, sind Malaria-Parasiten. Aber der zufällige Nachweis anderer Mikroorganismen im Ausstrich kann diagnostisch nützlich sein und zu einer früheren Diagnose und Behandlung führen.

3.16.1 Bakterien

Bei Läuse- oder Zeckenrückfallfieber werden die ursächlichen Spirochäten, z. B. Borrelia recurrentis, Borrelia duttoni, Borrelia turicata, Borrelia parkeri oder Borrelia hermsii, frei zwischen den Zellen gefunden (Abb. 3.173). Beim Zeckenrückfallfieber können die Organismen in 70 % der Fälle im peripheren Ausstrich entdeckt werden [377]. Wenn Borrelien vermutet werden, kann ein „dicker Tropfen" hilfreich sein.

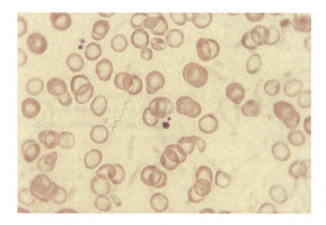

Abb. 3.173: Borrelien im peripheren Blut eines fieberhaften nordafrikanischen Kindes.

Bei anderen Bakterien als Borrelien ist es eher selten, diese in einem Routineausstrich zu bemerken. Wenn vorliegend, werden sie eher innerhalb von Neutrophilen und nur gelegentlich frei zwischen den Zellen gefunden. Wenn nach ihnen bewusst gesucht wird, macht eine „Buffy-coat-Präparation" einen Nachweis wahrscheinlicher. Bakterien werden am häufigsten bei hyposplenischen, immunsupprimierten oder Patienten mit intravenösen Dauerverweilzugängen sowie mit schweren Infektionen gefunden. Zu den nachgewiesenen Bakterien in Neutrophilen bei Routineausstrichen gehören Streptokokken, Staphylokokken, Pneumokokken, Meningokokken (Abb. 3.174), Clostridium perfringens (früher Clostridium welchii), Yersinia pestis, Bacteroides distasonis [378], Corynebacterien species [378], Capnocytophaga canimorsus (Abb. 3.175) [379], Escherichia coli [380], Klebsiella pneumoniae [380], Klebsiella oxytoca [381], Pseudomonas aeruginosa [382], Legionella pneumophila [383] und Citrobacter koseri [384].

Bei Bartonellose oder Oroya-Fieber (Abb. 3.176), einer Erkrankung, die auf Südamerika beschränkt ist, ist der Erreger ein begeißeltes Bacillus, das auf der Oberfläche von Erythrozyten gefunden wird. Eine Infektion führt zu einer Sphärozytose und hämolytischen Anämie. Der Organismus, Bartonella bacilliformis, färbt sich tiefrot oder violett in der May-Grünwald-Giemsa(MGG; Pappenheim)-Färbung [385]. Bartonella quintana, der Auslöser des Schützengrabenfiebers, wurde im peripheren Blut in Erythrozyten mittels Immunfluoreszenz nachgewiesen [386], sodass es möglich erscheint, dass der Bacillus in einem Pappenheim-gefärbten Ausstrich nachgewiesen werden könnte. Hämotrope Bazillen, Tropheryma whipplei (früher Tropheryma whippelii), wurden bei hyposplenischen Patienten und auch beim Morbus Whipple beschrieben (Abb. 3.177) sowie als PAS-positive Einschlüsse

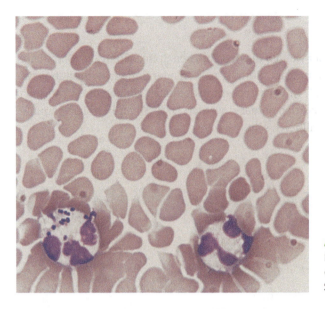

Abb. 3.174: Ein Neutrophiler mit Diplokokken eines Patienten mit einer fatalen Neisseria-meningitidis-Septikämie.

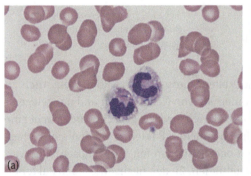
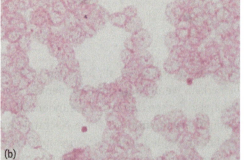

Abb. 3.175: Blutausstrich eines Patienten nach Hundebiss mit dem Nachweis von Capnocytophaga canimorsus: (a) May-Grünwald-Giemsa(MGG; Pappenheim)-Färbung; (b) Gram-Färbung. Freundlicherweise zur Verfügung gestellt von dem kürzlich verstorbenen Dr. Alan Mills.

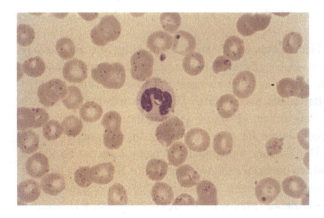

Abb. 3.176: Blutausstrich mit vielen kleinen Erythrozyten-assoziierten Bazillen bei einem Patienten mit Bartonellose; auch Nachweis eines Erythrozyten mit einem Howell–Jolly-Körperchen. Freundlicherweise zur Verfügung gestellt von dem kürzlich verstorbenen Dr. David Swirsky und Prof. Sir John Dacie.

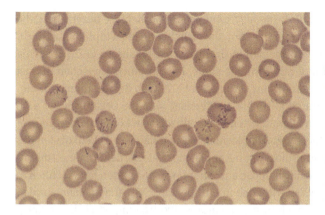

Abb. 3.177: Blutausstrich eines hyposplenischen Patienten mit Morbus Whipple. Nachweis eines Fragmentozyten, eines Erythrozyten mit einem Howell–Jolly-Körperchen und etlichen Erythrozyten in Verbindung mit grazilen stäbchenförmigen Bazillen. Wright-Färbung. Freundlicherweise zur Verfügung gestellt durch Dr. B.J. Patterson, Toronto.

in Monozyten bei einem Patienten nachgewiesen [387]. Intraerythrozytische Grahamella-Spezies wurden bei drei osteuropäischen Patienten beschrieben [388]. Stäbchenförmige Strukturen, die offensichtlich mit roten Zellen verbunden sind und als Bakterien eingeordnet wurden, sind bei einigen Patienten mit thrombotisch-thrombozytopenischer Purpura beschrieben worden [389].

Mikroorganismen werden gelegentlich in Monozyten oder sogar Lymphozyten und Thrombozyten gefunden. Tropheryma whipplei wurde in Monozyten anhand immunzytochemischer Färbungen von Buffy-coat-Präparaten nachgewiesen [390].

Bei HIV-Infektionen lenkt der Nachweis von stäbchenförmigen Umkehrbildern innerhalb von Monozyten oder Neutrophilen den V. a. eine Infektion mit Mycobacterium avium intracellulare [391]. Ehrlichien und Anaplasmen können in Neutrophilen, Monozyten und gelegentlich in Lymphozyten nachgewiesen werden. Sie können als kleine einzelne Organismen oder als Morula mit einer Vielzahl von Elementarkörpern auftreten (Abb. 3.178). Bei der humanen

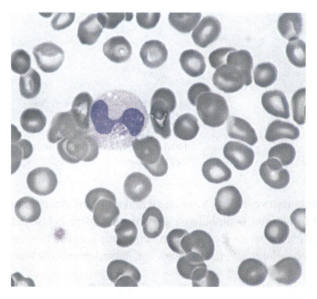

Abb. 3.178: Blutausstrich eines Patienten mit humaner granulozytärer Anaplasmose. Morula-Formierung des Organismus in einem Neutrophilen. Freundlicherweise zur Verfügung gestellt von Dr. Vandita Johari, Minneapolis.

granulozytären Anaplasmose (früher als humane granulozytäre Ehrlichiose bezeichnet), die durch Anaplasma phagocytophilum (früher bekannt als Ehrlichia phagocytophila und Ehrlichia equi) verursacht wird, sind die Organismen in Granulozyten lokalisiert [392]. Ehrlichia ewingii, ein Organismus eng verwandt mit Ehrlichia canis, infiziert auch Menschen und ist mit dem Auftreten von Morula in Granulozyten verbunden [392, 393]. Bei der humanen monozytären Ehrlichiose, verursacht durch Ehrlichia chaffeensis, sind die Organismen v. a. in Monozyten, aber gelegentlich auch in Lymphozyten (die atypisch sein können) oder Neutrophilen lokalisiert [394, 395]. Ehrlichien oder Anaplasmen werden häufiger in Leukozyten des peripheren Blutes bei der humanen granulozytären Anaplasmose als bei der humanen monozytären Ehrlichiose gesehen. Fälle von Ehrlichiose and Anaplasmose wurden hautsächlich in den USA beschrieben, aber die Krankheit tritt auch in Europa auf [396]. Anaplasmen wurden in Neutrophilen eines Neugeborenen nach transplazentarer Übertragung beschrieben [397]. In Venezuela existiert eine Ehrlichia-Spezies, die bevorzugt in Thrombozyten lokalisiert ist und die bei Individuen entdeckt wurde, die engen Kontakt mit Hunden hatten [398]; es wurde ein klinisch betroffener Patient beschrieben [399].

Bakterien im peripheren Blutausstrich können Merkmale aufweisen, die Hinweise zu ihrer Identifizierung liefern können. Sie können als Kokken oder Bazillen und nach einer Gram-Färbung als gramnegativ oder grampositiv eingeteilt werden. Eine Sporenbildung wurde bei Clostridien beobachtet [400]. Das Pest-Bazillus, Yersinia pestis (Abb. 3.179), findet sich extrazellulär und kann eine bipolare Form nach einer Romanowsky-Färbung aufweisen [401]. Ehrlichien und Anaplasmen sind charakteristisch (s. o.). Bakterien, die unter einer antibiotischen Behandlung intravenöse Katheter besiedeln, können morphologisch abnormal sein, z. B. fadenförmig infolge einer fehlenden Septierung erscheinen (Abb. 3.180 und 3.181) [381].

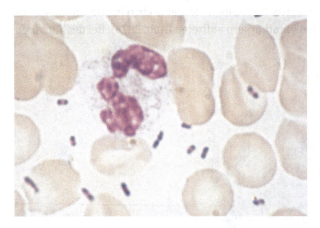

Abb. 3.179: Blutausstrich eines Pest-Patienten. Nachweis der bipolaren Yersinia-pestis-Bazillen. Überlassen durch die American Society of Hematology Slide Bank.

Der Nachweis von Bakterien im Blutausstrich ist i. d. R. hoch signifikant. Eine Ausnahme sind Nabelschnurblutproben, die häufig unter Bedingungen gewonnen werden, bei denen eine bakterielle Kontamination möglich ist. Wenn sie bei Raumtemperatur gelagert werden und ein verzögerter Transport ins Labor erfolgt, ist ein Nachweis von Bakterien im gefärbten Ausstrich nicht selten.

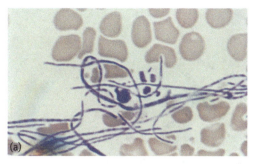 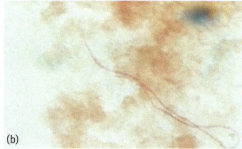

Abb. 3.180: Klebsiella oxytoca im Blutausstrich aus einem intravenösen Dauerkatheter, mit Septierungsstörung: (a) Pappenheim-Färbung; (b) Gram-Färbung. Freundlicherweise zur Verfügung gestellt durch Dr. Carol Barton und Mr J. Kitaruth, Reading.

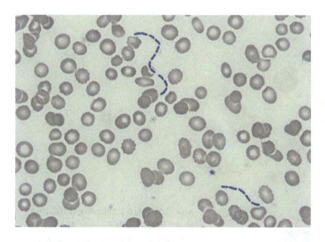

Abb. 3.181: Blutausstrich eines AML-Patienten mit Escherichia-coli-Infektion. Der Patient erhielt eine prophylaktische antimykotische Behandlung, möglicherweise ursächlich für die Separierungsstörung der Bazillen. Freundlicherweise zur Verfügung gestellt durch Dr. Catherine Bagot, Glasgow.

3.16.2 Fungi

Pilze sind ebenfalls in peripheren Blutausstrichen nachgewiesen worden, insbesondere bei neutropenen oder immundefizienten Patienten mit zentralvenösen Verweilkathetern. Sie können frei oder innerhalb von Neutrophilen oder Monozyten beobachtet werden. Pilze, die in Neutrophilen nachgewiesen wurden, umfassen Candida albicans, Candida parapsilosis [402] (Abb. 3.182), Candida glabrata, Candida tropicalis [403], Candida krusei [403], Candida guilliermondii [403], Hansenula anomala [404], Histoplasma capsulatum (Abb. 3.183 und 3.184), Cryptococcus neoformans [405], Penicillium marneffei (Abb. 3.185) [406] und Rhodotorula glutinis [403]. In Monozyten wurden Histoplasma capsulatum und Penicillium marneffei [406] nachgewiesen. Malassezia furfur wurde extrazellulär [407] und innerhalb von Neutrophilen [408] nachgewiesen, charakteristischerweise bei Patienten unter intravenöser Lipid-Supplementierung. Rhodotorula rubra wurde auch in Blutausstrichen beobachtet [403]. Bei Candida-albicans-Infektionen wurden sowohl Hefeformen als auch Pseudohyphe nachgewiesen [409]. Bei fieberhaften neutropenen Patienten kann eine Suche im peripheren Blutausstrich bei einem signifikanten Anteil von Patienten die Diagnose einer systemischen Pilzinfektion einige Tage vor positiven Blutkulturen sichern [404].

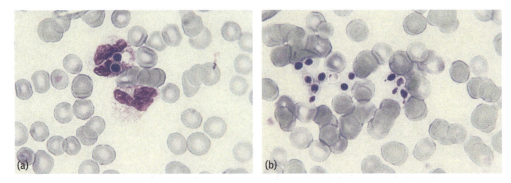

Abb. 3.182: Candida parapsilosis in einem peripheren Blutausstrich: (a) innerhalb von Neutrophilen und (b) freiliegend zwischen Erythrozyten. Einige Organismen zeigen eine Sprossung. Freundlicherweise zur Verfügung gestellt von Dr. Bipin Vadher und Dr. Marilyn Treacy, London.

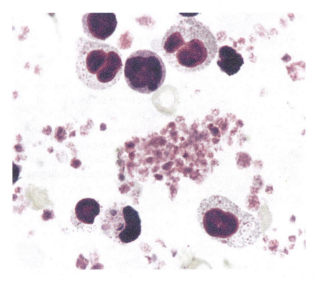

Abb. 3.183: Ein stabkerniger Neutrophiler in einem Buffy-coat-Ausstrich mit Nachweis von drei Histoplasma capsulatum. Freundlicherweise zur Verfügung gestellt von Dr. Sian Lewis, Oxford.

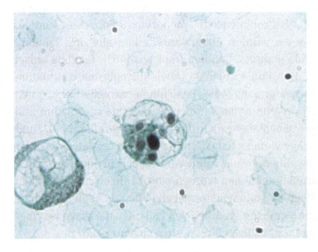

Abb. 3.184: Methenamin-Silber-Färbung von Histoplasma capsulatum im peripheren Blut. Freundlicherweise zur Verfügung gestellt von Dr. Hector Musa, Minneapolis.

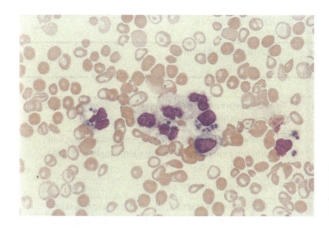

Abb. 3.185: Penicillium marneffei im peripheren Blut eines Patienten mit AIDS. Freundlicherweise zur Verfügung gestellt von Dr. K.F. Wong, Hong Kong.

3.16.3 Parasiten

Einige Parasiten wie Malaria-Parasiten und Babesiae sind überwiegend Blutparasiten, während bei anderen wie Filarien nur ein Teil des Lebenszyklus im Blut stattfindet. Parasiten, die im Blutausstrich nachgewiesen werden können, sind mit ihrer geographischen Herkunft in den Tab. 3.14 und 3.15 gelistet.

3.16.4 Malaria

Obwohl Malaria-Parasiten in Pappenheim-gefärbten Blutausstrichen nachgewiesen werden können, ist ihr Nachweis mittels einer Leishman- oder Giemsa-Färbung bei einem höheren pH-Wert erleichtert. Ein dicker Tropfen ist für den Nachweis von Parasiten und ein dünner Ausstrich für die Speziesbestimmung zu bevorzugen. Ein dicker Tropfen sollte für zumindest 5–10 Minuten durchmustert werden (200 „high power fields"), bevor er als negativ beurteilt wird. Wenn nur ein dünner Ausstrich verfügbar ist, sollte dieser nur dann als negativ beurteilt werden, wenn für 20–40 Minuten, 200 „high power fields" oder der gesamte Ausstrich untersucht wurde. Britische Leitlinien fordern die Beurteilung von Malaria-Ausstrichen durch zwei Untersucher. Bei partiell immunen Patienten besteht eine relativ hohe Wahrscheinlichkeit einer geringen Parasitenzahl, sodass bei ihnen eine längere Suche zum Parasitennachweis notwendig sein kann. Erfahrene Untersucher bevorzugen evtl. ein 50er-Objektiv, ansonsten wird aber ein 100er-Objektiv empfohlen. Bei Patienten mit einem starken V. a. eine Malaria, deren initiale Ausstriche negativ waren, sollten wiederholt untersucht werden. Plasmodium falciparum ist mit den höchsten Parasitenzahlen assoziiert: gelegentlich sind 10–40 % der Erythrozyten befallen. Paradoxerweise können Patienten schwerkrank sein, obwohl die initialen Ausstriche negativ waren. Dies kann durch eine Gewebssequestrierung parasitenbefallener Erythrozyten bedingt sein. Beim Nachweis von P. falciparum sollte der Anteil befallener Erythrozyten zur Verlaufsbeurteilung unter der Therapie bestimmt werden; Gametozyten werden bei der Zählung ausgeschlossen.

Eine Miller-Rasterung wie sie für Retikulozytenzählungen genutzt wird, kann hilfreich sein. Ein Parasitenbefall von mehr als 2 % in einer Region mit niedriger Übertragungsrate

Tab. 3.14: Protozoen, die im peripheren Blut nachweisbar sein können.

Parasit	Erkrankung oder Vulgärname	Übliches Vorkommen
Sporozoen		
Plasmodium falciparum	Maligne Malaria tertiana	Weitverbreitet in den Tropen und Subtropen, insbesondere in Afrika
Plasmodium vivax	Benigne Malaria tertiana	Weitverbreitet in den Tropen, Vorkommen auch in einigen gemäßigten Zonen; extrem selten in West- und Zentralafrika
Plasmodium malariae	Malaria quartana	Vereinzelt in den Tropen
Plasmodium ovale	Benigne Malaria tertiana	Tropisches Westafrika; vereinzelte Brennpunkte andernorts einschl. tropisches Asien, Neuguinea und Westpazifik
Plasmodium knowlesi		Malayisches Borneo [410], malayische Halbinsel [411] und nördlich bis Burma; Philippinen, Singapur
Babesia microti	Babesiose	Nordostküste der USA, Westküste und Mittlerer Westen
Babesia equi	Babesiose	Kalifornien
Babesia divergens	Babesiose	Europa
Toxoplasma gondii [412]	Toxoplasmose	
Hämoflagellaten		
Trypanosoma brucei rhodesiense	Schlafkrankheit	Ostafrika
Trypanosoma brucei gambiense	Schlafkrankheit	Tropisches West- und Zentralafrika
Trypanosoma cruzi	Südamerikanische Trypanosomiasis oder Chagas-Krankheit	Weite Gebiete Zentral- und Südamerikas
Trypanosoma rangeli	Nichtpathogen	Zentral- und Südamerika
Leishmania donovani	Viszerale Leishmaniose oder Kala-Azar	Indien, China, Zentralasien, Zentral- und Nordafrika, Portugal, Mittelmeerküsten, Zentral- und Südamerika

oder von mehr als 5 % in einer Region mit hoher und stabiler Übertragungsrate weist auf eine schwere Malaria hin [413]. Alternativ können Parasiten in einem dicken Ausstrich in Relation zur Leukozytenzahl gezählt werden, um eine absolute Angabe zu generieren. Ein fehlender Abfall der Parasitenzahl weist auf eine Therapieresistenz hin. Eine Austauschtransfusion oder Erythrozytapherese kann bei einer sehr hohen Parasitendichte erwogen werden. Sie wird durch die US-Centers for Disease Control bei einem Parasitenbefall von mehr als 10 % empfohlen [414]. Andere hämatologische Parameter, die auf eine schwere Malaria hinweisen sind ein Hb-Wert unter 50 g/l und eine Hämoglobinurie [414].

Nützliche Kennzeichen zur Unterscheidung zwischen den vier Hauptspezies sind in der Abb. 3.186 zusammengefasst und illustriert in den Abb. 3.187–3.191. Plasmodium ovale wurde kürzlich durch molekulargenetische Analysen in zwei unterschiedliche Spezies unterteilt:

Tab. 3.15: Nematoden(Familie der Filarioidia)-Parasiten, die im Blutausstrich nachgewiesen werden können.

Parasit	Erkrankung oder Vulgärname	Übliches Vorkommen
Wuchereria bancrofti	Filariose – im Endstadium evtl. Elephantiasis	Weitverbreitet in den Tropen und Subtropen, insbesondere in Asien, Polynesien, Neuguinea, Afrika, Zentral- und Südamerika
Brugia malayi	Filariose – im Endstadium evtl. Elephantiasis	Indien, Südostasien, China, Japan
Loa loa	Augenwurm oder Calabar-Schwellung	Äquatoriale afrikanische Regenwälder und ihre Randzonen
Mansonella perstans	Persistierende Filariose, meistens nichtpathogen	Tropisches Afrika, Zentral- und Südamerika
Mansonella ozzardi	Ozzard-Filariose, meistens nichtpathogen	Zentral- und Südamerika, Westindien
Onchocerca volvulus	Onchozerkose (Flussblindheit)	Zentral- und Westafrika, Sudan, Zentralamerika

Plasmodium ovale curtisi und Plasmodium ovale wallikeri. Morphologisch sind sie jedoch nicht zu unterscheiden [415]. Die vier Hauptspezies werden in tropischen und subtropischen Klimazonen gefunden. Plasmodium vivax ist insbesondere in Indien, Sri Lanka und Fernost häufig. Plasmodium ovale ist in Afrika prävalent, insbesondere in Westafrika, jedoch auch auf den Philippinen. Zusätzlich zu diesen vier Hauptarten können humane Infektionen durch den Affenparasiten Plasmodium knowlesi auftreten. Ursprünglich wurde dies im malayischen (Sabah und Sarawak) und indonesischen Teil Borneos beschrieben. Später wurde eine Ausbreitung auf die malayische Halbinsel und schließlich nach Thailand, Vietnam, die Philippinen, Singapur und Myanmar beobachtet [410, 416–420]. Morphologisch sind diese Parasiten kaum oder gar nicht von Plasmodium malariae zu unterscheiden; eine Verwechslung mit P. falciparum kann auch auftreten. Es finden sich kleine und mittelgroße Ring-Trophozoiten, manchmal Accolé-Formen, Ringformen mit dem Nukleus innerhalb des Rings, doppelte Chromatin-Punkte, kompakte Bandformen, amöboide Trophozoiten, Schizonten (mit bis zu 16 Merozoiten) und bei manchen Patienten Gametozyten [421, 422] (Abb. 3.191); reife Parasiten enthalten gold- oder dunkelbraunes Pigment [421] und Neutrophile können Hämozoin enthalten [419]. Die Infektion verläuft asynchron, d. h. verschiedene Parasitenstadien finden sich i. d. R. parallel. Erythrozyten können multiple Parasiten enthalten, sie sind nicht vergrößert und können feine Pünktchen enthalten (aber weniger als bei P. vivax- oder P. ovale-Infektionen) [421]. Eine begleitende Thrombozytopenie ist sehr häufig. Plasmodium knowlesi – eher als Plasmodium malariae – sollte bei einer Infektion in Malaysia vermutet werden; insbesondere bei einer hohen Parasitenzahl und wenn der Patient schwerkrank ist [416]. Zur Diagnosesicherung sind Molekularanalysen notwendig (s. u.).

	Allgemeine Merkmale und Veränderungen der Erythrozyten	Früher Trophozoit (Ringform)	Reifer Trophozoit
Plasmodium vivax	Erythrozyten stark vergrößert, unregelmäßig und blass mit feiner roter Tüfelung (Schüffner Tüpfelung); in der Regel geringe oder mäßiggradige Parasitämie; oft alle Stadien des Lebenszyklus vorhanden; manchmal mehrere Parasiten pro Zelle	Dicke Ringe, 1/3–1/2 des Erythrozytendurchmessers 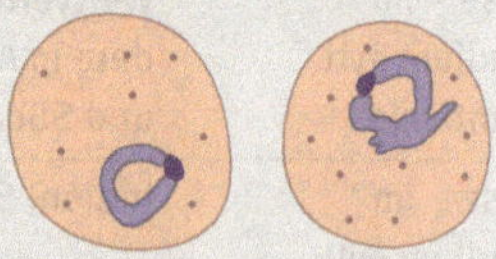 Wenige Schüffner-Tüpfelung; Accolé-Formen und Doppel-Granula seltener als bei P. falciparum	Amöboide Ringe, 1/2–2/3 des Erythrozytendurchmessers Blassblaue oder lila Parasiten mit prominenter zentraler Vakuole 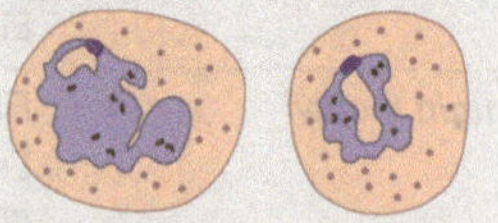 Undeutliche Kontur. Verstreut feine gelblich-braune Pigmentgranula oder -stäbchen
Plasmodium ovale	Erythrozyten vergrößert aber nicht so ausgeprägt wie bei P. vivax; Zellen blass und manche oval oder birnenförmig; manche sind an einem oder beiden Enden zottig; feine bis grobe rote Tüpfelung (Schüffner-Tüpfelung oder James-Tüpfelung; mehr als ein Parasit pro Zelle ist sehr ungewöhnlich); geringe Parasitämie; häufig weniger Stadien vorhanden als bei P. vivax	Dicke, kompakte Ringe, 1/3–1/2 des Erythrozytendurchmessers 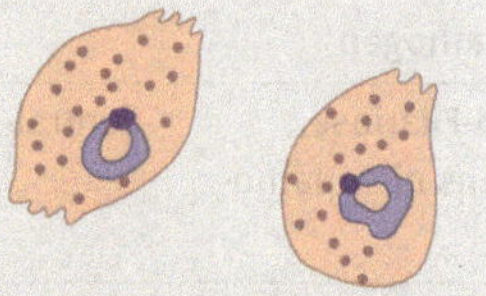 Deutliche Schüffner-Tüpfelung aber blasser als bei P. vivax	Dicke Ringe, weniger unregelmäßig als bei P. vivax, 1/3–1/2 des Erythrozytendurchmessers 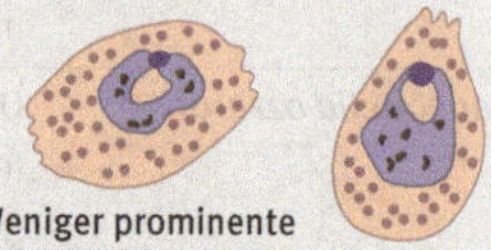 Weniger prominente Vakuole, klare Kontur. Gelblich-braunes Pigment, gröber und dunker als bei P. vivax. Prominente Schüffner-Tüpfelung
Plasmodium falciparum	Zellen nicht vergrößert; Färbeverhalten in der Regel unverändert aber manchmal einige blasse Zellen; gelegentlich mehrere Parasiten pro Zelle und schwere Parasitämie (10–40 % der Zellen befallen); häufig nur Ringformen nachweisbar	Zarte Ringe, 1/6–1/4 des Erythrozytendurchmessers 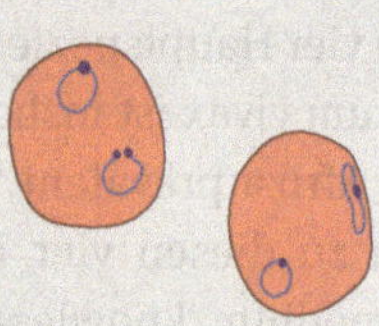 Doppelgranula und Accolé-Formen sind häufig	Relativ zarte Ringe, 1/3–1/2 des Erythrozytendurchmessers 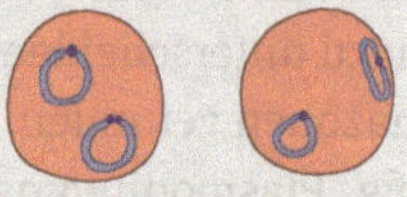 Rot-violette Tüpfelung (Maurersche-Flecken) möglich Reife Trophozoiten sind im peripheren Blut seltener vorhanden als Ringformen Zytoplasma evtl. vakuolisiert
Plasmodium malariae	Zellen sind nicht vergrößert, manchmal geschrumpft; Färbeverhalten unverändert; niedrigste Parasitämie; selten mehrere Parasiten pro Zelle; außer bei Überfärbung keine Tüfelung; in der Regel alle Stadien vorhanden	Kleine, dicke, kompakte Ringe. Kleiner Chromatinpunkt, gelegentlich innerhalb des Ringes 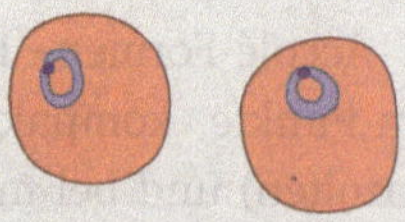 Doppelgranula und Accolé-Formen sind selten	Amöboide Formen kompakter als bei P. vivax Manchmal Winkel- oder Bandformen 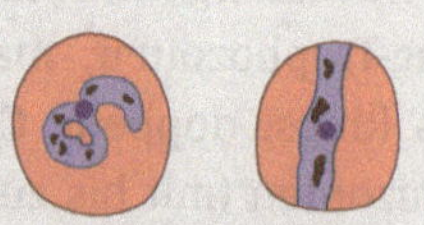 Dichtes dunkel gelb-braunes Pigment Tüpfelung nur bei Überfärbung

Abb. 3.186: Unterscheidungsmerkmale der verschiedenen Spezies der Malaria-Parasiten.

3.16 Mikroorganismen in Blutausstrichen

Unreifer Schizont	Reifer Schizont	Gametozyten Makrogametozyt	Mikrogametozyt
Rund oder unregelmäßig Amöboid. Lockere zentrale Ansammlung von feinem gelblich-braunen Pigment. 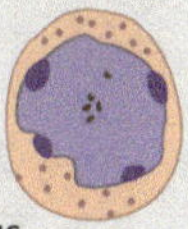 Schizont füllt nahezu den Erythrozyten aus. Schüffner-Tüpfelung	12–24 (meist 16–24) mittelgroße Merozoiten. 1–2 periphere Pigmentanhäufungen. 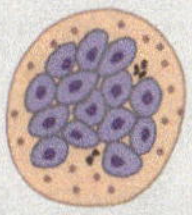 Schizont füllt nahezu den Erythrozyten aus, Schüffner-Tüpfelung	Rund oder eiförmig, füllt den vergrößerten Erythroyzten nahezu aus. 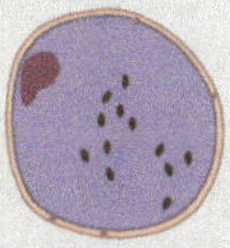 Blaues Zytoplasma, exentrischer kompakter roter Kern, Verstreutes Pigment	Rund oder eiförmig, Größe wie bei normalem Erythrozyt, füllt den vergrößerten Erythrozyten aber nicht aus. 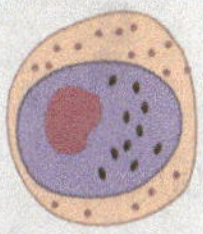 Blasse Anfärbung. Größerer, hellerer zentral oder peripher gelegener Kern. Feines, verstreutes Pigment
Rund, kompakt. Dunkelbraunes Pigment, dichter und gröber als bei P. vivax. 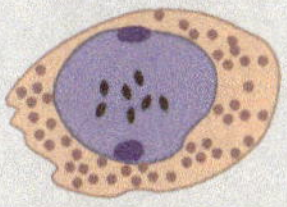 Schüffner-Tüpfelung	6–12 (meist 8) große Merozoiten in unregelmäßiger strauss- oder traubenartiger Anordnung. 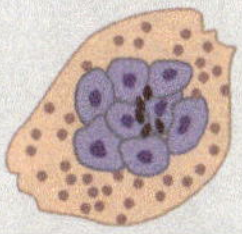 Zentrales Pigment Schüffner-Tüpfelung	Ähnlich P. vivax aber etwas kleiner. 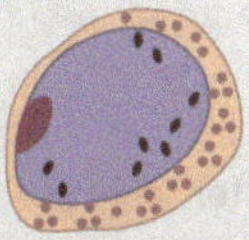 Pigment gröber und schwärzer, verstreut aber hauptsächlich in der Peripherie	Ähnlich P. vivax aber kleiner 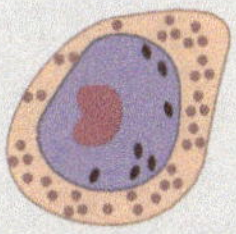
Gewöhnlich nicht im peripheren Blut zu sehen. Sehr klein, amöboid. Verstreutes hellbraunes bis schwarzes Pigment	Gewöhnlich nicht im peripheren Blut zu sehen. 8–32 (meist wenige) sehr kleine Merozoiten; unregelmäßig angeordnet. Periphere Anhäufung von groben dunkel braunen Pigment	Sichel- oder halbmondförmig, verformt den Erythrozyten, der oft kein Hämoglobin zu enthalten scheint. 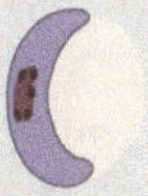 Blaues Zytoplasma, kompakter zentraler Kern, von aggregiertem Pigment umgeben	Oval oder halbmondförmig mit stumpfen Enden. Blassblau oder rosa. 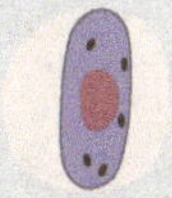 Großer bleicher Kern mit stärker verstreutem Pigment als in den Makrogametozyten
Kompakt, rund, füllt den Erythrozyten aus. 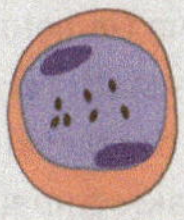 Scholliges dunkel gelb-braunes Pigment	6–12 (meist 8–10) große Merozoiten, symmetrisch angeordnet, oft als Rosette oder in „Gänseblümchen" Formation. 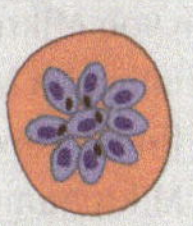 Zentrales grobes dunkel gelblich-braunes Pigment	Ähnlich P. vivax aber kleiner, rund oder oval, füllt den Erythrozyten nahezu aus, blau mit einem dunklen Kern. 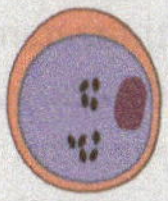 Prominentes Pigment, zentral und peripher konzentriert	Ähnlich P. vivax aber kleiner, rosa oder schwächer blau als Makrogametozyten, mit einem größeren, blasseren Kern. 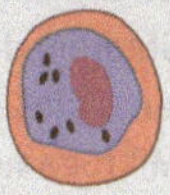 Prominentes Pigment

Abb. 3.186: (fortgesetzt)

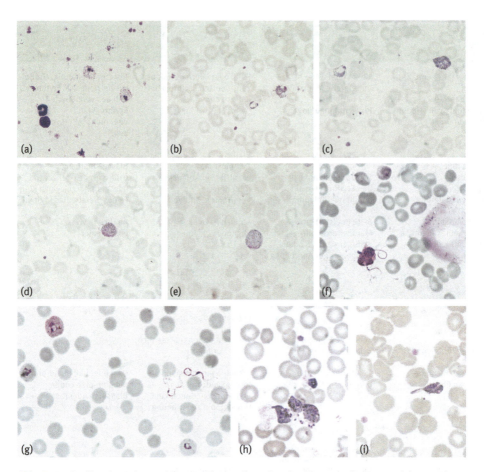

Abb. 3.187: Stadien des Lebenszyklus von Plasmodium vivax im Giemsa-gefärbten peripheren Blutausstrich: (a) dicker Tropfen und (b–h) dünne Ausstriche: (a) zwei Ringformen in Erythrozytenschatten; (b) eine Ringform und ein amöboider Trophozoit – beide parasitenbefallenen Zellen sind vergrößert, entfärbt und enthalten eine blasse Schüffner-Tüpfelung; (c) eine Ringform und ein früher Schizont mit zwei Chromatingranula – beide parasitenbefallenen Zellen sind entfärbt und enthalten eine blasse Schüffner-Tüpfelung; (d) ein Mikrogametozyt – das Pigment ist fein und versprenkelt, der Parasit füllt die Zelle nicht komplett aus; (e) ein Mikrogametozyt – das Pigment ist fein und versprenkelt, der Parasit füllt die Zelle komplett aus und ist größer als nichtbefallene Erythrozyten; (f) Exflagellation von Mikrogameten aus einem Gametozyten – dieses Stadium des Lebenszyklus des Parasiten findet gewöhnlich im Magen der Moskitos statt; (g) Mikrogameten – dieses Stadium des Lebenszyklus des Parasiten findet gewöhnlich im Magen der Moskitos statt; (h) Mikrogameten um drei Makrogameten geschart – ein Mikrogamet scheint einen Makrogameten befruchtet zu haben, da sein Kern in den Makrogameten eingedrungen zu sein scheint – dieses Stadium des Lebenszyklus des Parasiten findet gewöhnlich im Magen der Moskitos statt; (i) Ookinet – dieses Stadium des Lebenszyklus des Parasiten findet gewöhnlich im Magen der Moskitos statt und wird extrem selten im peripheren Blut von Menschen gesehen. Freundlicherweise zur Verfügung gestellt von Dr. Wendi Bailey, Liverpool.

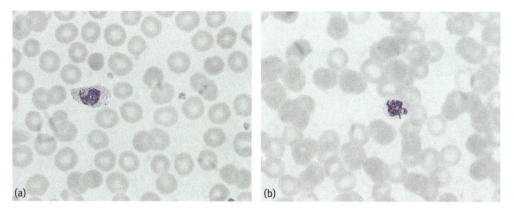

Abb. 3.188: Stadien im Lebenszyklus von Plasmodium ovale in einem Giemsa-gefärbten dünnen Ausstrich: (a) ein später Trophozoit in einem vergrößerten, entfärbten ovalen Erythrozyten, der am Ende ein Fimbrium trägt – das Pigment grobkörniger und dunkler als bei Plasmodium vivax, der Parasit ist kompakter und die Schüffner-Tüpfelung prominenter; (b) ein Schizont mit acht Merozoiten – das grobe Pigment ist zentral angehäuft.

Proben zur Malaria-Untersuchung sollten rasch bearbeitet werden, da eine Lagerung zu artifiziellen Veränderungen der Parasiten und so zur erschwerten Speziesbestimmung führen kann. Bei einer P. vivax-Infektion können sich reife Schizonten in vitro entwickeln, was zu einem Rückbefall von Erythrozyten durch Merozoiten führen kann. Dies kann auf den Randbereich der Erythrozyten beschränkt sein, was zu einer Verwechslung mit Accolé-Formen von P. falciparum führen kann. P. falciparum-Gametozyten können rundlich werden, was wiederum zu Verwechslungen mit P. malariae führen kann. Männliche Gametozyten können während der Lagerung exflagellieren.

Der prozentuale Parasitenanteil sollte bei P. knowlesi- und auch bei P. falciparum-Infektionen abgeschätzt werden. Bei einer P. knowlesi-Infektion weist ein Anteil von 1 % oder mehr und eine Thrombozytenzahl von 45×10^9/l oder weniger auf eine schwere Erkrankung hin [419].

Begleitende Auffälligkeiten im Ausstrich von Malaria-Patienten können eine Anämie (inadäquat niedrige Retikulozytenzahlen), eine Thrombozytopenie, Lymphozytopenie, eine Lymphozytose oder atypische Lymphozyten, eine Eosinophilie (und Verringerung einer vorbestehenden Eosinophilie), eine frühe Neutrophilie (bei P. falciparum), eine Neutropenie, eine Monozytose, gelegentlich phagozytierte Merozoiten sowie manchmal Schizonten in Neutrophilen bei einer P. falciparum-Infektion mit hoher Parasitenzahl [423, 424], eine Pha-

▶ **Abb. 3.189:** Stadien im Lebenszyklus von Plasmodium falciparum in einem Giemsa-gefärbten dünnen Ausstrich; die Zellen sind nicht vergrößert oder entfärbt: (a) Ringformen und ein später Trophozoit; (b) Ringformen mit prominenter Maurer'scher Fleckung; (c) Ringformen sowie frühe und späte Schizonten (Schizonten werden gewöhnlich nicht im peripheren Blut gesehen); (d) Ringformen und ein früher Gametozyt, der noch nicht seine Bananenform angenommen hat; (e) ein Makrogametozyt – der Parasit ist sichelförmig mit einem kompakten Kern und zentral angehäuftem Pigment; (f) ein Mikrogametozyt, er ist breiter und weniger gebogen als ein Makrogametozyt und enthält einen aufgelockerteren Kern und weniger konzentriertes Pigment.

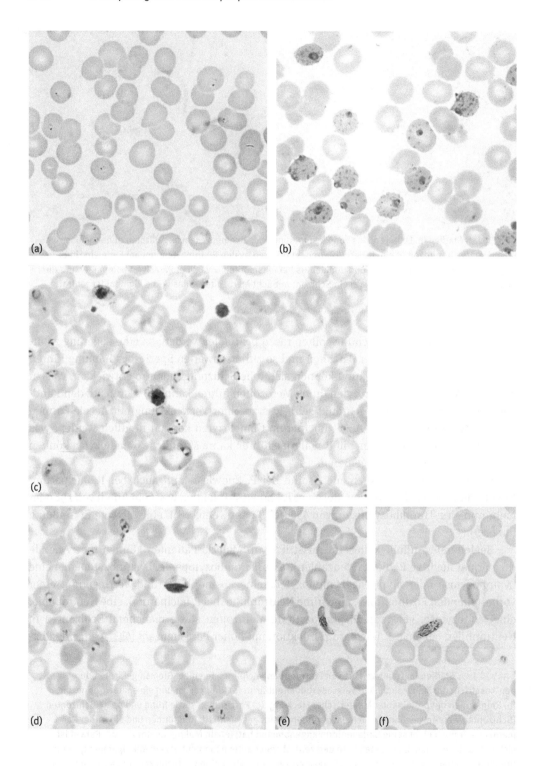

3.16 Mikroorganismen in Blutausstrichen

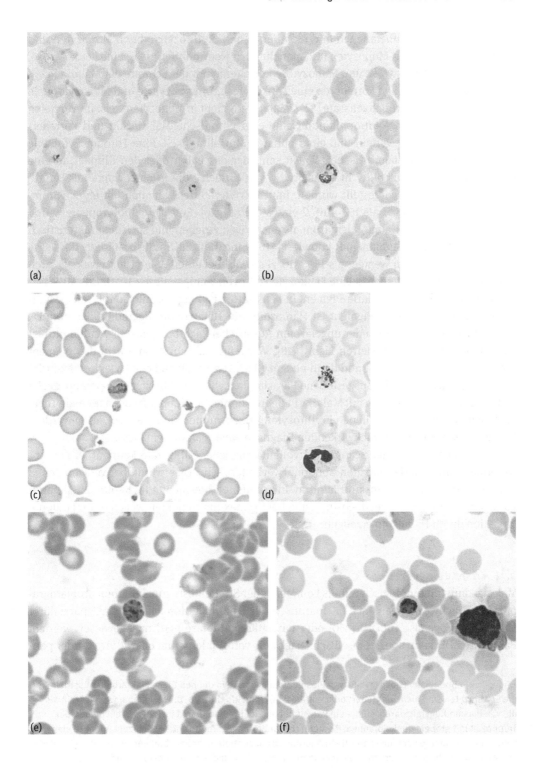

gozytose von parasitenbefallenen und nichtbefallenen Erythrozyten durch Monozyten und ein Malaria-Pigment (in Monozyten und manchmal in Neutrophilen) sein. Eine Leukozytose, Neutrophilie, Lymphozytose und Monozytose korrelieren mit der Schwere der Malaria [424]. In multivariaten Analysen korrelieren eine Leukozytose, Lymphozytose und Monozytopenie mit einer erhöhten Sterblichkeitsrate [424]. Malaria-Pigment in Monozyten weist im Vergleich zu Malaria-Pigment in Neutrophilen auf eine eher chronische Malaria hin und korreliert mit einem schwereren Verlauf und einer höheren Mortalität [425]. Eine Thrombozytopenie kann ein nützlicher diagnostischer Aspekt sein, der das Labor oder den Kliniker an eine Malaria denken lassen sollte. In einer Studie von Kindern, die in einer Londoner Unfall- und Notfallambulanz vorgestellt wurden, hatte ein Viertel der Patienten mit einer Thrombozytenzahl von weniger als $150 \times 10^9/l$ eine Malaria [426]. Eine Thrombozytopenie wurde sowohl bei einer Malaria mit falciparum als auch vivax gesehen und sie ist charakteristisch für eine Infektion mit humanem P. knowlesi [416]. Eine indische Studie bestätigte, dass eine Thrombozytenzahl von weniger als $150 \times 10^9/l$ sowohl bei einer Malaria mit vivax als auch falciparum typisch ist; ebenso eine Leukozytenzahl von weniger als $4 \times 10^9/l$. Das MPV war manchmal erhöht [427]. Malaria-Pigment in Leukozyten ist hauptsächlich mit P. falciparum-Malaria assoziiert. Dieses Pigment ist Hämozoin, ein Hämoglobin-Degradierungsprodukt. Es kann leicht in gefärbten oder ungefärbten Ausstrichen sichtbar gemacht werden und ist doppelbrechend im polarisierten Licht [428]. Während der Schizogonie wird das Pigment ins Plasma freigegeben [423] und dann phagozytiert. Der Anteil an Leukozyten mit Malaria-Pigment spiegelt daher die ausgestoßene Parasitenlast wider und besitzt eine prognostische Signifikanz [423]. Monozyten mit Malaria-Pigment können im Blut häufig noch für viele Tage, nach dem die parasitenbefallenen Erythrozyten verschwunden sind, nachgewiesen werden. Dies kann von Nutzen zur rückwirkenden Diagnose einer Malaria sein [429].

Die Histogramme oder Scatterplots vollautomatischer Zählgeräte können bei der Anwesenheit von Malaria-Parasiten abnormal verändert sein. Dies wurde bei verschiedenen Coulter-, Sysmex-, Cell-Dyn- und Mindray-Instrumenten beobachtet (s. Kapitel 2). Malaria-Parasiten können eine Pseudoeosinophilie bei Sysmex-Instrumenten wegen der Lichtdepolarisation durch Hämozoin erzeugen.

3.16.4.1 Andere Tests

Malaria kann immunologisch mittels kommerzieller Streifentests zum immunochromatographischen Nachweis von einem P. falciparum-Antigen, das histidinreiche Protein-2, parasitärer Laktatdehydrogenase (pLDH) [430] oder parasitärer Aldolase [431] nachgewiesen werden. Parasitäre LDH kann speziesspezifisch (Nachweis von P. falciparum oder P. vivax) oder pan-

◂ **Abb. 3.190:** Stadien im Lebenszyklus von Plasmodium malariae in dünnen Giemsa-gefärbten Ausstrichen; die Erythrozyten sind nicht vergrößert oder entfärbt: (a) frühe Ringformen, die klein, aber weniger fein als die von Plasmodium falciparum sind – ein Parasit hat einen Chromatinpunkt im Ring; (b) ein amöboider Trophozoit mit grobem dunkelbraunem Pigment; (c) bandförmiger Trophozoit; (d) Schizont mit etwa sieben Merozoiten in einer gänseblümchenartigen Anordnung mit zentralem grobem braunem Pigment; (e) Schizont mit Merozoiten, die um das zentral gelegene Pigment gruppiert sind; (f) ein Gametozyt und ein reaktiver Lymphozyt.

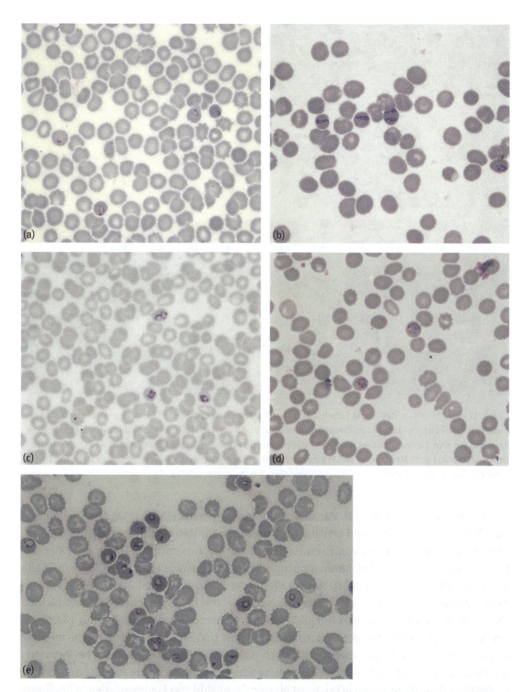

Abb. 3.191: Stadien im Lebenszyklus von Plasmodium knowlesi in Giemsa-gefärbten dünnen Ausstrichen: (a) frühe Ringformen – die Erythrozyten sind weder vergrößert noch entfärbt. Eine Verwechslung mit P. falciparum ist möglich; (b) Bandformen – eine Verwechslung mit P. malariae ist möglich; (c) sich entwickelnde Trophozoiten; (d) weitere Beispiele sich entwickelnder Trophozoiten; (e) ausgeprägter Parasitenbefall mit doppelt infizierten Erythrozyten. Freundlicherweise zur Verfügung gestellt von Dr. Janet Cox-Singh, St Andrews.

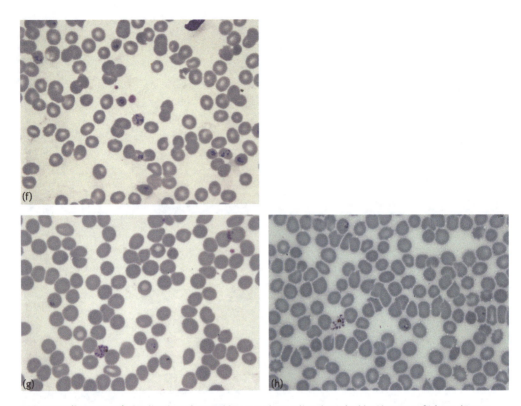

Abb. 3.191 (fortgesetzt): Stadien im Lebenszyklus von Plasmodium knowlesi in Giemsa-gefärbten dünnen Ausstrichen: (f) ausgeprägter Parasitenbefall mit doppelt und dreifach infizierten Erythrozyten; (g) eine Ringform und ein rupturierter Schizont mit zehn Merozoiten und Pigment; (h) eine Ringform und ein rupturierter Schizont, der aus acht Merozoiten und Pigment besteht. Freundlicherweise zur Verfügung gestellt von Dr. Janet Cox-Singh, St Andrews.

spezifisch genutzt werden [432]. Parasitäre Aldolase ist panspezifisch [432]. Die Streifentests zum Nachweis von pLDH sind sensitiv und spezifisch für den Nachweis von P. falciparum und sensitiv zum Nachweis von P. vivax; jedoch werden nur etwa die Hälfte der Fälle von P. ovale- und P. malariae-Infektionen nachgewiesen [433], sowie etwa drei Viertel der Fälle von P. knowlesi-Infektionen [431]. Nur ein Viertel der P. knowlesi-Infektionen werden mit einem Aldolase-Test entdeckt [431]. Tests zum Nachweis von histidinreichem Protein-2 bleiben für einige Zeit nach der akuten Infektion positiv, während der positive Test für pLDH mit der Anwesenheit lebensfähiger Organismen korreliert und einen Hinweis auf eine medikamentenresistente Infektion geben kann. Falsch-positive Testergebnisse können bei Patienten mit rheumatoider Arthritis bei der Verwendung von Kits zum Nachweis von histidinreichem Protein-2 und pLDH auftreten [434]. Es ist eine große Anzahl von kommerziellen Schnelltests verfügbar. Einzelne Kits wurden durch die World Health Organization beurteilt: www.wpro.who.int/sites/rdt und www.finddiagnostics.org/resource-centre/reports_brochures/malaria-diagnostic-test-report.html.

Eine P. knowlesi-Infektion kann mittels Polymerasekettenreaktion (PCR) diagnostiziert werden [416].

3.16.5 Babesiose

Die Babesiose ist eine seltene parasitäre Zeckenbiss-Erkrankung [435], die leicht mit einer Malaria verwechselt werden kann. Babesia microti ist endemisch im südlichen Neuengland, im südlichen Staat New York, in Wisconsin und Minnesota. Gesunde immunologisch unauffällige Erwachsene sind normalerweise asymptomatisch [436]. Eine Infektion kann für Monate oder sogar Jahre persistieren [436]. Babesia duncani tritt an der Westküste der USA auf [437]. Babesia-divergens-Infektionen treten sporadisch in den USA [438], in Europa (einschl. Irland) und in Asien auf. Etwa 30 humane Fälle wurden in Europa beschrieben, hierbei mehr als drei Viertel bei hyposplenischen Patienten [439]. Es ist aber wahrscheinlich, dass milde Verläufe bei Individuen mit normaler Milzfunktion unentdeckt bleiben [440]. Babesia-bovis-Infektionen treten auch in Europa auf [441]. Die Trophozoiten der Babesia-Spezies sind kleine Ringe, ähnlich denen von P. falciparum, im Durchmesser 1–5 µm mit einem, zwei oder drei Chromatinpunkten und einem spärlichen Zytoplasma. Manchmal sind sie pyriform (birnenförmig) und entweder paarig (Abb. 3.192a) oder vier Parasiten im Kontakt mit ihren spitzen Enden zu einer Malteserkreuz-Formation angeordnet (Abb. 3.192b). Manchmal werden Parasiten extrazellulär gefunden [442], diese können auch Cluster formen [441]. Babesia microti und Babesia duncani gehen mit einer Malterserkreuz-Formation und pleomorphen Ringformen einher; letztere mit kleinen oder großen zytoplasmatischen Vakuolen [430, 437].

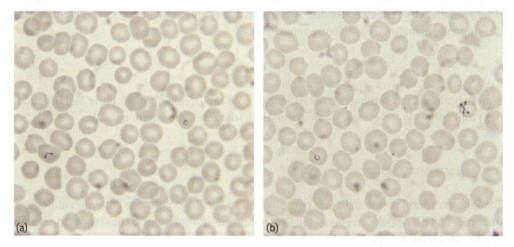

Abb. 3.192: Blutausstrich eines splenektomierten Affens mit Befall durch Babesia microti: (a) eine einzelne Ringform und ein Paar pyriformer Parasiten; (b) eine einzelne Ringform und vier pyriforme Parasiten formiert zu einer Tetrade oder einem Malteserkreuz. Freundlicherweise zur Verfügung gestellt von John Williams, London.

Babesia divergens und Babesia venatorum haben typischerweise paarige pyriforme Merozoiten, selten auch Tetraden [430]. Bei Babesia-divergens-Infektionen liegen die pyriformen Pärchen i. d. R. in der Peripherie der Erythrozyten [430]. Der Nachweis von multiplen Ringformen – bis zu vier pro Zelle – gilt als diagnoseweisend für eine Babesiose [443]. Die Ringformen der Babesia-Spezies können sogar kleiner als die von P. falciparum sein (Abb. 3.193).

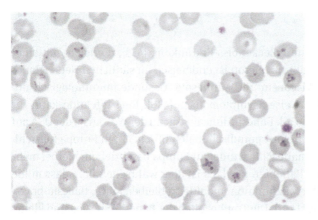

Abb. 3.193: Blutausstrich eines hyposplenischen Patienten mit Babesiose verursacht durch Babesia divergens. Nachweis zahlreicher Parasiten einschließlich einer Malteserkreuz-Formation und paarweiser pyriformer Parasiten. Freundlicherweise zur Verfügung gestellt von C. Murphy, Cork.

Dieser Umstand und die Vakuolisierung der Parasiten, die pleomorphen Ringformen, die Anwesenheit von extrazellulären Trophozoiten sowie das Fehlen von Hämozoin („Malaria-Pigment") kann bei der Unterscheidung helfen. Eine Babesiose tritt insbesondere, wenn auch nicht ausschließlich, bei hyposplenischen Patienten auf, bei denen 25 % oder mehr der Zellen parasitenbefallen sind. Bei Patienten mit einer intakten Milzfunktion ist die Parasitenlast normalerweise gering. Bei HIV-positiven oder immunsupprimierten Patienten kommen allerdings schwerere Verläufe vor [442]. Wie bei der Malaria ist die Nachweismethode der Wahl die Untersuchung eines dicken oder dünnen Ausstrichs. Häufig besteht begleitend eine Thrombozytopenie, manchmal eine Neutropenie [436].

3.16.5.1 Andere Untersuchungsmethoden

Eine Babesiose kann serologisch (es ist jedoch eine Kreuzreaktivität mit einer Malaria möglich) und mittels Polymerasekettenreaktion (PCR) diagnostiziert werden [442].

3.16.6 Toxoplasmose

Toxoplasma gondii wurde selten im peripheren Blut von Toxoplasmose-Patienten mit einem Immundefekt nachgewiesen [444, 445]. Die Organismen können extrazellulär oder innerhalb von Neutrophilen sein [445].

3.16.7 Infektion durch Hämoflagellaten

Die morphologischen Eigenschaften von Hämoflagellaten, die im peripheren Blut auftreten, sind in der Abb. 3.194 zusammengefasst. Trypanosomen können im peripheren Blut als freibewegliche extrazelluläre Parasiten nachgewiesen werden. Sie haben einen schlanken Körper und bewegen sich mittels einer Geißel, die sich vom Kinetoplast am hinteren Ende des Parasiten zum vorderen Ende zieht, wo die Geißel freiliegt (Abb. 3.195 und 3.196). Die Geißel ist mit dem Körper durch eine undulierende Membran verbunden. Die Bewegung der Parasiten kann

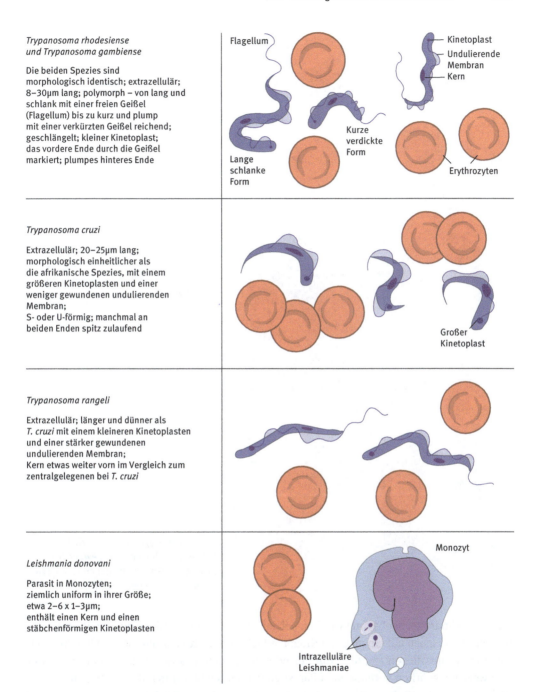

Trypanosoma rhodesiense und *Trypanosoma gambiense*

Die beiden Spezies sind morphologisch identisch; extrazellulär; 8–30 µm lang; polymorph – von lang und schlank mit einer freien Geißel (Flagellum) bis zu kurz und plump mit einer verkürzten Geißel reichend; geschlängelt; kleiner Kinetoplast; das vordere Ende durch die Geißel markiert; plumpes hinteres Ende

Trypanosoma cruzi

Extrazellulär; 20–25 µm lang; morphologisch einheitlicher als die afrikanische Spezies, mit einem größeren Kinetoplasten und einer weniger gewundenen undulierenden Membran; S- oder U-förmig; manchmal an beiden Enden spitz zulaufend

Trypanosoma rangeli

Extrazellulär; länger und dünner als *T. cruzi* mit einem kleineren Kinetoplasten und einer stärker gewundenen undulierenden Membran; Kern etwas weiter vorn im Vergleich zum zentralgelegenen bei *T. cruzi*

Leishmania donovani

Parasit in Monozyten; ziemlich uniform in ihrer Größe; etwa 2–6 x 1–3 µm; enthält einen Kern und einen stäbchenförmigen Kinetoplasten

Abb. 3.194: Zusammenfassung der morphologischen Eigenschaften von Hämoflagellaten.

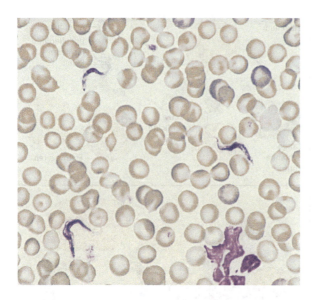

Abb. 3.195: Trypanosoma brucei gambiense; die Parasiten sind geschlängelt mit einem schmalen Kinetoplast (40er-Objektiv).

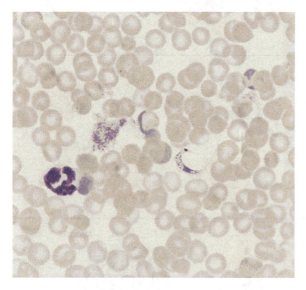

Abb. 3.196: Trypanosoma cruzi; der Parasit ist gebogen, aber gewöhnlich nicht geschlängelt und hat einen großen Kinetoplasten (40er-Objektiv).

in Feuchtpräparaten beobachtet werden, bei denen ein Tropfen antikoagulierten Blutes unter einem Deckgläschen auf einem Objektträger aufgebracht wurde. Sie können auch in fixierten Präparaten eines dicken Tropfens, dünnen oder Buffy-coat-Ausstrichen entdeckt werden. Der Nachweis von spärlich vorhandenen Parasiten gelingt leichter durch die Untersuchung von Sediment, das aus 10–20 ml hämolysiertem Blut gewonnen wurde. Trypanosoma brucei rhodesiense und Trypanosoma brucei gambiense (s. Abb. 3.193) sind morphologisch identisch, ihre geographische Ausbreitung unterscheidet sich jedoch (s. Tab. 3.14). Eine Untersuchung des peripheren Blutes ist wahrscheinlich ausreichend bei T. brucei rhodesiense. Anreicherungsmethoden sind hingegen eher notwendig bei T. brucei gambiense. Wenn ein Parasitennachweis aus dem Blut nicht gelingt, ist eine Lymphknotenpunktion notwendig.

Patienten mit einer Trypanosomen-Infektion haben häufig eine normozytäre normochrome Anämie und eine Thrombozytopenie [446]. Eine humane Infektion mit Trypanosoma evansi, ein Parasit von domestizierten Säugetieren, wurde in Indien bei einem Patienten mit einer genetischen Anfälligkeit [447] beschrieben.

Trypanosoma cruzi (s. Abb. 3.196), der Erreger der Chagas-Krankheit, unterscheidet sich morphologisch von afrikanischen Parasiten. Er ist selten durch eine direkte Untersuchung des Blutes nachweisbar. In der Regel sind Anreicherungsmethoden notwendig.

Seine Verbreitung betrifft hauptsächlich Lateinamerika und die südliche USA. Er kann aber auch in nichtendemischen Gebieten auftreten, z. B. in Spanien oder in anderen Bereichen der USA aufgrund von Migration. Die Untersuchung von Feucht- oder Buffy-coat-Präparationen zum Nachweis beweglicher Parasiten kann hilfreich sein. T. cruzi kann morphologisch vom nichtpathogenen Trypanosoma rangeli unterschieden werden, der die gleiche geographische Verbreitung hat (s. Abb. 3.194). Eine Lymphozytose und leichte Anämie können in der Akutphase der Chagas-Krankheit auftreten.

Leishmania donovani, der Erreger der Kala Azar, kann in Monozyten oder Neutrophilen im peripheren Blut nachgewiesen werden; dies im dicken Tropfen oder in dünnen Ausstrichen sowie in Buffy-coat-Präparaten (Abb. 3.197). Die Untersuchung eines peripheren Blutausstrichs kann eine Knochenmarkaspiration oder Milzpunktion vermeiden. Allerdings sind diese Nachweismethoden wesentlich sensitiver. Sowohl Blut- als auch Knochenmarkkulturen wiederum sind deutlich sensitiver als der mikroskopische Nachweis. Begleitsymptome bei Patienten mit einer Kala Azar sind eine Anämie, Leukozytopenie, Neutropenie und eine vermehrte Geldrollenbildung. Es kann eine Kryoglobulinämie und eine Paraproteinämie bestehen.

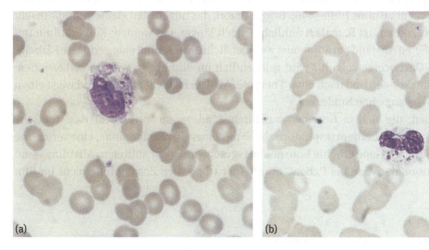

Abb. 3.197: Leishmania donovani in: (a) einem Monozyten und (b) einem Neutrophilen im peripheren Blut eines Patienten mit AIDS.

3.16.7.1 Andere Untersuchungsmethoden

Immunologische Schnelltests sind verfügbar zum Nachweis von T. brucei gambiense- und T. brucei rhodesiense-Antigenen [430]. Für eine chronische Infektion mit T. cruzi sind auch immunologische Verfahren anwendbar. Zur Diagnose einer Leishmaniose sind auch eine Reihe sensitiver immunologischer Tests verfügbar.

3.16.8 Filarien

Bei einer Filariose befinden sich die adulten Würmer im Gewebe und geben Mikrofilarien in die Blutbahn frei. Mikrofilarien sind während der Akutphase der Erkrankung nachweisbar, jedoch nicht bei Patienten mit einem chronischen Gewebsschaden, aber ohne aktive Erkrankung. Da Mikrofilarien beweglich sind, ist die Untersuchung von Feuchtpräparaten oft hilfreich. Sie können aber auch im dicken Tropfen oder in dünnen Ausstrichen nachgewiesen werden. Es können wiederholte Untersuchungen des Blutes notwendig sein und die Blutproben müssen für unterschiedlich angestrebte Speziesnachweise zum richtigen Zeitpunkt entnommen werden: Wuchereria bancrofti und Brugia malayi geben die Mikrofilarien nachts frei, während die der Loa loa tags freigegeben werden. Mansonella ozzardi weist kein periodisches Verhalten auf. Dieser lebt in den Hautkapillaren, sodass er leichter im Kapillarblut nachgewiesen werden kann [448]. Mansonella perstans ist normalerweise nicht periodisch; die Freisetzung kann aber nachts oder seltener tags erfolgen.

Die morphologischen Kennzeichen zur Unterscheidung der unterschiedlichen Mikrofilarien sind in der Abb. 3.198 zusammengefasst und in den Abb. 3.199–3.202 dargestellt. Im Allgemeinen sind pathogene Filarien umhüllt und nichtpathogene nicht umhüllt. Allerdings ist B. malayi manchmal ohne Hülle [448]. Brugia timori, das nur auf den kleinen Sunda-Inseln Indonesiens vorkommt, ist B. malayi ähnlich, jedoch länger, hat weniger Körperkrümmungen, einen größeren Abstand am Kopfende, weniger dichte Nuklei und eine geringere Färbeintensität [448]. Onchocerca volvulus wird gelegentlich im Blut nachgewiesen, insbesondere bei schweren Infektionen und nach einer Therapie [448]; er ist nicht umhüllt und weist einen gepunkteten Schwanz ohne Nuklei auf.

Mikrofilarien, die sich in Geweben aufhalten, sind verantwortlich für das tropische Eosinophilie-Syndrom, bei dem respiratorische Symptome, eine Eosinophilie, eine vermehrte Geldrollenbildung und eine erhöhte Blutsenkungsgeschwindigkeit auftreten. Allerdings sind Mikrofilarien normalerweise bei Patienten mit einer tropischen Eosinophilie nicht im Blut nachweisbar.

3.16.8.1 Andere Untersuchungsmethoden

Es sind einfache immunologische Schnelltests zum Nachweis von Wuchereria-bancrofti-Antigenen verfügbar [448]. Tests für Loa loa sind in der Entwicklung.

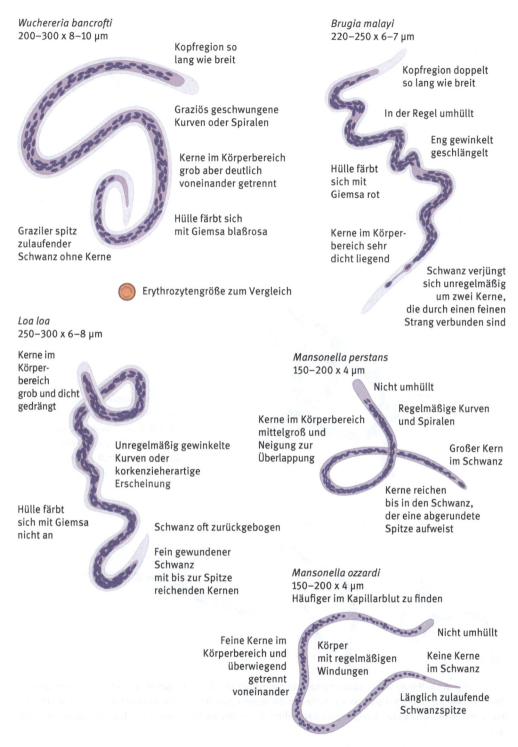

Abb. 3.198: Morphologische Eigenschaften zur Unterscheidung der Mikrofilarien verschiedener Filarien-Spezies.

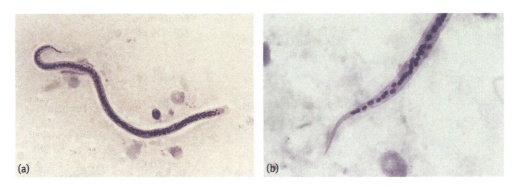

Abb. 3.199: Mikrofilarien von Wuchereria bancrofti in einem dicken Tropfen: (a) Mikrofilarien mit einer Negativdarstellung der Hülle (40er-Objektiv); (b) Schwanz einer Mikrofilaria. Die Kerne breiten sich nicht bis in die Schwanzspitze aus.

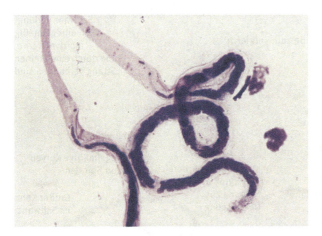

Abb. 3.200: Mikrofilarien von Brugia malayi in einem dicken Tropfen. Die Kerne im Schwanz sind weit von einander getrennt. Freundlicherweise zur Verfügung gestellt von Dr. Saad Abdalla, London.

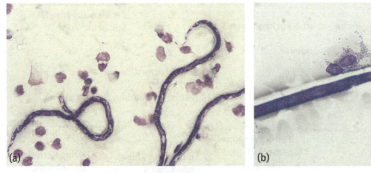

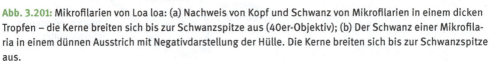

Abb. 3.201: Mikrofilarien von Loa loa: (a) Nachweis von Kopf und Schwanz von Mikrofilarien in einem dicken Tropfen – die Kerne breiten sich bis zur Schwanzspitze aus (40er-Objektiv); (b) Der Schwanz einer Mikrofilaria in einem dünnen Ausstrich mit Negativdarstellung der Hülle. Die Kerne breiten sich bis zur Schwanzspitze aus.

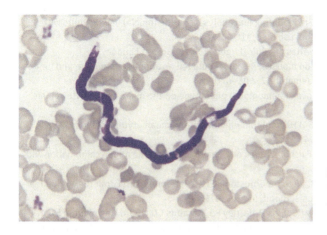

Abb. 3.202: Mikrofilarien von Mansonella perstans in einem dünnen Ausstrich. Freundlicherweise zur Verfügung gestellt von Dr. Saad Abdalla.

3.17 Weitere Lernhilfen zur Morphologie von Blutausstrichen

- Lewis SM, Bain BJ, Swirsky DM (2001) Bench Aids in the Morphological Diagnosis of Anaemia. World Health Organization, Geneva. ISBN 92-4-154532-1.
- Bain BJ (2005) Diagnosis from the blood smear. N Engl J Med, 353, 498–507.
- Bain BJ (2014) Interactive Haematology Imagebank, 2nd edn. Wiley-Blackwell, Oxford.

Abbildungen von Malaria und anderen Parasiten
- www.med.cmu.ac.th/dept/parasite/default.htm (Chiang Mai University, Thailand). Weiterklicken auf „Image" oder „parasite web link" (beide hilfreich) oder www.dpd.cdc.gov/dpdx/HTML/Image_Library.htm (Centers of Disease Control and Prevention, USA)
- Tropical Health Technology, Doddington, Cambridgeshire, www.tht.ndirect.co.uk (lowcost books and bench aids for developing countries)
- Learning Bench Aid No 1. Malaria
- Learning Bench Aid No 2. African and S. American Trypanosomiasis – Leishmaniasis
- Learning Bench Aid No 3. Microscopical Diagnosis of Lymphatic Filariasis, Loiasis, Onchocerciasis
- Learning Bench Aid No . Blood: Normal cells – Anaemias – Infections – Leukaemias

3.18 Literatur

[1] Le Coz C, Goosens A (1998) Contact dermatitis from an immersion oil for microscopy. N Engl J Med, 339, 406–407.
[2] Nguyen D, Diamond L (2000) Diagnostic Hematology: a Pattern Approach. Butterworth-Heinemann, Oxford.
[3] Bain BJ, Liesner R (1996) Pseudopyropoikilocytosis: a striking artefact. J Clin Pathol, 49, 772–773.
[4] Anonymous (2009) Chemical-associated artifacts. Blood, 113, 4487.
[5] Shirato K, Reid C, Ibbetson JS, Hissaria P, Shireen S (2009) Diagnosis of type I cryoglobulinaemia made through identifying crystals in the blood smear. Australas J Dermatol, 50, 281–284.
[6] Zaini WSM, Hamour S, Swamy R, Kumar P (2013) Type 1 cryoglobulinaemia with precipitated crystals. Br J Haematol, 161, 301.

[7] Nosanchuk J, Terzian J, Posso M (1987) Circulating mucopolysaccharide (mucin) in two adults with metastatic adenocarcinoma. Arch Pathol Lab Med, 111, 545–548.
[8] Hoffbrand AV, Pettit JE (1988) Sandoz Atlas of Clinical Haematology. Gower, London.
[9] Mohandas N, Gascard P (2000) What do mouse gene knockouts tell us about the structure and function of the red cell membrane? Clin Haematol, 12, 605–620.
[10] Sheehan RG, Frenkel EP (1983) Influence of hemoglobin phenotype on the mean erythrocyte volume. Acta Haematol, 69, 260–265.
[11] Maggio A, Gagliano F, Siciliano S (1984) Hemoglobin phenotype and mean erythrocyte volume in Sicilian people. Acta Haematol, 71, 214.
[12] Kaplan E, Zuelzer WW, Neel JV (1953) Further studies on haemoglobin C alone and in combination with sickle cell anemia. Blood, 8, 735–746.
[13] Fairbanks VF, Gilchrist GS, Brimhall B, Jereb JA, Goldston EC (1979) Hemoglobin E trait reexamined: a cause of microcytosis and erythrocytosis. Blood, 53, 109–115.
[14] Bird AR, Wood K, Leisegang F, Mathew CG, Ellis P, Hartley PS, Karabus CD (1984) Hemoglobin E variants: a clinical, haematological and biosynthetic study of four South African families. Acta Haematol, 72, 135–137.
[15] Stavem P, Romslo I, Hovig T, Rootwelt K, Emblem R (1985) Ferrochelatase deficiency of the bone marrow in a syndrome of congenital microcytic anaemia with iron over load of the liver and hyperferraemia. Scand J Haematol, 34, 204–206.
[16] Horina JH, Wolf P (2000) Epoetin for severe anemia in hepatoerythropoietic porphyria. N Engl J Med, 342, 1294–1295.
[17] Shahidi NT, Nathan DE, Diamond LK (1945) Iron deficiency anemia associated with an error of iron metabolism. J Clin Invest, 43, 510–521.
[18] Cooley TB (1945) A severe form of hereditary anemia with elliptocytosis: interesting sequence of splenectomy. Am J Med Sci, 209, 561–568.
[19] Hartman KR, Barker JA (1996) Microcytic anemia with iron malabsorption: an inherited disorder of iron metabolism. Am J Hematol, 51, 269–275.
[20] Andrews NC (1998) Disorders of iron metabolism. N Engl J Med, 341, 1986–1995.
[21] Miyoshi I, Saito T, Iwahara Y (2004) Copper deficiency anaemia. Br J Haematol, 125, 106.
[22] Yachie A, Niida Y, Toma T, Shimura S, Ohta K, Fujimoto K et al. (2000) What did we learn from the first case of human heme oxygenase deficiency? Acta Haematol, 103, Suppl. 1, 82.
[23] Priwitzerova M, Pospisilova D, Prchal JT, Hlobilkova A, Mihal V, Indrak K et al. (2003) The first human mutation of DMT1 (Nramp2) causes severe defect of erythropoiesis that can be rescued in vitro by Fe-SIH. Blood, 102, 156a.
[24] Iolascon A, d'Apolito M, Servedio V, Cimmino F, Piga A, Camaschella C (2006) Microcytic anemia and hepatic iron overload in a child with compound heterozygous mutations in DMT1 (SCL11A2). Blood, 107, 349–354.
[25] Camaschella C, Campanella A, De Falco L, Boschetto L, Merlini R, Silvestri L et al. (2007) The human counterpart of zebrafish shiraz shows sideroblastic-like microcytic anemia and iron overload. Blood, 110, 1353–1358.
[26] Finberg KE, Heeney MM, Campagna DR, Aydinok Y, Pearson HA, Hartman KR et al. (2008) Mutations in TMPRSS6 cause iron-refractory iron deficiency anemia (IRIDA). Nat Genet, 40, 569–571.
[27] Ferguson PJ, Chen S, Tayeh MK, Ochoa L, Leal SM, Pelet A et al. (2005) Homozygous mutations in LPIN2 are responsible for the syndrome of chronic recurrent multifocal osteomyelitis and congenital dyserythropoietic anaemia (Majeed syndrome). J Med Genet, 42, 551–557.
[28] Tulliez M, Testa U, Rochant H, Henri A, Vainchenker W, Toubol J et al. (1982) Reticulocytosis, hypochromia, and microcytosis: an unusual presentation of the preleukemic syndrome. Blood, 59, 293–299.
[29] Ruocco L, Baldi A, Cecconi N, Marini A, Azzarà A, Ambrogi F, Grassi B (1986) Severe pancytopenia due to copper deficiency. Acta Haematol, 76, 224–226.
[30] Simon SR, Branda RF, Tindle BF, Burns SL (1988) Copper deficiency and sideroblastic anemia associated with zinc ingestion. Am J Hematol, 28, 181–183.

[31] Ramadurai J, Shapiro C, Kozloff M, Telfer M (1993) Zinc abuse and sideroblastic anemia. Am J Hematol, 42, 227–228.
[32] Kumar A, Jazieh AR (2001) Case report of sideroblastic anemia caused by ingestion of coins. Am J Hematol, 66, 126–129.
[33] Sampson B, Fagerhol MK, Sunderkötter C, Golden BE, Richmond P, Klein N et al. (2003) Hyperzincaemia with hypercalprotectinaemia: a new disorder of zinc metabolism. Lancet, 360, 1742–1745.
[34] How J, Davidson RJL, Bewsher PD (1979) Red cell changes in hyperthyroidism. Scand J Haematol, 23, 323–328.
[35] Ural AU (1997) Anemia related to ascorbic acid deficiency. Am J Hematol, 56, 69.
[36] Hillman RS, Finch CA (1985) Red Cell Manual, 5th edn. FA Davis, Philadelphia.
[37] Larrick JW, Hyman ES (1984) Acquired iron deficiency anemia caused by an antibody against the transferrin receptor. N Engl J Med, 311, 214–218.
[38] Cauchi MN, Smith MB (1981) Quantitative aspects of red cell size variation during pregnancy. Clin Lab Haematol, 4, 149–154.
[39] Helman N, Rubenstein LS (1975) The effects of age, sex, and smoking on erythrocytes and leukocytes. Am J Clin Pathol, 63, 35–44.
[40] Sallah S, Hanrahan LR, Phillips DL (1999) Intrathecal methotrexate-induced megaloblastic anemia in patients with acute leukemia. Arch Pathol Lab Med, 123, 774–777.
[41] Au WY, Tsang J, Cheng TS, Chow WS, Woo YC, Ma SK, Tam S (2003) Cough mixture abuse as a novel cause of megaloblastic anaemia and peripheral neuropathy. Br J Haematol, 123, 956–957.
[42] Billemont B, Izzedine H, Rixe O (2007) Macrocytosis due to treatment with unitinib. N Engl J Med, 357, 1351–1352.
[43] Gillessen S, Graf L, Korte W, Cerny T (2007) Macrocytosis and cobalamin deficiency in patients treated with suni tinib. N Engl J Med, 356, 2330–2331.
[44] Horstman AL, Serk SL, Go RS (2005) Macrocytosis associated with monoclonal gammopathy. Eur J Haematol, 75, 146–149.
[45] Porter KG, McMaster D, Elmes ME, Love AHG (1977) Anaemia and low serum copper during zinc therapy. Lancet, ii, 774.
[46] Heaven R, Duncan M, Vukelja SJ (1994) Arsenic intoxication presenting with macrocytosis and peripheral neuropathy, without anemia. Acta Haematol, 92, 142–143.
[47] Sechi LA, De Carli S, Catena C, Zingaro L, Bartoli E (1996) Benign familial macrocytosis. Clin Lab Haematol, 18, 41–43.
[48] Willig T-N, Draptchinskaia N, Dianzani I, Ball S, Niemeyer C, Ramenghi U et al. (1999) Mutations in ribosomal protein S19 gene and Diamond-Blackfan anemia: wide variations in phenotypic expression. Blood, 94, 4294–4306.
[49] Tuckfield A, Ratnaike S, Hussein S, Metz J (1997) A novel form of hereditary sideroblastic anaemia with macrocytosis. Br J Haematol, 97, 279–285.
[50] Mehler PS, Howe SE (1995) Serous fat atrophy with leukopenia in severe anorexia nervosa. Am J Hematol, 49, 171–172.
[51] Barton JC, Bertoli LF, Rothenberg BE (2000) Peripheral blood erythrocyte parameters in hemochromatosis: evidence for increased erythrocyte hemoglobin content. J Lab Clin Med, 135, 96–104.
[52] Papakonstantinou G, Loeffler H, Haferlach T, Brugger W (2010) Severe idiopathic erythroblastic synartesis: successful treatment with the anti-CD20 monoclonal antibody rituximab. Eur J Haematol, 84, 547–549.
[53] Sipes SL, Weiner CP, Wenstrom KD, Williamson RA, Grant SS (1991) The association between fetal karyotype and mean corpuscular volume. Am J Obstet Gynecol, 165, 1371–1376.
[54] Eastham RD, Jancar J (1970) Macrocytosis in Down's syndrome and during long term anticonvulsant therapy. J Clin Pathol, 23, 296–298.
[55] Pai GS, Grush OC, Shuman C (1982) Hematological abnormalities in triploidy. Am J Dis Child, 136, 367–369.

[56] Bader-Meunier B, Rieux-Laucat F, Croisille L, Yvart J, Mielot F, Dommergues JP et al. (2000) Dyserythropoiesis associated with a fas-deficient condition in childhood. Br J Haematol, 108, 300–304.
[57] Li J, Yang C, Xia Y, Bertino A, Glaspy J, Roberts M, Kuter DJ (2001) Thrombocytopenia caused by the development of antibodies to thrombopoietin. Blood, 98, 3241–3248.
[58] Stewart GW, Turner EJH (2000) The hereditary stomatocytoses and allied disorders of erythrocyte membrane permeability to Na and K. Baillière's Clin Haematol, 12, 707–727.
[59] Rees MI, Worwood M, Thompson PW, Gilbertson C, May A (1994) Red cell dimorphism in a young man with a constitutional chromosomal translocation t(11;22) (p15.5;q11.21). Br J Haematol, 87, 386–395.
[60] Perrotta AL, Finch CA (1972) The polychromatophilic erythrocyte. Am J Clin Pathol, 57, 471–477.
[61] Escobar MC, Rappaport ES, Tipton P, Balentine P, Riggs MW (2002) Reticulocyte estimate from peripheral blood smear: a simple, fast, and economical method for evaluation of anemia. Lab Med, 33, 703–705.
[62] Rowles PM, Williams ES (1983) Abnormal red cell morphology in venous blood of men climbing at high altitude. BMJ, 286, 1396.
[63] Franco M, Collec E, Connes P, van den Akker E, Billette de Villemeur T, Belmatoug N et al. (2013) Abnormal properties of red blood cells suggest a role in the pathophysiology of Gaucher disease. Blood, 121, 546–555.
[64] Bessis M (1973) Living Blood Cells and Their Ultrastructure, trans. Weed RI. Springer-Verlag, Berlin.
[65] Wolf PL, Koett J (1980) Hemolytic anemia in hepatic disease with decreased erythrocyte adenosine triphosphate. Am J Clin Pathol, 73, 785–788.
[66] Shilo S, Werner D, Hershko C (1985) Acute hemolytic anemia caused by severe hypophosphatemia in diabetic ketoacidosis. Acta Haematol, 73, 55–57.
[67] Polizzotto MN, Shortt J, Opat SS, Cole-Sinclair MF (2008) A drop of vitriol: microspherocytosis following sulphuric acid exposure. Br J Haematol, 140, 596.
[68] McGrath KM, Zalcberg JR, Slonin J, Wiley JS (1982) Intralipid induced haemolysis. Br J Haematol, 50, 376–378.
[69] Bianchi P, Fermo E, Alfinito F, Vercellati C, Baserga M, Ferraro F et al. (2003) Molecular characterization of six unrelated Italian patients affected by pyrimidine 5-nucleotidase deficiency. Br J Haematol, 122, 847–851.
[70] Austin RF, Desforges JF (1969) Hereditary elliptocytosis: an unusual presentation of hemolysis in the newborn associated with transient morphologic abnormalities. Pediatrics, 44, 196–200.
[71] Melvin JD, Watts RG (2002) Severe hypophosphatemia: a rare cause of intravascular hemolysis. Am J Hematol, 69, 223–224.
[72] Chan TK, Chan WC, Weed RI (1982) Erythrocyte hemighosts: a hallmark of severe oxidative injury in vivo. Br J Haematol, 50, 573–582.
[73] Bain BJ (1999) Images in haematology: Heinz body haemolytic anaemia in Wilson's disease. Br J Haematol, 104, 647.
[74] Wickramasinghe SN (1998) Congenital dyserythropoietic anaemias: clinical features, haematological morphology and new biochemical data. Blood Rev, 12, 178–200.
[75] Nurse GT, Coetzer TL, Palek J (1992) The elliptocytoses, ovalocytoses and related disorders. Baillière's Clin Haematol, 5, 187–207.
[76] Hur M, Lee KM, Cho HC, Park YI, Kim SH, Chang YM et al. (2004) Protein 4.1 deficiency and deletion of chromosome 20q are associated with acquired elliptocytosis in myelodys plastic syndrome. Clin Lab Haematol, 26, 69–72.
[77] Patel SS, Mehlotra RK, Kastens W, Mgone CS, Kazura JW, Zimmerman PA (2001) The association of the glycophorin C exon 3 deletion with ovalocytosis and malaria susceptibility in the Wosera, Papua New Guinea. Blood, 98, 3489–3491.
[78] Khositseth S, Sirikanaerat A, Khoprasert S, Opastirakul S, Kingwatanakul P, Thongnoppakhum W, Yenchitsomanus PT (2008) Hematological abnormalities in patients with distal renal tubular acidosis and hemoglobinopathies. Am J Hematol, 83, 465–471.

[79] Farolino DL, Rustagi PK, Currie MS, Doeblin TD, Logue GL (1986) Teardrop-shaped cells in autoimmune hemolytic anemia. Am J Hematol, 21, 415–418.
[80] Domingo-Claros A, Larriba I, Rozman M, Irriguible D, Vallespi T, Aventin A et al. (2002) Acute erythroid neoplastic proliferations. A biological study based on 62 patients. Haematologica, 87, 148–153.
[81] Miwa S, Fujii H, Tani K, Takahashi K, Takegawa S, Fujinami N et al. (1981) Two cases of red cell aldolase deficiency associated with hereditary hemolytic anemia in a Japanese family. Am J Hematol, 11, 425–437.
[82] Carlyle RF, Nichols G, Rowles PM (1979) Abnormal red cells in blood of men subjected to simulated dives. Lancet, i, 1114–1116.
[83] Altomare I, Desman G, Aledort LM (2006) Echinocytosis – an unusual manifestation of hemangioma. Am J Hematol, 81, 532–534.
[84] Feo CT, Tchernia G, Subtil E, Leblond PF (1978) Observations of echinocytosis in eight patients: a phase contrast and SEM study. Br J Haematol, 40, 519–526.
[85] Roberts I (2011) Personal communication.
[86] Weber YG, Storch A, Wuttke TV, Brockmann K, Kempfle J, Maljevic S et al. (2008) GLUT1 mutations are a cause of paroxysmal exertion-induced dyskinesias and induce hemolytic anemia by a cation leak. J Clin Invest, 118, 2157–2168.
[87] Kho AN, Hui S, Kesterson JG, McDonald CJ (2007) Which observations from the complete blood cell count predict mortality for hospitalized patients? J Hosp Med, 2, 5–12.
[88] Bain BJ, Bain PG (2013) Choreo-acanthocytosis. Am J Hematol, 88, 712.
[89] Higgins JJ, Patterson MC, Papadopoulos NM, Brady RO, Pentchev PG, Barton NW (1992) Hypoprebetalipoproteinemia, acanthocytosis, retinitis pigmentosa, and pallidal degeneration (HARP syndrome). Neurology, 42, 194–198.
[90] Udden MM, Umeda M, Hirano Y, Marcus DM (1987) New abnormalities in the morphology, cell surface receptors, and electrolyte metabolism of In(Lu) erythrocytes. Blood, 69, 52–57.
[91] Bruce LJ, Kay MM, Lawrence C, Tanner MJ (1993) Band 3HT, a human red-cell variant associated with acanthocytosis and increased anion transport carries the mutation Pro-868–Leu in the membrane domain of band 3. Biochem J, 293, 317–320.
[92] Fawaz NA, Beshlawi IO, Al Zadjali S, Al Ghaithi HK, Elnaggari MA, Elnour I et al. (2012) dRTA and hemolytic anemia: first detailed description of SLC4A1 A858D mutation in homozygous state. Eur J Haematol, 88, 350–355.
[93] Sinha R, Agarwal I, Bawazir WM, Bruce LJ (2013) Renal tubular acidosis with hereditary spherocytosis. Indian Pediatr, 50, 693–695.
[94] Lainey E, Ogier H, Fenneteau O (2008) Vacuolation of neutrophils and acanthocytosis in a child with medium chain acyl-CoA dehydrogenase deficiency. Br J Haematol, 140, 595.
[95] Yawata Y, Kanzaki A, Yawata A, Kaku M, Takezono M, Sugihara T et al. (1997) Hereditary xerocytosis is a phenotypically different entity from hereditary high red cell membrane phosphatidyl choline hemolytic anemia. Blood, 90, Suppl. 1, 5a.
[96] Doll DC, Lest AF, Dayhoff DA, Loy TS, Ringenberg QS, Yarbro JW (1989) Acanthocytosis associated with myelodysplasia. J Clin Oncol, 7, 1569–1572.
[97] Freson K, Devriendt K, Matthijs G, Van Hoof A, De Vos R, Thys C et al. (2001) Platelet characteristics in patients with X-linked macrothrombocytopenia because of a novel GATA1 mutation. Blood, 98, 85–92.
[98] Lesesve JF, Perrin J, Georges A, Morali A (2009) Acanthocytosis in Anderson's disease. Br J Haematol, 145, 1.
[99] Palek J, Jarolim P (1993) Clinical expression and laboratory detection of red blood cell membrane protein mutations. Semin Hematol, 30, 249–283.
[100] Bassen FA, Kornzweig AL (1950) Malformation of the erythrocytes in a case of atypical retinitis pigmentosa. Blood, 5, 381–387.
[101] Estes JW, Morley TJ, Levine IM, Emerson CF (1967) A new hereditary acanthocytosis syndrome. Am J Med, 42, 868–881.
[102] Sakai T, Mawatari S, Iwashita H, Goto I, Kuroiwa Y (1981) Choreoacanthocytosis. Arch Neurol, 38, 335.

[103] Chowdhury F, Saward R, Erber W (2005) Neuroacanthocytosis. Br J Haematol, 131, 285.
[104] Rampoldi L, Dobson-Stone C, Rubio JP, Danek A, Chalmers RM, Wood NW et al. (2001) A conserved sorting-associated protein is mutant in chorea-acanthocytosis. Nat Genet, 28, 119–120.
[105] Walker RH, Rasmussen A, Rudnicki D, Holmes SE, Alonso E, Matsuura T et al. (2003) Huntington's disease-like 2 can present as chorea-acanthocytosis. Neurology, 61, 1002–1004.
[106] Udden MM, Umeda M, Hirano Y, Marcus DM (1987) New abnormalities in the morphology, cell surface receptors and electrolyte balance in In(lu) erythrocytes. Blood, 69, 52–57.
[107] Amare M, Lawson B, Larsen WE (1972) Active extrusion of Heinz bodies in drug-induced haemolytic anaemia. Br J Haematol, 23, 215–219.
[108] Harrington AM, Ward PCJ, Kroft SH (2008) Iron deficiency anemia, β-thalassemia minor, and anemia of chronic disease. Am J Clin Pathol, 129, 466–471.
[109] Zini G, d'Onofrio G, Briggs C, Erber W, Jou JM, Lee SH et al.; International Council for Standardization in Haematology (ICSH) (2012) ICSH recommendations for identification, diagnostic value, and quantitation of schistocytes. Int J Lab Hematol, 34, 107–116.
[110] Ward PC, Smith CM, White JG (1979) Erythrocytic ecdysis. An unusual morphologic finding in a case of sickle cell anemia with intercurrent cold-agglutinin syndrome. Am J Clin Pathol, 72, 479–485.
[111] Samson RE, Abdalla DH, Bain BJ (1998) Teaching cases from the Royal Marsden and St Mary's Hospitals. Case 18. Severe anaemia and thrombocytopenia with red cell fragmentation. Leuk Lymphoma, 31, 433–435.
[112] Crook M, Williams A, Schey S (1998) Target cells and stomatocytes in heterozygous familial hypobetalipoproteinaemia. Eur J Haematol, 60, 68–69.
[113] McGrath KM, Collecutt MF, Gordon A, Sawers RJ, Faragher BS (1984) Dehydrated hereditary stomatocytosis – a report of two families and a review of the literature. Pathology, 16, 146–150.
[114] Reinhardt WH, Gössi U, Bütikofer P, Ott P, Sigrist H, Schatzmann H-J et al. (1989) Haemolytic anaemia in analpha-lipoproteinaemia (Tangier disease): morphological, biochemical, and biophysical properties of the red blood cell. Br J Haematol, 72, 272–277.
[115] Godin DV, Garnett ME, Hoag G, Wadsworth LD, Frohlich J (1988) Erythrocyte abnormalities in hypoalphalipoproteinemia syndrome resembling fish eye disease. Eur J Haematol, 41, 176–181.
[116] Clayton PT, Bowron A, Mills KA, Massoud A, Casteels M, Milla PJ (1993) Phytosterolaemia in children with parenteral nutrition-associated cholestatic liver disease. Gastroenterology, 105, 1806–1813.
[117] Exner M, Schwarzinger I (2001) Targeting the dust. Br J Haematol, 114, 739.
[118] Lesesve JF, Garçon L, Lecompte T (2010) Transient red-blood-cell morphological anomalies after acute liver dysfunction. Eur J Haematol, 84, 92–93.
[119] Miller DR, Rickles FR, Lichtman MA, La Celle PL, Bates J, Weed R (1971) A new variant of hereditary hemolytic anemia with stomatocytosis and erythrocyte cation abnormality. Blood, 38, 184–204.
[120] Davidson RJ, How J, Lessels S (1977) Acquired stomatocytosis: its prevalence and significance in routine haematology. Scand J Haematol, 19, 47–53.
[121] Wislöff F, Boman D (1979) Acquired stomatocytosis in alcoholic liver disease. Scand J Haematol, 23, 43–50.
[122] Mallory DM, Rosenfield RE, Wong KY, Heller C, Rubinstein P, Allen FH et al. (1976) Rhmod, a second kindred (Craig). Vox Sang, 30, 430–440.
[123] Gallagher PG, Lux SE (2003) Disorders of the erythrocyte membrane. In: Nathan DG, Orkin SH, Ginsburg D, Look AT, Nathan and Oski's Hematology of Infancy and Childhood, 6th edn. Saunders, Philadelphia.
[124] von Behrens WE (1975) Splenomegaly, macrothrombocytopenia and stomatocytosis in healthy Mediterranean subjects. Scand J Haematol, 14, 258–267.
[125] Rees DC, Iolascon A, Carella M, O'Marcaigh AS, Kendra JR, Jowitt SN et al. (2005) Stomatocytic haemolysis and macrothrombocytopenia (Mediterranean stomatocytosis/macrothrombocytopenia) is the haematological presentation of phytosterolaemia. Br J Haematol, 130, 297–309.
[126] Mowafy N (2005) Hematomorphology. Hematology, 10, Suppl. 1, 182–185.

[127] Corazza GR, Ginaldi L, Zoli G, Frisoni M, Lalli G, Gasbarrini G, Quaglino D (1990) Howell–Jolly body counting as a measure of splenic function. A reassessment. Clin Lab Haematol, 12, 269–275.
[128] Valentine WN (1979) Hemolytic anemia and inborn errors of metabolism. Blood, 54, 549–559.
[129] Paglia DE, Valentine WN, Nakatani M, Rauth BJ (1983) Selective accumulation of cytosol CDP-choline as an isolated erythrocyte defect in chronic hemolysis. Proc Natl Acad Sci USA, 80, 3081–3085.
[130] Hapgood G, Roy S (2013) A mysterious case of Dr Cabot. Br J Haematol, 162, 719.
[131] Merino A, To-Figueras J, Herrero C (2006) Atypical red cell inclusions in congenital erythropoietic porphyria. Br J Haematol, 132, 124.
[132] Green DW, Hendon B, Mimouni FR (1995) Nucleated erythrocytes and intraventricular hemorrhage in preterm neonates. Pediatrics, 96, 475–478.
[133] Stachon A, Segbers E, Holland-Letz T, Kempf R, Hering S, Krieg M (2007) Nucleated red blood cells in the blood of medical intensive care patients indicate increased mortality risk: a prospective cohort study. Crit Care, 11, R62.
[134] Eichner ER (1984) Erythroid karyorrhexis in the peripheral blood smear in severe arsenic poisoning: a comparison with lead poisoning. Am J Clin Pathol, 81, 533–537.
[135] Pettit JE, Scott J, Hussein S (1976) EDTA dependent red cell neutrophil rosetting in autoimmune haemolytic anaemia. J Clin Pathol, 29, 345–346.
[136] Gregory GP, Opat S, Quach H, Shortt J, Tran H (2011) Failure of eculizumab to correct paroxysmal cold hemoglobinuria. Ann Hematol, 90, 989–990.
[137] Mathy KA, Koepke JA (1974) The clinical usefulness of segmented vs. stab neutrophil criteria for differential leukocyte counts. Am J Clin Pathol, 61, 947–958.
[138] Akenzua GI, Hui YT, Milner R, Zipursky A (1974) Neutrophil and band counts in the diagnosis of neonatal infections. Pediatrics, 54, 38–42.
[139] Christensen RD, Rothstein G (1978) Pitfalls in the interpretation of leukocyte counts of newborn infants. Am J Clin Pathol, 72, 608–611.
[140] Christensen RD, Rothstein G, Anstall HB, Bybee B (1981) Granulocyte transfusions in neonates with bacterial infection, neutropenia, and depletion of mature bone marrow neutrophils. Pediatrics, 70, 1–6.
[141] Alvarado A (1986) A practical score for the early diagnosis of acute appendicitis. Ann Emerg Med, 15, 557–564.
[142] Chanarin I (1979) Megaloblastic Anaemias, 2nd edn. CV Mosby, St Louis.
[143] Edwin E (1967) The segmentation of polymorphonuclear neutrophils. Acta Med Scand, 182, 401–410.
[144] Westerman DA, Evans D, Metz J (1999) Neutrophil hypersegmentation in iron deficiency anaemia: a case-control study. Br J Haematol, 107, 512–515.
[145] Kerrigan DP, Castillo A, Foucar K, Townsend K, Neidhart J (1989) Peripheral blood morphologic changes after high-dose antineoplastic chemotherapy and recombinant human granulocyte colony-stimulating factor administration. Am J Clin Pathol, 92, 280–285.
[146] Wickramasinghe SN (1999) The wide spectrum and unresolved issues of megaloblastic anemia. Semin Hematol, 36, 3–18.
[147] Davidson WM (1968) Inherited variations in leukocytes. Semin Haematol, 5, 255–274.
[148] Hess U, Ganser A, Schnürch H-G, Seipelt G, Ottman OG, Falk S et al. (1992) Myelokathexis treated with recombinant human granulocyte-macrophage colony-stimulating factor (rhGM-CSF). Br J Haematol, 80, 254–256.
[149] Gorlin RJ, Gelb B, Diaz GA, Lofsness KG, Pittelkow MR, Fenyk JR (2000) WHIM syndrome, an autosomal dominant disorder: clinical, hematological, and molecular studies. Am J Med Genet, 91, 368–376.
[150] Davidson WM, Smith DR (1954) A morphological sex difference in the polymorphonuclear neutrophil leucocytes. BMJ, ii, 6–7.
[151] Murthy MSN, von Emmerich H (1958) The occurrence of the sex chromatin in white blood cells of young adults. Am J Clin Pathol, 30, 216–227.
[152] Davidson WM, Fowler JF, Smith DR (1958) Sexing the neutrophil leucocytes in natural and artificial chimaeras. Br J Haematol, 4, 231–238.

[153] Mittwoch U (1963) The incidence of drumsticks in patients with three X chromosomes. Cytogenetics, 2, 24–33.
[154] Pai GS, Grush OC, Shuman C (1982) Hematological abnormalities in triploidy. Am J Dis Child, 136, 367–369.
[155] Tomonaga M, Matsuura G, Watanabe B, Kamochi Y, Ozono N (1961) Leukocyte drumsticks in chronic granulocytic leukaemia and related disorders. Blood, 18, 581–590.
[156] Archer RK, Engisch HJC, Gaha T, Ruxton J (1971) The eosinophil leucocyte in the blood and bone marrow of patients with Down's anomaly. Br J Haematol, 21, 271–276.
[157] Goasguen JE, Bennett JM, Bain BJ, Brunning R, Vallespi MT, Tomonaga M et al.; International Working Group on Morphology of MDS (IWGM-MDS) (2014) Proposal for refining the definition of dysgranulopoiesis in acute myeloid leukemia and myelodysplastic syndromes. Leuk Res, 38, 447–453.
[158] Huehns ER, Lutzner M, Hecht F (1964) Nuclear abnormalities of the neutrophils in D1(13–15)-trisomy syndrome. Lancet, i, 589–590.
[159] Salama ME, Shah V, Lebel RR, VanDyke DL (2004) Aberrant nuclear projections of neutrophils in Trisomy 13. Arch Pathol Lab Med, 128, 243–244.
[160] Davey FR, Erber WN, Gatter KC, Mason DY (1988) Abnormal neutrophil morphology in acute myeloid leukaemia and myelodysplastic syndrome. Hum Pathol, 19, 454–459.
[161] Strauss RG, Bove KE, Jones JF, Mauer AM, Fulginiti VA (1974) An anomaly of neutrophil morphology with impaired function. N Engl J Med, 290, 478–484.
[162] Vilboux T, Lev A, Malicdan MC, Simon AJ, Järvinen P, Racek T et al. (2013) A congenital neutrophil defect syndrome associated with mutations in VPS45. N Engl J Med, 369, 54–65.
[163] Plum CM, Warburg M, Danielsen J (1978) Defective maturation of granulocytes, retinal cysts and multiple skeletal malformations in a mentally retarded girl. Acta Haematol, 59, 53–63.
[164] Banerjee R, Halil O, Bain BJ, Cummins D, Banner N (2001) Neutrophil dysplasia caused by mycophenolate mofetil. Transplantation, 77, 1608–1610.
[165] Girolami A, Fabris F, Caronato A, Randi ML (1980) Increased numbers of pseudodrumsticks in neutrophils and large platelets. A 'new' congenital leukocyte and platelet morphological abnormality. Acta Haematol, 64, 324–330.
[166] Moore CM, Weinger RS (1980) Pseudo-drumsticks in granulocytes of a male with a Yqh+ polymorphism. Am J Hematol, 8, 411–414.
[167] Gibson BES (1991) Inherited disorders. In: Hann IM, Gibson BES, Letsky EA, eds. Fetal and Neonatal Haematology. Baillière Tindall, London.
[168] Seman G (1959) Sur une anomalie constitutionnelle héréditaire du noyau des polynucléaires neutrophiles. Rev Hémátol, 14, 409–412.
[169] Langenhuijsen MMAC (1984) Neutrophils with ring shaped nuclei in myeloproliferative disorders. Br J Haematol, 58, 227–230.
[170] Stavem P, Hjort PF, Vogt E, Van der Hagen CB (1969) Ring-shaped nuclei of granulocytes in a patient with acute erythroleukaemia. Scand J Haematol, 6, 31–32.
[171] Kabob T, Saigo K, Yamagishi M (1986) Neutrophils with ring-shaped nuclei in chronic neutrophilic leukaemia. Am J Clin Pathol, 86, 748–751.
[172] Craig A (1988) Ring neutrophils in megaloblastic anaemia. Br J Haematol, 67, 247–248.
[173] Hernandez JA, Aldred SW, Bruce JR, Vanatta PR, Mattingly TL, Sheehan WW (1980) 'Botryoid' nuclei in neutrophils of patients with heat stroke. Lancet, ii, 642–643.
[174] Neftel KA, Müller OM (1981) Heat-induced radial segmentation of leucocyte nuclei: a non-specific phenomenon accompanying inflammatory and necrotizing diseases. Br J Haematol, 48, 377–382.
[175] Gustke SS, Becker GA, Garancis JC, Geimer NF, Pisciotta AV (1970) Chromatin clumping in mature leukocytes: a hitherto unrecognized abnormality. Blood, 35, 637–658.
[176] Ozanne C, Bain B, Catovsky D (1996) Teaching cases from the Royal Marsden and St Mary's Hospitals. Case 11: Dysplastic neutrophils in an African woman. Leuk Lymphoma, 18, 351–352.
[177] Bain BJ (1989) Blood Cells: a Practical Guide. Gower Medical Publishing, London.

[178] Brunning RD (1970) Morphologic alterations in nucleated blood and marrow cells in genetic disorders. Hum Pathol, 1, 99–124.
[179] Skendzel LP, Hoffman GC (1962) The Pelger anomaly of leukocytes: forty cases in seven families. Am J Clin Pathol, 37, 294–301.
[180] Hoffmann K, Dreger CK, Olins AL, Olins DE, Shultz LD, Lucke B et al. (2002) Mutations in the gene encoding the lamin B receptor produce an altered nuclear morphology in granulocytes (Pelger-Huët anomaly). Nat Genet, 31, 410–414.
[181] Klein A, Hussar AE, Bornstein S (1955) Pelger-Huët anomaly of leukocytes. N Engl J Med, 253, 1057–1062.
[182] Erice JG, Pérez JM, Pericás FS (1999) Homozygous form of the Pelger-Huët anomaly. Haematologica, 84, 748.
[183] Ardeman S, Chanarin I, Frankland AW (1963) The Pelger-Huët anomaly and megaloblastic anemia. Blood, 22, 472–476.
[184] Parmley RT, Tzeng DY, Baehner R, Boxer LA (1983) Abnormal distribution of complex carbohydrates in neutrophils of a patient with lactoferrin deficiency. Blood, 62, 538–548.
[185] Deutsch PH, Mandell GL (1985) Reversible Pelger-Huët anomaly associated with ibuprofen therapy. Arch Intern Med, 145, 166.
[186] Juneja SK, Matthews JP, Luzinat R, Fan Y, Michael M, Rischin D et al. (1996) Association of acquired Pelger-Huët anomaly with taxoid therapy. Br J Haematol, 93, 139–141.
[187] May RB, Sunder TR (2005) Hematologic manifestations of long-term valproate therapy. Epilepsia, 34, 1098–1101.
[188] Chew E, Juneja S (2013) Botryoid white-cell nuclei. N Engl J Med, 368, e22.
[189] Schmitz LL, McClure JS, Letz CE, Dayton V, Weisdorf DJ, Parkin IL, Brunning RD (1994) Morphologic and quantitative changes in blood and marrow cells following growth factor therapy. Am J Clin Pathol, 101, 67–75.
[190] Dickinson M, Juneja S (2009) Haematological toxicity of colchicine. Br J Haematol, 146, 465.
[191] Lach-Szyrma V, Brito-Babapulle F (1997) The significance of apoptotic cells in peripheral blood smears. Br J Haematol, 97, Suppl. 1, 70.
[192] Drouin A, Favier R, Massé J-M, Debili N, Schmitt A, Elbin C et al. (2001) Newly recognized cellular abnormalities in the gray platelet syndrome. Blood, 98, 1382–1391.
[193] Campbell LJ, Maher DW, Tay DLM, Boyd AW, Rockmart S, McGrath K et al. (1992) Marrow proliferation and the appearance of giant neutrophils in response to recombinant human granulocyte colony stimulating factor (rhG-CSF). Br J Haematol, 80, 298–304.
[194] Ryder JW, Lazarus HM, Farhi DC (1992) Bone marrow and blood findings after marrow transplantation and rhGM-CSF therapy. Am J Clin Pathol, 97, 631–637.
[195] Ghandi MK, Howard MR, Hamilton PJ (1996) The Alder-Reilly anomaly in association with the myelodysplastic syndrome. Clin Lab Haematol, 18, 39–40.
[196] Gale PF, Parkin JL, Quie PG, Pettitt RE, Nelson RP, Brunning RD (1986) Leukocyte granulation abnormality associated with normal neutrophil function and neurological abnormality. Am J Clin Pathol, 86, 33–49.
[197] Newburger PE, Robinson JM, Pryzwansky KB, Rosoff PM, Greenberger JS, Tauber AI (1983) Human neutrophil dysfunction with giant granules and defective activation of the respiratory burst. Blood, 61, 1247–1257.
[198] Van Slyck EJ, Rebuck JW (1974) Pseudo-Chediak-Higashi anomaly in acute leukemia. Am J Clin Pathol, 62, 673–678.
[199] Merino A, Esteve J (2005) Acute myeloid leukaemia with peculiar blast cell inclusions and pseudoeosinophilia. Br J Haematol, 131, 286.
[200] Davidson RJ, McPhie JL (1980) Cytoplasmic vacuolation of peripheral blood cells in acute alcoholism. J Clin Pathol, 33, 1193–1196.
[201] Chetty-Raju N, Cook R, Erber W (2005) Vacuolated neutrophils in ethanol toxicity. Br J Haematol, 127, 478.

[202] Jordans GHW (1953) The familial occurrence of fat containing vacuoles in the leucocytes diagnosed in two brothers suffering from dystrophic musculorum progressiva. Acta Med Scand, 145, 419–423.
[203] Schopfer K, Douglas SD (1976) Fine structural studies of peripheral blood leucocytes from children with kwashiorkor: morphological and functional studies. Br J Haematol, 32, 573–577.
[204] Aprikyan AAG, Liles WC, Park JR, Jonas M, Chi EY, Dale DC (2000) Myelokathexis, a congenital disorder of severe neutropenia characterized by accelerated apoptosis and defective expression of bcl-x in neutrophil precursors. Blood, 95, 320–327.
[205] Peterson LC, Rao KV, Crosson JT, White JG (1985) Fechtner syndrome – a variant of Alport's syndrome with leukocyte inclusions and macrothrombocytopenia. Blood, 65, 397–406.
[206] Ribeiro RC, Howard TH, Brandalise S, Behm FG, Parham DM, Wang WC et al. (1994) Giant actin inclusions in hematopoietic cells associated with transfusion-dependent anemia and grey skin coloration. Blood, 83, 3717–3726.
[207] Yu PH, Wong KF (1996) Circulating leukocytes with ingested mucin in a child with Hirschsprung's disease. Am J Hematol, 52, 240.
[208] Chomet B, Kirshen MM, Schaefer G, Mudrik P (1953) The finding of the LE (lupus erythematosus) cells in smears of untreated, freshly drawn peripheral blood. Blood, 8, 1107–1109.
[209] Weil SC, Holt S, Hrisinko MA, Little L, De Backer N (1985) Melanin inclusions in peripheral blood leukocytes of a patient with malignant melanoma. Am J Clin Pathol, 84, 679–681.
[210] Sen Gupta PC, Ghosal SP, Mukherjee AK, Maity TR (1983) Bilirubin crystals in neutrophils of jaundiced neo nates and infants. Acta Haematol, 70, 69–70.
[211] Smith H (1967) Unidentified inclusions in haemopoietic cells, congenital atresia of the bile ducts and livedo recticularis in an infant. A new syndrome? Br J Haematol, 13, 695–705.
[212] Miale JB (1982) Laboratory Medicine: Hematology, 6th edn. CV Mosby, St Louis.
[213] Roberts GT, Perry JL, Al-Jefri A, Scott CS (2005) Intra-leukocytic hemosiderin inclusions detected as pseudoeosinophils by automated depolarization analysis in a patient with beta-thalassaemia major and immune hemolysis. Blood Cells Mol Dis, 34, 162–165.
[214] Hernandez JA, Steane SM (1984) Erythrophagocytosis by segmented neutrophils in paroxysmal cold hemoglobi nuria. Am J Clin Pathol, 81, 787–789.
[215] Jaber A, Nong M, Thiagarajan P (2006) Transient neutrophilic thrombophagocytosis associated with citrobacter freundii septicemia. Arch Pathol Lab Med, 130, 1754–1755.
[216] Campbell V, Fosbury E, Bain BJ (2009) Platelet phagocytosis as a case of pseudothrombocytopenia. Am J Hematol, 84, 362.
[217] Wang J, Fan L, Ma C, Zhang Y, Xu D (2013) Effects of parenteral lipid emulsions on leukocyte numerical and morphological parameters determined by LH750 hematology analyzer. Int J Lab Hematol, 35, e4–e7.
[218] Schofield KP, Stone PCW, Beddall AC, Stuart J (1983) Quantitative cytochemistry of the toxic granulation blood neutrophil. Br J Haematol, 53, 15–22.
[219] Nevsímalová S, Elleder M, Smíd F, Zemánkova M (1984) Multiple sulphatase deficiency in homozygotic twins. J Inherit Metab Dis, 7, 38–40.
[220] 220 Presentey B (1986) Alder anomaly accompanied by a mutation of the myeloperoxidase structural gene. Acta Haematol, 75, 157–159.
[221] Doocey R, Thula R, Jackson S (2002) Giant actin inclusions in hematopoietic cells: a variant of Brandalise syndrome. J Pediatr Hematol Oncol, 24, 781–782.
[222] Rosenszajn L, Klajman A, Yaffe D, Efrati P (1966) Jordans anomaly in white blood cells. Blood, 28, 258–265.
[223] Markesbery WR, McQuillen MP, Procopis PG, Harrison AR, Engel AG (1974) Muscle carnitine deficiency: association with lipid myopathy, vacuolar neuropathy, and vacuolated leukocytes. Arch Neurol, 31, 320–324.
[224] Dorfman ML, Hershko C, Eisenberg S, Sagher F (1974) Ichthyosiform dermatosis with systemic lipidosis. Arch Dermatol, 110, 261–266.

[225] Chanarin I, Patel A, Slavin G, Wills EJ, Andrews TM, Stewart G (1975) Neutral-lipid storage disease: a new disorder of lipid metabolism. BMJ, i, 553–555.
[226] Cawley JC, Hayhoe FGJ (1972) The inclusions of the May-Hegglin anomaly and Döhle bodies of infection: an ultrastructural comparison. Br J Haematol, 22, 491–496.
[227] Abernathy MR (1966) Döhle bodies associated with uncomplicated pregnancy. Blood, 27, 380–385.
[228] Itoga T, Laszlo J (1962) Döhle bodies and other granulocytic alterations during chemotherapy with cyclophos phamide. Blood, 20, 668–674.
[229] Jenis EH, Takeuchi A, Dillon DE, Ruymann FB, Rivkin S (1971) The May-Hegglin anomaly: ultrastructure of the granulocyte inclusion. Am J Clin Pathol, 55, 187–196.
[230] 230 Drachman JG (2004) Inherited thrombocytopenia: when a low platelet count does not mean ITP. Blood, 103, 390–398.
[231] Volpé R, Ogryzlo MA (1955) The cryoglobulin inclusion cell. Blood, 10, 493–496.
[232] Dennis R, Cummins D, Amin S (1995) Peripheral blood film deposits in a patient with lymphoproliferative disorder. Clin Onc, 7, 65.
[233] Powell HC, Wolf PL (1976) Neutrophilic leukocyte inclusions in colchicine intoxication. Arch Pathol Lab Med, 100, 136–138.
[234] Williams ST, Khare VK, Johnston GA, Blackall DP (1995) Severe intravascular hemolysis associated with brown recluse spider envenomation. Am J Clin Pathol, 104, 463–467.
[235] Lewandowski K, Homenda W, Mital A, Complak A, Hellmann A (2011) Erythrophagocytosis by neutrophils – a rare morphological phenomenon resulting in acquired haemolytic anaemia? Int J Lab Hematol, 33, 447–450.
[236] Au WY, Kwong YL (1999) Haemophagocytosis in the peripheral blood. Br J Haematol, 105, 321.
[237] Etzell J, Lu CM, Browne LW, Wang E (2005) Erythrophagocytosis by dysplastic neutrophils in chronic myelomonocytic leukemia and subsequent transformation to acute myeloid leukemia. Am J Hematol, 79, 340–342.
[238] Sen Gupta PC, Ghosal SP, Mukherjee AK, Maity TR (1983) Bilirubin crystals in neutrophils of jaundiced neonates and infants. Acta Haematol, 70, 69–70.
[239] Harris VN, Malysz J, Smith MD (2009) Green neutrophilic inclusions in liver disease. J Clin Pathol, 62, 853–854.
[240] Davison WM, Milner RDG, Lawler SD (1960) Giant neutrophil leucocytes: an inherited anomaly. Br J Haematol, 6, 339–343.
[241] Özbek N, Derbent M, Olcay L, Yilmaz Z, Tokel K (2004) Dysplastic changes in the peripheral blood in children with microdeletion 22q11.2. Am J Hematol, 77, 126–131.
[242] Cooke WE (1927) The macropolycyte. BMJ, i, 12–13.
[243] Shidham VB, Swami VK (2000) Evaluation of apoptotic leukocytes in peripheral blood smears. Arch Pathol Lab Med, 124, 1291–1294.
[244] Smith H, Rogers SL, Smith HV, Gillis D, Siskind V, Smith JA (2013) Virus-associated apoptosis of blood neutrophils as a risk factor for invasive meningococcal disease. J Clin Pathol, 66, 976–981.
[245] Guibaud S, Plumet-Leger A, Frobert Y (1971) Transient neutrophil aggregation in a patient with infectious mononucleosis. Am J Clin Pathol, 80, 883–884.
[246] Foucar K (2001) Bone Marrow Pathology, 2nd edn. ASCP Press, Chicago.
[247] Nand S, Bansal VK, Kozeny G, Vertuno L, Remlinger KA, Jordan JV (1985) Red cell fragmentation syndrome with the use of subclavian hemodialysis catheters. Arch Intern Med, 145, 1421–1423.
[248] Tracey R, Smith H (1978) An inherited anomaly of human eosinophils and basophils. Blood Cells, 4, 291–300.
[249] Presentey BZ (1968) A new anomaly of eosinophilic granulocytes. Am J Clin Pathol, 49, 887–890.
[250] Archer RK, Engisch HJC, Gaha T, Ruxton J (1971) The eosinophil leucocytes in the blood and bone marrow of patients with Down's anomaly. Br J Haematol, 21, 271–276.
[251] Kay NE, Nelson DA, Gottleib AJ (1973) Eosinophilic Pelger-Huët anomaly with myeloproliferative disorder. Am J Clin Pathol, 60, 663–668.

[252] Catovsky D, Bernasconi C, Verdonck PJ, Postma A, Hows J, ven der Does-van den Berg A et al. (1980) The association of eosinophilia with lymphoblastic leukaemia or lymphoma: a study of seven patients. Br J Haematol, 45, 523–534.
[253] Bain BJ (1989) The significance of ring eosinophils in humans. Br J Haematol, 73, 580–581.
[254] Andre E, Chevalier C, Scheiff JM (2011) Howell–Jolly-like bodies in leucocytes: first description in leucocytes other than neutrophils. Eur J Haematol, 86, 182–183.
[255] Chevalier C, Detry G (2012) Vacuolated lymphocytes and abnormal eosinophils in GM gangliosidosis, type 1. Br J Haematol, 156, 293.
[256] Weil SC, Hrisinko MA (1987) A hybrid eosinophilic-basophilic granulocyte in chronic granulocytic leukaemia. Am J Clin Pathol, 87, 66–70.
[257] Douglas SD, Blume RS, Wolff SM (1969) Fine structural studies of leukocytes from patients and heterozygotes with the Chediak-Higashi syndrome. Blood, 33, 527–540.
[258] Groover RV, Burke EC, Gordon H, Berdon WE (1972) The genetic zucopolysaccharidoses. Semin Haematol, 9, 371–402.
[259] Kolodny EH (1972) Clinical and biochemical genetics of the lipidoses. Semin Haematol, 9, 251–271.
[260] Forestier F, Hohlfeld P, Vial Y, Olin V, Andreux J-P, Tissot J-D (1996) Blood smears and prenatal diagnosis. Br J Haematol, 95, 278–280.
[261] Patel MS, Callahan JW, Zhang S, Chan AKJ, Unger S, Levin AV et al. (1999) Early-infantile galactosialidosis: prenatal presentation and postnatal follow-up. Am J Med Genet, 85, 38–47.
[262] Maier-Redelsperger M, Stern M-H, Maroteaux P (1988) Pink rings lymphocyte: a new cytologic abnormality characteristic of mucopolysaccharidosis type II Hunter disease. Pediatrics, 82, 286–287.
[263] van der Meer W, Jakobs BS, Bocca G, Smeitink JAM, Schuurmans Steckhoven JH, de Keijzer MH (2001) Peripheral blood lymphocyte appearance in a case of I cell disease. J Clin Pathol, 54, 724–726.
[264] Anderson G, Smith VV, Malone M, Sebire NJ (2005) Blood film examination for vacuolated lymphocytes in the diagnosis of metabolic disorders: retrospective experience of more than 2500 cases from a single centre. J Clin Pathol, 58, 1305–1310.
[265] Iwasaki H, Ueda T, Uchida M, Nakamura T, Takada N, Mahara F (1991) Atypical lymphocytes with a multilobated nucleus from a patient with tsutsugamushi disease (scrub typhus) in Japan. Am J Hematol, 36, 150–151.
[266] Huhn KM, Dalal BI, Naiman SC, Buskard NA (1995) Case of chronic B-lymphocytic leukemia with clover leaf nuclei. Am J Hematol, 49, 360–361.
[267] Bachelez H, Hadida F, Gorochov G (1996) Massive infiltration of the skin by HIV-specific cytotoxic CD8-positive T cells. N Engl J Med, 335, 61–62.
[268] Wulf GG, Schulz H, Hallermann C, Kunze E, Wörmann B (2001) Reactive polyclonal T-cell lymphocytosis mimicking Sezary syndrome in a patient with hairy cell leukemia. Haematologica, 86, E27.
[269] Bates I, Bedu-Addo G, Bevan D, Rutherford T (1996) Circulating villous lymphocytes – the link between reactive malarial splenomegaly and splenic lymphoma. Br J Haematol, 93, Suppl. 1, 69.
[270] Lesesve J-F, Debouverie M, Decarvalho Bittencourt M, Béné M-C (2011) CD49d blockade by natalizumab therapy in patients with multiple sclerosis increases immature B-lymphocytes. Bone Marrow Transplantation, 46, 1489–1491.
[271] Kanegane H, Wado T, Nunogami K, Seki H, Taniguchi N, Tosato G (1996) Chronic persistent Epstein-Barr virus infection of natural killer cells and B cells associated with granular lymphocyte expansion. Br J Haematol, 95, 116–122.
[272] Prokocimer M, Potasman I (2008) The added value of peripheral blood cell morphology in the diagnosis and management of infectious diseases – part 2: illustrative cases. Postgrad Med J, 84, 586–589.
[273] Ross DM, Stirling J (2013) Giant parallel tubular arrays in T lymphocytes. Blood, 121, 422.
[274] Lesesve J-F, Troussard X (2001) EDTA-dependent lymphoagglutination. Br J Haematol, 115, 237.
[275] Shelton JB, Frank IN (2000) Splenic B cell lymphoma with lymphocyte clusters in peripheral blood smears. J Clin Pathol, 53, 228–230.
[276] Cobcroft R (1999) Diagnosis of angiotropic large B-cell lymphoma from a peripheral blood film. Br J Haematol, 104, 429.

[277] Imbing F, Kumar D, Kumar S, Yuoh G, Gardner F (1995) Splenic lymphoma with circulating villous lymphocytes. J Clin Pathol, 48, 584–587.
[278] Wenburg JJ, Go RS (2003) EDTA-dependent lymphocyte clumping. Haematologica, 88, EIM09.
[279] Oertel J, Oertel B, Schleicher J, Huhn D (1998) Detection of small numbers of immature cells in the blood of healthy subjects. J Clin Pathol, 51, 886–890.
[280] Pellat-Deceunynck C, Jego G, Robilard N, Accard F, Amiot M, Bataille R (2000) Reactive plasmacytoses, a model for studying the biology of human plasma cell progenitors and precursors. Hematol J, 1, 362–366.
[281] Blanchard-Rohner G, Pulickal AS, Jol-van der Zijde CM, Snape MD, Pollard AJ (2009) Appearance of peripheral blood plasma cells and memory B cells in a primary and secondary immune response in humans. Blood, 114, 4998–5002.
[282] Shtalrid M, Shvidel L, Vorst E (2003) Polyclonal reactive peripheral blood lymphocytosis mimicking plasma cell leukemia in a patient with staphylococcal sepsis. Leuk Lymphoma, 44, 379–380.
[283] Gawoski JM, Ooi WW (2003) Dengue fever mimicking plasma cell leukemia. Arch Pathol Lab Med, 127, 1026–1027.
[284] Yamane A, Awaya N, Shimizu T, Ikeda Y, Okamoto S (2007) Angioimmunoblastic T-cell lymphoma with polyclonal proliferation of plasma cells in peripheral blood and marrow. Acta Haematol, 117, 74–77.
[285] La Raja M (2002) Erythrophagocytosis by peripheral monocytes in Plasmodium falciparum malaria. Haematologica, 87, EIM14.
[286] Klein E, Ronez E (2012) Peripheral hemophagocytosis in malaria infection. Blood, 119, 910.
[287] White JG, Witkop CJ, Gerritsen SM (1973) The Hermansky-Pudlak syndrome: inclusions in circulating leucocytes. Br J Haematol, 24, 761–765.
[288] Currimbhoy Z (1991) An outbreak of an infection associated with circulating activated monocytes and haemophagocytes in children in Bombay, India. Am J Pediatr Hematol Oncol, 13, 274–279.
[289] Piankijagum A, Visudhiphan S, Aswapokee P, Suwanagool S, Kruatrachue M, Na-Nakorn S (1977) Hematological changes in typhoid fever. J Med Assoc Thai, 60, 828–838.
[290] Tsuda H (1997) The use of cyclosporin-A in the treatment of virus–associated haemophagocytic syndrome in adults. Leuk Lymphoma, 28, 73–82.
[291] Sheehan AM (2011) Peripheral blood and bone marrow manifestations in metabolic storage disease. In: Proytcheva MA (ed.) Diagnostic Pediatric Hematopathology, Cambridge University Press, Cambridge.
[292] Efrati P, Rozenszajn L (1960) The morphology of buffy coats in normal human adults. Blood, 15, 1012–1019.
[293] Bennett IM, Catovsky D, Daniel MT, Flandrin G, Galton DAG, Gralnick HR, Sultan C (1982) Proposals for the classification of the myelodysplastic syndromes. Br J Haematol, 51, 189–199.
[294] Meteesatien P, Plevy SE, Fender JD, Fedoriw Y (2010) Circulating blasts in a Crohn's patient treated with natalizumab. Lab Med, 43, 453–456.
[295] Yun HD, Waller EK (2013) Smudge cells following treatment with pentostatin in a patient with B-cell prolymphocytic leukemia. Blood, 122, 474.
[296] van Hoeven KH, Wanner JL, Ballas SK (1997) Cytologic diagnosis of fat emboli in peripheral blood during sickle cell infarctive crisis. Diagn Cytopathol, 17, 54–56.
[297] Hicsönmez G, Ozkaynak F (1984) Diagnosis of heterozygous state for Bernard–Soulier disease. Acta Haematol, 71, 285–286.
[298] Epstein CJ, Sahud MA, Piel CF, Goodman JR, Bernfield MR, Kushner JH, Ablin AR (1972) Hereditary macrothrombocytopathia, nephritis and deafness. Am J Med, 52, 299–310.
[299] Bellucci S (1997) Megakaryocytes and inherited thrombocytopenias. Baillière's Clin Haematol, 10, 149–162.
[300] Estes JW (1968) Platelet size and function in the hereditable disorders of connective tissues. Ann Intern Med, 68, 1237–1249.

[301] Jackson SC, Sinclair GD, Cloutier GD, Duab Z, Rand ML, Poon MC (2009) The Montreal platelet syndrome kindred has type 2B von Willebrand disease with the VWF V1316M mutation. Blood, 113, 3348–3351.
[302] Raccuglia G (1971) Gray platelet syndrome. A variety of qualitative platelet disorder. Am J Med, 51, 818–827.
[303] Lesesve J-F, Latger-Cannard V, Lecompte T (2005) Pseudo-storage pool disease due to platelet degranulation in EDTA-collected peripheral blood: a rare artifact. Clin Lab Haematol, 27, 336–342.
[304] Biddle DA, Neto TG, Nguyen AND (2001) Platelet storage pool deficiency of α and δ granules. Arch Pathol Lab Med, 125, 1125–1126.
[305] Geddis AE (2005) Congenital cytopenias. The molecular basis of congenital thrombocytopenias: insights into megakaryopoiesis. Hematology, 10, Suppl. 1, 299–305.
[306] Kim SM, Chang HK, Song JW, Koh H, Han SJ; Severance Pediatric Liver Disease Research Group (2010) Agranular platelets as a cardinal feature of ARC syndrome. J Pediatr Hematol Oncol, 32, 253–258.
[307] Mant MJ, Doery JCG, Gauldie J, Sims H (1975) Pseudothrombocytopenia due to platelet aggregation and degranulation in blood collected in EDTA. Scand J Haematol, 15, 161–170.
[308] Stavem P, Kjaerheim A (1977) In vitro platelet stain preventing (degranulating) effect of various substances. Scand J Haematol, 18, 170–176.
[309] Cockbill SR, Burmester HB, Heptinstall S (1988) Pseudo grey platelet syndrome – grey platelets due to degranulation of platelets in blood collected into EDTA. Eur J Haematol, 41, 326–333.
[310] Hamilton RW, Shaikh BS, Ottic JN, Storch AE, Saleem A, White JG (1980) Platelet function, ultrastructure and survival in the May-Hegglin anomaly. Am J Clin Pathol, 74, 663–668.
[311] Breton-Gorius J, Favier R, Guichard J, Cherif D, Berger R, Debili N et al. (1995) A new congenital dysmegakaryopoietic thrombocytopenia (Paris-Trousseau) associated with giant platelet α-granules and chromosome 11 deletion at 11q23. Blood, 85, 1805–1814.
[312] Fajardo LF, Tallent C (1974) Malaria parasites within human platelets. JAMA, 229, 1205–1207.
[313] Nurden P, Debili N, Vainchenker W, Bobe R, Bredoux R, Corvazier E et al. (2006) Impaired megakaryocytopoiesis in type 2B von Willebrand disease with severe thrombocytopenia. Blood, 108, 2587–2595.
[314] Casonato A, Bertomoro A, Pontara E, Dannhauser D, Lazzaro AR, Girolami A (1994) EDTA dependent pseudothrombocytopenia caused by antibodies against the cytoadhesive receptor of platelet gpIIB/IIIA. J Clin Pathol, 47, 625–630.
[315] Chiurazzi F, Villa MR, Rotoli B (1999) Transplacental transmission of EDTA-dependent pseudothrombocytopenia. Haematologica, 84, 664.
[316] Stiegler HM, Fischer Y, Steiner S (1999) Thrombocytopenia and glycoprotein IIb-IIIa receptor antagonists. Lancet, 353, 1185.
[317] Español I, Muñiz-Diaz E, Domingo-Clarós A (2000) The irreplaceable image: platelet satellitism to granulated lymphocytes. Haematologica, 85, 1322.
[318] Yoo D, Weems H, Lessin LS (1982) Platelet to leukocyte adherence phenomenon. Acta Haematol, 68, 142–148.
[319] Campbell V, Fosbury E, Bain BJ (2009) Platelet phagocytosis as a case of pseudothrombocytopenia. Am J Hematol, 84, 362.
[320] Zandecki M, Genevieve F, Gerard J, Godon A (2007) Spurious counts and spurious results on haematology analysers: a review. Part I: platelets. Int J Lab Hematol, 1, 4–20.
[321] Lazo-Langner A, Piedras J, Romero-Lagarza P, Lome-Maldonado C, Sánchez-Guerrero J, López-Karpovitch X (2002) Platelet satellitism, spurious neutropenia, and cutaneous vasculitis: casual or causal association? Am J Hematol, 70, 246–249.
[322] Hosseinzadeh M, Kumar PV, Rahemi M (2006) Platelet satellitism in lupus erythematosus resolving after treatment. Acta Haematol, 115, 131–132.
[323] Cesca C, Ben-Ezra J, Riley RS (2001) Platelet satellitism as presenting finding in mantle cell lymphoma. Am J Clin Pathol, 115, 567–570.

[324] Latger-Cannard V, Debourgogne A, Montagne K, Plénat F, Lecompte T (2009) Platelet satellitism and lympho-agglutination as presenting finding in marginal zone B-cell lymphoma. Eur J Haematol, 83, 81–82.
[325] Hansen M, Pedersen NT (1979) Circulating megakaryocytes in patients with pulmonary inflammation and in patients subjected to cholecystectomy. Scand J Haematol, 23, 211–216.
[326] Pederson NT, Petersen S (1980) Megakaryocytes in the foetal circulation and in cubital venous blood in the mother before and after delivery. Scand J Haematol, 25, 5–11.
[327] Pederson NT, Cohn J (1981) Intact megakaryocytes in the venous blood as a marker for thrombopoiesis. Scand J Haematol, 27, 57–63.
[328] Pederson NT, Laursen B (1983) Megakaryocytes in cubital venous blood in patients with chronic myeloproliferative disorders. Scand J Haematol, 30, 50–58.
[329] Swami VK, Solomon-Pestcoe F, Chen X (1996) Significance of circulating megakaryocytes in neonates: a prospective study of 68 cases. Am J Clin Pathol, 105, 513–514.
[330] Wilde NT, Burgess R, Keenan DJM, Lucas GS (1997) The effect of cardiopulmonary bypass on circulating megakaryocytes. Br J Haematol, 98, 322–327.
[331] Bianchi DW (1999) Fetal cells in the maternal circulation: feasibility in prenatal diagnosis. Br J Haematol, 105, 574–583.
[332] Levine RF, Olson TA, Shoff PK, Miller MK- Weisman LE (1996) Mature micromegakaryocytes: an unusual developmental pattern in term infants. Br J Haematol, 94, 391–399.
[333] Lowenstein ML (1959) The mammalian reticulocyte. Int Rev Cytol, 9, 135–174.
[334] Xanthou M (1970) Leucocyte blood picture in full-term and premature babies during neonatal period. Arch Dis Child, 45, 242–249.
[335] Gibson EL, Vaucher Y, Corrigan JJ (1984) Eosinophilia in premature infants: relationship to weight gain. J Pediatr, 95, 99–101.
[336] Wilkinson LS, Tang A, Gjedsted A (1983) Marked lymphocytosis suggesting chronic lymphocytic leukemia in three patients with hyposplenism. Am J Med, 75, 1053–1056.
[337] Kelemen E, Gergely P, Lehoczky D, Triska E, Demeter J, Vargha P (1986) Permanent large granular lymphocytosis in the blood of splenectomized individuals without concomitant increase of in vitro natural killer cell cytotoxicity. Clin Exp Immunol, 163, 696–702.
[338] Demeter J (1995) Persistent lymphocytosis of natural killer cells after splenectomy. Br J Haematol, 91, 253–254.
[339] Millard RE, Banerjee DK (1979) Changes in T and B blood lymphocytes after splenectomy. J Clin Pathol, 32, 1045–1049.
[340] Holyroyde CP, Gardner FH (1970) Acquisition of autophagic vacuoles by human erythrocytes: physiological role of the spleen. Blood, 36, 566–575.
[341] Kevy SV, Tefft M, Vawter GF, Rosen FS (1968) Hereditary splenic hypoplasia. Pediatrics, 42, 752–757.
[342] Devriendt K, Naulaers G, Matthijs G, Van Houdt K, Devlieger H, Gewillig M, Fryns JP (1997) Agenesis of corpus callosum and anophthalmia in the asplenia syndrome. A recognisable association? Ann Genet, 40, 14–17.
[343] Garriga S, Crosby WH (1959) The incidence of leukemia in families of patients with hypoplasia of the marrow. Blood, 14, 1008–1114.
[344] Leahy RT, Philip RK, Gibbons RJ, Fisher C, Suri M, Reardon W (2005) Asplenia in ATR-X syndrome: a second report. Am J Med Genet A, 139, 37–39.
[345] Rodin AE, Sloan JA, Nghiem QX (1972) Polysplenia with severe congenital heart disease and Howell-Jolly bodies. Am J Clin Pathol, 58, 127–134.
[346] Eshel Y, Sarova-Pinhas I, Lampl Y, Jedwab M (1991) Autosplenectomy complicating pneumococcal meningitis in an adult. Arch Intern Med, 151, 998–999.
[347] Ryan FP, Smart RC, Holdsworth CD, Preston FE (1978) Hyposplenism in inflammatory bowel disease. Gut, 19, 50–55.
[348] Corazza GR, Gasbarrini G (1983) Defective spleen function and its relation to bowel disease. Clin Gastroenterol, 12, 651–669.

[349] Dillon AM, Stein HB, English RA (1982) Splenic atrophy in systemic lupus erythematosus. Ann Intern Med, 96, 40–43.
[350] Friedman TC, Thomas PM, Fleisher TA, Feuillan P, Parker RI, Cassorla F, Chrousos GP (1991) Frequent occurrence of asplenia and cholelithiasis in patients with autoimmune polyglandular disease type 1. Am J Med, 91, 625–630.
[351] Kahls P, Panzer S, Kletter K, Minar E, Stain-Kos M, Walter R et al. (1988) Functional asplenia after bone marrow transplantation: a late complication related to extensive chronic graft-versus-host disease. Ann Intern Med, 109, 461–464.
[352] Dailey MO, Coleman CN, Fajardo LF (1981) Splenic injury caused by therapeutic irradiation. Am J Surg Pathol, 5, 325–331.
[353] Bensinger TA, Keller AR, Merrell LF, O'Leary DS (1971) Thorotrast-induced reticuloendothelial blockade in man. Am J Med, 51, 663–668.
[354] Kurth D, Deiss A, Cartwright GE (1969) Circulating siderocytes in human subjects. Blood, 34, 754–764.
[355] Steinberg MH, Gatling RR, Tavassoli M (1983) Evidence of hyposplenism, in the presence of splenomegaly. Scand J Haematol, 31, 437–439.
[356] Khan AM, Harrington RD, Nadel M, Greenberg BR (1998) Hyposplenism from Mycobacterium avium complex infection in a patient with AIDS and immune thrombocytopenia. Acta Haematol, 99, 44–48.
[357] William BM (2009) Hyposplenism associating long-term asbestos exposure. Rom J Intern Med, 47, 415–416.
[358] Sunder-Plassmann G, Geissler K, Penner E (1992) Functional asplenia and vasculitis associated with antineutrophil cytoplasmic antibodies. N Engl J Med, 327, 437–438.
[359] Fadel M, Luyt D, Pandya H, Nichani S, Jenkins D (2004) Pneumococcal sepsis: should we look for asplenia? J R Soc Med, 97, 582–583.
[360] Shanberge IN (1954) Accidental occurrence of endothelial cells in peripheral blood smears. Am J Clin Pathol, 25, 460–464.
[361] George F, Brouqui P, Bofta M-C, Mutin M, Drancourt M, Brisson C et al. (1993) Demonstration of Rickettsia conorii-induced endothelial injury in vivo by measuring circulating endothelial cells, thrombomodulin, and von Willebrand factor in patients with Mediterranean spotted fever. Blood, 82, 2109–2116.
[362] Pooley R, Peterson L, Finn W, Kroft S (1998) Cytomegalovirus-infected cells in routinely prepared peripheral blood films of immunosuppressed patients. Am J Clin Pathol, 112, 108–112.
[363] Alabdulaali MK, Alayed KM, Baltow BA (2010) Circulating mesothelial cells following multiple ribs fractures. Br J Haematol, 149, 1.
[364] Christensen WN, Ultmann JE, Mohos SC (1956) Disseminated neuroblastoma in an adult presenting with the picture of thrombocytopenic purpura. Blood, 11, 273–278.
[365] Nunez C, Abboud SL, Leman NC, Kemp JA (1983) Ovarian rhabdomyosarcoma presenting as leukemia. Cancer, 52, 297–300.
[366] Pollak ER, Miller HJ, Vye MV (1981) Medulloblastoma presenting as leukemia. Am J Clin Pathol, 76, 98–103.
[367] Krause JR (1979) Carcinocythemia. Arch Pathol Lab Med, 103, 98.
[368] Moodley V, Pool R (2003) Circulating neuroblastoma cells in peripheral blood. Br J Haematol, 123, 2.
[369] Melamed MR, Cliffton EE, Seal SH (1962) Cancer cells in the peripheral venous blood. A quantitative study of cells of problematic origin. Am J Clin Pathol, 37, 381–388.
[370] Brace W, Bain B, Walker M, Catovsky D (1995) Teaching cases from the Royal Marsden Hospital. Case 9: an elderly patient with unusual circulating cells. Leuk Lymphoma, 18, 529–530.
[371] Trefzer U, Schlegel C, Sterry W, Späth-Schwalbe E, Possinger K, Denkert C (1999) Fulminant intravascular malignant melanoma mimicking acute leukemia. Blood, 94, 1483–1484.
[372] Swirsky D, Luckit J (1999) Images in haematology: the peripheral blood in metastatic melanoma. Br J Haematol, 107, 219.
[373] Millar AJ, Sinclair-Smith C, Mills AE, Rode H, Hartley P, Cywes S (1990) Mucin-secreting Wilms' tumor. Report of two cases. Am J Pediatr Hematol Oncol, 12, 201–204.

[374] Schaub CR, Farhi DC (1988) Circulating mucin in Wilms' tumor and nephroblastomatosis. Effect on leukocyte counts. Arch Pathol Lab Med, 112, 656–657.
[375] Bouroncle BA (1966) Sternberg-Reed cells in the peripheral blood of patients with Hodgkin's disease. Blood, 27, 544–556.
[376] Sinks LF, Clein GP (1966) The cytogenetics and cell metabolism of circulating Reed-Sternberg cells. Br J Haematol, 12, 447–453.
[377] Le CT (1980) Tick-borne relapsing fever in children. Pediatrics, 66, 963–966.
[378] Lawrence C, Brown ST, Freundlich LF (1988) Peripheral blood smear bacillemia. Am J Med, 85, 111–113.
[379] Yu RK, Shepherd LE, Rapson DA (2000) Capnocytophaga canimorsus, a potential emerging microorganism in splenectomized patients. Br J Haematol, 109, 679.
[380] Gloster ES, Strauss RA, Jimenez JF, Neuberg RW, Berry DH, Turner EJ (1985) Spurious elevated platelet counts associated with bacteremia. Am J Hematol, 18, 329–332.
[381] Fife A, Hill D, Barton C, Burden P (1993) Gram negative septicaemia diagnosed on peripheral blood smear appearances. J Clin Pathol, 47, 82–84.
[382] Torlakovic E, Hibbs JR, Miller JS, Litz CE (1996) Intracellular bacteria in blood smears in patients with central venous catheters. Arch Intern Med, 155, 1547–1550.
[383] Babe KS, Reinhardt JF (1994) Diagnosis of legionella sepsis by examination of a peripheral blood smear. Clin Inf Dis, 19, 1164.
[384] Fernando SL, Lehmann P (2011) Bugs on film: the presence of bacterial rods (Citrobacter koseri) on a routine blood film in a septic immunocompromised patient with a femoral vein line. Ind J Pathol Bacteriol, 54, 840–841.
[385] Dooley JR (1980) Haemotropic bacteria in man. Lancet, ii, 1237–1239.
[386] Rolain J-M, Foucault C, Guieu R, La Scola B, Brouqui P, Raoult D (2002) Bartonella quintana in human erythrocytes. Lancet, 360, 226–228.
[387] Invernizzi R, Travaglino E, Perfetti V (2003) PAS positive monocytes in Whipple's disease. Haematologica, 88, EIM16.
[388] Puntarić V, Borčič D, Bejuk D, Vrhovec B, Madić J, Busch K, Richter B (1994) Haemotropic bacteria in man, Lancet, 343, 359–360.
[389] Tarantolo SR, Landmark JD, Iwen PC, Kessinger A, Chan WC, Hinrichs SH (1997) Bartonella-like erythrocyte inclusions in thrombotic thrombocytopenic purpura. Lancet, 350, 1602.
[390] Raoult D, Lepidi H, Harle JR (2001) Tropheryma whipplei circulating in blood monocytes. N Engl J Med, 345, 548.
[391] Godwin JH, Stopeck A, Chang VT, Godwin TA (1991) Mycobacteremia in acquired immune deficiency syndrome. Rapid diagnosis based on inclusions in the peripheral blood smear. Am J Clin Pathol, 95, 369–375.
[392] Buller RS, Areno M, Hmiel SP, Paddock CD, Sumner JW, Rikihisa Y et al. (1999) Ehrlichia ewingii, a newly recognized agent of human ehrlichiosis. N Engl J Med, 341, 148–155.
[393] Chen S-M, Dumler JS, Bakken JS, Walker DH (1994) Identification of a granulocytotropic Ehrlichia species as the etiologic-agent of human disease. J Clin Microbiol, 32, 589–595.
[394] Rynkiewicz DL, Liu LX (1994) Human ehrlichiosis in New England. N Engl J Med, 330, 292–293.
[395] McDade JE (1990) Ehrlichiosis – a disease of animals and humans. J Infect Dis, 161, 609–617.
[396] Morais JD, Dawson JE, Greene C, Filipe AP, Galhardas LC, Bacellar F (1991) First European case of ehrlichiosis. Lancet, 338, 633–634.
[397] Horowitz HW, Kilchevsky E, Haber S, Aguero-Rosenfeld M, Kranwinkel R, James EK et al. (1998) Perinatal transmission of the agent of human granulocytic ehrlichiosis. N Engl J Med, 339, 375–378.
[398] Tamí I, Martinez JI, Tamí M, Redondo MC, Finol H, Simonovis N (1966) Identification of Ehrlichia species in blood smear. Inf Dis Clin Practice, 5, 555–557.
[399] Arraga-Alvarado C, Montero-Ojeda M, Bernardoni A, Anderson BE, Parra O (1996) [Human ehrlichiosis: report of the 1st case in Venezuela] (Article in Spanish). Invest Clin, 37, 35–49.
[400] Kuberski TT (1977) Intraleukocytic spore formation and leukocytic vacuolization during Clostridium perfringens septicemia. Am J Clin Pathol, 68, 794–796.

[401] Mann JM, Hull HF, Schmid GP, Droke WE (1984) Plague and the peripheral smear. JAMA, 251, 953.
[402] Monihan JM, Jewell TW, Weir GT (1986) Candida parapsilosis diagnosed by peripheral blood smear. Arch Pathol Lab Med, 110, 1180–1181.
[403] Yera H, Poulain D, Lefebvre A, Camus D, Sendid B (2004) Polymicrobial candidaemia revealed by the peripheral blood smear and chromogenic medium. J Clin Pathol, 57, 196–198.
[404] Girmenia C, Jaalouk G (1994) Detection of Candida in blood smears of patients with hematologic malignancies. Eur J Haematol, 52, 124–125.
[405] Yao YDC, Arkin CF, Doweiko JP, Hammer SM (1990) Disseminated cryptococcosis diagnosed on peripheral blood smear in a patient with acquired immunodeficiency syndrome. Am J Med, 89, 100–102.
[406] Wong KF, Tsang DNC, Chan JKC (1994) Bone marrow diagnosis of penicilliosis. N Engl J Med, 330, 717–718.
[407] Nayar R, Marley EF, Laban NLC, Campos JM (1995) Clinical pathology rounds: early diagnosis of fungemia in children. Lab Med, 26, 381–383.
[408] Bhargava P, Longhi LP (2007) Peripheral smear with Malassezia furfur. N Engl J Med, 356, e25.
[409] Berrouane Y, Bisiau H, Le Baron F, Cattoen C, Duthilleul P, Dei Cas E (1998) Candida albicans blastoconidia in peripheral blood smears from non-neutropenic surgical patients. J Clin Pathol, 51, 537–538.
[410] Singh B, Kim Sung L, Matusop A, Radhakrishnan A, Shamsul SS, Cox-Singh J et al. (2004) A large focus of naturally acquired Plasmodium knowlesi infections in human beings. Lancet, 363, 1017–1024.
[411] Singh B, Daneshvar C (2010) Plasmodium knowlesi Malaria in Malaysia. Med J Malaysia, 65, 166–172.
[412] Albrecht H, Sobottka I, Stellbrink HJ, van Lunzen J, Greten H (1996) Diagnosis of disseminated toxoplasmosis using a peripheral blood smear. AIDS, 10, 799–800.
[413] Willcox ML, Mant J, O'Dempsey T (2013) Imported malaria. BMJ, 347, 34–35.
[414] Griffith KS, Lewis LS, Mali S, Parise ME (2007) Treatment of malaria in the United States: a systematic review. JAMA, 297, 2264–2277.
[415] Sutherland CJ, Tanomsing N, Nolder D, Oguike M, Jennison C, Pukrittayakamee S et al. (2010) Two nonrecombining sympatric forms of the human malaria parasite Plasmodium ovale occur globally. J Infect Dis, 201, 1544–1550.
[416] Cox-Singh J, Davis TM, Lee KS, Shamsul SS, Matusop A, Ratnam S et al. (2008) Plasmodium knowlesi malaria in humans is widely distributed and potentially life threatening. Clin Infect Dis, 46, 165–171.
[417] Daneshvar C, Davis TM, Cox-Singh J, Rafàee MZ, Zakaria SK, Divis PC, Singh B (2009) Plasmodium knowlesi malaria in humans is widely distributed and potentially life threatening. Clin Infect Dis, 49, 852–860.
[418] Figtree M, Lee R, Bain L, Kennedy T, Mackertich S, Urban M et al. (2010) Plasmodium knowlesi in human, Indonesian Borneo. Emerg Infect Dis, 16, 672–674.
[419] Willmann M, Ahmed A, Siner A, Wong IT, Woon LC, Singh B et al. (2012) Laboratory markers of disease severity in Plasmodium knowlesi infection: a case control study. Malar J, 11, 363.
[420] Singh B, Daneshvar C (2013) Human infections and detection of Plasmodium knowlesi. Clin Microbiol Rev, 26, 165–184.
[421] Lee KS, Cox-Singh J, Singh B (2009) Morphological features and differential counts of Plasmodium knowlesi parasites in naturally acquired human infections. Malar J, 8, 73.
[422] Lee WC, Chin PW, Lau YL, Chin LC, Fong MY, Yap CJ et al. (2013) Hyperparasitaemic human Plasmodium knowlesi infection with atypical morphology in peninsular Malaysia. Malar J, 12, 88.
[423] Wickramasinghe SN, and Abdalla SH (2000) Blood and bone marrow changes in malaria. Baillière's Clin Haematol, 13, 277–299.
[424] Ladhani S, Lowe B, Cole AO, Kowuondo K, Newton CRJC (2003) Changes in white blood cells and platelets in children with falciparum malaria: relationship to disease outcome. Br J Haematol, 119, 839–847.
[425] Shankar AH, Fawzi WW (2010) Moving toward hematological predictors of disease severity in malaria: going with the flow. Am J Hematol, 85, 225–226.

[426] Ladhani S, Khatri P, El-Bashir H, Shingadia D (2005) Imported malaria is a major cause of thrombocytopenia in children presenting to the emergency department in east London. Br J Haematol, 129, 707–709.
[427] Chandra S, Chandra H (2013) Role of haematological parameters as an indicator of acute malarial infection in Uttarakhand State of India. Meditter J Hematol Infect Dis, 5, e2013009.
[428] Lawrence C (1999) Laveran remembered: malaria haemozoin in leucocytes. Lancet, 353, 1852.
[429] Day NPJ, Diep PT, Ly PT, Sinh DX, Chuong LV, Chau TTH et al. (1996) Clearance kinetics of parasites and pigment-containing leukocytes in severe malaria. Blood, 88, 4694–4700.
[430] Moody AH, Chiodini PL (2000) Methods for the detection of blood parasites. Clin Lab Haematol, 22, 189–202.
[431] Bailey JW, Williams J, Bain BJ, Parker-Williams J, Chiodini PL; General Haematology Task Force of the British Committee for Standards in Haematology (2013) Guideline: the laboratory diagnosis of malaria. Br J Haematol, 163, 573–580.
[432] Wilson ML (2013) Laboratory diagnosis of malaria: conventional and rapid diagnostic methods. Arch Pathol Lab Med, 137, 805–811.
[433] Moody A, Hunt-Cooke A, Gabbett E, Chiodini P (2000) Performance of the OptiMAL malaria antigen capture dipstick for malaria diagnosis and treatment monitoring at the Hospital for Tropical Diseases, London. Br J Haematol, 109, 891–894.
[434] Grobusch MP, Alpermann U, Schwenke S, Jelinek T, Warhurst DC (1999) False-positive rapid tests for malaria in patients with rheumatoid factor. Lancet, 353, 297.
[435] Spach DH, Liles WC, Campbell GL, Quick RE, Anderson DE, Fritsche TR (1993) Tick-borne diseases in the United States. N Engl J Med, 329, 936–947.
[436] Yager PH, Luginbuhl LM, Dekker JP (2014) Case records of the Massachusetts General Hospital. Case 6-2014: a 35-day-old boy with fever, vomiting, mottled skin, and severe anemia. N Engl J Med, 370, 753–762.
[437] Vannier E, Krause PJ (2012) Human babesiosis. N Engl J Med, 366, 2397–2407.
[438] Beattie JF, Michelson ML, Holman PJ (2002) Acute babesiosis caused by Babesia divergens in a resident of Kentucky. N Engl J Med, 347, 697–698.
[439] Rajpal DR, Murray DR, Morrell DR, O'Dwyer DR (2005) Human babesiosis: an unusual cause of haemolytic anaemia. Br J Haematol, 129, Suppl. 1, 51.
[440] Martinot M, Zadeh MM, De Briel D (2012) Human babesiosis, N Engl J Med, 367, 1070.
[441] Setty S, Khalil Z, Schori P, Azar M, Ferrieri P (2003) Babesiosis: two atypical cases from Minnesota and a review. Am J Clin Pathol, 120, 554–559.
[442] Pantanowitz L, Ballesteros E, de Girolami P (2001) Laboratory diagnosis of babesiosis. Lab Med, 32, 184–188.
[443] Stowell CP, Gelfand JA, Shepard J-AO, Kratz A (2007) Case 17-2007: a 25-year-old woman with relapsing fevers and recent onset dyspnea. N Engl J Med, 356, 2313–2319.
[444] Albrecht H, Sobottka I, Stellbrink H-J, van Lunzen J, Greten H (1996) Diagnosis of disseminated toxoplasmosis using a peripheral blood smear. AIDS, 10, 799–800.
[445] Arnold SJ, Kinney MC, McCormick MS, Dunmer S, Scott MA (1997) Disseminated toxoplasmosis: unusual presentations in the immunocompromised host. Arch Pathol Lab Med, 121, 869–873.
[446] Moore AC, Ryan ET, Waldron MA (2002) A 37-year-old man with fever, hepatosplenomegaly and a cutaneous foot lesion after a trip to Africa. N Engl J Med, 346, 2069–2077.
[447] Vanhollebeke B, Truc P, Poelvoorde P, Pays A, Joshi PP, Katti R et al. (2006) Human Trypanosoma evansi infection linked to a lack of apolipoprotein L-I. N Engl J Med, 355, 2752–2756.
[448] Learning Bench Aid No 3 (n. d.) Microscopical Diagnosis of Lymphatic Filariasis, Loiasis, Onchocerciasis. Tropical Health Technology, Doddington, Cambridgeshire.

4 Erkennen fehlerhafter Blutbilder

4.1 Ursachen fehlerhafter Blutbilder

Man unterscheidet präanalytische, analytische und postanalytische Fehler. Unter präanalytischen Fehler versteht man die Fehler, die vor der eigentlichen Analyse der Probe auftreten. Darunter fallen z. B. fehlerhaft ausgefüllte Laboranträge, Fehler bei der Blutentnahme oder Fehler während des Probentransports bzw. der -lagerung (Tab. 4.1). Werden Proben bei Raumtemperatur gelagert, so kommt es beispielsweise bei der Erstellung automatisierter Blutbilder mit dem Sysmex 2100 schon nach 6 Stunden zu einer Zunahme des mittleren korpuskulären Volumens (MCV) und des Hämatokriten (HK), bei gleichzeitiger Abnahme der mittleren zellulären Hämoglobinkonzentration (MCHC). Nach 48 Stunden steigen die Werte für die Neutrophilen an, die Monozytenzahl sinkt [1]. Bei Verwendung von Siemens-Analyzern werden ähnliche Veränderungen beobachtet. Vor allem die Betreiber von Einsendelaboren müssen

Tab. 4.1: Präanalytische Ursachen fehlerhafter Blutbilder.

Art des Fehlers	Beispiele
Schreibfehler	– Keine Angabe zu Name, Alter, Geschlecht des Patienten – Keine Angabe zum ethnischen Hintergrund (falls relevant) – Keine Angabe über eine bestehende Schwangerschaft – Relevante klinische Angaben werden nicht mitgeteilt
Abnahme nach Bluttransfusion	Vorangegangene Bluttransfusion, über die das Labor nicht informiert wurde
Fehler bei der Identifizierung des Patienten oder der Blutentnahme	– Probenverwechslung: Anforderungsformular und Patient gehören nicht zusammen – Verwechslung der mütterlichen Blutprobe und der Blutprobe des Neugeborenen – Verdünnte Probe (z. B. bei Blutentnahme oberhalb einer intravenösen Infusion oder zu wenig Blut in Relation zum vorgelegten Antikoagulans EDTA) – Probenröhrchen mit falschem Antikoagulans – Probenröhrchen mit zu hoch konzentriertem Antikoagulans (EDTA) – Konzentrationsanstieg bestimmter Messwerte bei zu langer Stauuung – Probe angeronnen – Probe hämolytisch – Probengefäß enthält zu wenig Material – Probe mit subkutanem Fett kontaminiert [2]
Fehler bei der Abnahme von fetalen Blutproben	Kontamination mit Amnionflüssigkeit [3]
Fehler während Transport oder Lagerung	Unabsichtliches Erhitzen [4] oder Einfrieren der Probe Material zu alt

EDTA = Ethylendiamintetraacetat

sich der Auswirkungen dieser Transport- und Lagerungsartefakte bewusst sein. Analytische Fehler treten während der eigentlichen Analyse auf (Tab. 4.2). Postanalytische Fehler treten nach Abschluss der Analyse auf und beziehen sich auf einen fehlerhaften Umgang mit den erhobenen Messwerten (Tab. 4.3). Manchmal bedingen Fehler auf einer Stufe des Prozesses einen Fehler auf einer anderen Stufe. So können fehlerhafte Angaben zum Patienten oder dem klinischen Bild unter Umständen die Angabe der falschen Referenzbereiche auf dem Laborbefund oder zu einer fehlerhaften Interpretation der Messwerte führen.

Tab. 4.2: Analytische Ursachen fehlerhafter Blutbilder.

Art des Fehlers	Beispiele
Fehlerhaftes Probensampling	– Ansaugfehler – Mischfehler – Verstopfung durch Gerinnsel – Probengefäß enthält zu wenig Material oder Gerinnsel wird nicht erkannt – Verschleppung von Material einer vorher gemessenen hochpathologischen Probe (mit modernen Analyzern selten)
Fehlerhafte Kalibration	Verwendung von Kontrollmaterial als Kalibrationsmittel oder fehlerhafte Wertezuordnung bei der Kalibration
Fehlerhafte Wartung, Geräte- oder Reagenzausfall	
Methodenimmanente Unrichtigkeiten	Unterschätzung des MCV durch Impedanzgeräte in Gegenwart von Hypochromie; Fehlerhafte Zellidentifizierung verursacht durch Peroxidase-Mangel
Probenimmanente Unrichtigkeiten	– Fehlerhafter Hb oder fehlerhafte Erythrozytenindizes, hervorgerufen durch die Anwesenheit von Kälteagglutininen, Kryoglobulinämie, Hyperlipidämie oder (seltener) durch Rosettenbildung der Erythrozyten um Neutrophile – Durch Thrombozytenaggregation oder Satellitismus verursachte Fehler bei der Thrombozytenmessung – Artifizielle „Neutropenie" oder andere Zytopenien, verursacht durch Peroxidase-Mangel

MCV = mittleres korpuskuläres Volumen; Hb = Hämoglobinkonzentration

Tab. 4.3: Einige postanalytische Ursachen fehlerhafter Blutbildmessungen.

Art des Fehlers
Übertragungsfehler im Labor
Übertragungsfehler der telefonierten Ergebnisse auf Station oder in ambulanter Abteilung
Ergebnisse werden nicht rechtzeitig herausgegeben
Ergebnisse erreichen nie den geplanten Empfänger
Ergebnisse werden in falsche Patientenakte eingeordnet und somit auf den falschen Patienten appliziert
Ergebnisse werden mit falschem Referenzbereich oder ohne Referenzbereich herausgegeben
Ergebnisse mit unzutreffender Interpretation

4.2 Erkennen von Fehlern bei der Erstellung automatisierter Blutbilder

Bei der Messung von Blutbildern kann eine Vielzahl von Fehlern auftreten. Die Labormitarbeiter sind dafür verantwortlich, Fehler soweit möglich zu vermeiden bzw. aufgetretene Fehler zu erkennen und zu korrigieren.

Bevor ein automatisiertes Blutbild freigegeben werden kann, muss (a) die korrekte Funktionsweise des Gerätes durch Kalibration und Qualitätskontrollmessungen sichergestellt sein und (b) jede einzelne Messung auf Plausibilität und Validität überprüft werden. Werden diese Punkte erfüllt, kann die Freigabe computergestützt entweder auf Geräteebene oder in der Labor-EDV auch (teil-)automatisiert werden. Voraussetzung für eine Autovalidation ist entweder, dass (a) alle Messwerte innerhalb definierter Grenzen liegen (die z. T. breiter sind als die jeweiligen Referenzbereich) und dass die Probe keine Gerätewarnhinweise (sog. Flags) erzeugt, oder dass (b) die Messwerte zwar außerhalb der definierten Grenzen liegen, sich aber im Vergleich zu den Vorwerten des jeweiligen Patienten nicht signifikant verändert haben. Wenn die o. g. Voraussetzungen für eine Autovalidation nicht erfüllt werden, muss die einzelne Messung vor dem Hintergrund der verfügbaren klinischen Information überprüft und müssen ggf. weitere Maßnahmen angeschlossen werden, um die Validität der Messung sicherzustellen. Zu diesen weiteren Maßnahmen zählen (a) die Überprüfung der Histogramme, die von den Blutbildgeräten erzeugt werden, um mögliche Gründe für die abnormalen Resultate zu ermitteln, (b) die Inspektion der Blutprobe, z. B. auf Abnahmedatum und -zeit, Füllvolumen, Gerinnsel, Hämolyse, Lipämie usw., (c) die Untersuchung eines Blutausstrichs oder (d) eine Kombination der unterschiedlichen Maßnahmen. Was genau zu tun ist hängt davon ab, um welchen abnormalen Befund es sich handelt und ob die Blutbildautomaten bereits Sicherungsmechanismen enthalten, die z. B. die Probenidentität sichern oder inadäquat befüllte oder Gerinnsel-haltige Blutröhrchen detektieren. Die Meinungen darüber, ob bei der ersten Untersuchung immer ein manuelles Blutbild erstellt werden muss, oder ob ein unauffälliges automatisiertes Blutbild eine hämatologische Erkrankung mit hinreichender Sicherheit ausschließt, gehen auseinander. Letzteres ist gängige Praxis, auch wenn nicht ausgeschlossen werden kann, dass mit diesem Vorgehen in seltenen Fällen ein klinisch signifikanter Befund übersehen werden könnte. Bevor ein Blutbild freigegeben wird, muss auch sichergestellt werden, dass für alle angeforderten Tests ein Ergebnis zu ermitteln war, und nicht etwa aufgrund schlechter Reproduzierbarkeit oder Verletzung der Linearitätsgrenzen des Gerätes verworfen werden musste.

Es empfiehlt sich, die Blutbilder vor dem Hintergrund klinischer Angaben zum Patienten auf Plausibilität zu prüfen. Bei Patienten unter Chemotherapie ist eine Zytopenie ein häufiger Befund und kann daher ohne weitere Abklärung freigegeben werden. Gleiches gilt für die Leukozytose mit Linksverschiebung bei postpartalen oder postoperativen Patienten. Dagegen müssen Blutbilder, bei denen das Geräte Hinweise auf Blasten oder atypische Zellen ausgibt, weiter abgeklärt werden. Ob Gerätewarnungen auf Linksverschiebung, unreife Granulozyten oder kernhaltige Zellen in jedem Fall kontrolliert werden, muss jedes Labor für sich selbst festlegen. Besondere Aufmerksamkeit verdienen auch unerwartete Messwerte und Werte, die stark von den spezifischen Referenzbereichen abweichen. So ist z. B. ein hochpathologisches MCHC ein nützlicher Indikator für Messartefakte, da es alle direkt gemessen Erythrozytenindizes – Zellzahl, MCV und Hämatokrit – integriert. So erfasst es Fehler, die durch Lipämie,

Hämolyse, lyseresistente Erythrozyten im Hb-Kanal oder Erythrozytenagglutination entstehen und einen dieser drei Parameter beeinflussen. Auch ein deutlich erhöhtes MCV ist häufig artifiziell. Einige Messartefakte treten geräteunabhängig auf, andere sind spezifisch für das im jeweiligen Labor eingesetzte Gerät und sollten den Labormitarbeitern bekannt sein. Das restliche Kapitel beschäftigt sich mit Fehlern, die nicht aufgrund einer Geräte- oder Reagenzienfehlfunktion auftreten.

Im Falle einer Kontamination mit Amnionflüssigkeit führen zwei Mechanismen zu fehlerhaften Messwerten. Der erste ist die Verdünnung, die alle Messwerte beeinflusst. Der zweite ist die Gerinnselbildung, die v. a. die Thrombozytenzahl verfälscht. Im Ausstrichpräparat kann man Thrombozytenaggregate und Amnionzellen nachweisen [3].

Beachtet werden sollte, dass es umso wahrscheinlicher ist, dass Messartefakte auf dem Befundbericht ausgegeben werden, je länger das Analysesystem bereits im Routineeinsatz ist bzw. je genauer es evaluiert wurde. Der Mangel an Messartefakten bei anderen Analysesystemen, bedeutete nicht, dass sie nicht auftreten.

Schlecht durchmischte Proben können zu Pseudopolyzythämie, Pseudoanämie und falschen Leukozyten- und Thrombozytenwerten führen. Da solche Fehler im Extremfall zu unnötigen Bluttransfusionen oder Knochenmarkpunktionen führen können, sollten sie unbedingt, z. B. durch das Einhalten von definierten Standardarbeitsanweisungen vermieden werden.

4.3 Fehler bei der automatisierten Leukozytenbestimmung

Fehler, die bei der Bestimmung der Leukozyten auftreten können, sind in Tab. 4.4 und 4.5 zusammengefasst. Abb. 4.1 [2] zeigt den Geräteausdruck einer Probe, bei der es durch Beimengung subkutanen Fetts zu einer Fehlbestimmung gekommen ist.

Es gibt im Wesentlichen drei Ursachen, die zu falsch-hohen Leukozytenwerten führen können: kernhaltige Erythrozytenvorstufen, Thrombozytenaggregate und lyseresistente Erythrozyten. Falls die Transportdauer ins Labor nicht ungewöhnlich lang ist (mehrere Tage), sind falsch-niedrige Werte ein seltener Befund. Eine Möglichkeit ist die Aggregation neutrophiler Granulozyten in Anwesenheit von EDTA und/oder temperaturbedingt [15]. Die Aggregation ist antikörperbedingt und durch Zugabe von Kanamycin in einer Endkonzentration von 30 mg/ml reversibel [15]. Die Aggregation von Neutrophilen und Thrombozyten als extreme Ausprägung des Phänomens des Plättchensatellitismus kann ebenfalls zu erniedrigten Leukozytenwerten führen. Ein sehr seltenes Phänomen ist die Aggregation von Lymphomzellen oder Zellen einer chronischen lymphatischen Leukämie (CLL) oder die Aggregation aller möglichen Leukozytensubpopulationen [12].

Fehlerhafte Blutbilder werden typischerweise aufgrund von Gerätewarnungen, unplausiblen Leukozyten- bzw. anderen Werten oder Auffälligkeiten in den Scatterplots oder Histogrammen, die von den Analyseautomaten erzeugt werden, erkannt. Typisch für Kälteagglutinine wären z. B. unplausibel hohe MCV- und MCH-Werte. Neutrophilenaggregate können z. B. an einer atypischen Punktewolke im Neutrophilenbereich der Coulter-STKS- oder Bayer-H.1-Serie erkannt werden.

Tab. 4.4: Einige Ursachen für ein falsch-hohes WBC.

Ursachen	Geräte, bei denen Fehler auftreten können
Anwesenheit von NRBC	Alle Geräte, es sei denn, die NRBC werden extra gemessen und vom WBC ausgeschlossen
– Nichtlysierte Erythrozyten	– Bayer-H.1-Serie*
– Urämie	– Bayer-H.1-Serie*, Cell-Dyn-Geräte (optischer Kanal), einige Sysmex-Geräte, Coulter STKS
– Fetale und neonatale Proben	– Bayer-H.1-Serie*, einige Sysmex-Geräte
– Abnormales Hämoglobin (z. B. HbS, HbSS, HbC, HbE, HbD, HbO-Arab)	
Lebererkrankung	Coulter- und einige Sysmex-Geräte
Kälteagglutinine	Coulter-Geräte
Myelodysplastisches Syndrom	Coulter STKS
Megaloblastäre Anämie	Coulter-Geräte
Postsplenektomie	Coulter-Geräte
Zahlreiche Riesenthrombozyten oder Megakaryozytenfragmente	Alle Geräte
Thrombozytenaggregate	Coulter-, Bayer- und Horiba-Geräte
Thrombozytenphagozytose durch Neutrophile	Abbott Cell-Dyn 3500 (akkurate Impedanzmessung, ungenaue optische Messung) [5]
Kryoglobulinämie und Kryofibrinogenämie	Coulter-, Sysmex- und Bayer-Geräte [6]
Mucinausfällung (bei Adenokarzinom und Wilms-Tumor)	Ortho ELT-8 [7]
Paraproteinämie	Coulter- und Sysmex-Geräte
Fibrinfäden	Coulter-Geräte
Hyperlipidämie	Coulter-Geräte
Exogenes Lipid nach Chemoembolisation mit Lipiodol	Sysmex XE-2100 [8]
Probenkontamination mit subkutanem Fett	Bayer-H.1-Serie [2]
Malaria-Parasiten	Coulter- und Sysmex-Geräte
Candida glabrata	Basophiler Kanal des Siemens Advia 120 und DIFF-Kanal des Sysmex XE2000i [9]
Candida glabrata, Candida parapsilosis und Candida albicans (die hauptsächlich als Lymphozyten identifiziert wurden)	Siemens-Advia-Serie [10]
Candida albicans, Candida tropicalis, Candida krusei und Candida dubliniensis	Sysmex XE-2100 (als Basophile klassifiziert), Siemens-Advia-Serie (als Lymphozyten und LUC klassifiziert) und Coulter LH 750 (als Eosinophile klassifiziert) [11]
Candida glabrata und Candida parapsilosis Mikroorganismus, wenn verklumpt	Sysmex XE-2100, aber die Siemens-Advia-Serie oder Coulter LH 750 [11, 12]
Unstabiles Hämoglobin	Coulter-Geräte

LUC (large unstained cells) = große ungefärbte Zellen; NRBC (nucleated red blood cells) = Erythroblasten; WBC (white blood cell count) = Leukozytenzahl;
* Basophiler Kanal misst genaue Leukozyten, aber Differentialblutbilder sind fehlerhaft.

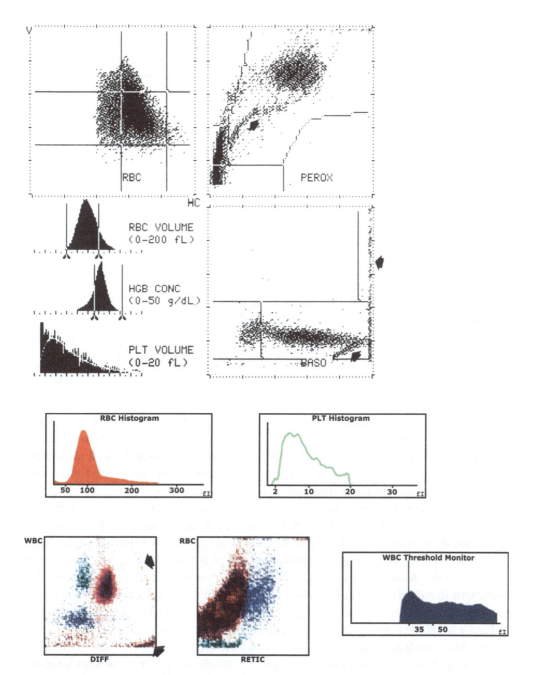

Abb. 4.1: Geräteausdruck von: (a) Bayer-H.2- und (b) Beckman-Coulter-Coulter Gen S-Geräten von einer Probe, die versehentlich mit subkutanmn Fett verunreinigt wurde [2]. Die vom Fett erzeugten Signale sind mit Pfeilen versehen. Die H.2-Messung war ungenau, während die Gen-S.Messung akkurat war.

Tab. 4.5: Einige Ursachen für falsch-niedrige Leukozytenzahlen.

Ursachen	Geräte, bei denen Anomalien auftreten können
Zelllyse, verursacht durch Blut, das älter als 3 Tage ist	Coulter-Geräte, Cobas Argos 5 Diff und wahrscheinlich andere Geräte
Lagerung bei Raumtemperatur für 24 Stunden oder länger	Cell-Dyn 3500 (Abfall des optischen Leukozytenwertes, Leukozytenwert der Impedanzmessung ist stabil) [13]
Lagerung bei 4 °C für mehr als 24 Stunden	Horiba-Geräte
Leukozyten- oder Leukozyten- und Thrombozytenaggregation aufgrund eines Antikörpers oder einer Veränderung der Zellmembran oder der Anwesenheit von neoplastischen Zellen mit anomalen Eigenschaften (z. B. Antikörper-vermittelte Aggregation von Neutrophilen, Mucin-induzierte Aggregation bei Adenokarzinom, Aggregation von Lymphzellen oder neoplastischen Plasmazellen) – Abhängig von der Ursache, kann eine Aggregation von Neutrophilen oder von allen Leukozyten vorliegen; Bildung von Leukozytenrosetten um andere Zellen [14]	Coulter-Geräte, Sysmex-Geräte, Bayer-H.1-Serie
Starke Kälteagglutinine	Coulter-Geräte

WBC (white blood count) = Leukozytenzahl

Falls das Blut des Patienten eine signifikante Anzahl NRBC enthält, ist es bei älteren Geräten notwendig, diese Zellen im Ausstrich zu quantifizieren und die vom Gerät gemessene Leukozytenzahl zu korrigieren. Alternativ kann die gemessene Leukozytenzahl auch als Summe aller kernhaltigen Zellen akzeptiert und die Absolutzahl der NRBC sowie der Leukozytensubpopulationen aus dem manuellen Differentialblutbild abgeleitet werden. Neuere Geräte erkennen NRBC und korrigieren die Leukozytenzahl oftmals automatisch. Lyseresistente Erythrozyten ist v. a. bei Geräten, die mit Lichtstreuung messen ein Problem. Auf dem Impedanzprinzip basierende Geräte erzielen i. d. R. korrekte Werte. Wie für H.1-Seriengeräte und den Sysmex-Differentialkanal gezeigt, können falsch-hohe Leukozytenwerte durch lyseresistente Erythrozyten durchaus diagnostisch wegweisend sein, indem sie auf eine noch nicht diagnostizierte Hämoglobinopathie hinweisen. Auch Medikamente können verhindern, dass die Patientenerythrozyten lysiert werden. Für den CELL-DYN Sapphire wurde dies beispielsweise für Paclitaxel, das in polyoxyethyliertem Rizinusöl gelöst war, beschrieben [16].

Um falsch-niedrige Messwerte durch Thrombozytenaggregate zu vermeiden, wird eine Abnahme im Citrat statt EDTA (Messwert muss um Verdünnungsfaktor korrigiert werden), in mit Ammoniumoxalat präparierten Kapillaren (früher Unopette, Becton Dickinson, jetzt Thrombo-TIC, Bioanalytic GmbH) oder der Zusatz von Aminoglykosiden zur Thrombozytendesaggregation empfohlen [17]. Messartefakte durch Kryoproteine oder Kälteagglutinine können vermieden werden, indem man die Probe warm hält. Die Leukozytenaggregation ist häufig zeitabhängig [18] und manchmal bedingt durch Kälteantikörper, sodass auch hier ein Warmhalten der Probe und eine zeitnahe Messung nach Probennahme zu korrekten Messwerten führt. Falls artifizielle Messwerte aus einem anderen Grund als Leukozytenaggregation auftreten, können in der Zählkammer richtige Werte ermittelt werden.

Man sollte sich vor Augen halten, dass falsch-niedrig bestimmte Leukozytenzahlen durchaus klinische Konsequenzen wie die unnötige Gabe von Medikamenten (z. B. G-CSF) oder Knochenmarkpunktionen nach sich ziehen können [19].

4.4 Fehler bei der Messung der Hämoglobinkonzentration und der Erythrozytenindizes

4.4.1 Hämoglobinkonzentration

Fehler, die bei der Messung der Hämoglobinkonzentration und der Erythrozytenindizes auftreten können, sind in den Tab. 4.6–4.8 zusammengefasst. Deutlich erhöhte MCV- bzw. abnormale MCHC-Werte oder große Unterschiede zwischen der berechneten (MCHC) und gemessenen (CHCM) durchschnittlichen zellulären Hämoglobinkonzentration können auf Messfehler hinweisen.

Fehlerhafte Hb-Bestimmungen (s. Tab. 4.6) werden am häufigsten durch Trübungen infolge von Leukozytose oder Plasmalipiden, endogen [27, 28] oder iatrogen im Rahmen einer parenteralen Ernährung [29], verursacht. Das Ausmaß der Testinterferenz durch Leukozytose unterscheidet sich zwischen verschiedenen Geräten und ist davon abhängig, welches Lysereagenz im WBC/Hb-Kanal eingesetzt wird. Um dieses Problem zu umgehen, sind bei-

Tab. 4.6: Einige Ursachen für falsch-hohe Hb-Bestimmungen.

Ursachen	Geräte, bei denen Fehler auftreten können	Detektion
Schlecht gemischte Proben	Alle	Unerwartetes Ergebnis
Hohe Leukozytenzahl	Alle, aber in unterschiedlichem Ausmaß	Überprüfen, sobald die Leukozytenzahl sehr hoch ist
Hyperlipidämie, endogen oder durch parenterale Ernährung	Coulter- und Bayer-Geräte, Cell-Dyn-Geräte, aber Fehler beseitigt durch modifiziertes Reagenz [20]	Unwahrscheinliche Ergebnisse für MCH und MCHC oder Markierung von MCHC/CHCM-Diskrepanz; verschwommene Erythrozytenkonturen im Blutausstrich
Paraprotein oder Hypergammaglobulinämie	Coulter-Geräte, Sysmex NE-8000, Bayer-Geräte	MCH und MCHC leicht erhöht [21], MCHC/CHCM-Diskrepanz
Kryoglobulinämie Hohe Konzentration an Carboxyhämoglobin [14] Trübung, resultierend von nichtlysierten Erythrozyten [14]	Coulter-Geräte	MCH und MCHC leicht erhöht

CHCM = mittlere korpuskuläre Hämoglobinkonzentration; Hb = Hämoglobinkonzentration; MCH = mittleres korpuskuläres Hämoglobin; MCHC = mittlere korpuskuläre Hämoglobinkonzentration

Tab. 4.7: Einige Ursachen für ungenaue Bestimmungen von RBC, MCV und HK.

Fehler	Ursache	Geräte, bei denen Fehler auftreten können
Falsch-hohe RBC	– WBC sehr hoch – Zahlreiche große Thrombozyten – Hyperlipidämie (nicht konsequent) – Kryoglobulinämie – Kryofibrinogenämie	– Coulter- und Bayer-Geräte – Coulter-Geräte – Coulter-Geräte, Bayer-Geräte (bei sehr hoher Konzentration) – Coulter-Geräte – Coulter-Geräte
Falsch-niedrige RBC	– Kälteagglutinine – Seltene Wärmeautoantikörper – EDTA-abhängige Panagglutination – In-vitro-Erythrozytenlyse, aufgrund falscher Behandlung der Proben oder sehr abnormer Erythrozyten – Extreme Mikrozytose oder Fragmentierung, die dazu führt, dass die Erythrozyten unter die untere Schwelle fallen	– Coulter- und Bayer-Geräte – Coulter S Plus II [22] – Coulter-Geräte [23] – Alle Geräte – Coulter- (und wahrscheinlich andere) Geräte
Falsch-hoher MCV	– Lagerung des Blutes bei Raumtemperatur – Kälteagglutinine und EDTA-abhängige Erythrozyten-Panagglutinine [23] – Seltene Wärmeautoantikörper – Sehr hohe Leukozytenzahl – Hyperosmolare Zustände (z. B. Hypernatriämie, Hyperglykämie oder Blut, das in der Nähe einer Glukoseinfusion abgenommen wurde) – Überschuss an K_2EDTA	– Die meisten Geräte, in unterschiedlichem Maße aber v. a. Bayer-Geräte (s. Text) – Coulter- und Bayer-Geräte – Coulter S Plus II [22] – Coulter-Geräte – Coulter-Geräte, Bayer-Geräte [12] – Bayer-H.1-Serie
Falsch-niedriger MCV	– Hypochrome Erythrozyten – Erhöhung der Umgebungstemperatur – Hypoosmolare Zustände (z. B. Hyponatriämie) – Wiederholtes Mischen der Probe, führt zu erhöhter Anreicherung mit Sauerstoff	– Einige Impedanzgeräte (Coulter STKR und frühere Coulter-Geräte, K-1000 im geringeren Ausmaß, aber nicht Sysmex NE-8000) [24] – Coulter-Geräte – Coulter-Geräte – Sysmex-Geräte [25] und wahrscheinlich auch andere Impedanzgeräte
Falsch hoher HK	– Künstliche Erhöhung des MCV (außer aufgrund von Kälteagglutininen) – Künstliche Verminderung der Erythrozyten	– Siehe oben
Falsch niedriger HK	– Künstliche Reduktion des MCV – Künstliche Verminderung der Erythrozyten bei extremer Mikrozytose oder einer Erythrozytenlyse in vitro – Kälteagglutinine – Wiederholtes Mischen der Probe, führt zu erhöhter Anreicherung mit Sauerstoff	– Siehe oben – Siehe oben – Coulter-Geräte – Sysmex-Geräte [25] und wahrscheinlich auch andere Impedanzgeräte

EDTA = Ethylendiamintetraacetat; HK = Hämatokrit; MCV = mittleres Zellvolumen; RBC = Erythrozytenzahl; WBC = Leukozytenzahl

Tab. 4.8: Einige Ursachen von ungenauen MCH- und MCHC-Bestimmungen.

Fehler	Ursache	Geräte, bei denen Fehler auftreten können
MCH falsch-hoch	– Künstliche Erhöhung des Hb – Künstliche Reduktion der Erythrozyten – Intravaskuläre Hämolyse mit freiem Hämoglobin im Plasma (z. B. bei Clostridium perfringens-Sepsis) – Verabreichung von Hämoglobin-basierten Sauerstoffträgern [26] – Erythrozyten-Panagglutinin [23]	– Siehe Tab. 4.6 – Siehe Tab. 4.7 – Alle Geräte – Alle Geräte – Coulter
MCHC falsch-hoch oder echter Abfall von maskiertem MCHC	– Künstliche Erhöhung des Hb – Intravaskuläre Hämolyse mit freiem Hämoglobin im Plasma oder In-vitro-Erythrozytenlyse – Künstliche Reduktion des HK oder des Produktes von MCV und Erythrozyten – Hypoosmolare Zustände – Verabreichung von Hämoglobin-basierten Sauerstoffträgern [26] – Erythrozyten-Panagglutinin [23]	– Siehe Tab. 4.6 – Alle Geräte – Siehe Tab. 4.7 – Coulter-Geräte – Alle Geräte – Coulter
MCHC falsch-niedrig	– Künstliche Erhöhung des MCV (außer wenn es durch Kälteagglutinine verursacht wird) – Künstliche Erhöhung der Erythrozytenzahl durch zahlreiche Riesenthrombozyten – Hyperosmolare Zustände – Falsch-hohes Hb durch extreme Leukozytose	– Coulter – Siehe Tab. 4.7 – Alle Geräte – Coulter-Geräte – Bayer-H1-Serie [6]

Hb = Hämoglobinkonzentration; HK = Hämtokrit; MCH = mittleres korpuskuläres Hämoglobin; MCHC = mittlere korpuskuläre Hämoglobinkonzentration; MCV = mittleres Zellvolumen

spielsweise in neueren Sysmex-Analyzern der Leukozyten- und der Hb-Kanal getrennt, sodass ein potenteres Lysereagenz eingesetzt werden kann. Das Labor sollte die technischen Spezifikationen der eingesetzten Geräte kennen und Werte außerhalb dieser Spezifikationen mit manuellen Methoden kontrollieren. So kann z. B. eine Zentrifugation der Probe vor der photometrischen Hb-Bestimmung einen Messfehler durch Zelldebris vermeiden. Hinweise auf eine Fehlmessung aufgrund einer Hyperlipidämie können unplausible Erythrozytenindizes oder unscharf begrenzte Erythrozyten im Blutausstrich liefern. Ein milchiges Aussehen des Plasmas nach Zentrifugation oder Absetzen der Erythrozyten bestätigt den Verdacht. Um dennoch ein korrektes Messergebnis zu erzielen, besteht die Möglichkeit eine Mikrohämatokritbestimmung durchzuführen und diese nach der Formel

$$\text{Wahrer Hb} = \text{Gemessener Hb} - [\text{„Hb" des lipämischen Plasmas} \times (1 - \text{HK})] \quad (4.1)$$

mit dem Leerwert des Patientenplasmas zu korrigieren. Alternativ kann das Plasma auch vorsichtig abgenommen, durch das gleiche Volumen einer isotonischen Flüssigkeit ersetzt und anschließend gemessen werden. Die Korrektur mit dem Plasmaleerwert kann auch Fehler im Rahmen einer monoklonalen oder polyklonalen Immunglobulinvermehrung ausgleichen

(Tab. 4.9). An den Geräten der Bayer-H.1-Serie und Advia-120-Analyzern können bei Interferenz durch Lipide oder andere Substanzen korrekte Werte durch die Messung des CHCM und eines Mikrohämatokriten berechnet werden. Fehler die durch Hyperbilirubinämie oder große Mengen von Carboxyhämoglobin entstehen, wirken sich nur in geringem Umfang auf die Messergebnisse aus und können daher in der Praxis vernachlässigt werden.

Tab. 4.9: Falsche Hämoglobinbestimmung eines Coulter-Gen-S-Gerätes verursacht durch ein Paraprotein.

	Kleines Blutbild aus Vollblut	„Kleines Blutbild" aus EDTA-Plasma	Kleines Blutbild aus gewaschenen und resuspendierten Erythrozyten
RBC ($\times 10^{-12}$/l)	2,68	0,02	2,62
Hb (g/l)	101	17	82
MCV (fl)	94,3	88,2	95,5
MCH (pg)	37,6	++++	31,4
MCHC (g/l)	399	++++	329

EDTA = Ethylendiamintetraacetat; Hb = Hämoglobinkonzentration; MCH = mittleres korpuskuläres Hämoglobin; MCHC = mittlere korpuskuläre Hämoglobinkonzentration; MCV = mittleres Zellvolumen; RBC = Erythrozytenzahl; ++++ Es konnte kein Ergebnis produziert werden.

Falsch-niedrige Hb-Werte sind weitaus seltener als falsch-hohe. Eine Ursache, die an einem Bayer-H.2-Gerät auftrat, waren sehr hohe Leukozytenwerte (243, 348 und 850 $\times 10^9$/l) bei drei Patienten [30]. Bei diesen Patienten wurde ebenfalls eine Diskrepanz zwischen einem artifiziell erniedrigten MCHC (errechnet) und dem direkt gemessenen CHCM beobachtet. Als Ursache wurde eine instabile Farbreaktion postuliert. Als weitere Ursache für einen erniedrigten Hb wurde die Sulfhämoglobinämie [12] beschrieben. Erhöhte Blutviskosität, z. B. im Rahmen von Kälteagglutininen oder Kryoglobulinen, kann zu einer unvollständigen Aspiration der Probe und einer geringen artifiziellen Erniedrigung von Hb und Erythrozytenzahl führen [20].

4.4.2 Erythrozytenzahl, MCV und Hämatokrit

In Tab. 4.7 sind Fehler bei der Bestimmung der Erythrozytenzahl, MCV und HK zusammengefasst. Geräte, die nach dem Impedanzprinzip arbeiten, haben wie auch ältere Geräte mit Streulichtmessung einen intrinsischen Messfehler, der dazu führt, dass das MCV hypochromer Zellen unterschätzt und gleichzeitig die MCHC überschätzt wird. Dies kann dazu führen, dass bei Bayer-H.1- und -Advia-Geräten in der graphischen Darstellung der Hämoglobinisierung zwei distinkte Populationen abgegrenzt werden, aber das Histogramm der Erythrozytengröße nur eine Population ausweist.

Die Lagerung von Blut bei Raumtemperatur kann zu Fehlern bei der MCV- und HK-Bestimmung führen. Während Coulter-Geräte i. d. R. für einige Tage stabile Messwerte ergeben, wurde bei einem anderen Impedanzanalyzer, dem Sysmex NE-8000, ein Anstieg um 6 fl innerhalb von 24 Stunden beschrieben [31]. Beim Abbott Cell-Dyn 2500 kam es zu einem Anstieg um 2–3 fl in 24 Stunden [13]. Der MCV auf dem Cobas Argos 5 Diff steigt innerhalb von 24 Stunden um ca. 2 fl [32]. Deutliche Veränderungen wurden auch bei den Bayer-H.1-Geräten beobachtet (und treten wahrscheinlich auch bei den Advias auf): in Abhängigkeit von der Umgebungstemperatur steigt der MCV ab ca. 8 Stunden nach der Blutentnahme und liegt nach 24 Stunden zwischen 4 und 8 fl. Eine niedrige MCHC ohne dass im Blutausstrich hypochrome Zellen zu finden sind, belegt, dass der MCV-Anstieg auf die Schwellung der Zellen in vitro zurückzuführen ist. Parallel zum MCV steigt auch der Hämatokrit.

Falls die Probe ohne zeitliche Verzögerung analysiert wird, werden nichtmethodenimmanente Fehler bei Bestimmung der Erythrozytenzahl, des MCV und Hämatokriten am häufigsten durch Kälteagglutinine bedingt. Hier ist die Impedanzmessung anfälliger als z. B. die aktuelle Siemens-Streulichtmessung. Durch die Kälteagglutinine bilden sich Dubletten und Tripletten, die vom Gerät wie eine Zelle gezählt und vermessen werden. Die Erythrozytenzahl wird aus diesem Grund und weil die Agglutinate so groß sind, dass sie bei manchen Geräten nicht mehr zu den Erythrozyten gezählt werden, falsch-niedrig gemessen. Auch die Größe der Dubletten und Tripletten wird falsch-niedrig bestimmt. Aus diesem Grund wird auch der Hämatokrit trotz falsch-hohem MCV (HK × 1.000/Ery) unterschätzt. Der falsch-niedrige HK führt wiederum zu einem falsch-hohen mittleren zellulärem Hämoglobin (MCH) und MCHC. Die Fehler durch Kälteagglutinine können vermieden werden, wenn die Probe vor der Messung erwärmt wird. Bei sehr potenten Kälteagglutininen kann es notwendig sein, die Probe sowohl zu erwärmen als auch mit warmem Diluent vorzuverdünnen.

Andere Ursachen für eine fehlerhafte Messung der Erythrozytenzahl, des MCV und HK sind selten. Veränderungen der Plasmaosmolalität können bei Impedanzmessgeräten zu Fehlern führen. Wenn eine Zelle in vivo einem hyperosmolaren Milieu ausgesetzt ist, z. B. im Rahmen einer schweren Hypernatriämie oder Hyperglykämie, führt dies zu einer Hyperosmolarität im Zytoplasma. Wenn dann die Zelle im Gerät mit einem Medium mit deutlich geringerer Osmolalität verdünnt wird, schwillt die Zelle akut an, weil das Wasser die Zellmembran wesentlich schneller passiert als Elektrolyte, Glukose oder Harnstoff und der MCV wird falsch-hoch gemessen. Weil der HK aus dem MCV berechnet wird, steigt auch dieser, die MCHC ist entsprechend erniedrigt. Dieses Phänomen kann bei hypernatriämischer Dehydratation [33], schwerer Urämie [26] und Hyperglykämie, z. B. bei schlecht eingestelltem Diabetes mellitus [34], auftreten. Der MCV-Anstieg kann sich dabei nicht nur durch eine artifizielle Makrozytose äußern, sondern u. U. eine echte Mikrozytose maskieren. Der umgekehrte Effekt mit falsch-niedrigem MCV und HK und konsekutiver MCHC-Erhöhung kann bei hyponatriämischen Patienten [33], z. B. chronischen Alkoholikern oder Patienten mit inadäquater ADH-Sekretion auftreten. Die artifizielle MCV-Reduktion bei Patienten mit Hypoosmolarität kann zu einer artifiziellen Mikrozytose oder zur Verschleierung einer echten Makrozytose führen. Dieser Fehler kann an manchen Geräten durch Vorverdünnung vermieden werden, indem sich die gelösten Substanzen in der verdünnten Probe über die Erythrozytenmembran äquilibrieren können. Da die eingesetzten Verdünnungsmittel oftmals leicht hyperosmolar sind, sollte eine Kontrollprobe ebenfalls vorverdünnt und mitgemessen werden, um den Effekt auf die Kontrollerythrozyten zu sehen.

An Geräten der Bayer-H.1-Serie kann eine artifizielle Makrozytose auch durch ein Anschwellen der Zellen durch einen Überschuss an K_2EDTA auftreten, z. B. das Blutvolumen für die vorgelegte Menge EDTA zu gering ist. Begleitend tritt der Gerätewarnhinweis „Hypochromie" auf [35].

Bei ausgeprägter Mikrozytose kommt es vor, dass einige Zellen unter den unteren Schwellenwert fallen und von der Messung ausgeschlossen werden. Dies führt zu einer Überschätzung des MCV. Falls nach dem Impedanzprinzip gemessen wird, wird dieser Fehler i. d. R. dadurch mehr als ausgeglichen, dass der methodenimmanente Fehler dazu führt, dass die Größe der Zellen, die unter diesen Schwellenwert fallen, unterschätzt wird. Falls jedoch Fragmente normochromer Zellen unter den unteren Schwellenwert fallen, greift dieser Kompensationsmechanismus nicht und der MCV wird überschätzt. Für die klinische Praxis haben jedoch beide Effekt keine Relevanz.

Messfehler bei der Hämatokritbestimmung entsprechen denen bei Erythrozytenzahl und MCV.

4.4.3 MCH, MCHC und Erythrozytenverteilungsbreite (EVB, RDW)

In Tab. 4.8 sind Fehler bei der Bestimmung von MCH und MCHC zusammengefasst. Da es sich um abgeleitete Variablen handelt, entstehen die Fehler bei der Messung der primären Variablen (s. o.). Der methodenimmanente Fehler bei der Impedanzmethode führt dazu, dass die MCHC ein sehr stabiler Parameter ist, der Veränderungen in den Erythrozyten nur schlecht reflektiert. Dies ist paradoxerweise nützlich, da Veränderungen im MCHC in aller Regel artifiziell sind und Abweichungen das Labor auf mögliche Fehlmessungen hinweisen. Verwendet das Labor Bayer/Siemens-Systeme, sind Abweichungen im MCHC häufiger und oftmals im Sinne einer artifiziellen Reduktion durch Zellschwellung in gealtertem Blut. Erkennbar ist dieser Fehler durch eine Diskrepanz zwischen der berechneten MCHC und der gemessenen CHCM, da letztere nicht durch Fehler bei der Hb-Bestimmung beeinflusst wird.

Bei Coulter-Geräten, möglicherweise aber auch bei anderen, steigt die EVB mit der Lagerungsdauer bei Raumtemperatur. Im Fall des Coulter Gen S steigt der Wert ab Tag 2 [36].

4.5 Fehler bei Thrombozytenmessungen

Die Ursachen fehlerhafter Thrombozytenmessungen sind in den Tab. 4.10 und 4.11 zusammengefasst.

Viele Geräte weisen ungenaue Messungen bei niedrigen Thrombozytenzahlen auf. Eine kleine Ungenauigkeit kann klinisch relevant sein, wenn eine Thrombozytenzahl von $10 \times 10^9/l$ als Schwellenwert für eine Thrombozytentransfusion, z. B. bei Patienten mit akuter Leukämie, verwendet wird. In einer Studie wurden ein immunologisches Verfahren (Cell-Dyn) und ein optisches Verfahren (XE-2100) als akkurat beschrieben, während ein Impedanzverfahren (LH 750) und vier optische Methoden (H.3, Advia, Cell-Dyn und XE-2100) die Werte um $2-5 \times 10^9/l$ unterschätzten [53]. Die Pentra-120-Impedanzmethode unterschätzt um ca. $4 \times 10^9/l$. Es wurde festgestellt, dass Impedanzmessungen (Hersteller unspezifisch) die Thrombozytenzahl, im Vergleich zur Durchflusszytometrie, mit Immunfluoreszenzmessungen, bei Patienten mit autoimmuner thrombozytopenischer Purpura, unterschätzen [54], während bei Patienten mit Leukämie und Lymphom eine Überschätzung möglich ist. Bei einem Vergleich von vier Geräten, bei Patienten mit akuter Leukämie

Tab. 4.10: Einige Ursachen für falsch-niedrige, automatisierte Thrombozytenmessungen.

Ursachen	Beurteiltes Gerät
Partielle Gerinnung der Probe	Alle Geräte
Thrombozytenaktivierung während der Venenpunktion mit anschließender Agglutination	Alle Geräte
Thrombozytenaktivierung durch kardiopulmonalen Bypass [37]	Alle Geräte
EDTA-induzierte Thrombozytenagglutination scheint häufiger bei Virusinfektionen vorzukommen, insbesondere bei Hepatitis A, aber auch bei Cytomegalie und Influenza A [38]	Alle Geräte
EDTA-induzierte Thrombozytenagglutination und Schwellung	Coulter STKS [39]
Lipidol-induzierte Thrombozytenverklumpung nach Chemoembolisation	Beobachtet bei Sysmex XE-2100, aber wahrscheinlich bei allen Geräten
Thrombozytensatelliten	Alle Geräte
Thrombozytenphagozytose durch Neutrophile und Monozyten	Beobachtet bei Cell-Dyn 3500, würde es aber bei allen Geräten erwarten [5]
Lagerung des Blutes bei 4 °C für mehr als 24 Stunden	Horiba-Geräte
Riesenthrombozyten, die über den oberen Schwellenwert der Thrombozytenmessung fallen	Alle Geräte
Heparinzusatz bei Blutproben von Patienten mit Antikörpern gegen den Heparin-Platelet-Faktor 4 [40]	Alle Geräte

oder vermuteter disseminierter intravaskulärer Koagulation, wurden gute Korrelationen mit der internationalen Referenzmethode gefunden, aber, bis auf den Advia 2120, tendieren der Cell-Dyn Sapphire, der Sysmex XE-2100 und der Beckman-Coulter LH 750 dazu, die Messungen zu unterschätzen [55]. Fehlerhafte Messungen nehmen bei Vorliegen einer Thrombozytenaktivierung zu, da sie einen Verlust von Granula und das Aufschwellen der Thrombozyten verursacht [55]. Zusätzlich zu den Fehlern, die der Methode bzw. der Technologie zuzuschreiben sind, können große Fehler der Thrombozytenbestimmung durch die Eigenschaft der Blutprobe verursacht werden. Artifiziell niedrige Thrombozytenzahlen sind häufig das Resultat einer partiellen Gerinnung der Probe, der Thrombozytenagglutinate oder von Thrombozytensatelliten. Die Thrombozytenagglutination kann auf eine Thrombozytenaktivierung während einer schwierigen Venenpunktion zurückzuführen sein oder durch einen Antikörper, entweder einem Immunglobulin (Ig) G oder einem IgM-EDTA-abhängigen oder einem EDTA-unabhängigen Antikörper, vermittelt werden. Eine IgG-abhängige Thrombozytenagglutination kann ein vorübergehendes Phänomen sein, das z. B. während der infektiösen Mononukleose auftritt [57]. Die Thrombozytenagglutination führt häufig zu Markierungen der Geräte, abnormen Histogrammen oder Thrombozytenverteilungen und abnormalen Leukozyten-Streudiagrammen. Abnormale Leukozyten-Streudiagramme können zur Markierung einer vermeintlich fehlerhaften Thrombozytenzahl führen, die aber im Thrombozytenkanal gar nicht falsch nachgewiesen wurde. Geräte mit automatisierter Differenzierung markieren falsche Thrombozytenzählungen mit größerer Wahrscheinlichkeit als Geräte ohne diese Funktion. Thrombozytensatelliten sind auch ein Antikörper-vermitteltes

Tab. 4.11: Einige Gründe für falsch-hohe, automatisierte Thrombozytenmessungen.

Gründe	Beurteiltes Gerät
Mikrozytäre Erythrozyten oder Erythrozytenfragmentozyten, die unterhalb des oberen Schwellenwertes der Thrombozyten liegen	Alle Geräte
Mikrosphärozyten bei hereditärer Sphärozytose	Coulter MAXM [41]
Mikrosphärozyten bei Verbrennungen	Coulter-Geräte [42, 43]
Unbeabsichtigtes Erwärmen der Probe	Bayer-H.1-Serie [4]
Leukozytenfragmente, die als Thrombozyten gezählt werden (Fragmente der blastären Leukämiezellen, Haarzellen oder Lymphomzellen)	Alle Geräte
α-Thalassämie	Coulter-Geräte
Kryoglobuline*	Coulter-Geräte, Bayer-H.1-Serie, Cell-Dyn 4000 (Impedanzmessung ungenau; optische Messung akkurat) [44]
Hypertriglyceridämie oder Hyperlipidämie	Sysmex NE-8000, Bayer-H.1-Serie [20, 45], Impedanzgeräte
Verwendung von Perfluorcarbon-Emulsion (Blutersatzstoff)	Cell-Dyn 3200 und 3500 (optische und Impedanzmessung sind betroffen) [46]
Bakterien in der Blutprobe, entweder bei Patienten mit Bakteriämie [47, 48] oder durch Verzögerung bei der Verarbeitung in einem heißen Klima [49]	Ortho ELT [47], Cell-Dyn 4000 [48]
Pilze wie die Candida-Spezies in der Blutprobe, oft durch Pilzwachstum bei intravenöser Verweilzeit	Bayer-H.1- [50] und Advia-Serie, Sysmex XT 2000i [9]
Candida glabrata und Candida parapsilosis (aber nicht Candida albicans)	Siemens-Advia-Serie [10]
Parasitenbefallene Erythrozyten bei Malaria	Cell-Dyn 4000, optischer und Impedanzkanal [51]
Partikel in Thrombozytenkonzentraten	Sysmex XE-2100 und Advia 120 optische Messungen, aber nicht bei der Sysmex Impedanzmessung [52]

* Thrombozytenzahl und Histogramm der Thrombozytengröße werden nach Erwärmen des Blutes normal

EDTA-abhängiges Phänomen, dem eine Phagozytose der Thrombozyten folgen kann [58]. Weder für die In-vitro-Agglutination noch für die Thrombozytensatelliten gibt es in vivo eine Bedeutung, doch der Nachweis aller artifiziell niedrigen Thrombozytenmessungen ist sehr wichtig, um unnötige Untersuchungen und Behandlungen des Patienten zu vermeiden. Es gibt Fälle, in denen eine artifiziell niedrige Thrombozytenzahl zu der fehlerhaften Diagnose „idiopathische" (d. h. autoimmune) thrombozytopenische Purpura (ITP) mit konsequenter Kortisonbehandlung und sogar einer Splenektomie geführt hat. Genaue Thrombozytenmessungen können bei Patienten mit EDTA-abhängiger Thrombozytenagglutination durch Zugabe von 20 mg Kanamycin entweder in das EDTA, das zur Blutprobe gegeben wird, oder in die EDTA-antikoagulierte Blutprobe [59], durch Zugabe von EDTA im Überschuss oder durch Verwendung von MgSO$_4$ als Antikoagulans, erreicht werden [60]. Alternativ kann das Blut in Natriumcitrat aufgenommen werden oder es wird eine Kapillarblutabnahme unter Verwendung eines alternativen Antikoagulans, z. B. Ammoniumoxalat, durchgeführt.

Die Genauigkeit von unerwartet niedrigen Thrombozytenwerten muss immer überprüft werden. Die Probe sollte mit einem Stäbchen auf kleine Gerinnsel oder Fibrinfäden untersucht werden und die Geräte-Histogramme und Streudiagramme sollten beurteilt werden. Einige Geräte sind in der Lage, Fibrinfäden oder kleine Gerinnsel zu erkennen und ihre Gegenwart zu markieren. Die Anwesenheit von Thrombozytenagglutinaten kann auch markiert werden und ein abnormes Cluster oder eine Gruppe von Partikeln wird in den Streudiagrammen sichtbar. Die Anwesenheit eines abnormen Clusters an der Oberseite der Neutrophilenbox bei einem Bayer-H.1-Gerät kann die Anwesenheit von Thrombozytensatelliten anzeigen. Es werden jedoch nicht alle falsch-niedrigen Thrombozytenzählungen markiert oder mit abnormen Streudiagrammen assoziiert. Thrombozytenagglutinate können beispielsweise so groß sein, dass sie die gleiche Größe wie Leukozyten aufweisen und somit nicht identifiziert werden. Daher ist es wichtig, einen Blutausstrich auf das Vorhandensein von Fibrinfäden, Thrombozytenagglutinaten, Thrombozytensatelliten und Riesenthrombozyten zu untersuchen, sobald die Thrombozytenzahl unerwartet niedrig ist. Falsch-niedrige Ergebnisse sollten aus den Befunden gelöscht werden, da Klinikmitarbeiter oft nicht erkennen, dass ein Kommentar wie z. B. „Thrombozytenagglutinate wahrscheinlich" bedeutet, dass die Thrombozytenzahl falsch ist. Aus diesem Grund wurden schon unerwünschte Thrombozytentransfusionen gegeben. Wenn die Thrombozytenagglutinate Antikörper-vermittelt sind, können die Proben i. d. R. in Citrat oder Heparin anstelle von EDTA aufgenommen werden, um genaue Werte zu erhalten (aber die Wirkung der Verdünnung muss berücksichtigt werden). Einige derartige Antikörper führen zu Kälteagglutinaten, sodass eine Messung mit einer warm gehaltenen Probe schnell zu gültigen Ergebnissen führen kann. Alternativ kann, bei eindeutig normaler Thrombozytenzahl, der Kommentar „Thrombozytenzahl im Ausstrich normal" akzeptiert werden und es muss keine weitere Blutprobe angefordert werden. Wenn jedoch eine Thrombozytenagglutination bei Patienten auftritt, die in Behandlung einer essentiellen Thrombozythämie sind, müssen geeignete Maßnahmen für eine genaue Messung und Überwachung getroffen werden [61]. Laboratorien sollten wachsam gegenüber Thrombozytenagglutinationen sein, die durch Therapie mit monoklonalen Antikörpern, wie Abciximab, die gegen Thrombozytenantigene gerichtet sind, hervorgerufen werden, da diese auch eine Thrombozytopenie verursachen können [62, 63].

Bei Anwesenheit zahlreicher Riesenthrombozyten ist eine genaue automatisierte Thrombozytenmessung nicht möglich, in diesem Fall ist eine Zählung in der Zählkammer nötig. Alternativ kann das Thrombozyten/Erythrozytenverhältnis aus dem Blutausstrich bestimmt werden und der Thrombozytenwert kann aus dem RBC berechnet werden. Wenn eine niedrige Thrombozytenzahl durch den Blutausstrich bestätigt wird, aber dennoch unerwartet ist, sollte der Befund mit sorgfältiger Aufmerksamkeit auf die Venenpunktionstechnik erstellt werden, bevor die Messung als ein endgültiges Ergebnis angesehen wird, auf der die Behandlungsstrategie basiert.

Fälschlicherweise erhöhte Thrombozytenzahlen sind viel seltener als falsch-niedrige Messungen. Sie sind meist auf das Vorhandensein einer ausgeprägten Mikrozytose (z. B. bei α-Thalassämie) oder das Vorliegen von Erythrozytenfragmentozyten (z. B. bei der mikroangiopathischen hämolytischen Anämie, bei schweren Verbrennungen oder bei hereditärer Pyropoikilozytose) zurückzuführen, sodass eine signifikante Anzahl roter Blutkörperchen unter den oberen Schwellenwert der Thrombozyten fällt. Die artifiziell erhöhte Thrombozytenzahl kann auch durch die in vitro erzeugten Erythrozytenfragmentozyten, durch unbeabsichtigtes Erwärmen der Blutprobe, herbeigeführt werden [4]. Sogar mit variablen Schwellenwerten und angepassten Kurven können sehr kleine Erythrozyten oder Fragmentozyten nicht von Thrombozyten getrennt werden. Eine genaue Thrombozytenmessung trotz Anwesenheit von Erythrozytenfragmentozyten oder Mikrozyten kann durch den Sysmex-R-1000-Retikulozyten-Automaten erstellt werden. Die Ribonukleinsäure (RNA) der Thrombozyten und Retikulozyten wird mit dem Fluoreszenzfarbstoff Auramin angefärbt und die beiden Populationen werden anschließend durch Gating getrennt [64]. Mikrozytäre Erythrozyten nehmen den Farbstoff nicht auf, da sie keine RNA enthalten.

Gelegentlich werden falsch-hohe Thrombozytenwerte durch Partikel mit ähnlicher Größe verursacht. Fragmente des Leukozytenplasmas können als Thrombozyten gezählt werden, dies wurde für akute myeloische Leukämien [65, 66] (Abb. 4.2), akute lymphozytäre Leukämien [66], Haarzell-Leukämien [67] und für Lymphome [68] beschrieben. Bei Patienten mit akuter Leukämie ist dieses Phänomen tatsächlich ziemlich häufig [66]. Die Messung von Erythrozyten- und Leukozytenfragmenten [69] oder Fremdpartikeln, wie Pilzen [50] (Abb. 4.3), als Thrombozyten kann zu schwerwiegenden Folgen für Patienten mit akuter Leukämie führen, da eine schwere Thrombozytopenie evtl. maskiert wird und unbehandelt bleibt.

Wenn die Thrombozyten im Blutausstrich gleichmäßig verteilt vorliegen, kann die Thrombozytenzahl durch Bestimmung des Verhältnisses von Thrombozyten zu Erythrozyten validiert und die Thrombozytenzahl indirekt aus dem RBC bestimmt werden.

Bei Coulter-Geräten, und wahrscheinlich auch bei anderen Geräten, steigt der MPV mit der Lagerung der Blutprobe bei Raumtemperatur an. Im Falle des Coulter Gen S beginnt der Anstieg ab Tag 2 der Lagerung [36]. Mit dem Coulter STKS und dem Sysmex SE-9000 wurde

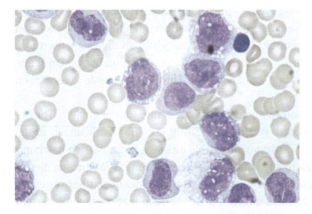

Abb. 4.2: Peripherer Blutausstrich eines Patienten mit akuter monoblastärer Leukämie. Trotz einer nur geringen Verminderung der Thrombozytenzahl hatte der Patient schwerwiegende Blutungen. Der Blutausstrich zeigte, dass viele Zytoplasmafragmente leukämischer Zellen, mit ähnlicher Größe wie die Thrombozyten vorliegen. Dies führte zu einer fehlerhaften Thrombozytenmessung mit dem Beckman-Coulter-Gen-S-Gerät.

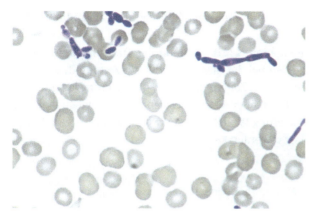

Abb. 4.3: Peripherer Blutausstrich eines Patienten mit persistierender Panzytopenie nach intensiver Chemotherapie bei einer akuten myeloischen Leukämie. Nach vielen Wochen der Thrombozytenabhängigkeit stieg die Thrombozytenzahl plötzlich an. Der Blutausstrich zeigte, dass die Thrombozyten weiterhin sehr spärlich vorlagen. Die als Thrombozyten gezählten Partikel waren Pilze, die anschließend als Candida glabrata identifiziert wurden und aus einem dauerhaften intravenösen Zugang stammten [50].

ein artifiziell erhöhter MPV als Folge der Thrombozytenschwellung und der Degranulation in EDTA-antikoaguliertem Blut beobachtet [39].

4.6 Fehler bei automatisierten Messungen von Differentialblutbildern

Die automatisierte Erstellung von Differentialblutbildern sollte als eine „Screeningmethode" für abnorme Blutbilder angesehen werden und nur bei einer geringen Anzahl an Anomalien gemacht werden. Die Geräte können systematische Ungenauigkeiten aufweisen oder nur bei verschiedenen Arten abnormer Proben ungenau sein.

Wenn die Mittelwerte automatisierter Messungen für verschiedene Leukozytenkategorien mit den Mittewerten manueller Zählungen verglichen werden, ist es nicht ungewöhnlich, dass automatisierte Geräte statistisch signifikante Ungenauigkeiten aufweisen, die aber zu klein sind um von praktischer Bedeutung zu sein. Selbst wenn eine größere Diskrepanz vorliegt, ist dies nicht unbedingt ein praktisches Problem, solange die Differenzierung bei Patientenproben mit einem sorgfältig, für das Gerät, abgeleiteten Referenzbereich verglichen wird.

Oftmals ist eine genaue automatisierte Messung bei Blutproben mit abnormalen Eigenschaften nicht möglich. Wenn z. B. Zellen vorhanden sind, für die das Gerät keine Erkennungskriterien aufweist. Die Philosophie der Gerätehersteller unterscheiden sich dahin gehend, dass die Messung dieser Proben gewöhnlich verworfen werden (STKS und Sysmex NE-8000) oder die Messung dieser Probe gemacht werden, aber mit Markierungen versehen sind (Bayer-H.1-Serie und Cell-Dyn 3000) [70]. Ein möglicher Nachteil der letztgenannten Politik ist, dass einige Labormitarbeiter dazu neigen, jede von einem Gerät erzeugte Zahl zu glauben, auch wenn diese markiert ist. Viel problematischer ist jedoch das Auftreten von ungenauen Messungen, die nicht markiert sind. Alle Geräte scheitern an der Markierung von einigen

Proben mit NRBC, unreifen Granulozyten, atypischen Lymphozyten und gelegentlich sogar mit Blasten.

Die Lagerung von Blut bei Raumtemperatur, z. B. während der Transportes aus abgelegenen Kliniken führt zu Ungenauigkeiten bei der Messung, aber der Zeitpunkt, ab wann diese Ungenauigkeiten auftreten ist Geräte- und Zelltyp-abhängig. Die Lagerungseffekte sind im Allgemeinen bei Impedanzmessgeräten größer als bei Geräten, die mit zytochemischer Lichtstreuung messen. Der Effekt der Lagerung ist viel geringer, wenn, bei erwarteter Analysenverzögerung, die Probe bei 4 °C gelagert werden kann.

4.6.1 Zweifach und dreifach Differentialblutbilder von impedanzbasierten, automatisierten Vollblutgeräten

Zwangsläufig identifizieren zwei- und dreifach Differentialblutbilder keine Zunahme von Eosinophilen und Basophilen und zweifach Differentialblutbilder erkennen keine Monozytose. Der Verlust von klinisch nützlichen Informationen ist nicht groß, da die meisten Differentialblutbilder zur Detektion von Anomalien der Neutrophilen oder zur Lymphozytenzählung gemacht werden. Die Zellzahl der Monozyten oder der „mononukleären Zellen" ist auch nicht sehr genau, da einige Eosinophile, Basophile und Neutrophile in dieser Kategorie mitgezählt werden [71]. Die automatisierte Bestimmung von dreifach Differentialblutbildern an Coulter-Geräten und anderen Impedanzmessgeräten können innerhalb 30 Minuten nach der Blutabnahme ungenau sein und werden noch ungenauer, wenn das Blut für mehr als 6 Stunden bei Raumtemperatur gelagert wird. Die Neutrophilenzahl sinkt dann ab und die Zellzahl der mononukleären Zellen erhöht sich mit der Zeit. Die meisten (aber nicht alle) Proben, die NRBC, Blasten, unreife Granulozyten und atypische Lymphozyten enthalten, werden durch Geräte, die Impedanz-basierte dreifach Differentialblutbilder erstellen, markiert.

4.6.2 Fünf- und siebenfach Differentialblutbilder der Bayer-H.1- und Advia-Serie

Seitdem die Geräte der Bayer-H.1- und der Advia-Serie zusätzlich zur Lichtstreuung das differentielle WBC auch über die Peroxidasezytochemie bestimmen, können aufgrund von vererbtem oder erworbenem Peroxidasemangel falsche Werte für Neutrophile, Eosinophile oder Monozyten erzeugt werden. Einige dieser artifiziellen Ergebnisse, die mit diesen Geräten gemessen werden, sind in Tab. 4.12 und den Abb. 4.4–4.11 dargestellt. In einer Studie wurde die systematische Unterschätzung der Monozytenzahl, im Vergleich mit der Durchflusszytometrie (Anti-CD14/CD45-monoklonaler Antikörper), beobachtet [77]. Die Lagerungseffekte für das automatisch erstellte Differentialblutbild der Bayer-H.1- und Siemens-Advia-Serien sind relativ gering. Nach 72 Stunden gibt es im Durchschnitt nicht mehr als 1–2 % Veränderung innerhalb der Leukozytenpopulationen.

Tab. 4.12: Einige Gründe für ungenaue Leukozytendifferenzierungen der Bayer-H.1-Geräte und der Advia-Serie.

Mechanismus	Art des artifiziellen Ergebnisses
Keine Lyse der Erythrozyten	Erhöhung der Lymphozytenzahl und Rückgang der Neutrophilenzahl (Abb. 4.4)
Peroxidasemangel der Neutrophilen, selten bei gesunden Menschen, betrifft nur einen Teil der Neutrophilen [72]	Erniedrigung der Neutrophilenzahl; Erhöhung der Monozytenzahl und der LUC (Abb. 4.5)
Peroxidasemangel der Eosinophilen	Rückgang der Eosinophilenzahl; Erhöhung der Neutrophilen-, Monozyten- oder LUC-Zahl (Abb. 4.6)
Peroxidasemangel der Monozyten	Rückgang der Monozytenzahl und Erhöhung der LUC (Abb. 4.7)
Dysplastische Monozyten fälschlicherweise als Neutrophile identifiziert	Rückgang der Monozytenzahl und Erhöhung der Neutrophilenzahl [73]
Neutrophilencluster fälschlicherweise als Eosinophile identifiziert	Rückgang der Neutrophilenzahl und Erhöhung der Eosinophilenzahl (Abb. 4.8)
Leukämische Blasten oder reifende Zellen mit starker Peroxidaseaktivität fälschlicherweise als Eosinophile identifiziert	Erhöhung der Eosinophilenzahl [74]
Hypergranulierte Promyelozyten fälschlicherweise als Eosinophile identifiziert	Erhöhung der Eosinophilenzahl
Eosinophilencluster nicht erkannt, manchmal aufgrund einer geringen Eosinophilen-Granula	Rückgang der Eosinophilenzahl und Erhöhung der Neutrophilenzahl [75]
Große Zellreste im Basophilenkanal, verursacht durch die Anwesenheit von NRBC, Blasten, Lymphomzellen, Myelomzellen [73] oder anderen abnormalen Zellen oder durch Koinzidenz, Anwesenheit von Heparin oder durch Lagerung der Probe bei 4 °C [76]	Erhöhung der „Basophilen"-Zahl (Abb. 4.9 und 4.10)
Kontamination der Probe mit subkutanem Fett	Erhöhung der Lymphozyten-, Monozyten- und Neutrophilenzahl [2]
Alterung der Probe (mehr als 24 Stunden)	Markierung: „Linksverschiebung"

4.6.3 Fünffach Differentialblutbild von Coulter, Sysmex und anderen Geräten

Es wurde von einigen systematischen Ungenauigkeiten der Messungen berichtet. Eine Studie über das fünffach Differentialblutbild des Coulter STKS [70] zeigte eine Überschätzung der Lymphozytenzahlen und eine Unterschätzung der Monozytenzahlen.

In einer anderen Studie ergaben die Granulozyten- und Lymphozytenmessungen des STKS, bei Patienten mit dem humanen Immundefizienz-Virus (HIV), weniger genaue Werte als bei anderen Patienten [78]. Einige Granulozytenmessungen waren falsch-niedrig und die Lymphozytenmessungen waren stärker gestreut als bei einem dreifach Differentialblutbild des Coulter S Plus IV. Cobas-Geräte überschätzen die Monozytenzahlen [97],

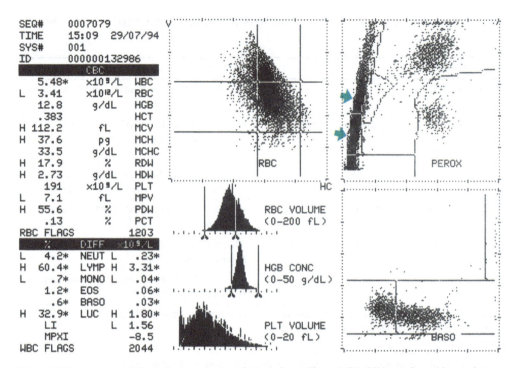

Abb. 4.4: Histogramme und Streudiagramme eines fehlerhaften Differentialblutbildes aufgrund lyseresistenter neonataler Erythrozyten (grüner Pfeil). Die Leukozytenmessung des Peroxidasekanals von 75,8 × 109/l wurde zugunsten der Leukozytenmessung aus dem Basophilenkanal von 5,48 × 109/l abgelehnt, aber die Differenzierung wurde aus dem Peroxidasekanal abgeleitet, und hier wurden viele nichtlysierte Erythrozyten als Lymphozyten oder LUC gezählt. Dies hat zu einer artifiziellen Neutropenie geführt. Die fehlerhafte Messung wurde markiert. Die Diagramme zeigen auch die deutlich größeren fetalen Zellen.

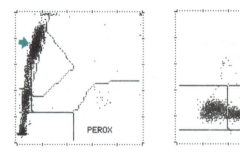

Abb. 4.5: Die Leukozyten-Streudiagramme des Bayer-H.2-Gerätes von einem Patienten mit schwerem Peroxidasemangel der Neutrophilen zeigen aufgrund dessen eine fehlerhafte Neutrophilenmessung. Nahezu alle Neutrophilen wurden als große ungefärbte (d. h. Peroxidase-negative) Zellen (grüner Pfeil) gezählt und die Neutrophilenzahl war somit null. Der Basophilen-Lobularitätskanal zeigt jedoch eine normale Anzahl an Granulozyten.

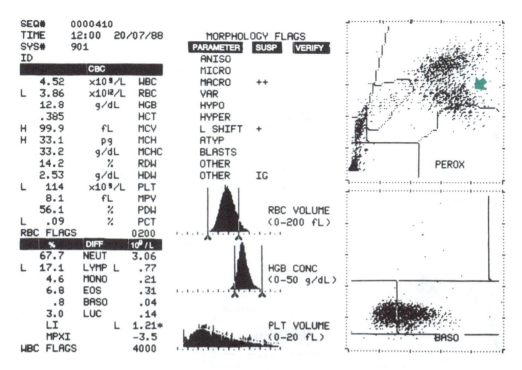

Abb. 4.6: Die Leukozyten-Streudiagramme eines Bayer-H.2-Gerätes zeigen ein Eosinophilencluster (grüner Pfeil), das bei einem Patienten mit partiellem Peroxidasemangel der Eosinophilen nicht erkannt wird. Etwa zwei Drittel der Eosinophilen wurden zu den Neutrophilen gezählt.

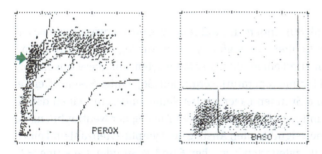

Abb. 4.7: Leukozyten-Streudiagramme eines Bayer-H.2-Gerätes von einer gesunden Person mit Peroxidasemangel der Monozyten, was zu einer falschen Monozytenmessung führt. Fast alle Monozyten wurden als LUC (grüner Pfeil) gezählt. Die Gerätemessung zeigte einen Monozytenwert von 0,5 × 109/l, während die manuelle Differenzierung auf einen Monozytenwert von 0,5 × 09/l kam.

wohingegen der Beckman-Coulter LH 750 eine gute Übereinstimmung mit denen durch die Durchflusszytometrie, mit Anti-CD14/CD45-monoklonalen Antikörpern, erhaltenen Werte zeigt [77].

Die Lagerungseffekte variieren unter den Geräten. Die Genauigkeit des Coulter-STKS-Differentialblutbildes zeigt nach 6–8 Stunden Lagerung bei Raumtemperatur eine Verschlechterung, die mit einem signifikanten Abfall der Monozyten- und Eosinophilenzahl und

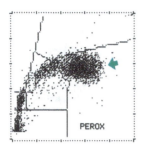 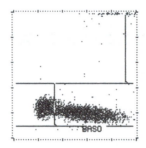

Abb. 4.8: Die Leukozyten-Streudiagramme eines Bayer-H.1-Gerätes zeigen Neutrophile, die weniger Vorwärtsstreulicht als normal (grüner Pfeil) verursacht haben und somit fälschlicherweise als Eosinophile klassifiziert wurden.

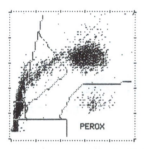 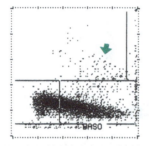

Abb. 4.9: Die Leukozyten-Streudiagramme eines Bayer-H.2.Gerätes von einem Patienten mit follikulärem Lymphom zeigen eine Pseudobasophilie als Folge von Lymphomzellen (grüner Pfeil), die fälschlicherweise als Basophile gezählt wurden.

einem Anstieg der Lymphozytenzahl [80] einhergeht, während, wie oben erwähnt, die Bayer-Geräte relativ stabil sind. Mit dem Coulter Gen S gibt es einen Anstieg der Neutrophilen-, Lymphozyten- und Eosinophilenzahl und einen Abfall der Monozytenzahl, diese Ungenauigkeiten treten von Tag 1 auf Tag 2 bei Raumtemperaturlagerung auf [36]. Einige Sysmex-Geräte, wie z. B. der NE-8000, zeigen nach 8 Stunden Lagerung bei Raumtemperatur, einen deutlichen Anstieg der Monozytenzahl und nach 24 Stunden einen Anstieg der Neutrophilenzahl [81]. Der Cobas Argos 5 Diff zeigt einen signifikanten Anstieg der Lymphozytenzahl und einen Rückgang der Messung anderer Leukozytenarten, zwischen 6 und 24 Stunden Lagerung [82]. Die Auswirkungen der Lagerung können für bestimmte Arten von Proben unterschiedlich ausfallen. Eine Studie mit dem Sysmex NE-8000 ergab, dass bei HIV-positiven Patienten die Lymphozytenzahl nach 24 Stunden Lagerung bei Raumtemperatur sank [83]. Blutproben mit abnormalen Eigenschaften können zu ungenauen Messungen führen, wie Tab. 4.13 zeigt.

Tab. 4.13: Einige Ursachen für ungenaue Erstellungen von Differentialblutbildern mit Impedanz- und Impedanz-/Streulichtgeräten.*

Störungen	Effekte	Betroffenes Gerät
Einige oder viele Neutrophile werden als Monozyten gezählt, insbesondere nach 24 Stunden Lagerung des Blutes	Falsch-hohe Monozytenzahl und falsch-niedrige Neutrophilenzahl	Sysmex NE-1500 und NE-8000 [84, 85]
Lagerungseffekte bei Raumtemperatur	Falsch-niedrige Neutrophilen- und Monozytenzahl, falsch-hohe Lymphozytenzahl nach 24 Stunden bei Raumtemperatur	Abbott Cell-Dyn 3500 [13]
	Falsch-niedrige Neutrophilenzahl und falsch-hohe Lymphozytenzahl nach mehr als 18 Stunden Lagerung	Coulter STKS [86] Sysmex NE 1500 und NE-8000 (s. o.)
	Falsch-niedrige Neutrophilenzahl und falsch-hohe Monozytenzahl Signifikanter Anstieg der Lymphozytenzahl bei weniger als 24 Stunden Lagerung und die Eosinophilenzahl sinkt	Cobas Argos 5 Diff [82]
Neutrophilenagglutination	Falsch-niedriges WBC und falsch-niedriger Neutrophilenanteil, falsch-hoher Lymphozytenanteil	Alle Geräte
Lymphozytenagglutination	Falsch-hoher Prozentsatz an Neutrophilen	Coulter STKS [87]
Nichtlysierte Erythrozyten	Falsch-hoher WBC- und Lymphozytenwert	
Erythrozyten von Neugeborenen	Falsch-hoher WBC- und Lymphozytenwert	Coulter STKS [88]
Hyperlipidämie	Falsch-hoher WBC- und Lymphozytenwert	Coulter STKS
Abnormale Hämoglobine (z. B. C, S, D, G)	Falsch-hoher WBC- und Lymphozytenwert	Sysmex NE-8000
Verschlussikterus	Falsch-hoher WBC- und Lymphozytenwert	Sysmex NE-8000
Myelodysplastisches Syndrom	Falsch-hoher WBC- und Lymphozytenwert	Coulter STKS
Malaria-Parasiten	Falsch-hohe Lymphozyten- und Monozytenzahl	Sysmex NE-8000
Malaria (P. vivax öfter als P. falciparum)	Pseudoeosinophilie	Sysmex XE-2100 [89]
Malaria (Neutrophile, die Malaria-Pigmente enthalten, werden als Eosinophile gezählt; seltener werden pigmenthaltige Parasiten in nichtlysierten Erythrozyten ebenso gezählt)	Falsch-hohe Eosinophilenzahl und falsch-niedrige Neutrophilenzahl, da das Malaria-Pigment Licht polarisiert	Cell-Dyn 3500 [90, 91]
Plasma-Interferenz	Falsch-hohe Eosinophilenzahl	Coulter STKS [80]
Hämosiderin-haltige Neutrophile werden als Eosinophile gezählt	Falsch-hohe Eosinophilenzahl und falsch-niedrige Neutrophilenzahl	Cell-Dyn CD3700 [92]

* Diese Fehlerliste sollte nicht als vollständig angesehen werden; CML = chronische myeloische Leukämie; HIV = humanes Immundefizienz-Virus; WBC = Leukozytenwert

Tab. 4.13: (fortgesetzt)

Störungen	Effekte	Betroffenes Gerät
Hypogranulierte Eosinophile werden als Neutrophile gezählt	Falsch-niedrige Eosinophilenzahl; falsch-hohe Neutrophilenzahl	Sysmex NE-8000 [75] Coulter STKS [93]
Hypogranulierte und hypolobulierte Neutrophile werden als Lymphozyten gezählt	Falsch-niedrige Neutrophilenzahl	Horiba-Geräte
Hypogranulierte Neutrophile werden als Monozyten gezählt	Falsch-niedrige Neutrophilenzahl und falsch-hohe Monozytenzahl	Sysmex XE-2100 [94]
Andere Zellen werden als Basophile gezählt	Falsch-hohe Basophilenzahl (Pseudobasophilie)	
Abnormale Lymphozyten in HIV-infizierten Patienten	Falsch-hohe Basophilenzahl (Pseudobasophilie)	Coulter STKS [95]
Nicht spezifizierter Zelltyp	Falsch-hohe Basophilenzahl (Pseudobasophilie)	Coulter STKS [80]
Myeloblasten	Falsch-hohe Basophilenzahl (Pseudobasophilie)	Sysmex NE-8000 [96]
Promyelozyten bei akuter Promyelozyten-Leukämie	Falsch-hohe Basophilenzahl (Pseudobasophilie)	Sysmex NE-8000 [97]
Verschiedene abnormale Zellen	Falsch-hohe Basophilenzahl (Pseudobasophilie)	Cell-Dyn 3000 [98]
Lymphoblasten und Myeloblasten	Falsch-hohe Basophilenzahl (Pseudobasophilie)	Coulter STKS [99]
Dysplastische Neutrophile	Falsch-hohe Basophilenzahl (Pseudobasophilie)	Coulter STKS [73]
Atypische Lymphozyten, Lymphomzellen, Myeloblasten, leukämische Promyelozyten	Falsch-hohe Basophilenzahl (Pseudobasophilie)	Horiba-Geräte
Atypische Lymphozyten	Falsch-hohe Basophilenzahl (Pseudobasophilie)	Sysmex XE-2100 und XE-2100D [100]
Maroteaux-Lamy-Syndrom Neutrophile	Falsch-hohe Basophilenzahl (Pseudobasophilie)	Sysmex XE-2100 [101]
In einigen Fällen von CML werden Basophile als Lymphozyten gezählt	Falsch-niedrige Basophilenzahl	Coulter STKS [80]
Verschiedene abnormale Zellen werden als Monozyten gezählt, z. B. die Lymphozyten bei chronischer lymphatischer Leukämie, Lymphomezellen, Myeloblasten, Lymphoblasten und hypergranulierten Promyelozyten	Falsch-hohe Monozytenzahl	Horiba-Geräte
Lymphozyten einer infektiösen Mononukleose	Falsch-hohe Monozytenzahl	Coulter STKS und Sysmex NE-8000 [102]
Myelomzellen	Falsch-hohe Monozytenzahl	Sysmex SE-9000 [73]
Neutrophile bei Patienten mit Linksverschiebung	Falsch-hohe Monozytenzahl	Horiba-Geräte

* Diese Fehlerliste sollte nicht als vollständig angesehen werden; CML = chronische myeloische Leukämie; HIV = humanes Immundefizienz-Virus; WBC = Leukozytenwert

Tab. 4.13: (fortgesetzt)

Störungen	Effekte	Betroffenes Gerät
Schlechte Auftrennung des Leukozyten-clusters	Einige Eosinophile werden manchmal als Neutrophile gezählt; einige Neutrophile manchmal als Monozyten	Coulter STKS [82, 103]
Riesenthrombozyten werden als Lymphozyten gezählt	Falsch-hohe Lymphozytenzahl	Coulter STKS [103]
NRBC werden als Lymphozyten gezählt	Falsch-hohe Lymphozytenzahl	Horiba-Geräte
Intravenöse Lipidinfusionen bewirken Veränderungen der Zellen	Reduzierte Neutrophilenzahl, erhöhte Monozytenzahl	Coulter LH 750 [104]

* Diese Fehlerliste sollte nicht als vollständig angesehen werden; CML = chronische myeloische Leukämie; HIV = humanes Immundefizienz-Virus; WBC = Leukozytenwert

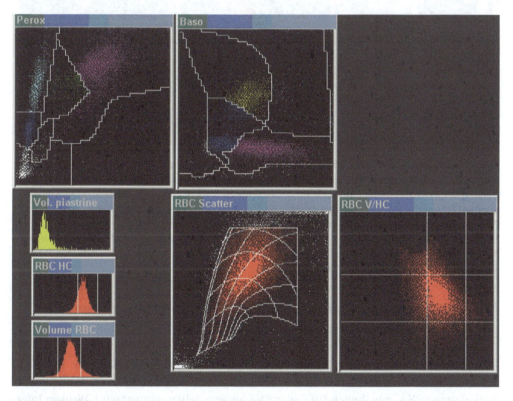

Abb. 4.10: Streudiagramme und Histogramme eines Siemens Advia 120 von einem Patienten mit diffusem großzelligem B-Zell-Lymphom, zeigen eine Pseudobasophilie als Folge von zirkulierenden Lymphomzellen. Der Basophilen-Lobularitätskanal (Mitte oben) zeigt ein abnormales kompaktes Signalcluster, das sich vom mononukleären Bereich (blau) zum basophilen Bereich (gelb) erstreckt. Der Wert für die Basophilen betrug $0{,}95 \times 10^9$/l (15,9 %). Im Peroxidasekanal (oben links) erscheinen die Lymphomzellen im LUC-Bereich (türkis); der Wert betrug $1{,}41 \times 10^9$/l (23,5 %). Es waren Markierungen für atypische Lymphozyten, Blasten und für Linksverschiebung vorhanden. Durch das Erythrozyten-Histogramm und -Zytogramm wird die Zunahme hypochromer Zellen, von Makrozyten und von hypochromen Makrozyten, gezeigt. Mit freundlicher Genehmigung von Prof. Gina Zini, Rom.

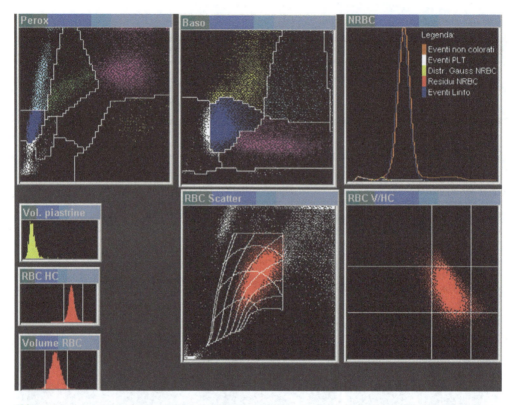

Abb. 4.11: Zytogramme und Histogramme der Siemens-Advia-Serie von einem Patienten mit einem T-NHL. Die Vollblutmessung zeigt ein WBC von 74,6 × 10^9/l, Neutrophile 7,23 × 10^9/l, Lymphozyten 58,4 × 10^9/l, Monozyten 1,35 × 10^9/l, Eosinophile 0,2 × 10^9/l, Basophile 2,7 × 10^9/l, große ungefärbte (d. h. Peroxidase-negative) Zellen 4,7 × 10^9/l. Es gab Markierungen für Blasten (+) und atypische Lymphozyten (+). Die Perox-Streudiagramme zeigen eine abnormale Population, die sich von der Lymphozytenbox in die LUC-Box ausbreitet. Dies ist ein Hinweis dafür, dass die Basophilie artifiziell ist. Die abnormale Population kann im Baso-Streudiagramm gesehen werden, sie erstreckt sich von der Lymphozytenbox bis in die Basophilenbox. Mit freundlicher Genehmigung von Prof. Gina Zini.

4.7 Fehler bei automatisierten Retikulozytenzählungen und anderen Retikulozytenmessungen

Automatisierte Retikulozytenzählungen können fälschlicherweise erhöht sein, wenn Autofluoreszenz oder wenn Fluoreszenz durch Bindung des Fluorochroms an etwas anderes als Retikulozyten-RNA, gewöhnlich DNA oder RNA anderer Zellen, erzeugt wird. Weniger Informationen sind über fehlerhafte Zählungen mit nichtfluoreszierenden Nukleinsäurefärbungen verfügbar. Bei der Retikulozytenzählung mit Neu-Methylenblau wurde eine Unterschätzung der Retikulozytenzahl bei Patienten mit α-Thalassämie [105] festgestellt und bei Verwendung des Oxazin-750-Verfahrens wurde bei Anwesenheit einer hohen NRBC-Zahl eine artifizielle Erhöhung der Retikulozytenzahl gefunden [106]. Mit dem Neu-Methylenblau-Verfahren wurde auch in einigen Proben eine artifiziell erhöhte Messung beobachtet, jedoch nur dann, wenn eine länger als empfohlene Inkubationszeit verwendet wurde [105]. Einige bekannte Ursachen für falsch-erhöhte Retikulozytenwerte sind in Tab. 4.14 dargestellt. Die Ungenauigkeit der Retikulozytenzahl in Anwesenheit von NRBC ist methodenabhängig, in einer Studie mit dem XE-2100 traten diese mit einer höheren Wahrscheinlichkeit, als mit dem Pentra 120 Retic, auf [115]. Malaria-Parasiten in Erythrozyten können zu einem bimodalen Retikulozyten-Histogramm führen, dies wiederum kann auf Malaria hindeuten [116, 117]. In Gegenwart von Malaria-Parasiten gibt es auch eine artifizielle Erhöhung der unreifen Retikulozytenfraktion [117].

Bei Patienten, die eine fluoreszierende Netzhautangiographie erhalten haben, wurden falsch-niedrige Retikulozytenwerte gemessen [118].

Die Quantifizierung von hoch-fluoreszierenden Retikulozyten wird durch die Anwesenheit von Leukozyten beeinflusst und ist wahrscheinlich fehlerhaft, wenn diese erhöht sind [119].

Die Retikulozytenindizes können bei Anwesenheit von großen Thrombozyten ungenau sein [120]. Eine artifiziell erhöhte Retikulozytenzahl kann mit einer artifiziell erhöhten unreifen Retikulozytenfraktion assoziiert sein [110].

Tab. 4.14: Einige Ursachen für falsch-hohe, automatisierte Retikulozytenmessungen.

Erhöhte Autofluoreszenz
– Neugeborenenproben und Postsplenektomie [107] – Heinz-Innenkörperchen [108]
Bindung des Fluoreszenzfarbstoffes an andere Ziele als Retikulozyten-RNA
– Hohe WBC- oder NRBC-Zahl und/oder abnormale Leukozyten, z. B. bei CLL [109], AML [110], akuter biphänotypischer Leukämie [110] und CML (chronische Phase oder Blastenkrise) [110] – Howell–Jolly-Körperchen [111] – Irreversible Sichelzellen [104] – Kälteagglutinate [107] – Große Thrombozyten [107] – Malaria-Parasiten [112] – Babesien-Parasiten – Heinz-Innenkörperchen [113] – Autofluoreszenz aufgrund von Porphyrie oder Drogen [12]
Bindung von nichtfluoreszierendem Farbstoff an andere Ziele als Retikulozyten-RNA
– NRBC [106] – Mikrozytäre Erythrozyten [114]

NRBC = Erythroblasten; RNA = Ribonukleinsäure; WBC = Leukozytenzahl

4.8 Literatur

[1] Cornet E, Behier C, Troussard X (2012) Guidance for storing blood samples in laboratories performing complete blood count with differential. Int J Lab Hematol, 34, 655–660.
[2] Whiteway A, Bain BJ (1999) Artefactual elevation of an automated white cell count following femoral vein puncture. Clin Lab Haematol, 21, 65–68.

[3] Hohlfeld P, Forestier F, Kaplan C, Tissot JD, Daffos F (1994) Fetal thrombocytopenia: a retrospective survey of 5,194 fetal blood samplings. Blood, 84, 1851–1856.
[4] Bain BJ, Liesner R (1996) Pseudopyropoikilocytosis: a striking artefact. J Clin Pathol, 49, 772–773.
[5] Criswell KA, Breider MA, Bleavins MR (2001) EDTA-dependent platelet phagocytosis: a cytochemical, ultrastructural, and functional characterization. Am J Clin Pathol, 115, 376–384.
[6] Fohlen-Walter A, Jacob C, Lecompte T, Lesesve J-F (2002) Laboratory identification of cryoglobulinemia from automated blood cell counts, fresh blood samples, and blood films. Am J Clin Pathol, 117, 606–614.
[7] Machicao CN, Schaub CR, Farhi DC (1988) Circulating mucin in breast carcinoma and automated leukocyte counts. Hematol Pathol, 2, 159–161.
[8] Todd A, Pardoe L, O'Brian R (2010) Unexpected blood abnormalities following chemoembolisation. Br J Haematol, 150, 500.
[9] Lesesve JF, Khalifa MA, Denoyes R, Braun F (2009) Peripheral blood candidosis infection leading to spurious platelet and white blood cell counts. Int J Lab Hematol, 31, 572–576.
[10] Branda JA, Kratz A (2006) Effects of yeast on automated cell counting. Am J Clin Pathol, 126, 248–254.
[11] Kim HR, Park BRG, Lee MK (2008) Effects of bacteria and yeast on WBC counting in three automated hematology counters. Ann Hematol, 87, 557–562.
[12] Zandecki M, Genevieve F, Gerard J, Godon A (2007) Spurious counts and spurious results on haematology analysers: a review. Part II: white blood cells, red blood cells, haemoglobin, red cell indices and reticulocytes. Int J Lab Hematol, 1, 21–41.
[13] Wood BL, Andrews J, Miller S, Sabath DE (1999) Refrigerated storage improves the stability of the complete blood count and automated differential. Am J Clin Pathol, 112, 687–695.
[14] Brigden Ml, Dalal BI (1999) Cell counter-related abnormalities. Lab Med, 30, 325–334.
[15] Hoffmann EDTA-induced pseudo-neutropenia resolved with kanamycin. Clin Lab Haematol, 23, 193–196.
[16] Anonymous (2009) Chemical-associated artifacts. Blood, 113, 4487.
[17] Zandecki M, Genevieve F, Gerard J, Godon A (2007) Spurious counts and spurious results on haematology analysers: a review. Part I: platelets. Int J Lab Hematol, 1, 4–20.
[18] Bizzaro N (1993) Granulocyte aggregation is edetic acid and temperature dependent. Arch Pathol Lab Med, 117, 528–530.
[19] Glasser L (2005) Pseudo-neutropenia secondary to leukoagglutination. Am J Hematol, 80, 147.
[20] Grimaldi E, Scopacasa F (2000) Evaluation of the Abbott CELL-DYN 4000 hematology analyzer. Am J Clin Pathol, 113, 497–505.
[21] McMullin MF, Wilkin HJ, Elder E (1999) Inaccurate haemoglobin estimation in Waldenström's macroglobulinaemia. J Clin Pathol, 48, 787.
[22] Weiss GB, Besman JD (1984) Spurious automated red cell values in warm autoimmune hemolytic anemia. Am J Hematol, 17, 433–435.
[23] Vagace JM, Rodriguez MÁ, de la Maya MD, Gervasini G (2013) Ethylenediaminetetraacetic acid-dependent pseudomacrocytosis. J Clin Pathol, 66, 811–814.
[24] Paterakis GS, Laoutaris NP, Alexia SV, Siourounis PV, Stamulakatou AK, Premitis EE et al. (1993) The effect of red cell shape on the measurement of red cell volume. A proposed method for the comparative assessment of this effect among various haematology analysers. Clin Lab Haematol, 16, 235–245.
[25] Bryner MA, Houwen B, Westengard J, Klein O (1997) The spun micro-haematocrit and mean red cell volume are affected by changes in the oxygenation state of red blood cells. Clin Lab Haematol, 19, 99–103.
[26] Ali CYA (2000) Blood substitutes – clinical applications and impact of the laboratory. Paper presented at 24th World Congress of Medical Technology, Vancouver, Canada.
[27] Nosanchuk JS, Roark MF, Wanser C (1974) Anemia masked by triglyceridemia. Am J Clin Pathol, 62, 838–839.
[28] Miller CE, Hirani B, Bain BJ (2013) Hyperlipidaemia revealed by erythrocyte morphology. Am J Hematol, 88, 625.

[29] Nicholls PD (1977) The erroneous haemoglobin-hyperlipidaemia relationship. J Clin Pathol, 30, 638–640.
[30] Fohlen-Walter A, Goupil JJ, Lecompte T, Lesesve J-F (2002) Underestimation of haemoglobin concentration in blood samples with high hyperleukocytosis: case report and alternative method for determination on blood cells automated analysers. Haematologica, 87, ELT40.
[31] Brigden ML, Page NE, Graydon C (1993) Evaluation of the Sysmex NE-8000 automated hematology analyzer in a high-volume outpatient laboratory. Am J Clin Pathol, 100, 618–625.
[32] Lewis SM, Bainbridge I, McTaggart P, Garvey BJ, England JM, Perry TE (1992) MDD Evaluation Report: Cobas Argos 5 Diff Automated Hematology Analyser. London: Medical Devices Directorate.
[33] Beautyman W, Bills T (1974) Osmotic error in measurements of red cell volume. Lancet, ii, 905–906.
[34] Strauchen JA, Alston W, Anderson J, Gustafson Z, Fajardo LF (1981) Inaccuracy in automated measurement of hematocrit and corpuscular indices in the presence of severe hyperglycemia. Blood, 57, 1065–1067.
[35] Hinchliffe RF, Bellamy GJ, Lilleyman JS (1992) Use of the Technicon H1 hypochromia flag in detecting spurious macrocytosis induced by excessive K2EDTA concentration. Clin Lab Haematol, 14, 268–269.
[36] Gulati GL, Hyland LJ, Kocher W, Schwarting R (2002) Changes in automated complete blood cell count and differential leukocyte count results induced by storage of blood at room temperature. Arch Pathol Lab Med, 126, 336–342.
[37] Bannister N, Bannister E, Besser M (2011) High incident [sic] of pseudothrombocytopenia after cardiopulmonary bypass. Br J Haematol, 153, Suppl. 1, 85.
[38] Choe W-H, Cho Y-U, Chae J-D, Kim S-H (2013) Pseudothrombocytopenia or platelet clumping as a possible cause of low platelet count in patients with viral infection: a case series from single institution focusing on hepatitis A virus infection. Int J Lab Hematol, 35, 70–76.
[39] Lesesve J-F, Latger-Cannard V, Lecompte T (2005) Pseudo-storage pool e due to platelet degranulation in EDTA-collected peripheral blood: a rare artifact. Clin Lab Haematol, 27, 336–342.
[40] Nomoto Y, Hirose Y, Tanaka T, Kinoshita H, Yamazaki Y (2007) Heparin-induced thrombocytopenia, anomalous laboratory findings lead to the correct diagnosis. Am J Hematol, 82, 499–500.
[41] Bonifazi F, Stanzani M, Bandini G (1999) A case of pseudothrombocytosis. Haematologica, 84, 275.
[42] Savage DG, Kolevska T. Microspherocytosis and pseudothrombocytosis after severe burns. www.bloodmed.com (accessed April 2014).
[43] Akwari AM, Ross DW, Stass SA (1982) Spuriously elevated platelet counts due to microspherocytosis. Am J Clin Pathol, 77, 220–221.
[44] Delgado J, Jiminez C, Larrocha C, Viloria A (2002) Cryoglobulinemia detected as a PIC/POC discrepancy of the automated complete blood count. Eur J Haematol, 69, 65–66.
[45] Kabutomori O, Iwatani Y, Kabutomori M (1999) Effects of hypertriglyceridemia on platelet counts in automated hematologic analysis. Ann Intern Med, 130, 1152.
[46] Cuignet OY, Wood BL, Chandler WL, Spiess BD (2000) A second-generation blood substitute (Perfluorodichlorooctane emulsion) generates spurious elevations in platelet counts from automated hematology analyzers. Anesth Analg, 90, 517–522.
[47] Gloster ES, Strauss RA, Jimenez JF, Neuberg RW, Berry DH, Turner EJ (1985) Spurious elevated platelet counts associated with bacteremia. Am J Hematol, 18, 329–332.
[48] Latif S, Veillon DM, Brown D, Kaltenbach J, Curry S, Linscott AJ et al. (2003) Spurious automated platelet count: enumeration of yeast forms as platelets by the Cell-DYN 4000. Am J Clin Pathol, 120, 882–885.
[49] Kakkar N (2004) Spurious rise in the automated platelet count because of bacteraemia. J Clin Pathol, 57, 1096–1097.
[50] Arnold JA, Jowzi Z, Bain BJ (1999) Images in haematology: Candida glabrata in a blood film. Br J Haematol, 104, 1.
[51] Crabbe G, van Poucke M, Cantineaux B (2002) Artefactually-normal automated platelet counts due to malaria-infected RBC. Clin Lab Haematol, 24, 179–182.

[52] Maurer-Spurej E, Pittendreigh C, Yakimec J, De Badyn MH, Chipperfield K (2010) Erroneous automated optical platelet counts in 1-hour post-transfusion blood samples. Int J Lab Hematol, 32, e1–8.

[53] Segal HC, Briggs C, Kunka S, Casbard A, Harrison P, Machin SJ, Murphy MF (2005) Accuracy of platelet counting haematology analysers in severe thrombocytopenia and potential impact on platelet transfusion. Br J Haematol, 128, 520–525.

[54] Bowles KM, Bloxham DM, Perry DJ, Baglin TP (2006) Discrepancy between impedance and immunofluorescence platelet counting has implications for clinical decision making in patients with idiopathic thrombocytopenia purpura. Br J Haematol, 134, 320–322.

[55] Kim SY, Kim JE, Kim HK, Han KS, Toh CH (2010) Accuracy of platelet counting by automated hematologic analyzers in acute leukemia and disseminated intravascular coagulation: potential effects of platelet activation. Am J Clin Pathol, 134, 634–647.

[56] Fiorin F, Steffan A, Pradella P, Bizzaro N, Potenza R, de Angelis V (1998) IgG platelet antibodies in EDTA-dependent pseudothrombocytopenia bind to membrane glycoprotein IIb. Am J Clin Pathol, 110, 178–183.

[57] Hsieh AT, Chao TY, Chen YC (2003) Pseudothrombocytopenia associated with infectious mononucleosis. Arch Pathol Lab Med, 127, e17–e18.

[58] Campbell V, Fosbury E, Bain BJ (2009) Platelet phagocytosis as a case of pseudothrombocytopenia. Am J Hematol, 84, 362.

[59] Sakurai S, Shiojima I, Tanigawa T, Nakahara K (1997) Aminoglycosides prevent and dissociate the aggregation of platelets in patients with EDTA-dependent pseudothrombocytopenia. Br J Haematol, 99, 817–823.

[60] Schuff-Werner P, Steiner M, Fenger S, Gross HJ, Bierlich A, Dreissiger K et al. (2013) Effective estimation of correct platelet counts in pseudothrombocytopenia using an alternative anticoagulant based on magnesium salt. Br J Haematol, 162, 684–692.

[61] Braester A (2003) Pseudothrombocytopenia as a pitfall in the treatment of essential thrombocythemia. Eur J Haematol, 70, 251–252.

[62] Stiegler HM, Fischer Y, Steiner S (1999) Thrombocytopenia and glycoprotein IIb-IIIa receptor antagonists. Lancet, 353, 1185.

[63] Jubelirer SJ, Koenig BA, Bates MC (1999) Acute profound thrombocytopenia following C7E3 Fab (Abciximab) therapy: case reports, review of the literature and implications for therapy. Am J Hematol, 61, 205–208.

[64] Paterakis G, Konstantopoulos K, Loukopoulos D (1994) Spuriously increased platelet count due to microcyte interference: value of the R-1000 (Sysmex) Reticulocyte Analyzer. Am J Hematol, 45, 57–58.

[65] Shulman G, Yapit MK (1980) Whole blood platelet counts with impedance type particle counter. Am J Clin Pathol, 73, 104–106.

[66] van der Meer W, MacKenzie MA, Dinnissen JWB, de Keijzer MH (2003) Pseudoplatelets: a retrospective study of their incidence and interference with platelet counting. J Clin Pathol, 56, 772–774.

[67] Stass SA, Holloway ML, Slease RB, Schumacher HR (1977) Spurious platelet counts in hairy cell leukemia. Am J Clin Pathol, 68, 530–531.

[68] Stass SA, Holloway ML, Peterson V, Creegan WJ, Gallivan M, Schumacher HR (1979) Cytoplasmic fragments causing spurious platelet counts in the leukemic phase of poorly differentiated lymphocytic lymphoma. Am J Clin Pathol, 71, 125–128.

[69] Hammerstrom J (1992) Spurious platelet counts in acute leukaemia with DIC due to cell fragmentation. Clin Lab Haematol, 14, 239–243.

[70] Bentley SA, Johnson A, Bishop CA (1993) A parallel evaluation of four automated hematology analyzers. Am J Clin Pathol, 100, 626–632.

[71] Bain BJ (1986) An assessment of the three-population differential count on the Coulter Counter Model S Plus IV. Clin Lab Haematol, 8, 347–359.

[72] Hinchliffe R, Vora A (2006) A subject with populations of both peroxidase-positive and -negative neutrophils. Br J Haematol, 135, 421.

[73] Hur M, Lee YK, Lee KM, Kim HJ, Cho HI (2004) Pseudobasophilia as an erroneous white blood cell differential count with a discrepancy between automated cell counters: report of two cases. Clin Lab Haematol, 26, 287–290.
[74] Merino A, Esteve J (2005) Acute myeloid leukaemia with peculiar blast cell inclusions and pseudo-eosinophilia. Br J Haematol, 131, 286.
[75] Kabutomori O, Iwatani Y (1997) Unusual eosinophilia not detected by an automated analyser in a patient with liver cirrhosis. J Clin Pathol, 50, 967–968.
[76] Bizzaro N (1996) Pseudobasophilia in the Technicon automated cell counters. Clin Lab Haematol, 18, 298–299.
[77] Grimaldi E, Carandente P, Scopacasa F, Romano MF, Pellegrino M, Bisogni R, de Caterina M (2005) Evaluation of the monocyte counting by two automated haematology analysers compared with flow cytometry. Clin Lab Haematol, 27, 91–97.
[78] Cohen Al, Peerschkc EIB, Steigbigel RT (1993) A comparison of the Coulter STKS, Coulter S+IV, and manual analysis of white cell differential counts in a human immunodeficiency virus-infected population. Am J Clin Pathol, 100, 611–617.
[79] Bentley SA, Johnson TS, Sohier CH, Bishop CA (1994) Flow cytometric differential leucocyte analysis with quantification of neutrophil left shift: an evaluation of the Cobas-Helios Analyzer. Am J Clin Pathol, 102, 223–230.
[80] Robertson EP, Lai HW, Wei DCC (1992) An evaluation of leucocyte analysis on the Coulter STKS. Clin Lab Haematol, 14, 53–68.
[81] Hu C-Y, Wang C-H, Chuang H-M, Shen M-C (1993) Evaluation of performance for automated differential leucocyte counting on Sysmex NE-8000 by NCCLS recommended protocol H20-T. Clin Lab Haematol, 15, 287–299.
[82] Sheridan BL, Lollo M, Howe S, Bergeron N (1994) Evaluation of the Roche Cobas Argos 5 Diff automated haematology analyser with comparison with Coulter STKS. Clin Lab Haematol, 16, 117–130.
[83] Koepke JA, Smith-Jones M (1992) Lymphocyte counting in HIV-positive individuals. Sysmex J Int, 2, 71–74.
[84] Theodorsen L (1995) Evaluation of monocyte counting with two automated instruments by the use of CD14-specific immunomagnetic Dynabeads. Clin Lab Haematol, 17, 225– 229.
[85] Bartels PCM, Schoorl M (1998) Time dependent increase of differential monocyte count on the Sysmex NE-2000. Clin Lab Haematol, 20, 165–168.
[86] Warner BA, Reardon DM (1991) Field evaluation of the Coulter STKS. Am J Clin Pathol, 95, 207–217.
[87] Shelton JB, Frank IN (2000) Splenic B lymphoma with lymphocyte clusters in peripheral blood smears. J Clin Pathol, 53, 228–230.
[88] Fournier M, Adenis C, Fontaine H, Camaille B, Goudemand J (1994) Evaluation and use of the white blood cell differential provided by the Coulter STKS in a children's hospital. Clin Lab Haematol, 16, 33–42.
[89] Jain M, Gupta S, Jain J, Grover RK (2012) Usefulness of automated cell counter in detection of malaria in a cancer set up – our experience. Indian J Pathol Microbiol, 55, 467–473.
[90] Mendelow BV, Lyons C, Nhlangothi P, Tana M, Munster M, Wypkema E et al. (1997) Automated malaria ascertainment by depolarization of laser light. Proceedings of the 37th Annual Congress of the Federation of South African Societies of Pathology, 145.
[91] Hanscheid T, Pinto BG, Cristino JM, Grobusch MP (2000) Malaria diagnosis with the haematology analyser Cell-Dyn 3500™: what does the instrument detect? Clin Lab Haematol, 22, 259–261.
[92] Roberts GT, Perry JL, Al-Jefri A, Scott CS (2005) Intraleukocytic hemosiderin inclusions detected as pseudoeosinophils by automated depolarization analysis in a patient with beta-thalassaemia major and immune hemolysis. Blood Cells Mol Dis, 34, 162–165.
[93] Kim HJ, Lee YJ, Lee DS, Cho HI (1999) A case of idiopathic hypereosinophilic syndrome with hypersegmented and hypogranular eosinophils. Clin Lab Haematol, 21, 428–430.
[94] McIlwaine L, Parker A, Sandilands G, Gallipoli P, Leach M (2013) Neutrophil-specific granule deficiency. Br J Haematol, 160, 735.

[95] Germain PR, Lammers DB (1994) False basophil counts on the Coulter STKS. Lab Med, 25, 376–379.
[96] Sivakumaran M, Allen B, Wood JK (1994) Automated differential leucocyte counting on the Sysmex NE8000 analyser. Clin Lab Haematol, 16, 206–207.
[97] Meyepa LC, Tsoi G, Gan TE (1995) A new approach to the study of the blast suspect flag of the Sysmex NE 8000. Aust NZ J Med, 25, 74.
[98] Cornbleet PJ, Myrick D, Judkins S, Levy R (1992) Evaluation of the CELL-DYN 3000 differential. Am J Clin Pathol, 98, 603–614.
[99] Pettit AR, Grace P, Chu P (1995) An assessment of the Coulter VCS automated differential counter scatterplots in the recognition of specific acute leukaemia variants. Clin Lab Haematol, 17, 125–129.
[100] Jácomo RH, Lozano VF, Gastao da Cunha Neto J, Costa SS (2011) What's the meaning of basophilia in Sysmex XE-2100? Arch Pathol Lab Med, 135, 415.
[101] Piva E, Pelloso M, Ciubotaru D, Penello L, Burlina A, Plebani M (2013) The role of automated analyzers in detecting abnormal granulation of leucocytes in lysosomal storage diseases: Maroteaux-Lamy disease. Am J Hematol, 88, 527.
[102] Brigden ML, Au S, Thompson S, Brigden S, Doyle P, Tsaparas Y (1999) Infectious mononucleosis in an outpatient population: diagnostic utility of 2 automated hematology analyzers and the sensitivity and specificity of Hoagland's criteria in heterophile-positive patients. Arch Pathol Lab Med, 123, 875–881.
[103] Cornbleet PJ, Myrick D, Levy R (1993) Evaluation of the Coulter STKS five-part differential. Am J Clin Pathol, 99, 72–81.
[104] Wang J, Fan L, Ma C, Zhang Y, Xu D (2013) Effects of parenteral lipid emulsions on leukocyte numerical and morphological parameters determined by LH750 hematology analyzer. Int J Lab Hematol, 35, e4–e7.
[105] Lai SK, Yow CMN, Benzil IFF (1999) Interference of Hb-H disease in automated reticulocyte counting. Clin Lab Haematol, 21, 261–264.
[106] Brugnara C, Hipps MJ, Irving PJ, Lathrop H, Lee PA, Minchello EM, Winkelman J (1994) Automated reticulocyte counting and measurement of reticulocyte cellular indices: evaluation of the Miles H3 blood analyzer. Am J Clin Pathol, 102, 623–632.
[107] Chin-Yee I, Keeney M, Lohmann RC (1991) Flow cytometric reticulocyte analysis using thiazole orange; clinical experience and technical limitations. Clin Lab Haematol, 13, 177–188.
[108] Hinchliffe RF (1993) Error in automated reticulocyte counts due to Heinz bodies. J Clin Pathol, 46, 878–879.
[109] Ferguson DJ, Lee S-F, Gordon PA (1990) Evaluation of reticulocyte counts by flow cytometry in a routine laboratory. Am J Hematol, 33, 13–17.
[110] Kim A, Park J, Kim M, Lim J, Oh E-J, Kim Y et al. (2012) Correction of pseudoreticulocytosis in leukocytosis samples using the Sysmex XE-2100 analyzer depends on the type and number of white blood cells. Ann Lab Med, 32, 392–398.
[111] Lofsness KG, Kohnke ML, Geier NA (1994) Evaluation of automated reticulocyte counts and their reliability in the presence of Howell–Jolly bodies. Am J Clin Pathol, 101, 85–90.
[112] Hoffman JJML, Pennings JMA (1999) Pseudo-reticulocytosis as a result of malaria parasites. Clin Lab Haematol, 21, 257–260.
[113] Español I, Pedro C, Remache AF (1999) Heinz bodies interfere with automated reticulocyte counts. Haematologica, 84, 373–374.
[114] Buttarello M, Bulian P, Farina G, Temporin V, Toffolo L, Trabuio E, Rizzotti P (2000) Flow cytometric reticulocyte counting: parallel evaluation of five fully automated analyzers: an NCCLS-ICSH approach. Am J Clin Pathol, 115, 100–111.
[115] Briggs C, Grant D, Machin SJ (2001) Comparison of the automated reticulocyte counts and immature reticulocyte fraction measurements obtained with the ABX Pentra 120 Retic blood cell analyzer and the Sysmex XE-2100 automated haematology analyzer. Lab Haematol, 7, 1–6.
[116] Mellors I, Hardy J, Lambert J, Kendall R, McArdle B (2001) Detection of intra-erythrocyte malarial parasites by an automated haematology analyser – a case study. Br J Haematol, 113, Suppl. 1, 50.

[117] Scott CS, van Zyl D, Ho E, Ruivo L, Kunz D, Coetzer TL (2002) Patterns of pseudo-reticulocytosis in malaria: fluorescent analysis with the Cell-Dyn® CD4000. Clin Lab Haematol, 24, 15–20.
[118] Hirata R, Morita Y, Hirai N, Seki M, Imanishi A, Toriumi J et al. (1992) The effects of fluorescent substances on the measurement of reticulocytes – using automated reticulocyte analyzers R-1000 and R-3000. Sysmex J Int, 2, 10–15.
[119] Villamor N, Kirsch A, Huhn D, Vives-Corrons JL, Serke S (1996) Interference of blood leucocytes in the measurements of immature red cells (reticulocytes) by two different (semi-) automated flow-cytometry technologies. Clin Lab Haematol, 18, 89–94.
[120] Bowen D, Williams K, Phillips I, Cavill I (1996) Cytometric analysis and maturation characteristics of reticulocytes from myelodysplastic patients. Clin Lab Haematol, 18, 155–160.

5 Normalbereiche

Wenn man Labortestergebnisse interpretieren möchte, braucht man das Verständnis, ob der Laborwert als solcher normal oder pathologisch ist. „Normal" bedeutet, dass die Labortestergebnisse dieses Individuums dem erwarteten optimalen Gesundheitszustand entsprechen (davon ausgehend, dass die Person keine genetische hämatologische Erkrankung hat). Da man kaum die Information für diese Beurteilung hat, ist es notwendig zu überprüfen, ob der Befund der betroffenen Person einer biologisch weitestgehend ähnlichen gesunden Person entspricht. Die Testergebnisse werden üblicherweise mit Normalwerten verglichen, die aus Lehrbüchern stammen und manchmal zweifelhaften Ursprungs sind. In der letzten Zeit wurden die Testergebnisse mit Referenzbereichen verglichen. Die Konzepte, die der Ableitung eines Referenzbereiches zugrunde liegen, werden nachfolgend beschrieben.

Eine ausgewählte Person der Referenzgruppe erfüllt definierte Kriterien und entstammt einer Population, in der alle Einzelpersonen diese Kriterien aufweisen. Eine Referenzauswahl beinhaltet eine ausgewählte Anzahl von Einzelpersonen, die die gesamte Referenzpopulation repräsentiert. Referenzwerte sind Testergebnisse, die von Einzelpersonen der Referenzgruppe stammen und ausgewertet sowie statistisch beschrieben werden können; sie werden innerhalb bestimmter Grenzen ermittelt und sie weisen eine bestimmte Verteilung auf, mit einem Mittelwert, Median und einer relativen Häufigkeit. Ein gängiges Verfahren zur Beschreibung eines Referenzkollektivs in Bezug auf die Grenzbereiche ist, indem man 2,5 % der Messwerte an beiden Enden des erhaltenen Wertebereiches abzieht, d. h. der Referenzbereich beinhaltet den zentralen 95 %-Bereich der ermittelten Werte. Der so ermittelte Referenzbereich aus dieser Auswahl von Personen ist repräsentativ für das Referenzintervall der Population, von der diese Auswahl stammt. Das Ausmaß der Übereinstimmung beider Bereiche kann durch das jeweilige Konfidenzintervall des Mittelwertes und der beiden Referenzgrenzwerte ausgedrückt werden. Die Qualität der statistischen Auswertung wird festgelegt über die Größe der Referenzpopulation und ob die Auswahlpersonen aus einer repräsentativen Referenzpopulation entstammen.

Referenzpersonen können einerseits über Stichproben aus der Referenzpopulation oder andersseits sorgfältig ausgewählt werden, um eine ausgewogene Mischung aus Alter, Geschlecht, Sozialstruktur und anderen Variablen in der Referenzpopulation widerzuspiegeln. Referenzintervalle werden allgemein als „Referenzbereiche" bezeichnet, ein leicht verständlicher Begriff, obwohl er offiziell nicht empfohlen wird.

Eine Referenzperson zu sein, bedeutet nicht unbedingt, dass sie auch gesund ist, aber wenn ein guter Gesundheitszustand ein Einschlusskriterium für die Auswahl ist, dann ist es klar, dass der Referenzbereich auch dem traditionellen „Normalbereich" sehr nahe kommt, wenngleich dieser klarer definiert wurde.

Wenn Referenzbereiche für die Beurteilung hämatologischer Ergebnisse herangezogen werden, dann sollten sie dem Rechnung tragen, ob diese Testergebnisse durch Alter, Geschlecht oder ethnischen Ursprung beeinflusst werden und ggf. gesonderte Normbereiche hinzugezogen werden. Schwangere sind normalerweise ausgeschlossen, außer es soll ein Normbereich zur Anwendung während der Schwangerschaft einbezogen werden. Referenzbereiche werden oft unter genau kontrollierten Bedingungen erhoben, und zwar nüchtern zu einer definierten Tageszeit und unter Ruhebedingungen sowie nach vorheriger Alkohol-, Nikotin- und Drogenabstinenz. Solche Bedingungen werden bei den Patienten oft nicht angetroffen und es ist schätzungsweise sinnvoller, Referenzbereiche von ambulanten, nicht nüchternen Probanden zu verwenden, deren Lebensgewohnheiten die der Referenzpopulation und der Patienten besser widerspiegeln. Der Blutentnahmeort und andere technische Varianten der Blutgewinnung können die Ergebnisse hämatologischer Parameter beeinflussen (Tab. 5.1). Aus diesem Grund sollten die Blutproben immer in derselben Weise

Tab. 5.1: Präanalytische Auswirkungen auf hämatologische Wertelagen bei der Entnahme von Blutproben.*

Entnahmeort der Blutproben
Während der 1. Lebenswoche sind Hb, HK und Erythrozytenzahl bei Fersenblutentnahme fast 15 % höher als bei venöser Blutentnahme; die Differenz dürfte bei Säuglingen mit Sepsis und peripher herabgesetzter Blutzirkulation größer sein [3]; MCV, MCH und RDW unterscheiden sich nicht, aber der MCHC ist höher [3]; die Leukozytenzahl ist im Kapillarblut um 20 % höher [4]; bei älteren Kleinkindern, Kindern und Erwachsenen wurden keine konsistenten Unterschiede zwischen Fingerblutentnahme und venöser Blutentnahme gesehen, aber bei der Kapillarblutentnahme am Ohrläppchen sind Hb, HK und Erythrozytenwerte um 6–17 % höher als bei Kapillarblutentnahme aus dem Finger oder bei venöser Blutentnahme.
Bei Neugeborenen sind bei Fersenblutentnahme die Leukozyten-, Neutrophilen- und Lymphozytenzahlen um 20 % höher als bei arteriellen oder venösen Proben; die Zahlen ähneln am meisten denen des venösen Blutes, wenn ein freier Blutfluss stattfindet und die ersten Blutstropfen, außer dem allerersten, für die Zellzählung verwendet werden; bei Erwachsenen ist die Leukozyten- und Neutrophilenzahl signifikant höher in Fingerblutproben als in venösen Blutproben, wobei mit den aufeinanderfolgenden Blutstropfen die Werte zunehmend abfallen [5]. Bei Erwachsenen ist in Kapillarblutproben die Thrombozytenzahl niedriger und der Hb höher [6].
Bei Neugeborenen ist die Thrombozytenzahl und der MPV in Kapillarblutproben niedriger als in venösen Blutproben [3].

Position des Armes
Hb, HK und Erythrozytenzahl sind bei herabhängendem Arm um 2–3 % höher als beim Arm in Herzhöhe.

Benutzung des Stauschlauchs
Hb, HK und Erythrozytenzahl sind bei länger dauernder Stauung um 2–3 % erhöht.

Art des verwendeten Antikoagulans
Die Verwendung eines flüssigen Antikoagulans verursacht eine leichte Verminderung der Zellzahlen, des Hämoglobins und des Hämatokrits.

Oxygenierung des Blutes
Die Oxygenierung des Blutes erniedrigt den HK sowie den MCV-Wert; der MCHC wird erhöht [7].

Vorherige Ruhe
Hb, HK und Erythrozytenzahl fallen um 5–8 % nach einer nur halbstündigen Bettruhe; Ruhe lässt die Lymphozytenzahl abfallen [8].

Hb = Hämoglobinkonzentration; HK = Hämatokrit; MCH = mittlerer zellulärer Hämoglobingehalt des Einzelerythrozyten; MCHC = mittlere zelluläre Hämoglobinkonzentration; MCV = mittleres Zellvolumen der Erythrozyten; MPV = mittleres Thrombozytenvolumen; RBC (red blood cell count) = Erythrozytenzahl; RDW (red cell distribution width) = Erythrozytenverteilungsbreite; WBC (white blood cell count) = Leukozytenzahl
* Bezüglich anderer relevanter Referenzen wird der Leser auf die erste Auflage des Buches verwiesen [1].
† Es wurde berichtet, dass bei Geburt der Hämoglobinwert aus Kapillarblut höher ist als im Nabelschnurblut [2], aber es ist wahrscheinlich, dass diese Beobachtung dadurch begründet ist, dass die Kapillarblutentnahme erst mit 20–60 Minuten Verzögerung erfolgte.

abgenommen und immer dasselbe Antikoagulans (trocken oder flüssig) verwendet werden wie in der Patientenpopulation.

Laboreigene Referenzbereiche zu etablieren, ist ein schwieriges und teures Unterfangen, das oft die Ressourcen eines einzelnen Labors weit übersteigt. Nichtsdestotrotz sollte jedes Labor, wenn möglich, anhand seiner verwendeten Technik und Ausstattung seine eigenen Referenzbereiche etablieren. Normbereiche können von gesunden Probanden, von Personen, die an Gesundheitsvorsorgen teilnehmen oder sich einer jährlichen medizinischen Untersuchung unterziehen, oder von Mitarbeitern während der Einstellungsuntersuchung erhoben werden. Krankenhauspersonal ist nicht ideal, weil deren Durchschnittsalter meist beträchtlich jünger ausfällt als das der Patientenpopulation. Befunde erstmaliger Blutspender sind zufriedenstellend, aber diejenigen, die regelmäßig in der Vergangenheit Blut gespendet haben, können leere Eisenspeicher aufweisen, was auf die hämatologischen Testergebnisse Einfluss nimmt. Es ist ebenfalls möglich, Normbereiche von Patientendaten abzuleiten, beruhend auf der Annahme, dass die Testergebnisse jedes beliebigen Messparameters einer gesunden und einer kranken Population (mit einer gewissen Überschneidung) entspricht. Dazu sind große Patientenzahlen nötig und bedürfen einer ziemlich komplexen statistischen Auswertung [9].

Besondere Probleme bereiten Referenzbereiche von älteren Personen wegen der hohen Inzidenz bekannter und okkulter Erkrankungen. Es wäre wünschenswert, wenn möglich, die Auswirkungen dieser erhöhten Erkrankungsinzidenz von den Auswirkungen des normalen Alterungsprozesses zu trennen. Ähnlich schwierig kann es sein, in einem Entwicklungsland eine adäquate Population auszuwählen, die nicht durch Mangelernährung oder subklinische Erkrankungen beeinflusst ist. Unter solchen Umständen kann es notwendig sein, Normbereiche von „Elite"-Personen wie Armeesoldaten, Polizeikräften, Medizinstudenten, Ärzten, Krankenschwestern und Laborpersonal zu gewinnen; diese Personengruppen sind zwar nicht typisch für die Allgemeinheit der Bevölkerung, aber ihre Testergebnisse werden sich mehr denen mit optimalem Gesundheitszustand annähern. Probleme ergeben sich auch in einer Bevölkerung mit hoher Prävalenz genetischer Erkrankungen. Bei der Erhebung von Referenzbereichen für die Parameter des roten Blutbildes ist es wichtig, Personen mit Hämoglobinopathien und α- und β-Thalassämie-Anlage auszuschließen. Der Ausschluss einer β-Thalassämie-Anlage oder einer Hämoglobinstrukturvariante ist nicht schwierig, da deren Diagnostik im Allgemeinen einfach ist, wohingegen der Ausschluss einer α-Thalassämie eine DNA-Analyse erfordert. Falls diese molekulargenetische Abklärung nicht erfolgt, ist es jedoch nicht möglich, echte ethnische Unterschiede von Abweichungen, die durch eine hohe Prävalenz genetischer Abnormität hervorgerufen wurden, zu unterscheiden. Dementsprechend sind dezente Unterschiede der Hämoglobinkonzentration (Hb) und der Erythrozytenindizes zwischen Afroamerikanern und kaukasischen Amerikanern z. T. auf die 25–30 %ige Prävalenz der α-Thalassämie-Anlage unter Afroamerikanern zurückzuführen; allerdings ist die Hämoglobinkonzentration bei männlichen Afroamerikanern ca. 3,4 g/l, bei weiblichen Afroamerikanern ca. 3,2 g/l niedriger als bei Kaukasiern, wenn man die Effekte von α-Thalassämie und Eisenmangel ausschließt. Diese Rest-Differenz kann weder durch eine Sichelzell-Anlage noch durch sozio-ökonomische Unterschiede oder Unterschiede in der Nierenfunktion erklärt werden. Diese Differenzen bewirken, dass bis zu 6 % der weiblichen Afroamerikaner und bis zu 8 % der männlichen Afroamerikaner als anämisch klassifiziert werden, wenn Referenzbereiche der kaukasischen Bevölkerung verwendet werden [10]. Ähnliche Unterschiede werden bei afroamerikanischen Kindern gesehen, die altersabhängig einen 2–7 g/l niedrigeren Hb haben als gleichaltrige nichtlateinamerikanische „kaukasische" Kontrollen [11]. Italienische Studien in genetisch isolierten Bevölkerungsgruppen lieferten deutliche Anhaltspunkte, dass innerhalb genetischer Isolate der Hämoglobingehalt eine vererbbare Eigenschaft ist [12]. Diese Ergebnisse bekräftigen den früheren Hinweis auf Vererbbarkeit aus zwei australischen Zwillings-Studien [13]. Des Weiteren hatten zwei süditalienische genetische Populationen niedrigere Hämoglobinwerte als eine genetische Population aus Norditalien [12]. Für Kinderreferenzbereiche ist es wünschenswert, subklinischen Eisenmangel auszuschließen. Sogar bei Erwachsenen können dezente Unterschiede im Eisenstatus die Mittelwerte einer Bevölkerung beeinflussen. Zum Beispiel ist die Heterozygotie für Mutationen der vererbbaren Hämochromatose innerhalb der Bevölkerung Nordeuropas verbreitet (ca. 12 %) und mit geringfügig, aber dennoch signifikant höherem Hb assoziiert, wobei der Unterschied zwischen Carrier und Nicht-Carrier im Bereich von 4–6 g/l liegt [14]. Höhere Werte für Hb, Hämatokrit (HK), mittleres korpuskuläres Volumen der Erythrozyten (MCV), mittleren korpuskulären Hämoglobingehalt im Erythrozyten (MCH) und mittlere Hämoglobinkonzentration des Einzelerythrozyten (MCHC) wurden bei Patienten mit unbehandelter Hämochromatose gefunden, wahrscheinlich verursacht durch ein gesteigertes Eisenangebot an die Proerythroblasten im Knochenmark [15].

Sobald Testergebnisse verfügbar sind, müssen sie mit statistischen Methoden ausgewertet werden, die dem Verteilungsmuster der Daten angemessen sind. Entsprechen diese einer Normalverteilung (nach Gauss), kann der Mittelwert und die Standardabweichung (SD) berechnet werden, wobei der Mittelwert ± 1,96 SD die zentralen 95 % der Daten repräsentiert. ± 2 SD umfassen 95,4 % der Daten. Das Hämoglobin und die Erythrozytenindizes können behandelt werden, als ob sie eine Gauss-Verteilung zeigen würden, obwohl streng genommen keine Normalverteilung vorliegt [16]. Diverse andere hämatologische Parameter haben eine sog. schiefe Verteilung („mit Schweif bei höheren Werten"); dies betrifft die Leukozyten (WBC) und die Absolutzahlen bei verschiedenen Untergruppen der Leukozyten. Wenn Daten dieses Verteilungstyps nicht adäquat behandelt werden, sondern so, als läge eine Gauss'sche Verteilung vor, werden die oberen und unteren Grenzen zu niedrig eingeschätzt und die untere Grenze wird oftmals sogar negativ. Hierbei wird möglicherweise eine logarithmische oder komplexere Umwandlung notwendig [17]. Wenn keine Gauss'sche Normalverteilung durch Datenanpassung hergestellt werden kann, muss eine nicht parametrische Analyse durchgeführt werden, d. h. eine, die keine Annahmen bzgl. der Verteilung vornimmt. Die Vorteile bei der Übertragung in eine Gauss'sche Verteilung ist eine geringere erforderliche Probenanzahl, in der Größenordnung von 36 Proben im Gegensatz zu 120 Proben, die als Minimum für eine nicht parametrische Analyse benötigt werden [18].

Einen zentralen 95 %-Bereich zu wählen ist willkürlich, aber ergibt eine angemessene Balance dahingehend, dass eine klinisch signifikante Abnormalität übersehen bzw. eine Normalperson fälschlicherweise als abnormal eingestuft wird. Wie auch immer, bei dem Vergleich eines gemessenen Laborwertes eines Patienten mit dem laboreigenen Referenzbereich sollte man sich bei jedem Test immer im Klaren sein, dass 5 % der Werte gesunder Personen aus dem „Normal"-Bereich herausfallen. Im Gegenzug gilt, dass ein Individuum im Rahmen eines pathologischen Prozesses einen abweichenden Wert abseits seines sonstigen Normalwertes aufweisen kann, während dieser sich noch immer im „Normal"-Bereich befindet. Sofern Patientenvorwerte verfügbar sind, sollten sowohl jegliche Veränderung als auch die Tatsache, dass der Wert außerhalb des Referenzbereiches liegt, genaue Aufmerksamkeit finden.

Wenn ein Labor keine eigenen Normalbereiche verwendet, ist es unablässig, sich zu vergewissern, dass nicht nur die verwendeten Normalbereiche aus dem gleichen Bevölkerungstyp stammen, sondern auch geeignete statistische Auswertungen vorgenommen wurden und die Blutentnahmetechniken sowie Labormethoden, einschließlich der Kalibrierung der Geräte, identisch sind. Die hämatologischen Parameter werden nicht nur durch Alter, Geschlecht, ethnische Abstammung und Höhenlage beeinflusst, sondern auch durch eine Anzahl anderer biologischer Faktoren und äußerer Einflüsse (Tab. 5.2 und 5.3).

Die Effekte des Alters sind komplex und es wurden nicht immer konsistente Ergebnisse gefunden. Die Geschlechtsunterschiede beim Hämoglobin und den abgeleiteten Parametern verringern sich nach der Menopause. Die Hb-Werte können aber weiterhin bei jeder vorgegebenen Ferritinkonzentration oder Transferrinsättigung bis zu 10 g/l differieren [33]. Der Hämoglobinwert beim Mann fällt um ca. 10 g/l zwischen Kindheit und höherem Lebensalter ab, insbesondere nach dem 60. Lebensjahr, währenddessen der Hämoglobinwert bei Frauen einigermaßen stabil bleibt [33]. In einer Longitudinalstudie der schwedischen Bevölkerung wurde festgestellt, dass der Hämoglobinwert im Alter zwischen 40 und 50 Jahren sowie 70 und 80 Jahren bei Frauen ansteigt und bei Männern abfällt [34]. In einer sehr groß angelegten französischen Querschnittstudie war der Hämoglobinwert bei Frauen im Alter von über 50 Jahre höher, wahrscheinlich infolge einer geringeren Prävalenz eines Eisenmangels, da MCV und MCH ebenfalls anstiegen [35]. Gesunde Männer zeigten im Alter zwischen 70 und 88 Jahren einen durchschnittlichen Rückgang des Hämoglobinwertes von 152 auf 141 g/l (p < 0,05), wohingegen bei gesunden Frauen keine signifikanten Änderungen auftraten (durchschnittliche Werte lagen bei 140 und 138 g/l, p > 0,05 [34], sodass im Alter von über 85 Jahren keine Geschlechtsunterschiede mehr festzustellen waren. Bislang wurde als unterer Grenzwert eines normalen Hämoglobinwertes für gesunde ältere Männer ein Wert von 133 g/l und für gesunde ältere Frauen ein Wert von 120 g/l festgelegt [36]. In einer italienischen Studie war der Hämoglobinwert bei italienischen Frauen in der Postmenopause signifikant höher als in der Prämenopause, wohingegen Männer im Alter von über 60 Jahren einen signifikant niedrigeren Hämoglobinwert als jüngere Männer aufwiesen[12]. In den USA waren die Ergebnisse bei Männern ähnlich, wohingegen bei Frauen im Alter von 50 Jahren ein Hämoglobinabfall gesehen wurde [13]. Im Alter von über 80 Jahren ist der durchschnittliche Hämoglobinwert bei beiden Geschlechtern niedriger, jedoch kann der Einfluss von okkulten Krankheiten nicht ausgeschlossen werden [12]. In einer japanischen Studie zeigten Männer ab der 4. Lebensdekade einen Abfall des Hämoglobinwerts, wohingegen Frauen in ihrer 6. und 7. Lebensdekade einen Peak des Hämoglobinwerts aufwiesen und danach erst einen Hämoglobinwertabfall [37]; dieser Rückgang im Alter erfolgte in Abwesenheit jeglicher offensichtlicher Anämie-assoziierter Erkrankung [37].

Für Bevölkerungsgruppen, die in hohen Höhenlagen leben, sind für das rote Blutbild eigene lokale Referenzbereiche notwendig. Über 2.000 m Höhe ist der Hämoglobinwert um 10–15 g/l erhöht, ebenso die Erythrozytenzahl (RBC) und der Hämatokrit[19]. In entsprechender Höhe angesiedelte Großstädte sind mit Höhen-angepassten Normalbereichen zu versehen, was u. a. für Mexico City und Puebla (Mexiko), La Paz (Bolivien), Quito (Ecuador), Bogota

Tab. 5.2: Einfluss von demographischen Faktoren auf hämatologische Parameter.*

Geschlecht	

Erythrozytenzahl, Hb und HK sind bei Männern höher als bei Frauen.
Frauen im reproduktiven Alter haben im Vergleich zu Männern eine höhere Leukozyten- und Neutrophilenzahl, wohingegen Frauen in der Postmenopause niedrigere Leukozytenzahlen aufweisen als Männer.
Die Thrombozytenzahl ist bei Frauen höher als bei Männern.

Alter

Normalbereiche Neugeborener, Kleinkinder und Kinder differieren stark von denen Erwachsener (siehe Tab. 5.8–5.12).
In den meisten Studien steigt nach dem 40.–50. Lebensjahr der Hb bei Frauen an, bei Männern fällt er dagegen ab; im hohen Alter fällt er dann bei beiden Geschlechtern ab.
Die Lymphozytenzahl fällt im hohen Alter ab.

Ethnischer Ursprung

Die Leukozyten- und Neutrophilenzahlen sind in der schwarzen Bevölkerung niedriger als bei Kaukasiern, wobei sie bei Afrikanern niedriger sind als bei Afrokariben oder Afroamerikanern (s. Tab. 5.7) und auch bei jemenitischen Juden sind sie niedriger als bei anderen Kaukasiern. Die niedrigere Leukozytenzahl in der schwarzen Bevölkerung ist nicht bei Geburt, sondern erst im Alter von 1 Jahr ersichtlich. Die absolute Lymphozytenzahl ist bei Afroamerikanern leicht, aber signifikant höher als im Vergleich zu Amerikanern kaukasischer Herkunft [10]. Leukozytenzahlen und Differentialblutbild stimmen bei Indern, Chinesen und der südostasiatischen Bevölkerung mit denen von nordeuropäischen Kaukasiern überein.
Die Zahl der Eosinophilen differiert nicht zwischen gesunden Personen verschiedener ethnischer Herkunft.
Die schwarze Bevölkerung hat niedrigere Thrombozytenzahlen als Kaukasier.
Afroamerikaner weisen einen niedrigeren Hb auf als Amerikaner kaukasischer Herkunft, um ca. 3,2 g/l bei Frauen, bei Männern um ca. 3,4 g/l, wenn Eisenmangel und α-Thalassämie-Merkmal ausgeschlossen wurden [10].

Geographische Lage

In größeren Höhenlagen findet man erhöhte Werte für Erythrozytenzahl, Hb und HK; in einer Studie fand man als Antwort auf eine moderate Höhenlage einen alleinigen Anstieg der Erythrozytenzahl mit niedrigerem MCV, wohingegen in höheren Lagen der Hb und HK ebenfalls anstiegen [19]. In einer anderen Studie über die akuten Effekte eines Höhenwechsels waren der Anstieg von Erythrozytenzahl und Hb nach 14 Tagen proportional höher als der Anstieg des HK [20]; während dieser Zeit stieg der mittlere MCV von 85 auf 93 fl. In größeren Höhen ist die Thrombozytenzahl signifikant höher [20, 21]. Babys, die in großen Höhenlagen geboren wurden, haben eine höhere Leukozyten- und Neutrophilenzahl im Vergleich zu in geringerer Höhe Geborenen [22].

Jahreszeit

Insgesamt sind in der Sommerzeit Hb und HK etwas niedriger [23]. Bei Nichtrauchern sind im Sommer Hb und HK niedriger infolge eines Anstiegs des Plasmavolumens [24]; bei Rauchern ist während der Sommerzeit der MCHC niedriger und der HK sowie die Erythrozytenzahl höher; das Plasmavolumen bleibt unverändert [24].

Hb = Hämoglobinkonzentration; HK = Hämatokrit; MCH = mittlerer zellulärer Hämoglobingehalt des Einzelerythrozyten; MCHC = mittlere zelluläre Hämoglobinkonzentration; MCV = mittleres Zellvolumen der Erythrozyten; MPV = mittleres Thrombozytenvolumen; RBC (red blood cell count) = Erythrozytenzahl; RDW (red cell distribution width) = Erythrozytenverteilungsbreite; WBC (white blood cell count) = Leukozytenzahl
* Bezüglich weiterer relevanter Referenzen wird der Leser auf die erste Auflage des Buches verwiesen [1].

Tab. 5.3: Einfluss biologischer Faktoren und allgemeine äußere Einflüsse auf hämatologische Parameter.*

Tageszeitliche Schwankungen
Am Morgen sind Hb und HK höher als am Abend.
Die Leukozyten- und Neutrophilenzahlen sind am Nachmittag höher als am Morgen. Von 10 Uhr bis Mittag ist die Eosinophilenzahl am niedrigsten und bis zu 2-mal höher zwischen Mitternacht und 4 Uhr morgens.
Die Lymphozytenzahl ist morgens am niedrigsten und abends am höchsten [25].
Die Thrombozytenzahl ist am Nachmittag und Abend höher.

Schwangerschaft (s. Tab. 5.14)
Erythrozytenzahl, Hb und HK fallen ab; MCV steigt im Durchschnitt um 6 fl an.
Die Leukozyten-, Neutrophilen- und Monozytenzahlen steigen während der Schwangerschaft an; Linksverschiebung; Lymphozyten-, Eosinophilen- und Basophilenzahlen fallen ab.
Der alkalische Neutrophilenphosphatase-Score (NAP) erhöht sich.
Es wurde beobachtet, dass die Thrombozytenzahl während der Schwangerschaft abfällt. Wenn man jedoch die Personen mit schwangerschaftsassoziiertem Hochdruck herausnimmt, sieht man normalerweise keinen Abfall der Thrombozytenzahl.
Die Blutsenkungsgeschwindigkeit (BKS) steigt an.

Geburtswehen
Während der Geburtswehen findet ein erheblicher Anstieg der Leukozyten- und Neutrophilenzahl zusammen mit einem steilen Abfall der Eosinophilenzahl statt; weiterhin sieht man einen leichten Abfall der Lymphozytenzahl.

Postpartal
3–4 Tage nach der Geburt sind Erythrozytenzahl, Hb und HK auf niedrigstem Niveau.
Leukozyten- und Neutrophilenzahl bleiben postpartal für einige Tage deutlich erhöht und fallen dann über 4–6 Wochen allmählich wieder ab.

Menstruation
Während der Menstruation fallen Leukozyten-, Neutrophilen- und Monozytenzahl steil ab; umgekehrt verhält es sich mit der Eosinophilenzahl; die Basophilenzahl fällt mittzyklisch ab.

Menopause
Postmenopausal steigt der Hb, Leukozyten- und Neutrophilenzahl fallen ab.

Sport
Als Antwort auf eine starke körperliche Anstrengung steigen die Leukozytenzahl und die Absolutzahlen aller Leukozytenzellreihen; der absolute Anstieg der Leukozyten- und Neutrophilenzahl fällt bei der schwarzen Bevölkerung niedriger aus als bei der kaukasischen [26]; bei Säuglingen führt starkes Schreien in ähnlicher Weise zu einem Anstieg der Leukozytenzahl, wobei Säuglinge nach kürzlicher Zirkumzision eine Linksverschiebung zeigen [4].
Erythrozytenzahl, Hb und HK steigen bei starker körperlicher Belastung an. Intensives Training führt zu einem Abfall der Lymphozytenzahl [27].

Zigarettenrauchen [28]
Bei Rauchern fallen Erythrozytenzahl, Hb, HK, MCV und MCH höher aus.
Die Leukozyten-, Neutrophilen- und Monozytenzahlen sind höher.
Die Thrombozytenzahl ist höher.
Die ESR ist höher.

ESR = Erythrozytensedimentationsrate; Hb = Hämoglobinkonzentration; HK = Hämatokrit; MCH = mittlerer zellulärer Hämoglobingehalt des Einzelerythrozyten; MCV = mittleres Zellvolumen der Erythrozyten; RBC (red blood cell count) = Erythrozytenzahl; WBC (white blood cell count) = Leukozytenzahl
* Bezüglich weiterer relevanter Referenzen wird der Leser auf die erste Auflage des Buches verwiesen [1].

Tab. 5.3: (fortgesetzt)

Alkoholkonsum
Alkoholkonsum ist mit einem Hb-Anstieg verbunden [29], übermäßiger Alkoholkonsum kann dagegen eine Anämie, eine Leukozytopenie sowie eine Thrombozytopenie verursachen.
MCV und MCH sind höher und die Erythrozytenzahl ist niedriger.

Übergewicht
Die Leukozytenzahl korreliert mit dem Körperfett [30] und ist bei krankhafter Fettleibigkeit erhöht [31]. Die Leukozyten-, Neutrophilen- und Lymphozytenzahl sowie die Erythrozytenzahl erhöhen sich mit der Adipositas; MCV und MCH fallen ab [32].

ESR = Erythrozytensedimentationsrate; Hb = Hämoglobinkonzentration; HK = Hämatokrit; MCH = mittlerer zellulärer Hämoglobingehalt des Einzelerythrozyten; MCV = mittleres Zellvolumen der Erythrozyten; RBC (red blood cell count) = Erythrozytenzahl; WBC (white blood cell count) = Leukozytenzahl
* Bezüglich weiterer relevanter Referenzen wird der Leser auf die erste Auflage des Buches verwiesen [1].

(Kolumbien), Johannesburg (Südafrika), Teheran (Iran) zutrifft und in den USA z. B. für Santa Fe, Denver, Albuquerque, Rena, Salt Lake City, El Paso und Billings [38].

5.1 Normalbereiche für Erwachsene

Einige Referenzbereiche der roten Zellreihe sind für Erwachsene der kaukasischen Bevölkerung in der Tab. 5.4 und für Erwachsene der schwarzafrikanischen Bevölkerung in Tab. 5.5 aufgezeigt.

Es sind auch Daten verfügbar, die von mehr als 30.000 Personen hauptsächlich kaukasisch-französischer Abstammung erhoben wurden, Eisenmangel und Hämoglobinopathien wurden jedoch nicht spezifisch ausgeschlossen [35]. Die Normalbereiche für erwachsene Kaukasier können auch für die indische, chinesische und südostasiatische Bevölkerung angewandt werden. Bei den Ureinwohnern Grönlands wurden niedrigere Hämoglobinwerte als in der dänischen Bevölkerung gefunden, wobei die Unterschiede nicht auf Grundlage der Ernährung, des Zigarettenkonsums oder der Prävalenz von Eisenmangel erklärt werden konnte [29].

Leukozytenparameter für Erwachsene der kaukasischen Bevölkerung sind in der Tab. 5.6 aufgezeigt. Für die Leukozytenzahlen, insbesondere die Neutrophilenzahlen, ist es notwendig, für die afrikanische und afrokaribische Bevölkerung eigene spezifische Referenzbereiche anzuwenden (Tab. 5.7). Die niedrigeren Leukozyten- und Neutrophilenzahlen, die in dieser ethnischen Gruppe vorkommen, können z. T. aufgrund von Ernährungsgewohnheiten und von anderen äußeren Einflüssen erklärt werden, aber es gibt auch einen tatsächlichen biologischen Unterschied [26, 27, 55]. Eine ethnisch-bedingte Neutropenie bei Individuen afrikanischen Ursprungs ist mit einem Duffy-null-Phänotyp assoziiert und resultiert aus einer Variante des Duffy-Antigen-Rezeptors für Zytokine [56]. Die niedrigere Leukozyten- und Neutrophilenanzahl ist eher einem Unterschied in der Produktion der neutrophilen Granulozyten im Knochenmark zuzuordnen als einem Unterschied im Marginalpool der Zellen. Die Antwort auf kurzzeitige [26], anhaltende Anstrengung/Stress [27] und Gabe von Granulozyten-stimulierendem Faktor fällt niedriger aus als im Vergleich zur kaukasischen Bevölkerung, obwohl die absolute Reaktion auf Kortikosteroide vergleichbar ausfällt [57]. Die Monozyten-

Tab. 5.4: Erythrozytenindizes (zentraler 95%-Bereich) kaukasischer Erwachsener (aus fünf großen Studien).

	männlich				weiblich			
RBC × 10^{12}/l	4.32–5.66*	4.5–5.6†			3.88–4.99*			3.9–5.1†
Hb g/l‡	133–167*	133–176§	132–180¶	132–169**	137–172†	118–148*	120–158§	122–150¶	115–154**	120–152†
Hkt l/l	0.39–0.50*	0.39–0.51¶		0.40–0.50†	0.36–0.44*	0.36–0.48¶		0.37–0.46†
MCV fl	82–98††	82–99**		83–98†	82–98††		81–99**	85–98†
MCH pg	27.3–32.6			28–32†	27.3–32.6			28–32†
MCHC g/l	316–349			320–360†	316–3.9			320–360†
RDW (SD oder %)	9.9–15.5†† (SD)				9.9–15.5††			
	11.6–13.9‡‡ (%)			11.6–14.1 (%)†	11.6–13.9‡‡			12–14.7 (%)†
HDW g/dl	1.82–2.64‡‡				1.82–2.64‡‡			

RBC (red blood cell count) = Erythrozytenzahl; Hb = Hämoglobinkonzentration; HK = Hämatokrit; MCV = mittleres Zellvolumen der Erythrozyten; MCH = mittlerer zellulärer Hämoglobingehalt des Einzelerythrozyten; MCHC = mittlere zelluläre Hämoglobinkonzentration; RDW (red cell distribution width) = Erythrozytenverteilungsbreite; SD (standard deviation) = Standardabweichung; HDW (haemoglobin distribution width) = Hb-Verteilungsbreite;
* Basierend auf 700 gesunden Probanden zwischen 18 und 60 Jahren, untersucht vom Autor: 350 Männer und 350 Frauen; zur Hälfte auf Geräten der Firma Beckman-Coulter (S und S Plus IV) und zur anderen Hälfte auf Geräten der Firma Bayer-Technicon (Hemalog 8 und H.2); Normbereiche beziehen sich auf alle 700 Teilnehmer (350 Männer, 350 Frauen), Ausnahmen sind angegeben.
‡ Sysmex XE 2100, 159 Männer und 91 Frauen im Alter von 30–65 Jahren [39].
† 2,5 Perzentile: 134 g/l für Männer im Alter von 20–59 Jahren (n = 6.709), 128 g/l für Männer im Alter ≥60 Jahre (n = 5.615), 119 g/l für Frauen (n = 11.286) [40].
§ basierend auf 1.379 Dänen und 1.003 Däninnen, die mit Eisen reichlich versorgt wurden [29].
¶ basierend auf 1.382 Männern und 1.837 Frauen für Hb sowie 1.368 Frauen für HK [41].
** 6.240 Männer und 5.780 Frauen bei Gesundheitsuntersuchung, Eisenmangel wurde ausgeschlossen [10]; MCV ist abhängig von der angewandten Technologie und der Methodenkalibration des Gerätes, weshalb es so wichtig ist, dass jedes Labor seine eigenen Normalbereiche ermittelt.
†† Coulter S Plus IV, n = 200.
‡‡ Bayer H.2, n = 200.

Tab. 5.5: Hämoglobinkonzentration und MCV von Afroamerikanern, bei denen Eisenmangel und α-Thalassämie ausgeschlossen wurden [10]; angegeben ist der 95 %-Bereich.*

	Männer (n = 172)	Frauen (n = 42)
Hb g/l	127–167	113–149
MCV fl	80–99	81,5–99,0

Hb = Hämoglobinkonzentration; MCV = mittleres Zellvolumen der Erythrozyten
* Der Hb war hier im Vergleich zur kaukasischen Bevölkerung signifikant niedriger, der MCV hingegen nicht; das Vorhandensein einer Sichelzellanlage hatte keine Auswirkung auf den Hb oder MCV.

Tab. 5.6: 95 %-Bereiche von automatisiert und manuell gezählten Leukozyten kaukasischer Erwachsener, vom Autor erhobene Daten von 750 gesunden Probanden im Alter zwischen 18 und 60 Jahren.

	Männlich	Weiblich	Methoden und Anzahl Probanden (n)
Leukozyten × 10^9/l	3,7–9,5	3,9–11,1	Verschiedene Methoden, n = 750
Neutrophile × 10^9/l	1,7–6,1	1,7–7,5	Automatisierte Zählung, Bayer H.2, n = 200
Lymphozyten × 10^9/l	1,0–3,2		
Monozyten × 10^9/l	0,2–0,6		
Eosinophile × 10^9/l	0,03–0,46		
Basophile × 10^9/l	0,02–0,09		
LUC × 10^9/l	0,09–0,29		
Granulozyten × 10^9/l	1,8–7,5	2,1–8,9	Automatisierte Zählung, Coulter S Plus IV, n = 200
Lymphozyten × 10^9/l	1,15–3,25		
Mononukleäre Zellen × 10^9/l	0,18–0,86		
Neutrophile × 10^9/l	1,5–6,5	1,8–7,4	Leukozyten gemessen am Coulter S oder S IV; manuelles Differentialblutbild mit 500 ausgezählten Zellen, n = 400
Lymphozyten × 10^9/l	1,1–3,5		
Monozyten × 10^9/l	0,21–0,92		
Eosinophile × 10^9/l	0,02–0,67		
Basophile × 10^9/l	0,00–0,13		

LUC (large unstained cells) = große Peroxidase-negative Zellen

zahlen sind ebenfalls bei Personen afrikanischen Ursprungs etwas niedriger als bei Kaukasiern [53]. Die höheren Eosinophilenzahlen, wie bei Afrikanern und Indern bisher berichtet, stellen keinen biologischen Unterschied gegenüber Kaukasiern dar. Die beobachtete Eosinophilie war aufgrund subklinischer Erkrankungen, insbesondere parasitärer Erkrankungen zu erklären. Signifikant höhere Leukozyten- und Neutrophilenzahlen wurden bei Amerikanern mexikanischer Herkunft im Vergleich zu Amerikanern kaukasischer Herkunft [58] sowie bei Amerikanern lateinamerikanischer Herkunft im Vergleich zu Amerikanern kaukasischer, schwarzafrikanischer oder asiatischer Herkunft berichtet [52]. Aufgrund höherer Präzision der Messung ergeben sich engere Referenzbereiche bei der automatisierten Differenzierung der Leukozyten gegenüber der manuellen Zelldifferenzierung (s. Tab. 5.6). Diese sind eben-

Tab. 5.7: 95%-Bereiche der Leukozytenzahlen von erwachsenen Afrikanern, Afrokariben und Afroamerikanern.

Bevölkerung bzw. Einwohner von:	Leukozytenzahl ×10⁹/l Männer	Leukozytenzahl ×10⁹/l Frauen	Neutrophilenzahl ×10⁹/l Männer	Neutrophilenzahl ×10⁹/l Frauen	Kommentar
Afrikaner	2,8–7,2	3,0–7,4	0,9–4,2	1,3–3,7	n = 57 M, 29 F*
Afrokariben	3,1–9,4	3,2–10,6	1,2–5,6	1,3–7,1	n = 38 M, 39 F*
Uganda (Kampala)	1,9–8,3	–	0,32–3,60	–	n = 250 [42]
Uganda (Makerere)	2,2–8,9	–	0,55–3,70	–	n = 160 [42]
Uganda†	3,4–8,7		0,84–3,37		n = 845, HIV negativ [43]
Uganda (Kampala)	2,8–8,2	3,2–9,0	0,9–3,8	1,1–4,4	n = 520 M, 140 F, HIV negativ und Hepatitis B und C negativ [44]
Tansania	3,2–8,0	3,0–7,9	1,1–4,8	1,2–5,4	n = 150 M, 126 F, HIV negativ [45]
Äthiopien‡	3,0–9,8	3,0–12,2	1,05–7,20	0,75–5,50	n = 280 M, 205 F, HIV negativ [46]
Gambia	3,3–8,2	3,5–8,4	–	–	90%- anstatt 95%-Bereich, HIV negativ [47]
Ruanda, Kenia, Uganda, Zambia	3,1–9,1		1,0–5,3		n = 1.083 M, 1.022 F, HIV negativ und Hepatitis B und C negativ [48]
Kenia	2,5–7,4	3,3–9,7	0,8–3,9	1,3–3,8	n = 77 M, 83 F, HIV negativ [49]
Nigeria	3,0–10,0		2,4–7,2		n = 49, im Alter von 14–17 Jahren [50]
Afroamerikaner	3,6–10,2	1,3–7,4	–	–	n = 65 [51]
Afroamerikaner	3,5–9,6	3,4–11,2	1,1–6,7	1,5–8,1	n = 172 M, 525 F [52]
Afroamerikaner	3,2–10,2¶	–	1,1–6,8¶	–	n = 493 [53]
Afroamerikaner (Alter 12–18 J.)	3,2–9,3		1,0–6,2		n = 401 [54]
Afroamerikaner (Alter >18 J.)	3,1–9,9		1,3–6,6		

F = weiblich; M = männlich; HIV (human immunodeficiency virus)
* Daten des Autors.
† Die Lymphozytenzahl betrug 1,0–3,5 bei Männern und 1,1–3,5 bei Frauen.
‡ Die Lymphozytenzahl betrug 1,4–4,2.
¶ Von der Kurve abgelesen.

falls methodenabhängig und benötigen folglich geräteabhängige spezifische Referenzbereiche. Nicht einmal alle auf demselben Messprinzip beruhenden Geräte liefern identische Ergebnisse.

5.2 Normalbereiche für Neugeborene und Feten

Einige Normalbereiche hämatologischer Parameter von Neugeborenen sind in den Tab. 5.8 und 5.9 aufgelistet. Eine höhere Leukozyten- und Neutrophilenanzahl wird bei weiblichen Säuglingen berichtet [70, 75]. Veröffentlichte Daten von Parametern der roten Zellreihe von Säuglingen indischer Herkunft [76] und bei jamaikanischen Säuglingen, bei denen Hämoglobinopathien und β-Thalassämie ausgeschlossen wurden [65], sind denen europäischer Neugeborener ähnlich, hingegen wurden bei Säuglingen nigerianischer Herkunft niedrigere Erythrozytenzahlen, Hämoglobin- und Hämatokritwerte beobachtet [66]. Da Hämoglobinopathien und Thalassämie in der letztgenannten Gruppe nicht ausgeschlossen wurden, kann es angemessener sein, Normbereiche der roten Zellreihe kaukasischer Säuglinge für alle ethnische Gruppen einschließlich Afrikaner einzusetzen. Eine niedrigere Neutrophilenzahl, die

Tab. 5.8: 95 %-Bereich der Parameter der roten Zellreihe bei gesunden Neugeborenen während des 1. Lebensmonats.

Erythrozyten	× 10^{12}/l	Hb g/l	HK l/l	MCV fl
Kaukasier				
Nabelschnurblut (frühe Abklemmung) [59]	3,5–6,7	137–201	0,47–0,59	90–118
Nabelschnurblut (Abklemmungszeit nicht spezifiziert)* [60]	3,13–4,85	113–176		99–115
Geburt bis 96 h	3,8–6,5	142–240	0,46–0,75	101–137
(frühe Abklemmung) [61, 62]				
(späte Abklemmung) [62]		161–240		
Neugeborenes [63]	4,1–6,7	150–240	0,44–0,70	102–115
1–2 Wochen (frühe Abklemmung) [61]	3,2–6,4	128–218	0,38–0,70	75–149
3–4 Wochen (frühe Abklemmung) [61, 64]	2,8–5,3	101–183	0,32–0,55	90–120
Jamaikaner				
1 Tag [65]	4,6–7,6	157–275		90–118
1 Woche [65]	4,0–6,9	134–224		88–116
4 Wochen [65]	3,1–5,9	95–181		83–107
Nigerianer				
1 Tag [66]	2,7–5,3	116–196	0,32–0,58	113 (x̄)
2 Wochen [66]	2,35–4,55	94–168	0,31–0,47	113 (x̄)
4 Wochen [66]	2,10–3,95	75–136	0,24–0,41	108 (x̄)
1–7 Tage [50]		135–180	0,40–0,53	
8–14 Tage [50]		130–160	0,38–0,51	

Hb = Hämoglobinkonzentration; HK = Hämatokrit; MCV = mittleres Zellvolumen der Erythrozyten;
x̄ = Mittelwert
* Brasilianer von Porto Alegre, wahrscheinlich hauptsächlich kaukasischer Herkunft.

Tab. 5.9: 90 %- oder 95 %-Bereich der Leukozyten und Erythroblasten (NRBC) für kaukasische (termingerecht geborene) Säuglinge während des 1. Lebensmonats.*

Alter	Leukozyten × 10⁹/l	Neutrophile × 10⁹/l	Lymphozyten × 10⁹/l	Monozyten × 10⁹/l	Eosinophile × 10⁹/l	NRBC × 10⁹/l
Nabelschnurblut [59, 60, 67, 71]	5–23	1,7–19,0	1–11	0,1–3,7	0,05–2,00	0,03–5,40
30 min [69, 72]		1,9–5,8				
12 h [67, 69]		6,6–23,5				
24 h [67, 69]		4,8–17,1				
„Neugeborene" [63]	9,1–34,0	6,0–23,5	2,5–10,0	< 3,5	< 2,0	< 0,4
48 h [67, 69]		3,8–13,4				
0–60 h [68]			2,0–7,3		0,0–1,9	0,0–0,8
72 h [67, 69]		2,0–9,4				
4 Tage [67, 69, 72]		1,3–8,0	2,2–7,1	0,2–1,8	0,2–1,9	
60 h bis 5 Tage [68, 69]		2,0–6,0	1,9–6,6		0,0–1,7	0,0–0,8
7–8 Tage [67, 69, 73]	9,0–18,4	1,8–8,0	3–9	0,03–0,98	0,16–0,94	0,03–0,11
2 Wochen [67, 69]		1,7–6,0				
5 Tage bis 4 Wochen [68, 69]		1,8–5,4	2,8–9,1		0,09–1,70	0,0–0,8
3–4 Wochen [68, 69]		1,6–5,8				
4 Wochen [74]	5,0–19,5	1–9	4,0–13,5			

NRBC (nucleated red blood cells) = Erythroblasten
* Es wurden Daten von diversen Serien zusammengefasst, um die untersten und obersten Grenzen aus verschiedenen Studien einzuschließen. Die Bereiche von Gregory und Hey [67] und Weinberg et al. [68] sind 90 %- statt 95 %-Bereiche, während die Streudiagramme von Manroe et al. [69] den gesamten Wertebereich darstellen. Es sollte erwähnt werden, dass Schmutz et al. [70] in seiner Studie in einer Höhenlage von 4800 feet (entspricht 1.463 m Höhe) mit der Zeit die gleichen Veränderungsmuster bei den Leukozyten- und Neutrophilenzahlen fand wie in der Studie von Manroe et al., die Absolutzahlen waren jedoch höher [69].

im späteren Lebensalter bei Afrikanern und Afrokariben gesehen wird, ist nicht in der Neonatalperiode ersichtlich, sodass dieselben Referenzbereiche der Leukozyten für Neugeborene aller ethnischer Gruppen angewendet werden können [69–71, 77]. Die Lymphozytenanzahl in der Neonatalperiode ist von beträchtlicher Bedeutung, um auf die Möglichkeit einer angeborenen Immunschwäche hinzuweisen. Im Falle einer schweren kombinierten Immunschwäche (SCID) ist die Anzahl ausnahmslos weniger als $2,8 \times 10^9$/l und es wurde empfohlen, dass bei Lymphozytenzahlen unter $1,0 \times 10^9$/l weitere Diagnostik zwingend erforderlich ist.

Der Hämoglobinwert, Hämatokrit und die Erythrozytenzahl des Neugeborenen werden nicht unwesentlich durch den Zeitpunkt des Abklemmens der Nabelschnur beeinflusst (s. Tab. 5.8), da durch den Zufluss aus der Plazenta das Blutvolumen des Neugeborenen um bis zu 50–60 % während der ersten wenigen Minuten nach der Geburt zunehmen kann.

Die Transferrate von plazentarem Blut zum Neugeborenen wird erhöht bei mütterlicher Gabe von Oxytocin zur Steigerung der uterinen Kontraktion und wird vermindert, wenn das Kind sofort nach der Geburt über die Höhe der Mutter gehoben wird. Während der ersten Lebensstunden nimmt das Plasmavolumen ab, sodass der Hämoglobinwert, der Hämatokrit und die Erythrozytenzahl beträchtlich ansteigen, insbesondere wenn das Abklemmen spät erfolgte. Erythroblasten (NRBC) dürfen bei Geburt deutlich vorhanden sein, aber ihre Anzahl sinkt in den ersten 24 Stunden schnell ab. Innerhalb von 4 Tagen sind sie nur noch vereinzelt nachweisbar. Erythroblasten sind im Nabelschnurblut von Frühgeborenen und Säuglingen diabetischer Mütter zahlreicher vorhanden [78]. Sie sind ebenfalls erhöht, wenn fetaler Blutverlust, Hämolyse oder intrauterine Hypoxie stattgefunden hat. Die Retikulozytenzahl bei Geburt ist höher als zu irgendeiner anderen Zeit des Lebens, fällt jedoch nach Geburt markant ab. Es findet ein kontinuierlicher Abfall der Erythrozytenzahl, des Hämoglobinwertes und Hämatokrits statt, jedoch deutet, wie in Tab. 5.8 gezeigt, ein Hämoglobinwert unter 140 g/l in der 1. Lebenswoche auf eine Anämie hin. Der Leukozytenwert bei Geburt wird durch die Entbindungsart beeinflusst, wobei dieser nach elektiver Kaiserschnittgeburt niedriger ist als nach vaginaler Entbindung oder wenn ein Kaiserschnitt nach bereits begonnenen Geburtswehen durchgeführt wurde [70, 79]. Die Leukozyten- und Neutrophilenzahl steigt nach der Geburt nach ungefähr 12 Stunden auf ein hohes Niveau und fällt danach stark ab [69, 70]. Die Anzahl der Lymphozyten fällt in den ersten Lebenstagen ab [72]. Die Zahl der Neutrophilen ist anfangs höher als die der Lymphozyten. Dieses Verhältnis kehrt sich zwischen dem 4. und 7. Lebenstag um. Rauchen der Mutter verursacht einen geringen Anstieg des neonatalen Hämoglobinwertes, des Hämatokrits und des MCV-Wertes sowie einen beträchtlichen Abfall der Neutrophilenanzahl, der für mind. ein paar Tage nach der Geburt anhält [80]. Gesunde Säuglinge mit einem nach Gestationsalter niedrigen Geburtsgewicht unterscheiden sich von bei Geburt normalgewichtigen Säuglingen: Erythrozytenzahl, Hämoglobin, Hämatokrit und MCV sind höher, während MCH und MCHC niedriger sind; Erythroblasten und Vorstufen der Granulozyten sind vermehrt; Neutrophilenanzahl und Thrombozyten können erniedrigt sein [81, 82]. Weitere mütterliche und fetale Ursachen, die die Neutrophilenzahl Neugeborener beeinflussen können, sind in Tab. 6.5 und 6.23 dargestellt, ebenso in Tab. 6.2 und 6.20 Ursachen einer Polyzythämie und Anämie in der Neonatalperiode. Eine erhöhte Anzahl der Erythroblasten (NRBC) am 1. Lebenstag erwies sich als prädiktiver Faktor für intraventrikuläre Hämorrhagien bei Frühgeborenen [83].

Anwendbare Normbereiche für Feten ab der 8. Schwangerschaftswoche (SSW) sind publiziert und eine graphische Verteilung ist in Abb. 5.1 [84–87] dargestellt. In einer anderen Studie, die sich auf thailändische Feten zwischen der 18. und 22. SSW bezieht, die keine α-Thalassämie-Mutation aufwiesen, lag der zentrale 95%-Normbereich bei: Hb 96,8–130 g/l, MCV 107–138 fl, MCH 34,7–48,1 pg und MCHC 308–360 g/l [88]. Die Thrombozytenzahl beim Feten hat einen Mittelwert von ungefähr $250 \times 10^9/l$ und bleibt konstant von der 17. SSW bis zur Geburt [89]; in dieser Studie an 5.194 Feten betrug der zentrale 95%-Bereich 138–344 $\times 10^9/l$, jedoch wurden Feten mit Thrombozytopenie-verursachenden Abnormalitäten dabei nicht ausgeschlossen. Bei gesunden Feten wird manchmal eine unerwartet hohe Eosinophilenzahl festgestellt [90].

Frühgeborene weisen im Vergleich zu termingerecht geborenen Säuglingen eine niedrigere Leukozyten-, Neutrophilen- und Lymphozytenzahl auf. Erythroblasten und unreife myeloi-

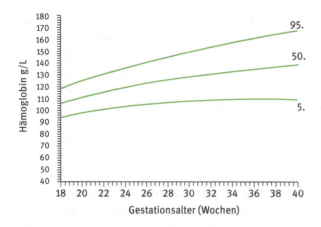

Abb. 5.1: Hämoglobinkonzentration von 265 gesunden Feten und hieraus abgeleitete Referenzbereiche (5.-95. Perzentik) (modifiziert von Mari et al. [87])

sche Zellen kommen häufiger vor und die Retikulozytenzahl ist höher [72, 91]. Zum Zeitpunkt der Geburt sind Hämoglobinwert und Hämatokrit vergleichbar, jedoch ist bei Frühgeborenen die Erythrozytenzahl niedriger und der MCV höher [92]. Eine Woche nach Geburt werden die Neutrophilen- und Lymphozytenzahlen reifer Neugeborener erreicht [72, 91]. Bei Frühgeborenen kommt es 2–3 Wochen nach Geburt oft zu einer Erhöhung der Eosinophilen.

5.3 Normalbereiche für Kleinkinder und Kinder

Normalbereiche anwendbar für kaukasische Kleinkinder und Kinder sind in Tab. 5.10 und 5.11 dargestellt, ebenso für afroamerikanische Kinder und Jugendliche in Tab. 5.12. Der nach dem frühen Peak folgende stetige Abfall der Erythrozytenzahl, des Hämoglobin- und Hämatokritwertes erreicht einen Tiefstand um den 2. Lebensmonat. Gleichzeitig findet ein rapider Abfall des MCV und MCH statt. Bei Frühgeborenen erfolgt der postnatale Hämoglobinabfall schneller und hält länger an, und zwar für 8–12 Wochen anstatt 4–8 Wochen; der Nadir ist niedriger (Tab. 5.13). In Bevölkerungen, in denen ein Eisenmangel selten vorkommt, ist ein frühes Abklemmen der Nabelschnur nicht mit einer Hb- oder MCV-Verminderung im 4. Lebensmonat verbunden, obwohl das Ferritin im Serum und die Transferrinsättigung niedriger ausfallen als bei Säuglingen, bei denen das Abklemmen verspätet stattfand [110].

Der Ausschluss von Kindern mit Eisenmangel ist wichtig für pädiatrische Normbereiche, da es einer der Zielsetzungen solcher Normbereiche ist, die Diagnose eines Eisenmangels zu erleichtern. Die Eisendepots von Neugeborenen sind adäquat ausreichend, um die Erythropoese für 3–5 Monate aufrechtzuerhalten, abhängig davon, ob das Kind zu früh oder termingerecht geboren wurde und die Nabelschnur früh oder spät abgeklemmt wurde. Nach dieser Zeit ist ein Eisenmangel üblich. Eisenmangel kann ausgeschlossen werden, indem ein normales Serumferritin oder eine normale Transferrinsättigung gefordert wird oder eine normale Erythrozyten-Protoporphyrinkonzentration, oder durch Substitution von Eisen vor Laboruntersuchungen. Bevölkerungsstudien zeigen oft einen unteren Grenzwert, der nied-

Tab. 5.10: 95 %-(oder 90 %-)Bereiche für Parameter der Roten Reihe von kaukasischen Kleinkindern und Kindern*; in einer Studie sind Unterschiede entsprechend der Ernährung der Kinder aufgezeigt.

	RBC × 10¹²/l	Hb g/l	HK l/l	MCV fl	MCH pg
2 Monate [64, 69, 95]	2,6–4,3	89–132	0,26–0,40	75–125† [69]	
				84,7–106‡ [95]	
	2,95–4,09 [95]	91–125 [95]	0,27–0,38 [95]	84,7–98,1 [95]	28,6–33,1 [95]
3 Monate [69, 97]	3,1–4,3	93–138	0,27–0,39	73–103	
4 Monate [64]	3,5–5,1	103–141	0,32–0,44	76–97	
5 Monate [95]	3,79–4,87	101–129	0,30–0,38	73,3–84,1	24,5–28,7
6 Monate [64, 97]	3,9–5,5	99–141	0,31–0,41	68–85	
8 Monate [98]		97–136§			
1 Jahr [64, 97]	4,1–5,3	98–141	0,33–0,41	71–84	
1 Jahr [99]		100–134§			
13 Monate [95]	3,92–5,10	105–133	0,31–0,39	72,8–83,6	24,3–28,7
18 Monate [97]		97–151			
18 Monate [99]		102–130§			
18 Monate [100]		91–147 (Kuhmilch);			
		98–147 (nicht angereichert),			
		91–147 (Eisen angereichert)			

Hb = Hämoglobinkonzentration; HK = Hämatokrit; MCH = mittlerer zellulärer Hämoglobingehalt des Einzelerythrozyten; MCV = mittleres Zellvolumen der Erythrozyten; RBC (red blood cell count) = Erythrozytenzahl

* Einige Daten sind zusammengelegt worden, um die höchsten und niedrigsten Grenzen in verschiedenen Studien einzubeziehen. Eisenmangel wurde in den meisten Studien weitgehend ausgeschlossen [64, 74, 93–95]. Andere Autoren haben mitgeteilt, dass der Hb bei Kindern ohne Eisenmangel selten unter 110 g/l lag [96] und die Daten von Castriota-Scanderberg et al. [93] und frühere Daten von Dallman und Siimes [74] unterstützen dies. In kürzlichen Untersuchungen war der Hb bei Kindern unter 5 Jahren manchmal unter 110 g/l [94].
† MCV mit Impedanzmessung [64].
‡ MCV errechnet aus Mikrohämatokrit und Erythrozytenzahl [69].
§ 90 % statt 95 % range, niedrige Prävalenz von Eisenmangel, Hb gemessen aus Fersenblut mit HemoCue; mit 18 Monaten hatten Mädchen einen signifikant höheren Hb als Jungen, aber das Maximum der Differenz war unbedeutend (1,41 g/l).

Tab. 5.10: (fortgesetzt)

	RBC × 10^{12}/l	Hb g/l	HK l/l	MCV fl	MCH pg
1–23 Monate [63]	3,8–5,4	105–140	0,32–0,42	72–88	
1–2 Jahre [94]		107–133			
1–4 Jahre¶ [101]	3,5–5,3	107–151	0,31–0,45	72–100	23,8–34,2
3–5 Jahre [94]		109–137			
2–5(–6) Jahre [64, 74, 93]	4,23–5,03	96–148	0,34–0,40	73–86	
2–9 Jahre [63]	4,0–5,3	115–145	0,30–0,43	76–90	
5–8 Jahre¶ [101]	3,45–5,49	103–151	0,31–0,44	71–99	24,6–33,4
(5–)6–9 Jahre [74, 102, 103]	3,93–5,11	107–146	0,33–0,42	75,0–89,5	
6–11 Jahre [94]		115–145			
8–12 Jahre [104]	4,34–5,74	121–145	0,366–0,452	76,5–92,1	
9–12 Jahre [74, 102, 103]	4,08–5,11	115–154	0,34–0,42	76–91	
9–12 Jahre¶ [101]	4,11–5,49	113–153	0,34–0,44	72,0–99,6	24–34
12–14(–15) Jahre					
männlich	4,19–5,54	115–158	0,36–0,46	76–92	
weiblich [74, 93, 94, 103]	4,00–5,09	115–153	0,35–0,44	77,0–92,5	
(13–)14–18 Jahre					
männlich	4,34–5,88	127–170	0,37–0,49	77,0–95,6	
weiblich [74, 102–104]	3,90–5,42	113–154	0,35–0,46	75,0–93,8	

Hb = Hämoglobinkonzentration; HK = Hämatokrit; MCH = mittlerer zellulärer Hämoglobingehalt des Einzelerythrozyten; MCV = mittleres Zellvolumen der Erythrozyten; RBC (red blood cell count) = Erythrozytenzahl

* Einige Daten sind zusammengelegt worden, um die höchsten und niedrigsten Grenzen in verschiedenen Studien einzubeziehen. Eisenmangel wurde in den meisten Studien weitgehend ausgeschlossen [64, 74, 93–95]. Andere Autoren haben mitgeteilt, dass der Hb bei Kindern ohne Eisenmangel selten unter 110 g/l lag [96] und die Daten von Castriota-Scanderberg et al. [93] und frühere Daten von Dallman und Siimes [74] unterstützen dies. In kürzlichen Untersuchungen war der Hb bei Kindern unter 5 Jahren manchmal unter 110 g/l [94].

‡ MCV errechnet aus Mikrohämatokrit und Erythrozytenzahl [69].

† MCV mit Impedanzmessung [64].

$ 90 % statt 95 % range, niedrige Prävalenz von Eisenmangel, Hb gemessen aus Fersenblut mit HemoCue; mit 18 Monaten hatten Mädchen einen signifikant höheren Hb als Jungen, aber das Maximum der Differenz war unbedeutend (1,41 g/l).

¶ Zentralamerika, Höhenlage 0-750 m, Hb über Hämoglobinometrie, Mikrohämatokrit und RBC am Coulter Center Modell B [101]

Tab. 5.11: 94 %- oder 95 %-Bereich der Leukozytenzahl und des Differentialblutbildes (inkl. Absolutzahlen) für kaukasische Kleinkinder, Kinder und Erwachsene.

Alter	9 Tage bis 1 Jahr*	2 Monate‡	5 Monate‡	1 Jahr*	1 Jahr†	13 Monate‡
Leukozyten × 10⁹/l	7,3–16,6	5,1–15,4	5,9–16,6	5,6–17,0	6,0–17,5	5,9–16,1
Neutrophile × 10⁹/l	1,5–6,9	0,7–4,7	1,1–5,6	1,5–6,9	1,5–8,5	1,0–7,6
Lymphozyten × 10⁹/l	3,4–9,4	3,0–9,9	3,2–10,6	2,5–8,6	4,0–10,5	3,1–9,6
		(3,3–10,5)	(3,4–11,3)			(3,5–10,4)
Monozyten × 10⁹/l	0,21–1,64	0,36–1,20	0,25–1,20	0,15–1,28		0,25–0,91
Eosinophile × 10⁹/l	0,06–0,62	0,09–0,84	0,1–1,0	0,06–0,62		0,05–0,88
Basophile × 10⁹/l	0,02–0,17	0,02–0,13	0,02–0,18	0,02–0,12		0,02–0,13
LUC × 10⁹/l	0,09–0,61	0,17–0,91	0,17–1,00	0,13–0,72		0,20–1,10

Alter	2 Jahre*	2 Jahre†	3 Jahre*	4 Jahre*	4 Jahre†	5 Jahre*
Leukozyten × 10⁹/l	5,6–17,0	6,0–17,0	4,9–12,9	4,9–12,9	5,5–15,5	4,9–12,9
Neutrophile × 10⁹/l	1,5–6,9	1,5–8,5	1,5–6,9	1,8–7,7	1,5–8,5	1,8–7,7
Lymphozyten × 10⁹/l	2,2–7,7	3,0–9,5	1,7–5,5	1,7–5,5	2,0–8,0	1,6–4,3
Monozyten × 10⁹/l	0,15–1,28		0,15–1,28	0,15–1,28		0,15–1,28
Eosinophile × 10⁹/l	0,04–1,19		0,04–1,19	0,90–1,40		0,90–1,40
Basophile × 10⁹/l	0,02–0,12		0,02–0,12	0,03–0,12		0,03–0,12
LUC × 10⁹/l	0,11–0,68		0,09–0,48	0,09–0,38		0,08–0,32

Alter	6 Jahre*	6 Jahre†	4–6 Jahre§	4–7 Jahre¶	7 Jahre*	7–8 Jahre§
Leukozyten × 10⁹/l	4,4–10,6	5,0–14,5	4,8–12,1	6,3–16,2	4,4–10,6	4,5–11,7
Neutrophile × 10⁹/l	1,5–5,9	1,5–8,9	1,7–7,6	1,6–9,0	1,5–5,9	1,7–7,4
Lymphozyten × 10⁹/l	1,6–4,3	1,5–7,0	1,6–4,2	2,2–9,8	1,6–4,3	1,7–4,3

J. = Jahre

* Differentialblutbild auf Hemalog D automated counter [73]; LUC (large unstained cells) sind große Peroxidase-negative Zellen, die bei gesunden Kleinkindern und Kindern hauptsächlich große Lymphozyten repräsentieren.
‡ Differentialblutbild auf Bayer H.1 Analyser [105]; LUC (large unstained cells) sind große Peroxidase-negative Zellen, bei gesunden Kleinkindern und Kindern hauptsächlich große Lymphozyten repräsentierend; bei der Lymphozytenzählung ist zu beachten, dass die Zahlen in Klammern die Summe aus Lymphozyten und LUC darstellen.
† Manuelles Differentialblutbild (100 Zellen) [106].
§ Differentialblutbild am Coulter STKS; weibliches und männliches Geschlecht wurden zusammengefasst [103].
¶ Manuelles Differentialblutbild anhand 200 Zellen, neu berechnet unter Berücksichtigung einer schiefen Verteilung [107, 108].

Tab. 5.11: (fortgesetzt)

Alter	6 Jahre*	6 Jahre†	4–6 Jahre§	4–7 Jahre¶	7 Jahre*	7–8 Jahre§
Monozyten × 10⁹/l	0,15–1,28		0,33–1,16	0,06–1,00	0,15–1,28	0,32–1,21
Eosinophile × 10⁹/l	0,08–1,10		0,06–0,95	0,0–1,4	0,08–1,01	0,08–1,00
Basophile × 10⁹/l	0,02–0,12		0,0–0,73	0,000–0,026	0,02–0,12	0,02–0,51
LUC × 10⁹/l	0,07–0,26				0,07–0,26	

Alter	8 Jahre*	8 Jahre†	9–10 J.*	9–10 J.§	10 Jahre†	
Leukozyten × 10⁹/l	3,9–9,9	4,5–13,5	3,9–9,9	4,4–10,6	4,5–13,5	
Neutrophile × 10⁹/l	1,5–5,9	1,5–8,0	1,5–5,9	1,7–6,4	1,8–8,0	
Lymphozyten × 10⁹/l	1,4–3,8	1,5–6,8	1,4–3,8	1,7–3,9	1,5–6,5	
Monozyten × 10⁹/l	0,15–1,28		0,15–1,28	0,33–0,99		
Eosinophile × 10⁹/l	0,08–1,01		0,08–1,01	0,06–1,03		
Basophile × 10⁹/l	0,02–0,12		0,02–0,12	0,01–0,54		
LUC × 10⁹/l	0,07–0,26		0,07–0,26			

Alter	11 Jahre*	11–12 J.§	12–13 J.*	13–14 J.§	14 Jahre*	15–16 J.*
Leukozyten × 10⁹/l	3,9–9,9	4,0–10,4	3,9–9,9	4,2–10,7	3,9–9,9	3,9–9,9
Neutrophile × 10⁹/l	1,5–5,9	1,6–6,2	1,5–5,9	1,7–7,2	1,4–5,6	1,7–5,7
Lymphozyten × 10⁹/l	1,4–3,8	1,5–3,7	1,4–3,8	1,4–3,6	1,4–3,8	1,4–3,8
Monozyten × 10⁹/l	0,15–1,28	0,31–1,00	0,15–1,28	0,26–1,00	0,15–1,28	0,15–1,28
Eosinophile × 10⁹/l	0,04–0,76	0,06–1,12	0,04–0,76	0,05–0,61	0,04–0,76	0,04–0,76
Basophile × 10⁹/l	0,02–0,12	0,01–0,38	0,02–0,10	0,01–0,43	0,07–0,10	0,02–0,10
LUC × 10⁹/l	0,07–0,26		0,02–0,10		0,07–0,26	0,07–0,26

J. = Jahre

* Differentialblutbild auf Hemalog D automated counter [73]; LUC (large unstained cells) sind große Peroxidase-negative Zellen, die bei gesunden Kleinkindern und Kindern hauptsächlich große Lymphozyten repräsentieren.

‡ Differentialblutbild auf Bayer H.1 Analyser [105]; LUC (large unstained cells) sind große Peroxidase-negative Zellen, bei gesunden Kleinkindern und Kindern hauptsächlich große Lymphozyten repräsentierend; bei der Lymphozytenzählung ist zu beachten, dass die Zahlen in Klammern die Summe aus Lymphozyten und LUC darstellen.

† Manuelles Differentialblutbild (100 Zellen) [106].

§ Differentialblutbild am Coulter STKS; weibliches und männliches Geschlecht wurden zusammengefasst [103].

¶ Manuelles Differentialblutbild anhand 200 Zellen, neu berechnet unter Berücksichtigung einer schiefen Verteilung [107, 108].

Tab. 5.12: 95 %-Normalbereich (Mittelwert) von 5.039 afroamerikanischen Kindern und Heranwachsenden (Eisenmangel, β-Thalassämie sowie „vermutetes α-Thalassämie-Merkmal" wurden ausgeschlossen) [11].

Alter (Jahre) und Geschlecht	Hb (g/l)	HK (l/l)*	MCV (fl)*
2–5	104–135 (119,4)	0,315–0,400 (0,36)	74,65–85,00 (79,8)
6–10	103–146 (124,4)	0,33–0,42 (0,37)	76,45–86,40 (81,44)
11–15, männlich	110–154 (132)	0,33–0,42 (0,39)	78,0–88,4 (83,2)
11–15, weiblich	101–152 (126,7)	0,33–0,43 (0,38)	78,0–89,2 (83,6)
16–18, männlich	113–174 (143,5)	0,38–0,49 (0,435)	80,8–91,2 (86)
16–18, weiblich	103–148 (125,5)	0,32–0,43 (0,37)	79,4–91,1 (85,3)

Hb = Hämoglobinkonzentration; HK = Hämatokrit; MCV = mittleres Zellvolumen der Erythrozyten
* Oberer Normalbereich berechnet aus Mittelwert + 2 Standardabweichungen (nach Korrektur eines offensichtlichen Fehlers der veröffentlichten Daten für MCV).

Tab. 5.13: 95 %-Normalbereich der Hämoglobinkonzentration (g/l) bei Frühgeborenen (Eisen-substituiert) in den ersten 6 Lebensmonaten [109].

	Geburtsgewicht 1.000–1.500 g	Geburtsgewicht 1.501–2.000 g
2 Wochen	117–184	118–196
4 Wochen	87–152	82–150
2 Monate	71–115	80–114
3 Monate	89–112	93–118
4 Monate	91–131	91–131
6 Monate	94–138	107–126

riger ist als in Abbildungen von Fachbüchern. Zum Beispiel führte Emond et al. eine Studie an 1.075 Kleinkindern in Bristol durch (wobei nur 1,2 % eine Serumferritinkonzentration von weniger als 12 µg/l hatten) und fand die 5. Perzentile für Hämoglobin bei 97 g/l [98].

In einer anderen Studie aus England, in der Eisenmangel nicht ausgeschlossen wurde, hatten 83 Kleinkinder mit 9 Monaten einen mittleren Hb-Wert von 98 g/l (95 %-Bereich bei ca. 72–123 g/l) [100].

Von Beginn der Pubertät an haben Mädchen eine höhere Neutrophilenanzahl als Jungen [103]. Niedrigere Leukozyten- und Neutrophilenzahlen, bekannt bei farbigen Erwachsenen, wurden bei Kindern im Alter zwischen 1 und 5 Jahren beobachtet [111], ebenso bei Kleinkindern zwischen 9 und 12 Lebensmonaten [112]. Veröffentlichte Referenzbereiche für melanesische Kinder zeigen im Vergleich zu kaukasischen Kindern niedrigere Hb- und MCV-Werte, obwohl sogar das α- und β-Thalassämie-Merkmal ausgeschlossen wurden und Eisenmangelanämien selten vorkommen [113]; dies spiegelt wahrscheinlich die hohe Prävalenz von Mangelernährung und Malaria in der untersuchten Bevölkerung wider.

Kinder-Normbereiche des mittleren korpuskulären Volumens (MCV) wurden auf Beckman-Coulter-Geräten ermittelt, diese betragen für Kleinkinder im Alter von 6 Monaten bis 6 Jahre 82–102 fl und für Kinder von 6–18 Jahren 83,7–103,1 fl [114].

5.4 Normalbereiche in der Schwangerschaft

Veränderungen der hämatologischen Parameter, die während der Schwangerschaft zu sehen sind, werden in Tab. 5.3 dargestellt. Normalbereiche sind in Tab. 5.14 wiedergegeben. Der Hämoglobinwert bleibt normalerweise über 100 g/l, außer bei Eisenmangel oder einigen anderen Komplikationen.

Tab. 5.14: 95 %-Bereich hämatologischer Parameter während der Schwangerschaft.

Schwangerschaftsalter	18 Wochen		32 Wochen	39 Wochen
Leukozyten × 10^9/l	5,6–13,8*		6,0–15,7*	5,8–15,2*
Schwangerschaftsalter	7–14 Wochen	15–22 Wochen	23–30 Wochen	31–38 Wochen
Hb g/l	128–136‡	114–138‡	109–138‡	111–136‡
Schwangerschaftsalter	1. Trimester		2. Trimester	3. Trimester
Erythrozyten × 10^{12}/l	3,52–4,52		3,20–4,41	3,10–4,44
Hb g/l	110–143		100–137	98–137
HK l/l	0,31–0,41		0,30–0,38	0,28–0,39
MCV fl	81–96		82–97	81–99
Leukozyten × 10^9/l	5,7–13,6		6,2–14,8	5,9–16,9, 5,9–13,7†
Neutrophile × 10^9/l	3,6–10,1		3,8–12,3	3,9–13,1, 3,7–10,8†
Lymphozyten × 10^9/l	1,1–3,5		0,9–3,9	1,0–3,6 1,0–3,1†
Monozyten × 10^9/l	0–1		0,1–1,1	0,1–1,1 0,3–1,1†
Eosinophile × 10^9/l	0,0–0,6		0,0–0,6	0,0–0,6 0,02–0,33†
Basophile × 10^9/l	0,0–0,1		0,0–0,1	0,0–0,1 0,00–0,09†
Thrombozyten × 10^9/l	174–391		171–409	155–429
Schwangerschaftsalter	18 Wochen		32 Wochen	39 Wochen
Thrombozyten × 10^9/l	155–359		146–361	139–364

Hb = Hämoglobinkonzentration; HK = Hämatokrit; MCV = mittleres Zellvolumen der Erythrozyten; RBC (red blood cell count) = Erythrozytenzahl; WBC (white blood cell count) = Leukozytenzahl
* Daten von Milman et al. [115]; diese Referenz führt auch Normalbereiche für MCV sowie für Hb und MCHC basierend auf Hämoglobin in mmol/l auf.
‡ Daten von Cruikshank [116].
† Daten von England und Bain [117].
Andere Daten von Balloch et al. [113].

5.5 Normalbereiche für Thrombozyten und andere Thrombozytenparameter

Die manuelle Thrombozytenzählung ist unpräzise und sowohl die manuelle als auch die maschinelle Thrombozytenzählung neigen zur Messungenauigkeit.

Als Konsequenz daraus gibt es bei den publizierten Normbereichen beachtliche Diskrepanzen (Tab. 5.15). Daher ist es wichtig für Labore, ihre eigenen Referenzbereiche für ihre eigenen Methoden zu etablieren. Die Thrombozytenzahlen sind bei Frauen höher als bei

Tab. 5.15: 95 %-Bereich der Thrombozytenzahl (× 10^9/l) gesunder Erwachsener verschiedener ethnischer Abstammung.

Methode	Männer	Frauen	Referenz
Kaukasier			
Mikroskopie	140–440		[118]
	127–351	165–359	[119]
	140–340		[119]
	145–375		[120]
Impedanzmessung (thrombozytenreiches Plasma)	143–179	156–417	[121]
Impedanzmessung (Vollblut)	170–430		[122]
	168–411	188–445	[123]
	184–370	196–451	[124]
	157–365	164–384	[125]
	140–320	180–380	[39]
Lichtstreuung (Vollblut)	162–346*		
Hemalog 8	143–332*	169–358*	
H.1 – H.2	144–328	137–347	[126]
Advia 120	159–376 (18–45 Jahre)		[127]
Advia 120	156–300 (45–65 Jahre)	156–351 (45–65 Jahre)	[127]
Advia 120	139–363 (> 65 Jahre)		[127]
Advia 120	172–398 (Frankreich)	185–445 (Frankreich)	[35]
Advia 2120	139–332 (Iran)	152–371 (Iran)	[128]
Japaner			
Lichtstreuung (Vollblut)	130–350		[129]
Afrikaner und Afrokariben			
Mikroskopie (Nigeria)	95–278		[130]
	114–322		[130]
	100–430		[50]
Impedanzmessung (Zambia)	36–258		[131]
Impedanzmessung (Äthiopien)	97–324	98–352	[46]
Impedanzmessung (Uganda)	80–288	100–297	[43]
Impedanzmessung (Uganda)	106–362	138–457	[44]
Sysmex KX-21N (Tansania)	147–356	152–425	[45]
Impedanzmessung (Gambia)	124–367 (90 %-Bereich)	140–397 (90 %-Bereich)	[47]

* Unveröffentlichte Daten des Autors.

Tab. 5.15: (fortgesetzt)

Methode	Männer	Frauen	Referenz
Impedanzmessung (Kenia)	102–307	88–439	[49]
Impedanzmessung (Ruanda, Kenia, Uganda, Zambia)	126–438		[48]
Impedanzmessung (Afrikaner in London) (Afrokariben in London)	128–365 210–351	166–377 160–411	[123] [123]
Lichtstreuung (Afrikaner in London) (Afrokariben in London)	118–297* 134–332*	149–332* 165–368*	

* Unveröffentlichte Daten des Autors.

Männern und der Thrombokrit (Pct) ist gleichermaßen höher [52, 132–134]. Bei den Afrikanern wurden im Vergleich zu den Kaukasiern niedrigere Thrombozytenzahlen gesehen [130, 131], was sich aber weniger bei den Afrokariben und in Großbritannien lebenden Afrikanern bewahrheitet [123], ebenso gibt es keine solchen Unterschiede zwischen farbigen und kaukasischen Amerikanern [52]. Das lässt vermuten, dass die in Afrika festgestellten niedrigen Thrombozytenzahlen teils genetisch bedingt sind, teils aber auch durch diätetische Faktoren oder subklinische Erkrankungen verursacht werden. Genetische Faktoren sind auch in der kaukasischen Bevölkerung wirksam. In einer Studie von fünf isoliert lebenden Gemeinden in Italien fand man signifikante Unterschiede zwischen den Gruppen; es gab ebenso einen kontinuierlichen Thrombozytenabfall mit dem Alter [133].

Die Thrombozytenzahl korreliert mit dem Körpergewicht, wobei sie bei Übergewichtigen höher ist [135].

In früheren Studien wurde gezeigt, dass Kleinkinder und Kinder gleiche Thrombozytenzahlen aufweisen wie Erwachsene [85, 136]. Desgleichen zeigten Neugeborene und Frühgeborene ähnliche Thrombozytenwerte wie ältere Kinder und Erwachsene [81, 85, 136], wenngleich Säuglinge, die für ihr Gestationsalter zu klein waren [81], und auch viele kranke Säuglinge niedrigere Thrombozytenzahlen aufwiesen.

Indes zeigten neuere Studien bei Kindern höhere Thrombozytenzahlen als bei Erwachsenen (Tab. 5.16). Im Jugendalter sind die Werte denen von Erwachsenen vergleichbar.

Viele Hämatologiegeräte messen das mittlere Plättchenvolumen (MPV). Das ist ein vererbtes Merkmal, das umgekehrt zur Thrombozytenzahl variiert [137]. Die Referenzbereiche sind sehr geräte-/methodenabhängig. In Tab. 5.17 sind ermittelte Bereiche von fünf Geräten aufgezeigt. Die Thrombozytenverteilungsbreite (PDW) kann ebenfalls gemessen werden. Die Ergebnisse für MPV und PDW, in einer Messreihe auf fünf verschiedenen Geräten gemessen, sind in Tab. 5.18 wiedergegeben. Höhere MPV-Werte gelten als prognostischer Thromboserisikofaktor, sowohl arteriell als auch venös [143].

Referenzbereiche für ein breiteres Spektrum an Thrombozytenparametern sind für Advia 2020 [134], Cell-Dyn Sapphire [141] und XE-2100 [144] verfügbar.

Tab. 5.16: 94 %-Bereich der Thrombozytenzahl ($\times 10^9$/l) gesunder Kinder und Jugendlicher kaukasischer Abstammung.

Alter	Männer	Frauen
Nabelschnurblut* [60]	180–428	
2 Monate‡ [95]	216–658	
5 Monate‡ [95]	241–591	
13 Monate‡ [95]	209–455	
4–6 Jahre†	213–429	220–443
7–8 Jahre†	211–422	218–396
9–10 Jahre†	166–429	197–406
1–10 Jahre‡ [127]	220–422	
11–12 Jahre†	175–375	174–374
13–14 Jahre†	166–360	192–439
15–19 Jahre‡	171–370	171–356
8–14 Jahre†	193–445	183–410
15–18 Jahre†	145–330	163–361
10–18 Jahre‡ [127]	165–396	

* Brasilianer, von Porto Alegre, sehr wahrscheinlich in erster Linie Kaukasier; Abbott Cell-Dyn 4000.
‡ Bayer H.1 [95] oder Advia 120 [127].
† Coulter STKS [103, 104].

Tab. 5.17: Mittleres Plättchenvolumen (MPV) von Normalpersonen [134, 138–141].

Analysen-Automat	Messprinzip	MPV
Coulter STKS [139]	Impedanz	7,9 (5,6–10,9)
Coulter LH 750 [138]	Impedanz	8,86 (6,36–11,36)
Sysmex XE-2100 [140]	Impedanz	10,50 (25.–75. Perzentile, 10,20–11,20)
Sysmex XE-2100D [138]	Impedanz	10,76 (8,26–13,26)
Siemens Advia 2120 [140]	Lichtstreuung	8,20 (25.–75. Perzentile, 7,80–8,70)
Siemens Advia 2120 [138]	Lichtstreuung	8,81 (5,45–12,17)
Siemens Advia 2120 [134]	Lichtstreuung	7,8 (6,7–9,6)
Abbott Cell-Dyn [141]	Impedanz	(6,9–10,4)

Tab. 5.18: Vergleich des mittleren Plättchenvolumens und der Thrombozytenverteilungsbreite bei Messung derselben Proben an verschiedenen Geräten [142].

Gerät	Referenzbereich für MPV (fl)	Referenzbereich für PDW (%)
Cell-Dyn 4000	7,6–11,0	15,0–17,2
Sysmex XE-2100	9,8–12,6	11,0–16,9
Advia 120	7,1–10,4	46,4–68,0
ABX Pentra 120	7,7–10,3	12,5–20,0
Coulter LH 750	7,9–11,3	15,6–17,5

MPV (mean platelet volume) = mittleres Plättchenvolumen; PDW (platelet distribution width) = Thrombozytenverteilungsbreite

5.6 Normalbereiche für Retikulozyten

Normbereiche für Retikulozyten in Prozent (%) werden in einer Studie [145] zwischen 0,4 und 2 % bzw. in einer anderen Studie mit 0,8–2,5 % für Männer und 0,8–4,1 % für Frauen angegeben [146]. Spätere Studien mit automatisierter Retikulozytenzählung (in %) haben im Allgemeinen keine geschlechtsspezifischen Unterschiede gefunden. Retikulozytenzahlen werden aussagekräftiger in Absolutzahlen ausgedrückt. In einer Studie ermittelte man einen Durchschnittswert von 88 × 10^9/l in einem Bereich von 18–158 × 10^9/l [147]. Die Referenzbereiche der automatisierten Retikulozytenzählung variieren beträchtlich von 19–59 × 10^9/l [148] bis 40–140 × 10^9/l [149]. Die höher ermittelten Werte von Chin-Yee et al. [149] erscheinen dabei akzeptabler, da in dieser Studie die maschinell und manuell gemessenen Werte ähnlich waren. Diese und andere aufgeführte Referenzbereiche für Retikulozyten sind in Tab. 5.19 und 5.20 zusammengefasst.

Tab. 5.19: Referenzbereiche für Retikulozyten (manuell und automatisiert gemessen).

Methode	95 %-Bereich (Median) Retikulozyten (%)	95 %-Bereich (Median) oder [MW] Absolutzahl der Retikulozyten (× 10^9/l)	Referenz
Manuell		18–158 (88)	[147]
Manuell	0,8–2,5 (Männer) 0,8–4,1 (Frauen)		[146]
Manuell	0,4–2,0		[145]
Manuell	0,4–2,3 (1,0)	19–111 (46) 19–59 40–140	[150] [148] [149]
Bayer Advia 120	0,6–2,5 (1,2)	27–125 (58) 16–72 [44]	[150] [151]
e Abbott Cell Dyn 4000	0,4–2,2 (1,3)	25–108 (57) 19–97 [58]	[150] [151]
Coulter Gen S	0,5–1,8 (1,0)	20–85 (43)	[150]
Coulter General S		16–79 [5, 47]	[151]
Sysmex SE 9500 RET	0,5–1,9 (0,9)	23–95 (44) 9–72 [44]	[150] [151]
Sysmex XE 2100		27–93 (Männer) 22–76 (Frauen)	[39]
VEGA RETIC/ABX	0,6–2,6 (1,3)	30–30 (60)	[150]
Pentra 120 Retic		16–100 [58]	[151]

In Tab. 5.20 werden auch Referenzbereiche für das mittlere Retikulozytenvolumen und für die unreife Retikulozytenfraktion (IRF) an verschiedenen Geräten abgebildet. Ein höherer Bereich um 94–222 × 10^9/l wurde in der Neonatalperiode beschrieben [60]. Diese wurden an dem Gerät Cell-Dyn 4000 der Firma Abbott automatisiert ermittelt. In Tab. 5.21 sind allgemein gültige Daten für Kleinkinder aufgezeigt [95].

Tab. 5.20: Referenzbereiche für die Retikulozytenzahl, die unreife Retikulozytenfraktion und das mittlere Retikulozytenvolumen in denselben Proben auf verschiedenen Geräten.

Gerät	Referenzbereich (× 10^9/l) der Retikulozyten [142]	Referenzbereich der unreifen Retikulozytenfraktion (IRF) [142]	Referenzbereich des mittleren Retikulozytenvolumens (fl) [152]
Cell-Dyn 4000	28–119	0,20–0,40	
Sysmex XE-2100	27–99	0,02–0,11	
Advia 120	33–104	0,06–0,20	100–114
ABX Pentra 30–105	30–105	0,09–0,17	
ABX Pentra 120			91–111
Coulter LH 750	18–114	0,22–0,40	98–120

Tab. 5.21: Retikulozyten-Referenzbereiche bei Kindern für Advia H.1 [95].

Alter	Absolute Retikulozytenzahl (× 10^9/l)
2 Monate	63–235
3 Monate	41–124
13 Monate	36–142

5.7 Literatur

[1] Bain BJ (1989) Blood Cells: a Practical Guide. Gower, London.
[2] Moe PJ (1967) Umbilical cord blood and capillary blood in the evaluation of anaemia in erythroblastosis foetalis. Acta Pediatr Scand, 56, 391–394.
[3] Özbek N, Gürakan B, Kayiran SM (2000) Complete blood cell counts in capillary and venous blood of healthy term newborns. Acta Haematol, 103, 226–228.
[4] Christensen RD, Rothstein G (1979) Pitfalls in the interpretation of leukocyte counts of newborn infants. Clin Lab Haematol, 72, 608–611.
[5] Yang Z-W, Yang S-H, Chen L, Qu J, Zhu J, Tang Z (2001) Comparison of blood counts in venous, fingertip and arterial blood and their measurement variation. Clin Lab Haematol, 23, 155–159.
[6] Leppänen EA (1988) Experimental basis of standardized specimen collection: the effect of site of venipuncture on the blood picture, the white blood cell differential count, and the serum albumin concentration. Eur J Haematol, 41, 445–448.
[7] Bryner MA, Houwen B, Westengard J, Klein O (1997) The spun micro-haematocrit and mean red cell volume are affected by changes in the oxygenation state of red blood cells. Clin Lab Haematol, 19, 99–103.
[8] Campbell PJ, Aurelius S, Blowees G, Harvey J (1995) Decrease in CD4 counts with rest; implications for the monitoring of HIV infection. Br J Haematol, 89, 73.
[9] Balloch AI, Cauchi MN (1993) Reference ranges for haematology parameters in pregnancy derived from patient populations. Clin Lab Haematol, 15, 7–14.
[10] Beutler E, West C (2005) Hematologic differences between African?Americans and whites; the role of iron deficiency and α?thalassemia on hemoglobin levels and mean corpuscular volume. Blood, 106, 740–745.
[11] Robins EB, Blum S (2007) Hematologic reference values for African American children and adolescents. Am J Hematol, 82, 611–614.
[12] Sala C, Ciullo M, Lanzara C, Nutile T, Bione S, Massacane R et al. (2008) Variation of hemoglobin levels in normal Italian populations from genetic isolates. Haematologica, 93, 1372–1375.

[13] Patel KV (2008) Variability and heritability of hemoglobin concentration: an opportunity to improve understanding of anemia in older adults. Haematologica, 93, 1281–1283.
[14] Beutler E, Felitti V, Gelbart T, Waalen J (2003) Haematological effects of the C282Y HFE mutation in homozygous and heterozygous states among subjects of northern and southern European ancestry. Br J Haematol, 120, 887–893.
[15] Barton JC, Bertoli LF, Rothenberg BE (2000) Peripheral blood erythrocyte parameters in hemochromatosis: evidence for increased erythrocyte hemoglobin content. J Lab Clin Med, 135, 96–104.
[16] Giorno R, Clifford JH, Beverly S, Rossing RG (1980) Hematology reference ranges. Analysis by different statistical technics and variations with age and sex. Am J Clin Pathol, 74, 765–770.
[17] Solberg EK (1981) Statistical treatment of collected reference values and determination of reference limits. In: Grasbeck R, Alstrom W, eds. Reference Values in Laboratory Medicine. John Wiley, Chichester.
[18] Amador E (1975) Health and normality. JAMA, 232, 953–955.
[19] Ruiz-Argüelles GJ, Sanchez-Medal L, Loria A, Piedras J, Córdova MS (1980) Red cell indices in normal adults residing at altitude from sea level to 2670 meters. Am J Hematol, 8, 265–271.
[20] Bonfichi M, Balduini A, Arcaini L, Lorenzi A, Marseglia C, Malcovati L et al. (2000) Haematological modifications after acute exposure to high altitude: possible applications for detection of recombinant erythropoietin misuse. Br J Haematol, 109, 895–896.
[21] Bowen AL, Hudson JG, Navia P, Rios-Dalenz J, Pollard AJ, Williams D, Heath D (1977) The effect of altitude on blood platelet count. Br J Haematol, 97, Suppl. 1, 83.
[22] Carballo C, Foucar K, Swanson P, Papile LA, Watterberg KL (1992) Effect of high altitude on neutrophil counts in newborn infants. J Pediatr, 119, 464–466.
[23] Kristal-Bonch E, Froom P, Harari G, Shapiro Y, Green MS (1993) Seasonal changes in red blood cell parameters. Br J Haematol, 85, 603–607.
[24] Kristal-Bonch E, Froom P, Harari G, Ribak J (1997) Seasonal differences in blood cell parameters and the association with cigarette smoking. Clin Lab Haematol, 19, 177–181.
[25] Bertouch JV, Roberts-Thomson PJ, Bradley J (1983) Diurnal variation of lymphocyte subsets identified by monoclonal antibodies. BMJ, 286, 1171–1172.
[26] Philips D, Rezvani K, Bain BJ (2000) Exercise induced mobilisation of the marginated granulocyte pool in the investigation of ethnic neutropenia. J Clin Pathol, 53, 481–483.
[27] Bain BJ, Phillips D, Thomson K, Richardson D, Gabriel I (2000) Investigation of the effect of marathon running on leucocyte counts of subjects of different ethnic origins: relevance to the aetiology of ethnic neutropenia. Br J Haematol, 108, 483–487.
[28] Bain BJ (1992) Haematological effects of smoking. J Smoking Rel Dis, 3, 99–108.
[29] Milman N, Byg K-E, Mulvad G, Pedersen HS, Bjerregaard P (2001) Haemoglobin concentrations appear to be lower in indigenous Greenlanders than in Danes: assessment of haemoglobin in 234 Greenlanders and in 2804 Danes. Eur J Haematol, 67, 23–29.
[30] Wilson CA, Bekele G, Nicolson M, Ravussin E, Pratley RE (1997) Relationship of the white blood cell count to body fat: role of leptin. Br J Haematol, 99, 447–451.
[31] Nanji AA, Freeman JB (1985) Relationship between body weight and total leukocyte count in morbid obesity. Am J Clin Pathol, 84, 346–347.
[32] Cembrowski G, Qiu Y, Szkotak S, Clarke G, La M (2013) Variation in reference intervals of many complete blood count (CBC) constituents dependent on waist circumference (WC). Int J Lab Hematol, 35, Suppl. 1, 15.
[33] Waalen J, Felitti V, Beutler E (2002) Haemoglobin and ferritin concentrations in men and women: cross sectional study. BMJ, 325, 137.
[34] Nilsson-Ehle A, Jagenburg R, Landahl S, Svanborg A (2000) Blood hemoglobin declines in the elderly: implications for reference intervals for 70–88. Eur J Haematol, 65, 297–305.
[35] Troussard X, Vol S, Cornet E, Bardet V, Couaillac JP, Fossat C et al. for the French-Speaking Cellular Hematology Group (Groupe Francophone d'Hématologie Cellulaire, GFHC) (2014) Full blood count normal reference values for adults in France. J Clin Pathol, 67, 341–344.

[36] Nilsson-Ehle A, Jagenburg R, Landahl S, Svanborg A, Westin J (1988) Haematological abnormalities in a 75-year-old population. Consequences for health-related reference intervals. Eur J Haematol, 41, 136–146.
[37] Yamada M, Wong FL, Suzuki G (2003) Longitudinal trends of hemoglobin levels in a Japanese population – RERF's Adult Health Study subjects. Eur J Haematol, 70, 129–135.
[38] Beutler E, Waalen J (2006) Hemoglobin levels, altitude, and smoking. Blood, 108, 2131–2132.
[39] Wakeman L, Al-Ismail S, Benton A, Beddall A, Gibbs A, Hartnell S et al. (2007) Robust, routine haematology reference ranges for healthy adults. Int J Lab Hematol, 29, 279–283.
[40] Beutler E, Waalen J (2006) The definition of anemia: what is the lower limit of normal of the blood hemoglobin concentration? Blood, 107, 1747–1750.
[41] Fairbanks VF, Tefferi A (2001) Letter to the Editor. Eur J Haematol, 67, 203–204.
[42] Shaper AG, Lewis P (1971) Genetic neutropenia in people of African origin. Lancet, ii, 1021–1023.
[43] Lugada ES, Mermin J, Haharuza F, Ulvestad E, Were W, Langeland N et al. (2004) Population-based hematologic and immunologic reference values for a healthy Ugandan population. Clin Diagn Lab Immunol, 11, 29–34.
[44] Eller LA, Eller MA, Ouma B, Kataaha P, Kyabaggu D, Tumusiime R et al. (2008) Reference intervals in healthy adult Ugandan blood donors and their impact on conducting international vaccine trials. PLoS One, 3, e3919.
[45] Saathoff E, Schneider P, Kleinfeldt V, Geis S, Haule D, Maboko L et al. (2008) Laboratory reference values for healthy adults from southern Tanzania. Trop Med Int Health, 13, 612–625.
[46] Tsegaye A, Messele T, Tilahun T, Hailu E, Sahlu T, Doorly R et al. (1999) Immunohematological reference ranges for adult Ethiopians. Clin Diagn Lab Immunol, 6, 410–414.
[47] Adetifa IMO, Hill PC, Jeffries DJ, Jackson-Sillah D, Ibanga HB, Bah G et al. (2009) Haematological values from a Gambian cohort – possible reference range for a West African population. Int J Lab Hematol, 31, 615–622.
[48] Karita E, Ketter N, Price MA, Kayitenkore K, Kaleebu P, Nanvubya A (2009) CLSI-derived hematology and biochemistry reference intervals for healthy adults in eastern and southern Africa. PLoS One, 4, e4401.
[49] Zeh C, Amornkul PN, Inzaule S, Ondoa P, Oyaro B, Mwaengo DM et al. (2011) Population-based biochemistry, immunologic and hematological reference values for adolescents and young adults in a rural population in Western Kenya. PLoS One, 6, e21040.
[50] Buseri FI, Siaminabo IJ and Jeremiah ZA (2010) Reference values of hematological indices of infants, children, and adolescents in Port Harcourt, Nigeria. Path Lab Med Int, 2, 65–70.
[51] Orfanakis NJ, Ostlund RE, Bishop CR, Athens JW (1970) Normal blood leukocyte concentration values. Am J Clin Pathol, 53, 647–651.
[52] Saxena S, Wong ET (1990) Heterogeneity of common hematologic parameters among racial, ethnic, and gender subgroups. Arch Pathol Lab Med, 114, 715–719.
[53] Freedman DS, Gates L, Flanders WD, Van Assendelft OW, Barboriack JJ, Joesoef MR, Byers T (1997) Black/White differences in leukocyte subpopulations in men. Int J Epidemiol, 26, 757–764.
[54] Lim E-M, Cembrowski G, Cembrowski M, Clarke G (2010) Race-specific WBC and neutrophil count reference intervals. Int J Lab Haematol, 32, 590–597.
[55] Rezvani K, Flanagan AM, Sarma U, Constantinovici N, Bain BJ (2000) Investigation of ethnic neutropenia by assessment of bone marrow colony-forming cells. Acta Haematol, 105, 32–37.
[56] Reich D, Nalls MA, Kao WH, Akylbekova EL, Tandon A, Patterson N et al. (2009) Reduced neutrophil count in people of African descent is due to a regulatory variant in the Duffy antigen receptor for chemokines gene. PLoS Genet, 5, e1000360.
[57] Hsieh M, Chin K, Link B, Stroncek D, Wang E, Everhart J et al. (2005) Benign ethnic neutropenia in individuals of African descent: incidence, granulocyte mobilization, and gene expression profiling. Blood, 106, 858a–858b.
[58] Hsieh MM, Everhart JE, Byrd-Holt DD, Tisdale JF, Rodgers GP (2007) Prevalence of neutropenia in the U.S. population: age, sex, smoking status, and ethnic differences. Ann Intern Med, 146, 486–492.

[59] Marks J, Gairdner D, Roscoe JD (1955) Blood formation in infancy. Part III. Cord blood. Arch Dis Child, 30, 117–120.
[60] Pranke P, Failace RR, Allebrandt WF, Steibel G, Schmidt F, Nardi NB (2001) Hematologic and immunophenotypic characterization of human umbilical cord blood. Acta Haematol, 105, 71–76.
[61] Matoth Y, Zaizov R, Varsano I (1971) Postnatal changes in some red cell parameters. Acta Paediatr Scand, 60, 317–323.
[62] Lanzkowsky P (1960) Effects of early and late clamping of umbilical cord on infant's haemoglobin level. BMJ, ii, 1777–1782.
[63] www.beckman.com (accessed 2005).
[64] Saarinem UM, Siimes MD (1978) Developmental changes in red blood cell counts and indices of infants after exclusion of iron deficiency by laboratory criteria and continuous iron supplementation. J Pediatr, 92, 412–416.
[65] Serjeant GR, Grandison Y, Mason K, Serjeant B, Sewell A, Vaidya V (1980) Hematological indices in normal Negro children: a Jamaican cohort from birth to five years. Clin Lab Haematol, 2, 169–178.
[66] Scott-Emuakpor AB, Okolo AA, Omene JA, Ukpe SI (1985) The limits of physiological anaemia in the African neonate. Acta Haematol, 74, 99–103.
[67] Gregory J, Hey E (1972) Blood neutrophil response to bacterial infection in the first month of life. Arch Dis Child, 47, 747–753.
[68] Weinberg AG, Rosenfeld CR, Manroe BL, Browne R (1985) Neonatal blood cell count in health and disease. II Values for lymphocytes, monocytes, and eosinophils. J Pediatr, 106, 462–466.
[69] Manroe BL, Weinberg AG, Rosenfeld CR, Brown R (1979) The neonatal blood count in health and disease. I. Reference values for neutrophilic cells. J Pediatr, 95, 89–98.
[70] Schmutz N, Henry E, Jopling J, Christensen RD (2008) Expected ranges for blood neutrophil concentrations of neonates: the Manroe and Mouzinho charts revisited. J Perinatol, 28, 275–281.
[71] Chan PCY, Hayes L, Bain BJ (1985) A comparison of the white cell counts of cord bloods from babies of different ethnic origins. Ann Trop Paediatr, 5, 153–155.
[72] Xanthou M (1970) Leucocyte blood picture in full-term and premature babies during neonatal period. Arch Dis Child, 45, 242–249.
[73] Cranendonk E, van Gennip AH, Abeling NGGM, Behrendt H, Hart AA (1985) Reference values for automated cytochemical differential count of leukocytes in children 0–16 years old: a comparison with manually obtained counts from Wright-stained smears. J Clin Chem Clin Biochem, 23, 663–667.
[74] Dallman PR, Siimes MA (1979) Percentile curves for hemoglobin and red cell volume in infancy and childhood. J Pediatr, 94, 26–31.
[75] Katsares V, Pararidis Z, Nikolaidou E, Karvounidou I, Ardean K-A, Drossas N et al. (2008) References ranges for umbilical cord blood hematological values. Lab Med, 40, 437–439.
[76] Aneja S, Manchanda R, Patwari A, Sagreiya Kand Bhargava SK (1979) Normal hematological values in newborns. Indian Pediatr, 16, 781–786.
[77] Ezeilo GC (1978) A comparison of the haematological values of cord bloods of African, European and Asian neonates. Afr J Med Sci, 7, 163–169.
[78] Green DW, Mimouni F (1990) Nucleated erythrocytes in healthy infants and in infants of diabetic mothers. J Pediatr, 116, 129–131.
[79] Frazier JP, Cleary TG, Pickering LK, Kohl S, Ross PJ (1982) Leukocyte function in healthy neonates following vaginal and cesarean section deliveries. J Pediatr, 101, 269–272.
[80] Harrison KL (1979) The effect of maternal smoking on neonatal leucocytes. Aust NZ J Obstet Gynaecol, 19, 166–168.
[81] McIntosh N, Kempson C, Tyler RM (1988) Blood counts in extremely low birth weight infants. Arch Dis Child, 63, 74–76.
[82] Özyürek E, Çetintaş S, Ceylan T, Öğüş E, Haberal A, Gürakan B, Özbek N (2006) Complete blood count parameters for healthy, small-for-gestational-age, full-term newborns. Clin Lab Haematol, 28, 97–104.
[83] Green DW, Hendon B, Mimouni FB (1995) Nucleated erythrocytes and intraventricular haemorrhage in preterm neonates. Pediatrics, 96, 475–478.

[84] Playfair JHL, Wolfendale MR, Kay HEM (1963) The leucocytes of peripheral blood in the human foetus. Br J Haematol, 9, 336–344.
[85] Millar DS, Davis LR, Rodeck CH, Nicolaides KH, Mibashan RS (1985) Normal blood cell values in the early mid-trimester fetus. Prenat Diagn, 5, 367–373.
[86] Forestier F, Daffos F, Galactéros F, Bardakjian J, Rainaut M, Beuzard Y (1986) Haematological values of 163 normal fetuses between 18 and 30 weeks of gestation. Paediatr Res, 20, 342–346.
[87] Mari G, Zimmerman R, Oz U (2000) Non-invasive diagnosis of fetal anemia by Doppler ultrasonography. N Engl J Med, 343, 67–68.
[88] Srisupundit K, Piyamongkol W, Tongsong T (2008) Comparison of red blood cell hematology among normal, α?thalassemia?1 trait, and haemoglobin Bart's fetuses at mid?pregnancy. Am J Hematol, 83, 908–910.
[89] Hohlfeld P, Forestier F, Kaplan C, Tissot JD, Daffos F (1994) Fetal thrombocytopenia: a retrospective survey of 5,194 fetal blood samplings. Blood, 84, 1851–1856.
[90] Forestier F, Hohlfeld P, Vial Y, Olin V, Andreux J-P, Tissot J-D (1996) Blood smears and prenatal diagnosis. Br J Haematol, 95, 278–280.
[91] Coulombel L, Dehan M, Tchernia G, Hill C, Vial M (1979) The number of polymorphonuclear leucocytes in relation to gestational age in the newborn. Acta Paediatr Scand, 68, 709–711.
[92] Zaizov R, Matoth Y (1976) Red cell values on the first postnatal day during the last sixteen weeks of gestation. Am J Hematol, 1, 275–278.
[93] Castriota-Scanderberg A, Fedrazzi G, Mercadanti M, Stapane I, Butturini A, Izzi G (1992) Normal values of total reticulocytes and reticulocyte subsets in children and young adults. Haematologica, 77, 363–364.
[94] Dallman PR, Looker AC, Johnson CL, Carroll M (1996) Influence of age on laboratory criteria for the diagnosis of iron deficiency in infants and children. In: Hallberg L, Asp NG (eds) Iron Nutrition in Health and Disease. John Libbey, London, quoted by Wharton BA (1999) Iron deficiency in children: detection and prevention. Br J Haematol, 106, 270–280.
[95] Hinchliffe RF, Bellamy GJ, Bell F, Finn A, Vora AJ, Lennard L (2013) Reference intervals for red cell variables and platelet counts in infants at 2, 5 and 13 months of age: a cohort study. J Clin Pathol, 66, 962–966.
[96] Hunter RE, Smith NJ (1972) Hemoglobin and hematocrit values in iron deficiency in infancy. J Pediatr, 81, 710–713.
[97] Burman D (1972) Haemoglobin levels in normal infants aged 3 to 24 months, and the effect of iron. Arch Dis Child, 47, 261–271.
[98] Emond AM, Hawkins N, Pennock C, Golding J, the ALSPAC Children in Focus Study Team (1996) Haemoglobin and ferritin concentrations in infants at 8 months of age. Arch Dis Child, 74, 36–69.
[99] Sherriff A, Emond A, Hawkins N, Golding J, the ALSPAC Children in Focus Study Team (1999) Haemoglobin and ferritin concentrations in children aged 12 and 18 months. Arch Dis Child, 80, 153–157.
[100] Morley R, Abbott R, Fairweather-Tait S, MacFadyen U, Stephenson T, Lucas A (1999) Iron fortified follow on formula from 9 to 18 months improves iron status but not development or growth: a randomised trial. Arch Dis Child, 81, 247–252.
[101] Viteri FE, de Tuna V, Guzmán MA (1972) Normal haematological values in the Central American population. Br J Haematol, 23, 189–204.
[102] Natvig H, Vellar OD, Andersen J (1967) Studies on hemoglobin value in Norway. VII. Hemoglobin, hematocrit and MCHC values among boys and girls aged 7–20 years in elementary and grammar school. Acta Med Scand, 182, 183–191.
[103] Taylor MRH, Holland CV, Spencer R, Jackson JF, O'Connor GI, O'Donnell JR (1997) Haematological references ranges for schoolchildren. Clin Lab Haematol, 19, 1–15.
[104] Flegar-Meštrić Z, Nazor A, Jagarinic N (1999) Reference intervals for haematological parameters in urban school children. Clin Lab Haematol, 21, 72–74.

[105] Bellamy GJ, Hinchliffe RF, Crawshaw KJ, Finn AH, Bell F (2000) Total and differential leucocyte counts in infants at 2, 5 and 13 months of age. Clin Lab Haematol, 22, 81–87.
[106] Dallman PR (1991) Blood and blood forming tissues. In Rudolph AM, Hoffman JIE (eds), Rudolph's Pediatrics, 19th edn. Appleton & Lange, New York.
[107] Osgood EE, Brownlee IE, Osgood MW, Ellis DM, Cohen W (1939) Total, differential and absolute leukocyte counts and sedimentation rates of healthy children four to seven years of age. Am J Dis Child, 58, 61–70.
[108] Osgood EE, Brownlee IE, Osgood MW, Ellis DM, Cohen W (1939) Total, differential and absolute leukocyte counts and sedimentation rates of healthy children. Standards for children eight to fourteen years of age. Am J Dis Child, 58, 282–294.
[109] Lundstrom U, Siimes MA, Dallman PR (1977) At what age does iron supplementation become necessary in low- birth-weight infants. J Pediatr, 91, 878–883.
[110] Andersson O, Hellström-Westas L, Andersson D, Domellöf M (2011) Effect of delayed versus early umbilical cord clamping on neonatal outcomes and iron status at 4 months: a randomised controlled trial. BMJ, 343, 1244.
[111] Caramihai E, Karayalcin G, Aballi AJ, Lanzkowsky P (1975) Leukocyte count differences in healthy white and black children 1 to 5 years of age. J Pediatr, 86, 252–254.
[112] Sadowitz PD, Oski FA (1983) Differences in polymorphonuclear cell counts between healthy white and black infants: response to meningitis. Pediatrics, 72, 405–407.
[113] Williams TN, Maitland K, Ganczakowski M, Peto TEA, Clegg JB, Weatherall DJ, Bowden DK (1996) Red blood cells phenotypes in the α+ thalassaemias from early childhood to maturity. Br J Haematol, 95, 266–272.
[114] Osta V, Caldirola MS, Fernandez M, Marcone MI, Tissera G, Pennesi S, Ayuso C (2013) Utility of new mature erythrocyte and reticulocyte indices in screening for iron-deficiency anemia in a pediatric population. Int J Lab Hematol, 35, 400–405.
[115] Milman N, Bergholt T, Byg K, Eriksen L, Hvas AM (2007) Reference intervals for haematological variables during normal pregnancy and postpartum in 434 healthy Danish women. Eur J Haematol, 79, 39–46.
[116] Cruikshank JM (1970) Some variations in the normal haemoglobin concentration. Br J Haematol, 18, 523–529.
[117] England JM, Bain BJ (1976) Annotation: total and differential leucocyte count. Br J Haematol, 33, 1–7.
[118] Brecher G, Cronkite EP (1950) Morphology and enumeration of human blood platelets. J Appl Physiol, 3, 365–377.
[119] Sloan AW (1951) The normal platelet count in man. J Clin Pathol, 4, 37–46.
[120] Miale JB (1982) Laboratory Medicine Hematology, 6th edn. CV Mosby, St Louis.
[121] Bain BJ, Forster T (1980) A sex difference in the bleeding time. Thromb Haemostas, 43, 131–132.
[122] Giles C (1981) The platelet count and mean platelet volume. Br J Haematol, 48, 31–37.
[123] Bain BJ, Seed M (1986) Platelet count and platelet size in Africans and West Indians. Clin Lab Haematol, 8, 43–48.
[124] Payne BA, Pierre RV (1986) Using the three-part differential. Part 1. Investigating the possibilities. Lab Med, 17, 459–462.
[125] Gladwin AM, Trowbridge EA, Slater DN, Reardon D, Martin JF (1990) The size and number of bone marrow megakaryocytes in malignant lymphoma and their relationship to the platelet count. Am J Hematol, 35, 225–231.
[126] Brummitt DR, Barker HF (2000) The determination of a reference range for new platelet parameters produced by the Bayer ADVIATM 120 full blood count analyser. Clin Lab Haematol, 22, 103–107.
[127] Giacomini A, Legovini P, Gessoni G, Antico F, Valverde S, Salvadego MM, Manoni F (2001) Platelet count and parameters determined by the Bayer ADVIATM 120 in reference subjects and patients. Clin Lab Haematol, 23, 181–186.
[128] Adibi P, Faghih Imani E, Talaei M, Ghanei M (2007) Population-based platelet reference values for an Iranian population. Int J Lab Hematol, 29, 195–199.

[129] Takamatsu N, Yamamoto H, Onomura Y, Ichikawa N (1992) A study of the hematological reference ranges and changes with age using the automated hematology analyzer K-1000TM. Sysmex J Int, 2, 136–145.
[130] Essien EM, Usanga EA, Ayeni O (1973) The normal platelet count and platelet factor 3 availability in some Nigerian population groups. Scand J Haematol, 10, 378–383.
[131] Gill GV, England A, Marshal C (1979) Low platelet counts in Zambians. Trans R Soc Trop Med Hyg, 73, 111–112.
[132] Bain BJ (1985) Platelet count and platelet size in men and women. Scand J Haematol, 35, 77–79.
[133] Biino G, Gasparini P, D'Adamo P, Ciullo M, Nutile T, Toniolo D et al. (2012) Influence of age, sex and ethnicity on platelet count in five Italian geographic isolates: mild thrombocytopenia may be physiological. Br J Haematol, 157, 384–387.
[134] Kim MJ, Park P-W, Seo Y-H, Kim K-H, Seo JY, Jeong JH et al. (2013) Reference intervals for platelet parameters in Korean adults using Advia 2120. Ann Lab Med, 33, 364–366.
[135] Wilson CA, Bekele G, Nicolson M, Ravussin E, Pralley RE (1997) Relationship of the white blood cell count to role of leptin. Br J Haematol, 99, 447–451.
[136] Sell EJ, Corrigan JJ (1973) Platelet counts, fibrinogen concentrations, and factor V and factor VII levels in healthy infants according to gestational age. J Pediatr, 82, 1028–1032.
[137] Soranzo N, Spector TD, Mangino M, Kühnel B, Rendon A, Teumer A et al. (2009) A genome-wide meta-analysis identified 22 loci associated with eight hematological parameters in the HaemGen consortium. Nat Genet, 41, 1182–1190.
[138] Latger-Cannard V, Hoarau M, Salignac S, Baumgart D, Nurden P, Lecompte T (2012) Mean platelet volume: comparison of three analysers towards standardization of morphological phenotype. Int J Lab Hematol, 34, 300–310.
[139] Pathepchotiwong K, Dhareruchta P, Adirojananon W (2001) Platelet parameter in healthy subjects analyzed by automation analyzer. Thai J Hematol Transfus Med, 11, 93–100.
[140] Noris P, Klersy C, Zecca M, Arcaini L, Pecci A, Melazzini F et al. (2009) Platelet size distinguishes between inherited macrothrombocytopenias and immune thrombocytopenia. J Thromb Haemost, 7, 2131–2136.
[141] Hoffmann JJML, van den Broek NMA, Curvers J (2013) Reference intervals of reticulated platelets and other platelet parameters and their associations. Arch Pathol Lab Med, 137, 1635–1640.
[142] Doretto P, Biasioli B, Casolari B, Pasini L, Bulian P, Buttarello M et al. (2011) Conteggio reticolocitario automizzato: valutazione NCCLS H-44 ed ICSH su 5 strumenti. In: Cenci A, Cappelletti P (eds) Appunti di Ematologia di Laboratorio. MAF Servizi Editore, Turin.
[143] Machin SJ, Briggs C (2010) Commentary: mean platelet volume: a quick, easy determinant of thrombotic risk? J Thromb Haemostas, 8, 146–147.
[144] Ko YJ, Kim H, Hur M, Choi SG, Moon H-W, Yun Y-M, Hong SN (2013) Establishment of reference interval for immature platelet fraction. Int J Lab Hematol, 35, 528–533.
[145] Crouch JY, Kaplow LS (1985) Relationship of reticulocyte age to polychromasia, shift cells and shift reticulocytes. Arch Pathol Lab Med, 109, 325–329.
[146] Deiss A, Kurth D (1970) Circulating reticulocytes in normal adults as determined by the new methylene blue method. Am J Clin Pathol, 53, 481–484.
[147] Lee GR (1981) Normal blood and bone marrow values in men. In: Wintrobe MM, Lee GR, Boggs DR, Bithell TC, Foerster J, Athens JW, Lukens IN (eds). Clinical Hematology, 8th edn. Lea & Febiger, Philadelphia.
[148] Nobes PR, Carter AB (1990) Reticulocyte counting using flow cytometry. J Clin Pathol, 43, 675–678.
[149] Chin-Yee I, Keeney M, Lehmann C (1991) Flow cytometric reticulocyte analysis using thiazole orange: clinical experience and technical limitations. Clin Lab Haematol, 13, 177–188.
[150] Buttarello M, Bulian P, Farina G, Temporin V, Toffolo L, Trabuio E, Rizzotti P (2000) Flow cytometric reticulocyte counting: parallel evaluation of five fully automated analyzers: an NCCLS-ICSH approach. Am J Clin Pathol, 115, 100–111.

[151] Van den Bossche J, Devreese K, Malfait R, van de Vyvere M, Schouwer P (2001) Comparison of the reticulocyte mode of the Abx Pentra 120Retic, Coulter General-S, Sysmex SE 9500, Abbott CD 4000 and Bayer Advia 120 haematology analysers in a simultaneous evaluation. Clin Lab Haematol, 23, 355–360.

[152] Cappelletti P, Biasioli B, Buttarello M, Bulian P, Casolari B, Cenci A et al. (2011) Mean reticulocyte volume (MCVr): intervalli di riferimento e necessità di standardizzazione. In: Cenci A, Cappelletti P (eds) Appunti di Ematologia di Laboratorio. MAF Servizi Editore, Turin.

6 Quantitative Veränderungen der Zellen des peripheren Blutes

Dieses Kapitel handelt von quantitativen Veränderungen der Blutzellen. Zunächst werden Ursachen von Zellzahlvermehrungen und anschließend die Ursachen für Zellzahlverminderungen für jede Zellgruppe vorgestellt. Eine erhöhte Zellzahl resultiert entweder aus einer Umverteilung der Zellen oder einer gesteigerten Freisetzung aus dem Knochenmark. Gelegentlich kann eine erhöhte Zellzahl durch eine Verminderung des Plasmavolumens zustande kommen. Am stärksten macht sich dies bei den Erythrozyten bemerkbar. Eine verminderte Zellzahl kann durch eine verminderte Synthese im Knochenmark, eine Umverteilung oder eine verkürzte Überlebenszeit in der Zirkulation bedingt sein.

6.1 Polyzythämie

Der Begriff Polyzythämie bezieht sich streng genommen auf eine Erhöhung der Erythrozytenzahl im peripheren Blut. In der Praxis wird mit „Polyzythämie" jedoch eine Hämoglobinkonzentration oder ein Hämatokritwert oberhalb des alters- und geschlechtsspezifischen Referenzintervalls bezeichnet. Für gewöhnlich steigen Erythrozytenzahl, Hämoglobinkonzentration und Hämatokrit gleichsinnig an. Üblicherweise bezieht sich der Begriff Polyzythämie nicht auf eine erhöhte Erythrozytenzahl, wenn die Hämoglobinkonzentration normal ist, wie es z. B. bei Thalassämien der Fall sein kann. Eine erhöhte Hämoglobinkonzentration kann auf einem akut oder chronisch verringerten Plasmavolumen beruhen. Eine akute Verminderung des Plasmavolumens kann durch einen Schock mit intravaskulärem Flüssigkeitsverlust oder eine Dehydratation bedingt sein. Eine intermittierend auftretende, möglicherweise ausgeprägte Polyzythämie wird beim Kapillarleck-Syndrom beobachtet [1]. Sie kann auch akut bei dem durch ein bakterielles Toxin ausgelösten toxischen Schocksyndrom, oder bei Kapillarleck-Syndromen als Folge eines viral bedingten hämorrhagischen Fiebers auftreten.

Das Trinken von einem Liter Wasser innerhalb einer kurzen Zeitspanne kann einen vorübergehenden Anstieg der Hämoglobinkonzentration als Reaktion auf eine gesteigerte Sympathikusaktivität bewirken, dem ein langsamer Abfall folgt [2]. Es ist allerdings unwahrscheinlich, dass dieses Phänomen außerhalb experimenteller Situationen beobachtet wird. Eine chronische Verminderung des Plasmavolumens kann durch Zigarettenrauchen bedingt sein, in vielen Fällen ist die Ursache jedoch unbekannt. Dieses Phänomen wurde als „Stresspolyzythämie" bezeichnet; besser sind jedoch die Begriffe Pseudopolyzythämie oder relative Polyzythämie, da keine eindeutige Beziehung zu Stress nachgewiesen werden konnte.

Eine erhöhte Hämoglobinkonzentration kann aber auch auf einer echten Polyzythämie beruhen, z. B. bei einer Erhöhung des Gesamtvolumens der zirkulierenden Erythrozyten, fälschlicherweise auch als „Erythrozytenmasse" bezeichnet. Eine echte Polyzythämie kann primär oder sekundär entstehen. Der primären Polyzythämie liegt eine angeborene oder erworbene intrinsische Störung des Knochenmarks zugrunde. Die Erythropoetinkonzentration ist vermindert. Demgegenüber entsteht eine sekundäre Polyzythämie meistens durch eine erhöhe Erythropoetinproduktion, und zwar entweder als physiologische Antwort auf eine

Tab. 6.1: Einige Ursachen von Polyzythämien.

Primär	
	Angeboren – Erythrozytenvorläuferzellen mit erhöhter Empfindlichkeit gegenüber Erythropoetin [3], ausgelöst z. T. durch Mutationen des Erythropoetin-Rezeptor-Gens (EPOR) [4]. Eine Homozygotie für eine R200W-Mutation im VHL-Gen bei der Mid-Volga (Chuvash)-familiären Polyzythämie (Auftreten gelegentlich auch in westeuropäischen Familien sowie in Pakistan, Bangladesch und endemisch auf Ischia) [4–7] oder die H191D-VHL-Mutation in Kroatien [8] führt zu einem verminderten Abbau des HIP1α-Proteins (Hypoxie-induzierbares Protein 1α). Dies bewirkt eine gesteigerte Synthese von Erythropoetin. Eine Mutation im EGLN1(PHD2)-Gen, das für die HIF-prolyl-Hydroxylase kodiert, führt zu einer verminderten Hydroxylierung von HIFα [9]. Gain-of-function-Mutation in EPAS1 (HIF2A) [10]. Dem familiären inadäquaten Anstieg der Erythropoetinsynthese [11, 12] gehen manchmal multiple Paragangliome voraus [13]. Erworben – Polycythaemia vera (Polycythaemia rubra vera). – Essentielle oder idiopathische Erythrozytose.
Sekundär	

verursacht durch eine Gewebehypoxie	Angeboren
	– Ungenügende Fähigkeit zum Sauerstofftransport durch einen kongenitalen Mangel an NAD- oder NADH-Methämoglobin-Reduktase mit daraus resultierender Methämoglobinämie.
	– Hämoglobin M (strukturell verändertes Hämoglobin mit Neigung zur Methämoglobinbildung).
	– Verminderte Sauerstoffabgabe des Hämoglobins.
	  – Hämoglobine mit gesteigerter Sauerstoffaffinität einschließlich einiger Methämoglobine und der hereditäreren HbF-Persistenz.
	  – Gesteigerte Sauerstoffaffinität des Hämoglobins durch sehr niedrige Konzentrationen an 2,3-DPG (2,3-Diphosphoglycerat), als Folge einer BPGM-Mutation und eines Mangels an Diphosphoglyceratmutase oder auch einem Mangel an Phosphofruktokinase [14].
	Erworben
	– Hypoxie
	  – Aufenthalt in großer Höhe.
	  – Simuliertes Höhentrainig (Höhenzelt oder -bett)
	  – Zyanotische Herzerkrankungen.
	  – Hypoxie bei chronischen Lungenerkrankungen.
	  – Schlafapnoe [15]* und andere Hypoventilationssyndrome inklusive der krankhaften Fettsucht (Pickwick-Syndrom).
	  – Leberzirrhose (als Folge eines arteriovenösen Shunts in der Lunge) [16].
	  – Pulmonale arteriovenöse Fehlbildungen bei hereditären hämorrhagischen Teleangiektasien [17].
	  – Inadäquate Sauerstofftransport-Kapazität
	    – Chronische Kohlenmonoxidvergiftung [18] oder starkes Zigarettenrauchen (einschließlich Wasserpfeife, Shisha) [19].
	    – Chronische Methämoglobinämie oder Sulfhämoglobinämie, die durch Medikamente oder Chemikalien ausgelöst wird.

* Die obstruktive Schlafapnoe verursacht einen leichten Hämatokrit-Anstieg, der eine relative Polyzythämie bewirken kann [15]. NAD = Nicotinamid Adenin Dinukleotid; NADH = Reduziertes Nicotinamid Adenin Dinukleotid; POEMS = **P**olyendokrinopathie, **O**rganomegalie, **E**ndokrinopathie, **M**-Protein-**S**yndrom mit Hautveränderungen; VEGFR = **V**askulärer **e**ndothelialer Wachstumsfaktor-Rezeptor

Tab. 6.1: (fortgesetzt)

Folge einer ungenügenden Erythropoetin- (sicher oder vermutet) bzw. Androgenbildung oder -gabe [20, 21]	– Nierenschädigung durch: z. B. Karzinom (Hypernephrom), Wilms-Tumor, Nierenadenom, Hämangiom, Nierensarkom. – Zystenbildung einschließlich der polyzystischen Nierenerkrankung, Nierenarterienstenose, Nierenvenenthrombose, Polyzythämie nach Transplantation, Hydronephrose, Hufeisenniere, Nephrokalzinose (auch bei einem Hyperparathyreoidismus), Bartter-Syndrom, renalen Lymphangiektasie [22] und des perinephritischen Lymphangioms [23]. – Hyperparathyreoidismus [24]. – Hämangioblastome des Kleinhirns. – Meningeom. – Leberschädigung, u. a. durch Hepatome, Hamartome, Angiosarkome, Hämangiome und im Frühstadium einer infektiösen Hepatitis [25]. – Leiomyom des Uterus. – Tumoren von Nebenniere, Ovar, Lunge, Thymus, Nebenschilddrüse (Karzinome, Adenome). – Phäochromozytom [26]. – Vorhof-Myxom [27]. – Cushing-Syndrom und primärer Hyperaldosteronismus. – Erythropoetingabe (z. B. illegal bei Athleten). – Androgenbehandlung oder Androgen-sezernierende Tumoren bei Frauen. – Hyperandrogenämie während der Schwangerschaft [28]. – Missbrauch androgener Substanzen bei Männern (z. B. Athleten) [29]. **TEMPI-Syndrom** (**T**eleangiektasien, **e**rhöhte Erythropoetinkonzentrationen, **m**onoklonale Gammopathie, **p**aranephritischer Abszess, **i**ntrapulmonaler Shunt) [30].
Doping mit Blutprodukten	Illegale homologe Transfusionen oder Retransfusion autologer Blutprodukte durch Athleten.
Andere oder unbekannte Mechanismen	Angeboren – Einige familiäre Fälle [31]. Erworben – Kobaltvergiftung [32]. – Monge-Krankheit (exzessive Erythrozytose in großen Höhen – möglicherweise mit der Kobaltvergiftung assoziiert [33]). – Als Begleiterscheinung des POEMS-Syndroms [34]. – Therapie mit Semaxanib (VEGFR-Inhibitor) beim Hippel-Lindau-Syndrom [35]. – Therapie mit Romiplostim [36]. – Therapie mit Sorafenib und Sunitinib [37].

* Die obstruktive Schlafapnoe verursacht einen leichten Hämatokrit-Anstieg, der eine relative Polyzythämie bewirken kann [15]. NAD = **N**icotinamid **A**denin **D**inukleotid; NADH = Reduziertes **N**icotinamid **A**denin **D**inukleotid; POEMS = **P**olyendokrinopathie, **O**rganomegalie, **E**ndokrinopathie, **M**-Protein-**S**yndrom mit Hautveränderungen; VEGFR = **V**askulärer **e**ndothelialer **W**achstumsfaktor-**R**ezeptor

Hypoxie oder durch eine gestörte Erythropoetinsekretion bei einer Nierenerkrankung oder einem Tumorleiden. Die Ursachen für Polyzythämien sind in Tab. 6.1 zusammengefasst. Die Differentialdiagnosen der Polyzythaemia vera (PV) werden in Kapitel 8 diskutiert.

Neugeborene haben höhere Hämoglobinkonzentrationen als Erwachsene. Unter pathologischen Bedingungen kann die Hämoglobinkonzentration bei ihnen noch weiter ansteigen. Einige Ursachen für Polyzythämien in der Neugeborenenperiode sind in Tab. 6.2 aufgeführt.

Tab. 6.2: Einige Ursachen von Polyzythämien, die besonders wichtig oder typisch für die Neugeborenenperiode sind.

Fetofetale Transfusion
Fetomaternale Transfusion
Plazentainsuffizienz und intrauterine Hypoxie
– „Small for date babies"
– Übertragene Neugeborene
– Schwangerschaftshypertonie der Mutter
– Rauchen der Mutter
– Diabetes mellitus der Mutter
Chromosomale Aberrationen
– Down-Syndrom
– Trisomie 13
– Trisomie 18
Neonatale Thyreotoxikose
Neonatale Hypothyreose
Kongenitale Nebennierenhyperplasie
Späte Abnabelung
Unterwasser-Geburt mit später Abnabelung [38]

6.2 Retikulozytose

Es können die relative oder die absolute Retikulozytenzahl oder beide erhöht sein. Mit wenigen Ausnahmen weist ein gesteigerter relativer Anteil der Retikulozyten auf einen erhöhten Anteil junger Erythrozyten im peripheren Blut hin. Eine erhöhte absolute Retikulozytenzahl spricht i. d. R. für eine gesteigerte Freisetzung von Erythrozyten aus dem Knochenmark. Oft ist sowohl die relative als auch die Absolutzahl der Retikulozyten erhöht, aber bei Patienten mit ausgeprägter Anämie kann auch ausschließlich der relative Anteil erhöht sein.

Ursachen einer erhöhten Retikulozytenzahl werden in Tab. 6.3 zusammengefasst.

Tab. 6.3: Ursachen für eine Retikulozytose.

Häufige Ursachen
– Verkürzte Erythrozytenüberlebenszeit (z. B. bei hämolytischer Anämie)
– Akute Blutung
– Therapieansprechen bei Vitamin-B12-, Folsäure- oder Eisenmangel
– Erholung von einer Suppression des Knochenmarks bzw. der Erythropoese oder versäumter Erythropoetinsubstitution
– Hypoxie
– Diabetes mellitus (hier zeigt sich möglicherweise eine kompensierte Hämolyse) [39]
Seltene Ursachen
– Verzögerte Retikulozytenreifung (beim myelodysplastischen Syndrom)
– Genetisch bedingte Hämochromatose [40]

6.3 Leukozytose

Unter einer Leukozytose wird die Erhöhung der Gesamtleukozytenzahl verstanden. Meistens liegt ihr eine erhöhte Anzahl neutrophiler Granulozyten zugrunde, aber auch die Lymphozytenzahl und seltener die Eosinophilenzahl können erhöht sein. Im peripheren Blut befindliche abnorme myeloische oder lymphatische Zellen können ebenfalls zu einer Leukozytose führen. Ohne die Kenntnis des Differentialblutbildes kann eine erhöhte Gesamtleukozytenzahl nicht interpretiert werden. Manchmal wird sie allerdings als Surrogatmarker der Neutrophilenzahl genutzt, wenn eine Zelldifferenzierung nicht durchgeführt werden kann. Eine Leukozytose spricht für eine ungünstige Prognose bei der Sichelzellerkrankung [41]. Sie ist ferner ein ungünstiger prognostischer Indikator bei einem akuten Koronarsyndrom, einem Schlaganfall oder einer Lungenembolie [42]. Die Leukozytenzahl ist Teil des Alvarado-Scores zum Ausschluss einer akuten Appendizitis [43].

6.4 Neutrophile Leukozytose – Neutrophilie

Die neutrophile Leukozytose oder Neutrophilie ist die Erhöhung der absoluten Neutrophilenzahl über den zu erwartenden Grenzwert gesunder Personen desselben Alters, Geschlechts, ethnischen Ursprungs und physiologischen Zustandes. Gesunde Neugeborene weisen eine höhere Neutrophilenzahl auf als andere Altersgruppen, außerdem eine Linksverschiebung. Frauen im gebärfähigen Alter zeigen etwas höhere Neutrophilenzahlen als Männer. Die Zellzahl variiert mit dem Menstruationszyklus. Während der Schwangerschaft tritt ein deutlicher Anstieg der Neutrophilenzahl auf, der sich unter den Wehen und postpartal fortsetzt. Außerdem zeigen sich während der Schwangerschaft eine Linksverschiebung (mit Myelozyten und auch einigen Promyelozyten im peripheren Blut), eine toxische Granulation und Döhle-Körperchen.

Eine Neutrophilie entsteht meistens aus einer Umverteilung der Leukozyten oder einer gesteigerten Freisetzung aus dem Knochenmark. Selten liegt ihr eine verlängerte Aufenthaltsdauer der Neutrophilen im peripheren Blut zugrunde. Körperliche Belastung kann die Verteilung der Leukozyten beeinflussen. Dabei werden Zellen des randständigen Endothelpools mobilisiert und gelangen in das zirkulierende Blut. Starke körperliche Belastung kann die Neutrophilenzahl verdoppeln. Die Absolutzahl von Lymphozyten, Monozyten, Eosinophilen und Basophilen steigt ebenfalls an, aber wegen der im Vordergrund stehenden Vermehrung der Neutrophilen bleibt eine Vermehrung anderer Zelltypen evtl. unbemerkt. Wenn die Belastung ausgeprägt ist und lange dauert, kann eine Linksverschiebung auftreten, die auf eine verstärkte Freisetzung aus dem Knochenmark neben der Umverteilung hinweist. Normalerweise unterliegen Patienten keiner schweren Anstrengung, bevor bei ihnen Blut abgenommen wird. Adrenalininjektionen und epileptiforme Krampfanfälle können neutrophile Granulozyten jedoch gleichermaßen mobilisieren und auch starker Schmerz kann die Neutrophilenzahl beeinflussen. Kortikosteroide verändern ebenfalls die Neutrophilenkinetik. Die Freisetzung aus dem Knochenmark ist erhöht und gleichzeitig nimmt die Auswanderung in das Gewebe ab. Experimente mit Kaninchen weisen darauf hin, dass auch eine Mobilisation der Neutrophilen aus dem randständigen Granulozytenpool stattfindet [44]. Ein Anstieg der

Leukozytenzahl beginnt innerhalb weniger Stunden nach intravenöser Kortikosteroidgabe oder innerhalb eines Tages nach oraler Gabe. Leukozytenzahlen von $20 \times 10^9/l$ treten auf. Die Zellzahlerhöhung ist überwiegend auf eine Neutrophilie zurückzuführen, aber auch auf einen Anstieg der Monozytenzahl. Sie geht mit einem Abfall der absoluten Eosinophilen- und Lymphozytenzahl einher. Adrenalin und Kortikosteroide verursachen weder eine toxische Granulation noch die Ausbildung von Döhle-Körperchen, eine Linksverschiebung oder eine Vakuolisierung der Neutrophilen.

Unter pathologischen Bedingungen entsteht eine Neutrophilie für gewöhnlich durch eine gesteigerte Freisetzung aus dem Knochenmark. Dadurch wird die vermehrte Einwanderung in das Gewebe überkompensiert. Die Hauptursachen (und einige seltenere Ursachen) einer Neutrophilie sind in Tab. 6.4 aufgelistet und einige Ursachen mit besonderer Bedeutung für die Neugeborenenperiode in Tab. 6.5.

Eine erhöhte Neutrophilenzahl kann einen ungünstigen prognostischen Stellenwert besitzen. Dies wurde für die Langzeitprognose der Sichelzallanämie und für die Kurzzeitprognose bei instabiler Angina pectoris sowie im Verlauf eines Myokardinfarktes beschrieben.

Tab. 6.4: Einige Ursachen der Neutrophilie.

Angeboren	
Als direkte Folge der Erkrankung	– Hereditäre Neutrophilie [45], einige Fälle beruhen auf einer Mutation des Granulozyten-CSF3-Rezeptor-Gens [46] – Angeborener Mangel an CR3 [47] – Ungenügende Oberflächenexpression der Leukozyten-Adhäsionsmoleküle CD11b oder CD15 (Leukozyten-Adhäsionsdefizienz Typ I und II) [48–50] – Defektes Integrin-Rearrangement als Reaktion auf Chemokine und Chemo-Attraktoren, Kindlin-3-Mangel [51, 52] – In Verbindung mit der autosomal-dominanten Thrombozytopenie, bedingt durch eine Mutation von ANKRD26 [53]
Als indirekte Folge der Erkrankung	– Familiäre Kälteurtikaria mit Leukozytose [54] – Hyper-IgD-Syndrom [55] – Familiäre periodische Fiebersyndrome einschließlich des familiären Mittelmeerfiebers, TNF-Rezeptor-assoziierte periodische Syndrome (TRAPS) [55] und Hyper-IgD- und periodisches Fiebersyndrom (HIDS) – Autoinflammatorische Erkrankung bei IL-1RA-Mangel [56] – Angeborene metabolische Störungen, z. B. Ornithin-Transcarbamylase-Mangel [57]
Erworben	
	– Infektionen – Einige akute und chronische bakterielle Infektionen, einschließlich Miliartuberkulose und Rickettsien-Infektionen, z. B. Rocky-Mountain-Fleckfieber (Rickettsia-ricketsii-Infektion), Rickettsia-parkeri-Infektion und einige Fälle von Typhus und endemischem Typhus

CSF3 = Kolonie-stimulierender Faktor 3; CR3 = Komplement-Rezeptor 3;
IL-1RA = Interleukin-1-Rezeptor-Antagonist; CMV = Cytomegalievirus;
G-CSF = Granulozyten-Kolonie-stimulierender Faktor;
GM-CSF = Granulozyten-Makrophagen-Kolonie-stimulierender Faktor; IL = Interleukin;
TNF = Tumornekrosefaktor

Tab. 6.4: (fortgesetzt)

- Toxisches Schocksyndrom
- Einige Virusinfektionen, z. B. Windpocken, Herpes-simplex-Infektion, Tollwut, Poliomyelitis, St.-Louis-Enzephalitis, Östliche Pferdeenzephalomyelitis, Hanta-Virusinfektion einschließlich Lungensyndrom (Sin-Nombre-Virusinfektion) [58, 59], Japanische Enzephalitis [60], CMV-Infektion [61]
- Einige Pilzinfektionen, z. B. Aktinomykose, Kokzidioidomykose, nordamerikanische Blastomykose, Nocardiose [62], Cepacia-Syndrom (Kolonisation der Lungen durch Burkholderia cepacia, v. a. bei Patienten mit zystischer Fibrose) [63], Kryptokokkose [64]
- Einige parasiätre Infektionen, z. B. Fasziolose, Amöbiasis der Leber, Filariose, Malaria [65], einige Pneumocystis-jirovecii-Infektionen, Isosporose [66]
- Gewebeschäden, z. B. durch Trauma, chirurgische Eingriffe (v. a. die Splenektomie), Verbrennungen, akute Lebernekrose, akute Pankreatitis, hämolytisch-urämisches Syndrom, Zyankalivergiftung [67]
- Gewebeinfarzierung, z. B. Myokardinfarkt, Lungenembolie mit Lungeninfarkten, Sichelzellkrise, atheroembolische Erkrankungen
- Akute und schwere chronische Entzündungen, z. B. Gicht, Pseudogicht (Chondrokalzinose), rheumatisches Fieber, rheumatoide Arthritis, Morbus Still, Colitis ulcerosa, Enteritis necroticans („Darmbrand"), Polyarteriitis nodosa, systemische Sklerodermie, akute generalisierte exanthematöse Pustulose [68]
- Akute Blutung
- Akute Hypoxie
- Hitzebelastung [69]
- Ertrinken und Beinahe-Ertrinken
- Metabolische und endokrine Erkrankungen, z. B. diabetische Ketoazidose, akutes Nierenversagen, Cushing-Syndrom, thyreotoxische Krise
- Maligne Erkrankungen, z. B. Karzinome, Sarkom, malignes Melanom, Hodgkin-Lymphom (v. a., aber nicht ausschließlich, bei stark ausgedehnter Erkrankung oder Tumornekrose). Ausgelöst wird die Neutrophilie z. T. durch die paraneoplastische Sekretion von G-CSF, z. B. beim Multiplen Myelom [70] und beim Spindelzellkarzinom der Niere [71].
- Myeloproliferative und leukämische Erkrankungen, z. B. chronische myeloische Leukämie, chronische myelomonozytäre Leukämie, Neutrophilen-Leukämie, akute myeloische Leukämie (selten), andere seltene Leukämien, Polycythämia vera, essentielle Thrombozythämie, primäre Myelofibrose (bei Krankheitsbeginn), systemische Mastozytose
- Rebound nach Neutropenie, z. B. Dialyse-induziert, nach Agranulozytose oder zytotoxischer Chemotherapie sowie unter Behandlung einer megaloblastären Anämie
- Zytokingabe: z. B. G-CSF, GM-CSF, IL-1, IL-2 [72], IL-3 [73], IL-6 [74], IL-10 [75]
- Therapeutische Gabe von Medikamenten, z. B. Adrenalin, Kortikosteroide, Lithium, Clozapin [76], Desmopressin [77], Plerixafor (CXCR4-Antagonist) [79] und zu Beginn einer Rituximabtherapie [78]
- Intoxikation mit verschiedenen chemischen Substanzen oder Medikamenten, z. B. Ethylenglykol [80] oder Eisen
- Überempfindlichkeitsreaktionen gegenüber Medikamenten
- Vergiftung, z. B. durch den Biss eines Skorpions [81] oder einer Schlange [83] oder einen „Killerbienen"-Angriff [82], Zigarettenrauchen [84]
- Starke körperliche Belastung

CSF3 = Kolonie-stimulierender Faktor 3; CR3 = Komplement-Rezeptor 3;
IL-1RA = Interleukin-1-Rezeptor-Antagonist; CMV = Cytomegalievirus;
G-CSF = Granulozyten-Kolonie-stimulierender Faktor;
GM-CSF = Granulozyten-Makrophagen-Kolonie-stimulierender Faktor; IL = Interleukin;
TNF = Tumornekrosefaktor

Tab. 6.4: (fortgesetzt)

– Akute Schmerzen, epileptischer Krampfanfall, elektrischer Schock, paroxysmale Tachykardie – Eklampsie und Präeklampsie (schwangerschaftsassoziierte Hypertonie) – Kawasaki-Syndrom – Akute febrile neutrophile Dermatose (Sweet-Syndrom) [85] – Malignes neuroleptisches Syndrom [86] – Bluttransfusion bei schwerkranken Patienten [87] – Infusion von Kryopräzipitaten [88] – Chronische idiopathische Neutrophilie [89]

CSF3 = Kolonie-stimulierender Faktor 3; CR3 = Komplement-Rezeptor 3;
IL-1RA = Interleukin-1-Rezeptor-Antagonist; CMV = Cytomegalievirus;
G-CSF = Granulozyten-Kolonie-stimulierender Faktor;
GM-CSF = Granulozyten-Makrophagen-Kolonie-stimulierender Faktor; IL = Interleukin;
TNF = Tumornekrosefaktor

Tab. 6.5: Wichtige Ursachen einer Neutrophilie beim Neugeborenen.

Mütterliche Faktoren
– Rauchen – Fieber – Lange intrapartale Oxytocingabe – Gabe von Dexamethason
Fetale Faktoren
– Geburtsstress – Asphyxie oder eine Hypoxie anderer Ursache während der Geburt – Schreien – Physiotherapie – Schmerzen, z. B. Lumbalpunktion – Hypoglykämie – Krampfanfälle – Infektionen – Hämolyse – Ventrikelblutung – Mekoniumaspirationssyndrom – Atemnotsyndrom mit Pneumothorax – Radiusaplasie-Thrombozytopenie-Syndrom (TAR-Syndrom)

6.5 Eosinophile Leukozytose – Eosinophilie

Unter einer Eosinophilie versteht man eine Erhöhung der Eosinophilenzahl über den Grenzwert gesunder Personen gleichen Alters die keine Allergien haben. Neugeborene weisen höhere Eosinophilenzahlen auf als Erwachsene. Mit zunehmendem Alter fällt die Eosinophilenzahl allmählich ab. Es besteht keine Abhängigkeit vom Geschlecht und entgegen früherer Berichte gibt es auch keine ethnischen Unterschiede. Hohe Eosinophilenzahlen wurden bei Indern und Afrikanern beschrieben und sind dort durch Umwelteinflüsse bedingt.

Die absolute Eosinophilenzahl steigt bei starker körperlicher Belastung im gleichen Verhältnis wie die Zahl der anderen Leukozytensubgruppen an.

Einige Ursachen der Eosinophilie sind in den Tab. 6.6–6.8 aufgeführt. Zu den häufigsten gehören allergisch bedingte Erkrankungen (insbesondere Asthma, Heuschnupfen und Ekzeme) und in einigen Teilen der Welt parasitäre Infektionen. Wenn die Eosinophilenzahl stark erhöht ist (über $10 \times 10^9/l$), kommen nur wenige Ursachen infrage (Tab. 6.9). Allergische Zustände, die eine Eosinophilie bewirken, sind für gewöhnlich aus der Anamnese des Patienten leicht ersichtlich. Bei einer parasitären Infektion kann der Nachweis einer Eosinophilie zur richtigen Diagnosestellung beitragen. Bei Migranten aus den Tropen und bei Reiserückkehrern sollte weiterführend eine Stuhluntersuchung auf Wurmeier, Zysten und Parasiten erfolgen; außerdem eine serologische Untersuchung auf Strongyloides stercoralis. Personen, die sich in afrikanischen Gebieten aufgehalten haben, in denen Schistosoma haematobium heimisch ist, sollten serologisch untersucht werden. Zusätzlich sollte eine Mikroskopie der letzten bei einer Miktion gewonnenen Urinportion durchgeführt werden.

Tab. 6.6: Einige häufige Ursachen einer Eosinophilie.

- Allergische Erkrankungen, z. B. atopisches Ekzem, Asthma, allergische Rhinitis (Heuschnupfen), akute Urtikaria, allergische bronchopulmonale Aspergillose und andere bronchoallergische Pilzinfektionen, Kuhmilchallergie [90]
- Arzneimittelüberempfindlichkeit (insbesondere gegenüber Gold, Sulfonamiden, Penicillin, Nitrofurantoin), medikamenten induzierte eosinophile Granulomatose mit Polyangitis (EGPA) [91, 92]
- Parasitäre Infektionen (besonders bei Befall des Gewebes) – siehe Tab. 6.7
- Hauterkrankungen, z. B. Pemphigus vulgaris, bullöses Pemphigoid, Dermatitis herpetiformis, Herpes in der Schwangerschaft
- Eosinophile pustulöse Follikulitis [93], familiäre Keratolysis exfoliativa congenita [94], akute generalisierte exanthematische Pustulose (einige Fälle) [68]

Bei hospitalisierten Patienten kann die Eosinophilie ein brauchbarer Hinweis auf eine Medikamentenunverträglichkeit sein. Eine Eosinophilie nach Knochenmarktransplantation kann auf eine Graft-versus-Host-Reaktion hinweisen. Sie hat hier einen positiven prädiktiven Wert für das Auftreten ausgeprägter Sklerodermie-ähnlicher Veränderungen [166].

Der labordiagnostische Nachweis einer Eosinophilie bei Patienten mit Lungenerkrankungen (s. Tab. 6.10) ist wichtig, da er relevante diagnostische Möglichkeiten aufweist und dem Ausschluss von Erkankungen dient, die nicht mit einer Eosinophilie vergesellschaftet sind, z. B. der Granulomatose mit Polyangiitis. Bei Patienten mit Symptomen einer Atemwegsobstruktion weist eine Eosinophilie auf eine reversible oder asthmatische Komponente hin. Es muss aber nicht immer eine allergische Ursache vorliegen; auch andere Auslösefaktoren sind möglich [173]. Beim unkomplizierten Asthma liegt die Eosinophilenzahl selten über $2 \times 10^9/l$. Höhere Zahlen, häufig in Verbindung mit einer Verschlechterung der Lungenfunktion, können auf eine allergische Aspergillose oder eine eosinophile Granulomatose mit Polyangitis (EGPA, früher Churg-Strauss-Syndrom) hinweisen. Die EGPA ist eine Variante der Polyarteriitis nodosa und durch Lungeninfiltrate und eine Eosinophilie charakterisiert. Beide Symptome sind für die klassische Polyarteriitis nodosa nicht typisch [174]. Es gibt jedoch Patienten,

Tab. 6.7: Parasitäre Infektionen, die eine Eosinophilie auslösen können.

Erkrankung	Parasit	Typisches Ausmaß der Eosinophilie*
Dientamoeba-fragilis-Infektion [95]	Dientamoeba fragilis	Fehlend oder mild [96]
Isosporose [95]	Isospora belli	Fehlt bei immunsupprimierten Patienten, sonst mild [96]
Blastocystis-hominis-Infektion [97]	Blastocystis hominis	
Eosinophile Myositis	Sarcocystis hominis	Geht selten mit einer deutlichen Eosinophilie einher [98]
Giardiasis	Giardia lamblia	Geht selten mit einer deutlichen Eosinophilie einher [99]
Nematoden(Fadenwurm)-Infektionen		
Hakenwurm-Infektion	Ancylostoma duodenale (altweltlicher Hakenwurm) Necator americanus (neuweltlicher Hakenwurm) Ancylostoma ceylanicum [100] Ancylostoma caninum	Fehlt bei chronischer Infektion; mild oder moderat im Stadium der Larvenmigration durch die Lunge (Löffler-Syndrom) [96]
Kutane Larva migrans	Ancylostoma braziliense (Hunde- und Katzen-Hakenwurm) [101] Ancylostoma caninum (Hunde-Hakenwurm) [101] Gnathostoma doloresi [102]	Selten mit einer Eosinophilie assoziiert
Epidemische Enteritis mit Eosinophilie [103]	Ancylostoma caninum (Hunde-Hakenwurm)	
Ascariasis	Ascariasis lumbricoides (Spulwurm)	Nicht im adulten Stadium, moderat im Stadium der Larvenmigration durch die Lunge (Löffler-Syndrom) [96]
Strongyloidiasis	Strongyloides stercoralis (Zwergfadenwurm)	Fehlend, mild oder moderat;. moderat im Stadium der Larvenmigration durch die Lunge (Löffler-Syndrom) [96]; Auftreten typischerweise bei Strongyloides-Superinfektionen bei immunsupprimierten Patienten
Trichuriasis [101]	Trichuris trichiura (Peitschenwurm)	Fehlend oder mild [96]
Trichinellose, Trichinose [101]	Trichinella spiralis	Moderat oder ausgeprägt während der akuten Phase [96]

* mild = $0{,}4-1{,}0 \times 10^9/l$, moderat = $1{,}0-3{,}0 \times 10^9/l$, ausgeprägt = $> 3{,}0 \times 10^9/l$

Tab. 6.7: (fortgesetzt)

Erkrankung	Parasit	Typisches Ausmaß der Eosinophilie*
Capillariasis [101, 104, 105]	Leberinfektion durch Capillaria hepatica (Calodium hepaticum), ein Fadenwurm von Nagetieren, oder intestinale Infektion durch Capillaria philippinensis	
Trichostrongylose [101, 106]	Trichostrongylus colubriformis (Schaf-Fadenwurm)	
Anisakidose [107]	Fadenwürmer in Fischen: Anisakis simplex und Anisakis pegreffi (Anisakiasis) Contracaecum osculatum Pseudoterranova decipiens (Pseudoterranovosis)	
Oxyuriasis	Enterobius vermicularis (Madenwurm)	Seltene Ursache einer Eosinophilie; kommt insbesondere infrage, wenn eine Enteritis vorliegt [108]
Filariose (lymphatische Filariose, hierzu gehört auch die tropische pulmonale Eosinophilie durch eine verborgene lymphatische Filariose)	Wucheria bancrofti Brugia malayi Brugia timori	Mild, moderat oder ausgeprägt; ausgeprägt bei der tropischen pulmonalen Eosinophilie [96]
Loiasis	Loa loa (Wanderfilarie, Augenwurm)	Moderat oder ausgeprägt [96]
Onchozerkose (Flussblindheit) [101]	Onchocerca volvulus	Mild, moderat oder ausgeprägt [96]
Mansonellose [101]	Mansonella perstans	
Dirofilariose (tropische Eosinophilie, eosinophile Pneumonie), Hundeherzwurm-Erkrankung	Dirofilaria immitis (Hunde-Herzwurm), Dirofilaria repens (Fadenwurm von Hunden, Katzen und Füchsen) [109]	
Drakunkulose oder Dracontiasis [101]	Subkutane Infektion durch Dracunculus medinensis (Medina- oder Guinea-Wurm) Spirurina- Typ X-Infektion [110]	
Angiostrongylose, eosinophile Meningitis [111, 112]	Angiostrongylus cantonensis (Lungenwurm der Ratte)	Mild oder moderat [96]
Eosinophile Enteritis [101]	Angiostrongylus costaricensis (Fadenwurm der Ratte)	
Gnathostomiasis [101] (einschließlich eosinophile Meningitis und viszerale Larva migrans)	Gnathostoma spinigerum	Mild, moderat oder ausgeprägt [96]

* mild = $0{,}4\text{--}1{,}0 \times 10^9/l$, moderat = $1{,}0\text{--}3{,}0 \times 10^9/l$, ausgeprägt = $> 3{,}0 \times 10^9/l$

Tab. 6.7: (fortgesetzt)

Erkrankung	Parasit	Typisches Ausmaß der Eosinophilie*
Viszerale Larva migrans (einschließlich Toxocariasis, Gnathostomiasis, Capillariasis)	Toxocara canis oder Toxocara cati (Toxocariasis) Baylisascaris procyonis [113] Gnathostoma spp. [113], z. B. Gnathostoma doloresi, Gnathostoma spinigerum Ascaris suum [113, 114] Capillaria hepatica	Moderat oder ausgeprägt
Eosinophile Myositis (Tasmanien und Queensland)	Haycocknema perplexum [115]	Milde Eosinophilie
Trematoden (Saugwurm)-Infektion		
Clonorchiasis, Clonorchiose	Clonorchis sinensis (orientalischer oder chinesischer Leberegel)	Fehlend oder mild bei chronischen Infektionen; bei akuten Infektionen möglicherweise moderat oder ausgeprägt
Fasziolose (Leberegel-Infektion)	Fasciola hepatica (Großer Leberegel, Vorkommen in Schafen) [116] Fasciola gigantica (Riesenleberegel) [101] Metorchis conjunctus (nordamerikanischer oder kanadischer Leberegel) [117]	Mild, moderat oder ausgeprägt während des Stadiums der Larvenmigration [96]
Fasziolose (Darmegel-Infektion)	Fasciolopsis buski (Riesendarmegel) [101, 106]	Ausgeprägte Eosinophilie
Heterophyiasis oder Echinostomiasis [101]	Heterophyes heterophyes oder Echinostoma spp. (Saugwurm, Darmegel)	
Opisthorchiasis, Katzenleberegel-Infektion [101]	Opisthorchis viverrini (südostasiatischer Leberegel) oder Opisthorchis felineus (russischer Leberegel, auch in Italien nachgewiesen)	Normalerweise fehlend oder mild; kann im Frühstadium der Infektion moderat oder ausgeprägt sein
Paragonimiasis, Distomiasis Lungenegelkrankheit [101]	Paragonimus westermani (orientalischer Lungenegel) [118]	Ausgeprägte Eosinophilie
Bilharziose, Schistosomiasis	Schistosoma mansoni Schistosoma haematobium Schistosoma intercalatum Schistosoma mekongi	Normalerweise fehlend oder mild; kann aber bei der akuten Schistosomiasis (Katayama-Fieber) moderat bis hoch sein [96]

* mild = 0,4–1,0 × 10^9/l, moderat = 1,0–3,0 × 10^9/l, ausgeprägt = > 3,0 × 10^9/l

Tab. 6.7: (fortgesetzt)

Erkrankung	Parasit	Typisches Ausmaß der Eosinophilie*
Zestoden(Bandwurm)-Infektion		
Zystizerkose	Finnenstadium von Taenia solium (Schweinebandwurm)	Fehlend oder mild; kann moderat sein, wenn die Larve im Zystenstadium abstirbt und Antigene freigesetzt werden [96]
Echinokokkose (Hydatidenzyste)	Finnenstadium von Echinococcus granulosus (Hundebandwurm)	Fehlend oder mild; kann ansteigen, falls die Zysten zerplatzen oder lecken [96]
Coenurose, Drehkrankheit [101]	Coenurus cerebralis (Finne des Quesenbandwurms des Hundes, Taenia multiceps, Schafbandwurm) Seltenes Auftreten bei Menschen	
Hymenolepsiasis [101]	Hymenolepis nana (Zwergbandwurm)	
Sparganose [101]	Spirometra ssp., z. B. Sparganum mansoni	Fehlend oder mild
Arthopoden		
Krätze, Scabies (Ektoparasiten) [119]	Sarcoptes scabiei	
Pentastomiasis (Endoparasit) [120]	Armilifer moniliformis, Porocephalus taiwana, Armilifer agkistrodontis (Zungenwürmer)	
Myiasis [121]	Kutane Fliegenlarven	

* mild = 0,4–1,0 × 10^9/l, moderat = 1,0–3,0 × 10^9/l, ausgeprägt = > 3,0 × 10^9/l

die sowohl Symptome der klassischen Polyarteriitis nodosa als auch solche der eosinophilen Granulomatose mit Polyangiitis (EGPA) aufweisen. Diese Konstellation wird als „chronisch-nekrotisierende Vaskulitis" oder „Überlappungssyndrom" bezeichnet. Eine Eosinophilie ≥ 1,5 × 10^9/l ist ein wichtiges Kriterium für die Diagnosestellung einer EGPA oder eines Überlappungssyndroms.

Bei einigen Patienten mit Eosinophilie und pulmonalen Infiltraten lässt sich keine zugrunde liegende Ursache ermitteln. Einige dieser Patienten haben eine sog. eosinophile Pneumonie, deren Ursache unbekannt ist. In der radiologischen Untersuchung stellen sich charakteristische periphere Infiltrate dar und es besteht eine typische Reaktion auf eine Kortikosteroidtherapie. Die Kombination aus charakteristischem Befund im Röntgenbild und Eosinophilie wird als ausreichend für die Diagnosestellung betrachtet [175]. Bei einem kleinen Teil der Patienten fehlt die Eosinophilie. In diesem Fall ist für die Diagnosesicherung eine Lungenbiopsie erforderlich.

Tab. 6.8: Weniger häufige und seltene Ursachen einer Eosinophilie.

- Angeborene Eosinophilie [122]
- Myeloische Leukämien, z. B. chronische myeloische Leukämie, andere chronische Leukämien der myeloischen Reihe, systemische Mastozytose, weitere chronische myeloproliferative Neoplasien (selten), akute myeloische Leukämie (insbesondere die FAB-Subgruppen M2 und M4), chronische Eosinophilen-Leukämie (z. T. FIP1L1-PDGFRA positiv [123], mit Rearrangement von PDGFRB oder FGFR1 [124] oder dem Nachweis von PCM1-JAK1 oder dem ETV6-FLT3-Fusionsgen).
- Lymphoproliferative Erkrankungen, z. B. akute lymphatische Leukämie (B- oder T-Zell-Reihe oder gemischte T-B-Zellreihen [125], Non-Hodgkin-Lymphome (insbesondere das T-Zell-Lymphom einschließlich des angioimmunoblastischen T-Zell-Lymphoms [126], Mycosis fungoides und Sézary-Syndrom und das Enteropathie-assoziierte T-Zell-Lymphom [127]), Multiples Myelom [128], Hodgkin-Lymphom.
- Vorliegen eines verborgenen T-Zell-Klons, der Zytokine (z. B. IL-3 und IL-5) sezerniert, die zu einer Steigerung der Eosinophilen-Produktion führen [129] können.
- Autoimmunes lymphoproliferatives Syndrom [130] (selten).
- Nichthämatologische maligne Erkrankungen, z. B. Karzinome, Sarkome, Gliome, Mesotheliome, Malignes Melanom, Hepatome, metastatische Hypophysentumore [131].
- Autoimmun- und Bindegewebserkrankungen, z. B. Churg-Strauss-Varianten der Polyarteriitis nodosa (eosinophile Granulomatose mit Polyangiitis), systemische nekrotisierende Vaskulitis (Variante der Polyarteriitis nodosa), Morbus Crohn, Colitis ulcerosa, rheumatoide Arthritis (selten) [98], Dermatomyositis (selten) [98], Sjögren-Syndrom (selten) [98], eosinophile Fasziitis (einige Fälle durch L-Tryptophan verursacht) [132], eosinophile Zellulitis (Wells-Syndrom) [133], progressive Systemsklerose [134], systemischer Lupus erythematodes, chronisch-aktive Hepatitis [135], sklerosierende Cholangitis (selten) [136], primär biliäre Zirrhose (selten) [98], Autoimmunhepatitis [137], eosinophile Cholangitis [98], eosinophile Cholezystitis [98], eosinophile Zystitis [138], akute eosinophile Pneumonie (Spätphase) [139], chronische eosinophile Pneumonie, idiopathische Lungenhämosiderose [140], eosinophile Ösophagitis [98], eosinophile Enteritis [98] (auch als Manifestation der Graft-versus-Host-Erkrankung), IgG-4-assoziierte Erkrankungen [141].
- Gabe von Zytokinen (z. B. G-CSF [142], GM-CSF, IL-2, IL-3, IL-5), die die Eosinophilen-Produktion anregen können, oder Gabe von Zytokinen (z. B. IL-2 oder IL-15), die die T-Zell-Vermehrung stimulieren [143].
- Immunmangelzustände und andere Zustände mit wiederkehrenden Infektionen, z. B. Wiskott-Aldrich-Syndrom, Job-Syndrom (Hyper-IgE-Syndrom), IgA-Mangel, Hyper-IgM-Syndrom, schwere kongenitale Neutropenie, HIV-Infektion [144] (insbesondere bei Komplikation durch eine HTLV-2-Infektion [129]).
- Zyklische Neutropenie
- Zyklische Eosinophilie mit Angioödem [145]
- Verschiedene Ursachen: z. B. Rekonvaleszenzphase nach bakteriellen oder viralen Infektionen, Frühgeborene während der ersten Lebenswochen, CMV-Pneumonie bei Säuglingen [90], Scharlach, Tuberkulose (6–10 % der Patienten), Kokzidioidomykose, Pneumocystis-jirovecii-Infektion, disseminierte Histoplasmose [146], Katzenkratz-Krankheit [90], infektiöse Lymphozytose [90], Borrelia-burgdorferi-Infektion [147], Propanolol-Einnahme, Medikamentenabusus einschließlich Kokain-Inhalation [148, 149], toxisches Ölsyndrom [150], L-Tryptophan-Toxizität (s. o.) [151], Hämodialyse und gelegentlich Peritonealdialyse [90], atheroembolische Erkrankungen [152, 153], akute und chronische Graft-versus-Host-Reaktionen, Radiusaplasie-Thrombozytopenie-Syndrom (TAR-Syndrom), chronische Pankreatitis, Omenn-Syndrom [154], Hepatitis-B-Impfung [155], Therapie maligner lymphatischer Erkrankungen mit Nukleosid-Analoga (Fludarabin oder Cladribin) [156], angiolymphoide Hyperplasie mit Eosinophilie [epitheloides Hämagiom], Kimura-Krankheit [157], Nebenniereninsuffizienz (M. Addison) [158], Hypopituitarismus, Arsenvergiftung [159], Morbus Whipple [160], mitochondriale Zytopathien [161], organisiertes subdurales Hämatom [98], Sarkoidose, Pneumokoniose (Staublunge) [162], chronisch-aktive EBV-Infektion [163], M. Castleman [164], Basidiobolomykose (Infektion durch Basiliobolus ranarus) [165].
- unbekannte Ursache: Idiopathisches Hypereosinophilie-Syndrom [95].

FAB = French-American-British; G-CSF = Granulozyten-Kolonie-stimulierender Faktor; GM-CSF = Granulozyten-Makrophagen-Kolonie-stimulierender Faktor; HIV = humanes Immundefizienz-Virus; HTLV-2 = Humanes T-Zell-lymphotrophisches Virus 2; Ig = Immunglobulin; IL = Interleukin; CMV = Cytomegalievirus; EBV = Epstein-Barr-Virus

Tab. 6.9: Einige Ursachen ausgeprägter Eosinophilien.

- Parasitäre Infektionen, z. B. Toxokariasis, Trichinosis, Gewebemigration der Larven von Ascaris, Ankylostoma oder Strongyloides
- Medikamentenüberempfindlichkeit
- Churg-Strauss-Variante der Polyarteriitis nodosa
- Hodgkin-Lymphom
- Akute lymphatische Leukämie
- Chronische Eosinophilen-Leukämie
- Idiopathisches Hypereosinophilie-Syndrom

Tab. 6.10: Einige Ursachen von Eosinophilien mit gleichzeitigem Vorliegen von Lungeninfiltraten.

- Parasitäre Infektionen, z. B. Toxokariasis, Filariasis, Schistosomiasis, Migrationsphase der Larven von Strongyloides, Ascariasis, Ankylostoma
- Asthma
- Allergische bronchopulmonale Aspergillose
- Überempfindlichkeitsreaktionen gegenüber Arzneimitteln (z. B. Sulindac, Fenoprofen, Ibuprofen, Diclofenac, Tenidap [167], Amoxicillin, Clarithromycin [168]) und chemischen Substanzen (z. B. Zink, Chrom und Beryllium)
- Kokain-Pneumonitis
- Churg-Strauss-Variante der Polyarteriitis nodosa und systemische nekrotisierende Vaskulitis
- Infektionen: Tuberkulose (selten), Brucellose [169], Kokzidioidomykose (selten), Histoplasmose [169], Pneumocystis-jirovecii-Pneumonie (selten)
- Sarkoidose [169], Hodgkin-Lymphom [169]
- Karzinome [170]
- Zytokingabe (GM-CSF) [171]
- Bronchozentrische Granulomatose [172]
- Chronisch-idiopathische eosinophile Pneumonie
- Idiopathisches Hypereosinophilie-Syndrom

GM-CSF = Granulozyten-Makrophagen-Kolonie-stimulierender Faktor

Selten ist eine Eosinophilie ein Hinweis auf eine nichthämatopoetische maligne Erkrankung. Meistens tritt sie bei einem ausgedehnten Tumorbefall auf; selten weist sie auf einen lokalisierten Tumor hin. Eine Eosinophilie kann durch eine paraneoplastische Sekretion von Interleukin 3, Interleukin 5, Granulozyten-Kolonie-stimulierendem Faktor (G-CSF) oder Granulozyten-Makrophagen-Kolonie-stimulierendem Faktor (GM-CSF) ausgelöst werden [176, 177]. Sie kann auch als Reaktion auf eine maligne lymphatische Erkrankung auftreten, insbesondere dem Hodgkin-Lymphom, dem T-Zell-Non-Hodgkin-Lymphom und der akuten lymphatische Leukämie (T- oder B-ALL). Die Eosinophilie kann anderen Symptomen eines Non-Hodgkin-Lymphoms oder einer ALL 6 bis 12 Monate vorausgehen [178]. Einige Wochen vor einem Rezidiv kann sie wieder auftreten. Beim Hodgkin-Lymphom ist die isolierte Eosinophilie mit einer besseren Prognose assoziiert [179]. Bei einigen Patienten mit initial unbekannter Ursache der Eosinophilie kann im Verlauf ein verborgener T-Zell-Klon nachgewiesen werden [180].

Nur in wenigen Fällen ist die Eosinophilie neoplastischen und nicht reaktiven Ursprungs. Eine Eosinophilie liegt bei über 90 % der Fälle mit chronischer myeloischer Leukämie (CML)

vor, bei anderen myeloischen Leukämien und myeloproliferativen Neoplasien ist sie hingegen selten. Gelegentlich tritt sie bei der akuten myeloischen Leukämie (AML) und selten beim myelodysplastischen Syndrom (MDS) auf. Bei einigen Leukämie-Patienten differenzieren sich überwiegend Eosinophile aus; dann kann der Begriff chronische Eosinophilen-Leukämie verwendet werden (s. Kapitel 9).

Eine absolute oder relative Eosinophilie kann auf der Intensivstation als Warnsignal für eine mögliche Nebenniereninsuffizienz genutzt werden. Ein relativer Anteil von mehr als 3 % dient als Kriterium für die Notwendigkeit einer weiteren Abklärung [158, 181, 182].

Der Zufallsbefund einer Eosinophilie kann ein Frühsymptom eines Hodgkin-Lymphoms sein (wenn die Eosinophilenzahl mind. $1 \times 10^9/l$ beträgt) oder aber einer malignen myeloproliferativen Erkrankung (wenn die Eosinophilenzahl mind. $0.5 \times 10^9/l$ beträgt). Sie wurde auch als Frühsymptom bei Patienten mit bis dahin nicht diagnostizierter chronischer lymphatischer Leukämie (CLL) beobachet. Eine Eosinophilenzahl über $0.5 \times 10^9/l$ scheint hier mit einer höheren Gesamtsterblichkeit verbunden zu sein [183].

Übrig bleibt eine Gruppe von Patienten mit persistierender moderater oder ausgeprägter Eosinophilie, für die trotz eingehender Untersuchung keine Ursache gefunden werden kann. In solchen Fällen kann der Begriff idiopathisches hypereosinophiles Syndrom (HES) verwendet werden (s. Kapitel 9). Dies ist aber lediglich eine Ausschlussdiagnose.

6.6 Basophile Leukozytose – Basophilie

Einige Ursachen der Basophilie werden in Tab. 6.11 aufgezeigt. Der Nachweis einer Basophilie ist für die Unterscheidung zwischen einer myeloproliferativen Neoplasie und reaktiven Ursachen hilfreich, da nur bei myeloproliferativen Neoplasien und bestimmten Leukämien ein ausgeprägter Anstieg der Basophilenzahl auftritt. Ein Anstieg der Basophilenzahl bei der chronischen myeloischen Leukämie ist von prognostischer Bedeutung, da er häufig die Akzelerationsphase der Erkrankung und den bevorstehenden Blastenschub anzeigt. Das Auftreten einer Basophilie bei einer akuten lymphatischen Leukämie kann auf das Vorliegen eines Philadelphia-Chromosoms hinweisen, bei einer AML auf ein Philadelphia-Chromosom oder eine t(6;9)(p23;q34.3)-Translokation. Beide karyotypischen Anomalien haben eine ungünstige Prognose. Die chronische Basophilen-Leukämie ist oft Philadelphia-positiv. In diesem Fall sollte sie als Variante der chronischen myeloischen Leukämie angesehen werden.

6.7 Lymphozytose

Unter einer Lymphozytose versteht man einen Anstieg der absoluten Lymphozytenzahl über den Grenzwert gesunder Personen der gleichen Altersgruppe. Da die Lymphozytenzahl bei Säuglingen und Kindern erheblich höher ist als diejenige von Erwachsenen, ist es sehr wichtig, altersentsprechende Referenzintervalle zu verwenden. Es gibt keine geschlechtsabhängigen oder ethnischen Unterschiede der Lymphozytenzahl. Bei einem Erwachsenen gilt eine Lymphozytenzahl über $3.5 \times 10^9/l$ als erhöht. Einige Ursachen von Lymphozytosen sind in Tab. 6.12 aufgeführt. Ein Anstieg der Lymphozytenzahl unter körperlicher Belastung beruht

Tab. 6.11: Einige Ursachen einer Basophilie.

Myeloproliferative Erkrankungen und Leukämien
- Chronische myeloische Leukämie (nahezu ausnahmslos)
- Andere chronische Leukämien der myeloischen Reihe
- Akute myeloische Leukämie (sehr selten)
- Polycythaemia vera
- Essentielle Thrombozythämie
- Primäre Myelofibrose
- Systemische Mastozytose
- Einige Fälle Philadelphia-Chromosom-positiver akuter lymphatischer Leukämien
- Basophilen-Leukämie

Reaktive Basophilie
- Myxödem (Hypothyreose)
- Colitis ulcerosa
- Juvenile rheumatoide Arthritis [90]
- Akute Überempfindlichkeitsreaktionen
- Östrogengabe
- Hyperlipidämie
- Gabe von Interleukin 3 [73]
- Lymphome [184]

Unbekannte Ursache
- Idiopathisches Hypereosinophilie-Syndrom

auf einem Anstieg aller Lymphozytensubgruppen, B-Zellen, CD4- und CD8-positiven T-Zellen und NK-Zellen [215]. Dieser belastungsabhängige Anstieg wird durch Caffeine gefördert [216]. Studien an splenektomierten Personen legen nahe, dass über zwei Drittel der belastungsabhängigen T-Zell- und NK-Zell-Anstiege auf einer Mobilisation aus der Milz beruhen. [217]. Unter Verwendung multivariater Analysen wurde der Lymphozytose ein positiver prädiktiver Wert für die Mortalität hospitalisierter Patienten mit Polytrauma oder ZNS-Verletzungen zugeschrieben [218].

Bei der Beurteilung einer Lymphozytose ist neben der Lymphozytenzahl die Zytologie zu berücksichtigen. Beide Parameter sollten auf der Grundlage des Alters und des klinischen Bildes beurteilt werden. Kinder neigen eher als Erwachsene zu einer Lymphozytose und auch zu reaktiven Veränderungen der Lymphozyten. Auch offensichtlich gesunde Kinder können vereinzelt Lymphozyten mit atypischen Merkmalen aufweisen.

Eine Lymphozytose kann ohne zytologische Veränderungen auftreten. Meist ist dies der Fall, wenn die Lymphozytose auf einer Umverteilung von Lymphozyten beruht (z. B. nach körperlicher Belastung, Adrenalininjektion oder als akute Antwort auf starken Stress), bei endokrinen Störungen sowie bei der „akuten infektiösen Lymphozytose" (s. Tab. 6.12).

Beim Keuchhusten sind zytologische Auffälligkeiten selten. Manchmal treten jedoch Zellen mit Kerneinkerbungen auf, die denen des follikulären Lymphoms ähneln [219]. Bei anderen viralen oder bakteriellen Infektionen treten oft geringfügige Veränderungen der Lymphozyten auf, z. B. ein sichtbarer Nucleolus oder eine verstärkte Plasma-Basophilie. Diese Merkmale werden häufig als „reaktive Veränderungen" bezeichnet. Bei der infektiösen Mononukleose und in geringerem Ausmaß bei anderen Erkrankungen sind solche reaktiven Verände-

Tab. 6.12: Einige Ursachen von Lymphozytosen.

Anlagebedingt
- Defektes Integrin-Rearrangement als Reaktion auf Chemokine und Chemoattraktoren, Kindlin-3-Mangel [51, 52]
- DiGeorge-Syndrom (hier kann eine polyklonale B-Lymphozytose auftreten) [185]
- Autosomal-dominante polyklonale B-Lymphozytose aufgrund einer CARD11-Mutation [186]

Erworben
- Virale Infektionen einschließlich Masern (Rubeola), Röteln (Rubella), Mumps, Windpocken (Varicella), Influenza, infektiöse Hepatitis (Hepatitis A), infektiöse Mononukleose (EBV-Infektion), CMV-Infektion, infektiöse Lymphozytose (Infektion durch bestimmte Coxsackie-Viren, Adenoviren vom Typ 1, 2 und 5 und Echovirus 7) [187–191], HIV-Infektion, Infektion durch HTLV-1 und HTLV-2 [192].
- Bestimmte bakterielle Infektionen inklusive Keuchhusten (Infektion durch Bordetella pertussis), Brucellose, Tuberkulose, Syphilis, Pest (Yersinia-pestis-Infektion) [193], Lyme-Borreliose [194], humane monozytäre Ehrlichiose (während der Rekonvaleszenz) [195], humane granulozytäre Anaplasmose (HGA, ursprünglich bekannt als humane granulozytäre Ehrlichiose, Auftreten während der Rekonvaleszenz) [196], Rickettsien-Infektionen einschließlich dem Tsutsugamushi-Fieber (Rickettsia tsutsugamushi, japanisches Flussfieber, Orienta tsutsugamushi) und dem murinen Fleckfieber (endemischer Typhus, Rickettsia typhi) [197, 198], Toxisches Schocksyndrom [199] und bakterielle Infektionen bei Säuglingen und Kleinkindern.
- Malaria [65], auch mit überschießender Splenomegalie (HMS, tropisches Splenomegaliesyndrom [TMS]) [200].
- Akute Phase der Chagas-Krankheit [201]
- Vorübergehende stressbedingte Lymphozytose, z. B. bei Myokardinfarkt, Herzstillstand (Asystolie), Trauma, geburtshilflichen Komplikationen, Sichelzellkrise [202, 203].
- Adrenalingabe
- Gabe von Plerixafor (CXCR4-Antagonist) [79]
- Starke Muskelkontraktion, z. B. bei starker körperlicher Belastung, Status epilepticus.
- Zigarettenrauchen [85] ruft häufig eine T-Lymphozytose und selten eine persistierende polyklonale B-Lymphozytose hervor [204].
- Gabe von Zytokinen, z. B. IL-3 [73] oder G-CSF [205].
- Allergische Reaktion auf Medikamente
- Serumkrankheit
- Splenektomie
- Endokrine Erkrankungen, z. B. Morbus Addison, Hypopituitarismus, Hyperthyreose [206].
- β-Thalassaemia intermedia [207]
- M. Gaucher [208]
- Thymome [209]
- Autoimmunes lymphoproliferatives Syndrom [210]
- Rituximab-induzierte autoimmune Neutropenie [211]
- Lymphatische Leukämien und andere lymphoproliferative Erkrankungen, z. B. chronische lymphatische Leukämie, Non-Hodgkin-Lymphome, Hodgkin-Lymphom (selten) [212], adulte T-Zell-Leukämie/-Lymphom, Haarzell-Leukämie und Haarzell-Leukämie-Variante, Makroglobulinämie Waldenström, Schwerkettenkrankheit, Mycosis fungoides und Sézary-Syndrom, LGL-Leukämie
- Therapie mit Natalizumab (anti CD49b) [213]
- Ibrutinibtherapie bei CLL und Mantelzell-Lymphom [214]

CMV = Cytomegalievirus; EBV = Epstein-Barr-Virus; G-CSF = Granulozyten-Kolonie-stimulierender Faktor; HIV = humanes Immundefizienz-Virus; HTLV-1 und HTLV-2 = humantes T-Zell-lymphotropes Virus 1 und 2; IL-3 = Interleukin 3; LGL = großer granulierter Lymphozyt; M. = Morbus

rungen stärker ausgeprägt. Die auffälligen Zellen werden als „atypische Lymphozyten" oder „atypische mononukleäre Zellen" bezeichnet (s. Tab. 9.1). Eine Lymphozytose nach Splenektomie ist für gewöhnlich mild, mit nur wenigen atypischen Merkmalen. Allerdings ist es wichtig zu wissen, dass die Lymphozytenzahlen nach Splenektomie bis auf $10 \times 10^9/l$ ansteigen können und dass die Gefahr besteht, in einem solchen Fall die Fehldiagnose einer lymphoproliferativen Erkrankung zu stellen. Bei der Lymphozytose nach Splenektomie treten häufig große granulierte Lymphozyten auf.

Viele starke Zigarettenraucher weisen eine leichte Lymphozytose ohne zytologische Veränderungen auf. Ein kleiner Teil der Raucher, insbesondere Frauen, zeigen eine persistierende polyklonale B-Zell-Lymphozytose.

Eine Zunahme großer granulierter Lymphozyten im peripheren Blut kann im Rahmen reaktiver Veränderungen auftreten, z. B. bei der Infektion mit dem humanen Immundefizienz-Virus (HIV) [220], bei chronischer Hepatitis-B- oder einer Epstein-Barr Virus(EBV)-Infektion, manchmal auch ohne einen Anstieg der Gesamtlymphozytenzahl. Eine Lymphozytose, die auf einer erhöhten Zahl an großen granulierten Lymphozyten beruht, wurde auch nach Dasatinibtherapie einer CML und bei der Philadelphia-positiven ALL beobachtet [221]. Ursächlich liegt ihr die Vermehrung einer präexistenten monoklonalen oder oligoklonalen Population zugrunde [222]. Es handelt sich dabei um CD3+/CD8+T-Zellen oder CD3−/CD16/56+NK-Zellen.

Bei lymphoproliferativen Erkrankungen wird eine Lymphozytose meist durch das Auftreten einer beträchtlichen Anzahl an Lymphomzellen im peripheren Blut verursacht. Gelegentlich jedoch, z. B. beim Hodgkin-Lymphom, tritt eine Lymphom-assoziierte polyklonale reaktive Lymphozytose auf [212]. Neoplastische Lymphozytosen weisen fast immer zytologische Veränderungen auf. Eine Ausnahme stellt die Leukämie großer granulierter Lymphozyten (LGL-Leukämie) dar, bei der die neoplastischen Zellen meistens zytologisch nicht von normalen Lymphozyten unterschieden werden können. Es wird oft behauptet, dass bei der chronischen lymphatischen Leukämie eine Vermehrung offensichtlich normaler, reifer Lymphozyten vorliegt. Tatsächlich weisen die Zellen jedoch geringfügige Veränderungen auf. Die spezifischen zytologischen Merkmale dieser und anderer lymphoproliferativer Erkrankungen werden in Kapitel 9 beschrieben. Im Allgemeinen zeichnen sich Zellen bei lymphoproliferativen Erkrankungen durch eindeutige zytologische Merkmale aus und können leicht von Lymphozyten mit reaktiven Veränderungen unterschieden werden. Eine Ausnahme stellen einige „Low-grade"-Non-Hodgkin-Lymphome dar, insbesondere das Mantelzell-Lymphom. Hier können in bestimmten Fällen die neoplastischen Zellen mit reaktiven Lymphozyten verwechselt werden. Aus diesem Grund sollte der Begriff „reaktive Veränderungen" mit Bedacht verwendet werden.

6.8 Monozytose

Unter einer Monozytose versteht man den Anstieg der Monozytenzahl über den Grenzwert gesunder Personen derselben Altersgruppe. Die absolute Monozytenzahl ist bei Neugeborenen höher als in anderen Lebensabschnitten. Ein Anstieg tritt in der Schwangerschaft parallel zu einem Anstieg der Neutrophilenzahl auf. Einige häufige Ursachen einer Monozytose sind in Tab. 6.13 aufgelistet. Bei dem diffusen großzelligen B-Zell-Lymphom ist eine Monozytenzahl

Tab. 6.13: Einige Ursachen für Monozytosen [223].

- Körperliche Belastung
- Caffeine [216]
- Chronische Infektionen einschließlich Miliartuberkulose [224], kongenitale Syphilis [225], Typhus [226] und Leishmaniose [227]
- Rocky-Mountain-Fleckfieber [90]
- Malaria [65] und Babesiose [228]
- Vorliegen einer chronischen Entzündung inklusive Morbus Crohn, Colitis ulcerosa, rheumatoide Arthritis und systemischer Lupus erythematodes
- Autoinflammatorische Erkrankung aufgrund eines Mangels an Interleukin-1-Rezptor-Antagonist [229]
- Karzinome [230]
- Gabe von Zytokinen inklusive G-CSF, GM-CSF, M-CSF, IL-3, IL-10 und FLT Ligand [73, 231–233]
- Erholung nach Knochenmarksuppression
- Desmopressingabe [77]
- Myokardinfarkt [234]
- Neutropenie und Immundefizienz-Syndrome verschiedener Ursachen, z. B. zyklische Neutropenie, schwere kongenitale Neutropenie, chronische idiopathische Neutropenie, autoimmune Neutropenie.
- Noonan-Syndrom bei Säuglingen
- Langzeit-Hämodialyse [235]
- Plerixaforgabe (CXCR4-Antagonist) [79]
- Lymphomatoide Granulomatose [236]
- Autoimmune lymphoproliferative Syndrome [237]
- RAS-assoziierte autoimmune leukoproliferative Erkrankungen [237]
- Myeloproliferative Erkrankungen und Leukämien inklusive CMML, atypische CML, JMML, CML, MDS*, systemische Mastozytose, AML
- Diffuses großzelliges B-Zell-Lymphom [238]
- Zigarettenrauchen [84]

* ausschließlich absolute Monozytose; AML = akute myeloische Leukämie; CML = chronische myeloische Leukämie; CMML = chronische myelomonozytäre Leukämie; G-CSF = Granulozyten-Kolonie-stimulierender Faktor; GM-CSF = Granulozyten-Makrophagen-Kolonie-stimulierender Faktor; IL = Interleukin; JMML = juvenile myelomonozytische Leukämie; M-CSF = Makrophagen-Kolonie-stimulierender Faktor; MDS = Myelodysplastisches Syndrom

über $0,8 \times 10^9/l$ [238] bzw. ab $0,63 \times 10^9/l$ [239] mit einer schlechten Prognose assoziiert. Eine Monozytenzahl über $0,9 \times 10^9/l$ ist beim klassischen Hodgkin-Lymphom [240] und über $0,6 \times 10^9/l$ beim nodulären lymphozytenprädominanten Hodgkin-Lymphom [241] von ungünstiger prognostischer Bedeutung. Eine Monozytenzahl über $0,5 \times 10^9/l$ ist auch beim Mantelzell-Lymphom prognostisch ungünstig [242].

Wird der Blutausstrich eines Patienten mit einer Monozytose unbekannter Ursache begutachtet, sollte nach Merkmalen einer chronischen Infektion oder einer Myelodysplasie gesucht werden. Der Nachweis von Promonozyten und Blasten ist ein Hinweis auf eine AML mit monozytischer Differenzierung.

6.9 Plasmozytose

Plasmozytose ist gleichbedeutend mit einer Plasmazellvermehrung im peripheren Blut. Sie kann reaktiven oder neoplastischen Ursprungs sein. Einige Ursachen für eine Plasmozytose sind in Tab. 6.14 aufgeführt.

Tab. 6.14: Einige Ursachen für eine Plasmozytose im peripheren Blut.

reaktiv
- Bakterielle und virale Infektionen; Immunisierung
- Überempfindlichkeitsreaktionen gegenüber Medikamenten
- Streptokinasetherapie
- Serumkrankheit
- Systemischer Lupus erythematodes (SLE)

neoplastisch
- Multiples Myelom und Plasmazell-Leukämie
- Schwerkettenkrankheit vom Typ gamma
- Makroglobulinämie Waldenström (selten)
- Angioimmunoblastisches T-Zell-Lymphom

Bei einer reaktiven Plasmozytose ist die Zahl zirkulierender Plasmazellen meistens niedrig, gelegentlich liegen jedoch deutlich höhere Zahlen vor. In einem Fall von Serumkrankheit nach Tetanus-Antitoxingabe beispielsweise wurden $3{,}2 \times 10^9/l$ Plasmazellen nachgewiesen [243]. Bei der reaktiven Plasmozytose sind die Plasmazellen für gewöhnlich reif, manchmal sind auch Plasmablasten vorhanden. Plasmazellen können Vakuolen und gelegentlich Kristalle enthalten. Atypische Lymphozyten und plasmazytoide Lymphozyten können auch vorliegen. Zellen anderer Zell-Linien können ebenfalls reaktive Veränderungen zeigen.

Neoplastische Plasmazellen zeigen für gewöhnlich mehr zytologische Veränderungen als die unter reaktiven Bedingungen gebildeten. Die hämatologischen Merkmale der Plasmazell-Leukämie und des Multiplen Myeloms sowie deren Differentialdiagnosen werden in Kapitel 9 diskutiert.

6.10 Thrombozytose

Unter einer Thrombozytose versteht man eine Erhöhung der Thrombozytenzahl über den erwarteten Grenzwert gesunder Personen desselben Alters und Geschlechts. Der Begriff Thrombozythämie sollte einer Thrombozytose vorbehalten sein, die auf einer myeloproliferativen Neoplasie beruht. Der Begriff „essentielle Thrombozytose" wird synonym verwendet, aber eher selten. Eine Thrombozytose ist meistens die Folge einer gesteigerten Produktion von Thrombozyten im Knochenmark, entweder autonom oder reaktiv. Nach Splenektomie und bei der Hyposplenie beruht die Thrombozytose auf einer Umverteilung der Thrombozyten. Einige Ursachen für eine Thrombozytose werden in Tab. 6.15 zusammengefasst, Ursachen für

Tab. 6.15: Einige Ursachen für eine Thrombozytose.

Primär	
Angeboren	Familiäre Thrombozytose (manchmal durch eine Mutation im Thrombopoetin-Gen [TPHO] mit autosomal-dominantem Erbgang verursacht) [244], in einigen Fällen unabhängig von Thrombopoetin [dominant oder rezessiv] [245], möglicherweise X-chromosomal-rezessiv vererbt [246], in einigen Fällen als Folge einer Mutation im MPL-Gen [247]). Ein MPL-Polymorphismus (MPL-Baltimore), wird bei 7 % der Afroamerikaner nachgewiesen und führt bei Heterozygotie zu einer variablen, manchmal ausgeprägten, bei Homozygotie zu einer ausgeprägten Thrombozytose [248]. Familiär autosomal-dominantes Auftreten als Folge einer JAK2-V6171-Mutation [249] oder einer JAK2-R564Q-Mutation [250]; Infantile kortikale Hyperostose (COL1A1-Mutation) [251]; Diamond-Blackfan-Syndrom [252]. Bei einigen Patienten mit schwerer Anämie wurde ein Knorpel-Haar-Hypoplasie-Syndrom (Sonderform der Chondrodystrophie) nachgewiesen [253].
Erworben	– Essentielle Thrombozythämie (immer) – Chronische myeloische Leukämie (meistens) – Primäre Myelofibrose (im Frühstadium) – Polycythaemia vera (einige Fälle) – Myelodysplastisches Syndrom (wenige Fälle des 5q-Syndroms). – Myelodysplastische und myeloproliferative Neoplasien (einige Fälle), z. B. refraktäre Anämie mit Ringsideroblasten und Thrombozytose. – Akute myeloische Leukämie (wenige Fälle, insbesondere bei der akuten Megakaryoblasten-Leukämie, Neugeborene mit Down-Syndrom und transientem myeoloproliferativem Syndrom [TMS] eingeschlossen), einige Fälle mit inv(3)(q21p26)-Inversion und akuter hypergranulärer Promyelozyten-Leukämie unter all-trans-Retinolsäuretherapie [254].
Sekundär	
	– Körperliche Belastung – Caffeine [216] – Infektionen (einschließlich der Miliartuberkulose) [255] – Entzündung – Blutung – Operationen und Trauma – Maligne Erkrankungen – Kawasaki-Syndrom (mit Gipfel in der 2. oder 3. Woche) [256] – Eisenmangel – Bleivergiftung (ein beschriebener Fall) [257] – Erholung nach zytotoxischer Chemotherapie – Erholung nach Alkoholentzug – Nach Behandlung einer schweren megaloblastären Anämie – Schwere hämolytische Anämie, insbesondere nach erfolgloser Splenektomie – Multizentrische angiofollikuläre Hyperplasie [258], M. Castleman [259], POEMS [259] – Chronische Eosinophilen-Pneumonie [260] – Adrenalininjektion

IL = Interleukin; PEG-rHuMGDF = pegylierter rekombinanter humaner Megakaryozyten-Wachstums- und -Entwicklungsfaktor; POEMS = **P**olyendokrinopathie, **O**rganomegalie, **E**ndokrinopathie, **M**-Protein, **S**yndrom der Hautveränderungen

Tab. 6.15: (fortgesetzt)

	– Gabe von Vinca-Alkaloiden (z. B. Vincristin) – Gabe von rekombinantem Thrombopoetin oder PEG-rHuMGDF [261] – Gabe von IL-3 [73], IL-6 [262], IL-11 [263] – Gabe von Erythropoetin [264] oder Vitamin E bei Frühgeborenen [265] – Bei Säuglingen von Müttern mit Medikamentenabusus [266] – Erdheim-Chester-Erkrankung (sehr seltene Form der Histiozytose) [267] – Typ-Ib-Glykogen-Speicherkrankheit [268] – Schwere kongenitale Neutropenie [269] – Enzymersatz bei M. Gaucher [270] – Anorexia nervosa, insbesondere, aber nicht ausschließlich während der therapeutisch dosierten Gewichtszunahme [271]
Durch Umverteilung	
	Splenektomie und Hyposplenie
Unbekannte Mechanismen	
	Frühgeborene im Alter von 4–6 Wochen [272] Periodische Thrombozytopenie

IL = Interleukin; PEG-rHuMGDF = pegylierter rekombinanter humaner Megakaryozyten-Wachstums- und -Entwicklungsfaktor; POEMS = **P**olyendokrinopathie, **O**rganomegalie, **E**ndokrinopathie, **M**-Protein, **S**yndrom der Hautveränderungen

eine deutlich erhöhte Thrombozytenzahl in Tab. 6.16. Es sollte beachtet werden, dass immer mehr Routinethrombozytenzahlen bei schwerkranken Patienten erhoben werden. Dadurch steigt der prozentuale Anteil von sehr hohen reaktiven Thrombozytenzahlen an. Myeloproliferative Erkrankungen sind daher nur für 10–15 % der Thrombozytenzahlen über $1.000 \times 10^9/l$ verantwortlich.

6.10.1 Blutausstrich und Thrombozytenzahl

Eine Thrombozytenvergrößerung, eine Anisozytose, das Auftreten von Thrombozyten mit nur wenig Granula, zirkulierende Megakaryozytenkerne oder Mikromegakaryozyten sowie eine erhöhte Basophilenzahl sind eher ein Hinweis auf eine primäre Erkrankung des Knochenmarks als auf eine reaktive Thrombozytose. Große Thrombozyten werden auch bei der Hyposplenie beobachtet, während bei einer reaktiven Thrombozytose die Thrombozyten meistens klein und normal granuliert sind. Der Blutausstrich kann auch Abnormalitäten anderer Zell-Linien zeigen, welche zur richtigen Diagnose führen. Nach Zeichen der Hyposplenie sollte explizit gesucht werden.

Für die Differentialdiagnostik ist es hilfreich, den Grad der Thrombozytose zu ermitteln. Thrombozytenzahlen über $1.500 \times 10^9/l$ sprechen eher für eine myeloproliferative Neoplasie, aber auch reaktive Thrombozytosen mit Zahlen um $2.000 \times 10^9/l$ [275] oder sogar $6.000 \times 10^9/l$ [277] wurden beobachtet. Bei primären Thrombozytosen kann das Automatenblutbild ein erhöhtes mittleres Thrombozytenvolumen (MTV) und eine vergrößerte Thrombozytenverteilungsbreite (TVB) im Sinne einer gesteigerten Thrombozytengröße und Thrombozyten-

Tab. 6.16: Einige Ursachen von deutlich erhöhten Thrombozytenzahlen.

Thrombozytenzahl	> 1.000 × 10^9/l [273]	> 900 × 10^9/l [274]	> 1.000 × 10^9/l [275]	> 500 × 10^9/l [276]
Patienten (n)	102	526	280	777
Ursache	Belegbare Fälle (%)			
Maligne Erkrankung	45	27	11,5	5,9
Splenektomie oder Hyposplenie	40	20	16	1,9
Myeloproliferative Neoplasie	28	26	14	3,4
Infektion bzw. Entzündung	30	19	26	35
Bindegewebserkrankung	2	9		
Eisenmangel	4			
Trauma oder anderer Gewebeschaden			11,5	17,9
Blutverlust			5	
Rebound			2,5	19,4

Anisozytose angeben. Bei sekundären oder reaktiven Thrombozytosen sind MTV und TVB des Öfteren normal.

6.10.2 Weitere Untersuchungen

Die Ursache einer reaktiven Thrombozytose ist meist leicht aus der Anamnese ersichtlich. Ist die Ursache jedoch unbekannt, sind ein Knochenmarkaspirat, eine Stanzbiopsie, eine zytogenetische Untersuchung und eine Untersuchung auf JAK2-V617F- und CALR-Mutation erforderlich. Indirekte Hinweise auf eine reaktive Thrombozytose sind eine erhöhte Erythrozyten-Sedimentationsrate (ESR) und erhöhte Konzentrationen von C-reaktivem Protein, Fibrinogen, Faktor VIII und von-Willebrand-Faktor. Es kann manchmal schwierig sein, einen Eisenmangel mit ausgeprägter reaktiver Thrombozytose von einer Polycythaemia vera mit begleitendem Eisenmangel zu unterscheiden. In diesem Fall wird zur Differenzierung eine Eisentherapie vorgenommen.

6.11 Anämie

Eine Anämie ist eine Verminderung der Hämoglobinkonzentration im peripheren Blut unterhalb des Referenzbereiches eines Kollektivs mit entsprechendem Alter, Geschlecht und physiologischem Status (vorliegende Schwangerschaft). Eine Anämie ist Folge (a) einer mangelhaften Erythrozytenproduktion, (b) einer verkürzten Erythrozytenüberlebenszeit in der Zirkulation aufgrund von Hämolyse oder Blutverlusten, (c) einer vermehrten Ansammlung („Pooling") von unauffälligen Erythrozyten in einer vergrößerten Milz oder (d) einer vermehrten

Sequestrierung abnormer Erythrozyten (z. B. bei der Sichelzellanämie oder HbSC-Krankheit) in der Milz oder auch seltener in der Leber. Eine Anämie kann isoliert auftreten oder im Rahmen einer Panzytopenie (s. u.).

6.11.1 Auswertung des Blutausstrichs und der Blutzellzählung

Blutbild und Blutausstrich geben bei Vorliegen einer Mikrozytose, einer Makrozytose oder einer spezifischen Form der Poikilozytose häufig bereits einen Hinweis auf die Ursache einer Anämie. Krankheiten der Erythrozyten, die mit diesen Veränderungen vergesellschaftet sind, werden in Kapitel 8 erläutert. Eine Polychromasie impliziert ein adäquates Ansprechen des Knochenmarks auf die vorliegende Anämie und kann ätiologisch als möglicher Indikator für eine Hämolyse oder Blutung gelten. Die Differentialdiagnosen einer normochromen, normozytären Anämie unter Hinzunahme der diagnostisch wegweisenden Merkmale des peripheren Blutes sind in Tab. 6.17 aufgeführt. Es gibt allerdings auch weitere seltene und eigentümliche Ursachen einer Anämie, so z. B. die Therapie mit Blutegeln, die eine Transfusion notwendig machen kann [291]. Ursachen einer isolierten Aplasie der Erythropoese werden detailliert in Tab. 6.18 dargestellt. Bei einigen Patienten mit Anämie zeigt der Blutausstrich eine Leukerythroblastose, d. h. granulozytäre Vorläuferzellen liegen ebenso vor wie Erythroblasten. Die Differentialdiagnose kann in diesen Fällen weiter eingeschränkt werden (Tab. 6.19). Ein leukerythroblastischer Blutausstrich ist in der Neugeborenenphase physiologisch und auch bei Schwangeren können gelegentlich Erythroblasten sowie häufiger granulozytäre Vorläuferzellen beobachtet werden. Ansonsten ist abgesehen von akuten Erkrankungsbildern ein leukerythroblastisches Krankheitsbild meistens ein Indikator für eine schwere Grunderkrankung.

In der Perinatalphase unterscheiden sich die für eine Anämie verantwortlichen Ursachen im Vergleich zum späteren Lebensalter (Tab. 6.20). Zu den seltenen Ursachen zählen auch die Anämien, die mit einem zystischen Hygrom oder einem Chorioangiom assoziiert sind sowie die zur Anämie führende fetale Hämaturie bei kongenitalem mesoblastischen Nephrom [310]. Einige Neugeborene sind anämisch als Folge einer HbH-Krankheit, eines Blackfan-Diamond-Syndroms, eines Pearson-Syndroms, einer Knorpel-Haar-Hypoplasie, einer kongenitalen sideroblastischen Anämie oder einer Osteopetrose [310]. Die transplazentare Übertragung von Antikörpern (Alloantikörper oder seltener mütterliche Autoantikörper) kann ebenso wie eine intrauterine Infektion durch Mikroorganismen, die im späteren Leben üblicherweise keine Anämie verursachen (z. B. Cytomegalievirus, Toxoplasmose, Syphilis, Röteln) beim Fötus und Neugeborenen eine hämolytische Anämie verursachen [319]. Auch die Folgen einer Anämie unterscheiden sich von denen in späteren Lebensabschnitten. Der Hydrops fetalis ist Folge einer schweren fetalen Anämie und ist charakterisiert durch ausgeprägte Ödembildung des Fötus sowie der Plazenta und führt häufig zum intrauterinen Tod. Beim Neugeborenen kann durch die vorliegende Leberunreife eine schwere Hämolyse ausgeprägte Hyperbilirubinämien mit konsekutiver Hirnschädigung verursachen. Die Diagnose einer Anämie und insbesondere der hämolytischen Anämie hat entsprechend beim Fötus und Neugeborenen eine erhebliche Relevanz.

Tab. 6.17: Einige Ursachen von normozytären, normochromen Anämien (Ursachen, die mit einer Panzytopenie vergesellschaftet sind, werden in Tab. 6.30 vorgestellt).

Ursachen	Diagnostisch hilfreiche Eigenschaften des peripheren Blutes
Früher Eisenmangel*	Wenige hypochrome Erythrozyten, Erythrozytenverteilungsbreite (EVB) (engl.: red cell distribution width [RDW]) erhöht
Anämie bei chronischen Erkrankungen*	Vermehrte Geldrollenbildung, BSG erhöht, gelegentlich Thrombo- oder Leukozytose, EVB (RDW) häufig normal
Bleivergiftung* +	Basophile Tüpfelung, gelegentlich Polychromasie
Eisen- und Vitamin-B12- oder Folsäuremangel*	Hypersegmentierte neutrophile Granulozyten, EVB (RDW) erhöht
Blutverluste	Leukerythroblastische Anämie bei akutem und schwerem Blutverlust; Entwicklung einer Polychromasie, Retikulozytose und erhöhte EVB (RDW) innerhalb einiger Tage
Nichtsphärozytische hämolytische Anämie*	Gelegentlich Poikilozytose, Polychromasie, Retikulozytose, erhöhte EVB (RDW)
Malaria und Babesiose+	Parasitennachweis, gelegentlich Thrombozytopenie
Einige kongenitale dyserythropoetische Anämien+	Ausgeprägte Anisozytose und Poikilozytose
Paroxysmale nächtliche Hämoglobinurie	Manchmal weitere Zytopenien, insbesondere Leukopenie, verminderte alkalische Leukozytenphosphatase, gelegentlich Polychromasie
Myelodysplastische Syndrome+	Andere myelodysplastische Merkmale
Niereninsuffizienz	Gelegentlich Keratozyten oder Schistozyten
Leberversagen+	Targetzellen, Stomatozyten, Akanthozyten, andere Zytopenien
Herzinsuffizienz	–
Hypothyreose+	Gelegentlich Akanthozyten
Morbus Addison und Hypophyseninsuffizienz	Lymphozytose, Eosinophilie, Neutropenie, Monozytopenie
Androgenablationstherapie (z. B. bei Prostatakarzinomen)	–
Hyperparathyreoidismus	–
Anorexia nervosa	Andere Zytopenien, Akanthozyten, Poikilozytose, basophile Tüpfelung
Isolierte Aplasie der Erythropoese+	Unauffällige EVB (RDW), niedrige Retikulozytenzahlen oder vollständiges Fehlen von Retikulozyten
Pearson-Syndrom und weitere mitochondriale Zytopathien [161, 278]	–
Zystinose	–

* kann auch mikrozytär sein; + kann auch makrozytär sein; BSG = Blutsenkungsgeschwindigkeit; IL = Interleukin; RDW = red cell distribution width (Erythrozytenverteilungsbreite)

Tab. 6.17: (fortgesetzt)

Ursachen	Diagnostisch hilfreiche Eigenschaften des peripheren Blutes
Gabe von IL2, IL6 [279], IL11 [280] oder IL12 [281]	Andere Merkmale der Zytokingabe
Bortezomibtherapie	–
Autonome Funktionsstörungen [282] sowie Dopamin-β-Hydroxylase-Mangel [283]	–
Vitamin-D-Intoxikation [284]	–
Hypervitaminose A [285]	Gelegentlich Thrombozytopenie
Arsenvergiftung	Gelegentlich basophile Tüpfelung, Neutro- und Thrombozytopenie [286]
Graft-versus-Host-Krankheit [287]	Klinische Merkmale der Graft-versus-Host-Krankheit
Alemtuzumab(anti-CD52)-Therapie	–
Enalapriltherapie (ACE-Inhibitor) [288]	–
Therapie mit Sartanen (z. B. Losartan oder Irbesartan) bei Patienten mit Niereninsuffizienz oder unter Dialyse [289]	–
Colchicintoxizität [290]	Vakuolen und dysplastische Kernveränderungen
Kupfermangel* +	Möglicherweise auch Neutropenie
Knorpel-Haar-Hypoplasie-Syndrom+	Thrombozytose kann vorkommen [253]

* kann auch mikrozytär sein; + kann auch makrozytär sein; BSG = Blutsenkungsgeschwindigkeit; IL = Interleukin; RDW = red cell distribution width (Erythrozytenverteilungsbreite)

6.11.2 Weitere Untersuchungen

Weitere Untersuchungen werden notwendig, wenn die Anämie aufgrund von klinischer Anamnese, Zellzählung und Blutausstrich nicht ursächlich geklärt werden kann. Die zielführenden sind (a) Retikulozytenzählung, (b) Ferritinbestimmung oder Eisen- und Transferrinbestimmung im Serum, (c) Vitamin-B12- und Folsäurebestimmungen im Serum und (d) Untersuchungen zur Nieren-, Leber- und Schilddrüsenfunktion. Bleibt die Ursache weiterhin ungeklärt, ist eine Knochenmarkpunktion normalerweise indiziert. Bei einer nichterklärbaren leukerythroblastischen Anämie, die nicht auf einer akuten Erkrankung beruht, liegt eine dringende Indikation zur Knochenmarkpunktion und Biopsie vor. Beim Neugeborenen sind serologische Untersuchungen von Mutter und Kind, ein Kleihauer-Test zur Detektion einer feto-maternalen Hämorrhagie sowie eine hämatologische Abklärung der Eltern mit einer Glukose-6-Phosphat-Dehydrogenase-Bestimmung sinnvoll.

Tab. 6.18: Einige Ursachen einer isolierten Aplasie der Erythropoese.

Transient	
	– Parvovirus B19 – Medikamenten-induziert [292], z. B. Antibiotika, Thyreostatika, Antikonvulsiva, Azathioprin, Tacrolimus [293], Allopurinol [294], Phenytoin, Isoniazid, Ribavirin [295] – Transiente Erythroblastopenie bei Kindern
Chronisch	
	Konstitutionell – Diamond-Blackfan-Syndrom – Knorpel-Haar-Hypoplasie mit schwerer Anämie [253] – Hereditärer Transcobalaminmangel [296]
	Erworben – Bei CLL-, LGL-Leukämie (Leukämie mit großen granulieren Lymphozyten, T- oder NK-Zell), Hodgkin-Lymphom, Thymom oder Autoimmunerkrankung, z. B. systemischer Lupus erythematodes, rheumatoide Arthritis oder polyglanduläres Autoimmunsyndrom – Tumor-assoziiert [297] – Schwangerschafts-assoziiert [298] – Chronische Parvovirus-B19-Infektion (bei immunkompromittierten Patienten) – ABO-inkompatible Stammzelltransplantation [299], insbesondere, aber nicht ausschließlich bei nichtmyeloablativer Konditionierung [300] – Bildung von Antikörpern gegen Erythropoetin nach rekombinanter Erythropoetintherapie [301] – Myelodysplastische Syndrome und weitere myeloide Neoplasien (z. B. refraktäre Anämie)

Tab. 6.19: Einige Ursachen einer leukerythroblastischen Anämie.

- Knochenmarkinfiltration durch Karzinome, Lymphome (Hodgkin-, Non-Hodgkin-Lymphome), CLL, Multiples Myelom, akute lymphatische Leukämie oder andere Malignome
- Myeloproliferative Neoplasien, v. a. primäre Myelofibrose und chronische myeloische Leukämie
- Akute myeloische Leukämie und myelodysplastische Syndrome
- Knochenmarkgranulome, z. B. bei Miliartuberkulose
- Speicherkrankheiten, z. B. Gaucher-Krankheit
- Akute Hämolyse (auch fetale Erythroblastose)
- Schock, z. B. durch schwere Blutung
- Schwere Infektion
- Erholung nach Knochenmarkschäden oder -suppression
- Sichelzellkrise
- Knochenmarkinfarzierung
- Thalassaemia major
- Schwere megaloblastäre Anämie
- Systemischer Lupus erythematodes [302]
- Schwere ernährungsbedingte Rachitis
- Osteopetrose

Tab. 6.20: Einige Ursachen von Anämien bei Feten und Neugeborenen.

- Schwere angeborene hämolytische Anämien (G6PDH-Mangel, gelegentlich nach mütterlicher Einnahme von Oxidantien), Triosephosphatisomerasemangel, Glukosephosphatisomerasemangel, Pyruvatkinasemangel [304]), Hexokinasemangel [305], hereditäre Xerozytose [306], Homozygotie für das Membranprotein-Band-3-Coimbra-kodierende Gen im Rahmen der hereditären Sphärozytose [307], Homozygotie für Hämoglobin-Taybe [308], südostasiatische Ovalozytose* [309]
- Hämoglobin-F-Poole [310]
- Hydrops fetalis durch Hämoglobin-Barts
- εγδβ-Thalassämie [311]
- Kongenitale dyserythropoetische Anämie [312]
- Diamond-Blackfan-Syndrom [313]
- Kongenitale Hypotransferrinämie
- Hämolyse als Folge transplazentarer Übertragung von Alloantikörpern, z. B. Rh- oder Kell-Antikörper, seltener AB0 [315]
- Isolierte Aplasie der Erythropoese als Folge transplazentarer Übertragung von mütterlichen Anti-Kell- oder Anti-M-Antikörpern [316]
- Parvovirus-B19-Infektion
- Cytomegalievirus-Infektion
- Malaria
- Kongenitale Leukämie [317]
- Vorübergehende gestörte Myelopoese beim Down-Syndrom
- Fetomaternale Blutung (einschließlich als Folgeerscheinung einer äußeren Wendung, Amniozentese, peripartaler Blutung, Abdominaltrauma)
- Fetofetale Blutung
- Hämorrhagie nach Amniozentese oder Chordozentese

Neugeborenes

- Blutungen aus der Nabelschnur, der Plazenta oder innere Blutung (z. B. Kephalhämatom, intrakranielle Blutung, Leber- oder Milzruptur) während oder als Folge einer schweren Geburt
- Fetofetales Transfusionssyndrom unter der Geburt
- Hämolytische Krankheit des Neugeborenen (z. B. AB0-hämolytische Krankheit des Neugeborenen)
- Transiente schwere Hämolyse bei der hereditären Elliptozytose
- Hämolyse bei Verbrauchskoagulopathie bei septischen Erkrankungen
- Kongenitale Infektionen (z. B. Röteln-, Adeno-Virusinfektionen) [310]
- Frühgeburtlichkeit
- Vitamin-E-Mangel [318]
- Blutverlust durch unverhältnismäßige diagnostische Abnahmen

* führt nur beim Neugeborenen und Säugling zur hämolytischen Anämie

6.12 Retikulozytopenie

Eine Retikulozytopenie liegt bei erniedrigten absoluten Retikulozytenzahlen bezogen auf einen altersadaptierten Referenzbereich vor. Üblicherweise ist auch der prozentuale Retikulozytenanteil erniedrigt. Bei der Bewertung der Retikulozytenzahl ist nicht nur der Referenzbereich zu berücksichtigen, sondern auch inwiefern der Wert bezogen auf den Schweregrad einer Anämie und einer verkürzten Erythrozytenüberlebenszeit adäquat ist. In der Folge sollte ein Patient mit einer hämolytischen Anämie einen Retikulozytenwert oberhalb des Referenzbereiches haben; bleibt eine solche Retikulozytose aus, muss dies als Hinweis für eine isolierte Aplasie der Erythropoese oder einen Folsäuremangel gelten. Ursachen für eine Retikulozytopenie sind in Tab. 6.21 aufgeführt.

Tab. 6.21: Einige Ursachen von Retikulozytopenien.

- Vitamin-B12-, Eisen- oder Folsäuremangel
- Anämie im Rahmen chronischer Erkrankungen
- Knochenmarksuppression durch zytotoxische Chemotherapie oder myelotoxische Medikamente
- Aplastische Anämie
- Isolierte Aplasie der Erythropoese
- Akute Leukämie
- Myelodysplastische Syndrome (in den meisten Fällen)

6.13 Leukopenie

Eine Leukopenie liegt vor, wenn die Leukozytenanzahl unterhalb des Referenzbereiches liegt (dieser muss alters- und geschlechtsadaptiert sein und ethnische Herkunft sowie physiologischen Status berücksichtigen). Eine Leukopenie kann Resultat einer verminderten Lymphozyten- oder neutrophilen Granulozytenzahl sein und kann nicht ohne Kenntnis dieser Werte interpretiert werden. Es gibt allerdings bestimmte Infektionen, die eher mit einer Leukopenie als mit einer Leukozytose assoziiert sind, insofern kann das Vorliegen einer Leukopenie beim fiebrigen Patienten diagnostisch wegweisend sein. Zu den genannten Infektionskrankheiten gehören das Dengue-Fieber, die Rickettsien- und Salmonella-typhi-Infektionen sowie die Leishmaniose.

6.14 Neutropenie

Eine Neutropenie liegt vor, wenn die Anzahl der neutrophilen Granulozyten unterhalb des Referenzbereiches liegt (dieser muss alters- und geschlechtsadaptiert sein und ethnische Herkunft und physiologischen Status berücksichtigen). Insbesondere Afroamerikaner und in geringerem Maße Afrokariben haben niedrigere Neutrophilenwerte als Kaukasier, sodass hier die Gefahr der Fehldiagnose einer Neutropenie besteht, wenn ein ethnisch nicht angepasster Referenzbereich eingesetzt wird. Eine Neutropenie kann als isoliertes Phänomen auftreten oder im Rahmen einer Panzytopenie. Zu den Mechanismen, die zur Neutropenie führen, gehören: (a) inadäquate Produktion im Knochenmark bei verminderten Stammzellzahlen, Knochenmarkverdrängung oder ineffektiver Granulopoese, (b) Zerstörung durch Makrophagen des Knochenmarks oder anderen retikuloendothelialen Zellen in hämophagozytierenden Systemen, (c) ungenügende Freisetzung aus dem Knochenmark, z. B. bei Myelokathexis, (d) Umverteilung im Gefäßsystem, wie sie früh im Verlauf der Hämodialyse vorkommt oder als Folge pulmonaler Sequestration nach Gabe von Bluttransfusionspräparaten, welche Anti-Neutrophilen-Antikörper enthalten, z. B. bei der transfusionsassoziierten akuten Lungeninsuffizienz (TRALI, transfusion related acute lung injury) [320], (e) Pooling in der Milz,

Tab. 6.22: Einige hereditäre Erkrankungen, die Neutropenien verursachen.

- Retikuläre Agenesie oder Dysgenesie (schwere Granulozytopenie, Monozytopenie, Lymphozytopenie mit Thymus- und Lymphknotenhypoplasie und eingeschränkter zellulärer und humoraler Immunantwort; biallelische Mutation im AK2-Gen)
- Neutropenie mit exokriner Pankreasinsuffizienz und Dyschondroplasie; Neutropenie kann intermittierend sein (Shwachman- oder Shwachman-Diamond-Syndrom; Mutationen im SBDS-Gen)
- Mitochondriale Erkrankungen: Neutropenie mit exokriner Pankreasinsuffizienz und sideroblastischer Erythropoese (Pearson-Syndrom) [278], Barth-Syndrom (Kardiomyopathie, Wachstumsverzögerung und in einigen Fällen kongenitale Neutropenie, die teils zyklisch auftritt als Folge einer Mutation im TAZ-Gen (G4.5) (Xq28) [321], Kearns-Sayre-Syndrom [161], Fumarasemangel [161]
- Familiäre benigne Neutropenie
- Schwere angeborene Neutropenie (auch als angeborene infantile Agranulozytose bezeichnet) (autosomal-rezessiv, autosomal-dominant oder X-chromosomal-autosomal-rezessive Fälle werden als Kostmann-Syndrom bezeichnet), einige Fälle Folge einer Mutation im ELANE(Elastase)-Gen oder im HAX1-Gen, seltener als Folge einer Mutation im G-CSF-Rezeptor-Gen [322], aktivierende Mutation im WAS-Gen [323, 324] oder GFI-Gen [325], Mutation im LAMTOR-2(MAPBPIP)-Gen (autosomal-rezessiv) [326], einer von zwei berichteten Fällen einer Mutation im Pallidin-kodierenden Gen BLOC1S6, Hermansky-Pudlak-Syndrom Typ 9 (autosomal-rezessiv) [327]
- Familiäre zyklische Neutropenie* (autosomal-dominant) [328]; kann Folge einer Mutation im ELANE-Gen sein
- Kongenitale dysgranulopoetische Neutropenie [329]
- Myelokathexis, auch WHIM(Warzen, Hypogammaglobulinämie, Immundefizienz, Myelokathexis)-Syndrom genannt [330]
- Syndrom der trägen (engl. „lazy") Leukozyten (entspricht möglicherweise eher einer autoimmunen Neutropenie des Kindesalters als einer hereditären Störung)
- Chédiak-Higashi-Syndrom
- Dyskeratosis congenita
- Bei X-gekoppelter Agammaglobulinämie (in einem Drittel der Fälle)
- Bei Hyper-IgM-Syndrom [331]
- Bei Knorpel-Haar-Hypoplasie
- Bei schwerem kombiniertem Immundefekt (SCID, severe combined immunodeficiency) [332]
- Cohen-Syndrom [333]
- Bloom-Syndrom [334]
- Diamond-Blackfan-Syndrom, im Verlauf der Krankheit [335]
- Griscelli-Syndrom Typ 2 [336]
- Hermansky-Pudlak-Syndrom bei AP3B1-Genmutation (Hermansky-Pudlak-Syndrom Typ 2) [337]
- Familiär fragile Stelle bei 16q22 mit konsekutiver Mosaikdeletion (16)(q22) [338]
- Glutathionsynthasemangel [90]
- Rothmund-Thomson-Syndrom [339]
- Bei einigen angeborenen Stoffwechselstörungen: idiopathische Hyperglyzinämie, Isovalerianazidämie, Methylmalonazidämie, Glykogenspeicherkrankheit vom Typ Ib bei biallelischer SLC37A4-Mutation, biallelischer G6PC3-Mutation [340]), Carnitinmangel [341], Methylglutaconazidurie [342], Propionazidämie [343], Hyperzinkämie mit Hypercalprotektinämie [344], Tyrosinämie [90], Mevalonatkinasemangel (Hyperimmunglobulinämie-D-Syndrom) [345]

G-CSF = Granulozyten-Kolonie-stimulierender Faktor (Granulocyte-Colony Stimulating Factor)

Tab. 6.23: Einige erworbene Ursachen der Neutropenie.

- Infektionen
- Virale Infektionen, z. B. Masern, Mumps, Röteln einschließlich einer intrauterinen Röteln-Infektion [346], MMR(Masern, Mumps, Röteln)-Impfung, aviäre Influenza A [347], Grippeimpfung [348], infektiöse Hepatitis, infektiöse Mononukleose, Cytomegalievirus-Infektionen einschließlich intrauteriner CMV-Infektion [346], Humanes Herpesvirus-6-Infektion [349, 350], Parvovirus-B19-Infektion (gelegentlich) [351], Gelbfieber, Dengue-Fieber, Colorado-Zeckenfieber, Venezolanisches hämorrhagisches Fieber [352], Krim-Kongo-Fieber [353], lymphozytäres Choriomeningitsvirusinfektion [354], Coronavirus-assoziiertes akutes Atemnotsyndrom (severe acute respiratory distress syndrome [SARS], gelegentlich) [355], fortgeschrittene HIV-Infektion (AIDS), SFTS-Virus-Infektion (severe fever with thrombocytopenia syndrome, ein Bunya-Virus) [356], Heartland-Virus-Infektion (ein Phlebovirus) [357], chronische Hepatitis-C-Infektion [358]
- Bakterielle Infektionen, z. B. Typhus [226], Paratyphus, Brucellose, Tularämie [359], einige Fälle von Miliartuberkulose [223], einige gramnegative Infektionen (im frühen Krankheitsstadium), außer Kontrolle geratene bakterielle Infektionen – insbesondere, aber nicht ausschließlich gramnegative Infektionen, bakterielle Infektionen beim Neugeborenen, Rickettsieninfektionen einschließlich Tsutsugamushi-Fieber [360], Rickettsienpocken [361], Rickettsia-africae-Infektion [362] und einige Fälle von Typhus, humaner granulozytärer Anaplasmose (auch als humane granulozytäre Ehrlichiose bezeichnet) und humane monozytäre Ehrlichiose [363]
- Protozoeninfektion, z. B. Malaria, viszerale Leishmaniose (Kala azar), Trypanosomiasis, Babesiose [364]
- Pilzinfektionen, z. B. Histoplasmose [365]
- Arzneimittel*, z. B. alkylierende Substanzen und weitere zytostatische sowie verwandte Arzneimittel (einschließlich Methotrexat bei rheumatischen und dermatologischen Erkrankungen, Azathioprin, Zidovudin und selten auch Neutropenie im Säuglingsalter bei perinataler Zidovudinexposition [367]), idiosynkratische Reaktion auf Arzneimittel (am häufigsten auf Thyreostatika, Sulfonamide, Chlorpromazin, Gold), Interferon, Alemtuzumab, Rituximab (wahrscheinlich autoimmun) [368], Bortezomib [369], Sirolimus, Imatinib [370], Fostamatinib (R788) [371], Thalidomid, Lenalidomid, Pomalidomid, Levamisol, Etanercept, Clopidogrel, Brodalumab [372], Ixekizumab [373], Granulozyten-Kolonie-stimulierender Faktor (transient, ca. 30 Minuten nach Gabe) [374], Ibrutinib [375]
- Senfgasexposition [376]
- Gabe von IL12 [281]
- Bestrahlung
- Knochenmarkersatz, z. B. bei ALL, Multiplem Myelom oder Karzinomen
- Primäre und sekundäre Myelofibrose
- Ineffektive Granulopoese, z. B. in den meisten AML- und MDS-Fällen
- Megaloblastäre Anämie
- Aplastische Anämie
- Paroxysmale nächtliche Hämoglobinurie
- Akute Anaphylaxie
- Hypersplenismus
- Hämophagozytische Syndrome
- Immunbedingte Neutropenie
- Alloimmune Neutropenie, nach Bluttransfusion [377] oder bei Neugeborenen als Resultat einer transplazentaren Übertragung von mütterlichen Alloantikörpern gegen humane neutrophile Antigene, HLA-Antigene oder CD16 (FcγRIIIb, ein Fall) [378]
- Immunbedingte Neutropenie beim Neugeborenen als Folge eines transplazentaren Übertritts mütterlicher Autoantikörper [379]

* Möglicherweise auch Folge einer versehentlichen Arzneimitteleinnahme, z. B. Levamisol als Verschnitt in Kokain [366]; AIDS = acquired immune deficiency syndrome; ALL = akute lymphoblastische Leukämie; AML = akute myeloische Leukämie; HIV =. human immunodeficiency virus; IL = Interleukin; MDS = myelodysplastisches Syndrom

Tab. 6.23: (fortgesetzt)

- Autoimmune Neutropenie [380], einschließlich einer isolierten autoimmunen Neutropenie und einer autoimmunen Neutropenie bei autoimmuner hämolytischer Anämie, autoimmuner Thrombozytopenie, autoimmunem lymphoproliferativem Syndrom, systemischen Lupus erythematodes, rheumatoider Arthritis (Felty-Syndrom), Sklerodermie, Hyperthyreose, chronisch-aktiver Hepatitis, Polyarteriitis nodosa, primärer biliärer Zirrhose, Thymom, Hodgkin-Lymphom, Non-Hodgkin-Lymphom, angioimmunoblastischem T-Zell-Lymphom, LGL-Leukämie (sowohl T-Zell wie auch NK-Zell) und vermehrten aktivierten T-Lymphozyten [381], viralen Infektionen (z. B. chronische Parvovirusinfektion [382], HIV-Infektion, infektiöse Mononukleose), Castleman-Krankheit, Sjögren-Syndrom, Mannosidose und Hypogammaglobulinämie
- Autoimmune Panleukopenie [383]
- Autoimmunbedingte isolierte Leukozytenaplasie [384] (kann auch mit einem Thymom assoziiert sein)
- Graft-versus-Host-Krankheit [287]
- Gabe von Anti-D-Immunglobulin zur Behandlung einer immunthrombozytopenischen Purpura [385]
- Schwerer kombinierter Immundefekt, möglicherweise ausgelöst durch von mütterlichen T-Lymphozyten induzierter Graft-versus-Host-Krankheit [386]
- Zyklische Neutropenie, einschließlich der adulten zyklischen Neutropenie bei Leukämie mit großen granulierten Lymphozyten (LGL-Leukämie) (s. o.)
- Hämodialyse- und Filtrationsleukapherese (zu Behandlungsbeginn)
- Transfusionsassoziierte Lungeninsuffizienz (TRALI) [320, 387]
- Periphere Stammzellapherese [388]
- Endokrine Störungen, z. B. Hypophyseninsuffizienz, Morbus Addison, Hyperthyreose [206]
- Alkoholismus [389]
- Anorexia nervosa [271]
- Kawasaki-Krankheit
- Kikuchi-Krankheit (nekrotisierende Lymphadenitis) [390]
- Kupfermangel [391, 392])
- Arsenvergiftung [286]
- Hyperkarotinämie [393]
- Plazentainsuffizienz – Säuglinge mit intrauteriner Wachstumsverzögerung sowie Kinder von Müttern mit arterieller Hypertonie und Diabetes mellitus [394, 395]
- Asphyxie des Neugeborenen [395]
- Morbus hämolyticus neonatorum (bei Rh-Inkompatibilität) [394]
- Extrakorporale Membranoxygenierung beim Neugeborenen [396]
- Behandlung von Frühgeborenen mit Erythropoetin [264]
- Bei transienter Erythroblastopenie im Kindesalter [397]
- Intravenöse Immunglobulin-Infusion bei Kindern [394]
- Therapie mit Alemtuzumab [398]
- Sarkoidose der Milz [399]
- Intermittierende schwere Neutropenie aufgrund unbekannter Mechanismen bei einigen Patienten mit einer Immundefizienz durch eine STK4-Mutation [400]

* Möglicherweise auch Folge einer versehentlichen Arzneimitteleinnahme, z. B. Levamisol als Verschnitt in Kokain [366]; AIDS = acquired immune deficiency syndrome; ALL = akute lymphoblastische Leukämie; AML = akute myeloische Leukämie; HIV =. human immunodeficiency virus; IL = Interleukin; MDS = myelodysplastisches Syndrom

(f) verkürzte intravaskuläre Überlebenszeit, z. B. bei immun-induzierten Neutropenien und
(g) zügige Auswanderung in die Gewebe ohne entsprechenden Anstieg der Produktion im Knochenmark, z. B. bei der Sepsis Neugeborener.

Eine unerwartete im Hämatologie-Analyzer festgestellte Neutropenie sollte immer im Blutausstrich bestätigt werden, da die Werte fehlerhaft sein könnten (s. Kapitel 4). Der Nachweis einer unerwarteten Neutropenie durch das Labor kann vital wichtig sein, da Medikamenten-induzierte Agranulozytosen rasch tödlich verlaufen können. In den meisten Fällen wird die Ursache der Neutropenie durch die Patienten- und Medikamentenanamnese erkenntlich; ist dies auch unter Hinzunahme des Blutausstrichs nicht möglich, wird eine Knochenmarkuntersuchung in den meisten Fällen notwendig sein. Die Ursachen der Neutropenie sind in den Tab. 6.22 und 6.23 aufgeführt.

6.15 Eosinopenie

Eine Eosinopenie bezeichnet eine verminderte Anzahl an eosinophilen Granulozyten im Vergleich zu einem altersadaptierten Referenzbereich. Mittels Routineauszählung und -Differenzierung von 100 Leukozyten im Blutausstrich wird eine Eosinopenie selten festgestellt, da eosinophile Granulozyten in verhältnismäßig geringem Maße vorliegen und die Referenzbereichsgrenzen auch „null" mit einschließen. Durch die Einführung automatischer Zelldifferenzierungen wird eine Eosinopenie deutlich häufiger festgestellt. Sie stellt allerdings eine nichtspezifische Abweichung dar und ist nicht von hoher klinischer Signifikanz.

In der Schwangerschaft findet man einen physiologischen Abfall der Eosinophilenzahl mit Progredienz unter der Geburt. Häufige Ursachen von Eosinopenien werden in Tab. 6.24 aufgeführt. Beim Down-Syndrom wurden ebenfalls verminderte Eosinophilenzahlen beobachtet [401]. Zu den seltenen Ursachen gehören Thymome, die isolierte Eosinophilenaplasie [402] und die autoimmunbedingte Zerstörung von eosinophilen und basophilen Granulozyten [403]. Träger des humanen T-lymphotropen Virus 1 (HTLV-1) zeigen ebenfalls verminderte Eosinophilenzahlen [404].

Tab. 6.24: Einige Ursachen der Eosinopenie.

- Akuter Stress einschließlich Traumata, chirurgische Eingriffe, Verbrennungen, Krampfanfälle, akute Infektionen, akute Entzündungen, Myokardinfarkt, Anoxie und Kälteexposition
- Cushing-Syndrom
- Gabe unterschiedlicher Arzneimittel einschließlich Kortikosteroiden und ACTH, Epinephrin (Adrenalin) und andere β-Agonisten, Histamin und Aminophyllin
- Hämodialyse (währenddessen)

ACTH = adrenocorticotropes Hormon

6.16 Basopenie

Eine Basopenie bezeichnet eine verminderte Anzahl an basophilen Granulozyten im Vergleich zum Referenzbereich. Einige Ursachen werden in Tab. 6.25 dargestellt. Basophile Granulozyten sind so selten im normalen Blut, dass eine verminderte Anzahl im Blutausstrich meistens weder über eine 100- noch über eine 500-Leukozyten-Differenzierung auffällt. Theoretisch könnten automatische Hämatologie-Analyzer mit Differenzierungsfunktion eine Basopenie detektieren, da die entsprechenden Referenzverteilungen den Wert „null" nicht mit einschließen. Allerdings ist es in der Praxis so, dass automatische Basophilenzählungen meistens nicht sehr akkurat und diagnostisch auch nicht wegweisend sind.

Tab. 6.25: Einige Ursachen der Basopenie.

- Akuter Stress einschließlich Infektionen und Blutverlusten
- Cushing-Syndrom und Gabe von ACTH
- Gabe von Prednison an Gesunde [405]
- Anaphylaxie, akute Urtikaria und andere allergische Reaktionen
- Chronische Urtikaria (gesteigert durch Prednisontherapie) [405]
- Hyperthyreose
- Gabe von Progesteron

ACTH = adrenocorticotropes Hormon

6.17 Monozytopenie

Eine Monozytopenie bezeichnet eine verminderte Anzahl an Monozyten im Vergleich zum altersadaptierten Referenzbereich. Eine Monozytopenie kann im Rahmen weiterer Zytopenien auftreten, wie z. B. bei der retikulären Agenesie oder einer aplastischen Anämie. Die sporadische, autosomal-dominante Monozytopenie bei einer GATA2-Funktionsverlust-Mutation kann auch eine Verminderung an B-Lymphozyten, natürlichen Killerzellen und dendritischen Zellen aufweisen und gilt als Prädispositionsfaktor für die Entwicklung eines MDS und einer AML (MonoMAC-Syndrom) [406, 407]. Eine Monozytopenie kann auch mit einer milden kongenitalen Neutropenie aufgrund einer GATA2-Mutation vergesellschaftet sein [408]. Eine seltene Mutation im Gen des Interferon-regulierenden Faktors 8 führt in homozygoter Form zu einem Fehlen an zirkulierenden Monozyten [409]. Auch beim WHIM(Warzen, Hypogammaglobulinämie, Immundefizienz, Myelokathexis)-Syndrom wird eine verminderte Monozytenzahl beobachtet [79]. Die Verabreichung von Kortikosteroiden führt ebenso wie Endoxine bei akuten Infektionen zu einer Monozytopenie [90]. Die Haarzell-Leukämie geht mit einer auffällig reduzierten Anzahl an Monozyten einher. Zusammen mit den neutrophilen Granulozyten beobachtet man auch einen Abfall der Monozyten bei der transfusionsassoziierten Lungeninsuffizienz (TRALI) [387]. Unter einer Therapie mit Alemtuzumab zeigen sich Monozytopenien.

6.18 Lymphozytopenie (Lymphopenie)

Eine Lymphozytopenie bezeichnet eine verminderte Anzahl an Lymphozyten im Vergleich zum altersadaptierten Referenzbereich. Bei der Evaluation möglicher Immundefizienzsyndrome ist insbesondere beim Säugling die Nutzung eines altersadaptierten Referenzbereiches notwendig. Werden Lymphozytenzahlen unterhalb von $2{,}8 \times 10^9/l$ bei einem Säugling mit einer Infektion gefunden, sollte auch ein schwerer kombinierter Immundefekt (severe combined immunodeficiency [SCID]) in Betracht gezogen werden [410]. Die Lymphozytopenie als Teil einer akuten Stressreaktion ist häufig, wird aber in dieser Situation gelegentlich durch die Veränderungen der neutrophilen Granulozyten maskiert. Sie lässt sich mit größerer Wahrscheinlichkeit bei automatischer Differentialzählung und bei Berücksichtigung der absoluten Zahlen erkennen. Die Diagnosestellung von AIDS hat eine große Bedeutung; im fortgeschrittenen Krankheitsstadium zeigt sich eine zunehmend schwere Lymphozytopenie, aber auch bei anderen schwerkranken Patienten zeigt sich diese quantitative Veränderung häufig und unabhängig von der zugrunde liegenden Erkrankung. In einer Studie zu Patienten mit Bakteriämie konnte eine Lymphozytopenie häufiger als eine Neutrophilie beobachtet werden [411]. Beim Hodgkin-Lymphom sind Lymphozytenzahlen von unterhalb $0{,}6 \times 10^9/l$ als prognostisch ungünstig zu bewerten [412]. Auch beim peripheren T-Zell-Lymphom (nicht näher bezeichnet) gelten Lymphozytopenien als prognostisch ungünstiger Faktor [413] ebenso wie Lymphozytopenien von unterhalb von $1 \times 10^9/l$ bei Diagnose eines diffusen großzelligen B-Zell-Lymphoms [414]. Bei dieser Erkrankung sind Lymphozytopenien bei Abschluss der Erstlinientherapie prädiktiv für ein frühes Rezidiv [414]. Tabelle 6.26 gibt eine Übersicht der Ursachen einer Lymphozytopenie.

Die Lymphozytenzahlen 3–6 Tage nach Strahlenexposition korrelieren mit dem Schweregrad einer akuten Strahlenkrankheit: $0{,}8$–$1{,}5 \times 10^9/l$ nach dieser Latenz bei milder Krankheit bis 0–$1{,}1 \times 10^9/l$ ohne Latenz bei letaler Exposition [431].

6.19 Thrombozytopenie

Eine Thrombozytopenie bezeichnet eine verminderte Anzahl an Thrombozyten im Vergleich zum alters- und geschlechtsadaptierten Referenzbereich. In diesem Zusammenhang kann die ethnische Herkunft ebenfalls von Bedeutung sein, da bei Afrikanern und Afrokariben niedrigere Thrombozytenzahlen beobachtet worden sind. Thrombozytopenien können angeboren oder erworben sein; sie sind Folge einer verminderten Produktion oder eines vermehrten Abbaus, eines erhöhten Verbrauchs oder eines extravaskulären Verlustes. Die Ursachen werden in Tab. 6.27 zusammengefasst. Listen von Arzneimitteln, die Thrombozytopenien hervorrufen können, können online abgerufen werden (www.ouhsc.edu/platelets/index.html). Die Thrombozytenzahl ist signifikant niedriger und das mittlere Thrombozytenvolumen signifikant höher bei Patienten mit akutem Koronarsyndrom im Vergleich zu einer Population mit stabiler Angina oder nichtkardialem Schmerzsyndrom [534]. Die Tab. 6.28 und 6.29 zeigen einige wichtige Ursachen einer Thrombozytopenie beim Fötus und Neugeborenen. Eine Thrombozytopenie bei Föten mit intrauteriner Wachstumsverzögerung weist auf eine schlechtere Prognose hin [536]. Die häufigste Ursache einer schweren Thrombozytopenie beim Neugeborenen ist die alloimmune Thrombozytopenie.

Tab. 6.26: Einige Ursachen der Lymphozytopenie.

Hereditär

- Einige seltene kongenitale Syndrome wie retikuläre Dysgenesie, schwerer kombinierter Immundefekt, Schweizer Typ der Agammaglobulinämie, einige Fälle von Thymus-Hypoplasie (DiGeorge-Syndrom), Ataxia teleangiectasia, Mutation im CD2-Gen [415], WHIM-Syndrom [79]
- Kongenitale dyserythropoetische Anämie Typ1 [416]

Erworben

- Akuter Stress einschließlich Traumata, chirurgische Eingriffe, Verbrennungen, akute Infektionen, fulminantes Leberversagen (eine Lymphozytose kann diesem z. T. vorausgehen)
- Akute oder chronische Niereninsuffizienz (einschließlich Dialysepatienten)
- Cushing-Syndrom sowie Gabe von Kortikosteroiden oder ACTH
- Karzinome (insbesondere im fortgeschrittenen Stadium)
- Hodgkin-Lymphom (insbesondere im fortgeschrittenen Stadium)
- Einige Non-Hodgkin-Lymphome
- Angioimmunoblastisches T-Zell-Lymphom
- Akute HIV-Infektion
- AIDS
- Zytotoxische und immunsuppressive Therapie, insbesondere mit Nukleosid-Analoga, Antilymphozyten- und Antithymozyten-Globulin sowie therapeutische Gabe von monoklonalen Antikörpern gegen Lymphozyten (z. B. Alemtuzumab – anti-CD52); Dimethylfumarat (bei Psoriasis) [417]
- Stammzelltransplantation*
- Clozapintherapie [86]
- Überempfindlichkeit gegenüber Chinin [418]
- Therapie mit Erythropoetin [419]
- Gabe von IL12 [281]
- Grippeimpfung [420]
- Bestrahlung
- Alkoholismus [389]
- Rheumatoide Arthritis [421] und systemischer Lupus erythematodes [422]
- Sarkoidose [423]
- Aplastische Anämie und Agranulozytose
- Megaloblastäre Anämie
- Myelodysplastische Syndrome [424, 425]+
- Anorexia nervosa [426]
- Intestinale Lymphangiektasie und Whipple-Krankheit
- Periphere Stammzellapherese [338]
- Eisenmangelanämie [427]
- Chronische Thrombozytenapherese [428]
- Graft-versus-Host-Krankheit
- Gabe von „Lorenzos Öl" [429]
- Thymom [430]

* Eine Lymphozytenzahl von unterhalb $0{,}75 \times 10^9/l$ an Tag 100 ist prädiktiv für eine ausgeprägte und schwere Graft-versus-Host-Krankheit nach allogener Transplantation.
+ Eine Lymphozytenzahl von unterhalb $1{,}2 \times 10^9/l$ ist prognostisch ungünstig bei myelodysplastischen Syndromen [425].
ACTH = adrenocorticotropes Hormon; HIV = humanes Immundefizienz-Virus; IL12 = Interleukin12, WHIM = Warzen, Hypogammaglobulinämie, Immundefizienz, Myelokathexis

Tab. 6.27: Einige Ursachen der Thrombozytopenie (ausgenommen sind Zustände, die meistens mit einer Panzytopenie einhergehen).

Störungen der Thrombozytenbildung

Kongenital (hereditär oder als Folge intrauteriner Ereignisse)
- May-Hegglin-Anomalie, Sebastian-Syndrom, Epstein-Syndrom, Fechtner-Syndrom (alle aus einer MYH9-Mutation resultierend)
- Bernard-Soulier-Syndrom
- Andere hereditäre Thrombozytopenien (s. Tab. 8.11–8.13)
- Hypoplasie der Megakaryozyten, vererbt oder durch intrauterine Ereignisse (einschließlich Mutationen im MPL-Gen, das den Thrombopoetinrezeptor kodiert), einige Fälle von Trisomie 13, Trisomie 18, Trisomie 21, Thrombozytopenie mit radio-ulnarer Synostose (HOXA11-Mutation), Thrombozytopenie bei unauffälligem Radius, aber anderen körperlichen Veränderungen und in 40 % der Fälle mit autosomal-rezessivem oder X-chromosomal-rezessivem Erbgang [432], amegakaryozytäre Thrombozytopenie beim Noonan-Syndrom [433], X-chromosomale Thrombozytopenie bei GATA1-Mutation
- Retikuläre Agenesie (variable Thrombozytopenie)
- Plazentainsuffizienz – assoziiert mit fetaler Hypoxie, intrauteriner Wachstumsverzögerung, Säuglinge hypertensiver oder diabetischer Mütter [394, 434]
- Bei hämolytischer Krankheit des Neugeborenen (Rh, und v. a. Kell) [435, 436]
- Transplazentarer Übertritt von mütterlichen Thrombozyten-Antikörpern mit resultierender Hemmung der Megakaryopoese, z. B. anti-HPA-2b [437]

Hereditär, aber bei Geburt nicht symptomatisch
- Fanconi-Anämie

Erworben
- Nach Knochenmarkschäden durch Arzneimittel, die eine aplastische Anämie verursachen können oder als erstes Zeichen einer aplastischen Anämie oder als Merkmal einer Senfgasexposition [438]
- Krebsmedikamente – Alkylanzien, Nitroharnstoffe, Anthrazykline, Mitoxantron, Imatinib (selten) [196], Dasatinib [439], Thalidomid, Lenalidomid, Bortezomib
- Behandlung mit Thiaziden
- Myelodysplastische Syndrome
- Schwerer Eisenmangel (selten)
- Parvovirus-Infektion (selten) [440]
- HHV-6-Infektion [350] einschließlich des verzögerten Thrombozyten-Engraftments nach allogener Transplantation bei früher HHV-6-Variante-B-Infektion [441]
- Chronische Hepatitis-C-Infektion (wahrscheinlich) [442]
- Interferontherapie
- Paroxysmale nächtliche Hämoglobinurie
- Alkoholabusus [443]
- Anorexia nervosa [271]
- Autoimmune erworbene amegakaryozytäre Thrombozytopenie [443] einschließlich der amegakaryozytären Thrombozytopenie bei LGL-Leukämie mit gelegentlich zyklischen Thrombozytopenien [444]
- Graft-versus-Host-Krankheit [287]
- Chronische Niereninsuffizienz und Hämodialyse, in geringerem Ausmaß auch Peritonealdialyse [445]
- Bildung von Antikörpern gegen Thrombopoetin nach Gabe von pegyliertem rekombinantem Thrombopoetin [446]

* Abciximab kann auch eine Thrombozytopenie als Folge einer Plättchenaggregation verursachen; DDAVP = 1-Deamino-8-D-Arginin-Vasopressin; HHV6 = Humanes Herpes-Virus 6; HIV = humanes Immundefizienz-Virus; HLA = Humanes Histokompatibilitätsantigen; IL = Interleukin; M-CSF = Monozytenkolonie-stimulierender Faktor (macrophage colony-stimulating factor)

Tab. 6.27: (fortgesetzt)

- Hypervitaminose A [285]
- Kupfermangel [392]
- Arsenvergiftung [286]

Verstärkter Verbrauch oder Zerstörung der Thrombozyten (nachgewiesen oder anzunehmen)

Immunvermittelt

Kongenital

- Alloimmun-bedingte Thrombozytopenie
- Transplazentarer Übertritt mütterlicher GpIIb/IIIa-Antikörper (im Falle einer Mutter mit Glanzmann-Thrombasthenie) [447]
- Transplazentarer Übertritt mütterlicher Anti-CD36-Isoantikörper von CD36-defizienten Müttern [448]
- Transplazentarer Übertritt mütterlicher HLA-Antikörper (ungewöhnlich) [437]
- Transplazentarer Übertritt mütterlicher AB0-Antikörper (selten) [437]
- Arzneimittelüberempfindlichkeit der Mutter

Erworben

- Autoimmunbedingte thrombozytopenische Purpura als isolierte Anomalie oder gemeinsam mit anderen Autoimmunerkrankungen (systemischer Lupus erythematodes, primäres Antiphospholipid-Syndrom, rheumatoide Arthritis, autoimmunbedingte hämolytische Anämie (Evans-Syndrom) autoimmunes lymphoproliferatives Syndrom) mit lymphoproliferativen Erkrankungen (CLL, Non-Hodgkin-Lymphom, Hodgkin-Lymphom, LGL-Leukämie), Sarkoidose [448], variables Immundefektsyndrom [449] oder angioimmunoblastischer Lymphadenopathie
- Alloimmun-bedingt, z. B. durch Transfer von Spenderlymphozyten bei Stammzelltransplantation [450]), Infusion von Plasma, das Thrombozyten-Alloantikörper enthält [451]
- Arzneimittel-induzierte immunbedingte Thrombozytopenie einschließlich der Heparin-induzierten Thrombozytopenie, Protamin-Heparin-induzierten Thrombozytopenie [452], durch Chinin (auch in Bitter Lemon, Dubonnet, Indian Tonic Water [453]), Vancomycin und Carbimazol [454] und Thrombozytopenien durch monoklonale Thrombozyten-Antikörper, z. B. Abciximab* (gegen Glykoprotein IIb/IIIa auf Plättchenoberflächen) [455] und weitere Arzneimittel, die mit der Fibrinogenbindung an Glykoprotein IIb/IIIa interferieren – Eptifibatid, Orbofiban, Roxifiban, Tirofiban und Xemilofiban [456], Alemtuzumab (Thrombozytopenie ist vorübergehend)
- Arzneimittel-induzierte immunbedingte Thrombozytopenie durch Goldsalze und möglicherweise Procainamid, Sulfonamide und Interferon α und - β [457]
- Nahrungsmittel-assoziierte immunbedingte Thrombozytopenien – Tahin [458], Lupinus-termis-Bohnen [459], Kuhmilch [453], Cranberry-Saft [453]
- Immunbedingte Thrombozytopenie durch Jui-Kräutertee (ein traditionelles chinesisches Heilmittel) [460]
- Immunbedingte Thrombozytopenie bei HIV-Infektion
- Immunbedingte Thrombozytopenie bei Infektionen mit CMV [461], HHV6 [462], Hepatitis C [463], Hepatitis E [464], Mycoplasma pneumoniae [465], Scharlach (β-hämolysierende Streptokokken) [466], Tuberkulose [467, 468], Brucellose [469], Toxoplasmose [469], Helicobacter-pylori-Infektion [470], Q-Fieber [471], H7N9(aviären Ursprungs)-Influenza [472], Malaria, Babesiose
- Postinfektiöse Thrombozytopenien, v. a. nach Röteln oder Windpocken, infektiöser Mononukleose, weiteren viralen Infektionen und Impfungen, z. B. MMR-Impfung

---

* Abciximab kann auch eine Thrombozytopenie als Folge einer Plättchenaggregation verursachen; DDAVP = 1-Deamino-8-D-Arginin-Vasopressin; HHV6 = Humanes Herpes-Virus 6; HIV = humanes Immundefizienz-Virus; HLA = Humanes Histokompatibilitätsantigen; IL = Interleukin; M-CSF = Monozytenkolonie-stimulierender Faktor (macrophage colony-stimulating factor)

Tab. 6.27: (fortgesetzt)

- Purpura nach Transfusionen
- Kokainabusus [473]
- Anaphylaxie
- Onyalai [474]
- Einsatz von Dialysatoren, die mit Elektronenstrahlung sterilisiert worden sind [475]

Nicht-immun-Mechanismen

Kongenital
- Schulman-Upshaw-Syndrom [476, 477]
- Hereditäre Phytosterolämie [478]
- Kaposi-formes Hämangioendotheliom [479] oder büschelartiges Hämangiom (Kasabach-Merritt-Syndrom)
- Intrahepatisches infantiles Hämangiom [479]
- Typ IIB von-Willebrand-Syndrom, insbesondere nach DDAVP-Therapie sowie Plättchentyp des von-Willebrand-Syndroms (vererbter Defekt von Plättchen GpIIb) [480]
- Mutation im ITGB3-Gen (kodiert GpIIb/IIa) [480]

Erworben
- Verbrauchskoagulopathie (hier auch in Assoziation mit Hitzeschlag, IL2-Verabreichung [481, 482], Trypanosomiasis [483] und Angiosarkom [484])
- Thrombotische Mikroangiopathie (thrombotische thrombozytopenische Purpura und ähnliche Zustände, s. a. Tab. 8.8)
- Lebervenen-Verschlusskrankheit nach Transplantation [485]
- Venöse Thromboembolie
- Virales hämorrhagisches Fieber – Arenavirus (Lassa-Fieber sowie Argentinisches, Bolivianisches, Venezolanisches und Brasilianisches hämorrhagisches Fieber), Bunyaviridae-Infektion (Rift-Valley- Fieber, Krim-Kongo-Fieber, hämorrhagisches Fieber mit Nierensymptomatik bei Hantaan-, Seoul-, Puumala- und weiteren Viren sowie Hantavirus-Lungensyndrom durch Sin-Nombre-Virus) [59], Black-Creek-Canal- und weitere Virusinfektionen, SFTS-Virusinfektion (severe fever with thrombocytopenia syndrome virus) [356], Filovirus-Infektion (Marburg- und Ebola-hämorrhagisches Fieber), Flavivirus-Infektion (Gelbfieber [487], Dengue-, Kyasanur-Wald-Fieber und Omsk-hämorrhagisches Fieber) und bestimmte weitere Viruserkrankungen, z. B. Colorado-Zeckenfieber (Coltivirus-Infektion), akute HIV-Infektion, Cache-Valley-Virusinfektion [488], lymphozytäre Choriomeningitis-Virusinfektion [354], Nipah-Virusenzephalitis [489], Coronavirus-assoziiertes schweres Atemwegssyndrom (SARS) [354], aviäre Influenza-A-Infektion [347], Chikungunya-Fieber [490], Heartland-Virus(ein Phlebovirus)-Infektion [357], West-Nil-Virusinfektion [491], Alkhumra-Virus-Infektion [492]
- Infektion mit Rickettsien z. B. Rocky-Mountain-Fleckfieber, malignes Mittelmeer-Fleckfieber, Queensland-Zeckenstichfieber [493], Tsutsugamushi-Fieber [494], Rattenfleckfieber [495]
- Einige bakterielle Infektionen, z. B. brasilianisches Purpura-Fieber (Haemophilus-aegypticus-Infektion), Läuserückfallfieber (Borrelia recurrentis), humane monozytäre Ehrlichiose (Ehrlichia-chaffeensis-Infektion), humane granulozytäre Anaplasmose (früher als humane granulozytäre Ehrlichiose bezeichnet; Anaplasma-phagocytophilium-Infektion) sowie Infektion durch Ehrlichia ewingii und Ehrlichien-Spezies Wisconsin [496], Bartonella-quintana-Infektion (Schützengrabenfieber) [497], inhalative Anthrax-Infektion [498], Brucellose [499], Typhus [500], Leptospirose [501]
- Einige Protozoeninfektionen, z. B. Malaria und Babesiose
- Extrakorporale Zirkulation

---

* Abciximab kann auch eine Thrombozytopenie als Folge einer Plättchenaggregation verursachen; DDAVP = 1-Deamino-8-D-Arginin-Vasopressin; HHV6 = Humanes Herpes-Virus 6; HIV = humanes Immundefizienz-Virus; HLA = Humanes Histokompatibilitätsantigen; IL = Interleukin; M-CSF = Monozytenkolonie-stimulierender Faktor (macrophage colony-stimulating factor).

Tab. 6.27: (fortgesetzt)

- Einsatz einer intraaortalen Ballonpumpe [502]
- Periphere Stammzellapherese [388]
- Massive Transfusion
- Kaposi-Sarkom [503]
- Histiozytisches Sarkom der Milz [504]
- Gabe von M-CSF [505]
- Schlangenbiss [83]
- Vergiftung mit Bienengift [506]
- Erworbene Phytosterolämie in Assoziation mit Soja-basierter parenteraler Ernährung [507]

Umverteilung der Thrombozyten

Kongenital
- Hypersplenismus

Erworben
- Hypersplenismus (einschließlich der akuten Sequestrierung bei der Sichelzellkrankheit)
- Gabe von Lorenzos Öl [429, 508]
- Hypothermie [509]

Unbekannte oder komplexe Mechanismen

Kongenital
- Extreme Frühgeburtlichkeit
- Wiskott-Aldrich-Syndrom
- Syndrom der „grauen Thrombozyten"
- Chédiak-Higashi-Anomalie
- Griscelli-Syndrom Typ 2 [469]
- Hermansky-Pudlak-Syndrom Typ II [510]
- Zyklische Thrombozytopenie und wellenförmige Thrombozytendysgenesie
- Mittelmeermakrothrombozytose
- Jacobsen-Syndrom (Paris-Trousseau-Thrombozytopenie, terminale Deletion von 11q mit q21–q24-Bruchpunkt)
- Kongenitale Infektionen (Toxoplasmose, Cytomegalievirus-Infektion, Röteln, Syphilis, Listeriose, Coxsackie-B-Infektion, Herpes-simplex-Virus-Infektion, Rückfallfieber (Borrelia-hermsii-Infektion) [511])
- Bei einigen angeborenen Stoffwechselstörungen (idiopathische Hyperglycinämie [512], Methylmalonazidämie [512], Isovalerianazidämie [512], Propionazidämie [343], Hyperzinkämie mit Hypercalprotectinämie [344], Holocarboxylase-Synthetase-Mangel, Mevalonazidurie [513])
- Mitochondriale Zytopathien einschließlich Pearson-Syndrom, Fumarasemangel und mitochondriales Depletionssyndrom [161, 514]
- In Assoziation mit Faktor-V-Quebec [515]
- Kongenitale dyserythropoetische Anämie Typ 1 (Thrombozytopenie ist transient) [516]
- Schwere kongenitale Neutropenie, während einer Behandlung mit G-CSF [517]

Erworben
- Phototherapie beim Neugeborenen [518]
- Atemnotsyndrom und mechanische Ventilation bei Neugeborenen [519, 520]
- Neonatale Hyperthyreose [521]
- Bei kongenitalen zyanotischen Herzfehlern

* Abciximab kann auch eine Thrombozytopenie als Folge einer Plättchenaggregation verursachen; DDAVP = 1-Deamino-8-D-Arginin-Vasopressin; HHV6 = Humanes Herpes-Virus 6; HIV = humanes Immundefizienz-Virus; HLA = Humanes Histokompatibilitätsantigen; IL = Interleukin; M-CSF = Monozytenkolonie-stimulierender Faktor (macrophage colony-stimulating factor)

Tab. 6.27: (fortgesetzt)

– Neonatale Herpes-simplex-Infektion
– Miliartuberkulose [255]
– Morbus Basedow [522]
– Hypothyreose [523]
– Thrombozytopenie während der Schwangerschaft
– Monge-Krankheit (überschießende Höhen-bedingte Polyzythämie) [524]
– Thrombozytopenie mit Exanthem bei japanischen Säuglingen [525]
– Morbus Wilson [526]
– Paracetamol/Acetaminophen-Überdosierung [527]
– Arzneimittel-induziert, unbekannte Mechanismen (Infliximab, Efalizumab, Rituximab [457, 529, 530], Alemtuzumab, Omalizumab(Anti-IgE-Antikörper)-Therapie [531], Trastuzumab [532], Bortezomib [369], IL12 [281], Sirolimus, Ibrutinib [375]
– Jodhaltiges Röntgenkontrastmittel [457]
– Verwendung von Jui (traditionelle chinesische Kräutermedizin) (vermutlich immun) [533]
– Oroya-Fieber [191]

* Abciximab kann auch eine Thrombozytopenie als Folge einer Plättchenaggregation verursachen; DDAVP = 1-Deamino-8-D-Arginin-Vasopressin; HHV6 = Humanes Herpes-Virus 6; HIV = humanes Immundefizienz-Virus; HLA = Humanes Histokompatibilitätsantigen; IL = Interleukin; M-CSF = Monozytenkolonie-stimulierender Faktor (macrophage colony-stimulating factor)

Tab. 6.28: Einige Ursachen fetaler Thrombozytopenien (Thrombozytenzahlen <150 × 10^9/l) [535, 536]; die Prävalenz einer Thrombozytopenie bei Feten mit entsprechenden spezifischen Erkrankungen ist in Klammern aufgeführt [535].

Kategorie/Mechanismus	Häufigkeit bei Fällen mit Thrombozytopenie	Spezifische Ursachen und prozentualer Anteil an Fällen mit Thrombozytopenien auf diese bezogen
Intrauterine Infektion	28 %	Toxoplasmose (26 %), Cytomegalievirus-Infektion (36 %), Röteln (20 %), HIV-Infektion
Immunvermittelt	18 %	Alloimmune Thrombozytopenie, mütterliche Autoimmunthrombozytopenie
Chromosomenanomalien	17 %	Trisomie 13 (54 %), Trisomie 18 (86 %), Trisomie 21 (6 %), Turner-Syndrom (31 %), Triploidie (3/4)
Unbekannte, a. e. heterogene Mechanismen	12 %	Assoziiert mit multiplen kongenitalen Anomalien ohne chromosomale Anomalien
Intrauterine Wachstumsverzögerung	6 %	
Unbekannte Mechanismen	4 %	Schwere Rhesus-Inkompatibilität
Hereditär	Selten	Wiskott-Aldrich-Syndrom Kongenitale amegakaryozytäre Thrombozytopenie

Tab. 6.29: Einige Ursachen von Thrombozytopenien, die in der Neugeborenenphase von besonderer Bedeutung sind (Pathomechanismen und weitere seltene Ursachen s. Tab. 6.27).

- Chronische fetale Hypoxie (mütterliche Hypertonie, Diabetes mellitus, intrauterine Wachstumsverzögerung)*
- Perinatale Asphyxie (häufig mit disseminierter intravasaler Gerinnung assoziiert) [537]
- Intrauterine Infektion
- Virusinfektionen (Cytomegalievirusinfektion, kongenitale Röteln, HIV-Infektion, Herpes-simplex-Infektion, Varizella-zoster-Infektion, Coxsackie-B-Infektion)
- Kongenitale Syphilis
- Listeriose
- Kongenitale Toxoplasmose
- Perinatale Infektion (z. B. Escherichia coli, Gruppe-B-Streptokokken) [537]
- Mütterliche Thrombozyten-Antikörper (Autoantikörper, Alloantikörper oder Medikamenten-induzierte Antikörper)
- Kongenitale Leukämie sowie vorübergehende abnorme Myelopoese beim Down-Syndrom
- Disseminierte intravasale Gerinnung (z. B. Folge einer bakteriellen Sepsis, akuten Asphyxie, eines akuten Atemnotsyndroms des Neugeborenen [respiratory distress syndrome], einer pulmonalen Hypertonie, nekrotisierenden Enterokolitis) [272]
- Thrombose (der Aorta oder Nierenvenen) [536]
- Kasabach-Merritt-Syndrom
- Hereditär (z. B. Thrombozytopenie-Radiusaplasie-Syndrom, kongenitale amegakaryozytäre Thrombozytopenie, Trisomie 13 [537], Trisomie 18 [537], Noonan-Syndrom [538])
- Metabolische Erkrankungen (z. B. Propionazidämie, Methylmalonazidämie, Gaucher-Krankheit) [535]
- Austauschtransfusion
- Hyperbilirubinämie und Phototherapie [272]
- Induzierte Hypothermie [536]
- Nekrotisierende Enterokolitis

* Kann auch mit einer Polyzythämie, einer milden Neutropenie und Zeichen des Hyposplenismus assoziiert sein [536].

6.19.1 Auswertung des Blutausstrichs und der Blutzellzählung

Bei ätiologisch nicht geklärten kongenitalen Thrombozytopenien sollte die Thrombozytengröße und -granularität sowie die Leukozytenmorphologie evaluiert werden. Es gibt eine Anzahl genetisch bedingter Thrombozytopenien mit auffälliger Thrombozyten- oder Neutrophilenmorphologie (s. Kapitel 9). Auch bei den erworbenen Thrombozytopenien spielt die Plättchengröße eine Rolle, da bei einem vermehrtem Plättchenverbrauch oder einer vermehrten Plättchenzerstörung die resultierende erhöhte Knochenmarkproduktion mit großen Thrombozyten einhergeht, wohingegen bei einer Knochenmarkinsuffizienz üblicherweise kleine bis normalgroße Thrombozyten beobachtet werden. Bei den Erythrozyten sollten Hinweise auf eine mikroangiopathische hämolytische Anämie berücksichtigt werden, da sie mit einer Thrombozytopenie auf der Grundlage einer thrombotischen Mikroangiopathie einhergehen kann. Auch auf das Vorliegen von atypischen Lymphozyten (hinweisend auf eine Virusinfektion oder eine lymphoproliferative Erkrankung), Blasten, unreifen Granulozyten, Erythroblasten (als Hinweis für eine Leukämie oder Knochenmarkinfiltration) und Dysplasiezeichen (bei MDS oder AML) sollte geachtet werden. Kinder mit amegakaryozytärer Thrombozytopenie können eine Makrozytose aufweisen [433]. Bei Erkrankungen mit erhöhtem Plättchenverbrauch oder vermehrter -zerstörung zeigt das maschinell erstellte Blutbild ein erhöhtes mittleres Thrombozytenvolumen (MTV) und eine erhöhte Thrombozytenverteilungsbreite (platelet distribution width [PDW]), bei Erkrankungen mit verminderter Knochenmarkproduktion niedrige MTV-Werte. Die Anzahl retikulierter Thrombozyten ist bei vermehrter Produktion erhöht und bei gestörter Produktion gering.

6.19.2 Weitere Untersuchungsmethoden

Bei angeborenen Thrombozytopenien sollte der Patient hinsichtlich weiterer Merkmale assoziierter kongenitaler Defekte untersucht werden, ebenso seine Familienmitglieder, bei denen auch Thrombozytenzahl und -morphologie evaluiert werden müssen. Die amegakaryozytäre Thrombozytopenie ist mit erhöhten Hämoglobin-F-Werten und mit einem erhöhten i-Antigen assoziiert [433]. Erlaubt die klinische Anamnese keine ätiologische Klärung einer erworbenen Thrombozytopenie, können die Knochenmarkuntersuchung, die Untersuchung auf Autoantikörper (ANA, Anti-dsDNA-Antikörper und Lupusantikoagulans) sowie Gerinnungsuntersuchungen zum Ausschluss einer disseminierten intravasalen Gerinnung sinnvoll sein. Auch die Bestimmung von HIV-Antikörpern sollte in Betracht gezogen werden.

6.20 Panzytopenie

Eine Panzytopenie stellt die Kombination aus Anämie (mit verringerter Erythrozytenzahl), Leukopenie und Thrombozytopenie dar. Die Leukopenie beruht meistens auf einer Neutropenie, allerdings könnten auch die anderen Granulozyten, Monozyten und Lymphozyten vermindert sein. In den meisten Fällen ist die Ursache eine Verdrängung oder ein Versagen des Knochenmarks, aber auch die periphere Zerstörung reifer Zellen und ein „Pooling" in der Milz können Panzytopenien hervorrufen. Zyklische a. e. Zytokin-induzierte Panzytopenien sind ein seltenes Phänomen beim Hodgkin-Lymphom [539]. Einige Ursachen einer Panzytopenie werden in Tab. 6.30 aufgelistet. Im Krankenhaus ist die Panzytopenie meistens Folge einer zytotoxischen bzw. immunsuppressiven Therapie.

6.20.1 Auswertung des Blutausstrichs und der Blutzellzählung

Wenn die Ätiologie der Panzytopenie nicht eindeutig aus dem klinischen Bild hervorgeht, sollte ein Blutausstrich sorgfältig beurteilt werden, insbesondere hinsichtlich des Vorliegens von Blasten, Dysplasiezeichen, Lymphomzellen, Haarzellen, Myelomzellen, Geldrollenbildung, Makrozyten, hypersegmentierten neutrophilen Granulozyten, Erythroblasten und unreifen Granulozyten. Blasten sollten besonders an den Rändern des Ausstrichpräparates gesucht werden. Blasten und Haarzellen kommen zwar nur selten vor, aber auch das Vorkommen nur weniger dieser Zellen ist von Bedeutung. Bei der aplastischen Anämie sind die Erythrozyten normo- oder makrozytär, eine Polychromasie fehlt, gelegentlich kann eine Poikilo-

Tab. 6.30: Einige Ursachen der Panzytopenie.

Angeborene Erkrankungen

- Hereditäre Ursachen einer aplastischen Anämie: Fanconi-Anämie, Dyskeratosis congenita, WT-Gliedmaßen-Blut-Syndrom, hypoplastische Anämie mit erhöhtem Leukämierisiko [540], Xeroderma pigmentosa, späte Stadien von Shwachman-Diamond-Syndrom, aplastische Anämie nach kongenitaler amegakaryozytärer Thrombozytopenie [432] einschließlich einiger Patienten mit amegakaryozytärer Thrombozytopenie als Folge eines defekten Thrombopoetinrezeptors (MPL-Mutation) [541], Ataxie-Panzytopenie-Syndrom [542], Jacobsen-Syndrom (terminale Deletion von 11q mit Bruchpunkt in q21–q24), Dubowitz-Syndrom (Mikrozephalie und weitere Entwicklungsdefekte mit aplastischer Anämie) [433], Seckel-Syndrom (Mikrozephalie und Kleinwuchs mit aplastischer Anämie) [433]
- Marmorknochenkrankheit (Osteopetrosis)
- Hereditäre Stoffwechselkrankheiten [543–547] (Mannosidose, Gaucher-Krankheit, Nieman-Pick-Krankheit bei Erwachsenen, Methylmalonazidurie, Oxalose, Isovalerianazidämie, α-Methyl-β-Hydroxybutyrat-Azidurie, Propionazidämie, Zystinose)
- Mitochondriale Zytopathien einschließlich einiger Fälle von Pearson-Syndrom [278] und Panzytopenie bei nekrotisierender Enzephalopathie [548]
- Andere seltene hereditäre Erkrankungen (Cobalamin-C-Defekt [549], Griscelli-Syndrom Typ 2 [550], Thiamin-responsive Anämie [551], Wolfram-Syndrom [DIDMOAD – Diabetes insipidus, Diabetes mellitus, Optikus-Atrophie, Taubheit (deafness)], Methylmalonazidurie)

Erworbene Krankheiten

- Aplastische und hypoplastische Anämien, einschließlich der idiopathischen, Virus-bedingten, Arzneimittel-bedingten und durch Chemikalien induzierten aplastischen Anämie, Hypophyseninsuffizienz [552], Knochenmarkaplasie einer ALL vorausgehend, Knochenmarkaplasie bei Thymomen und LGL-Leukämie, Graft-versus-Host-Reaktion einschließlich einer transfusionsassoziierten Graft-versus-Host-Reaktion, Spenderlymphozyteninfusion nach hämatopoetischer Stammzelltransplantation, Bestrahlungen, Gabe von alkylierenden Substanzen, andere Zytostatika und ähnliche Substanzen, Imatinibtherapie [553], Alemtuzumabtherapie, Bildung von Anti-Thrombopoetin-Antikörpern [554]
- Knochenmarkinfiltration mit oder ohne Fibrose, einschließlich ALL, AML (zusätzlich ineffektive Hämatopoese), Multiples Myelom, Karzinome, Non-Hodgkin-Lymphome, Haarzell-Leukämie und Varianten der Haarzell-Leukämie
- Hodgkin-Lymphom (Zytokin-induziert) [539]
- Klonale Erkrankungen der Hämatopoese (Myelodysplastische Syndrome, paroxysmale nächtliche Hämoglobinurie, akute Myelofibrose, fortgeschrittene idiopathische Myelofibrose)
- Ineffektive Hämatopoese (akute oder schwere megaloblastäre Anämie)
- Arsenintoxikation [555]
- Akute Infektionen (einige Fälle von akuter HIV-Infektion [556], Parvo-Virusinfektion [557], Ehrlichiose [558], Anaplasmose [559], Brucellose [560], Miliartuberkulose, Cytomegalievirus(CMV)-Infektion in Knochenmarktransplantat-Empfängern [561], Humanes Herpesvirus-6-Infektion [562], Humanes Herpesvirus-8-Infektion bei immunsupprimierten Patienten [564], Legionellen-Krankheit [565], Mittelmeer-Fleckfieber [566], chronisch-aktive Epstein-Barr-Virus(EBV)-Infektion [567] und nach EBV-Infektion bei Personen mit Veranlagung zum X-chromosomalen lymphoproliferativem Syndrom)
- Einige chronische Infektionen, insbesondere die viszerale Leishmaniose (Kala azar) bei vorliegendem sekundären Hypersplenismus, selten chronische Parvo-Virusinfektion [568], Miliartuberkulose (in einer Minderheit der Patienten) [255]
- Hämophagozytische Syndrome (familiäre und Infekt-assoziierte Formen)

Tab. 6.30: (fortgesetzt)

Angeborene Erkrankungen
– AIDS
– Fusariose [569]
– Systemischer Lupus erythematodes
– Kombinierte Immunzytopenie
– Autoimmunes lymphoproliferatives Syndrom [571]
– Schwere oder chronische Graft-versus-Host-Krankheit [572]
– Medikamenten-induzierte Immunpanzytopenie (z. B. bei Phenacetin, Paraaminosalicylsäure, Sulfonamiden, Rifampicin, Chinin)
– Hypersplenismus (z. B. bei Kala azar und Schistosoma-mansoni-Infektionen)
– Erworbenes Syndrom der meerblauen Histiozyten im Rahmen einer langandauernden parenteralen Ernährung (pathomechanisch a. e. durch Hypersplenismus bedingt) [573]
– Morbus Wilson [574]
– Hyperthyreose (selten) [575]
– Alkoholvergiftung [389]
– Kupfermangel [575]
– Hypothermie [576]
– Morbus Paget [577]
– Hyperparathyreoidismus [578]

zytose festgestellt werden. Die Thrombozyten sind üblicherweise klein und ohne wesentliche Größenvariabilität.

6.20.2 Differentialdiagnose

Dysplasiezeichen ohne vorangegangenen Kontakt mit zytotoxischen Substanzen oder Medikamenten lassen an eine HIV-Infektion, ein MDS oder eine AML denken. Eine Makrozytose kann bei Lebererkrankungen und Alkohol-Abusus auftreten ebenso wie bei der megaloblastären Anämie sowie bei hypoplastischen und aplastischen Anämien, MDS und nach zytotoxischer Chemotherapie. Eine Poikilozytose und ein leukerythroblastischer Ausstrich (s. Tab. 6.19) weisen auf eine Knochenmarkinfiltration oder eine idiopathische Myelofibrose hin. Niedrige Retikulozytenzahlen zeigen eine Störung der Knochenmarkproduktion an, wohingegen hohe Retikulozytenzahlen auf eine periphere Zerstörung, z. B. bei der paroxysmalen nächtlichen Hämoglobinurie oder durch immunbedingte Prozesse, hinweisen. Das Blutbild zeigt möglicherweise ein vergrößertes MCV und eine erhöhte Erythrozytenverteilungsbreite (red cell distribution width [RDW]). Entsprechend sind erhöhte Werte für das mittlere Thrombozytenvolumen und für die Anzahl retikulierter Thrombozyten bei peripheren Zerstörungsprozessen zu beobachten, wohingegen erniedrigte Werte für diese Parameter trotz vorliegender Thrombozytopenie bei gestörter Knochenmarkproduktion zu verzeichnen sind.

6.20.3 Weitere Untersuchungsmethoden

Die Bestimmung der Retikulozytenzahl sowie eine Untersuchung des Knochenmarks sind meistens erforderlich. Wenn sich dabei kein ausreichendes Zellmaterial gewinnen lässt, ist zusätzlich eine Biopsie notwendig. Bei V. a. ein Hämophagozytose-Syndrom, bei einer akuten Infektion oder einem schnellen Auftreten einer megaloblastären Anämie, ist die Untersuchung des Knochenmarks besonders schnell erforderlich. Makrozyten und hypersegmentierte neutrophile Granulozyten können bei der megaloblastären Anämie fehlen und die Diagnose kann dadurch unter Umständen nur aus dem Knochenmark gestellt werden. Die Ergebnisse dieser initialen Untersuchungen und die spezifischen Verdachtsdiagnosen bestimmen über weitere erforderliche diagnostische Schritte.

6.21 Literatur

[1] Doubek M, Brychtova Y, Tomiska M, Mayer J (2005) Idiopathic systemic capillary leak syndrome misdiagnosed and treated as polycythemia vera. Acta Haematol, 113, 150–151.
[2] Endo Y, Torii R, Yamazaki F, Sagawa S, Yamauchi K, Tsutsui Y et al. (2001) Water drinking causes a biphasic change in blood composition in humans. Pflugers Arch, 442, 362–368.
[3] Juvonen E, Ikkala E, Fyhrquist F, Ruutu T (1991) Autosomal dominant erythrocytosis caused by increased sensitivity to erythropoietin. Blood, 78, 3066–3069.
[4] Prchal JT, Sokol L (1996) "Benign erythrocytosis" and other familial and congenital polycythemias. Eur J Haematol, 57, 263–268.
[5] Ang SO, Chan H, Stockton DW, Sergueeva A, Gordeuk WF, Prchal JT (2001) Von Hippel-Lindau protein, Chuvash polycythemia and oxygen sensing. Blood, 98, 748a.
[6] Percy MJ, McMullin MF, Jowitt SN, Potter M, Treacy M, Watson WH, Lappin TRJ (2003) Chuvash-type congenital polycythaemia in 4 families of Asian and Western European ancestry. Blood, 102, 1097–1099.
[7] Perrotta S, Nobili B, Ferraro M, Migliaccio C, Borriello A, Cucciolla V et al. (2006) Von Hippel-Lindau-dependent polycythaemia is endemic on the island of Ischia: identification of a novel cluster. Blood, 107, 514–519.
[8] Tomasic NL, Piterkova L, Huff C, Bilic E, Yoon D, Miasnikova GY et al. (2013) The phenotype of polycythemia due to Croatian homozygous VHL (571C> G:H191D) mutation is different from that of Chuvash polycythemia (VHL 598C> T:R200W). Haematologica, 98, 560–567.
[9] Percy MJ, Zhao Q, Flores A, Harrison CN, Lappin TRJ, Maxwell PH et al. (2006) A family with erythrocytosis establishes a role for prolyl hydroxylase domain protein 2 in oxygen homeostasis. Proc Natl Acad Sci USA, 103, 654–659.
[10] Percy MJ, Furlow PW, Lucas GS, Li X, Lappin TR, McMullin MF, Lee FS (2008) A gain-of-function mutation in the HIF2A gene in familial erythrocytosis. N Engl J Med, 358, 162–168.
[11] Distelhorst CW, Wagner DS, Goldwasser E, Adamson JW (1981) Autosomal dominant familial erythrocytosis due to anomalous erythropoietin production. Blood, 58, 1155–1158.
[12] Manglani MV, DeGroff CG, Dukes PP, Ettinger LJ (1998) Congenital erythrocytosis with elevated erythropoietin level: an incorrectly set "erythrostat"? J Pediatr Hematol Oncol, 20, 560–562.
[13] Guan Y, Wu JK, Jastaniah W, Moss LG, Digman C, Mostacci S et al. (2004) A new polycythaemia syndrome: congenital polycythemia with high erythropoietin and propensity for malignant hypertension due to paraganglionoma. Blood, 104, 171b.
[14] Tanaka KR, Zerez CR (1990) Red cell enzymopathies of the glycolytic pathway. Semin Hematol, 27, 165–185.

[15] King AJ, Eyre T, Littlewood T (2013) Obstructive sleep apnoea and erythrocytosis. Brit Med J, 347, 24–25.
[16] Hutchinson DCS, Sapru RP, Sumerling MD, Donaldson GWK, Richmond J (1968) Cirrhosis, cyanosis and polycythemia: multiple pulmonary arteriovenous anastomoses. Am J Med, 45, 139–151.
[17] Gajra A, Grethlein SJ (1999) Hereditary haemorrhagic telangiectasia – an unusual cause of polycythemia in pregnancy. Blood, 94, Suppl. 1, 14b.
[18] di Marco AT (1989) Carbon monoxide poisoning presenting as polycythemia. N Engl J Med, 319, 874.
[19] Bonadies N, Tichelli A, Rovo A (2012) When water doesn't clear the smut from the smoke: secondary polyglobulia caused by accidental co-intoxication related to excessive water-pipe smoking. Haematologica, 97, Suppl. 1, 703.
[20] Hammond D, Winnick S (1974) Paraneoplastic erythrocytosis and ectopic erythropoietins. Ann N Y Acad Sci, 230, 219–227.
[21] Souid AK, Dubanshy AS, Richman P, Sadowitz PD (1993) Polycythemia: a review article and a case report of erythrocytosis secondary to Wilms' tumor. Pediatr Hematol Oncol, 10, 215–221.
[22] Bazari H, Attar EC, Dahl DM, Uppot RN, Colvin RB (2010) Case 23-2010: a 49-year-old man with erythrocytosis, perinephric fluid collections, and renal failure. N Engl J Med, 363, 463–475.
[23] Shaheen M, Hilgarth KA, Antony AC, Hawes D, Badve S (2003) A Mexican man with "too much blood". Lancet, 362, 806.
[24] Eccersley LRC, Moule SP, Kargathra N, Abrahamson G, Philpott N, Baynes K, Brito-Babapulle F (2007) Hyperparathyroidism – associated polycythaemia: an analysis of 140 cases of hyperparathyroidism. Br J Haematol, 137, Suppl. 1, 49.
[25] Bank H, Passwell J (1974) Absolute erythrocytosis in early infectious hepatitis. Med Chir Dig, 3, 321–323.
[26] Jacobs P, Wood L (1994) Recurrent benign erythropoietin-secreting pheochromocytomas. Am J Med, 97, 307–308.
[27] Reynen K (1995) Cardiac myxomas. N Engl J Med, 333, 1610–1617.
[28] Nagajothi N, Sanmugarajah J (2006) Erythrocytosis and gestational hyperandrogenism. Am J Hematol, 81, 984–985.
[29] Dickerman RD, Pertusi R, Miller J, Zachariah NY (1999) Androgen-induced erythrocytosis: is it erythropoietin? Am J Hematol, 61, 154–155.
[30] Sykes DB, Schroyens W, O'Connell CO (2011) The TEMPI syndrome – a novel multisystem disease. N Engl J Med, 365, 475–476.
[31] Emanuel PD, Eaves CJ, Broody C, Papayannopoulo T, Moore MR, D'Andrea AD et al. (1992) Familial and congenital polycythemia in three unrelated families. Blood, 79, 3019–3030.
[32] Norberg G (1994) Assessment of risk in occupational cobalt exposures. Sci Total Environ, 150, 201–207.
[33] Jefferson JA, Escudero E, Hurtado M-E, Pando J, Tapia R, Swenson ER et al. (2002) Excessive erythrocytosis, chronic mountain sickness, and serum cobalt levels. Lancet, 359, 407–408.
[34] Nakanishi T, Sobue I, Tokokura Y, Nishitani H, Kuroiwa Y, Satayoshi L et al. (1984) The Crow-Fukase syndrome: a study of 102 cases in Japan. Neurology, 34, 712–720.
[35] Richard S, Croisille L, Yvart J, Casadeval N, Eschwège P, Aghakhani N et al. (2002) Paradoxical secondary polycythemia in von Hippel-Lindau patients treated with anti- vascular endothelial growth factor receptor therapy. Blood, 99, 3851–3853.
[36] Comont T, Delavigne K, Cougoul P, Challan-Belval T, Ollier S, Adoue D, Beyne-Rauzy O (2011) Secondary polycythemia during the course of immune thrombocytopenic purpura (ITP) treatment with romiplostim. Haematologica, 96, Suppl.2, 654.
[37] Alexandrescu DT, McClure R, Farzanmehr H, Dasanu CA (2008) Secondary erythrocytosis produced by the tyrosine kinase inhibitors sunitinib and sorafenib. J Clin Oncol, 26, 4947–4048.
[38] Austin T, Bridges N, Markiewicz M, Abrahamson E (1997) Severe neonatal polycythaemia after third stage labour underwater. Lancet, 350, 1445.

[39] Hudson PR, Tandy SC, Child DF, Williams CP, Cavill I (2001) Compensated haemolysis: a consistent features of diabetes mellitus. Br J Haematol, 113, Suppl. 1, 47.
[40] Worwood M, Carter K, Jackson HA, Hutton RD, Cavill I (2001) Erythropoiesis and iron status in asymptomatic subjects homozygous for HFE C282Y. Br J Haematol, 113, Suppl. 1, 63.
[41] Platt OS, Brambilla DJ, Rosse WF, Milner PF, Castro O, Steinberg MH, Klug PP (1994) Mortality in sickle cell disease: life expectancy and risk factors for early death. N Engl J Med, 330, 1639–1644.
[42] Venetz C, Labarère J, Jiménez D, Aujesky D (2013) White blood cell count and mortality in patients with acute pulmonary embolism. Am J Hematol, 88, 677–681.
[43] Alvarado A (1986) A practical score for the early diagnosis of acute appendicitis. Ann Emerg Med, 15, 557–564.
[44] Nakagawa M, Terashima T, D'yachkova Y, Bondy GP, Hogg JC, van Eeden SF (1998) Glucocorticoid-induced granulocytosis: contribution of marrow release and demargination of intravascular granulocytes. Circulation, 98, 2307–2313.
[45] Herring WB, Smith LG, Walker RI, Herion JC (1974) Hereditary neutrophilia. Am J Med, 56, 729–734.
[46] Plo I, Zhang Y, Le Couedic J-P, Nakatake M, Boulet J-M, Itaya M et al. (2009) An activating mutation in the CSF3R gene induces a hereditary chronic neutrophilia. J Exp Med, 206, 1701–1707.
[47] Malech HL, Gallin JI (1987) Current concepts: immunology, neutrophils in human disease. N Engl J Med, 317, 687–694.
[48] Arnaout MA (1990) Structure and function of the leukocyte adhesion molecules CD11/CD18. Blood, 75, 1037–1050.
[49] Etzione A, Frydman M, Pollack S, Avidor I, Phillips ML, Paulson JC, Gershoni-Baruch R (1992) Recurrent severe infections caused by a novel leukocyte adhesion deficiency. N Engl J Med, 327, 1789–1792.
[50] Etzioni A, Doerschuk CM, Harlan JM (1999) Of man and mouse: leukocyte and endothelial adhesion molecule deficiencies. Blood, 94, 3281–3288.
[51] Alon R, Aker M, Feigelson S, Sokolovsky-Eisenberg M, Staunton DE, Cinamon G et al. (2003) A novel genetic leukocyte adhesion deficiency in subsecond triggering of integrin avidity by endothelial chemokines results in impaired leukocyte arrest on vascular endothelium under shear flow. Blood, 101, 4437–4445.
[52] Malinin NL, Plow EF, Byzova TV (2010) Kindlins in FERM adhesion. Blood, 115, 4011–4017.
[53] Noris P, Perrotta S, Seri M, Pecci A, Gnan C, Loffredo G et al. (2011) Mutations in ANKRD26 are responsible for a frequent form of inherited thrombocytopenia: analysis of 78 patients from 21 families. Blood, 117, 6673–6680.
[54] Tindall JP, Beeker SK, Rose WF (1969) Familial cold urticaria: a generalized reaction involving leucocytosis. Arch Intern Med, 124, 129–134.
[55] Drenth J, van der Meer JWM (2001) Hereditary periodic fever. N Engl J Med, 345, 1748–1757.
[56] Dinarello CA (2009) Interleukin-1β and the autoinflammatory diseases. N Engl J Med, 360, 2467–2470.
[57] Blans MJ, Vos PE, Faber HJ, Boers GH (2001) Coma in a young anorexic woman. Lancet, 357, 1944.
[58] Duchin JC, Koster FT, Peters CJ, Simpson GL, Tempest B, Zaki SR et al. (1994) Hantavirus pulmonary syndrome. N Engl J Med, 330, 949–955.
[59] Khan AS, Ksiazek TG, Peters CJ (1996) Hantavirus pulmonary syndrome. Lancet, 347, 739–741.
[60] Phoncharoensri D, Witoonpanich R, Tunlayadechanont S, Laothamatas J (2004) Confusion and paraparesis. Lancet, 363, 1954.
[61] Amory JK, Rosen H, Sukut C, Wallace F, Saint S (2006) A jaundiced eye. N Eng J Med, 354, 1516–1520.
[62] Case Records of the Massachusetts General Hospital (2000) Case 29-2000: A 69-year-old renal transplant recipient with low-grade fever and multiple pulmonary nodules. N Engl J Med, 343, 870–877.
[63] Dobbin CJ, Soni R, Jelihovsky T, Bye PTP (2000) Cepacia syndrome occurring following prolonged colonisation with Burkholderia cepacia. Aust NZ J Med, 30, 288–289.
[64] Case Records of the Massachusetts General Hospital (2002) A 46-year-old woman with extensive pulmonary infiltrates. N Engl J Med, 347, 517–524.

[65] Ladhani S, Lowe B, Cole AO, Kowuondo K, Newton CRJC (2003) Changes in white blood cells and platelets in children with falciparum malaria: relationship to disease outcome. Br J Haematol, 119, 839–847.
[66] Ryan ET, Cronin CG, Branda JA (2011) Case 38-2011: a 34-year-old man with diarrhoea and weakness. N Engl J Med, 365, 2306–2316.
[67] Matsuoka Y, Yasuda M, Hashizume M (2009) Lung injury and renal failure caused by potassium cyanide poisoning. BMJ Case Reports, doi: 10.1136/bcr.04.2009.1768.
[68] Halevy S (2009) Acute generalized exanthematous pustulosis. Curr Opin Allergy Clin Immunol, 9, 322–328.
[69] Keatinge WR, Coleshaw SRK, Easton JC, Coller F, Mattock MB, Chelliah R (1986) Increased platelet and red cell counts, blood viscosity, and plasma cholesterol levels during heat stress, and mortality from coronary and cerebral thrombosis. Am J Med, 81, 795–800.
[70] Kohmura K, Miyakawa Y, Kameyama K, Kizaki M, Ikeda Y (2004) Granulocyte colony stimulating factor-producing multiple myeloma associated with neutrophilia. Leuk Lymphoma, 45, 1475–1479.
[71] Kanda S, Inoue T, Tsuruta H, Chiba S, Obara T, Saito M et al. (2011) [Granulocyte colony stimulating factor-producing spindle cell renal cell carcinoma successfully treated by chemotherapy consisting of gemcitabine and doxorubicin]. Hinyokika Kiyo, 57, 385–359. (abstract only read)
[72] Locker GJ, Kapiotis S, Veitl M, Mader RM, Stoiser B, Kofler J et al. (1999) Activation of endothelium by immunotherapy with interleukin-2 in patients with malignant disorders. Br J Haematol, 105, 912–919.
[73] Ganser A, Lindemann A, Siepelt G, Ottman OG, Herrmann F, Eder M et al. (1990) Effects of recombinant human interleukin-3 in patients with normal haematopoiesis and in patients with bone marrow failure. Blood, 76, 666–676.
[74] Asano S, Okano A, Ozawa K, Nakahata T, Ishibashi T, Koike K et al. (1990) In vivo effects of recombinant human interleukin-6 in primates: stimulated production of platelets. Blood, 75, 1602–1605.
[75] Huhn RD, Radwanski E, O'Connell SM, Sturgill MG, Clarke L, Cody RP et al. (1996) Pharmacokinetics and immunomodulatory properties of intravenously administered recombinant human interleukin-10 in healthy volunteers. Blood, 87, 699–705.
[76] Gershon SL (1993) Clozapine – deciphering the risks. N Engl J Med, 329, 204–205.
[77] Harrison P, Cardigan R, Harrison C, Addison I, Chavda N, Chitolie A, Machin SJ (1996) Delayed effect of desmopressin on circulating neutrophils and monocytes. Br J Haematol, 95, 570–571.
[78] Bienvenu J, Chvetzoff R, Salles G, Balter C, Tilly H, Herbrecht R et al. (2001) Tumour necrosis factor α release is a major biological event associated with rituximab treatment. Hematol J, 2, 378–384.
[79] Dale DC, Bolyard AA, Kelley ML, Westrup EC, Makaryan V, Aprikyan A et al. (2011) The CXCR4 antagonist plerixafor is a potential therapy for myelokathexis, WHIM syndrome. Blood, 118, 4963–4966.
[80] Sahoo S (2005) Pathologic quiz case: a 44-year-old man with acute renal failure. Arch Pathol Lab Med, 129, e81–e83.
[81] Berg RA, Tarantino MD (1991) Envenomation by scorpion Centruroides exilicauda (C. sculpturatus): severe and unusual manifestations. Pediatrics, 87, 930–933.
[82] Franca FOS, Benvenuti LA, Fan HW, Dos Santos DR, Hain SH, Picchi-Martins FR et al. (1994) Severe and fatal mass attack by 'killer' bees (Africanized honey bee – Apis mellifera scutellata) in Brazil: clinicopathological studies with measurement of serum venom concentrations. Q J Med, 87, 269–282.
[83] Warrell DA (1998) Antivenoms and treatment of snake-bite. Prescribers J, 38, 10–18.
[84] Mansoor MA, Stakkestad JA, Drabløs PA (2013) Higher leukocyte subpopulation counts in healthy smoker industrial workers than in nonsmoker industrial workers: possible health consequences. Acta Haematol, 129, 218–222.
[85] Cooper PH, Innes DJ, Greer KE (1983) Acute febrile neutrophilic dermatosis (Sweet's syndrome) and myeloproliferative disorders. Cancer, 51, 1518–1526.
[86] Rosenberg MR, Green M (1989) Neuroleptic malignant syndrome: review of response to therapy. Arch Intern Med, 149, 1927–1931.
[87] Fenwick JC, Cameron M, Naiman SC, Haley LP, Ronco JJ, Wiggs BR, Tweeddale MG (1994) Blood transfusion as a cause of leucocytosis in critically ill patients. Lancet, 344, 855–856.

[88]   Mayne EE, Fitzpatrick J, Nelson SD (1970) Leucocytosis following administration of cryoprecipitate. Acta Haematol, 44, 155–160.
[89]   Ward H, Reinhard D (1971) Chronic idiopathic leukocytosis. Ann Intern Med, 75, 193–198.
[90]   Dinauer MC (2003) The phagocytic system and disorders of granulopoiesis and granulocyte function. In: Nathan DG, Orkin SH, Ginsburg D, Look AT, Nathan and Oski's Hematology of Infancy and Childhood, 6th edn. Saunders, Philadelphia.
[91]   Hübner C, Dietz A, Stremmel W, Stiehl A, Andrassy K (1997) Macrolide-induced Churg-Strauss syndrome in a patient with atopy. Lancet, 350, 563.
[92]   Kränke B, Arberer W (1997) Macrolide-induced Churg-Strauss syndrome in patient with atopy. Lancet, 350, 1551–1552.
[93]   Darmstadt GL, Tunnessen WW, Sweren RJ (1992) Eosinophilic pustular folliculitis. Pediatrics, 89, 1095–1098.
[94]   Janin A, Copin MC, Dubos JP, Rouland V, Delaporte E, Blanchet-Bardon C (1996) Familial peeling skin syndrome with eosinophilia: clinical, histologic, and ultrastructural study of three cases. Arch Pathol Lab Med, 120, 662–665.
[95]   Weller PF, Bubley GJ (1994) The idiopathic hypereosinophilic syndrome. Blood, 83, 2759–2779.
[96]   Ryan ET, Wilson ME, Kain KC (2002) Illness after international travel. N Engl J Med, 347, 505–516.
[97]   Sheehan DJ, Rancher BG, McKitrick JC (1986) Association of Blastocystis hominis with signs and symptoms of human disease. J Clin Microbiol, 24, 548–550.
[98]   Nutman TB (2007) Evaluation and differential diagnosis of marked, persistent eosinophilia. Immunol Aller Clin North Amer, 27, 529–549.
[99]   Ahmad RN, Sherjil A, Mahmood A, Rafi S (2011) Severe eosinophilia in a case of giardiasis. Medit J Hemat Infect Dis, 3, e2011009.
[100] Traub RJ (2013) Ancylostoma ceylanicum, a re-emerging but neglected parasitic zoonosis. Int J Parasitol, 43, 1009–1015.
[101] Leder K, Weller PF (2000) Eosinophilia and helminth infections. Baillière's Clin Haematol, 13, 301–317.
[102] Diaz Camacho SP, Zazueta Ramos M, Ponce Torrecillas E, Osuna Ramirez I, Castro Velazquez R, Flores Gaxiola A et al. (1998) Clinical manifestations and immunodiagnosis of gnathostomiasis in Culiacan, Mexico. Am J Trop Med Hyg, 59, 908–915.
[103] Prociv P, Croese J (1990) Epidemic eosinophilic enteritis in north Queensland caused by common dog hookworm, Ancylostoma caninum. Aust NZ J Med, 20, 439.
[104] Yfanti G, Andreadis E, Spiliadou C, Diamantopoulos EJ (1996) A woman with fever and a jejunal stricture. Lancet, 347, 802.
[105] Fan E, Soong C, Kain KC, Detsky AS (2008) A gut feeling. N Engl J Med, 359, 75–80.
[106] Petithory J-C (1998) Les éosinophilies familiales: apports de la parasitologie à leur diagnostic. Bull Acad Natl Med, 182, 1823–1835.
[107] Gomez B, Tabar AI, Tunon T, Larrinaga B, Alvarez MJ, Garcia BE, Olaguibel JM (1998) Eosinophilic gastroenteritis and anisakis. Allergy, 53, 1148–1154.
[108] Surmont I, Liu LX (1995) Enteritis, eosinophilia, and Enterobius vermicularis. Lancet, 346, 1167.
[109] Marty P (1997) Human dirofilariasis due to Dirofilaria repens in France. A review of reported cases. Parassitologia, 39, 383–386.
[110] Goto Y, Tamura A, Ishikawa O, Miyachi Y, Ishii T, Akao N (1998) Creeping eruption caused by a larva of the suborder Spirurina type X. Br J Dermatol, 139, 315–318.
[111] Paine M, Davis S, Brown G (1994) Severe forms of infection with Angiostrongylus cantonensis acquired in Australia and Fiji. Aust NZ J Med, 24, 415–416.
[112] Slom TJ, Cortese MM, Gerber SI, Jones RC, Holtz TH, Lopez AS et al. (2002) An outbreak of eosinophilic meningitis caused by Angiostrongylus cantonensis in travellers returning from the Caribbean. N Engl J Med, 346, 668–675.
[113] Petithory JC (1996) Can Ascaris suum cause visceral larva migrans? Lancet, 348, 689.
[114] Maruyama H, Nawa Y, Noda S, Mimori T, Choi WY (1996) An outbreak of visceral larva migrans due to Ascaris suum in Kyushu, Japan. Lancet, 347, 1766–1767.

[115] Dennett X, Andrews J, Siejka S, Beveridge I, Spratt D (1998). New muspiceoid nematode causes eosinophilic polymyositis: two case reports. Aust Med J, 168, 226–227.
[116] el-Karaksy H, Hassanein B, Okasha S, Behairy B, Gadallah I (1999) Human fascioliasis in Egyptian children: successful treatment with triclabendazole. J Trop Pediatr, 45, 135–138.
[117] MacLean JD, Arthur JR, Ward BJ, Gyorkos TW, Curtis MA, Kokoskin E (1996) Common-source outbreak of acute infection due to the North American liver fluke Metorchis conjunctus. Lancet, 347, 154–158.
[118] Burton K, Yogev R, London N, Boyer K, Shulman ST (1982) Pulmonary paragonimiasis in Laotian refugee children. Pediatrics, 70, 246–248.
[119] Seymour JF (1997) Splenomegaly, eosinophilia, and pruritis: Hodgkin's disease, or…? Blood, 90, 1719–1720.
[120] Wang HY, Zhu GH, Luo SS and Jiang KW (2013) Childhood pentastomiasis: a report of three cases with the following-up data. Parasitol Int, 62, 289–292.
[121] Navajas A, Cardenal I, Pinan MA, Ortiz A, Astigarraga I, Fdez-Teijeiro A (1998) Hypereosinophilia due to myiasis. Acta Haematol, 99, 27–30.
[122] Rioux JD, Stone VA, Daly MJ, Cargill M, Green T, Nguyen H et al. (1998) Familial eosinophilia maps to the cytokine gene cluster on human chromosomal region 5q31-q33. Am J Hum Genet, 63, 1086–1094.
[123] Cools J, DeAngelo DJ, Gotlib J, Stover EH, Legare RD, Cortes J et al. (2003) A tyrosine kinase created by the fusion of the PDGFRA and FIP1L1 genes as a therapeutic target of imatinib in idiopathic hypereosinophilic syndrome. N Engl J Med, 348, 1201–1214.
[124] Bain BJ, Gilliland DG, Horny H-P, Vardiman JW (2008) Myeloid and lymphoid neoplasms with eosinophilia and abnormalities of PDGFRA, PDGFRB and FGFR1. In: Swerdlow SH, Campo E, Harris NL, Jaffe ES, Pileri SA, Stein H et al. (eds), World Health Organization Classification of Tumours of Haematopoietic and Lymphoid Tissues, 4th edn. IARC Press, Lyon.
[125] Bae SY, Yiin S-Y, Huh JH, Sung HJ, Choi IK (2007) Hypereosinophilia in biphenotypic (B-cell/T-cell) acute lymphoblastic leukemia. Leuk Lymphoma, 48, 1417–1419.
[126] Cullen MH, Stansfield AG, Oliver RTD, Lister TA, Malpas JS (1979) Angio-immunoblastic lymphadenopathy: report of ten cases and review of the literature. Q J Med, 48, 151–177.
[127] Jayakar V, Goldin RD, Bain BJ (2006) Teaching cases from the Royal Marsden and St Mary's Hospitals: eosinophilia and pruritis. Leuk Lymphoma, 47, 2404–2405.
[128] Glantz L, Rintels P, Samoszuk M, Medeiros LJ (1995) Plasma cell myeloma associated with eosinophilia. Am J Clin Pathol, 103, 583–587.
[129] Kaplan MH, Hall WW, Susin M, Pahwa S, Salahuddin SZ, Heilman C et al. (1991) Syndrome of severe skin disease, eosinophilia, and dermatopathic lymphadenopathy in patients with HTLV-II complicating human immunodeficiency virus infection. Am J Med, 91, 300–309.
[130] Aspinall AI, Pinto A, Auer IA, Bridges P, Luider J, Dimnik L et al. (2001) Identification of new fas mutations in a patient with autoimmune lymphoproliferative syndrome (ALPS) and eosinophilia. Blood Cells Mos Diseas, 25, 227–238.
[131] Lowe D, Jorizzo J, Hutt MSR (1981) Tumour-associated eosinophilia: a review. J Clin Pathol, 34, 1343–1348.
[132] Case records of the Massachusetts General Hospital (1992) Case 18-1992. N Engl J Med, 326, 1204–1212.
[133] Wells GC, Smith NP (1979) Eosinophilic cellulitis. Br J Dermatol, 100, 101–109.
[134] Don IJ, Khettry U, Canoso JJ (1978) Progressive systemic sclerosis with eosinophilia and a fulminant course. Am J Med, 65, 346–348.
[135] Panush RS, Wilkinson LS, Fagin RR (1973) Chronic active hepatitis associated with Coombs-positive hemolytic anemia. Gastroenterology, 64, 1015–1019.
[136] Neeman A, Kadish U (1987) Marked eosinophilia in a patient with primary sclerosing cholangitis. Am J Med, 83, 378–379.
[137] Chowdry S, Rubin E, Sass DA (2012) Acute autoimmune hepatitis presenting with peripheral blood eosinophilia. Ann Hepatol, 11, 559–563.

[138] Case Records of the Massachusetts General Hospital (1998) A 10-year-old girl with urinary retention and a filling defect in the bladder. N Engl J Med, 339, 616–622.
[139] Weschler ME (2007) Pulmonary eosinophilic syndromes. Immunol Allergy Clin North Amer, 27, 477–492.
[140] Ezekowitz RAB, Stockman JA (2003) Hematologic manifestations of systemic diseases. In: Nathan DG, Orkin SH, Ginsburg D, Look AT, Nathan and Oski's Hematology of Infancy and Childhood, 6th edn. Saunders, Philadelphia.
[141] Stone JH, Zen Y, Deshpande V (2012) IgG4-related disease. N Engl J Med, 366, 1646–1647.
[142] Karawajczyk M, Höglund M, Ericsson J, Venge P (1997) Administration of G-CSF to healthy subjects: the effects on eosinophil counts and mobilization of eosinophil granule proteins. Br J Haematol, 96, 259–265.
[143] Means-Markwell M, Burgess T, de Keratry D, O'Neil K, Mascola J, Fleisher T, Lucey D (2000) Eosinophilia with aberrant T cells and elevated serum levels of interleukin-2 and interleukin-15. N Engl J Med, 342, 1568–1571.
[144] van der Graaf W, Borleffs JCC (1994) Eosinophilia in patients with HIV infection. Eur J Haematol, 52, 246–247.
[145] Gleich GJ, Schroeter AL, Marcoux P, Sachs MI, O'Connell EJ, Kohler PF (1984) Episodic angioedema associated with eosinophilia. N Engl J Med, 310, 1621–1626.
[146] Bullock WE, Artz RP, Bhathena D, Tung KSK (1979) Histoplasmosis: association with circulating immune complexes, eosinophilia, and mesangiocapillary glomerulonephritis. Arch Intern Med, 139, 700–702.
[147] Granter SR, Barnhill RL, Duray PH (1996) Borrelial fasciitis: diffuse fasciitis and peripheral eosinophilia associated with Borrelia infection. Am J Dermatopathol, 18, 465–473.
[148] Mayron LW, Alling S, Kaplan E (1972) Eosinophilia and drug abuse. Ann Allergy, 30, 632–637.
[149] Rubin RB, Neugarten J (1990) Cocaine-associated asthma. Am J Med, 88, 438–439.
[150] Gabriel LC, Escribano LM, Villa E, Leiva C, Valdes MD (1968) Ultrastructural studies of blood cells in toxic oil syndrome. Acta Haematol, 75, 165–170.
[151] Kilbourne EM, Swygert LA, Philen RM, Sun RK, Auerbach SB, Miller L et al. (1990) Interim guidance on the eosinophilia-myalgia syndrome. Ann Intern Med, 112, 85–87.
[152] Carvajal JA, Anderson R, Weiss L, Grismer J, Berman R (1967) Atheroembolism. An etiologic factor in renal insufficiency, gastrointestinal haemorrhages, and peripheral vascular diseases. Arch Intern Med, 119, 593–599.
[153] Cogan E, Schandene L, Papadopoulos T, Crusiaux A, Goldman M (1995) Interleukin-5 production by T lymphocytes in atheroembolic disease with hypereosinophilia. Allergy Clin Immunol, 96, 427–429.
[154] Omenn GS (1965) Familial reticuloendotheliosis with eosinophilia. N Engl J Med, 273, 427–432.
[155] Nagafuchi S, Tokiyama K, Kashiwagi S, Yayashi S, Imayama S, Niho Y (1993) Eosinophilia after intradermal hepatitis B vaccination. Lancet, 342, 998.
[156] Lärfars G, Uden-Blohmë AM, Samuelsson J (1996) Fludarabine, as well as 2-chlorodeoxyadenosine, can induce eosinophilia during treatment of lymphoid malignancies. Br J Haematol, 94, 709–712.
[157] Weiden PL, Bauermeister DE, Fatta EA (1998) An Asian man with enlarged glands. Lancet, 351, 1098.
[158] Angelis M, Yu M, Takanishi D, Hasaniya NWMA, Brown MR (1996) Eosinophilia as a marker of adrenal insufficiency in the surgical intensive care unit. J Am Coll Surg, 183, 589–596.
[159] Feussner JR, Shelburne JD, Bredhoeft S, Cohen HJ (1978) Arsenic-induced bone marrow toxicity: ultrastructural and electron-probe analysis. Blood, 53, 820–827.
[160] Fenollar F, Lepidi H, Raoult D (2001) Whipple's endocarditis: review of the literature and comparisons with Q fever, Bartonella infection, and blood culture-positive endocarditis. Clin Infect Dis, 33, 1309–1316.
[161] Finsterer J (2007) Hematological manifestations of primary mitochondrial disorders. Acta Haematol, 118, 88–98.
[162] Schwarz YA, Kivity S, Fischbein A, Ribak Y, Firemen E, Struhar D et al. (1994) Eosinophilic lung reaction to aluminium and hard metal. Chest, 105, 1261–1263.

[163] Klion AD, Mejia R, Cowen EW, Dowdell KC, Dunleavy K, Fahle GA et al. (2013) Chronic active Epstein-Barr virus infection: a novel cause of lymphocytic variant hypereosinophilic syndrome. Blood, 121, 2364–2366.
[164] Ishii T, Tatekawa T, Koseto M, Ishii M, Kobayashi H, Koike M et al. (2003) A case of multicentric Castleman's disease demonstrating severe eosinophilia and enhanced production of interleukin-5. Eur J Haematol, 70, 115–118.
[165] Hassan HA, Majid RA, Rashid NG, Nuradeen BE, Abdulkarim QH, Hawramy TA et al. (2013) Eosinophilic granulomatous gastrointestinal and hepatic abscesses attributable to basidiobolomycosis and fasciolias: a simultaneous emergence in Iraqi Kurdistan. BMC Infect Dis, 13, 91.
[166] Hildebrandt GC, Hahn J, Erdmann A, Grube M, Andreesen R, Holler E (2000) Eosinophilia after bone marrow transplantation as a predictor of extensive and sclerodermatous chronic graft versus host disease. Blood, 96, 194a.
[167] Martinez BM, Domingo P (1997) Acute eosinophilic pneumonia associated with tenidap. BMJ, 314, 349.
[168] Terzano C, Petroianni A (2003) Clarithromycin and pulmonary infiltration with eosinophilia. BMJ, 326, 1377–1378.
[169] Crofton JW, Livingstone IL, Oswald NC, Roberts ATM (1952) Pulmonary eosinophilia. Thorax, 7, 1–35.
[170] Horie S, Okubo Y, Suzuki J, Isobe M (1996) An emaciated man with eosinophilic pneumonia. Lancet, 348, 166.
[171] Donhuijsen K, Haedicke C, Hattenberger C, Freund M (1992) Granulocyte-macrophage colony-stimulating factor-related eosinophilia and Loeffler's endocarditis. Blood, 79, 2798.
[172] Allen JN, Davis WB (1994) Eosinophilic lung disease. Am J Respir Crit Care Med, 150, 1423–1438.
[173] Schatz M, Wasserman S, Patterson R (1982) The eosinophil and the lung. Arch Intern Med, 142, 1515–1519.
[174] Fauci AS, Harley JB, Roberts WC, Ferrans VJ, Gralnick HR, Bjornson BH (1982) NIH Conference. The idiopathic hypereosinophilic syndrome. Ann Intern Med, 97, 78–92.
[175] Dines DE (1978) Chronic eosinophilic pneumonia. Mayo Clin Proc, 53, 129–130.
[176] Pandit R, Scholnik A, Wulfekuhler L, Dimitrov N (2007) Non-small-cell lung cancer associated with excessive eosinophilia and secretion of interleukin-5 as a paraneoplastic syndrome. Am J Hematol, 82, 234–237.
[177] Todenhofer T, Wirths S, von Weyern CH, Heckl S, Horger M, Hennenlotter J et al. (2012) Severe paraneoplastic hypereosinophilia in metastatic renal cell carcinoma. BMC Urology, 12, 7.
[178] Rapanotti MC, Caruso R, Ammatuna E, Zaza S, Trotta L, Divona M et al. (2010) Molecular characterization of paediatric idiopathic hypereosinophilia. Br J Haematol, 151, 440–446.
[179] Vaughan Hudson B, Linch DC, Macintyre EA, Bennett MH, MacLennan KA, Vaughan Hudson G, Jelliffe AM (1987) Selective peripheral blood eosinophilia associated with survival advantage in Hodgkin's disease (BNLI Report No 31). British National Lymphoma Investigation. J Clin Pathol, 40, 247–250.
[180] Simon HU, Plötz SG, Dummer R, Blaser K (1999) Abnormal clones of interleukin-5-producing T cells in idiopathic eosinophilia. N Engl J Med, 341, 1112–1120.
[181] Beishuizen A, Vermes I, Hylkema BS, Haanen C (1999) Relative eosinophilia and functional adrenal insufficiency in critically ill patients. Lancet, 353, 1675–1676.
[182] Loughlin KR (2000) Hypereosinophilic syndrome. N Engl J Med, 342, 442.
[183] Andersen CL, Siersma VD, Hasselbalch HC, Lindegaard H, Vestergaard H, Felding P et al. (2013) Eosinophilia in routine blood samples and the subsequent risk of hematological malignancies and death. Am J Hematol, 88, 843–847.
[184] Tokuhira M, Watanabe R, Iizuka A, Sekiguchi Y, Nemote T, Hanzawa K et al. (2006) De novo CD5+ diffuse large B cell lymphoma with basophilia in the peripheral blood: successful treatment with autologous peripheral blood stem cell transplantation. Am J Hematol, 82, 162–167.
[185] Davies JK, Telfer P, Cavenagh JD, Foot N, Neat M (2003) Case Report. Autoimmune cytopenias in the 22q11.2 deletion syndrome. Clin Lab Haematol, 25, 195–197.

[186] Snow AL, Xiao W, Stinson JR, Lu W, Chaigne-Delalande B, Zheng L et al. (2012) Congenital B cell lymphocytosis explained by novel germline CARD11 mutations. J Exp Med, 209, 2247–2261.
[187] Olson LC, Miller G, Hanshaw JB (1964) Acute infectious lymphocytosis presenting as a pertussis-like illness: its association with adenovirus type 12. Lancet, i, 200–201.
[188] Anonymous (1968) Lymphocytopoietic viruses. N Engl J Med, 279, 432–433.
[189] Mandal BK, Stokes KJ (1973) Acute infectious lymphocytosis and enteroviruses. Lancet, ii, 1392–1393.
[190] Nkrumah FK, Addy PAK (1973) Acute infectious lymphocytosis. Lancet, i, 1257–1258.
[191] Horwitz CA, Henle W, Henle G, Polesky H, Balfour HH, Siem RA et al. (1977) Heterophile-negative infectious mononucleosis and mononucleosis-like illnesses. Am J Med, 63, 947–957.
[192] Rosenblatt JD, Plaeger-Marshall S, Giorgi JV, Swanson P, Chen ISY, Chin E et al. (1990) A clinical, hematologic, and immunologic analysis of 21 HTLV-I infected intravenous drug users. Blood, 76, 409–417.
[193] Rogers L (1905) The blood changes in plague. J Pathol, 10, 291–295.
[194] Kvasnicka HM, Thiele J, Ahmadi T (2003) Bone marrow manifestation of Lyme disease (Lyme borreliosis). Br J Haematol, 120, 723.
[195] Caldwell CW, Lacombe F (2000) Evaluation of Peripheral Blood Lymphocytosis. Academic Information Systems, Santa Cruz.
[196] Heller HM, Telford SR, Branda JA (2005) Case records from the Massachusetts General Hospital: case 10-2005: a 73-year-old man with weakness and pain in the legs. N Engl J Med, 352, 1358–1364.
[197] McDonald JC, MacLean JD, McDade JE (1988) Imported rickettsial disease: clinical and epidemiologic features. Am J Med, 85, 799–805.
[198] Wilson ME, Brush AD, Meany MC (1989) Murine typhus acquired during short-term urban travel. Am J Med, 57, 233–234.
[199] Carulli G, Lagomarsini G, Azzarà A, Testi R, Riccioni R, Petrini M (2004) Expansion of TcRαβ +CD3+CD4-CD8- (CD4/CD8 double-negative) T lymphocytes in a case of staphylococcal toxic shock syndrome. Acta Haematol, 111, 163–167.
[200] Bates I, Bedu-Addo G, Bevan DH, Rutherford TR (1991) Use of immunoglobulin gene rearrangements to show clonal lymphoproliferation in hyper-reactive malarial splenomegaly. Lancet, 337, 505–507.
[201] Weatherall D, Kwiatkowski D (2003) Hematologic manifestations of systemic diseases in children in developing countries. In: Nathan DG, Orkin SH, Ginsburg D, Look AT, Nathan and Oski's Hematology of Infancy and Childhood, 6th edn. Saunders, Philadelphia.
[202] Groom DA, Kunkel LA, Brynes RK, Parker JW, Johnson CS, Endres D (1990) Transient stress lymphocytosis during crisis of sickle cell anaemia and emergency trauma and medical conditions. Arch Pathol Lab Med, 114, 570–576.
[203] Wentworth P, Salonen V, Pomeroy J (1991) Transient stress lymphocytosis during crisis of sickle cell anaemia. Arch Pathol Lab Med, 115, 211.
[204] Chow K-C, Nacilla JQ, Witzig TE, Li C-Y (1992) Is persistent polyclonal B lymphocytosis caused by Epstein-Barr virus? A study with polymerase chain reaction and in situ hybridization. Am J Hematol, 41, 270–275.
[205] Kerrigan DP, Castillo A, Foucar K, Townsend K, Neidhart J (1989) Peripheral blood morphologic changes after high-dose antineoplastic chemotherapy and recombinant human granulocyte colony-stimulating factor administration. Am J Clin Pathol, 92, 280–285.
[206] Lascari AD (1984) Hematologic Manifestations of Childhood Diseases. Theme-Stratton, New York.
[207] Kapadia A, de Sousa M, Markenson AL, Miller DR, Good RA, Gupta S (1980) Lymphoid cell sets and scrum immunoglobulins in patients with thalassaemia intermedia: relationship to scrum iron and splenectomy. Br J Haematol, 45, 405–416.
[208] Marti GE, Ryan ET, Papadopoulos NM, Filling-Katz M, Barton N, Fleischer TA et al. (1988) Polyclonal B-cell lymphocytosis and hypergammaglobulinaemia in patients with Gaucher's disease. Am J Hematol, 29, 189–194.
[209] Medeiros LJ, Bhagat SK, Naylor P, Fowler D, Jaffe E, Stetler-Stevenson M (1993) Malignant thymoma associated with T-cell lymphocytosis. Arch Pathol Lab Med, 117, 279–283.

[210] Sneller MC, Wang J, Dale JK, Strober W, Middelton LA, Choi Y et al. (1997) Clinical, immunologic, and genetic features of an autoimmune lymphoproliferative syndrome associated with abnormal lymphocyte apoptosis. Blood, 15, 1341–1348.
[211] Papadaki T, Stamatopoulos K, Stavroyianni N, Paterakis G, Phisphis M, Stefanoudaki-Sofianatou K (2002) Evidence for T-large granular lymphocyte-mediated neutropenia in Rituximab-treated lymphoma patients: report of two cases. Leuk Research, 26, 597–600.
[212] Mariette X, Tsapis A, Oksenhendler E, Daniel M-T, d'Agay M-F, Berger R, Brouet J-C (1993) Nodular lymphocyte predominance Hodgkin's disease featuring blood atypical polyclonal B-cell lymphocytosis. Br J Haematol, 85, 813–815.
[213] Lesesve J-F, Debouverie M, Decarvalho Bittencourt M, Béné M-C (2011) CD49d blockade by natalizumab therapy in patients with multiple sclerosis increases immature B- lymphocytes. Bone Marrow Transplantation, 46, 1489–1491.
[214] Chang BY, Francesco M, De Rooij MF, Magadala P, Steggerda SM, Huang MM et al. (2013) Egress of CD19(+) CD5(+) cells into peripheral blood following treatment with the Bruton tyrosine kinase inhibitor ibrutinib in mantle cell lymphoma patients. Blood, 122, 2412–2424.
[215] Fry RW, Morton AR, Crawford GP, Keast D (1992) Cell numbers and in vitro responses of leucocytes and lymphocyte subpopulations following maximal exercise and interval training sessions of different intensities. Eur J Appl Physiol Occup Physiol, 64, 218–227.
[216] Bassini-Cameron A, Sweet E, Bottino A, Bittar C, Veiga C, Cameron LC (2007) Effect of caffeine supplementation on haematological and biochemical variables in elite soccer players under physical stress conditions. Br J Sports Med, 41, 523–530.
[217] Nielsen HB, Secher NH, Kristensen JH, Christensen NJ, Espersen K, Pedersen BK (1997) Splenectomy impairs lymphocytosis during maximal exercise. Am J Physiol, 272, R1847–R1852.
[218] Kho AN, Hui S, Kesterson JG, McDonald CJ (2007) Which observations from the complete blood cell count predict mortality for hospitalized patients? J Hosp Med, 2, 5–12.
[219] Cook PD, Osborn CD, Helbert BJ, Rappaport ES (1991) Cleaved lymphocytes in pertussis. Am J Clin Pathol, 96, 428.
[220] Milne TM, Cavenagh JD, Macey MG, Dale C, Howes D, Wilkes S, Newland AC (1998) Large granular lymphocyte (LGL) expansion in 20 HIV infected patients: analysis of immunophenotype and clonality. Br J Haematol, 101, Suppl. 1, 107.
[221] Nagata Y, Ohashi K, Fukuda S, Kamata N, Akiyama H, Sakamaki H (2010) Clinical features of dasatinib-induced large granular lymphocytosis and pleural effusion. Int J Hematol, 91, 799–807.
[222] Kreutzman A, Juvonen V, Kairisto V, Ekblom M, Stenke L, Seggewiss R et al. (2010) Mono/oligoclonal T and NK cells are common in chronic myeloid leukemia patients at diagnosis and expand during dasatinib therapy. Blood, 116, 772–782.
[223] Maldonado J, Hanlon DG (1965) Monocytosis: a current appraisal. Mayo Clin Proc, 40, 248–259.
[224] Glaser RM, Walker RI, Herion JC (1970) The significance of hematologic abnormalities in patients with tuberculosis. Arch Intern Med, 125, 691–695.
[225] Dorfman DH, Glader JH (1990) Congenital syphilis presenting in infants after the newborn period. N Engl J Med, 323, 1299–1302.
[226] Piankijagum A, Visudhiphan S, Aswapokee P, Suwanagool S, Kruatrachue M, Na-Nakorn S (1977) Hematological changes in typhoid fever. J Med Assoc Thai, 60, 828–838.
[227] Bhatia P, Haldar D, Varma N, Marwaha RK, Varma S (2011) A case series highlighting the relative frequencies of the common, uncommon and atypical/unusual hematological findings on bone marrow examination in cases of visceral leishmaniasis. Mediterr J Hematol Infect Dis, 3, e2011035.
[228] Gutman JD, Kotton CN, Kratz A (2003) Case Records of the Massachusetts General Hospital, Case 29-2003: a 60-year-old man with fever, rigors, and sweats. N Engl J Med, 349, 1168–1175.
[229] Reddy S, Jia S, Geoffrey R, Lorier R, Suchi M, Broeckel U et al. (2009) An autoinflammatory disease due to homozygous deletion of the IL1RN locus. N Engl J Med, 360, 2438–2444.
[230] Barrett O'N (1970) Monocytosis in malignant disease. Ann Intern Med, 73, 991–992.

[231] Schmitz LL, McClure JS, Letz CE, Dayton V, Weisdorf DJ, Parkin IL, Brunning RD (1994) Morphologic and quantitative changes in blood and marrow cells following growth factor therapy. Am J Clin Pathol, 101, 67–75.
[232] Huhn RD, Radwanski E, O'Connell SM, Sturgill MG, Clarke L, Cody RP et al. (1996) Pharmacokinetics and immunomodulatory properties of intravenously administered recombinant human interleukin-10 in healthy volunteers. Blood, 87, 699–705.
[233] Lebsack ME, McKenna HJ, Hoek JA, Hanna R, Feng A, Marashovsky E, Hayes FA (1997) Safety of FLT3 ligand in healthy volunteers. Blood, 90, Suppl. 1, 170a.
[234] Meisel SR, Pauzner H, Shechter M, Zeidan Z, David D (1998) Peripheral monocytosis following acute myocardial infarction: incidence and its possible role as a bedside marker of the extent of cardiac injury. Cardiology, 90, 52–57.
[235] Raska K, Raskova J, Shea SM, Frankel RM, Wood RH, Lifter J et al. (1983) T cell subsets and cellular immunity in end-stage renal disease. Am J Med, 75, 734–740.
[236] Pisani RJ, Witzig TE, Li CY, Morris MA, Thibodeau SN (1990) Confirmation of lymphomatous pulmonary involvement by immunophenotypic and gene rearrangement analysis of bronchoalveolar lavage fluid. Mayo Clin Proc, 65, 651–656.
[237] Rao VK, Oliveira JB (2011) How I treat autoimmune lymphoproliferative syndrome. Blood, 118, 5741–5751.
[238] Tadmor T, Benyamini N, Avivi I, Attias D, Polliack A (2012) Absolute monocyte count is associated with adverse prognosis in diffuse large B-cell lymphoma: a validation study in a cohort of 219 patients from two centers. Haematologica, 97, Suppl. 1, 127.
[239] Aoki K, Tabata S, Yonetani N, Matsushita A, Ishikawa T (2013) The prognostic impact of absolute lymphocyte and monocyte counts at diagnosis of diffuse large B-cell lymphoma in the rituximab era. Acta Haematol, 130, 242–246.
[240] Porrata LF, Ristow K, Colgan JP, Habermann TM, Witzig TE, Inwards DJ et al. (2012) Peripheral blood lymphocyte/monocyte ratio at diagnosis and survival in classical Hodgkin's lymphoma. Haematologica, 97, 262–269.
[241] Porrata LF, Ristow K, Habermann TM, Witzig TE, Colgan JP, Inwards DJ et al. (2012) Peripheral blood lymphocyte/monocyte ratio at diagnosis and survival in nodular lymphocyte-predominant Hodgkin lymphoma. Br J Haematol, 157, 321–330.
[242] von Hohenstaufen KA, Conconi A, de Campos CP, Franceschetti S, Bertoni F, Casaluci GM et al. (2013) Prognostic impact of monocyte count at presentation in mantle cell lymphoma. Br J Haematol, 162, 465–473.
[243] Moake IL, Landry PR, Oren ME, Sayer BL, Heffner LT (1974) Transient peripheral plasmacytosis. Am J Clin Pathol, 62, 8–15.
[244] Ghilardi N, Wiestner A, Kikuchi M, Ohsaka A, Skoda RC (1999) Hereditary thrombocythaemia in a Japanese family is caused by a novel point mutation in the thrombopoietin gene. Br J Haematol, 107, 310–316.
[245] Fujiwara T, Hariqae H, Kameoka J, Yokoyama H, Takahashi S, Tomiya Y et al. (2004) A case of familial thrombocytosis: possible role of altered thrombopoietin production. Am J Hematol, 76, 395–397.
[246] Sturhmann M, Bashawri L, Ahmed MA, Al-Awamy BH, Kühnau W, Schmidtke J, El-Harith EA (2001) Familial thrombocytosis as a recessive, possibly X-linked trait in an Arab family. Br J Haematol, 112, 616–620.
[247] Ding J, Komatsu H, Wakita A, Kato-Uranishi M, Ito M, Satoh A et al. (2004) Familial essential thrombocythaemia associated with a dominant-positive activating mutation of the c-MPL gene, which encodes for the receptor for thrombopoietin. Blood, 103, 4198–4200.
[248] Moliterno AR, Williams DM, Gutierrez-Alamillo LI, Salvatori R, Ingersoll RG, Spivak JL (2004) Mpl Baltimore: a thrombopoietin receptor polymorphism associated with thrombocytosis. Proc Natl Acad Sci USA, 101, 11444–11447.
[249] Mead AJ, Rugless MJ, Jacobsen SE, Schuh A (2012) Germline JAK2 mutation in a family with hereditary thrombocytosis. N Engl J Med, 366, 967–969.

[250] Etheridge L, Corbo LM, Kaushansky K, Chan E, Hitchcock IS (2011) A novel activating JAK2 mutation, JAK2R564Q, causes familial essential thrombocytosis (fET) via mechanism distinct from JAK2 V617F. Blood, 118, 123. (ASH Annual Meeting Abstracts)

[251] Pickering D, Cuddigan B (1969) Infantile cortical hyperostosis associated with thrombocythaemia. Lancet, ii, 464–465.

[252] Gazda HT, Sieff CA (2006) Recent insights into the pathogenesis of Diamond-Blackfan anaemia. Br J Haematol, 135, 149–157.

[253] Williams MS, Ettinger RS, Hermanns P, Lee B, Carlsson G, Taskinen M, Mäkitie O (2005) The natural history of severe anemia in cartilage-hair hypoplasia. Am J Med Genet A, 138, 35–40.

[254] Losada R, Espinosa E, Hernãndez C, Dorticos E, Hernãndez P (1996) Thrombocytosis in patients with acute promyelocytic leukaemia during all-trans retinoic acid treatment. Br J Haematol, 95, 704–705.

[255] Maartens G, Willcox PA, Benatar SR (1990) Miliary tuberculosis: rapid diagnosis, hematologic abnormalities, and outcome in 109 treated adults. Am J Med, 89, 291–296.

[256] Meade RH, Brandt L (1982) Manifestations of Kawasaki disease in New England outbreak of 1980. J Pediatr, 100, 558–562.

[257] Pol RJ, Howard MR (2014) Anemia and thrombocytopenia. Blood, 123, 1783.

[258] Feigert JM, Sweet DL, Coleman M, Variakojis D, Wisch N, Schulman J, Markowitz MH (1990) Multicentric angiofollicular lymph node hyperplasia with peripheral neuropathy, pseudotumor cerebri, IgA dysproteinaemia, and thrombocytosis in women: a distinct syndrome. Ann Intern Med, 113, 362–367.

[259] Gherardi RK, Maleport D, Degos J-D (1991) Castleman disease-POEMS syndrome overlap. Ann Intern Med, 114, 520–521.

[260] Brezis M, Lafair J (1979) Thrombocytosis in chronic eosinophilic pneumonia. Chest, 76, 231–232.

[261] Harker LA, Roskos LK, Marzec UM, Carter RA, Cherry JK, Sundell B et al. (2000) Effects of megakaryocyte growth development factor on platelet production, platelet life span, and platelet function in healthy volunteers. Blood, 95, 2514–2533.

[262] Weber J, Yang IC, Topalian SL, Parkinson DR, Schwartzentruber DS, Ettinghausen SE et al. (1993) Phase I trial of subcutaneous interleukin-6 in patients with advanced malignancies. J Clin Oncol, 11, 499–506.

[263] Kaushansky K (1996) The thrombocytopenia of cancer. Prospects for effective cytokine therapy. Hematol Oncol Clin North Am, 10, 431–455.

[264] Halpérin DS, Wacker P, Lacourt G, Félix M, Babel J-F, Aapro M, Wyss M (1990) Effects of recombinant human erythropoietin in infants with anemia of prematurity: a pilot study. J Pediatr, 116, 779.

[265] Ritchie JH, Fish MB, McMasters V, Grossman M (1968) Edema and hemolytic anemia in premature infants. A vitamin E deficiency syndrome. N Engl J Med, 279, 1185–1190.

[266] Bornstein Y, Rausen AR, Peterson CM (1982) Duration of thrombocytosis in infants of polydrug (including methadone) users. J Pediatr, 100, 506.

[267] Case Records of the Massachusetts General Hospital (2000) A 41-year-old man with multiple bony lesions and adjacent soft tissue masses. N Engl J Med, 342, 875–884.

[268] Kuijpers TW, Maianaski NA, Tool ATJ, Smit PA, Rake JP, Roos D, Visser G (2003) Apoptotic neutrophils in the circulation of patients with glycogen storage disease type Ib (GSD1b). Blood, 101, 5021–5024.

[269] Dale DC, Person RE, Bolyard AA, Aprikyan AG, Bos C, Bonilla MA et al. (2000) Mutation in the gene encoding neutrophil elastase in congenital and cyclical neutropenia. Blood, 96, 2317–2322.

[270] Dweck A, Blickstein D, Elstein D, Zimran A (2002) Thrombocytosis associated with enzyme replacement therapy in Gaucher disease. Acta Haematol, 108, 94–96.

[271] Sabel AL, Gaudiani JL, Statland B, Mehler PS (2013) Hematological abnormalities in severe anorexia nervosa. Ann Hematol, 92, 605–613.

[272] Monagle P, Andrew M (2003) Developmental hemostasis: relevance to newborns and infants. In: Nathan DG, Orkin SH, Ginsburg D, Look AT, Nathan and Oski's Hematology of Infancy and Childhood, 6th edn. Saunders, Philadelphia.

[273] Schilling RF (1980) Platelet millionaires. Lancet, ii, 372–373.

[274] Jones MI, Pierre RV (1981) The causes of extreme thrombocytosis. Am J Clin Pathol, 76, 349.

[275] Buss DH, Cashell AW, O'Connor ML, Richards F, Case LD (1994) Occurrence, etiology, and clinical significance of extreme thrombocytosis: a study of 280 cases. Am J Med, 96, 247–253.
[276] Santhosh-Kumar CR, Yohannan MD, Higgy KE, al-Mashhadani SA (1991) Thrombocytosis in adults: analysis of 777 patients. J Intern Med, 229, 493–495.
[277] Spigel SC, Mooney LR (1977) Extreme thrombocytosis associated with malignancy. Cancer, 39, 339–341.
[278] Pearson HA, Lobel JS, Kocoshis SA, Naiman IL, Windmiller J, Lammi AT et al. (1979) A new syndrome of refractory sideroblastic anemia with vacuolation of marrow precursors and exocrine pancreatic dysfunction. J Pediatr, 95, 976–984.
[279] Nieken J, Mulder NH, Buter J, Vellenga E, Limburg PC, Piers DA, de Vries EG (1995) Recombinant human interleukin-6 induces a rapid and reversible anemia in cancer patients. Blood, 86, 900–905.
[280] Bussel JB, Mukherjee R, Stone AJ (2001) A pilot study of rhuIL-11 treatment of refractory ITP. Am J Hematol, 66, 172–177.
[281] Gołab J, Zagoźdźon R, Stokłosa T, Lasek W, Jakóbisiak M, Pojda Z, Machaj E (1998) Erythropoietin prevents the development of interleukin-12-induced anemia and thrombocytopenia but does not decrease its antitumor activity in mice. Blood, 91, 4387–4388.
[282] Biaggioni I, Robertson D, Krantz S, Jones M, Haile V (1994) The anemia of primary autonomic failure and its reversal with recombinant erythropoietin. Ann Intern Med, 121, 181–186.
[283] Gomes MER, Deinum J, Timmers HJLNM, Lenders JWM (2003) Occam's razor; anaemia and orthostatic hypotension. Lancet, 363, 1282.
[284] Puig J, Corcoy R, Rodriguez-Espinosa J (1998) Anemia secondary to vitamin D intoxication. Ann Intern Med, 128, 602–603.
[285] Perrotta S, Nobili B, Rossi F, Criscuolo M, Iolascon A, Di Pinto D et al. (2002) Infant hypervitaminosis A causes severe anemia and thrombocytopenia: evidence of a retinol-dependent bone marrow growth inhibition. Blood, 99, 2017–2022.
[286] Hammett-Stabler CA, Broussard LA, Winecker RE, Ropero-Miller JD (2002) New insights into an old poison, arsenic. Lab Med, 33, 437–447.
[287] Arai S, Vogelsang GB (2000) Management of graft-versus-host disease. CME Bulletin Haematology, 14, 190–204.
[288] Ishani A, Weinhandl E, Zhao Z, Gilbertson DT, Collins AJ, Yusuf S, Herzog CA (2005) Angiotensin-converting enzyme inhibitor as a risk factor for the development of anemia, and the impact of incident anemia on mortality in patients with left ventricular dysfunction. J Am Coll Cardiol, 45, 391–399.
[289] Schwarzbeck A, Wittenmeier KW, Hällfritzsch U (1998) Anaemia in dialysis patients as a side-effect of sartanes. Lancet, 352, 286.
[290] Dickinson M, Juneja S (2009) Haematological toxicity of colchicine. Br J Haematol, 146, 465.
[291] Steer A, Daley AJ, Curtis N (2005) Suppurative sequelae of symbiosis. Lancet, 365, 188.
[292] Fisch P, Handgretinger R, Schaefer H-E (2000) Pure red cell aplasia. Br J Haematol, 111, 1010–1022.
[293] Winkler M, Schulze F, Jost U, Ringe B, Pichlmayr R (1993) Anaemia associated with Fk-506 immunosuppression. Lancet, 341, 1035–1036.
[294] Lin Y-W, Okazaki S, Hamahata K, Watanabe K-i, Asami I, Yoshibayashi M et al. (1999) Acute pure red cell aplasia associated with allopurinol therapy. Am J Hematol, 61, 209–211.
[295] Tanaka N, Ishada F, Tanaka E (2004) Ribavirin-induced red-cell aplasia during treatment of hepatitis C. N Engl J Med, 350, 1264–1265.
[296] Niebrugge DJ, Benjamin DR, Christie D, Scott CR (1982) Hereditary transcobalamin II deficiency presenting as red cell hypoplasia. J Pediatr, 101, 732–735.
[297] Tauchi T, Iwama H, Kaku H, Kimura Y, Ohyashiki K (1999) Remission of pure-red-cell aplasia associated with operative cure of lung cancer. Am J Hematol, 61, 157–158.
[298] Baker RI, Manoharan A, de Luca E, Begley CG (1993) Pure red cell aplasia of pregnancy: a distinct clinical entity. Br J Haematol, 85, 619–622.
[299] Volin L, Ruutu T (1990) Pure red-cell aplasia of long duration after major ABO-incompatible bone marrow transplantation. Acta Haematol, 84, 195–197.

[300] Bolan CD, Leitman SF, Griffith LM, Wesley RA, Procter JL, Stroncek DF et al. (2001) Delayed donor red cell chimerism and pure red cell aplasia following major ABO-incompatible nonmyeloablative hematopoietic stem cell transplantation. Blood, 98, 1687–1694.
[301] Casadevall N, Nataf J, Viron B, Kolta A, Kiladjian J-J, Martin-Dupont P et al. (2002) Pure red cell aplasia and antierythropoietin antibodies in patients treated with recombinant erythropoietin. N Engl J Med, 346, 469–475.
[302] Lau KS, White JC (1969) Myelosclerosis associated with systemic lupus erythematosus in patients in West Malaysia. J Clin Pathol, 22, 433–438.
[303] Yetgin S, Ozsoylu S (1982) Myeloid metaplasia in vitamin D deficiency rickets. Scand J Haematol, 28, 180–185.
[304] Ravindranath Y, Paglia DE, Warrier I, Valentine W, Nakatani M, Brockway RA (1987) Glucose phosphate isomerase deficiency as a cause of hydrops fetalis. N Engl J Med, 316, 258–261.
[305] Kanno H, Ishikawa K, Fujii H, Miwa S (1997) Severe hexokinase deficiency as a cause of hemolytic anemia, periventricular leucomalacia and intrauterine death of the fetus. Blood, 90, Suppl. 1, 8a.
[306] Rodriguez V, Godwin JE, Ogburn PL, Smithson WEA, Fairbanks VF (1997) Severe anemia and hydrops fetalis in hereditary xerocytosis. Blood, 90, Suppl. 1, 18b.
[307] Ribeiro ML, Alloisio N, Almeida H, Gomez C, Texier P, Lemos C et al. (2000) Severe hereditary spherocytosis and distal renal tubular acidosis associated with total absence of band 3. Blood, 96, 1602–1604.
[308] Arnon S, Tamary H, Dgany O, Litmanovitz I, Regev R, Bauer R et al. (2004) Hydrops fetalis associated with homozygosity for hemoglobin Taybe (α 38/39 THR deletion) in newborn triplets. Am J Hematol, 76, 263–266.
[309] Laosombat V, Viprakasit V, Dissaneevate S, Leetanaporn R, Chotsampancharoen T, Wongchanchailert M et al. (2010) Natural history of Southeast Asian Ovalocytosis during the first 3 years of life. Blood Cells Mol Dis, 45, 29–32.
[310] Brugnara C, Platt OS (2003) The neonatal erythrocyte and its disorders. In: Nathan DG, Orkin SH, Ginsburg D, Look AT, Nathan and Oski's Hematology of Infancy and Childhood, 6th edn. Saunders, Philadelphia.
[311] Game L, Bergounioux J, Close JP, Marzouka BE, Thein SL (2003) A novel deletion causing (εγδβ)0 thalassaemia in a Chilean family. Br J Haematol, 123, 154–159.
[312] Parez N, Dommergues M, Zupan V, Chambost H, Fieschi JB, Delaunay J et al. (2000) Severe congenital dyserythropoietic anaemia type I: prenatal management, transfusion support and alpha-interferon therapy. Br J Haematol, 110, 420–421.
[313] Van Hook JW, Gill P, Cyr D, Kapur RP (1995) Diamond-Blackfan anemia as an unusual cause of nonimmune hydrops fetalis: a case report. J Reprod Med, 40, 850–854.
[314] Goldwurm S, Casati C, Venturi N, Strada S, Santambrighio P, Indraccolo S et al. (2000) Biochemical and genetic defects underlying human congenital hypotransferrinemia. Hematol J, 1, 390–398.
[315] McDonnell M, Hannam S, Devane SP (1998) Hydrops fetalis due to ABO incompatibility. Arch Dis Child Fetal Neonatal Ed, 78, F220–F221.
[316] Nolan B, Hinchliffe R, Vora A (2000) Neonatal pure red cell aplasia due to maternal anti-M. Blood, 96, 8a.
[317] Gray ES, Balch NJ, Kohler H, Thompson WD, Simson JG (1986) Congenital leukaemia: an unusual cause of stillbirth. Arch Dis Child, 61, 1001–1006.
[318] Swann IL, Kendra JR (1998) Anaemia, vitamin E deficiency and failure to thrive in an infant. Clin Lab Haematol, 20, 61–63.
[319] Lasky EA (1991) Polycythaemia in the newborn infant. In: Hann IM, Gibson BES, Lasky EA (eds), Fetal and Neonatal Haematology. Baillière Tindall, London.
[320] Benson AB, Moss M, Silliman CC (2009) Transfusion-related acute lung injury (TRALI): a clinical review with emphasis on the critically ill. Br J Haematol, 147, 431–443.
[321] Kuijpers TW, Maianski NA, Tool ATJ, Becker K, Plecko B, Valianpour F et al. (2004) Neutrophils in Barth syndrome (BTHS) avidly bind annexin-V in the absence of apoptosis. Blood, 103, 3915–3923.

[322] Sinha S, Watkins S, Corey SJ (2001) Genetic and biochemical characterization of a deletional mutation of the extra-cellular domain of the human G-CSF receptor in a child with severe congenital neutropenia unresponsive to Neupogen. Blood, 98, 440a.
[323] Ancliff PJ, Blundell MP, Gale RE, Liesner R, Hann IM, Thrasher AJ, Linch DC (2001) Activating mutations in the Wiskott Aldrich Syndrome protein may define a subgroup of severe congenital neutropenia (SCN) with specific and unusual laboratory features. Blood, 98, 439a.
[324] Ancliff PJ (2003) Congenital neutropenia. Blood Rev, 17, 209–216.
[325] Person RE, Li F-Q, Duan Z, Benson KF, Wechsler J, Papadaki HA et al. (2003) Mutations in proto-oncogene GFI1 cause human neutropenia and target ELA2. Nature Genet, 34, 308–312.
[326] Bohn G, Allroth A, Brandes G, Thiel J, Glocker E, Schäffer AA et al. (2007) A novel human primary immunodeficiency syndrome caused by deficiency of the endosomal adaptor protein p14. Nat Med, 13, 38–45.
[327] Badolato R, Prandini A, Caracciolo S, Colombo F, Tabellini G, Giacomelli M et al. (2012) Exome sequencing reveals a pallidin mutation in a Hermansky-Pudlak-like primary immunodeficiency syndrome. Blood, 119, 3185–3187.
[328] Sieff CA, Nisbet-Brown E, Nathan DG (2000) Congenital bone marrow failure syndromes. Br J Haematol, 111, 30–42.
[329] Parmley RT, Crist WM, Ragab AH, Boxer LA, Malluh A, Liu VK, Darby CP (1980) Congenital dysgranulopoietic neutropenia: clinical, serologic, ultrastructural and in vitro proliferative characteristics. Blood, 56, 465–475.
[330] Wetzler M, Talpaz M, Kleinerman ES, King A, Huh YO, Gutterman JU, Kurzrock R (1990) A new familial immunodeficiency disorder characterized by severe neutropenia, a defective marrow release mechanism, and hypogammaglobulinemia. Am J Med, 89, 663–672.
[331] Hadžić N, Pagliuca A, Rela M, Portmann B, Jones A, Veys P et al. (2000) Correction of the hyper-IgM syndrome after liver and bone marrow transplantation. N Engl J Med, 342, 320–324.
[332] Ziedler C (2005) Congenital cytopenias: congenital neutropenias. Hematology, 10, Suppl. 1, 306–311.
[333] Pitcher LA, Taylor KM, Bartold PM, Seow K, Tong YH, Fanning S (1996) Filgrastim used successfully for asymptomatic neutropenia in Cohen's syndrome. Aust NZ J Med, 26, 258.
[334] van den Tweel JG (1997) Preleukaemic disorders in children: hereditary disorders and myelodysplastic syndromes. Current Diagnostic Pathol, 4, 45–50.
[335] Casadevall N, Croisille L, Auffray I, Tchernia G, Coulombel L (1994) Age-related alterations in erythroid and granulopoietic progenitors in Diamond-Blackfan anaemia. Br J Haematol, 87, 369–375.
[336] Aksu G, Kütükçüler N, Genel F, Vergin C, Omowaire B (2003) Griscelli syndrome without hemophagocytosis in an eleven-year-old girl: expanding the phenotypic spectrum of Rab27A mutations in humans. Am J Med Genet, 116A, 329–333.
[337] Corral J, Gonzalez-Conejero R, Pujol-Moix N, Domenech P, Vicente V (2004) Mutation analysis of HPS1, the gene mutated in Hermansky-Pudlak syndrome, in patients with isolated platelet dense-granule deficiency. Haematologica, 89, 325–329.
[338] Glasser L, Meloni-Ehrig A, Joseph P, Mendiola J (2006) Benign chronic neutropenia with abnormalities involving 16q22, affecting mother and daughter. Am J Hematol, 81, 262–270.
[339] Porter WM, Hardman CM, Abdalla SH, Powles AV (1999) Haematological disease in siblings with Rothmund-Thomson syndrome. Clin Exp Dermatol, 24, 452–454.
[340] Roe TF, Coates TD, Thomas DW, Miller JH, Gilsanz V (1992) Treatment of chronic inflammatory bowel disease in glycogen storage disease type Ib with colony-stimulating factors. N Engl J Med, 326, 1666–1669.
[341] Ino T, Sherwood G, Cutz E, Benson LN, Rose IV, Freedman RM (1988) Dilated cardiomyopathy with neutropenia, short stature and abnormal carnitine metabolism. J Pediatr, 113, 511–514.
[342] Ronghe M, Cantlay AM, Chasty RC, Allen JT, Pennock CA, Oakhill A, Steward CG (1998) Exclusion of organic acid disorders in children with chronic idiopathic neutropenia. Br J Haematol, 101, Suppl 1, 74.

[343] Susa JS, Bennett MJ, Jones PM (2003) Lethargy, failure to thrive, and vomiting in a neonate. Lab Med, 34, 775–778.
[344] Sampson B, Fagerhol MK, Sunderkötter C, Golden BE, Richmond P, Klein N et al. (2003) Hyperzincaemia with hypercalprotectinaemia: a new disorder of zinc metabolism. Lancet, 360, 1742–1745.
[345] Parvaneh N, Ziaee V, Moradinejad MH, Touitou I (2014) Intermittent neutropenia as an early feature of mild mevalonate kinase deficiency. J Clin Immunol, 34, 123–126.
[346] Al Mulla ZS, Christensen RD (1995) Neutropenia in the neonate. Clin Perinatol, 22, 711–739.
[347] Hien TT, Liem NT, Dung NT, San LT, Mai PP, Chau N N van V et al. (2004) Avian influenza A (H5N1) in 10 patients in Vietnam. N Engl J Med, 350, 1179–1188.
[348] Griffin M, Makris M (2013) Vaccination induced neutropenia. Int J Lab Hematol, 35, e33.
[349] Penchansky L, Jordan JA (1997) Transient erythroblastopenia of childhood associated with human herpesvirus type 6, variant B. Am J Clin Pathol, 108, 127–132.
[350] Hashimoto H, Maruyama H, Fujimoto K, Sakakura T, Seishu S, Okuda N (2002) The hematologic findings associated with thrombocytopenia during the acute phase of exanthem subitum confirmed by primary human herpesvirus-6 infection. J Pediatr Hematol Oncol, 24, 211–214.
[351] Pont J, Puchhammer-Stockl E, Chott A, Popow-Kraupp T, Kienzer H, Postner G, Honetz N (1992) Recurrent granulocytic aplasia as clinical presentation of a persistent parvovirus B19 infection. Br J Haematol, 80, 160–165.
[352] Salas R, de Manzione N, Tesh RB, Rico-Hesse R, Shope RE, Betancourt A et al. (1991) Venezuelan haemorrhagic fever. Lancet, 338, 1033–1036.
[353] Fisher-Hoch SP, Khan JA, Rehman S, Mirza S, Khurshid M, McCormick JB (1995) Crimean Congo-haemorrhagic fever treated with oral ribavirin. Lancet, 346, 472–475.
[354] Schanen A, Gallou G, Hincky JM, Saron MF (1998) A rash, circulating anticoagulant, then meningitis. Lancet, 351, 1856.
[355] Lee N, Hui D, Wu A, Chan P, Cameron P, Joynt GM et al. (2003) A major outbreak of severe acute respiratory syndrome in Hong Kong. N Engl J Med, 348, 1986–1994.
[356] Yu XJ, Liang MF, Zhang SY, Liu Y, Li JD, Sun YL et al. (2011) Fever with thrombocytopenia associated with a novel bunyavirus in China. N Engl J Med, 364, 1523–1532.
[357] McMullan LK, Folk SM, Kelly AJ, MacNeil A, Goldsmith CS, Metcalfe MG et al. (2012) A new phlebovirus associated with severe febrile illness in Missouri. N Engl J Med, 367, 834–841.
[358] Sheehan V, Weir A, Waters B (2013) Severe neutropenia in patients with chronic hepatitis C: a benign condition. Acta Haematol, 129, 96–100.
[359] Pullen RL, Stuart BM (1945) Tularemia. JAMA, 129, 495–500.
[360] Sheehy TW, Hazlett D, Turk RE (1973) Scrub typhus: a comparison of chloramphenicol and tetracycline in its treatment. Arch Intern Med, 132, 77–80.
[361] Brettman LR, Lewin S, Holzman RS, Goldman WD, Marr JS, Kechijian P, Schinella R (1981) Rickettsial pox: report of an outbreak and a contemporary review. Medicine, 60, 363–372.
[362] Parola P, Jourdan J, Raoult D (1998) Tick-borne infection caused by Rickettsia africae in the West Indies. N Engl J Med, 338, 1391.
[363] Goodman JL, Nelson C, Vitale B, Madigan JE, Dumler JS, Kurtti TJ, Munderloh UG (1996) Direct cultivation of the causative agent of human granulocytic ehrlichiosis. N Engl J Med, 334, 209–215.
[364] Tencic S (2011) Babesiosis in a returned traveller – the first Australian case. AIMS/NZIMLS Congress, Gold Coast.
[365] Goodwin RA, Shapiro JL, Thurman GH, Thurman SS, des Prez RM (1980) Disseminated histoplasmosis: clinical and pathological correlations. Medicine, 59, 1–33.
[366] Perkisas S, Vrelust I, Martin M, Gadisseur A, Schroyens W (2011) A warning about agranulocytosis with the use of cocaine adulterated with levamisole. Acta Clin Belg, 66, 226–227.
[367] Blanche S, Tardieu M, Rustin P, Slama A, Barret B, Firtion G et al. (1999) Persistent mitochondrial dysfunction and perinatal exposure to antiretroviral nucleoside analogues. Lancet, 354, 1084–1089.
[368] Voog E, Morschhauser F, Solal-Céligny P (2003) Neutropenia in patients treated with rituximab. N Engl J Med, 348, 2691–2694.

[369] Richardson PG, Barlogie B, Berenson J, Singhal S, Jagannath S, Irwin D et al. (2003) A phase 2 study of bortezomib in relapsed refractory myeloma. N Engl J Med, 348, 2609–2617.
[370] Demetri GD, von Mehren M, Blanke CD, Van den Abbeele AD, Eisenberg B, Roberts PJ et al. (2002) Efficacy and safety of imatinib mesylate in advanced gastrointestinal stromal tumours. N Engl J Med, 347, 472–480.
[371] Weinblatt ME, Kavanaugh A, Genovese MC, Musser TK, Grossbard EB, Magilavy DB (2010) An oral spleen tyrosine kinase (Syk) inhibitor for rheumatoid arthritis. N Engl J Med, 363, 1303–1312.
[372] Papp KA, Leonardi C, Menter A, Ortonne JP, Krueger JG, Kricorian G et al. (2012) Brodalumab, an anti-interleukin-17-receptor antibody for psoriasis. N Engl J Med, 366, 1181–1189.
[373] Leonardi C, Matheson R, Zachariae C, Cameron G, Li L, Edson-Heredia E et al. (2012) Anti-interleukin-17 monoclonal antibody ixekizumab in chronic plaque psoriasis. N Engl J Med, 366, 1190–1199.
[374] DeJesus CE, Egen J, Metzger M, Alvarez X, Combs CA, Malide D et al. (2011) Transient neutropenia after granulocyte-colony stimulating factor administration is associated with neutrophil accumulation in pulmonary vasculature. Exp Hematol, 39, 142–150.
[375] Wang ML, Rule S, Martin P, Goy A, Auer R, Kahl BS et al. (2013) Targeting BTK with ibrutinib in relapsed or refractory mantle-cell lymphoma. N Engl J Med, 369, 507–516.
[376] Eisenmenger W, Drasch G, von Clarmann M, Kretschmer E, Roider G (1991) Clinical and morphological findings on mustard gas [bis(2-chloroethyl)sulfide] poisoning. J Forensic Sci, 36, 1688–1698.
[377] Wallis JP, Haynes S, Stark G, Green FA, Lucas GF, Chapman CD (2002) Transfusion-related alloimmune neutropenia: an undescribed complication of blood transfusion. Lancet, 360, 1073–1074.
[378] Mariani M, Cattaneo A, Bottelli G, Pugni L, Mosca F, Comonbo F et al. (2011) Severe neonatal alloimmune neutropenia in a newborn delivered by a CD16 deficient Gypsy woman. Haematologica, 96, Suppl. 2, 341.
[379] Kameoka J, Funato T, Miura T, Harigae H, Saito J, Yokoyama H et al. (2001) Autoimmune neutropenia in pregnant women causing neonatal neutropenia. Br J Haematol, 114, 198–200.
[380] Bux J, Mueller-Eckhardt C (1992) Autoimmune neutropenia. Semin Hematol, 29, 45–53.
[381] Papadaki HA, Stamatopoulos K, Damianaki A, Anagnostopoulos A, Papadaki T, Eliopoulos AG, Eliopoulos GD (2005) Activated T-lymphocytes with myelosuppressive properties in patients with chronic idiopathic neutropenia. Br J Haematol, 128, 863–876.
[382] McClain K, Estrov Z, Chen H, Mahoney DH (1993) Chronic neutropenia of childhood: frequent association with parvovirus infection and correlations with bone marrow culture studies. Br J Haematol, 85, 57–62.
[383] Cline MJ, Opelz G, Saxon A, Fahey JL, Golde DW (1976) Autoimmune panleukopenia. N Engl J Med, 295, 1489–1493.
[384] Levitt LJ, Ries CA, Greenberg PL (1983) Pure white cell aplasia: antibody-mediated autoimmune inhibition of granulopoiesis. N Engl J Med, 308, 1141–1146.
[385] Longhurst HJ, O'Grady C, Evans G, De Lord C, Hughes A, Cavenagh J, Helbert MR (2002) Anti-D immunoglobulin treatment for thrombocytopenia associated with primary antibody deficiency. J Clin Pathol, 55, 64–66.
[386] Niehues T, Schwarz K, Schneider M, Schroten H, Schroder E, Stephan V, Wahn V (1996) Severe combined immunodeficiency (SCID) associated neutropenia: a lesson from monozygotic twins. Arch Dis Child, 74, 340–342.
[387] Marques MB, Tuncer HH, Divers SG, Baker AC, Harrison DK (2005) Acute transient leucopenia as a sign of TRALI. Am J Hematol, 80, 90–91.
[388] Anderlini P, Przepiorka D, Champlin R, Körbling M (1996) Peripheral blood stem cell apheresis in normal donors: the neglected side. Blood, 88, 3663–3664.
[389] Liu YK (1973) Leukopenia in alcoholics. Am J Med, 54, 605–610.
[390] Kubota M, Tsukamoto R, Kurokawa K, Imai T, Furusho K (1996) Elevated serum interferon gamma and interleukin-6 in patients with necrotizing lymphadenitis (Kikuchi's disease). Br J Haematol, 95, 613–615.

[391] Cordano A, Placko RP, Graham GG (1966) Hypocupremia and neutropenia in copper deficiency. Blood, 28, 280–283.
[392] Miyoshi I, Saito T, Iwahara Y (2004) Copper deficiency anaemia. Br J Haematol, 125, 106.
[393] Shoenfeld Y, Shaklai M, Ben-Baruch N, Hirschorn M, Pinkhas J (1982) Neutropenia induced by hypercarotenaemia. Lancet, i, 1245.
[394] Koenig IM, Christensen RD (1989) Incidence, neutrophil kinetics, and natural history of neonatal neutropenia associated with maternal hypertension. N Engl J Med, 321, 557–562.
[395] Engle WD, Rosenfeld CR (1984) Neutropenia in high-risk neonates. J Pediatr, 105, 982–986.
[396] Zach TL, Steinhorn RH, Georgieff MK, Mills MM, Green TP (1990) Leukopenia associated with extracorporeal membrane oxygenation in newborn infants. J Pediatr, 116, 440–443.
[397] Rogers ZR, Bergstrom SK, Amylon MD, Buchanan GR, Glader BE (1989) Reduced neutrophil counts in children with transient erythroblastopenia of childhood. J Pediatr, 115, 746–748.
[398] Lundin J, Kimby E, Björkholm M, Broliden P-A, Gelsing F, Hjalmar V et al. (2002) Phase II trial of subcutaneous anti-CD53 monoclonal antibody alemtuzumab (Campath 1H) in the first-line treatment of chronic lymphocytic leukemia (B-CLL). Blood, 100, 768–773.
[399] Cuilliere-Dartigues P, Meyohas MC, Balladur P, Gorin NC, Coppo P (2010) Splenic sarcoidosis: an unusual aetiology of agranulocytosis. Am J Hematol, 85, 891.
[400] Abdollahpour H, Appaswamy G, Kotlarz D, Diestelhorst J, Beier R, Schäffer AA et al. (2012) The phenotype of human STK4 deficiency. Blood, 119, 3450–3457.
[401] Archer RK, Engisch HJC, Gaha T, Ruxton J (1971) The eosinophil leucocytes in the blood and bone marrow of patients with Down's anomaly. Br J Haematol, 21, 271–276.
[402] Nakahata T, Spicer SS, Leary AG, Ogawa M, Franklin W, Goetzl EJ (1984) Circulating eosinophil colony-forming cells in pure eosinophil aplasia. Ann Intern Med, 101, 321–324.
[403] Juhlin LL, Michaelsson G (1977) A new syndrome characterized by absence of eosinophils and basophils. Lancet, i, 1233–1235.
[404] Welles SL, Mueller N, Tachibana N, Shishime E, Okayama A, Murai K, Tsuda K (1991) Decreased eosinophil numbers in HTLV-I carriers. Lancet, 337, 987.
[405] Grattan CEH, Dawn G, Gibbs S, Francis DM (2003) Blood basophil numbers in chronic ordinary urticaria and healthy controls: diurnal variation, influence of loratadine and prednisolone and relationship to disease activity. Clin Exp Immunol, 33, 337–341.
[406] Vinh DC, Patel SY, Uzel G, Anderson VL, Freeman AF, Olivier KN et al. (2010) Autosomal dominant and sporadic monocytopenia with susceptibility to mycobacteria, fungi, papillomaviruses, and myelodysplasia. Blood, 115, 1519–1529.
[407] Hsu AP, Sampaio EP, Khan J, Calvo KR, Lemieux JE, Patel SY et al. (2011) Mutations in GATA2 are associated with the autosomal dominant and sporadic monocytopenia and mycobacterial infection (MonoMAC) syndrome. Blood, 118, 2653–2655.
[408] Pasquet M, Bellanné-Chantelot C, Tavitian S, Prade N, Beaupain B, Larochelle O (2013) High frequency of GATA2 mutations in patients with mild chronic neutropenia evolving to MonoMac syndrome, myelodysplasia, and acute myeloid leukemia. Blood, 121, 822–829.
[409] Hambleton S, Salem S, Bustamante J, Bigley V, Boisson-Dupuis S, Azevedo J et al. (2011) IRF8 mutations and human dendritic-cell immunodeficiency. N Engl J Med, 365, 127–138.
[410] Gossage DL, Buckley RH (1990) Prevalence of lymphocytopenia in severe combined immunodeficiency. N Engl J Med, 323, 1422–1423.
[411] Wyllie DH, Bowler ICJW, Peto TEA (2004) Relation between lymphopenia and bacteraemia in UK adults with medical emergencies. J Clin Pathol, 57, 950–955.
[412] Hasenclever D, Diehl V (1998) A prognostic score for advanced Hodgkin's disease. International Prognostic Factors Project on Advanced Hodgkin's Disease. N Engl J Med, 339, 1506–1514.
[413] Kim YR, Kim JS, Kim SJ, Jung HA, Kim SJ, Kim WS et al. (2011) Lymphopenia is an important prognostic factor in peripheral T-cell lymphoma (NOS) treated with anthracycline-containing chemotherapy. J Hematol Oncol, 4, 34.

[414] Aoki T, Nishiyama T, Imahashi N, Kitamura K (2011) Lymphopenia following the completion of first-line therapy predicts early relapse in patients with diffuse large B cell lymphoma. Ann Hematol, 91, 375–382.
[415] Tashima M, Nishikikori M, Kitawaki T, Hishizawa M, Izumi T, Fujiwara Y et al. (2010) Idiopathic CD4 lymphocytopenia due to loss of heterozygosity of the mutant CD2 gene. Blood, 116, 1143–1144.
[416] Wickramasinghe SN (1998) Congenital dyserythropoietic anaemias: clinical features, haematological morphology and new biochemical data. Blood Rev, 12, 178–200.
[417] Mrowietz U, Reich K (2013) Case reports of PML in patients treated for psoriasis. N Engl J Med, 369, 1080–1081.
[418] Hou M, Horney E, Stockelberg D, Jacobsson S, Kutti J, Wadenvik H (1997) Multiple quinine-dependent antibodies in a patient with episodic thrombocytopenia, neutropenia, lymphocytopenia, and granulomatous hepatitis. Blood, 90, 4806–4811.
[419] Berglund B, Ekblom B (1991) Effect of recombinant human erythropoietin treatment on blood pressure and some haematological parameters in healthy men. J Intern Med, 229, 125–130.
[420] Cummins D, Wilson ME, Foulgar KJ, Dawson D, Hogarth AM (1995) Effects of influenza vaccination on the blood counts of people aged over 65: case report and prospective study. Br J Haematol, 101, Suppl. 1, 54.
[421] Symmons DPM, Farr M, Salmon M, Bacon PA (1989) Lymphopenia in rheumatoid arthritis. J Roy Soc Med, 82, 462–463.
[422] Budman DR, Steinberg AD (1977) Hematologic aspects of systemic lupus erythematosus. Ann Intern Med, 86, 220–229.
[423] Daniele RP, Rowlands DT (1976) Lymphocyte subpopulations in sarcoidosis: correlation with disease activity and duration. Ann Intern Med, 85, 593–600.
[424] Bynoe AG, Scott CS, Ford P, Roberts BE (1983) Decreased T helper cells in the myelodysplastic syndromes. Br J Haematol, 54, 97–102.
[425] Jacobs NL, Holtan SG, Porrata LF, Markovic SN, Tefferi A, Steensma DP (2010) Host immunity affects survival in myelodysplastic syndromes: independent prognostic value of the absolute lymphocyte count. Am J Hematol, 85, 160–163.
[426] Bowers TK, Eckert E (1978) Leukopenia in anorexia nervosa: lack of an increased risk of infection. Arch Intern Med, 138, 1520–1523.
[427] Santos PC, Falcao RP (1990) Decreased lymphocyte subsets and K-cell activity in iron deficiency anemia. Acta Haematol, 84, 118–121.
[428] Robbins G, Brozovic B (1985) Lymphocytopenia in regular platelet apheresis donors. Br J Haematol, 61, 558–559.
[429] Unkrig CJ, Schroder R, Scharf RE (1994) Lorenzo's oil and thrombocytopenia. N Engl J Med, 330, 577.
[430] Masci AM, Palmieri G, Vitiello L, Montella L, Perna F, Orlandi P et al. (2003) Clonal expansion of CD8 +BV8 T lymphocytes in bone marrow characterizes thymoma-associated B lymphopenia. Blood, 101, 3106–3108.
[431] Christodouleas JP, Forrest RD, Ainsley CG, Tochner Z, Hahn SM, Glatstein E (2011) Short-term and long-term health risks of nuclear-power-plant accidents. N Engl J Med, 364, 2334–2341.
[432] Lackner A, Basu O, Bierings M, Lassay L, Schaefer UW, Révész T et al. (2000) Haematopoietic stem cell transplantation for amegakaryocytic thrombocytopenia. Br J Haematol, 109, 773–775.
[433] Alter B (2003) Inherited bone marrow failure syndromes. In: Nathan DG, Orkin SH, Ginsburg D, Look AT, Nathan and Oski's Hematology of Infancy and Childhood, 6th edn. Saunders, Philadelphia.
[434] Roberts IA, Murray NA (1999) Management of thrombocytopenia in neonates. Br J Haematol, 105, 864–870.
[435] Koenig JM, Christensen RD (1989) Neutropenia and thrombocytopenia in infants with Rh hemolytic disease. J Pediatr, 114, 625–631.
[436] Wagner T, Bernaschek G, Geissler G (2000) Inhibition of megakaryopoiesis by Kell-related antibodies. N Engl J Med, 343, 72.

[437] Blanchette VS, Johnson J, Rand M (2000) The management of alloimmune neonatal thrombocytopenia. Baillière's Clin Haematol, 13, 365–390.
[438] AbelmanW, Virchis A (2005) An unusual cause of thrombocytopenia. Clin Lab Haematol, 27, 215–216.
[439] Mazharian A, Ghevaert C, Zhang L, Massberg S, Watson SP (2011) Dasatinib enhances megakaryocyte differentiation but inhibits platelet formation. Blood, 117, 5198–5206.
[440] Bhattacharyya J, Kumar R, Tyagi S, Kishore J, Mahapatra M, Choudhry VP (2005) Human parvovirus B19-induced acquired pure amegakaryocytic thrombocytopenia. Br H Haematol, 128, 128–129.
[441] Radonić A, Oswald O, Thulke S, Brockhaus N, Nitsche A, Siegert W, Schetelig J (2005) Infections with human herpesvirus 6 variant B delay platelet engraftment after allogeneic haematopoietic stem cell transplantation. Br J Haematol, 131, 480–482.
[442] Garcia-Suárez J, Burgaleta C, Hernanz N, Albarran F, Tobaruela P, Alvarez-Mon M (2000) HCV-associated thrombocytopenia: clinical characteristics and platelet response after recombinant alpha2b-interferon therapy. Br J Haematol, 110, 98–103.
[443] Hoffman R (1991) Acquired pure amegakaryocytic thrombocytopenic purpura. Semin Hematol, 28, 303–312.
[444] Fogarty PF, Stetler-Stevenson M, Pereira A, Dunbar CE (2005) Large granular lymphocytic proliferation-associated cyclic thrombocytopenia. Am J Hematol, 79, 334–336.
[445] Ando M, Iwamoto Y, Suda A, Tsuchiya K, Nihei H (2001) New insights into the thrombopoietic status of patient on dialysis through the evaluation of megakaryocytopoiesis in bone marrow and of endogenous thrombopoietin levels. Blood, 97, 915–921.
[446] Li J, Yang C, Xia Y, Bertino A, Glaspy J, Roberts M, Kuter DJ (2001) Thrombocytopenia caused by the development of antibodies to thrombopoietin. Blood, 98, 3241–3248.
[447] Curtis BR, Ali S, Aitman TJ, Ebert DD, Lenes BA, Aster RH (2001) Maternal isoimmunization against CD36 (GPIV) should be considered in unresolved cases of apparent immune neonatal thrombocytopenia. Blood, 98, 710a.
[448] Dickerman JD, Holbrook PR, Zinkham WH (1972) Etiology and therapy of thrombocytopenia associated with sarcoidosis. J Pediatr, 81, 758–764.
[449] Parameswaran R, Cavenagh JD, Davies JK, Newland AC (1999) Immune cytopenias as the presenting feature of common variable immune deficiency. Br J Haematol, 105, Suppl. 1, 51.
[450] West KA, Anderson DR, McAlister VC, Hewlett TJ, Belitsky P, Smith JW, Kelton JG (1999) Alloimmune thrombocytopenia after organ transplantation. N Engl J Med, 341, 1504–1507.
[451] Solenthaler M, Krauss JK, Boehlen F, Koller R, Hug M, Lammle B (1999) Fatal fresh frozen plasma infusion containing HPA-1a alloantibodies. Br J Haematol, 106, 258–259.
[452] Bakchoul T, Zöllner H, Amiral J, Panzer S, Selleng S, Kohlmann T et al. (2013) Anti-protamine-heparin antibodies: incidence, clinical relevance, and pathogenesis. Blood, 121, 2821–2827.
[453] Royer DJ, George JN, Terrell DR (2010) Thrombocytopenia as an adverse effect of complementary and alternative medicines, herbal remedies, nutritional supplements, foods, and beverages. Eur J Haematol, 84, 421–429.
[454] Warkentin TE (2007) Drug-induced immune-mediated thrombocytopenia – from purpura to thrombosis. N Engl J Med, 356, 891–893.
[455] Jubelirer SJ, Koenig BA, Bates MC (1999) Acute profound thrombocytopenia following C7E3 Fab (Abciximab) therapy: case reports, review of the literature and implications for therapy. Am J Hematol, 62, 205–208.
[456] Bougie DW, Wilker PR, Wuitschick ED, Curtis BR, Malik M, Levine S et al. (2002) Acute thrombocytopenia after treatment with tirofiban or eptifibatide is associated with antibodies specific for ligand-occupies GPIIb/IIIa. Blood, 100, 2071–2076.
[457] Aster RH, Bougie DW (2007) Drug-induced immune thrombocytopenia. N Engl J Med, 357, 580–587.
[458] Arnold J, Ouwehand WH, Smith GA, Cohen H (1998) A young woman with petechiae. Lancet, 351, 618.
[459] Lavy R (1964) Thrombocytopenic purpura due to lupinus termis bean. J Allergy Clin Immunol, 35, 386–389.

[460] Azuno Y, Taga K, Sasayama T, Kimoto K (1996) Thrombocytopenia induced by Jui, a traditional Chinese herbal medicine. Lancet, 354, 394–305.
[461] Wright JG (1992) Severe thrombocytopenia secondary to asymptomatic cytomegalovirus infection in an immunocompetent host. J Clin Pathol, 45, 1037–1038.
[462] Kitamura K, Ohta H, Ihara T, Kamiya H, Ochiai H, Yamanishi K, Tanaka K (1994) Idiopathic thrombocytopenic purpura after human herpesvirus 6 infection. Lancet, 344, 830.
[463] Bauduer F, Marty F, Larrouy M, Ducout L (1998) Immunologic thrombocytopenic purpura as presenting symptom of hepatitis C infection. Am J Hematol, 57, 338–340.
[464] Singh NM, Gangappa M (2007) Acute immune thrombocytopenia associated with hepatitis E in an adult. Am J Hematol, 82, 942–943.
[465] Beanie RM (1993) Mycoplasma and thrombocytopenia. Arch Dis Child, 68, 250.
[466] Castagnola E, Dufour C, Timitilli A, Giacchino R (1994) Idiopathic thrombocytopenic purpura associated with scarlet fever. Arch Dis Child, 70, 164.
[467] al-Majed SA, al-Momen AK, al-Kassimi FA, al-Zeer A, Kambal AM, Baaqil H (1995) Tuberculosis presenting as immune thrombocytopenic purpura. Acta Haematol, 94, 135–138.
[468] Spedini P (2002) Tuberculosis presenting as immune thrombocytopenic purpura. Haematologica, 87, ELT09.
[469] Gürkan E, Ba lami li F, Güvenç B, Bozkurt B, Ünsal Ç (2003) Immune thrombocytopenic purpura associated with Brucella and Toxoplasma infections. Am J Hematol, 74, 52–54.
[470] Franchini M, Veneri D (2003) Helicobacter pylori infection and immune thrombocytopenic purpura. Haematologica, 88, 1087–1091.
[471] Munckhof WJ, Runnegar N, Gray TJ, Taylor C, Palmer C, Holley A (2007) Two rare severe and fulminant presentations of Q fever in patients with minimal risk factors for this disease. Intern Med J, 37, 775–778.
[472] Gao H-N, Lu H-Z, Cao B, Du B, Shang H, Gan J-H et al. (2013) Clinical findings in 111 cases of influenza A (H7N9) virus infection. N Engl J Med, 368, 2277–2285.
[473] Leissinger CA (1990) Severe thrombocytopenia associated with cocaine abuse. Ann Intern Med, 112, 708–710.
[474] Hesseling PB (1992) Onyalai. Baillière's Clin Haematol, 5, 457–473.
[475] Kiaii M, Djurdjev O, Farah M, Levin A, Jung B, MacRae J (2011) Use of electron-beam sterilized hemodialysis membranes and risk of thrombocytopenia. JAMA, 306, 1679–1687.
[476] Schulman I, Pierce M, Lukens A, Currimbhoy Z (1960) Studies on thrombopoiesis I. A factor in normal human plasma required for platelet production; chronic thrombocytopenia due to its deficiency. Blood, 16, 943–957.
[477] Upshaw JD (1978) Congenital deficiency of a factor in normal plasma that reverses microangiopathic hemolysis and thrombocytopenia. N Engl J Med, 298, 1350–1352.
[478] Rees DC, Iolascon A, Carella M, O'Marcaigh AS, Kendra JR, Jowitt SN et al. (2005) Stomatocytic haemolysis and macrothrombocytopenia (Mediterranean stomatocytosis/macrothrombocytopenia) is the haematological presentation of phytosterolaemia. Br J Haematol, 130, 297–309.
[479] Mulliken, JB, Anupindi S, Ezekowitz RAB, Mihm MC (2004) Case records of the Massachusetts General Hospital, Case 13-2004: a newborn girl with a large cutaneous lesion, thrombocytopenia, and anemia. N Engl J Med, 350, 1764–1775.
[480] Watkins NA, Rankin A, Smith GA, Schaffner-Reckinger E, Kieffer N, Laffan M, Ouwehand WH (2006) A novel inherited form of familial thrombocytopenia due to an autosomal dominant mutation in the cytoplasmic domain of the platelet beta3integrin that is associated with expression of activation dependent alphaIIb/beta3 epitopes. Brit J Haematol, 133, Suppl. 1, 19.
[481] Paciucci PA, Mandeli J, Oleksowicz L, Ameglio F, Holland JF (1990) Thrombocytopenia during immunotherapy with interleukin-2 by constant infusion. Am J Med, 89, 308–312.
[482] Locker GJ, Kapiotis S, Veitl M, Mader RM, Stoiser B, Kofler J et al. (1999) Activation of endothelium by immunotherapy with interleukin-2 in patients with malignant disorders. Br J Haematol, 105, 912–919.
[483] Maddocks S, O'Brien R (2000) African trypanosomiasis in Australia. N Engl J Med, 342, 1254.

[484] Lee JJ, Levitt L, Lin AY (2012) Case 2-2012: dyspnoea and rapidly progressive respiratory failure. N Engl J Med, 366, 1647.
[485] McDonald GB, Sharma P, Matthews DE, Shulman HM, Thomas ED (1984) Venocclusive disease of the liver after bone marrow transplantation: diagnosis, incidence, and predisposing factors. Hepatology, 4, 116–122.
[486] Kitchens CS (2004) Thrombocytopenia due to acute venous thromboembolism and its role in expanding the differential diagnosis of heparin-induced thrombocytopenia. Am J Hematol, 76, 69–73.
[487] Van der Stuyft P, Gianella A, Pirard M, Cespedes J, Lora J, Peredo C et al. (1999) Urbanisation of yellow fever in Santa Cruz, Bolivia. Lancet, 354, 1559–1562.
[488] Sexton DJ, Rollin PE, Breitschwerdt EB, Corey GR, Myers SA, Dumais MR et al. (1997) Life-threatening Cache Valley virus infection. N Engl J Med, 336, 547–549.
[489] Goh KJ, Tan CT, Chew NK, Tan PSK, Kamarulzaman A, Sarji SA et al. (2000) Clinical features of Nipah virus encephalitis among pig farmers in Malaysia. N Engl J Med, 342, 1229–1235.
[490] Charrel RN, de Lamballerie X, Raoult D (2007) Chikungunya outbreaks – the globalization of vector-borne diseases. N Engl J Med, 356, 769–771.
[491] Vyas JM, González RG, Pierce VM (2013) Case records of the Massachusetts General Hospital. Case 15-2013. A 76-year-old man with fever, worsening renal function, and altered mental status. N Engl J Med, 368, 1919–1927.
[492] Madani TA, Azhar EI, Abuelzein el-TM, Kao M, Al-Bar HM, Abu-Araki H et al. (2011) Alkhumra (Alkhurma) virus outbreak in Najran, Saudi Arabia: epidemiological, clinical, and laboratory characteristics. J Infect, 62, 67–76.
[493] Pinn TG, Sowden D (1998) Queensland tick typhus. Aust NZ J Med, 28, 824–826.
[494] Thiebaut MM, Bricaire F, Raoult D (1997) Scrub typhus after a trip to Vietnam. N Engl J Med, 336, 1613–1614.
[495] Roberts SA, Ellis-Pegler RB (1997) Murine typhus in the Kaukapakapa area again. Aust NZ J Med, 27, 446–447.
[496] Pritt BS, Sloan LM, Johnson DKH, Munderloh UG, Paskewitz SM, McElroy KM et al. (2011) Emergence of a new pathogenic Ehrlichia species, Wisconsin and Minnesota, 2009. N Engl J Med, 365, 422–429.
[497] Brouqui P, Lascola B, Roux V, Raoult D (1999) Chronic Bartonella quintana bacteremia in homeless patients. N Engl J Med, 340, 184–189.
[498] Bush LM, Abrams BH, Beall A, Johnson CC (2001) Index case of fatal inhalational anthrax due to bioterrorism in the United States. N Engl J Med, 345, 1607–1610.
[499] Sevinc A, Kutlu NO, Kuku I, Ozgen U, Aydogdu I, Soylu H (2000) Severe epistaxis in brucellosis-induced isolated thrombocytopenia: a report of two cases. Clin Lab Haematol, 22, 373–375.
[500] Serefhanoglu K, Kaya E, Sevinc A, Aydogdu I, Kuku I, Ersoy Y (2003) Isolated thrombocytopenia: the presenting feature of typhoid fever. Clin Lab Haematol, 25, 63–65.
[501] Tunbridge AJ, Dockrell DH, Channer KS, McKendrick MW (2002) A breathless triathlete. Lancet, 359, 130.
[502] Vonderheide RH, Thadhani R, Kuter DJ (1996) Association of thrombocytopenia and the use of intra-aortic balloon pump. Blood, 88, Suppl. 1, 63b.
[503] Turnbull A, Almeyda J (1970) Idiopathic thrombocytopenic purpura and Kaposi's sarcoma. Proc R Soc Med, 63, 603–605.
[504] Kimura H, Nasu K, Sakai C, Shiga Y, Miyamoto E, Shintaku M et al. (1998) Histiocytic sarcoma of the spleen associated with hypoalbuminemia, hypoy-globulinemia and thrombocytopenia as a possibly unique clinical entity – report of three cases. Leuk Lymphoma, 31, 217–224.
[505] Baker GR, Levin J (1998) Transient thrombocytopenia produced by administration of macrophage colony-stimulating factor: investigations of the mechanism. Blood, 91, 89–99.
[506] Diaz-Sánchez CL, Lifshitz-Guinzberg A, Ignacio-Ibarra G, Halabe-Cherem J, Quinones-Galvan A (1998) Survival after massive (> 2000) Africanized honeybee stings. Arch Intern Med, 158, 925–927.
[507] Clayton PT, Bowron A, Mills KA, Massoud A, Casteels M, Milla PJ (1993) Phytosterolaemia in children with parenteral nutrition-associated cholestatic liver disease. Gastroenterology, 105, 1806–1813.

[508] Auborg P (1994) Lorenzo's oil and thrombocytopenia. N Engl J Med, 330, 577.
[509] O'Brien H, Amess JAL, Mollin JD (1982) Recurrent thrombocytopenia, erythroid hypoplasia and sideroblastic anaemia associated with hypothermia. Br J Haematol, 51, 451–456.
[510] Jung J, Bohn G, Allroth A, Boztug K, Brandes G, Sandrock I et al. (2006) Identification of a homozygous deletion in the AP3B1 gene causing Hermansky-Pudlak syndrome, type 2. Blood, 108, 362–369.
[511] Dittman WA (2000) Congenital relapsing fever (Borrelia hermsii infection). Blood, 96, 3333.
[512] Willoughby MLN (1977) Paediatric Haematology. Churchill Livingstone, Edinburgh.
[513] Neven B, Valayannopoulos V, Quartier P, Blanche S, Prieur AM, Debre M et al. (2007) Allogeneic bone marrow transplantation in mevalonic aciduria. N Engl J Med, 356, 2700–2703.
[514] Bader-Meunier B, Breton-Gorius B, Cramer E, Mielot F, Rötig A, Dommergues JP, Tchernia G (1997) Hematology: a clue to the diagnosis of mitochondrial cytopathies. Blood, 96, Suppl. 1, 9b.
[515] Hayward CP, Rivard GE, Kane WH, Drouin J, Zheng S, Moore JC, Kelton JG (1996) An autosomal dominant, qualitative platelet disorder associated with multimerin deficiency, abnormalities in platelet factor V, thrombospondin, von Willebrand factor, and fibrinogen and an epinephrine aggregation defect. Blood, 87, 4967–4978.
[516] Shalev H, Kapelushnik J, Moser A, Dgany O, Krasnov T, Tamary H (2004) A comprehensive study of the neonatal manifestations of congenital dyserythropoietic anemia type I. J Pediatr Hematol Oncol, 26, 746–748.
[517] Zeidler C (2005) Congenital neutropenia. Hematology, 10, Suppl. 1, 306–311.
[518] Maurer HM, Fratkin M, McWilliams NB, Kirkpatrick D, Draper DW, Haggins JC, Hunter CR (1976) Effects of phototherapy on platelet counts in lowbirthweight infants and on platelet production and life span in rabbits. Pediatrics, 57, 506–512.
[519] Ballin A, Korea G, Kohelet D, Burger R, Greenwald M, Bryan AC, Zipursky A (1987) Reduction in platelet counts induced by mechanical ventilation in the newborn infants. J Pediatr, 111, 445–449.
[520] Yang J, Lee C-H, Yang M, Li K, Ng P-C, Yuen M-P, Fok T-F (2001) Association between thrombocytopenia and mechanical ventilation in infants with respiratory distress syndrome. Blood, 98, 37a.
[521] Carroll DN, Kamath P, Stewart L (2005) Congenital viral infection? Lancet, 365, 1110.
[522] Kurata Y, Nishioeda Y, Tsubakio T, Kitani T (1980) Thrombocytopenia in Graves' disease: effect of T3 on platelet kinetics. Acta Haematol, 63, 185–190.
[523] Bowles KM, Turner GE, Wimperis JZ (2004) Resolution of chronic severe refractory thrombocytopenia after treatment of hypothyroidism. J Clin Pathol, 57, 995–996.
[524] Pei SX, Chen XJ, Si Ren BZ, Liu YH, Cheng XS, Harris EM et al. (1989) Chronic mountain sickness in Tibet. Q J Med, 71, 555–574.
[525] Takahashi N, Nishida H (1997) New exanthematous disease with thrombocytopenia in neonates. Arch Dis Child Fetal Neonatal Ed, 77, F79.
[526] Prella M, Baccalà R, Horisberger J-D, Belin D, di Raimondo F, Invernizzi R et al. (2001) Haemolytic onset of Wilson's disease in a patient with homozygous truncation of ATP7B at ARG1319. Br J Haematol, 114, 230–232.
[527] Fischereder M, Jaffe JP (1994) Thrombocytopenia following acute acetaminophen overdose. Am J Hematol, 45, 258–259.
[528] Acharya S, Bussel JB (2000) Hematologic toxicity of sodium valproate. J Pediatr Hematol Oncol, 22, 62–65.
[529] Pamuk GE, Donmez S, Turgut B, Demir M, Vural O (2005) Rituximab-induced acute thrombocytopenia in a patient with prolymphocytic leukemia. Am J Hematol, 78, 81.
[530] Shah C, Grethlein SJ (2004) Case report of rituximab-induced thrombocytopenia. Am J Hematol, 75, 263.
[531] Smith KA, Nelson PN, Warren P, Astley SJ, Murray PG, Greenman J (2004) Demystified ... recombinant antibodies. J Clin Pathol, 57, 912–917.
[532] Cathomas R, Goldhirsch A, von Moos R (2007) Drug-induced immune thrombocytopenia. N Engl J Med, 358, 1869–1870.

[533] Azuno Y, Yaga K, Sasayama T, Kimoto K (1999) Thrombocytopenia induced by Jui, a traditional Chinese herbal medicine. Lancet, 354, 304–305.
[534] Ranjith MP, Divya R, Mehta VK, Krishnan MG, KamalRaj R, Kavishwar A (2009) Significance of platelet volume indices and platelet count in ischaemic heart disease. J Clin Pathol, 62, 830–833.
[535] Hohlfeld P, Forestier F, Kaplan C, Tissot JD, Daffos F (1994) Fetal thrombocytopenia: a retrospective survey of 5,194 fetal blood samplings. Blood, 84, 1851–1856.
[536] Roberts I, Stanworth S, Murray NA (2008) Thrombocytopenia in the neonate. Blood Rev, 22, 173–186.
[537] Chakravorty S, Roberts I (2012) How I manage neonatal thrombocytopenia. Br J Haematol, 156, 155–162.
[538] Nunes P, Palaré MJ, Aguilar S, Ferrao A, Medeira A, Morais A (2011) Serious thrombocytopenia as hematological manifestation of Noonan syndrome. Haematologica, 96, Suppl. 2, 651.
[539] Chng WJ and Howard MR (2001) Pel-Ebstein fever with cyclical pancytopenia. J R Soc Med, 94, 84–85.
[540] Gonzalez CH, Durkin-Stamm MV, Geimer NF, Shahidi NT, Schilling RF, Rubira F, Opitz JM (1977) The WT syndrome – a "new" autosomal dominant pleiotropic trait of radial/ulnar hypoplasia with high risk of bone marrow failure and/or leukemia. Birth Defects Orig Artic Ser, 13 (3B), 31–38.
[541] Ihara K, Ishii I, Eguchi M, Takada H, Suminoe A, Good RA, Hara T (1999) Identification of mutations in the c-mpl gene in congenital amegakaryocytic thrombocytopenia. Proc Natl Acad Sci USA, 96, 3132–3136.
[542] González-del Angel A, Cervera M, Gómez L, Pérez-Vera P, Orozco L, Carnevale A, Del Castillo V (2000) Ataxia-pancytopenia syndrome. Am J Med Genet, 90, 252–254.
[543] Press OW, Fingert H, Lott IT, Dickersin R (1983) Pancytopenia in mannosidosis. Arch Intern Med, 143, 1266–1268.
[544] Hricik DE, Hussain R (1984) Pancytopenia and hepatosplenomegaly in oxalosis. Arch Intern Med, 144, 167–168.
[545] Kelleher JF, Yudkoff M, Hutchinson R, August CS, Cohn RM (1980) The pancytopenia of isovaleric acidemia. Pediatrics, 65, 1023–1027.
[546] Walter MJ, Dang CV (1998) Pancytopenia secondary to oxalosis in a 23-year-old woman. Blood, 91, 4394.
[547] Emadi A, Burns KH, Confer B, Borowitz MJ (2008) Hematological manifestations of nephropathic cystinosis. Acta Haematol, 19, 169–172.
[548] Blatt J, Katerji A, Barmada M, Wenger SL, Penchansky L (1994) Pancytopenia and vacuolation of marrow precursors associated with necrotizing encephalopathy. Br J Haematol, 86, 207–209.
[549] Kind T, Levy J, Lee M, Kaicker S, Nicholson J, Kane SA (2002) Cobalamin C disease presenting as hemolytic-uremic syndrome in the neonatal period. J Pediatr Hematol Oncol, 24, 327–329.
[550] Çetin M, Hiçsönmez G, Gögüs S (1998) Myelodysplastic syndrome associated with Griscelli syndrome. Leuk Res, 22, 859–862.
[551] Bazarbachi A, Muakkit S, Ayas M, Taher A, Salem Z, Solh H, Haidar JH (1998) Thiamine-responsive myelodysplasia. Br J Haematol, 102, 1098–1100.
[552] Ferrari E, Ascari E, Bossolo PA, Barosi G (1976) Sheehan's syndrome with complete bone marrow aplasia: long-term results of substitution therapy with hormones. Br J Haematol, 33, 575–582.
[553] Srinivas U, Pillai LS, Kumar R, Pati HP, Saxena R (2007) Bone marrow aplasia – a rare complication of imatinib therapy in CML patients. Am J Hematol, 82, 314–316.
[554] Basser RL, O'Flaherty E, Green M, Edmonds M, Nichol J, Menchaca DM et al. (2002) Development of pancytopenia with neutralizing antibodies to thrombopoietin after multicycle chemotherapy supported by megakaryocyte growth and development factor. Blood, 99, 2599–2602.
[555] Resuke WH, Anderson C, Pastuszak WT, Conway SR, Firshein SI (1991) Arsenic intoxication presenting as a myelodysplastic syndrome: a case report. Am J Hematol, 36, 291–293.
[556] Case records of the Massachusetts General Hospital (1989) Case 33-1989. N Engl J Med, 321, 454–463.
[557] Millá F, Feliu E, Ribera JM, Junta J, Flores A, Vidal J et al. (1993) Electron microscopic identification of parvovirus virions in erythroid and granulocytic-line cells in a patient with human parvovirus B19 induced pancytopenia. Leuk Lymphoma, 10, 483–487.

[558] Harkess JR (1993) Ehrlichiosis: a cause of bone marrow hypoplasia in humans. Am J Hematol, 30, 265–266.
[559] Gaines P, Thomas V, Fikrig E, Berliner N (2005) Infection with Anaplasma phagocytophilum inhibits proliferation and differentiation of myeloid progenitors: new insights into infection-related pancytopenia. Blood, 106, 858a.
[560] Al-Eissa YA, Assuhaimi SA, Al-Fawaz IM, Higgy KE, Al-Nasser MN, Al-Mobaireck KF (1993) Pancytopenia in children with brucellosis: clinical manifestations and bone marrow findings. Acta Haematol, 89, 132–136.
[561] Bilgrami S, Almeida GD, Quinn JJ, Tuck D, Bergstrom S, Dainiak N et al. (1994) Pancytopenia in allogeneic marrow transplant recipients: role of cytomegalovirus. Br J Haematol, 87, 357–362.
[562] Gompels UA, Luxton J, Knox KK, Carrigan DR (1994) Chronic bone marrow suppression in immunocompetent adult by human herpesvirus 6. Lancet, 343, 735–736.
[563] Thaunat O, Mamzer-Bruneel MF, Agbalika F, Valensi F, Venditto M, Lebbe C et al. (2006) Severe human herpesvirus-8 primary infection in a renal transplant patient successfully treated with anti-CD20 monoclonal antibody. Blood, 107, 3009–3010.
[564] Silveira P, Esteves I, Assis R, Pires F, Alanna A, Colombini M et al. (2010) Toxoplasmosis as a cause of pancytopenia in immunosuppressed patients. Haematologica, 95, Suppl. 2, 734.
[565] Martinez E, Domingo P, Ruiz D (1991) Transient aplastic anaemia associated with legionnaires' disease. Lancet, 338, 264.
[566] Ozkan A, Ozkalemkas F, Ali R, Karadogan S, Ozkocaman V, Ozcelik T, Tunali A (2006) Mediterranean spotted fever: presentation with pancytopenia. Am J Hematol, 81, 646–647.
[567] Cohen JI, Jaffe ES, Dale JK, Pittaluga S, Heslop HE, Rooney CM et al. (2011) Characterization and treatment of chronic active Epstein-Barr virus disease: a 28-year experience in the United States. Blood, 117, 5835–5849.
[568] Hasle H, Kerndrup G, Jacobsen BB, Heegaard ED, Hornsleth A, Lillevang ST (1994) Chronic parvovirus infection mimicking myelodysplastic syndrome in a child with subclinical immunodeficiency. Am J Pediatr Hematol Oncol, 16, 329–333.
[569] Hoagland HC, Goldstein NP (1978) Hematologic (cytopenic) manifestations of Wilson's disease (hepatolenticular degeneration). Mayo Clin Proc, 53, 498–500.
[570] Wiesneth M, Pflieger H, Frickhofen N, Heimpel H (1985) Idiopathic combined immunocytopenia. Br J Haematol, 61, 339–348.
[571] van der Werff ten Bosch J, Delabie J, Böhler T, Verschuere J, Thielemans K (1999) Revision of the diagnosis of T-zone lymphoma in the father of a patient with autoimmune lymphoproliferative syndrome type II. Br J Haematol, 106, 1045–1048.
[572] Barrett AJ (1987) Graft-versus-host disease: a review. J Roy Soc Med, 80, 368–373.
[573] Bigorgne C, Le Tourneau A, Messing B, Rio B, Giraud V, Molina T et al. (1996) Sea-blue histiocyte syndrome in bone marrow secondary to total parenteral nutrition including fat-emulsion sources: a clinicopathologic study of seven cases. Br J Haematol, 95, 258–262.
[574] Talansky AL, Schulman P, Vinciguerra VP, Margouleff D, Budman DR, Degman TJ (1981) Pancytopenia complicating Graves' disease and drug-induced hypothyroidism (sic). Arch Intern Med, 141, 544–545.
[575] Ruocco L, Baldi N, Ceccone A, Marini A, Azzara A, Ambrogi F, Grassi B (1986) Severe pancytopenia due to copper deficiency. Acta Haematol, 76, 224–226.
[576] Lo L, Singer S, Vichinsky E (2002) Pancytopenia induced by hypothermia. J Pediatr Hematol Oncol, 24, 681–684.
[577] Murrin RJA, Harrison P (2004) Abnormal osteoclasts and bone marrow fibrosis in Paget's disease of bone. Br J Haematol, 124, 3.
[578] Lim D-J, Oh EJ, Park C-W, Kwon H-S, Hong E-J, Yoon K-H et al. (2007) Pancytopenia and secondary myelofibrosis could be induced by primary hyperparathyroidism. Int J Lab Hematol, 29, 464–468.

7 Wichtige ergänzende Untersuchungen

Peripheres Blut kann für viele andere Untersuchungen genutzt werden, die das große Blutbild und die Untersuchung des May-Grünwald-Giemsa(MGG)-gefärbten Blutausstrichs ergänzen. Diese schließen zytochemische Untersuchungen, Immunphänotypisierung, Zytogenetik, Molekulargenetik und Elektronenmikroskopie ein. In diesem Kapitel werden nur die Methoden detailliert behandelt, die mit Zellzählung oder Untersuchung von Zellen zu tun haben.

7.1 Zytochemische Techniken

Einige empfohlene Techniken für zytochemische Färbungen sind in Tab. 7.1 angegeben. Retikulozytenzahlbestimmung und -färbung sind in Kapitel 2 behandelt worden. Die Anwendung anderer zytochemischer Färbungen wird in diesem Kapitel diskutiert werden.

Tab. 7.1: Einige empfohlene Methoden für zytochemische Färbungen.

Prozedur	Empfohlene Methode
Heinz-Körperchen-Färbung	Rhodaninblau mit 2 Minuten Inkubation [1] oder Methylviolett
Hämoglobin-H-Färbung	Brillantkresylblau mit 2 Stunden Inkubation [1]
Hämoglobin-F-haltige Zellen	Säureelution [1]
Berliner-Blau-Eisenreaktion	Kaliumferrocyanid [1]
Myeloperoxidase	p-Phenylendiamin + Catechol (Brenzcatechin) + H_2O_2 [2]
Sudanschwarz B	Sudanschwarz B [1]
Naphtol-AS-D-Chloracetat-Esterase	Naphtol-AS-D-Chloracetat + hexazotisiertes Fuchsin [3] oder Fast Blue BB [4] oder Corinth V
α-Naphthylacetat-Esterase	α-Naphthylacetat + hexazotisiertes Pararosanilin [3] oder Fast Blue RR
alkalische Neutrophilen-Phosphatase	Naphthol-AS-MX-Phosphat + Fast Blue RR
Perjodsäure-Schiff (PAS)	Perjodsäure + Schiff-Reagenz [1]
saure Phosphatase und Tartrat-resistente saure Phosphatase	Naphthol-AS-BI-Phosphat + Fast Garnet GBC, mit und ohne Tartrat [5]

Reagenzien für zytochemische Färbungen können von Sigma-Aldrich bezogen werden.

7.1.1 Heinz-Körper

Heinz-Körper sind Einschlusskörper in Erythrozyten, die aus denaturiertem Hämoglobin bestehen. Sie können als doppelbrechende Körper in getrockneten ungefärbten Ausstrichen beobachtet werden, wenn der Kondensor heruntergedreht ist. Ihr Vorkommen kann anhand des MGG-gefärbten Ausstrichs oft vermutet werden. Sie können mit einer Anzahl von Vitalfärbungen angefärbt werden, u. a. Methylviolett, Kresylviolett, „Neu-Methylenblau", Brillantkresylblau, Brillantgrün, Rhodaninblau. Ihre charakteristische Form und Größe (Abb. 7.1; s. a. Tab. 2.3) helfen bei der Identifikation. Heinz-Körper werden bei Normalpersonen nicht

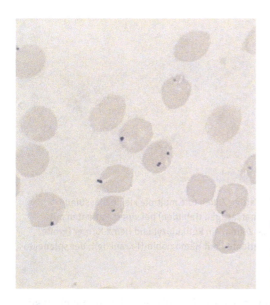

Abb. 7.1: Eine Methylviolettfärbung mit Heinz-Körpern bei einem Patienten, der Dapson, einer oxidativen Substanz, ausgesetzt war. Mit freundlicher Genehmigung von Dr. David Swirksy (†) und David Roper, London.

beobachtet, da sie in der Milz durch Makrophagen in einem Prozess, der als „pitting" bezeichnet wird, entfernt werden. In kleiner Anzahl werden sie im Blut von splenektomierten Personen beobachtet. In größerer Anzahl werden sie nach Exposition gegenüber oxidierenden Wirkstoffen gefunden, besonders bei Personen, die an einem Glukose-6-Phosphat-Dehydrogenase(G6PD)-Mangel leiden oder splenektomiert wurden. Sie können auch bei Patienten mit einem instabilen Hämoglobin nach Splenektomie beobachtet werden. Patienten mit einem instabilen Hämoglobin, die nicht splenektomiert wurden, haben manchmal, aber nicht immer Heinz-Körper; bei einigen Patienten bilden sie sich in vitro während verlängerter Inkubation.

Eine Färbung für Heinz-Körper ist indiziert, wenn eine Heinz-Körper-Anämie vermutet wird. Gelegentlich ist diese Diagnose aber bereits aus der klinischen Vorgeschichte und am MGG-gefärbten Blutausstrich zu erkennen; der Test ist dann entbehrlich.

7.1.2 Hämoglobin-H-Einschlusskörper

Hämoglobin H (ein abnormes Hämoglobin ohne α-Ketten, aber mit einem Tetramer aus β-Ketten) wird mit denselben Vitalfarbstoffen denaturiert und angefärbt, die Retikulozyten anfärben. Die charakteristischen, regelmäßigen „Golfball"-Einschlusskörper (Abb. 7.2a) brauchen länger zur Darstellung als das Retikulum eines Retikulozyten. Eine Inkubationszeit von 2 Stunden wird empfohlen. Es ist wichtig, entweder Neu-Methylenblau oder Brillantkresylblau zu verwenden, um die charakteristischen Einschlusskörper darzustellen. Methylenblau (das von einigen Herstellern fälschlicherweise als Neu-Methylenblau bezeichnet und verkauft wurde) gibt nicht das typische Bild [6]. Bei Patienten mit Hämoglobin-H-Krankheit, die nicht splenektomiert sind, findet man das charakteristische „Golfball"-Aussehen, während splenektomierte Patienten zusätzlich Heinz-Körper aufweisen, die präformierten Hämoglobin-H-Einschlusskörpern entsprechen (Abb. 7.2b). Hämoglobin-H-haltige Zellen werden bei Pa-

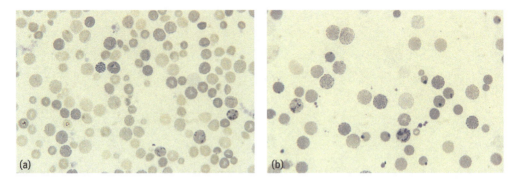

Abb. 7.2: Hämoglobin-H-Färbungen: (a) Hämoglobin-H-haltige Zellen (die multiple kleine blassblaue Einschlüsse enthalten) und Retikulozyten (mit violetten netzartigen Gebilden) bei einem Patienten mit Hämoglobin-H-Krankheit; und (b) Hämoglobin-H-haltige Zellen, ein Retikulozyt und Heinz-Körper (große, peripher lokalisierte blaue Einschlüsse) im Blut eines Patienten mit Hämoglobin-H-Krankheit, der splenektomiert worden war.

tienten mit Hämoglobin-H-Krankheit, bei denen sie die Mehrzahl der Zellen ausmachen können, leicht gefunden. Bei Patienten mit α-Thalassämie-Merkmal liegt ihre Häufigkeit in der Größenordnung von 1 auf 1.000 Zellen (wenn zwei der vier α-Gene fehlen) oder niedriger (wenn eines von vier α-Genen fehlt); auch wenn länger gesucht wird, sind sie nicht immer nachweisbar, besonders in Individuen, denen nur ein einziges α-Gen fehlt. Hämoglobin-H-Einschlusskörper findet man nicht in Erythrozyten von Normalpersonen, sodass eine normale Probe als Kontrolle parallel zur Patientenprobe inkubiert werden sollte.

Die Identifikation von gelegentlich vorkommenden Hämoglobin-H-haltigen Zellen kann bei der Diagnose der α-Thalassämie nützlich sein. Die Suche nach seltenen Einschlusskörperhaltigen Zellen ist aber sehr zeitaufwändig, und falls die Diagnose wichtig ist, z. B. für eine genetische Beratung, ist eine definitive Bestätigung durch DNA-Analyse erforderlich.

7.1.3 Hämoglobin-F-haltige Zellen

Hämoglobin-F-haltige Zellen werden zytochemisch durch ihre Resistenz gegenüber der Hämoglobinelution unter sauren Bedingungen identifiziert (Abb. 7.3); das Verfahren wird üblicherweise als Kleihauer-Test nach seinem Erstbeschreiber bezeichnet, obwohl Kleihauers Methode oft modifiziert wurde. Der Test ist nützlich, um fetale Erythrozyten im mütterlichen Kreislauf zu entdecken und damit für den Nachweis und die Quantifizierung einer fetomaternalen Hämorrhagie; er ist indiziert, um eine fetomaternale Hämorrhagie bei unklarer neonataler Anämie nachzuweisen und um eine fetomaternale Hämorrhagie von einem Rh-D-positiven Fetus auf eine Rh-D-negative Mutter zu quantifizieren. Der Kleihauer-Test kann auch autologe Zellen nachweisen, die eine gewisse Menge an Hämoglobin F enthalten, wie sie bei hereditärer Persistenz von Hämoglobin F und bei β-Thalassämie gefunden werden, und bei einigen Patienten mit Thalassaemia major, δβ-Thalassämie-Merkmal, Sichelzellerkrankung, juveniler chronischer myelomonozytärer Leukämie, myelodysplastischen Syndromen (MDS) und verschiedenen anderen Erkrankungen. Die Verteilung von Hämoglobin F in adulten Ery-

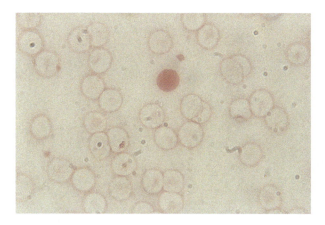

Abb. 7.3: Säureelutionstechnik (Kleihauer-Test) für Hämoglobin-F-haltige Zellen; die Blutprobe stammt von einer Wöchnerin und zeigt, dass eine fetomaternale Hämorrhagie aufgetreten ist. Ein einzelner angefärbter fetaler Erythrozyt ist vor einem Hintergrund von Zellschatten mütterlicher Erythrozyten zu erkennen.

throzyten kann homogen (bei einigen Typen hereditärer Persistenz von Hämoglobin F) oder heterogen sein (bei anderen Typen hereditärer Persistenz von Hämoglobin F und bei anderen Erkrankungen). Sowohl eine Positiv- als auch eine Negativkontrolle sollten parallel zu der zu untersuchenden Probe getestet werden. Eine Positivkontrolle kann man herstellen, indem man adulte und fetale Erythrozyten mischt.

Es sollte beachtet werden, dass der Kleihauer-Test nicht für den Nachweis von fetalen Erythrozyten im mütterlichen Kreislauf benutzt werden kann, wenn die Mutter bereits einen positiven Kleihauer-Test als Folge eines hohen Hämoglobin-F-Spiegels hat.

7.1.4 Berliner-Blau-Eisenfärbung (Perls-Eisenreaktion)

Die Perls-Färbung beruht auf einer Reaktion zwischen saurem Ferrocyanid und dem dreiwertigen Eisen-Ion (Fe^{3+}) des Hämosiderins, in der Ferri-Ferrocyanid gebildet wird, das eine intensiv blaue Farbe hat (Berliner Blau). Ferritin, das löslich ist, ergibt keine positive Reaktion. Die Perls-Färbung wird meistens am Knochenmark angewendet, kann aber auch benutzt werden, um peripheres Blut zu färben und Sideroblasten und Siderozyten nachweisen zu können.

Am Romanowsky-gefärbten Blutausstrich ist Hämosiderin als kleine, blaue Granula sichtbar, sog. Pappenheimer-Körperchen (s. Kapitel 3). In der Perls-Färbung bezeichnet man sie als siderotische Granula, und Erythrozyten, die sie enthalten, werden als Siderozyten bezeichnet (Abb. 7.4a). Siderozyten sind selten im Blut von Normalpersonen nachweisbar; siderotische Granula sind in Retikulozyten vorhanden, die frisch aus dem Knochenmark freigesetzt werden, verschwinden aber während der Reifung des Retikulozyten in der Milz, wahrscheinlich weil das Hämoglobin für weitere Hämoglobinsynthese verwertet wird. Wenn hämatologisch normale Personen splenektomiert werden, findet man Siderozyten in geringer Anzahl im Blut. Wenn Erythrozyten mit ungewöhnlich großen oder zahlreichen siderotischen Granula aus dem Knochenmark freigesetzt werden, wie bei sideroblastischer Anämie oder bei Thalassaemia major, werden viele der abnormen Einschlüsse von der Milz entfernt. Einige bleiben im peripheren Blut nachweisbar, sowohl in Retikulozyten als auch in reifen Erythrozyten. Wenn ein Patient mit einem Defekt der Eisenaufnahme splenektomiert wird

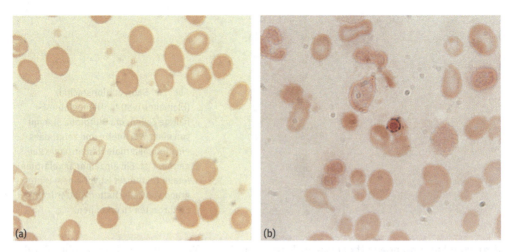

Abb. 7.4: Berliner-Blau-Eisenfärbung: (a) Siderozyten (Erythrozyten mit feinen blauen Punkten) im Blut eines Patienten mit Thalassaemia major und (b) ein Ringsideroblast im Blut eines Patienten mit sideroblastischer Anämie.

oder aus einem anderen Grunden hyposplenisch ist, findet man sehr zahlreiche Siderozyten.

Ein Sideroblast ist eine kernhaltige rote Zelle (Erythroblast), die siderotische Granula enthält. Sideroblasten sind im Knochenmark regelmäßig vorhanden, aber Erythroblasten zirkulieren normalerweise nicht, und es ist daher ungewöhnlich, Sideroblasten im peripheren Blut zu finden. Wenn sie vorkommen, können sie morphologisch normal erscheinen mit einem oder sehr wenigen, feinen Granula, oder atypisch mit zahlreichen Granula oder vergrößerten Granula oder beides. Atypische Sideroblasten schließen Ringsideroblasten ein, in denen die siderotischen Granula in einem Ring unmittelbar an der Kernmembran gelagert sind (Abb. 7.4b). Wenn Erythroblasten im peripheren Blut vorhanden sind, kann man am Ausstrich eine Berliner-Blau-Färbung durchführen, um siderotische Granula zuverlässig identifizieren zu können. Atypische Sideroblasten kann man im peripheren Blut bei sideroblastischer Anämie finden, bei megaloblastärer Anämie und bei β-Thalassaemia major. Sie sind in größerer Zahl zu finden, wenn zusätzlich die Milz nicht vorhanden oder hypofunktionell ist. Eine sideroblastische Anämie wird i. d. R. durch Knochenmarkaspiration diagnostiziert, aber falls Ringsideroblasten im peripheren Blut nachgewiesen werden, unterstützt dies die Diagnose, falls nötig in einem Buffy coat, in dem sich Erythroblasten konzentrieren.

7.1.5 Glukose-6-Phosphat-Dehydrogenase

Eine zytochemische Färbung für G6PD ist nützlich, um Frauen zu finden, die heterozygot für G6PD-Mangel sind [7]. Obwohl der G6PD-Assay normal ausfallen kann, zeigt die zytochemische Färbung, dass es eine Population normaler Zellen und eine Population defizienter Zellen gibt.

7.2 Zytochemische Färbungen für die Diagnose und Klassifikation von Leukämien

Zytochemische Färbungen für die Diagnose und Klassifikation von Leukämien können sowohl am Knochenmark als auch am peripheren Blut angewandt werden. Untersuchungen am peripheren Blut sind notwendig, wenn die Knochenmarkaspiration schwierig oder unmöglich ist. Unter anderen Umständen ergänzen sich die Untersuchungen am peripheren Blut und am Knochenmark. Zytochemische Untersuchungen der alkalischen Neutrophilenphosphatase werden am periphen Blut durchgeführt. Zytochemische Färbungen werden für die Untersuchung von Leukämien viel weniger benötigt, seitdem die Immunphänotypisierung durch Durchflusszytometrie in großem Umfang zur Verfügung steht, bleiben aber wichtig, wenn es keinen einfachen Zugang zur Immunphänotypisierung gibt. Eine Myeloperoxidase oder eine Sudanschwarz-B-Färbung bleiben nützlich, um Auer-Stäbchen zu identifizieren.

7.2.1 Alkalische Neutrophilenphosphatase

Diese Färbung ist entbehrlich, wenn eine molekulare oder zytogenetische Untersuchung zur Erkennung von *BCR-ABL1* oder t(9;22)(q34;q11.2) zur Verfügung steht.

Reife Neutrophile, nicht aber Eosinophile, enthalten alkalische Phosphatase in spezifischen Zytoplasmaorganellen [8], die als sekretorische Vesikel oder Phosphosomen bezeichnet werden. Alkalische Neutrophilenphosphatase (ANP) wird gelegentlich als alkalische Leukozytenphosphatase bezeichnet, aber die erste Bezeichnung ist genauer, denn es sind die Neutrophilen, die untersucht werden. Eine Reihe von zytochemischen Färbungen kann für die Bestimmung der ANP-Aktivität benutzt werden. Eine geeignete Färbung ist die nach Ackerman [9], die eine Graduierung der Aktivität der alkalischen Phosphatase erlaubt, wie in Tab. 7.2 und Abb. 7.5 gezeigt, um einen ANP-Index zwischen 0 und 400 anzugeben. Der Normalbereich hängt vom benutzten Substrat ab. Mit der o. g. Methode liegt er bei 30–

Tab. 7.2: Scoring der alkalischen Neutrophilenphosphatase-Aktivität (ANP) (nach Kaplow [10]), 100 Neutrophile werden beurteilt wie angegeben.

Score der Zelle	Prozent des Zytoplasmas, das von Farbstoffpräzipitat eingenommen wird	Größe der Granula	Intensität der Färbung	Zytoplasmahintergrund
0	0	–	keine	farblos
1	50	klein	schwach bis mäßig	farblos bis sehr blasses blau
2	50–80	klein	mäßig bis stark	farblos bis blassblau
3	80–100	mittel bis groß	stark	farblos bis blau
4	100	mittel und groß	sehr stark	nicht sichtbar

Nachdem die einzelnen Neutrophilen semiquantitativ beurteilt wurden, führt man die Scores zusammen, um den ANP-Index zu erhalten. Das geht sehr einfach, indem man jeden Score mit der Anzahl von Zellen multipliziert, die diesen Score aufweisen, und dann die Ergebnisse addiert.

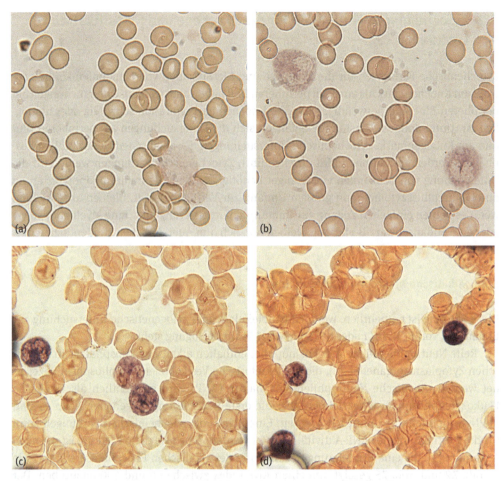

Abb. 7.5: Alkalische Neutrophilenreaktion (ANP) (Methode nach Ackerman [9]) mit Zellen mit Reaktionen, die von 0–4 eingeordnet wurden: (a) ein Neutrophiler mit einem Score von 0 mit einem Lymphozyten, der ebenfalls negativ ist; (b) zwei Stabkernige mit einem Score von 1; (c) zwei Neutrophile mit einem Score von 2 und einer mit einem Score von 3; (d) zwei Neutrophile mit einem Score von 4 und einer mit einem Score von 2.

180. Der ANP-Index sollte möglichst an nativem oder an heparinisiertem Blut bestimmt werden. Die zytochemische Reaktion sollte innerhalb von 8 Stunden nach Blutentnahme erfolgen, aber falls dies nicht möglich ist, können die Ausstriche fixiert und im Dunkeln bei Raumtemperatur gelagert werden. Mit EDTA (Ethylendiamintetraacetat) antikoaguliertes Blut ist nicht ideal, da die Enzymaktivität inhibiert wird; falls es benutzt wird, sollten die Ausstriche innerhalb von 10–20 Minuten nach Blutentnahme angefertigt werden, aber auch dann gibt es einen gewissen Aktivitätsverlust. Niedrige, normale und hohe Kontrollen sollten parallel mit der Patientenprobe gefärbt werden. Eine niedrige Kontrolle kann von einem Patienten mit chronischer myeloischer Leukämie (CML) gewonnen werden, oder kann hergestellt werden, indem man einen fixierten Ausstrich von normalem Blut für 1 Minute in kochendes Wasser eintaucht. Eine hohe Kontrolle kann von einem Patienten mit Infektion

oder von einer Schwangeren oder Wöchnerin gewonnen werden oder von einer Frau, die ein orales Kontrazeptivum einnimmt. Positive und negative Kontrollausstriche, die fixiert und in Parafilm eingewickelt sind, können bei −70 °C für mind. 1 Jahr gelagert werden.

Einige der Ursachen von erhöhten und erniedrigten ANP-Indizes sind in Tab. 7.3 angeführt. Die Synthese von ANP-messenger-Ribonukleinsäure (mRNA) wird durch Granulozyten-Kolonie-stimulierenden Faktor (G-CSF) stimuliert, aber inhibiert durch Granulozyten-Makrophagen-Kolonie-stimulierenden Faktor (GM-CSF), Interleukin 3 (IL3) und Interferon. Der niedrige ANP-Index, den man gelegentlich bei viralen Infekten sieht, könnte die Wirkung von Interferon widerspiegeln. Neugeborene haben einen sehr hohen ANP-Index, meistens über 200. Ein Abfall auf typische Werte für die Kindheit tritt zwischen dem 5. und 10. Lebensmonat ein [15]. Frühgeborene und Babys mit niedrigem Geburtsgewicht haben einen niedrigeren ANP-Index als reife Neugeborene. Kinder haben einen höheren ANP-Index als Erwachsene mit einem allmählichen Abfall auf Erwachsenenlevel vor der Pubertät [16]. Frauen im fortpflanzungsfähigem Alter haben einen höheren ANP-Index als Männer, wobei der Index mit dem Mentruationszyklus variiert (Abb. 7.6). Nach der Menopause nähert sich der ANP-Index von Frauen dem der Männer an (Abb. 7.7) [16, 17].

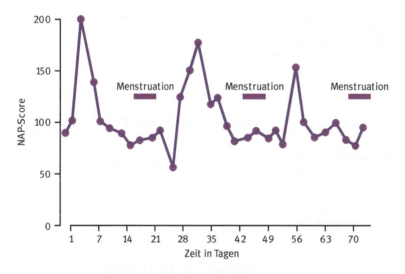

Abb. 7.6: Veränderungen des ANP-Index während des Menstruationszyklus.

Der ANP-Index ist bei 95 % der CML-Patienten erniedrigt. Der Test ist nützlich, um zwischen einer CML und anderen chronischen myeloproliferativen Neoplasien zu unterscheiden, die üblicherweise einen normalen oder einen erhöhten ANP-Index aufweisen, und zwischen einer CML und einer reaktiven Neutrophilie, da letztere fast immer einen erhöhten Index aufweist. CML-Patienten können einen normalen oder erhöhten ANP-Index während der Schwangerschaft aufweisen, postoperativ (besonders nach Splenektomie), während einer bakteriellen Infektion, während der Markhypoplasie nach Chemotherapie und nach Beginn der Transformation. Dennoch sollte beachtet werden, dass der ANP-Index entbehrlich für

Tab. 7.3: Einige Ursachen von erhöhtem und erniedrigtem alkalischen Neutrophilenindex (ANP) [4, 10].

Hoher ANP-Index	Niedriger ANP-Index
Erbliche Veränderungen	
Down-Syndrom	Hereditäre Hypophosphatasie (ANP fehlt)
	Defekt der spezifischen Granula (Laktoferrin) [11]
	Isolierter primärer ANP-Defekt [12]
	Syndrom der grauen Plättchen (einige Familien) [13]
Physiologische Effekte	
Nabelschnurblut und Neugeborenes	
Zyklusmitte bei menstruierenden Frauen	
Einnahme oraler Kontrazeptiva	
Schwangerschaft und Wochenbett	
Reaktive Veränderungen	
Bakterielle Infektion	Infektiöse Mononukleose und andere Virusinfekte (einige Fälle)
Entzündung	
Operation und Trauma, Gewebeuntergang, Verbrennungen und andere Gewebeschäden	
Kortikosteroide, ACTH-Gabe und akuter Stress	
Leukämoide Reaktionen, auch als Folge einer ektopen Sekretion von G-CSF z. B. bei Multiplem Myelom [14]	
Gabe von G-CSF	
Ausgedehntes Karzinomleiden	
Akute lymphoblastische Leukämie	
Aplastische Anämie (überwiegend)	Aplastische Anämie (einige Fälle)
Haarzell-Leukämie	
Chronische lymphatische Leukämie (einige Fälle)	
Monoklonale Gammopathie unklarer Signifikanz (einige Fälle)	
Hodgkin-Lymphom	
Leberzirrhose (besonders bei dekompensierten Formen)	
Myeloische Neoplasien	
Neutrophilen-Leukämie	Chronische myeloische Leukämie
Atypische chronische myeloische Leukämie (einige Fälle)	Atypische chronische myeloische Leukämie (überwiegend)
AML, besonders akute Monoblasten-Leukämie (einige Fälle)	AML, besonders bei differenzierten Formen (einige Fälle)
Primäre Markfibrose (überwiegend)	Primäre Markfibrose (einige Fälle)
MDS (einige Fälle)	MDS (einige Fälle)
JMML (einige Fälle)	JMML (einige Fälle)
Essentielle Thrombozythämie (einige Fälle) Polycythämia vera (überwiegend)	Paroxysmale nächtliche Hämoglobinurie

ACTH = adrenocortikotropes Hormon; AML = akute myeloische Leukämie; G-CSF = Granulozyten-Kolonie-stimulierender Faktor; JMML = juvenile myelomonozytäre Leukämie; MDS = myelodysplastisches Syndrom

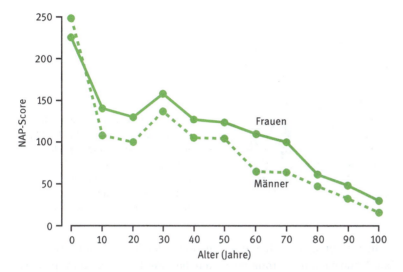

Abb. 7.7: Veränderungen des ANP-Index mit dem Lebensalter bei Männern und Frauen. Daten von Stavridis et al. [17].

Untersuchungen bei V. a. CML ist, wenn eine zytogenetische oder eine molekulargenetische Untersuchung zur Verfügung steht.

Der ANP-Index kann auch nützlich zur Unterscheidung zwischen einer Polycythämia vera, die meistens einen erhöhten Index aufweist, und einer sekundären Polyglobulie sein, bei der der Index eher normal ist. Wenn eine molekulare Analyse der *JAK2*-Mutation zur Verfügung steht, ist die Bestimmung der ANP aber entbehrlich. Beim Multiplen Myelom korreliert der ANP-Index mit der Krankheitsaktivität.

7.2.2 Myeloperoxidase

Peroxidasen sind Enzyme, die die Oxidation von Substraten durch Wasserstoffperoxid katalysieren. Die Granula von Neutrophilen und von Eosinophilen enthalten Peroxidasen, die als Leukozytenperoxidase oder Myeloperoxidase (MPO) bezeichnet werden. Der Nachweis von MPO-Aktivität ist nützlich zur Diagnosestellung oder Diagnosebestätigung einer akuten myeloischen Leukämie (AML), da Lymphoblasten durchgehend negativ sind. Myeloperoxidase wurde ursprünglich mit Benzidin oder einem seiner Derivate als Substrat nachgewiesen. Ein geeignetes nichtkarzinogenes Substrat, das in der Methode nach Hanker et al. [2] benutzt wird, ist p-Phenylendiamin, das ein schwarzbraunes Reaktionsprodukt ergibt. Myeloperoxidase wird in Neutrophilen und ihren Vorläufern nachgewiesen (Abb. 7.8), in Eosinophilen und ihren Vorläufern und in den Vorläufern der Basophilen. In Neutrophilen und Eosinophilen haben die Primärgranula Peroxidaseaktivität und in Eosinophilen auch die Sekundärgranula. Neutrophilen- und Eosinophilenperoxidasen unterscheiden sich voneinander, z. B. in ihren pH-Optima und in ihrer Sensitivität gegenüber einer Hemmung durch Zyanid. Die Peroxidaseaktivität der Eosinophilen ist stärker als die der Neutrophilen. Auer-Stäbchen

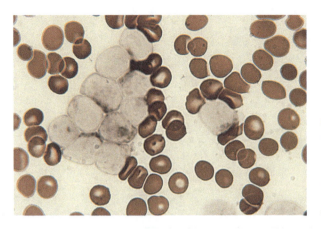

Abb. 7.8: Leukämische Blasten, Myeloperoxidasefärbung nach Hanker [2], mit schwarzbraunen Niederschlägen im Zytoplasma. Dies war ein Fall einer akuten myeloischen Leukämie (AML) der Kategorie AML-M2 nach French-American-British(FAB)-Klassifikation.

sind Peroxidase-positiv. In der monozytären Reihe ist Peroxidaseaktivität im Stadium der Promonozyten nachweisbar. Monozyten und Promonozyten haben weniger Peroxidase-positive Granula als Neutrophile und ihre Vorläufer. Hereditärer Mangel an Neutrophilenperoxidase ist recht verbreitet. Mangel an Eosinophilenperoxidase und Monozytenperoxidase kommen ebenfalls vor.

Ein erworbener Peroxidasedefekt kann bei AML und MDS nachgewiesen werden. Obwohl nicht auszuschließen ist, dass ein Patient eine akute lymphoblastische Leukämie (ALL) und gleichzeitig einen kongenitalen Peroxidasedefekt hat, spricht der Nachweis von Peroxidase-defizienten reifen Zellen dennoch indirekt dafür, das es sich bei einer anscheinend undifferenzierten Leukämie tatsächlich um eine AML der Kategorie M0 nach der French-American-British(FAB)-Klassifikation handelt.

Es bleibt noch zu bemerken, dass die Scatterplots von Blutbildautomaten für die Detektion von Peroxidaseaktivität in Blasten und von Peroxidase-defizienten Neutrophilen genutzt werden können, falls im Labor Blutbildautomaten verwendet werden, die mit Peroxidasezytochemie arbeiten, wie Siemens H.1 und die Advia-Geräteserie.

7.2.3 Sudanschwarz B

Sudanschwarz B (SBB) (Abb. 7.9) hat eine Affinität zu den Granula von Segmentkernigen und von Monozyten. Im Allgemeinen korreliert die Intensität einer positiven Färbereaktion mit der MPO-Aktivität. Die SBB-Färbung ist etwas empfindlicher als MPO bei der Detektion von Myeloblasten. SBB färbt die Granula von Neutrophilen (sowohl die primären als auch die spezifischen Granula) und die spezifischen Granula der Eosinophilen sowie, in wechselndem Ausmaß, auch die spezifischen Granula von Basophilen. Die Anfärbung von eosinophilen Granula kann peripher sein mit einem ungefärbt verbleibenden, zentralen Core. Auer-Stäbchen färben sich an. Monoblasten sind entweder negativ oder haben wenige, kleine SBB-positive Granula. Promonozyten und Monozyten haben eine unterschiedliche Anzahl von feinen positiven Granula. In hereditären Neutrophilen-, Eosinophilen- und Monozytenperoxidasedefekten sind die Granula von Zellen der defekten Zell-Linien SBB-negativ. Lymphoblasten können gelegentlich feine positive „dots" aufweisen, die möglicherweise Mitochondrien

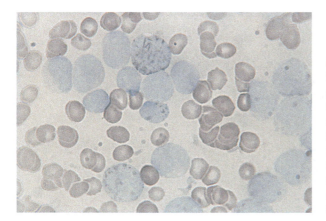

Abb. 7.9: Leukämische Blasten, Sudanschwarz-B-Färbung (SBB). Eine große blastäre Zelle enthält sowohl Granula als auch Auer-Stäbchen. Mehrere andere Blasten enthalten Granula. Die Zellen dieses Falles, eine akute myeloische Leukämie der Kategorie M1 nach FAB-Klassifikation, hatten in einem May-Grünwald-Giemsa-gefärbten Ausstrich sehr wenige Granula und nur seltene Auer-Stäbchen.

entsprechen [4]. Sehr selten sieht man bei Lymphoblasten einer ALL [18] oder bei Lymphomzellen der T- oder B-Zell-Reihe [19] eine stärkere Reaktion. Die MPO- und die SBB-Färbung können nicht nur dazu verwendet werden, nachzuweisen, dass eine anscheinend undifferenzierte Leukämie myeloisch ist, sondern auch Hinweise auf eine granulozytäre Dysplasie ergeben, wenn reife Neutrophile negativ sind [20] (Abb. 7.10). Für den praktischen Gebrauch sind diese beiden Färbungen äquivalent, und ein Labor benötigt nur eine der beiden.

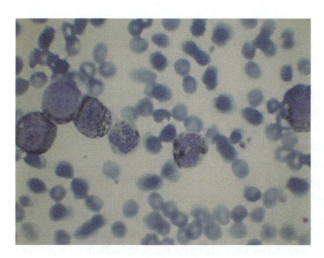

Abb. 7.10: Peripherer Blutausstrich eines Patienten mit akuter myeloischer Leukämie mit zwei SBB-positiven Blasten, SBB-Färbung. Das Vorliegen von Neutrophilen, die überwiegend oder vollständig SBB-negativ sind, weist eine dysplastische neutrophile Ausreifung nach.

7.2.4 Naphthol-AS-D-Chloracetat-Esterase

Naphthol-AS-D-Chloracetat-Esterase (Chloracetat-Esterase [CE]) wird in Neutrophilen und ihren Vorläufern (Abb. 7.11) und in Mastzellen nachgewiesen. Auer-Stäbchen sind manchmal positiv, aber diese Färbung ist für den Nachweis von Auer-Stäbchen weitaus weniger nützlich als die SBB- und die MPO-Reaktion. Normale Eosinophile und Basophile sind negativ, aber die Eosinophilen von bestimmten Typen eosinophiler Leukämien können positiv sein. Monozyten sind üblicherweise negativ, können aber eine schwach positive Reaktion aufweisen.

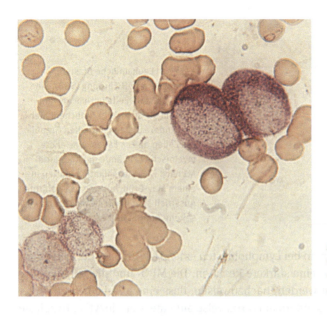

Abb. 7.11: Leukämische Blasten mit Chloracetat-Esterase-Färbung (CE) mit Corinth V als Farbstoff. Dies war ein Fall einer AML der Kategorie M2 nach FAB.

CE ist im Allgemeinen weniger sensitiv für die Detektion von Myeloblasten als MPO oder SBB, obwohl gelegentlich Fälle berichtet wurden, die CE-positiv waren, obwohl MPO negativ ausgefallen war [3, 4].

7.2.5 Unspezifische Esterasen

Esterase-Aktivität ist in hämatopoetischen Zellen verbreitet. Es sind neun Isoenzyme bekannt, von denen vier in Neutrophilen nachgewiesen werden und für deren CE-Aktivität verantwortlich sind. Fünf werden in Monozyten und in einer Anzahl anderer Zellen nachgewiesen, und die Esterase-Aktivität dieser Zellen wird als „unspezifische" Esterase bezeichnet [4, 21]. Die unterschiedlichen Isoenzyme werden vorzugsweise mit unterschiedlichen Substraten und bei unterschiedlichen pH-Werten nachgewiesen. Die nützlichste zytochemische Reaktion zum Nachweis der Esterase-Aktivität in Monozyten ist die α-Naphthylacetat-Esterase (ANAE) bei saurem pH (Abb. 7.12). α-Naphthylbutyrat-Esterase (ANBE, „neutrale Esterase") ist ganz ähnlich. Mit der ANAE-Färbung werden stark positive Reaktionen in Monozyten und ihren Vorläufern und in Megakaryozyten und Thrombozyten gefunden. Schwächere Reaktionen findet man in Plasmazellen. ANBE ist häufiger negativ in Megakaryozten und Thrombozyten als ANAE. Unspezifische Esterase-Aktivität in Monozyten und Megakaryozyten kann auch mit Naphthol-AS-D-Acetat-Esterase (NASDA) oder der sehr ähnlichen Naphthol-AS-Acetat-Esterase (NASA) nachgewiesen werden. NASDA-Esterase ist schwach positiv in Neutrophilen und ihren Vorläufern. Sie ist daher weniger geeignet als ANAE, um zwischen der monozytären Linie und der neutrophilen Linie zu unterscheiden; die Spezifität des Tests kann durch die Durchführung der Reaktion mit und ohne Fluorid verbessert werden, da die Enzyme in Monozyten und in Megakaryozyten durch Fluorid inhibiert werden, während das Enzym in Neutrophilen Fluorid-resistent ist. Die ANAE-Aktivität von Monozyten und

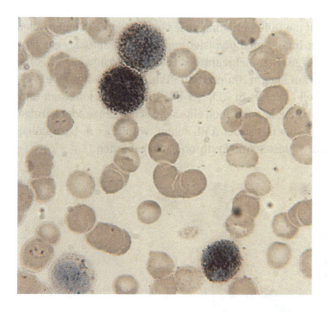

Abb. 7.12: Leukämische Blasten, α-Naphthylacetat-Esterase-Färbung (ANAE) mit Fast RR als Farbstoff. Dies war ein Fall einer AML der Kategorie M5 nach FAB.

Megakaryozten ist ebenfalls Fluorid-sensitiv, aber ANAE erlaubt eine klarere Unterscheidung zwischen Monozyten und Neutrophilen, und die Zugabe von Fluorid ist nicht notwendig. Unspezifische Esterase-Aktivität wird oft in normalen T-Lymphozyten gefunden und auch in akuten und chronischen Leukämien der T-Zell-Reihe. In der ANAE-Färbung ist bei T-ALL und T-PLL oft ein charakteristischer positiver „dot" nachweisbar; ANAE ist in dieser Hinsicht NASDA überlegen [15], aber diese Anwendung der Esterase-Zytochemie ist weitgehend entbehrlich, da die Immunphänotypisierung jetzt in großem Umfang zur Verfügung steht. Die atypischen Erythroblasten bei Erythroleukämie oder bei megaloblastärer Anämie können ebenfalls unspezifische Esterase-Aktivität aufweisen.

7.2.6 Kombinierte Esterase

Eine kombinierte Reaktion für die ANAE- und die CE-Aktivität ermöglicht es, beide Reaktionen in einem Blutausstrich zu untersuchen und ist nützlich für die Charakterisierung akuter Leukämien. Die monozytäre und die granulozytäre Differenzierung der AML-M4 nach FAB (akute myelomonozytäre Leukämie) ist klar zu erkennen. Der Nachweis von vermehrt vorkommenden Zellen (mehr als 3 %) mit Anfärbung sowohl für Chloracetat-Esterase als auch für unspezifische Esterase kann einen Hinweis auf ein MDS geben und in einem berichteten Fall auch den Nachweis erbringen, dass eine anscheinend undifferenzierte Leukämie tatsächlich eine myeloische Leukämie der Kategorie M0 nach FAB war [22].

7.2.7 Perjodsäure-Schiff-Reaktion

Die Perjodsäure-Schiff-Reaktion (PAS) färbt unterschiedliche Kohlenhydrate an, einschließlich Glykogen, das in hämatopoetischen Zellen häufig gefunden wird. Die hauptsächliche klinische Anwendung der Färbung ist die Differentialdiagnose von akuten Leukämien, aber ihre Bedeutung ist mit Zunahme der Immunphänotypisierung erheblich zurückgegangen. Lymphoblasten einer ALL sind in der großen Mehrzahl der Fälle PAS-positiv, oft in Form von groben Granula oder grobtropfig auf klarem Hintergrund (Abb. 7.13). Eine negative PAS-Reaktion ist häufiger in ALL der T-Zell-Linie als in ALL der B-Zell-Linie. Myeloblasten und Monoblasten können PAS-negativ sein oder können auch eine schwache diffuse oder körnige Positivität aufweisen. Grobtropfige Positivität ist bei AML selten, wird aber in basophilen Vorstufen, bei Monoblasten, Megakaryoblasten und Erythroblasten gefunden.

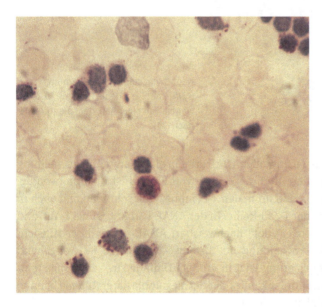

Abb. 7.13: Perjodsäure-Schiff-Reaktion (PAS) mit grobtropfiger Positivität in Blasten im Falle einer akuten B-lymphoblastischen Leukämie (ALL) der Kategorie FAB-L1. Mit freundlicher Genehmigung von Dr. Ayed Eden, Southend-on-Sea.

Viele andere hämatopoetische Zellen sind PAS-positiv, aber die Reaktion ist nur selten von diagnostischer Bedeutung. Die Reaktion hat begrenzte Bedeutung in der Diagnose von Erythroleukämien, Megakaryoblasten-Leukämie und akuter Promyelozyten-Leukämie. Thrombozyten, Megakaryozyten und die reiferen Megakaryoblasten sind positiv. Megakaryoblasten können POS-positive Granula innerhalb zytoplasmatischer „blebs" aufweisen. Normale Erythroblasten sind PAS-negativ. Starke diffuse oder grobtropfige PAS-Positivität kann bei Erythroleukämie gefunden werden. Allerdings können ziemlich starke, entweder diffus- oder granulär-positive Reaktionen auch bei β-Thalassaemia major und bei Eisenmangel gefunden werden, und schwächere Reaktionen bei sideroblastischer Anämie, schwerer hämolytischer Anämie und einer Reihe von anderen Veränderungen der Erythrozytopoese. Bei einer akuten Promyelozyten-Leukämie sieht man eine mäßig starke, diffuse Zytoplasmapositivität, die als zytoplasmatischer „blush" sichtbar wird. Reife Neutrophile haben feine positive Granula, die das Zytoplasma ausfüllen, während Eosinophile und Basophile eine positive Zytoplasmareaktion haben, die mit negativen Granula kontrastiert. Die meisten normalen Lymphozyten sind PAS-negativ. Lymphozyten mit PAS-positiven Granula sind häufiger in reaktiven Veränderungen wie infektiöse Mononukleose und andere virale Infektionen, und bei lymphoproliferativen Erkrankungen wie chronische lymphatische Leukämie (CLL) und Non-

Hodgkin-Lymphome. Ein Ring von PAS-positiven Granula rings um den Kern (wie Perlen eines Rosenkranzes) kann bei Sézary-Zellen nachgewiesen werden. Eine PAS-Färbung kann an einem Ausstrich durchgeführt werden, der vorher mit einer Romanowsky-Färbung gefärbt wurde.

7.2.8 Saure Phosphatase

Aktivität für saure Phosphatase kommt bei unterschiedlichen hämatopoetischen Zellen vor. Die beiden Hauptanwendungen dieser Reaktion sind die Diagnose der Haarzellleukämie und die Diagnose von T-Zell-Leukämien, besonders der T-ALL.

Saure Phosphatase-Aktivität ist üblicherweise stärker in akuten und chronischen Leukämien der T-Zell-Linie als in denen der B-Zell-Linie, in der sie oft negativ ist. Die T-ALL weist oft eine fokale Positivität auf (Abb. 7.14), die einen gewissen Nutzen für die Bestätigung dieser Diagnose hat. Seitdem die Immunphänotypisierung zur Verfügung steht, hat die Bedeutung der T-ALL wesentlich abgenommen. Saure Phosphatase ist auch in Granulozyten und ihren Vorläufern nachweisbar, in der monozytären Linie und in Thrombozyten, Megakaryozyten und reiferen Megakaryoblasten. Auer-Stäbchen sind positiv.

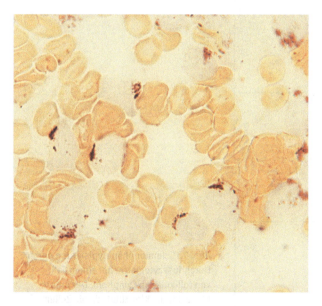

Abb. 7.14: Saure Phosphatase-Färbung nach Janckila et al. [5] mit fokaler Positivität in den Blasten eines Patienten mit T-ALL.

In hämatopoetischen Zellen wird eine Reihe von Isoenzymen der sauren Phosphatase nachgewiesen. Diejenige der Haarzellen ist typischerweise Tartrat-resistent, während die der anderen Zellen sensitiv gegenüber einer Tartrat-Hemmung sind. Der Nachweis von Tartrat-resistenter saurer Phosphatase (TRAP) bleibt nützlich in der Diagnose der Haarzellleukämie. Sie ist in der großen Mehrzahl der Fälle vorhanden und ungewöhnlich in anderen lymphoproliferativen Erkrankungen; allerdings wurde Positivität für TRAP auch für gelegentliche Fälle von infektiöser Mononukleose, CLL, Prolymphozyten-Leukämie (PLL), Non-Hodgkin-

Lymphom und Sézary-Syndrom berichtet. Falls eine Immunphänotypisierung für CD11c, CD25, CD103 und CD123 sowie die molekulare Analyse hinsichtlich einer BRAF1-Mutation zur Verfügung stehen, ist die TRAP-Reaktion entbehrlich. Die Monozyten von Patienten mit M. Gaucher sind TRAP-positiv, normale Monozyten sind es nicht [23].

7.3 Durchflusszytometrische Immunphänotypisierung

Eine Immunphänotypisierung wird derzeit üblicherweise mit Durchflusszytometrie durchgeführt, indem man Antikörper benutzt, die direkt mit einem Fluorochrom markiert sind (Abb. 7.15). Dies ermöglicht die gleichzeitige Analyse der Expression von zwei, drei oder vier Antigenen sowie die Beurteilung der Stärke der Antigenexpression. Die durchflusszytometrische Immunphänotypisierung wird hautpsächlich für die Charakterisierung neoplastischer Zellen bei Leukämien und Lymphomen eingesetzt, aber es gibt auch eine Vielzahl anderer Anwendungen (Tab. 7.4). Die durchflusszytometrische Immunphänotypisierung ist von großer

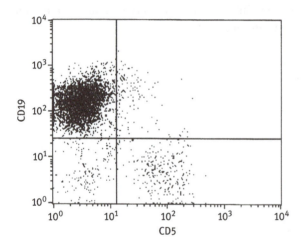

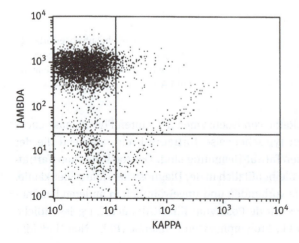

Abb. 7.15: Immunphänotypisierung durch Durchflusszytometrie bei einem Fall von follikulärem Lymphom. Der untere Plot zeigt die Klonalität, da die Zellen κ-negativ und λ-positiv sind, und zeigt, dass Oberflächenmembran-Immunglobulin stark exprimiert wird. Der obere Plot zeigt, dass die Lymphomzellen CD19-positiv und CD5-negativ sind und somit sowohl von einer chronischen lymphatischen Leukämie als auch von einem Mantelzell-Lymphom abzugrenzen sind. Mit freundlicher Genehmigung von Ricardo Morilla, London.

Tab. 7.4: Anwendungen der durchflusszytometrischen Immunphänotypisierung von Zellen des peripheren Blutes.*

Anwendungen	Spezifische Details
Immunphänotypisierung von abnormen Zellen bei V. a. Leukämie oder Lymphom – für die Diagnose und Klassifikation oder das Monitoring einer minimalen Resterkrankung	s. Kapitel 9
Bestätigung, dass Stammzellen im peripheren Blut vermehrt sind, um die Gewinnung für eine autologe Transplantation zu ermöglichen	Zählung von CD34-positiven Zellen mit schwacher Expression von CD45 und niedrigem Vorwärts- und Seitwärts-Scatter
Detektion von nichthämatopoetischen Tumorzellen für Diagnose oder Staging	Detektion von zirkulierenden Neuroblastomzellen an ihrem CD81-positiven, CD56-positiven, CD45-negativen Immunphänotyp
Ausschluss von kontaminierenden Karzinomzellen, Leukämiezellen oder Lymphomzellen in einem Konzentrat von peripheren Stammzellen	Detektion von Zellen, die Keratin exprimieren oder aberrante Antigene, die charakteristisch für Leukämie- oder Lymphomzellen sind
Diagnose der paroxysmalen nächtlichen Hämoglobinurie [24]	Detektion der fehlenden Expression von CD55 und CD59 auf Zellen des peripheren Blutes (Erythrozyten, Granulozyten, Thrombozyten) oder des Fehlens der Expression FLAER (Fluoreszein-markiertes Proaerolysin) (Granulozyten, Monozyten, Thrombozyten); CD16 und CD66b sind ebenfalls auf den Neutrophilen reduziert
Diagnose der hereditären Sphärozytose	verminderte Bindung von Eosin-5-Maleimid, das spezifisch an Band 3 der Erythrozytenmembran bindet** (s. Kapitel 8)
Detektion und Quantifizierung von feto-maternaler Hämorrhagie [25]	– Auszählung von RhD-positiven Zellen bei schwangeren Frauen, bei denen wegen eines hohen Hämoglobin-F-Spiegels der Kleihauer-Test nicht aussagekräftig ist – Detektion von fetalen Zellen durch einen Anti-Hämogobin-F-Antikörper, wobei die Abgrenzung von einer Hämoglobin-F-Erhöhung in mütterlichen Zellen auf der Basis der Stärke des Signals erfolgt – Detektion von fetalen Zellen mit 2-Farben-Durchflusszytometrie mittels eines Antikörpers gegen Hämoglobin F und eines Antikörpers gegen Antigen i; die Expression des Antigens i auf fetalen Zellen ermöglicht die Unterscheidung fetaler Zellen von mütterlichen Zellen; ähnlich kann ein polyklonaler Antikörper gegen Carboanhydrase zusammen mit einem Antikörper gegen Hämoglobin F verwendet werden, da Carboanhydrase auf mütterlichen Zellen kräftig exprimiert wird und ziemlich schwach auf fetalen Zellen [26]

* Die Bedeutung der Immunphänotypisierung ist noch größer, wenn auch Knochenmarkzellen für die Untersuchung zur Verfügung stehen, z. B. für das Monitoring der minimalen Resterkrankung, für den Nachweis der Klonalität von Plasmazellen mit Anti-κ- und Anti-λ-Antikörpern oder für die Bestätigung der Diagnose einer Mastozytose mit Nachweis von CD117-positiven Mastzellen, die CD2 und CD25 exprimieren.
** Dieser Test benutzt keinen Antikörper, ermöglicht aber die Detektion einer spezifischen antigenen Struktur auf der Erythrozytenmembran.

Tab. 7.4: (fortgesetzt)

Anwendungen	Spezifische Details
Diagnose von erblichen Thrombozytendefekten mit Reduktion oder Defekt von spezifischen Glykoproteinen, z. B. Glanzmann-Thrombasthenie, homozygote und heterozygote Formen von Bernard-Soulier, Wiscott-Aldrich-Syndrom und X-chromosomale Thrombozytopenie	Fehlen der Expression von Thrombozyten-Glykoproteinen, z. B. Fehlen der Expression von Glykoprotein IIb/IIIa bei Glanzmann-Thrombasthenie, Fehlen der Expression von Glykoprotein Ib/IX/V bei Bernard-Soulier-Syndrom, Fehlen der Expression des WAS-Proteins bei Wiscott-Aldrich-Syndrom und verwandten Syndromen [27], Fehlen der Expression des Thrombinrezeptors PAR1, Fehlen der Expression der Kollagenrezeptoren Ia/IIa und VI
Diagnose der δ-Storage-Pool-Disease	stark reduzierter Serotoningehalt in Thrombozyten [28]
Diagnose des Leukozytenadhäsionsdefektes	Fehlen der Expression von CD18 bei Typ-1-Erkrankung und der Expression von CD15 bei Typ-2-Erkrankung
Detektion von erworbenen Thrombozytenanomalien, z. B. bei MDS	abnorme Expression von Thrombozytenantigenen, oder Antigene zeigen keine angemessene Steigerung oder Reduktion der Expression als Reaktion auf Thrombozytenagonisten
Detektion von aktivierten Thrombozyten	Expression von CD61P und von Neo-Epitopen auf Glykoprotein IIb/IIIa [29]
„tracking" von transfundierten Thrombozyten	2-Farben-Immunfluoreszenz kann verwendet werden, um die Überlebenszeit von transfundierten Thrombozyten zu bestimmen [30]
Diagnose und Überwachung von Immunmangel (angeboren oder erworben)	Zählung von T-, B- und NK-Lymphozyten und Subgruppenanalyse, soweit angezeigt, bei vermuteter angeborener oder erworbener Immundefizienz, Detektion des Fehlens der Expression von HLA-DR bei „Bare Lymphocyte Syndrome"; Detektion des Fehlens der Expression von CD19 bei einigen Patienten mit kongenitaler Agammaglobinämie; Detektion von Lymphozytenaktivierung und vermehrter Expression von Bruton-Tyrosinkinase (Btk) auf Thrombozyten bei weiblichen Trägern der X-chromosomalen Agammaglobulinämie; quantitative Bestimmung von CD4-positiven Zellen bei Erstuntersuchung und Verlaufskontrolle des Acquired Immune Deficiency Syndrome (AIDS)
Diagnose des autoimmunen lymphoproliferativen Syndroms	distinkter Immunphänotyp: vermehrte CD8-positive T-Zellen, vermehrte CD8-positive, CD57-positive T-Zellen, vermehrte αβ-positive, CD4-negative, CD8-negative Zellen, vermehrte γδ-positive, CD4-negative, CD8-negative Zellen, vermehrte CD3-positive, HLA-DR-positive T-Zellen, verminderte CD3-positive, CD25-positive T-Zellen und vermehrte B-Zellen einschließlich CD5-positiver B-Zellen [31]
Diagnose der familiären hämophagozytischen Lymphohistiozytose Typ 2	Fehlen der Expression von Perforin auf CD8-positiven und CD56-positiven Lymphozyten [32]

* Die Bedeutung der Immunphänotypisierung ist noch größer, wenn auch Knochenmarkzellen für die Untersuchung zur Verfügung stehen, z. B. für das Monitoring der minimalen Resterkrankung, für den Nachweis der Klonalität von Plasmazellen mit Anti-κ- und Anti-λ-Antikörpern oder für die Bestätigung der Diagnose einer Mastozytose mit Nachweis von CD117-positiven Mastzellen, die CD2 und CD25 exprimieren.
** Dieser Test benutzt keinen Antikörper, ermöglicht aber die Detektion einer spezifischen antigenen Struktur auf der Erythrozytenmembran.

Tab. 7.4: (fortgesetzt)

Anwendungen	Spezifische Details
Diagnose des X-chromosomalen lymphoproliferativen Syndroms	Fehlen der Expression entweder des SAP-Proteins [33] oder des XIAP-Proteins [34]
Detektion von HLA-B27-Histokompatibilitätsantigenen	nützlich um die Diagnose einer ankylosierenden Spondylitis, eines Reiter-Syndroms, einer Psoriasis-Arthropathie oder einer entzündlichen Darmerkrankung zu unterstützen
T-Zell-Monitoring und Detektion von T-Zellen, die gegen ein Antigen sensibilisiert sind	Monitoring von T-Zell-Subgruppen im Anschluss an eine Transplantation oder immunsuppressive Therapie; Detektion von Antigen-spezifischen T-Zellen durch ihre Expression des Aktivierungsmarkers CD69 nach Exposition gegenüber dem Antigen
Quantifizierung von CD46 auf Granulozyten	Diagnose einer Form des atypischen hämolytisch-urämischen Syndroms [35]
Quantifizierung des Ausmaßes der Parasitämie bei Malaria	Quantifizierung des Anteils der von Parasiten befallen Zellen und der Vermehrung von infizierten Zellen bei Plasmodium-falciparum-Malaria [36]

* Die Bedeutung der Immunphänotypisierung ist noch größer, wenn auch Knochenmarkzellen für die Untersuchung zur Verfügung stehen, z. B. für das Monitoring der minimalen Resterkrankung, für den Nachweis der Klonalität von Plasmazellen mit Anti-κ- und Anti-λ-Antikörpern oder für die Bestätigung der Diagnose einer Mastozytose mit Nachweis von CD117-positiven Mastzellen, die CD2 und CD25 exprimieren.
** Dieser Test benutzt keinen Antikörper, ermöglicht aber die Detektion einer spezifischen antigenen Struktur auf der Erythrozytenmembran.

Bedeutung für die Diagnose und weitere Klassifikation von Leukämie und Lymphom. Sie ist unentbehrlich für die Bestätigung der Diagnose einer ALL und einer akuten Leukämie mit gemischtem Phänotyp. Wenn eine akute Leukämie offensichtlich myeloisch ist, ist die Immunphänotypisierung nicht notwendig für die Diagnose, aber im Fall einer AML ohne zytochemische Beweise für eine myeloische Differenzierung (AML-M0 nach FAB) und die akute Megakaryoblasten-Leukämie (AML-M7 nach FAB) ist sie unentbehrlich. Auch wenn sie für die Diagnosestellung nicht erforderlich ist, benötigt man eine Immunphänotypisierung doch zum Zeitpunkt der Diagnose, falls diese für das Monitoring der minimalen Resterkrankung genutzt werden soll.

Immunphänotypisierung ist wichtig, um Fehldiagnosen bei chronischen lymphoproliferativen Erkrankungen zu vermeiden.

Immunphänotypisierung von neoplastischen Zellen bei Leukämie und Lymphom wird mit einem Panel von Antikörpern, hauptsächlich monoklonalen Antikörpern durchgeführt, die Antigene an der Oberflächenmembran erkennen, oder, wenn die Zellen fixiert oder „permeabilisiert" wurden, zytoplasmatische oder nukleäre Antigene. Mit solchen Panels können die Zellen der T-, B- oder myeloischen Linie zugeordnet werden. Bestimmte spezifische Antikörper identifizieren Zellen der erythropoetischen, megakaryozytären und der „natural killer"(NK)-Zell-Linien. Die Anwendung von zusätzlichen Antikörperpanels erlaubt die Erstellung spezifischer Profile, die nützlich für die Identifikation von spezifischen Typen lymphoproliferativer Erkrankungen sind. Typische immunphänotypische Befunde bei hämatologischen Neoplasien sind in den Tab. 9.14–9.16 angeführt. Für eine detailliertere Analyse der

Bedeutung der Immunphänotypisierung bei hämatologischen Neoplasien wird der Leser auf Referenz [37] verwiesen.

Wichtige, spezielle Anwendungen der Immunphänotypisierung sind folgende: die Nutzung der Antigenexpression zur quantitativen Bestimmung von Zellen eines spezifischen Typs und zum Nachweis eines atypischen Antigenmusters, wie in Tab. 7.4 zusammengefasst.

7.4 Immunzytochemie

Eine Immunphänotypisierung kann auch an fixierten Zellen im Blutausstrich oder an Zytospinpräparaten durchgeführt werden, indem man Antikörper benutzt, die durch eine Immunperoxidase- (Abb. 7.16) oder eine alkalische Phosphatase-anti-alkalische-Phosphatase-Technik (APAAP) detektiert werden (Abb. 7.17).

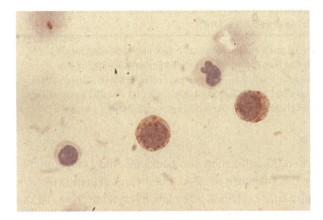

Abb. 7.16: Immunphänotypisierung mit monoklonalem Antikörper gegen CD13 und Immunperoxidase-Technik. Die Blasten in diesem Fall waren negativ für Myeloperoxidase (MPO), SBB und CE, wurden aber durch die Positivität für CD13 und Negativität mit monoklonalen Antikörpern gegen lymphoide Antigene als myeloisch identifiziert (Kategorie M0 nach FAB). Mit freundlicher Genehmigung von Prof. Daniel Catovsky, London.

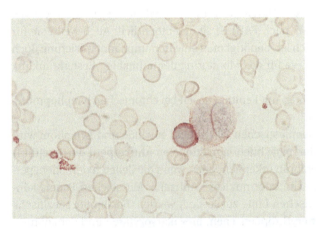

Abb. 7.17: Immunphänotypisierung mit einem monoklonalen Antikörper gegen CD42 (Anti-Thrombozyten-Glykoprotein Ib) und alkalische Phosphatase-anti-alkalische-Phosphatase(APAAP)-Technik. Positiv reagieren zwei Thrombozyten, ein Mikromegakaryozyt von der Größe eines Lymphozyten und ein größerer, hypolobulierter Megakaryozyt.

Mithilfe dieser Techniken können Oberflächenantigene, zytoplasmatische und nukleäre Antigene erkannt werden. Diese Techniken haben einige Vorteile gegenüber der Durchflusszytometrie, da die zytologischen Eigenschaften von positiven Zellen beurteilt werden können, aber sie sind arbeitsintensiv und daher weniger geeignet für den Routinegebrauch und jetzt nur noch selten in Gebrauch.

7.5 Zytogenetische Untersuchung

Peripheres Blut kann für die zytogenetische Untersuchung zur Identifikation angeborener Erkrankungen und zur Untersuchung von Leukämie und Lymphom benutzt werden.

Wenn eine vermutete angeborene Anomalie, z. B. Down-Syndrom, untersucht wird, kann man Lymphozyten des peripheren Blutes mit Phytohämagglutinin (PHA) stimulieren, um Mitosen zu induzieren und Metastasen zu erzeugen, die analysiert werden können. Zytogenetische Techniken können auch für die Diagnose der Fanconi-Anämie angewendet werden, indem man die Empfindlichkeit gegenüber Chromosomenbruch-erzeugenden Substanzen (Klastogenen) nachweist.

Bei der Untersuchung von Leukämien und Lymphomen ist gewöhnlich Knochenmark besser für die Untersuchung geeignet, aber manchmal sind auch bei der zytogenetischen Untersuchung von peripherem Blut erfolgreiche Resultate möglich, bei akuten Leukämien dann, wenn es eine große Zahl von unreifen zirkulierenden Zellen gibt, oder bei reifen lymphoproliferativen Erkrankungen der B- und T-Zell-Reihe, wenn man B-Zell- bzw. T-Zell-Mitogene einsetzt.

Für eine detaillierte Analyse der Bedeutung zytogenetischer Untersuchungen bei hämatologischen Neoplasien wird der Leser auf Referenz [37] verwiesen.

7.6 Fluoreszenz-in-situ-Hybridisierung

Eine Fluoreszenz-in-situ-Hybridisierung (FISH) kann an Zellen des peripheren Blutes durchgeführt werden. Zu den Anwendungsmöglichkeiten gehören der Nachweis von Atypien, die typisch für hämatologische Neoplasien sind, z. B. *PML-RARA*-Fusion bei akuter Promyelozyten-Leukämie oder *FIP1L1-PDGFRA*-Fusion bei chronischer eosinophiler Leukämie. FISH kann auch für den schnellen Nachweis von angeborenen Chromosomenanomalien benutzt werden, wie Trisomie 18 oder Trisomie 21.

7.7 Molekulargenetische Untersuchungen

Zellen des peripheres Blutes können für molekulargenetische Untersuchungen mit drei Zielen verwendet werden. Erstens werden solche Untersuchungen durchgeführt, um Klonalität (und damit Neoplasie) nachzuweisen, indem man ein klonales Rearrangement des T-Zell-Rezeptors oder der Immunglobulingene nachweist. Zweitens werden sie eingesetzt, um das Vorliegen von verschiedenen onkogenen Rearrangements nachzuweisen, die stark mit spezifischen hämatologischen Neoplasien assoziiert sind; z. B. kann *BCR-ABL1* bestimmt werden, um das Ansprechen auf die Therapie bei CML zu überwachen, und die *FIP1L1-PDGFRA*-Fusion kann dazu verwendet werden, einen bestimmten Typ der eosinophilen Leukämie nachzuweisen. Drittens kann man molekulare Techniken nutzen, um hereditäre Genanomalien nachzuweisen, z. B. der α- und β-Globin-Gene, die hämatologische Erkrankungen verursachen.

Unter den eingesetzten molekularen Techniken sind die Southern-blot-Analyse, die Polymerase-Kettenreaktion (PCR) und die komparative genomische Hybridisierung (CGH) für die Analyse von Desoxyribonukleinsäure (DNA), und Reverse-Transkriptase-PCR für die Untersuchung von Ribonukleinsäure (RNA). Real-time-quantitative-PCR (RQ-PCR) kann verwendet werden, um das Produkt eines spezifischen Fusionsgens in einer hämatologischen Neoplasie zu quantifizieren. Für weitere Details zu den Grundlagen und Anwendungen dieser Techniken wird der Leser auf die Referenzen [37–39] verwiesen.

7.8 Elektronenmikroskopische Untersuchungen

Die ultrastrukturelle Untersuchung von Zellen des peripheren Blutes mit Elektronenmikroskopie ist arbeitsintensiv und wird daher in der hämatologischen Routinediagnostik nicht oft eingesetzt. Rasterelektronenmikroskopie ist für das Verständnis der realen Formen unterschiedlicher atypischer Erythrozyten in fixierten und in gefärbten Blutausstrichen von Nutzen gewesen (vgl. Kapitel 3). In der Vergangenheit wurde die Transmissionselektronenmikroskopie verwendet, um die Linienzugehörigkeit von neoplastischen Zellen nachzuweisen und für die Detektion von Sézary-Zellen, indem man ihre charakteristische Kernform zeigen konnte (Abb. 7.18), aber diese Anwendungen sind nun entbehrlich. Transmissionselektronenmikroskopie bleibt nützlich, um die unterschiedlichen kongenitalen Thrombozytopenie-Syndrome, die sich auf eine Mutation des *MYH9*-Gens zurückführen lassen, unterscheiden zu können, und um diejenigen Formen zu erkennen, die keine im Lichtmikroskop sichtbaren Leukozyteneinschlüsse haben.

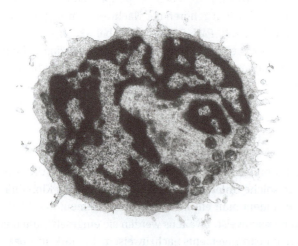

Abb. 7.18: Elektronenmikroskopische Untersuchung bei Sézary-Syndrom: Sézary-Zelle mit hochgradig irregulärer Kernbegrenzung. Mit freundlicher Genehmigung von Dr. Estella Matutes, Barcelona.

7.9 Literatur

[1] Bain BJ, Swirsky D (2012) Erythrocyte and leucocyte cytochemistry. In: Bain BJ, Bates I, Laffan MA, Lewis SM. Dacie and Lewis Practical Haematology, 11th edn. Churchill Livingstone, Edinburgh.
[2] Hanker JS, Yates PE, Metz CB, Rustioni A (1977) A new, specific, sensitive and non-carcinogenic reagent for the demonstration of horseradish peroxidase. Histochem J, 9, 789–792.
[3] Yam LT, Li CY, Crosby WH (1971) Cytochemical identification of monocytes and granulocytes. Am J Clin Pathol, 55, 283–290.
[4] Hayhoe FGJ, Quaglino D (1980) Haematological Cytochemistry. Churchill Livingstone, Edinburgh.
[5] Janckila A, Li C-Y, Lam K-W, Yam LT (1978) The cytochemistry of tartrate-resistant acid phosphatase technical considerations. Am J Clin Pathol, 70, 45–55.
[6] Gadson D, Hughes M, Dean A, Wickramasinghe SN (1986) Morphology of redox-dye-treated HbH-containing red cells: confusion caused by wrongly identified dyes. Clin Lab Haematol, 8, 365–366.
[7] Roper D, Layton M (2012) Investigation of the hereditary haemolytic anaemias: membrane and enzyme abnormalities. In: BainBJ, Bates I, Laffan MA, Lewis SM. Dacie and Lewis Practical Haematology, 11th edn. Churchill Livingstone, Edinburgh.
[8] Rustin GJS, Wilson PD, Peters TJ (1979) Studies on the subcellular localization of human neutrophil alkaline phosphatase. J Cell Sci, 36, 401–412.
[9] Ackerman GA (1962) Substituted naphthol AS phosphate derivatives for the localization of leukocyte alkaline phosphatase activity. Lab Invest, 11, 563–567.
[10] Kaplow LS (1968) Leukocyte alkaline phosphatase cytochemistry: applications and methods. Ann NY Acad Sci, 155, 911–947.
[11] Breton-Gorius J, Mason DY, Buriot D, Vilde J-L, Griscelli C (1980) Lactoferrin deficiency as a consequence of a lack of specific granules in neutrophils from patient with recurrent infections. Am J Pathol, 99, 413–419.
[12] Repine JE, Clawson CC, Brunning D (1976) Primary leucocyte alkaline phosphatase deficiency in an adult with repeated infections. Br J Haematol, 34, 87–94.
[13] Drouin A, Favier R, Massé J-M, Debili N, Schmitt A, Elbin C et al. (2001) Newly recognized cellular abnormalities in the gray platelet syndrome. Blood, 98, 1382–1391.
[14] Kohmura K, Miyakawa Y, Kameyama K, Kizaki M, Ikeda Y (2004) Granulocyte colony stimulating factor-producing multiple myeloma associated with neutrophilia. Leuk Lymphoma, 45, 1475–1479.
[15] O'Kell RT (1968) Leukocyte alkaline phosphatase activity in the infant. Ann NY Acad Sci, 155, 980–982.
[16] Rosner F, Lee SL, Schultz FS, Gorfien PC (1968) The regulation of leukocyte alkaline phosphatase. Ann NY Acad Sci, 155, 902–910.
[17] Stavridis J, Creatsas G, Lolis D, Traga G, Antonopoulos M, Kaskarelis D (1981) Relationships between leucocyte alkaline phosphatase and nitroblue tetrazolium reduction activities in the peripheral blood polymorphonuclear leucocytes in normal individuals. Br J Haematol, 47, 157–159.
[18] Stein P, Peiper S, Butler D, Melvin S, Williams D, Stass S (1983) Granular acute lymphoblastic leukaemia. Am J Clin Pathol, 79, 426–430.
[19] Savage RA, Fishleder J, Tubbs SRR (1983) Confirming myeloid differentiation. Am J Clin Pathol, 80, 412.
[20] Bain BJ (2010) Neutrophil dysplasia demonstrated on Sudan black B staining. Am J Hematol, 85, 707.
[21] Catovsky D (1980) Leucocyte enzymes in leukaemia. In: SRoath (ed.) Topical Reviews in Haematology, Vol. 1. John Wright, Bristol.
[22] Elghetany MT (1999) Double esterase staining of the bone marrow contributes to lineage identification in a case of minimally differentiated acute myeloid leukaemia (AML M0). Clin Lab Haematol, 21, 293–295.
[23] Beutler E (1988) Gaucher disease. Blood Rev, 2, 59–70.
[24] Brodsky RA (2008) Advances in the diagnosis and therapy of paroxysmal nocturnal hemoglobinuria. Blood Rev, 22, 65–74.

[25] Gómez-Arbonés X, Pinacho A, Ortiz P, Maciá J, Gallart M, Araguás C et al. (2002) Quantification of foetomaternal haemorrhage. An analysis of two cytometric techniques and a semi-quantitative gel agglutination test. Clin Lab Haematol, 24, 47–53.
[26] Merz WM, Patzwaldt F, Fimmers R, Stoffel-Wagner B, Gembruch U (2012) Dual-colour flow cytometry for the analysis of fetomaternal haemorrhage during delivery. J Clin Pathol, 65, 186–187.
[27] Balduini CL, Cattaneo M, Fabris F, Gresele P, Iolascon A, Pulcinelli FM, Savoia A (2003) Inherited thrombocytopenias: a proposed diagnostic algorithm from the Italian Gruppo di Studio delle Piastrine. Haematologica, 89, 325–329.
[28] Maurer-Spurej E, Pittendreigh C, Wu JK (2007) Diagnosing platelet delta-storage pool disease in children by flow cytometry. Am J Clin Pathol, 127, 626–632.
[29] Roshan TM, Normah J, Rehman A, Naing L (2005) Effect of menopause on platelet activation markers determined by flow cytometry. Am J Hematol, 80, 257–261.
[30] Hughes DL, Evans G, Metcalfe P, Goodall AH,d Williamson LM (2005) Tracking and characterisation of transfused platelets by two colour, whole blood flow cytometry. Br J Haematol, 130, 791–794.
[31] Bleesing JJH, Brown MR, Straus SE, Dale JK, Siegel RM, Johnson M et al. (2001) Immunophenotypic profiles in families with autoimmune lymphoproliferative syndrome. Blood, 98, 2466–2473.
[32] Suga N, Takada H, Nomura A, Ohga S, Ishii E, Ihara K et al. (2002) Perforin defects of primary haemophagocytic lymphohistiocytosis in Japan. Br J Haematol, 116, 346–349.
[33] Tabata Y, Villanueva J, Lee SM, Zhang K, Kanegane H, Miyawaki T et al. (2005) Rapid detection of intracellular SH2D1A protein in cytotoxic lymphocytes from patients with X-linked lymphoproliferative disease and their family members. Blood, 105, 3066–3071.
[34] Marsh RA, Villanueva J, Zhang K, Snow AL, Su HC, Madden L et al. (2009) A rapid flow cytometric screening test for X-linked lymphoproliferative disease due to XIAP deficiency. Cytometry B Clin Cytom, 76, 334–344.
[35] Taylor CM, Machin S, Wigmore SJ, Goodship TH; working party from the Renal Association, the British Committee for Standards in Haematology and the British Transplantation Society (2010) Clinical practice guidelines for the management of atypical haemolytic uraemic syndrome in the United Kingdom. Br J Haematol, 148, 37–47.
[36] Bei AK, Desimone TM, Badiane AS, Ahouidi AD, Dieye T, Ndiaye D et al. (2010) A flow cytometry-based assay for measuring invasion of red blood cells by Plasmodium falciparum. Am J Hematol, 85, 234–237.
[37] Bain BJ (2010) Leukaemia Diagnosis, 4th edn. Wiley – Blackwell, Oxford.
[38] Bain BJ, Clarke DAC, Wilkins BS (2010) Bone Marrow Pathology, 4th edn. Wiley –Blackwell, Oxford.
[39] Bain BJ (2005) Haemoglobinopathy Diagnosis, 2nd edn. Blackwell Publishing, Oxford.

8 Veränderungen der Erythrozyten und Thrombozyten

8.1 Veränderungen der Erythrozyten

Veränderungen der Erythrozyten werden in Abhängigkeit von der Konstellation der Erythrozytenindizes in drei Kategorien eingeteilt: (a) normochrom und normozytär, (b) hypochrom und mikrozytär und (c) makrozytär. Störungen der Erythropoese können auch nach hereditären und erworbenen Ursachen klassifiziert werden. Anämien lassen sich nach dem zugrunde liegenden Pathomechanismus Bildungsstörungen der Erythropoese oder Zuständen mit verkürzter Lebensdauer des Erythrozyten zuordnen. Letztere sind entweder auf intrinsische Defekte oder auf extrinsische Faktoren zurückzuführen. Anämien können zudem auf dem Boden einer Verteilungsstörung entstehen, wie sie z. B. bei der Splenomegalie oder im Rahmen einer akuten Blutung auftritt. In diesem Kapitel werden die Erythrozytenanomalien nach morphologischen Aspekten bzgl. Erythrozytengröße und Hämoglobinisierungszustand kategorisiert und beschrieben.

8.2 Hypochrome und mikrozytäre Anämien und Thalassämien

8.2.1 Störungen der Erythropoese als Folge eines Häm-Synthesedefekts

8.2.1.1 Eisenmangelanämie
Eine Eisenmangelsituation entwickelt sich in den nachfolgenden Situationen:
1. Missverhältnis zwischen Eisenaufnahme und Eisenbedarf (z. B. in der Wachstumsphase oder in der Schwangerschaft)
2. Malabsorption von Eisen
3. Erhöhter Eisenverlust (i. d. R. als Folge einer gastrointestinalen oder vaginalen Blutung)
4. Renaler Verlust von Hämosiderin als Folge einer chronischen intravasalen Hämolyse
5. Kombination der o. g. Faktoren.
6. Sequestration des Eisens außerhalb des monozytären Phagozytensystems (MPS) (z. B. bei der idiopathischen pulmonalen Hämosiderose)

In Ländern mit Vorkommen von Infektionen durch Schistosoma haematobium kann auch ein renaler Blutverlust zu einer Eisenmangelanämie führen. Eisenmangelzustände können der megaloblastären Vitamin-B12-Mangel-Anämie im Rahmen einer Autoimmungastritis um Jahre vorausgehen [1]. Eine Anämie entwickelt sich dann, wenn ein Mangel an retikuloendothelialem Speichereisen und eine inadäquate medulläre Freigabe von Eisen an erythropoetische Vorläuferzellen zu einer reduzierten Synthese von Häm bzw. von Hämoglobin und Erythrozyten führen. Die klinischen Anzeichen einer Eisenmangelanämie umfassen eine Fatigue, eine allgemeine Hautblässe und eine belastungsabhängige Dyspnoe. Bei schweren Eisenmangelzuständen zeigen sich auch spezifische Symptome in Form von Koilonychie (Brüchigkeit der Nägel), Mundwinkelrhagaden und Glossitis.

Die hereditäre eisenrefraktäre Eisenmangelanämie (IRIDA) beruht auf einer biallelischen oder gelegentlich monoallelischen Mutation im TMPRSS6-Gen [2]. Die Merkmale des peripheren Blutausstrichs und des Differentialblutbildes entsprechen denen anderer Eisenmangelzustände.

Von klinischer Relevanz ist die Erkennung eines sog. funktionellen Eisenmangels, der infolge einer eingeschränkten Bereitstellung von Eisen trotz normaler Ferritinspiegel bzw. trotz Anwesenheit von medullärem Speichereisen auftritt. Der funktionelle Eisenmangel stellt einen Aspekt der Anämien der chronischen Erkrankung (ACD) dar (s. u.) und wird hauptsächlich bei Patienten mit renaler Anämie und Anwendung Erythropoese-stimulierender Substanzen angetroffen [3].

Blutausstrich und Differentialblutbild

Im Zuge einer Eisendepletion geht der typischen Hypochromasie mit Anisochromie und Mikrozytose zunächst eine normochrome, normozytäre Anämie mit Anisozytose voraus. Die typischen morphologischen Manifestationen eines Eisenmangels treten i. d. R. erst bei Hämoglobinkonzentrationen < 10,0–11,0 g/dl auf (Abb. 8.1). Die für den Eisenmangel typische Poikilozytose beinhaltet Elliptozyten, die in sehr schmaler Form auch als Bleistift-Formen bezeichnet werden. Die als Präkeratozyten bezeichneten Poikilozyten entsprechen Erythrozyten mit einer zentralen Aufhellung und einer scharf begrenzten submembranösen Vakuole und kommen häufiger beim Eisenmangel als bei der β-Thalassämie oder der Anämie der chronischen Erkrankung vor [4]. Targetzellen sind häufig anwesend [4], aber in geringerer Anzahl als bei der β-Thalassämie vertreten. In hoher Dichte kommen Targetzellen bei Patienten mit Hämoglobin C oder -S im Zusammenhang mit einer Eisendefizienz vor. Tränentropfen-Formen können vorkommen, insbesondere dann, wenn die Schwere der Anämie zunimmt. Seltener ist eine basophile Tüpfelung zu sehen, gelegentlich zeigt sich eine Polychromasie. Bei den meisten Blutbildautomaten kann die Zunahme der Erythrozytenverteilungsbreite (EVB – engl. RDW) einen ersten Hinweis für einen Eisenmangel liefern, da sie die Anisozytose der Erythrozyten abbildet, die der Anämie vorausgeht. Nachfolgend wird eine Abnahme der Hämoglobinkonzentration, der Erythrozytenzahl und des Hämatokrits beobachtet, der sich eine Abnahme der durchschnittlichen Hämoglobinkonzentration (MCH) und des durchschnittlichen Erythrozytenvolumens (MCV) anschließt. In einer Studie mit zwei verschiedenen Impedanzmessern (Sysmex K4500 und Coulter S890) wurde gezeigt, dass ein MCH-Wert < 26 pg einem sensitiveren Indikator eines Eisenmangels entspricht als ein MCV-Wert < 80 fl. Die Sensitivität für einen verminderten Serumferritinspiegel entsprach 97 % bzw. 85 % [5]. In frühen Stadien einer Eisenmangelanämie ist die Erythrozytenzahl gelegentlich eher erhöht als erniedrigt. Dies trifft insbesondere bei Kindern zu. Eine niedrige durchschnittliche Hämoglobinkonzentration (MCHC) ist ein sensitiver Indikator für einen Eisenmangel, wenn er mithilfe der Hämoglobinkonzentration und des Mikrohämatokriten ermittelt wird und mithilfe gängiger Siemens-Messgeräte bestimmt wird. Bei Einsatz Impedanz-basierter Messgeräte (z. B. Coulter- oder Sysmex-Geräte) besitzt die MCHC eine geringe Sensitivität, aber eine höhere Spezifität für einen Eisenmangel. Das Auftreten einer Population hypochromer Zellen (%Hypo) und eine Zunahme der Hämoglobinverteilungsbreite (HDW) sind die ersten Anzeichen, die von der Siemens-H.1-Serie und nachfolgenden Blutbildautomaten detektiert werden. Die Abnahme des MCH- und des MCHC-Wertes geht der Abnahme des MCV-Wertes voraus [6]. Das Sysmex-

Gerät XE-5000 misst den Hämoglobingehalt individueller Zellen und produziert analog den Siemens-Instrumenten einen Messwert, der als %Hypo He bezeichnet wird und beim Eisenmangel erniedrigt ist. Zu den weiteren Erythrozytenindizes, die beim Eisenmangel vermindert sind, zählen der RBC-Y-Wert bei Sysmex-Geräten und der LHD-Wert (low hemoglobin density) beim Coulter-750-Gerät (eine mathematische Umrechnung des MCHC-Wertes). Der prozentuale Retikulozytenanteil kann bei der Eisenmangelanämie normal oder erhöht sein, während die absolute Retikulozytenzahl normal oder reduziert ist. Ein niedriger Hämoglobingehalt der Retikulozyten (CHr) geht bei Siemens-Messgeräten jeder Abnahme des Hämoglobins, der MCH oder des MCV voraus [7]. Dementsprechend weist das Retikulozyten-Hämoglobin-Äquivalent (Ret-He) bei Sysmex-Geräten als erstes Anzeichen auf einen Eisenmangel hin.

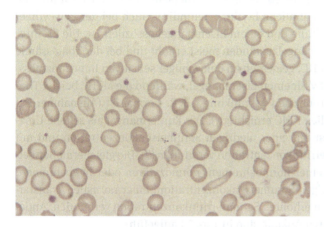

Abb. 8.1: Peripherer Blutausstrich eines Patienten mit einer Eisenmangelanämie, der eine Anisozytose, Poikilozytose (einschließlich einer Elliptozytose), Hypochromasie und Mikrozytose zeigt. Befunde des Blutbildes (Coulter S Plus IV): Erythrozytenzahl $4{,}22 \times 10^{12}/l$; Hämoglobin 7,0 g/dl; Hämatokrit 0,29 l/l; MCV 67 fl; MCH 16,6 pg; MCHC 245 g/l.

Patienten mit einem Eisenmangel zeigen häufig eine Zunahme der Thrombozytenzahl, die reaktiv auf dem Boden des Eisenmangels, eines Blutverlustes oder einer malignen Grunderkrankung entsteht. Bei schweren Eisenmangelzuständen ist die Thrombozytenzahl gelegentlich erniedrigt. Leukopenien und Thrombozytopenien treten bei bis zu 10 % der Patienten auf.

Gelegentlich geht ein Eisenmangel mit hypersegmentierten neutrophilen Granulozyten einher und ist nicht zwingend Anzeichen eines koexistenten Vitamin-B12- oder Folsäuremangels. In geographischen Regionen mit Vorkommen von Hakenwurm-Infektionen (Necator americanus oder Ankylostoma duodenalis) kann eine Eosinophilie auf die zugrunde liegende Ursache des Eisenmangels hinweisen. Die Anwesenheit hyposplenischer Merkmale kann auf eine Zöliakie als Ursache eines Eisenmangels hinweisen. Weitere maschinelle Messwerte, die bei der Erkennung eines funktionellen Eisenmangels hilfreich sein können, beinhalten 6 % oder mehr hypochrome Erythrozyten (%HRC) oder ein Hämoglobingehalt der Retikulozyten (CHr) < 29 pg (Messung mit Siemens-Geräten) oder ein Retikulozyten-Hämoglobin-Äquivalent (Ret-He) < 30,6 pg (Messung mit Sysmex-Geräten) [3]. Der %Hypo-He-Wert (Sysmex) und der LHD%-Wert (Beckman-Coulter) sind äquivalent zu dem %HRC-Wert (Siemens) (s. Kapitel 2).

Differentialdiagnosen

Die wichtigsten Differentialdiagnosen einer Eisenmangelanämie beinhalten die Thalassämie und die Anämie der chronischen Erkrankung. Der Blutausstrich und die Differentialverteilung können bei der Abgrenzung der genannten Diagnosen hilfreich sein. Für eine präzise Diagnose sind aber i. d. R. spezifische Zusatzuntersuchungen erforderlich. Prominente Targetzellen und eine basophile Tüpfelung sprechen eher für eine Thalassämie, während eine Anisochromie mit Vorkommen von Bleistift-Zellen und Präkeratozyten („blister cells") die Diagnose einer Eisenmangelanämie unterstützen. Eine vermehrte Geldrollenbildung mit betonter Hintergrundfärbung und andere morphologische Zeichen einer Inflammation suggerieren eine Anämie der chronischen Erkrankung. Erhöhte Erythrozytenzahlen mit niedrigem MCV trotz normwertiger Hämoglobinkonzentration sind einerseits charakteristisch für eine Thalassämie, andererseits kommen ähnliche Erythrozytenindizes auch bei der Polycythaemia vera vor, die mit einer Polyglobulie und einem Eisenmangel assoziiert ist. Die Erythrozytenverteilungsbreite ist bei Eisenmangelzuständen meist erhöht und bei der Thalassämie i. d. R. normal [8]. Eine niedrige MCHC, gemessen an den weniger sensitiven Impedanzmessgeräten, ist ausgesprochen suggestiv für einen Eisenmangel, während die MCHC bei der Thalassämie und der Anämie der chronischen Erkrankung i. d. R. normal ist (Ausnahme: Bei der Hämoglobin-H-Krankheit ist die MCHC erniedrigt.). Der Kupfermangel als seltene Ursache einer mikrozytären Anämie ist mit einer niedrigen Serumeisenkonzentration und mit einer normalen Transferrin- und Ferritinkonzentration verbunden [9]. Die gleichermaßen seltene Aceruloplasminämie ist mit einer normochromen, normozytären oder hypochromen, mikrozytären Anämie, einer niedrigen Serumeisenkonzentration, einer normalen Transferrinkonzentration und einer moderat erhöhten Serumferritinkonzentration verbunden. Andere seltene Formen einer mikrozytären Anämie sind in Tab. 3.1 aufgeführt.

Weiterführende Untersuchungen

Bei der unkomplizierten Eisenmangelanämie kann die Diagnose entweder anhand eines niedrigen Serumferritinspiegels oder aufgrund eines niedrigen Serumeisenspiegels in Verbindung mit einer erhöhten Transferrinkonzentration bzw. einer erhöhten Eisenbindungskapazität bestätigt werden. Ein erniedrigter Serumeisenspiegel allein ist für die Unterscheidung zwischen einem zugrunde liegenden Eisenmangel und einer Anämie der chronischen Erkrankung nicht ausreichend. Bei gleichzeitigem Vorkommen eines Eisenmangels und einer chronischen Entzündung kann die Erhöhung der Transferrinkonzentration bzw. der Eisenbindungskapazität fehlen; die Serumferritinkonzentration liegt meist eher im unteren Normbereich, seltener unterhalb der unteren Normgrenze. Während eine Ferritinkonzentration < 20 µg/l für die Diagnose einer Eisenmangelanämie in Abwesenheit komplizierender Begleitumstände hilfreich ist, wurde für Patienten mit Lebererkrankungen ein Grenzwert von 50 µg/l [10] und für Patienten mit chronischer Entzündung ein Grenzwert von 70 µg/l [11] vorgeschlagen. Es ist anzumerken, dass der Ferritinspiegel bei Patienten mit einer Eisenmangelanämie auf dem Boden einer idiopathischen pulmonalen Hämosiderose im Normbereich liegen kann. Die Eisenmangelanämie kann in diesem Fall anhand eines niedrigen Serumeisenspiegels und einer erhöhten Transferrinkonzentration bei gleichzeitig depletierten medullären Eisenspeichern bestätigt werden [12]. Das hereditäre Hyperferritinämie-Katarakt-Syndrom ist nicht zwingend mit hämatologischen Abweichungen vergesellschaftet. Allerdings kann bei einem gleichzeitig bestehenden Eisenmangel eine hypochrome, mikrozytäre Anämie mit hohen Ferritinkonzentrationen, aber niedriger Eisensättigung auftreten [13]. Bei der hereditären eisenrefraktären Eisenmangelanämie (IRIDA) auf dem Boden einer TMPRSS6-Mutation liegt die Konstellation einer niedrigen Serumeisenkonzentration mit niedriger Transferrinsättigung und normalen Ferritinwerten vor [2]. Eine Erhöhung der erythrozytären freien Protoporphyrine oder der Zinkprotoporphyrine findet man bei der Eisenmangelanämie wie auch bei der Anämie der chronischen Erkrankung und bei der Bleivergiftung, seltener bei der Thalassämie. Der Parameter ist für die Bestätigung von allgemeinen Eisenmangelzuständen hilfreich, wie sie z. B. bei Kindern, im Wachstumsalter oder in der Schwangerschaft auftreten, zumal für seine Bestimmung nur geringe Blutmengen erforderlich sind.

Der lösliche Transferrinrezeptor ist beim Eisenmangel erhöht, nicht jedoch bei der Anämie der chronischen Erkrankung. Die klinische Interpretation dieser Untersuchung unterliegt jedoch gewissen Einschränkungen, da die Konzentration des löslichen Transferrinrezeptors auch bei unterschiedlichen Ursachen einer expandierten Erythropoese erhöht ist, z. B. bei den megaloblastären Anämien, den hämolytischen Anämien, der Thalassämie und bei den myelodysplastischen Syndromen (MDS). Der Quotient aus dem löslichen Transferrinrezeptor/log der Serumferritinkonzentration erlaubt eine bessere Unterscheidung zwischen einem Eisenmangel und anderen Störungen der Erythropoese; bei einem Eisenmangel ist diese Ratio erhöht im Gegensatz zu den Anämien der chronischen Erkrankung [14], der β-Thalassämie [15] oder den myelodysplastischen Syndromen mit gesteigerter Erythropoese [15].

Diese Ratio ist insbesondere bei älteren Menschen hilfreich. Die standardmäßig durchgeführten Eisenstoffwechselparameter weisen in diesem Patientenkollektiv nur eine geringe Sensitivität auf, die möglicherweise auf das gehäufte Vorkommen chronischer Entzündungszustände zurückzuführen ist [16]. Eine weitere Ratio, der Logarithmus log [löslicher Transferrinrezeptor/Serumferritin] zeigt eine lineare Abhängigkeit mit dem Speichereisen [17] und ermöglicht eine bessere Trennschärfe zwischen einem Eisenmangel (mit oder ohne chronische Inflammation) und anderen Störungen der Erythropoese. Wenn die Messung des löslichen Transferrinrezeptors nicht zur Verfügung steht, kann die akkurate Identifizierung von Patienten mit Eisenmangel dennoch gelingen, wenn die Serumferritinkonzentration graphisch in Relation zur Blutsenkungsgeschwindigkeit gesetzt wird [18]. Die World Health Organization (WHO) hat die Serumferritinkonzentration als Standardtest für die Detektion eines Eisenmangels empfohlen. In Ländern mit gehäuftem Auftreten von Infektionen soll diese Untersuchung jedoch um die Bestimmung des löslichen Transferrinrezeptors ergänzt werden. In komplizierten Fällen kann ein Eisenmangel definitiv anhand depletierter medullärer Eisenspeicher in der Beckenkammpunktion bestätigt werden. Die biochemischen Veränderungen der Eisenmangelanämie sind in Tab. 8.1 festgehalten. Die Lebensdauer der Erythrozyten ist beim Eisenmangel mäßig reduziert, z. B. bis auf 46–85 Tage [19].

Ein Eisenmangel darf nicht als endgültige Diagnose akzeptiert werden, bevor die zugrunde liegende Ursache anhand der Anamnese, der klinischen Untersuchung und zusätzlicher Untersuchungen geklärt wurde. Ein signifikanter Anteil erwachsener Patienten mit Eisenmangelanämie (ca. 10 %) ist von einer Zöliakie betroffen. Screeninguntersuchungen hinsichtlich einer Zöliakie sind daher insbesondere dann gerechtfertigt, wenn anderweitige Ursachen eines Eisenmangels ausgeschlossen werden können [20]. Eisenmangelzustände im Zusam-

Tab. 8.1: Ein Vergleich der Laborbefunde bei der Eisenmangelanämie, der Anämie der chronischen Erkrankung und der Thalassaemia minor.

	Eisenmangel-anämie	Anämie der chronischen Erkrankung	Anämie der chronischen Erkrankung + Eisenmangel	Thalassaemia minor
Serumeisen	vermindert	vermindert	vermindert	normal
Serumtransferrin/ Eisenbindungskapazität	erhöht	normal oder vermindert	variabel	normal
Transferrinsättigung	vermindert, gelegentlich deutlich	vermindert	vermindert	normal
Serumferritin	vermindert, < 20 µg/l	normal oder erhöht	normal oder vermindert, meist < 70 µg/l	normal
Zinkprotoporphyrin	erhöht	erhöht	erhöht	normal oder leicht erhöht
Löslicher Transferrinrezeptor	erhöht	normal oder vermindert	normal oder erhöht	erhöht
Löslicher Transferrinrezeptor/log Serumferritin	erhöht	normal	evtl. erhöht	normal
Log[löslicher Transferrinrezeptor/Serumferritin]	erhöht	normal	erhöht	normal
Medulläres Eisen (Knochenmark)	abwesend	anwesend, häufig erhöht	abwesend	normal

menhang mit einer Autoimmunthyreopathie oder einem Diabetes mellitus können auf eine Autoimmungastritis hinweisen, die möglicherweise von einer Helicobacter-pylori-Infektion induziert wurde [1]. Des Weiteren sollten die Verdachtsdiagnosen einer okkulten gastrointestinalen Tumorblutung und in Endemiegebieten parasitärer Infektionen in Betracht gezogen werden und mittels angemessener Untersuchungen ausgeschlossen werden. Zu den relevanten Parasiten gehören der Hakenwurm und Blastocystis hominis. Bei den Patienten mit Eisenmangelanämie, die auf eine orale Eisensubstitution nicht ansprechen, müssen insbesondere eine Zöliakie, eine Autoimmungastritis und eine Helicobacter-pylori-Infektion in Erwägung gezogen werden, wobei die beiden letzteren Ursachen häufig gemeinsam auftreten. Der seltene Fall einer hereditären Eisenmangelanämie (IRIDA) kann durch Gensequenzanalysen in einem Referenzlabor bestätigt werden.

8.2.1.2 Anämie der chronischen Erkrankung

Der Begriff der Anämie der chronischen Erkrankung (ACD) umfasst alle Anämien, die als Folge einer chronischen Infektion, einer chronischen Entzündung oder seltener einer malignen Grunderkrankung entstehen und die durch die nachfolgenden Merkmale gekennzeichnet sind:

- niedrige Eisenkonzentration und defekte Inkorporierung von Eisen in Hämoglobin trotz ausreichender medullärer Eisenspeicher (Eisenverwertungsstörung),
- nur mäßiges Ansprechen der Anämie auf Erythropoetingaben,
- verkürzte Erythrozytenlebensdauer [21].

Das klinische Erscheinungsbild ist von der zugrunde liegenden Grunderkrankung und/oder dem Ausmaß der Anämie abhängig.

Blutausstrich und Differentialblutbild
Milde Formen einer Anämie der chronischen Erkrankung präsentieren sich normochrom und normoztyär. Bei schweren Verlaufsformen entwickeln sich eine Hypochromasie und eine Mikrozytose (Abb. 8.2). Bei ausgeprägten Formen chronischer Entzündungen geht der Grad der Mikrozytose mit dem Ausmaß des Eisenmangels einher. Die Erythrozytenverteilungsbreite (RDW) wird bei der Anämie der chronischen Erkrankung als normwertig berichtet [3]; hierbei handelt es sich aber nicht um eine konsistente Beobachtung [22]. Die absolute Retikulozytenzahl ist erniedrigt. Morphologische Merkmale, die auf eine chronische Entzündung hinweisen, können vorhanden sein, z. B. eine Neutrophilie, eine Thrombozytose, eine vermehrte Geldrollenbildung und eine betonte Hintergrundfärbung. Bleistift-Formen und Präkeratozyten kommen seltener als beim Eisenmangel vor. Noch seltener als bei Eisenmangelanämie und β-Thalassämie findet man Targetzellen [4]. Bei einer Minderheit der Patienten zeigt sich eine basophile Tüpfelung seltener als bei der β-Thalassämie [4].

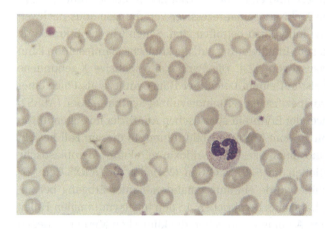

Abb. 8.2: Peripherer Blutausstrich eines Patienten mit Anämie der chronischen Erkrankung auf dem Boden eines malignen Lymphoms, der eine milde Anisozytose, Poikilozytose und Hypochromasie zeigt. Befunde des Blutbildes (Coulter S Plus IV): Erythrozytenzahl $3,10 \times 10^{12}/l$; Hämoglobin 7,4 g/dl; Hämatokrit 0,23 l/l; MCV 75,6 fl; MCH 23,8 pg; MCHC 315 g/l.

Differentialdiagnosen
Zu den Differentialdiagnosen zählen die Eisenmangelanämie (s. o.) und anderweitige Ursachen einer normochromen normozytären und hypochromen mikrozytären Anämie.

Weiterführende Untersuchungen
Die Serumeisen- und Serumtransferrinkonzentrationen (bzw. die Eisenbindungskapazität) sind reduziert. Die Serumferritinkonzentration ist aufgrund der Apoferritinsynthese von

inflammatorischen bzw. neoplastischen Zellen erhöht. Zusätzliche Merkmale, die mit einer chronischen Inflammation verbunden sind, können bei der Diagnosestellung hilfreich sein. Neben den morphologischen Veränderungen des peripheren Blutausstrichs findet man häufig eine Erhöhung der Blutsenkungsgeschwindigkeit (BSG) und der Konzentrationen für CRP, Fibrinogen, α2-Makroglobulin und die γ-Globuline sowie eine Verminderung der Serumalbuminkonzentration. Die Konzentration für das freie Protoporphyrin bzw. für das Zinkprotoporphyrin ist erhöht, sodass diese Untersuchung für die Unterscheidung zwischen einer Eisenmangelanämie und einer Anämie der chronischen Erkrankung nicht geeignet ist. Die Konzentration des löslichen Transferrinrezeptors ist i. d. R. reduziert oder normal. Patienten mit ACD entwickeln im Rahmen einer chronischen Inflammation oder einer malignen Grunderkrankung nicht selten einen Eisenmangel, der meist aus einem gastrointestinalen Blutverlust resultiert. Typische Laborbefunde der Anämie der chronischen Erkrankung, der Eisenmangelanämie und bei gleichzeitigem Auftreten beider Konditionen sind in Tab. 8.1 aufgeführt. Allerdings ist es nicht in allen Fällen möglich, die Kombination eines Eisenmangels mit einer Anämie der chronischen Erkrankung auf Grundlage des Blutausstrichs und der biochemischen Laboruntersuchungen zu erkennen. Die Knochenmarkaspiration erlaubt dann eine korrekte Einschätzung.

8.2.1.3 Die kongenitale sideroblastische Anämie

Die kongenitale sideroblastische Anämie stellt eine seltene angeborene Erkrankung dar, die mit einer Störung der Häm-Biosynthese und einer ineffektiven Erythropoese einhergeht. In den meisten Familien lässt sich ein X-chromosomal-rezessiver Vererbungsmodus nachweisen, sodass überwiegend männliche Individuen betroffen sind. Selten tritt die Erkrankung bei Frauen als Folge einer X-Chromosom-Inaktivierung auf, die klinische Manifestation kann sich dann bis ins hohe Alter hinauszögern [23]. Die Pyridoxin-responsive X-gebundene sideroblastische Anämie beruht meist auf einem Defekt der Häm-Synthese als Folge einer Missense-Mutation in dem Erythroid-spezifischen 5-Aminolävulinat-Synthase-2-Gen (ALAS2) [24]. Auch eine Mutation im Enhancer der Erythroid-spezifischen ALAS, der im ersten Intron des ALAS-Gens lokalisiert ist, kann zu dem Krankheitsbild führen. In diesem Fall besteht eine Pyridoxin-Refraktärität [25]. Autosomal-rezessive, Pyridoxin-refraktäre sideroblastische Anämien können auch auf Mutationen im SLC25A38-Gen [26] oder im GLRX5-Gen [27] zurückzuführen sein. In einer Familie wurde ein autosomal-dominanter Erbgang bei unbekanntem genetischem Pathomechanismus beschrieben. In den nichtsyndromalen Fällen einer kongenitalen sideroblastischen Anämie entsprechen die klinischen Merkmale denen der Anämie, die gelegentlich durch eine Eisenakkumulation kompliziert wird. Ein therapeutisches Ansprechen auf Pyridoxin wird ausschließlich bei Erkrankungen auf dem Boden einer ALAS2-Mutation beobachtet [28].

Sideroblastische Anämien wurden auch als Bestandteil unterschiedlicher Syndrome beschrieben. Die X-gebundene rezessive sideroblastische Anämie auf dem Boden einer Mutation im ABCB7-Gen, das ein mitochondriales Transporterprotein kodiert, ist mit einer spinocerebellären Ataxie assoziiert [29]. Autosomal-rezessive sideroblastische Anämien in Verbindung mit einer Myopathie und Laktatazidose können auf einer Mutation im PUS1-Gen oder im YARS2-Gen beruhen [28]. Darüber hinaus wurde eine schwere kongenitale sideroblastische Anämie mit B-Zell-Immundefizienz-periodischem Fieber und Entwicklungsverzögerung beschrieben (SIFD-Syndrom) [30]. Die molekulare Ursache konnte bislang nicht definiert werden.

Die erythropoetische Porphyrie beruht auf einer Loss-of-Function-Mutation im FECH-Gen mit gleichzeitig geringer Allelexpression desselben Gens. Sie ist bei 20–60 % der Patienten mit einer hypochromen, mikrozytären Anämie vergesellschaftet [31]. In einer einzelnen Familie fand sich eine transfusionsabhängige kongenitale sideroblastische Anämie als Folge einer hereditären Mutation im STEAP3-Gen in Kombination mit einer geringen Allelexpression desselben Gens [32]. Das Pearson-Syndrom entsteht auf dem Boden von Mutationen mitochondrialer Gene und geht mit der Bildung von Ringsideroblasten einher. Es ist häufiger mit einer normo- oder makrozytären Anämie als mit einer mikrozytären Anämie assoziiert [33]. In ähnlicher Weise sind zwei weitere hereditäre Syndrome mit einer Makrozytose und einer sowohl sideroblastischen als auch megaloblastären Erythropoese assoziiert. Hierzu zählen die Thiamin-responsive megaloblastäre Anämie mit Diabetes mellitus und sensineuraler Schwerhörigkeit aufgrund einer Mutation im SLC19A2-Gen und das DIDMOAD-Syndrom („Wolfram-Syndrom") infolge einer Mutation im WFS1-Gen. Die klinischen Merkmale beinhalten Diabetes insipidus, Diabetes mellitus, eine Optikusatrophie und Taubheit [34].

Blutausstrich und Differentialblutbild

Die Hämoglobinkonzentrationen reichen von 3–4 g/dl bis hin zu Normalwerten. Das Ausmaß der Anämie ist von dem zugrunde liegenden Gendefekt abgängig; Patienten mit einer SLC25A38-Mutation z. B. sind i. d. R. abhängig von Bluttransfusionen. Der periphere Blutausstrich (Abb. 8.3) kann sich dimorph darstellen oder eine uniforme Hypochromasie und Mikrozytose zeigen. Gelegentlich können Targetzellen und eine basophile Tüpfelung präsent sein. Die Poikilozytose ist mitunter sehr ausgeprägt, Pappenheimer-Körperchen können vor-

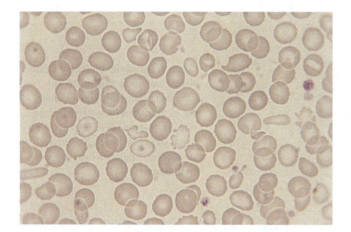

Abb. 8.3: Ein dimorpher peripherer Blutausstrich von einem Patienten mit einer kongenitalen sideroblastischen Anämie. Hier ist einerseits eine kleinere Population mit hypochromen, mikrozytären Erythrozyten und Tendenz zur Bildung von Targetzellen zu sehen. Andererseits zeigt sich eine Poikilozytose. Der Patient hat auf eine vorausgehende Behandlung mit Pyridoxin mit einem Anstieg des Hämoglobins angesprochen. Der Blutausstrich wurde im Verlauf der Pyridoxinbehandlung angefertigt.

kommen. Bei älteren Patienten kann infolge der Eisenakkumulation ein Hypersplenismus mit einer milden Leukopenie und Thrombozytopenie hinzutreten. Beim SIFD-Syndrom wurde ein Bimorphismus beschrieben; die Merkmale des Blutausstrichs umfassten Hypochromasie, Mikrozytose, Fragmentozyten, basophile Tüpfelung, kernhaltige rote Vorstufen und Lymphopenie [30].

Das MCV und die MCH sind reduziert, zuweilen auch die MCHC. Das Erythrozyten-Histogramm und das -Zytogramm können zwei verschiedene Populationen von Erythrozyten zeigen.

In seltenen Fällen ist die maternal vererbte sideroblastische Anämie (mit einem niedrigen Prozentsatz an Ringsideroblasten) mit einer Makrozytose assoziiert [35]. Dies trifft auch auf das Pearson-Syndrom, die Thiamin-responsive megaloblastäre Anämie und das DIDMOAD-Syndrom zu. Bei Patienten mit Pearson-Syndrom findet man nicht nur eine normozytäre oder makrozytäre Anämie, sondern in etwa einem Viertel der Betroffenen auch eine Neutropenie und Thrombozytopenie [33].

Weibliche Trägerinnen der X-gebundenen sideroblastischen Anämie auf dem Boden einer ALAS2-Mutation, die phänotypisch gesund sind, können eine kleine Population hypochromer, mikrozytärer Zellen aufweisen (Abb. 8.4). In seltenen Fällen können weibliche Individuen als Resultat einer Inaktivierung des X-Chromosoms ähnlich den männlichen Patienten eine hypochrome mikrozytäre Anämie zeigen. Der Bimorphismus des Blutausstrichs und die korrespondierenden Erythrozyten-Histogramme und -Zytogramme können bei heterozygoten weiblichen Individuen mehr ausgeprägt sein als bei hemizygoten männlichen Individuen [36]. Träger der ABCB7-Mutation können auch eine Population hypochromer Makrozyten aufweisen [29].

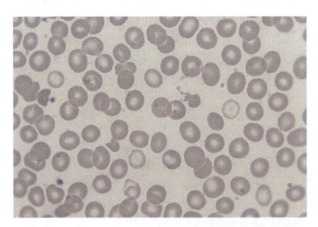

Abb. 8.4: Peripherer Blutausstrich einer nichtanämischen Trägerin der kongenitalen sideroblastischen Anämie, die Tochter eines Patienten mit einer mäßig schweren mikrozytären Anämie. Der Ausstrich ist dimorph und zeigt eine kleine Population hypochromer Erythrozyten.

Differentialdiagnosen

Die Differentialdiagnosen der X-verbundenen sideroblastischen Anämie betreffen die Eisenmangelanämie und die Thalassämie. Die Serumeisen- und -ferritinkonzentrationen sind normal oder erhöht. Die Hochflüssigkeitschromatographie (HPLC) und die Hämoglobinelektrophorese fallen normal aus und die Hämoglobin-A2-Konzentration ist nicht erhöht. In der Regel bereitet die Unterscheidung zwischen der kongenitalen und der erworbenen sideroblastischen Anämie keine Schwierigkeiten, da letztere durch überwiegend normozytäre oder makrozytäre Zellen mit nur einer kleinen Population hypochromer Mikrozyten gekeinneichnet ist.

Die Differentialdiagnosen des Pearson-Syndroms beinhalten kongenitale Störungen der Hämatopoese. Die Thiamin-responsive megaloblastäre Anämie und das DIDMOAD-Syndrom sind differentialdiagnostisch von anderen Ursachen megaloblastärer Anämien abzugrenzen.

Weiterführende Untersuchungen
Die Diagnose wird anhand einer Knochenmarkaspiration gestellt. Die Detektion der Ringsideroblasten erfolgt mithilfe der Berliner-Blau-Färbung. Beim Pearson-Syndrom zeigt sich neben den Ringsideroblasten eine Hypoplasie der Erythropoese und eine Vakuolisierung der erythropoetischen und der granulopoetischen Vorläuferzellen. Biochemische Untersuchungen von Enzymen, die in die Häm-Synthese involviert sind, dienen der weiteren Kategorisierung des Defekts. DNA-Analysen der betroffenen Gene ermöglichen die Bestätigung von Gendefekten. Die Serumferritinkonzentration sollte in regelmäßigen Abständen monitoriert werden, damit eine Eisenakkumulation frühzeitig erkannt wird.

8.2.1.4 Die Bleivergiftung

Im Überschuss vorhandenes Blei interagiert mit der Häm-Synthese und kann eine Hämolyse verursachen. Patienten mit signifikanten hämatologischen Auswirkungen zeigen meist auch andere Zeichen und Symptome der Bleivergiftung in Form von abdominellen Schmerzen, Obstipation und einem Bleisaum im Bereich des Zahnfleisches. Die Anamnese und klinische Untersuchung kann darum bei der Diagnosestellung hilfreich sein. Zu den möglichen Bleiquellen zählen u. a. bleiglasierte Gefäße, bleihaltige Kosmetika, Kräuter und alternative Heilmittel.

Blutausstrich und Differentialblutbild
Die Anämie ist i. d. R. nur milde bis moderat ausgeprägt. Der Blutausstrich kann eine Hypochromasie und Mikrozytose oder normozytäre normochrome Erythrozyten mit einer leichten Polychromasie zeigen. Häufig besteht eine prominente basophile Tüpfelung (Abb. 8.5). Pappenheimer-Körperchen können vorkommen, da Bleivergiftungen eine sideroblastische Erythropoese verursachen. Der absolute und relative Retikulozytenanteil kann erhöht sein. Die Erythrozytenindizes können normal ausfallen oder eine Abnahme des MCV, der MCH und der MCHC aufweisen.

Differentialdiagnosen
Die Differentialdiagnosen umfassen alle Ursachen einer hypochromen mikrozytären Anämie und auch hämolytischer Anämien, insbesondere die hämolytische Anämie auf dem Boden eines hereditären Pyrimidin-5′-Nucleotidase-Mangels, bei der sich ebenfalls eine prominente basophile Tüpfelung zeigt. Es ist zu beachten, dass eine Bleivergiftung häufig mit einem Eisenmangel einhergeht.

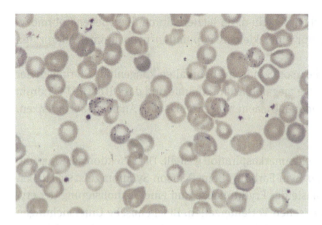

Abb. 8.5: Peripherer Blutausstrich eines Patienten mit Bleivergiftung, der eine Anisozytose, Hypochromasie und eine prominente basophile Tüpfelung zeigt. Befunde des Blutbildes (Coulter S Plus IV): Erythrozytenzahl 2,99 × 10^{12}/l; Hämoglobin 8,3 g/dl; Hämatokrit 0,25 l/l; MCV 85 fl; MCH 27,8 pg; MCHC 327 g/l. Die Retikulozytenzahl betrug 281 × 10^9/l.

Weiterführende Untersuchungen

Eine angemessen hohe Serumbleikonzentration ist beweisend. Die erythrozytäre freie Protoporphyrin- bzw. Zinkprotoporphyrinkonzentration ist erhöht, da Blei die Aktivität der Ferrochelatase inhibiert. Dieser Test erlaubt allerdings keine Unterscheidung zu einem Eisenmangel. Bei Anwesenheit einer hämolytischen Komponente ist der lösliche Transferrinrezeptor meist erhöht, sodass sich diese Untersuchung ebenfalls nicht für die Abgrenzung zu einem Eisenmangel eignet.

8.2.2 Defekte der β-Globinketten-Synthese

8.2.2.1 Die β-Thalassaemia minor

Der Begiff der β-Thalassaemia minor bezieht sich auf die heterozygote Verlaufsform der β-Thalassämie. Aufgrund einer angeborenen Mutation in der β-Globinkette oder seltener einer Deletion der β-Globinkette ist die Synthese der β-Globinkette vermindert, sodass die Hämoglobinsyntheserate reduziert ist. Kompensatorisch entsteht eine Hyperplasie der Erythropoese mit Produktion kleiner Erythrozyten mit reduziertem Hämoglobingehalt. Die zugrunde liegenden Mutationen in der β-Thalassämie sind sehr zahlreich und heterogen. In manchen Fällen geht die genetische Veränderung mit einem vollständigen Fehlen der β-Ketten-Produktion einher (β0-Thalassämie), während andere Gendefekte eine geringfügige β-Ketten-Produktion zulassen (β+-Thalassämie). Die Prävalenz der verschiedenen Mutationen mit ihren jeweiligen Ausprägungsgraden unterscheidet sich in unterschiedlichen Regionen der Welt. Die β-Thalassaemia minor tritt in nahezu allen ethnischen Gruppen auf, obwohl sie bei nordeuropäischen Kaukasiern relativ selten auftritt. Relativ häufig kommt sie in Griechenland und Italien vor, wo die Prävalenzen regional bis zu 15–20 % betragen können. Ähnliche Prävalenzen finden sich auf Zypern sowohl unter Zyprern griechischer als auch türkischer Abstammung. Die Prävalenzen in manchen Teilen Indiens, Thailands und anderen Regionen Südostasiens liegen bei 5–10 %. Unter Schwarzamerikanern beträgt die Prävalenz rund 0,5 %, bei Menschen afrokaribischer Herkunft etwa 1 %.

Die heterozygote Form der β-Thalassämie ist meist klinisch inapperent und wird aus diesem Grund auch als β-Thalassaemia minor bezeichnet.

Gelegentlich zeigen die Patienten eine milde Splenomegalie oder Zeichen und Symptome der Anämie. Häufig findet man bei der heterozygoten β-Thalassämie einen erworbenen Mangel der Pyrimidin-5′-Nucleotidase, der möglicherweise auf einen oxidativen Schaden des Enzyms zurückzuführen ist [37].

Blutausstrich und Differentialblutbild

Der überwiegende Anteil der von einer β-Thalassaemia minor betroffenen Individuen besitzt normale Hämoglobinwerte. Eine Minderheit zeigt eine milde Anämie, die sich insbesondere während der Schwangerschaft oder im Rahmen passagerer Infekte manifestiert. Eine Anämie kommt häufiger bei Griechen und Italienern vor als bei Betroffenen afrikanischer Abstammung. Trotz des Fehlens einer Anämie ist die Mikrozytose meist ausgeprägt. Der Blutausstrich (Abb. 8.6 und 8.7) kann zusätzlich zur Mikrozytose fakultativ auch eine Hypochromasie zeigen. Im Gegensatz zur Anisochromie beim Eisenmangel kann die Hämoglobinkonzentration der Erythrozyten der β-Thalassämie sehr gleichförmig erscheinen. Die Poikilozytose kann leicht bis ausgeprägt sein. Ein prominentes Merkmal ist das Vorkommen von Targetzellen, in manchen Patienten können sie aber selten zu sehen sein oder ganz fehlen. Manche Patienten zeigen einige wenige irregulär konturierte Erythrozyten. Gelegentlich besteht auch eine prägnante Elliptozytose, obwohl das Auftreten von Elliptozyten nicht zu den typischen Merkmalen der β-Thalassaemia minor zählt. Eine basophile Tüpfelung ist recht häufig bei Betroffenen mediterraner Herkunft zu sehen, während sie bei Afrikanern, Chinesen und Betroffenen südostasiatischer Herkunft seltener vorkommt. Erworbene Pyrimidin-5′-Nucleotidase-

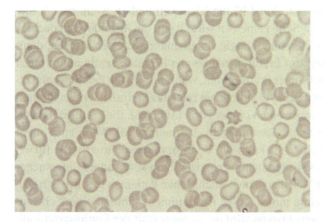

Abb. 8.6: Peripherer Blutausstrich einer gesunden Person mit einer β-Thalassaemia minor, der nur diskrete morphologische Atypien zeigt – Mikrozytose und milde Poikilozytose. Die Diagnose hätte ohne Kenntnis der Erythrozytenindizes leicht übersehen werden können. Befunde des Blutbildes (Coulter S Plus IV): Erythrozytenzahl $2,99 \times 10^{12}/l$; Hämoglobin 8,3 g/dl; Hämatokrit 0,25 l/l; MCV 85 fl; MCH 27,8 pg; MCHC 327 g/l. Die Retikulozytenzahl betrug $281 \times 10^{9}/l$.

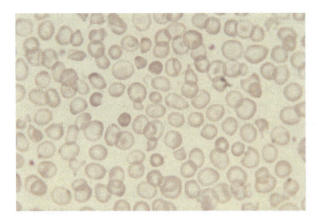

Abb. 8.7: Peripherer Blutausstrich einer gesunden Person mit einer β-Thalassaeämia minor, der ausgeprägtere morphologische Atypien zeigt – Anisozytose, Poikilozytose, Hypochromasie, Mikrozytose, gelegentlich Targetzellen und einige irregulär konturierte Erythrozyten. Befunde des Blutbildes (Coulter S Plus IV): Erythrozytenzahl 5,78 × 10^{12}/l; Hämoglobin 10,5 g/dl; Hämatokrit 0,32 l/l; MCV 56 fl; MCH 18,2 pg; MCHC 323 g/l.

Mangelzustände (s. o.) können eine zusätzliche Erklärung für die Häufigkeit einer basophilen Tüpfelung liefern. Der absolute und relative Anteil der Retikulozyten ist häufig etwas erhöht [38]. Bei unkomplizierten Verlaufsformen liegen die Leukozyten- und Thrombozytenzahlen im Normbereich. Die Erythrozytenindizes der β-Thalassaemia minor sind sehr charakteristisch und erlauben häufig eine zuverlässigere Verdachtsdiagnose als die Veränderungen des peripheren Blutausstrichs. Der Hämoglobin- und Hämatokritwert sind normal oder nahezu normal, während das MCV und die MCH meist deutlich reduziert sind. Die MCHC liegt meist im Normbereich, wenn sie mit Impedanzgeräten wie z. B. Instrumenten von Sysmex oder Coulter bestimmt werden, und sie ist häufig leicht vermindert, wenn sie mit Siemens H.1 und Instrumenten der Advia-Serie gemessen wird. Wenn die Anzahl der hypochromen und der mikrozytären Erythrozyten unabhängig voneinander gemessen werden, dann liegt der prozentuale Anteil mikrozytärer Erythrozyten bei der β-Thalassaemia minor meist über dem prozentualen Anteil hypochromer Erythrozyten, während sich die Relation beim Eisenmangel umkehrt [39]. Im Gegensatz zum Eisenmangel zeigt das Erythrozyten-Zytogramm der β-Thalassaemia minor typischerweise eine Komma-Form (Abb. 8.8). Die Erythrozytenverteilungsbreite (RDW) ist anders als beim Eisenmangel i. d. R. normal [8]. Wenn ein Patient mit β-Thalassämie eine Anämie entwickelt, kann die Erythrozytenverteilungsbreite (RDW) tendenziell ansteigen [8], sodass diese Untersuchung wenig geeignet ist. Andere Untersucher haben eine häufige Erhöhung der RDW selbst in nichtanämischen Patienten beschrieben [22].

Die Diagnose einer β-Thalassaemia minor ist bei Patientinnen während einer Schwangerschaft aus zwei Gründen erschwert: Erstens wird die Aussagekraft der Erythrozytenindizes aufgrund der in der Schwangerschaft physiologischen Hämodilution beeinträchtigt. Die Hämodilution geht mit einer Abnahme der Erythrozytenzahl bzw. des Hämatokrits und des Hämoglobinwertes einher, der bis auf Konzentrationen von 5–6 g/dl sinken kann [40]. Des Weiteren trägt der in der Schwangerschaft physiologische Anstieg des MCV zu der diagnostischen Unschärfe der Erythrozytenindizes bei. Zweitens sind Schwangerschaften häufig mit

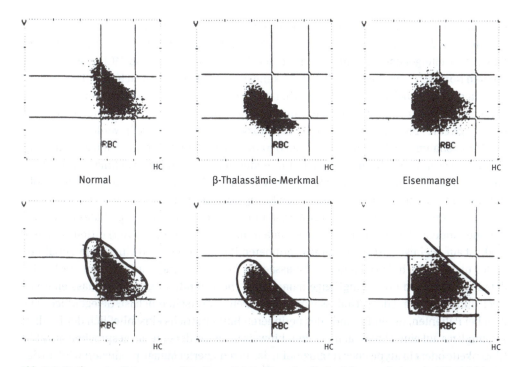

Abb. 8.8: Erythrozyten-Zytogramm eines Bayer-H.2-Gerätes, das die Beziehung zwischen der Hämoglobinisierung (x-Achse) und dem Volumen (y-Achse) der individuellen Erythrozyten in einer gesunden Person (links), einem Patienten mit einer β-Thalassaemia minor (Mitte) und einem Eisenmangel (rechts) zeigt. Bei der β-Thalassaemia minor ist eine Komma-Form zu erkennen, die in den Umrissen der unten stehenden Scatterplots noch deutlicher in Erscheinung tritt.

einer Eisenmangelanämie assoziiert, sodass die Diagnosestellung bei Koexistenz beider Umstände erschwert ist.

Differentialdiagnosen
Zu den wichtigsten Differentialdiagnosen zählen die α-Thalassaemia minor und die Eisenmangelanämie. Mit dem Anliegen einer besseren diagnostischen Trennung zwischen einem Eisenmangel und der β-Thalassämie wurden in der Vergangenheit verschiedene Berechnungsformeln entworfen [41–48]. Wenngleich diese Formeln eine Unterscheidung zwischen den Differentialdiagnosen einer unkomplizierten β-Thalassaemia minor und einem Eisenmangel erlauben, so sind sie bei schwangeren Frauen [49] oder Kindern nicht zutreffend und wenig geeignet für die Identifizierung von Patienten, die gleichzeitig von einem Eisenmangel und einer Thalassaemia minor betroffen sind. Letztere Begebenheit kommt oft bei Patienten des indischen Subkontinents vor. Wenn eine zuverlässige Diagnose der β-Thalassaemia minor z. B. im Rahmen einer pränatalen oder präkonzeptionellen humangenetischen Beratung erforderlich ist, sind spezifische diagnostische Untersuchungen notwendig. In diesen Situationen kann entweder das MCV (< 79 fl) oder die MCH (< 27 pg) als Screeninguntersuchung eingesetzt werden, die bei Unterschreiten arbiträrer Grenzwerte um eine Hochflüssigkeitschromatographie (HPLC) oder entsprechende Untersuchungen ergänzt werden. Gelegent-

lich weisen Patienten mit milder Ausprägung einer heterozygoten β-Thalassaemia minor nur eine diskrete Verminderung des MCV und der MCH auf. In diesen Fällen wäre es wichtig, alle Patienten weitergehend zu untersuchen, deren Befunde von MCV und MCH unterhalb des unteren Normbereiches liegen. Selbst dann kann es vorkommen, dass nicht jede Thalassämie detektiert wird, da bei manchen milden Thalassämie-Varianten der heterozygoten Form keine apparenten hämatologischen Defekte auftreten. Diese Ausprägungsformen können nicht auf Grundlage eines Blutausstrichs oder der Erythrozytenindizes festgestellt werden.

Mit Ausnahme der humangenetischen Beratung in Hochprävalenzgebieten ist es wichtig, einen Grenzwert für die Indikation weiterführender Untersuchungen zu definieren, der innerhalb oder unterhalb des unteren Referenzbereiches liegt. Auf diesem Weg lässt sich eine hohe Rate negativer Befunde mit einem geringen Ertrag positiver Diagnosen vermeiden.

Die Unterscheidung der β-Thalassaemia minor von der δβ- oder εγδβ-Thalassaemia minor oder anderen Formen der α-Thalassaemia minor, in der zwei (von vier) α-Gene deletiert sind, ist auf alleiniger Grundlage eines peripheren Blutausstrichs und eines Differentialblutbildes nicht möglich. Formen der α-Thalassaemia minor, in denen nur ein (von vier) α-Gen deletiert ist, weisen nur geringfügige hämatologische Veränderungen auf, sodass eine Verwechslungsgefahr mit der β-Thalassaemia minor wenig wahrscheinlich ist. Gelegentlich sieht man bei Patienten, deren Befunde des peripheren Blutausstrichs einschließlich der Erythrozytenindizes auf eine Thalassaemia minor hinweisen, entweder eine ausgesprochen instabile Globinkette oder ein atypisches Hämoglobin, das in reduzierter Menge produziert wird. In den meisten Fällen handelt es sich dann um ein Hämoglobin E; Erythrozytenindizes, die für eine β-Thalassaemia minor sprechen, können auf einer Heterozygotie dieser Hämoglobinvariante beruhen und sind typisch für homozygote Träger. Das weitaus seltenere Hämoglobin Lepore, das auf einem δβ-Fusionsgen beruht, wird in ausgesprochen geringem Ausmaß synthetisiert. Das Differentialblutbild imitiert das der β-Thalassaemia minor. Die heterozygoten HbS- und HbC-Varianten sind nicht selten mit einer Mikrozytose assoziiert, obwohl dies meist auf einer gleichzeitig bestehenden α-Thalassaemia minor beruht.

Die Unterscheidung der Eisen-defizienten Polycythaemia vera von einer Thalassaemia minor kann anhand der Erythrozytenindizes schwierig sein, die Erythrozytenverteilungsbreite (RDW) ist jedoch meist größer. Andere für die Polycythaemia vera typische Merkmale wie z. B. eine Neutrophilie, Basophilie, Thrombozytose und das Vorkommen von Riesenthrombozyten können für die Differentialdiagnose ebenfalls hilfreich sein. Die typischen Erythrozytenindizes der Thalassämie können auch bei der Eisenmangelanämie im Verlauf einer Eisensubstitution auftreten. Eine deutliche Erhöhung der Erythrozytenverteilungsbreite (RDW und HDW) oder die Detektion zweier verschiedener Populationen im Blutausstrich oder im graphischen Ausdruck des Blutbildautomaten weisen darauf hin, dass die korrekte Diagnose einem Eisenmangel entspricht. Die Anämie der chronischen Erkrankung (ACD) lässt sich von einer β-Thalassämie i. d. R. einfach unterscheiden, da der Schweregrad der Anämie ausgeprägter ist und das MCV über lange Zeit normozytär verbleibt, bis sich eine signifikante Anämie ausbildet.

Weiterführende Untersuchungen
Die definitive Diagnose einer β-Thalassaemia minor wird mittels HPLC-Untersuchung gestellt, die das Hämoglobin A2 quantifiziert und atpische Hämoglobine detektiert. Alternative

Untersuchungen stellen die Kapillarelektrophorese und die Celluloseacetatelektrophorese dar, wobei letztere mit einer Mikrosäulenchromatographie zwecks Quantifizierung des Hämoglobin-A2-Anteils ergänzt wird. Bei 30–50 % der Patienten zeigt sich eine Erhöhung des Hämoglobins F, die aber weniger spezifisch ist als die Erhöhung des Hämoglobins A2, sodass eine Quantifizierung des HbF nicht erforderlich ist. Die Diagnose einer δβ- oder Aγδβ0-Thalassaemia minor wird dann gestellt, wenn die für eine Thalassämie typischen Indizes in Kombination mit einem normwertigen oder erniedrigten Hämoglobin-A2- und einem erhöhten Hämoglobin-F-Anteil auftreten. Die Diagnose der seltenen Form einer εγδβ-Thalassaemie minor (auch als γδβ-Thalassämie bezeichnet) erfordert eine DNA-Analyse. Die Diagnose einer heterozygoten Hämoglobin-Lepore-Variante wird gestellt, wenn die Indizes der Thalassämie in Kombination mit einem normalen oder verminderten Hämoglobin A2 und mit einem geringen Anteil anormaler Hämoglobine auftreten, die dieselbe Mobilität wie Hämoglobin S bei alkalischen pH-Werten und dieselbe Mobilität wie Hämoglobin A bei sauren pH-Werten sowie eine dem Hämoglobin A vergleichbare Retentionszeit in der HPLC aufweisen. Die Hämoglobine E, C und S können mittels HPLC oder per Elektrophorese detektiert werden. Da ein Eisenmangel eine Verminderung des prozentualen Hämoglobin-A2-Anteils verursacht, kann sich eine milde Verlaufsform der β-Thalassaemia minor dem Nachweis entziehen, wenn die Untersuchung zum Zeitpunkt eines gleichzeitig bestehenden Eisenmangels durchgeführt wird. Mit Ausnahme einer Schwangerschaft, die eine zügige Diagnose der Thalassämie erfordert, sollte bei allen anderen Patienten mit der primären Verdachtsdiagnose eines unkomplizierten Eisenmangels zunächst die Normalisierung der peripheren Blutbildparameter unter oraler Eisensubstitution abgewartet werden, bevor eine Elektrophorese zum Ausschluss einer Thalassämie veranlasst wird. Die meisten Untersuchungen zwecks Bestätigung eines Eisenmangels sind bei einer β-Thalassaemia minor normal (Tab. 8.1). Die Zinkprotoporphyrinkonzentration ist allerdings etwas erhöht und der lösliche Transferrinrezeptor kann in gleichwertiger Größenordnung wie bei einem Eisenmangel erhöht sein [15].

8.2.2.2 Die β-Thalassaemia major

Die β-Thalassaemia major stellt eine angeborene Erkrankung dar, die auf einer Homozygotie oder einer Compound-Heterozygotie für einen β-Globindefekt beruht und mit einer ausgeprägten Reduktion oder dem vollständigen Fehlen der β-Globinketten-Synthese einhergeht. Infolgedessen resultiert eine deutliche Abnahme oder ein vollständiges Fehlen der Hämoglobin-A-Bildung. Der Synthesedefekt führt zu einer Hyperplasie der Erythropoese mit einer ineffektiven Hämatopoese, die auf einer Akkumulation freier α-Ketten mit nachfolgender Schädigung der Erythroblasten beruht. Die klinischen Auswirkungen umfassen eine schwerwiegende Anämie, eine Hepatomegalie und Splenomegalie sowie Knochendeformierungen (hohe Stirn, Prominenz von Jochbein und Oberkiefer u. a.). Des Weiteren geht die Thalassaemia major mit einer signifikanten Wachstumsretardierung einher. Die Behandlung der β-Thalassaemia major mit Bluttransfusionen vermag einen Großteil der klinischen Merkmale günstig zu beeinflussen. Allerdings führt sie ohne begleitende Eisenchelatortherapie zu einer Eisenakkumulation mit dem Risiko von Organparenchymschädigungen und dem frühzeitigen Tod.

Blutausstrich und Differentialblutbild

Die Anämie ist schwerwiegend und kann Hämoglobinwerte bis zu 2–3 g/dl erreichen. Der Blutausstrich (Abb. 8.9) zeigt eine sehr ausgeprägte Anisozytose und Poikilozytose, die Targetzellen, Tränentropfen-Formen, Elliptozyten, Fragmentozyten und viele bizarre Erythrozytenformen umfasst. Sehr auffällig ist auch die Hypochromasie. Die Mikrozytose hingegen ist im Blutausstrich nicht immer offensichtlich erkennbar, da die Erythrozyten eine sehr flache Form annehmen und der Erythrozytendurchmesser dann größer erscheint, als es die Erythrozytengröße erwarten lässt. Des Weiteren kommen basophile Tüpfelung und Pappenheimer-Körperchen vor. Gelegentlich trägt ein kleiner Teil der Erythrozyten Inklusionen, die dieselben Färbeeigenschaften wie Hämoglobin aufweisen und Präzipitaten überschüssiger α-Ketten entsprechen. Heinz-Innenkörperchen lassen sich leichter in einer Supravitalfärbung erkennen. Häufig kommen kernhaltige rote Vorstufen im peripheren Blutausstrich vor. Die zirkulierenden Erythroblasten entsprechen orthochromatischen Erythroblasten und zeigen dysplastische Merkmale, Hämoglobinisierungsstörungen und das Vorkommen von Pappenheimer-Körperchen. Häufig besteht eine Leukozytose auf dem Boden einer Neutrophilie, bei Kleinkindern findet man eine Lymphozytose. Die Thrombozytenzahl kann normal oder erhöht sein. In fortgeschrittenen Stadien der Erkrankung mit einer ausgeprägten Splenomegalie fällt die Thrombozytenzahl.

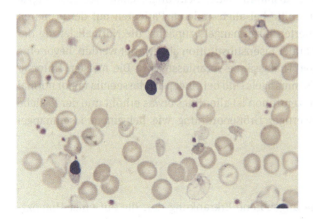

Abb. 8.9: Peripherer Blutausstrich eines Patienten mit einer β-Thalassaemia major, der einer Splenektomie zugeführt wurde und intermittierend Bluttransfusionen erhält. Der Blutausstrich präsentiert sich dimorph, der zu zwei Dritteln aus Donor-Erythrozyten besteht. Die Erythrozyten des Patienten zeigen eine ausgeprägte Anisozytose, Poikilozytose und Hypochromasie. Es sind einige Targetzellen und drei kernhaltige rote Vorstufen zu sehen. Manche Erythrozyten beinhalten Pappenheimer-Körperchen und zwei Erythrozyten (ein ausgesprochen hypochromer Erythrozyt und eine rote Vorstufe) beinhalten Inklusionen, die präzipitierten α-Ketten entsprechen.

Nach Splenektomie, die entweder aufgrund einer symptomatischen Splenomegalie oder mit dem Ziel eines geringeren Transfusionsbedarfs durchgeführt wird, nimmt die Anzahl der kernhaltigen Zellen, der Leukozyten und der Thrombozyten zu. Die Veränderungen im peripheren Blutausstrich sind dann noch eindrucksvoller. Neben vielen abnormen kernhaltigen roten Vorstufen zeigen sich zahlreiche Targetzellen, Pappenheimer-Körperchen und

Howell–Jolly-Körperchen. Nach Splenektomie zeigt die Supravitalfärbung in 10–20 % der Erythrozyten zerklüftete Inklusionen, die Präzipitaten von α-Ketten entsprechen und sich als Folge des oxidativen Stresses von Heinz-Innenkörperchen insofern unterscheiden, als sie nicht an die erythrozytäre Zellmembran geheftet sind und sowohl in roten Vorläuferzellen als auch in reifen Erythrozyten vorkommen [50]. Im Rahmen passagerer Infekte tritt nach Splenektomie häufig eine exzessive Lymphozytose oder Neutrophilie auf.

Wenn der Patient eine adäquate Transfusionsbehandlung erhält, zeigt sich im Blutausstrich ein dimorphes Bild mit einem nur kleinen Anteil atypischer Erythrozyten, die dem Patienten zugehören.

Der Blutausstrich zeigt eine schwere mikrozytäre Anämie mit erheblich reduzierten Werten für MCV, MCH und MCHC und einer Erhöhung der Erythrozyten- (EDW) und der Hämoglobinverteilungsbreite (HDW). Die Gesamtzahl kernhaltiger Zellen ist bei maschineller Messung mit Blutbildgeräten, die keine Korrektur für die roten kernhaltigen Vorstufen vornehmen können, deutlich erhöht. Häufig zeigt sich auch eine echte Leukozytose. Die Messung der Gesamtzahl kernhaltiger Zellen kann bei manchen Blutbildgeräten fehlerhaft sein, wenn die kernhaltigen roten Vorstufen nicht vollständig in die Messung mit einbezogen werden. Die moderneren Geräte sind von diesem Problem nicht mehr betroffen, weil sie Leukozyten und kernhaltige rote Vorstufen separat messen.

Differentialdiagnosen
Die Unterscheidung zwischen einer Thalassaemia intermedia und einer Thalassaemia major wird mehr auf Grundlage klinischer Merkmale als anhand hämatologischer Befunde getroffen. Die Thalassaemia intermedia weist eine genetische Heterogenität auf und beruht meist auf einer Homozygotie oder einer Compound-Heterozygotie für die β+-Thalassämie. Der Hämoglobinwert liegt meist über 7–8 g/dl. Die Merkmale des peripheren Blutes nehmen hinsichtlich ihrer Ausprägung meist eine Zwischenstellung zwischen der Thalassaemia major und der Thalassaemia minor ein. Der compound-heterozygote Status für die β-Thalassämie und das Hämoglobin E kann ähnliche hämatologische Ausprägungen aufweisen wie die Thalassaemia major.

Weiterführende Untersuchungen
Die Diagnose erfordert eine HPLC-Untersuchung oder eine Hämoglobinelektrophorese, welche bei Vorliegen des Genotyps β0/β0 nur die Hämoglobine F und A2 zeigt und die Hämoglobine F und A2 mit einem variablen Anteil an Hämoglobin A, wenn es sich um den Genotyp β0/β+ oder β+/β+ handelt. Manche Fälle einer Thalassaemia intermedia besitzen einen relativ hohen prozentualen Anteil an Hämoglobin A, während andere Patienten nahezu ausschließlich Hämoglobin F aufweisen. Patienten mit schwerwiegender Erkrankung als Folge einer Compound-Heterozygotie für Hämoglobin E und die β-Thalassämie lassen sich von einer Thalassaemia major mittels einer HPLC-Untersuchung oder einer Hämoglobinelektrophorese unterscheiden.

β-Thalassaemia intermedia
Die β-Thalassaemia intermedia bezieht sich auf einen klinischen Phänotyp mit verschiedenen genetischen Konstellationen [48]. Der zugrunde liegende Defekt kann auf der Anwesenheit

von zwei Allelen der milden β+-Thalassämie beruhen oder in der gleichzeitigen Vererbung der β-Thalassämie mit Hämoglobin E bestehen. Eine weitere Möglichkeit stellt die Koexistenz eines einzelnen β-Thalassämie-Allels mit einem aggravierenden Faktor wie z. B. eines Triple α dar (αα/ααα oder ααα/ααα). Die Patienten werden aufgrund der Anämie symptomatisch und zeigen häufig eine Splenomegalie, gelegentlich auch Knochendeformitäten. Im Gegensatz zur β-Thalassaemia major sind die Patienten aber nicht transfusionsbedürftig. Die β-Thalassaemia intermedia variiert in ihrem klinischen Schweregrad. Neben milden Varianten, die etwas schwerer als eine Thalassaemia minor verlaufen, kommen schwerwiegende Krankheitsbilder vor, die ohne regelmäßigen Transfusionsbedarf nicht tragbar wären.

Blutausstrich und Differentialblutbild
Das Blutbild zeigt eine mittelschwere mikrozytäre Anämie. Im Blutausstrich findet man die typischen Merkmale der β-Thalassaemia minor, die aber insgesamt prägnanter ausfallen (Abb. 8.10 und 8.11). Eine Polychromasie und zirkulierende kernhaltige rote Vorstufen können vorkommen.

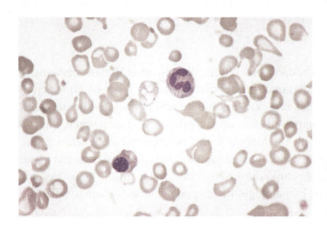

Abb. 8.10: Peripherer Blutausstrich eines Patienten mit einer β-Thalassaemia intermedia infolge einer Homozygotie für eine milde β-Thalassämie-Variante.

Differentialdiagnosen
Zu den Differentialdiagnosen der β-Thalassaemia intermedia zählen die β-Thalassaemia major und die β-Thalassaemia minor. Die Diagnose ist sowohl von klinischen als auch von laborchemischen Aspekten abhängig.

Weitere Untersuchungen
Die HPLC-Untersuchung oder die Hämoglobinelektrophorese zeigen die Anwesenheit nennenswerter Mengen von Hämoglobin F. Der Anteil der Hämoglobin A2 ist erhöht. Bei manchen Patienten kommt auch ein Hämoglobin A vor. In Fällen einer Compound-Heterozygotie für die β-Thalassämie und des Hämoglobins E können die Hämoglobine F, E und A2 mit oder ohne Anteile von Hämoglobin A vertreten sein.

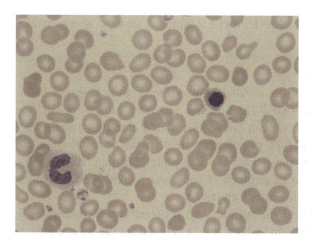

Abb. 8.11: Peripherer Blutausstrich eines Patienten mit einer β-Thalassaemia intermedia infolge einer Heterozygotie für die β-Thalassämie und Koinzidenz einer Duplikation der α-Gene (αα/ααα), der eine Mikrozytose, eine milde Anisozytose und Poikilozytose sowie die Anwesenheit eines kleinen Normoblasten zeigt. Erythrozytenindizes: Erythrozytenzahl 4,94 × 10^{12}/l; Hämoglobin 9,4 g/dl; Hämatokrit 0,30 l/l; MCV 61 fl; MCH 19 pg; MCHC 313 g/l mit einem Hämoglobin-A2-Anteil von 5,8 % und einem Hämoglobin-F-Anteil von 3,1 %.

8.2.3 Defekte der α-Globinketten-Synthese

8.2.3.1 Die α-Thalassaemia minor

Hämatologisch gesunde Individuen besitzen normalerweise vier α-Gene. Der inhaltlich unpräzise Begriff der α-Thalassaemia minor kennzeichnet den Zustand, wenn ein oder zwei der vier α -Gene deletiert sind. Der Genotyp -α/αα wird als α+-Thalassämie, der Genotyp –/αα als α0-Thalassämie bezeichnet. Homozygotie für α+-Thalassämie, z. B. -α/-α oder Heterozygotie für die weitaus seltenere, nichtdeletionale α-Thalassaemia minor, $α^T α/αα$ oder $αα^T/α$ verursacht einen ähnlichen Phänotyp wie die α0-Thalassämie-Heterozygotie. α-Thalassämie kommt bei verschiedenen ethnischen Gruppen relativ häufig vor. Eine besonders hohe Inzidenz findet man bei verschiedenen Völkern Südostasiens, insbesondere bei Thailändern und Chinesen, die sowohl die -α/αα- als auch die –/αα-Genotypen zeigen. Der –/αα-Genotyp tritt auch bei Menschen mit Herkunft aus Griechenland, der Türkei und Sardiniens auf. Unter Schwarzamerikanern besitzen 25–30 % den Genotyp -α/αα und 1–2 % den -α/-α-Genotyp [51]. Unter Jamaikanern beträgt die Prävalenz nahezu 30 % bzw. 3 % [52]. In Nigeria liegt die Prävalenz mit 35 % (-α/αα) und 8 % (-α/-α) noch höher [53]. Die Konstellation -α/α tritt bei ca. 7 % der griechischen Bevölkerung auf [54] und findet sich häufig auf Zypern sowie in bestimmten Regionen Italiens. Auf manchen pazifischen Inseln liegt die Prävalenz bei bis zu 85 %.

Ein ähnlicher hämatologischer Phänotyp tritt dann auf, wenn Hämoglobine mit verschiedenen α-Ketten-Varianten in deutlich reduzierter Menge produziert werden und sich dann wie eine nichtdeletionale α-Thalassämie präsentieren. Die häufigste Form stellt die Hb-Constant-Spring-Anomalie dar, die oft in Südostasien anzutreffen ist und auch in den karibischen Regionen, im Mittelmeerraum, im mittleren Osten und im indischen Subkontinent verbreitet ist. Der Phänotyp der α-Thalassämie kann auch dann resultieren, wenn hochgradig instabile α-Ketten-Varianten vor dem Einbau in das Hämoglobinmolekül weitgehend degradiert werden. Die α-Thalassaemia minor verläuft ohne klinische Symptome, sie kann aber genetisch bedeutsam werden.

Blutausstrich und Differentialblutbild
Die α0-Thalassämie-Heterozygotie und die α+-Thalassämie-Homozygotie sind mit ähnlichen hämatologischen Merkmalen wie die β-Thalassaemia minor verbunden, obwohl die basophile Tüpfelung und das Vorkommen von Targetzellen häufig nur gering ausgeprägt sind (Abb. 8.12). Eine Ausnahme bildet die nichtdeletionale α-Thalassämie mit einer Hb-Constant-Spring-Anomalie ($α^{CS}α$) die eine prominente basophile Tüpfelung aufweist. Die α+-Thalassämie-Heterozygotie führt nur zu geringen Veränderungen, häufig lassen sich gar keine Abweichungen im peripheren Blutausstrich erkennen.

Die Erythrozytenindizes von Individuen mit nur zwei α-Genen ähneln denen der β-Thalassaemia minor. Bei Individuen mit drei oder vier α-Genen können die Indizes normal ausfallen oder von der Norm abweichen. Bei Anwesenheit von vier α-Genen zeigen die Erythrozytenindizes Überlappungen zu den Patienten mit zwei α-Genen.

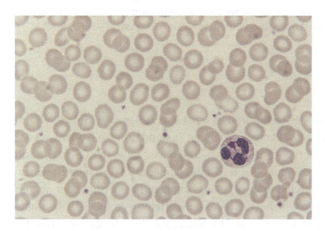

Abb. 8.12: Peripherer Blutausstrich einer gesunden Person mit einer α-Thalassaemia minor, der eine Mikrozytose und eine milde Hypochromasie zeigt. Befunde des Blutbildes (Coulter S): Erythrozytenzahl $6,24 \times 10^{12}$/l; Hämoglobin 14,1 g/dl; Hämatokrit 0,45 l/l; MCV 72 fl; MCH 23 pg; MCHC 313 g/l.

Differentialdiagnosen
Die Differentialdiagnosen der α-Thalassämie umfassen die β-Thalassaemia minor und den Eisenmangel.

Weiterführende Untersuchungen
Die HPLC-Untersuchung und die Hämoglobinelektrophorese fallen bei der α-Thalassaemia minor mit Ausnahme der Neonatalperiode, in der ein geringer Prozentsatz Hämoglobin Barts (γ4) und Hämoglobin H (β4) detektiert werden kann, normal aus. Die Hb-Constant-Spring-Anomalie kann sowohl mittels Elektrophorese als auch in der HPLC-Untersuchung detektiert werden, wenngleich ihr Nachweis aufgrund des geringen Anteils gelegentlich Schwierigkeiten bereiten kann.

Bei Erwachsenen der o. g. ethnischen Risikogruppen sollte die Diagnose einer α-Thalassaemia minor immer dann in Betracht gezogen werden, wenn zum einen auffällige Erythrozytenindizes vorliegen, die nicht durch einen Eisenmangel erklärt werden können, und zum anderen die HPLC-Untersuchung und die Hämoglobinelektrophorese normal ausfallen bzw. ein normaler oder nur geringer Hämoglobin-A2-Anteil gemessen wurde. Der Nachweis von Hämoglobin-H-Inklusionen bei einem sehr geringen Anteil von Erythrozyten unterstützt die Diagnose. Diese Untersuchung ist allerdings sehr zeitaufwändig und kann zudem negativ ausfallen, insbesondere bei Heterozygoten und zu einem geringeren Anteil auch bei Homozygoten für die α+-Thalassämie. Wenn die Sicherung der Diagnose z. B. im Rahmen einer humangenetischen Beratung von Patienten aus Südostasien, Griechenland, der Türkei, Zypern oder Sardiniens erforderlich sein sollte, muss eine DNA-Analyse durchgeführt werden.

8.2.3.2 Die Hämoglobin-H-Krankheit (α-Thalassaemia major)

Das Fehlen von drei der vier α-Gene (Genotyp −/-α) oder eine funktionell ähnliche Störung [40] verursacht die Hämoglobin-H-Krankheit (α-Thalassaemia major). Sie tritt v. a. bei Individuen Südostasiens einschließlich Thailands, Chinas und Indonesiens auf. Sie wird aber auch bei Griechen und Zyprern und seltener bei einigen anderen ethnischen Gruppen angetroffen. Die klinischen Merkmale umfassen eine chronische hämolytische Anämie mit einer Splenomegalie und gelegentlich einer Hepatomegalie. Bei schwereren Verlaufsformen sieht man gelegentlich Knochendeformitäten ähnlich wie bei der β-Thalassaemia major. In seltenen Fällen besteht eine Transfusionsabhängigkeit.

Blutausstrich und Differentialblutbild

Erste Hinweise für das Vorliegen einer Hämoglobin-H-Krankheit liefern meist der Blutausstrich und die Erythrozytenindizes. Die Anämie ist mäßiggradig ausgeprägt. Die Hämoglobinwerte betragen typischerweise 6,0–10,0 g/dl. In Zeiten der Schwangerschaft, passagerer Infekte oder nach Exposition gegenüber oxidativen Substanzen können die Hämoglobinwerte auch niedriger sein. Der Blutausstrich (Abb. 8.13) zeigt eine ausgeprägte Hypochromasie, eine Mikrozytose und Poikilozytose, die häufig Targetzellen, Dakryozyten und Fragmentozyten beinhaltet. Ferner ist eine basophile Tüpfelung und eine Polychromasie vorhanden. Der absolute und der prozentuale Retikulozytenanteil sind erhöht. Die Koinzidenz einer Hämoglobin-H-Krankheit und einer hereditären Elliptozytose (Abb. 3.25) verursacht zusätzlich zu der Mikrozytose eine erhebliche Poikilozytose.

Die Erythrozytenindizes weisen eine deutliche Verminderung der MCH, des MCV und der MCHC auf, die sich auch im Erythrozyten-Zytogramm abbilden (Abb. 8.14). Die Erythrozyten-(EDW) und die Hämoglobinverteilungsbreite (HDW) sind erhöht.

Differentialdiagnosen

Die Differentialdiagnosen der Hämoglobin-H-Krankheit beinhalten die β-Thalassämie und andere dyserythropoetische und hämolytische Anämien, insbesondere die hereditäre Pyropoikilozytose. Der Blutausstrich und die Erythrozytenindizes zeigen größere Abweichungen als bei den meisten heterozygoten Formen der β-Thalassämie. Sie können aber denen der β-Thalassaemia intermedia sehr ähnlich sein. Die Erhöhung der Retikulozytenzahl und die meist fehlende Erythroblastämie bei der Hämoglobin-H-Krankheit können für die differentialdiagnostische Abgrenzung zur β-Thalassaemia intermedia hilfreich sein. Die MCHC ist

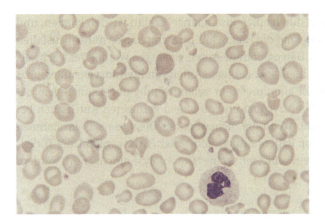

Abb. 8.13: Peripherer Blutausstrich eines Patienten mit der Hämoglobin-H-Krankheit, der eine Anisozytose, eine ausgeprägte Poikilozytose, Mikrozytose und Hypochromasie zeigt. Befunde des Blutbildes (Coulter S Plus IV): Erythrozytenzahl 4,95 × 10^{12}/l; Hämoglobin 9,6 g/dl; Hämatokrit 0,30 l/l; MCV 60,5 fl; MCH 19,4 pg; MCHC 321 g/l, Erythrozytenverteilungsbreite (RDW) 25,7 %. Die korrespondierende Hämoglobin-H-Präparation ist in Abb. 7.2a zu sehen.

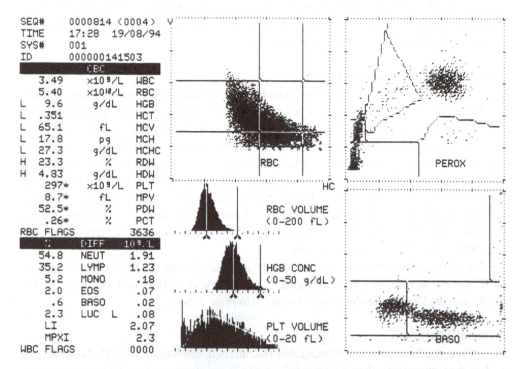

Abb. 8.14: Bayer-H.2-Scatterplots und -Zytogramme eines Patienten mit der Hämoglobin-H-Krankheit. Das Erythrozyten-Zytogramm und -Histogramm zeigen eine schwere Hypochromasie und Mikrozytose. Die Scatterplots der Leukozyten sind normal verteilt.

bei der Hämoglobin-H-Krankheit ungeachtet der eingesetzten Messmethode reduziert. Bei der β-Thalassaemia minor fällt die MCHC in der Impedanzmessung normal aus und ist bei Verwendung des Siemens-H.1-Gerätes und Instrumenten aus der Advia-Serie reduziert. Kongenitale dyserythropoetische Anämien und die hereditäre Pyropoikilozytose können Poikilozytosen ähnlichen Ausmaßes wie bei der Hämoglobin-H-Krankheit aufweisen, wobei erstere normozytäre oder makrozytäre Erythrozyten ohne Retikulozytose zeigen. Bei der hereditären Pyropoikilozytose finden sich im peripheren Blutausstrich spezifische Formen von Poikilozyten wie z. B. Mikrosphärozyten, Elliptozyten und Erythrozyten mit knospenartigen Projektionen. Die erworbene Hämoglobin-H-Krankheit, die auch als Manifestation eines myelodysplastischen Syndroms auftreten kann, entspricht einer weiteren Differentialdiagnose zu den o. g. angeborenen Störungen. Die Unterscheidung lässt sich anhand des Patientenalters zum Zeitpunkt der Krankheitsmanifestation, des Fehlens einer Familienanamnese und des Nachweises weiterer für das MDS typischer Merkmale treffen (Abb. 8.15).

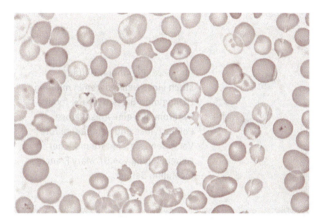

Abb. 8.15: Peripherer Blutausstrich eines Patienten mit einer erworbenen Hämoglobin-H-Krankheit als Bestandteil eines myelodysplastischen Syndroms, der eine Anisozytose, Poikilozytose, Mikrozytose und einige hypochrome Erythrozyten und Targetzellen zeigt. Einer der hypochromen Erythrozyten beinhaltet ein Pappenheimer-Körperchen. Befunde des Blutbildes: Leukozyten-Zahl $9{,}2 \times 10^9/l$; Hämoglobin 10,2 g/dl; MCV 66 fl; Thrombozytenzahl $53 \times 10^9/l$. Mit freundlicher Genehmigung von Dr. A. Hendrick, South Shields.

Weiterführende Untersuchungen
Die Diagnose kann bei Nachweis von Hämoglobin-H-Inklusionen in Erythrozyten (Abb. 7.2) oder mittels Detektion eines Hämoglobin-H-Anteils von 2–40 % in der Hämoglobinelektrophorese sowie in der HPLC-Untersuchung gesichert werden. Diese Untersuchungsmethoden erlauben zudem die gleichzeitige Identifizierung der Hb-Constant-Spring-Anomalie und von Hämoglobin H. In solchen Fällen findet man die Genotypen $\alpha^{CS}\alpha/-$ oder $\alpha^{CS}\alpha/\alpha^{CS}\alpha$, die ähnliche klinische und hämatologische Merkmale wie die deletionale Hämoglobin-H-Krankheit verursachen und häufig markanter in ihrer Ausprägung ausfallen.

8.2.3.3 Das Hämoglobin-Barts-Hydrops-fetalis-Syndrom
Bei der Hämoglobin-Barts-Krankheit führt das Fehlen aller vier α-Gene (α-Genotyp –/–) zu einem vollständigen Ausfall der α-Globinketten-Synthese. Hieraus resultieren eine schwerwiegende Anämie, eine extramedulläre Hämatopoese und Hypalbuminämie, die mit der Totgeburt eines hydropen Fetus oder einem frühzeitigen postpartalen Tod einhergehen (Hydrops fetalis).

Blutausstrich und Differentialblutbild
Im Blutbild zeigt sich eine schwerwiegende Anämie, die sich im Blutausstrich mit einer ausgeprägten Hypochromasie, Mikrozytose und Poikilozytose sowie dem Vorkommen von kernhaltigen roten Vorstufen darstellt (Abb. 8.16).

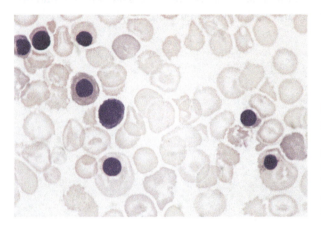

Abb. 8.16: Peripherer Blutausstrich eines Neugeborenen mit dem Hämoglobin-Barts-Hydrops-fetalis-Syndrom, der eine Anisozytose, Poikilozytose und kernhaltige rote Vorstufen zeigt. Mit freundlicher Genehmigung von Dr. Mary Frances McMullin, Belfast.

Differentialdiagnosen
Die Differentialdiagnosen umfassen anderweitige Ursachen schwerwiegender fetaler Anämien (s. Tab. 6.20) und eines Hydrops fetalis.

Weiterführende Untersuchungen
Die Diagnose kann bestätigt werden, wenn für beide Elternteile die α0-Thalassämie-Heterozygotie festgestellt wird sowie mittels HPLC-Untersuchung und Hämoglobinelektrophorese, die dann nur ein Hämoglobin Barts, - H und - Portland zeigt. Die Diagnose lässt sich in der Frühschwangerschaft anhand molekulargenetischer Analysen im Chorionzottenbiopsie-Material sichern.

8.2.4 Hämoglobinopathien

Hämoglobinopathien sind angeborene Abnormalitäten der Globinketten-Synthese. Oft benutzen manche Hämatologen den Begriff, um alle Abnormalitäten, einschließlich der Thalassämien, abzudecken. Andere klassifizieren Erkrankungen der Globinketten-Synthese als „Hämoglobinopathien", wenn dabei eine strukturelle Anomalie vorhanden ist, und als „Thalassämie", wenn das zugrunde liegende Problem eine reduzierte Syntheserate einer der Globinketten ist. Es gibt dabei eine gewisse Überlappung zwischen „Hämoglobinopathien" und „Thalassämien", da abnorme Hämoglobine (z. B. HbE) auch reduziert synthetisiert werden. Abnormale Hämoglobine können auch bei Thalassämien als Folge einer unbalanzierten Kettensynthese entstehen (z. B. Hb Barts und HbH in verschiedenen α-Thalassämie-Syndromen). Ein pragmatischer Ansatz ist deshalb, die Thalassämien als Untergruppe der Hämoglobinopathien zu betrachten. Hämoglobinopathien (einschl. Thalassämien) sind die Folge von Mutationen der Gene die für die α-, β-, γ- und δ-Kette des Hb kodieren. Mutationen der α-Gene erzeugen Abnormalitäten die HbA, A2 und F betreffen. Mutationen der β-Gene betreffen HbA, Mutationen der γ-Gene HbF und Mutationen der δ-Gene HbA2. Nur Mutationen, die die α- und β-Gene betreffen sind im Erwachsenenalter wichtig.

8.2.4.1 Sichelzellanämie

Sichelzellanämie ist eine Erkrankung, die durch eine Homozygotie der β-Ketten-Variante HbS oder Sichelzell-Hb verursacht wird. Der Genotyp ist βSβS. Der Begriff Sichelzellerkrankung wird häufiger als „Sichelzellanämie" verwendet, um auch andere Konditionen, die zu Sichelzellen führen, wie z. B. Sichelzell-/β-Thalassämie, zu erfassen.

HbS polymerisiert leicht bei niedriger Sauerstoffspannung und führt dazu, dass sich die Erythrozyten zu einer Sichelform verändern und weniger verformbar werden. Assoziiert damit sind Änderungen in der Erythrozytenmembran und den Endothelzellen. Daraus resultiert ein Verschluss der kleinen Gefäße, was wiederum zu Gewebsinfarkten führt. Daraus resultieren die führenden klinischen Zeichen wiederkehrender schmerzhafter Krisen, die die Finger und Zehen (bei kleinen Kindern), die Gliedmaßen, dass Abdomen und die Brust betreffen. Andere kritische Symptome sind Anämie, die v. a. aus der niedrigen Sauerstoffaffinität des HbS resultiert, und Splenomegalie während der Kindheit, die gefolgt ist von Milzinfarkten und Fibrose, was dann zu einem Hyposplenismus führt.

Das βS-Gen und damit die Sichelzellanämie haben die höchste Frequenz in Individuen mit afrikanischer Abstammung, aber das Gen gibt es auch bei Indern, Griechen, Italienern, Türken, Zyprern, Spaniern, Arabern, Nordafrikanern, Mittel- und Südamerikanern und einigen Populationen auf dem Indischen Subkontinent.

Blutausstrich und Erythrozytenindizes

Bei der Sichelzellanämie [55] ist der Hb i. d. R. um 70–80 g/l, mit einem Range von 40–110 g/l oder sogar noch extremer. Höhere Hb-Werte sind charakteristisch für Araber mit Sichelzellanämie. Ein typischer Blutausstrich (Abb 8.17) zeigt Anisozytose, Anisochromasie, Sichelzellen, bootförmige Zellen (betont an beiden Enden, aber nicht sichelzellförmig), Targetzellen, Polychromasie, basophile Tüpfelung, NRBC und manchmal unregelmäßig geschrumpfte Zellen oder Sphärozyten. Die Elektronenmikroskopie zeigt die charakteristische Form der Sichelzellen (Abb. 3.56). Manchmal finden sich gerade Fragmente von Sichelzellen (Abb. 3.50). Nach Ende der Kindheit zeigen sich Zeichen des Hyposplenismus wie Howell–Jolly-Körperchen, Pappenheimer-Körperchen und noch mehr Tragetzellen. Akanthozyten, die man üblicherweise bei Hyposplenie findet, sind kein Zeichen des Hyposplenismus aufgrund einer Sichelzellanämie. Die Retikulozytenzahl ist i. d. R. bei 10–20 %. Die Leukozytenzahl, Neutrophile,

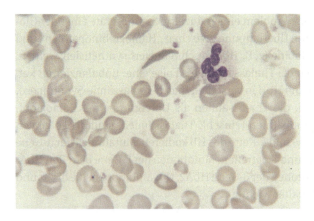

Abb. 8.17: Peripherer Blutausstrich eines Patienten mit Sichelzellenanämie, der eine Anisozytose, Poikilozytose, eine Sichelzelle, verschiedene kahnförmige Zellen und eine Zelle, die ein Howell–Jelly-Körperchen enthält, zeigt.

Lymphozyten, Monozyten und Thrombozyten sind höher als bei Nichtbetroffenen aus der gleichen ethnischen Gruppe; die Zahlen steigen tendenziell mit dem Alter [56]. Gelegentlich finden sich phagozytierte Erythrozyten in Monozyten oder Neutrophilen.

Bei der Geburt, wenn nur wenig HbS vorhanden ist, sind Hb, Erythrozytenindizes und Blutbild normal. Der Blutausstrich ist normalerweise normal, aber gelegentlich können sogar bei Neugeborenen Sichelzellen gesehen werden. Die hämatologischen Auffälligkeiten manifestieren sich i. d. R. im 1. Lebensjahr [57, 58]. Der Hb fällt unter den Referenzbereich im 1.–6. Lebensmonat. Wenige Sichelzellen und andere Manifestationen der Sichelzellanämie erscheinen ab dem 4.–6. Lebensmonat; Zeichen des Hyposplenismus erscheinen ab dem 9.–12. Lebensmonat, gelegentlich schon ab dem 6. Monat. Die Auswirkungen des Hyposplenismus treten häufig mit erstmaligem Nachweis einer Splenomegalie in Erscheinung. In früher Kindheit ist der Hyposplenismus mit Bluttransfusionen reversibel; später nicht mehr. Zirkulierende NRBC erscheinen nach dem 12. Lebensmonat. Manche Betroffene haben ein normales oder fast normales Hb und wenige Symptome einer Sichelzellanämie, obwohl sie homozygot für βS sind; es sind meistens Araber mit einem hohen Anteil an HbF, der die Symptomatik abschwächt. Bei gleichzeitiger α-Thalassämie und Sichelzellanämie gibt es geringe Unterschiede bei den Erythrozytenindizes, die man zwar statistisch erkennt, aber nicht beim einzelnen Patienten. Bei einem Teil der Patienten mit α-Thalassämie und Sichelzellanämie sind Hb und RBC höher, während MCV, MCH, MCHC, Retikulozyten und das Ausmaß der Polychromasie sowie die Zahl der Sichelzellen niedriger ist. Die Therapie mit Hydroxycarbamid führt zu einem Anstieg von MCV und MCH und reduziert die Abnormalitäten im Blutausstrich.

Während der schmerzvollen Krisen besteht eine Leukozytose (z. T. bis zu $40–50 \times 10^9$/l), Granulozytose, ein geringer Hb-Abfall, eine Zunahme der Polychromasie und ein Anstieg der NRBC und Retikulozyten. Die Sichelzellen im Blutausstrich nehmen ebenfalls zu; um das zu erkennen, muss sorgfältig gezählt werden und der Ausgangswert des Patienten bekannt sein. Irregulär geschrumpfte Erythrozyten nehmen bei Lungeninfarkten und Hypoxie deutlich zu.

Aufgrund der verkürzten Halbwertszeit der Erythrozyten besteht die Gefahr einer akuten Verschlechterung der Anämie bei zusätzlichen ungünstigen Konditionen. Während einer akuten Sequestration in der Milz, was v. a. bei Kindern vorkommt, kommt es zu einem sehr akuten Abfall des Hb und auch der Thrombozyten. In der Folge kommt es zu erhöhten NRBCs, einer

Zunahme der Polychromasie und der Retikulozyten. Bei älteren Patienten kommt es häufiger zu einer akuten Sequestration der Leber statt der Milz. Bei einer Infarzierung des Knochenmarks fallen die Leukozyten und Thrombozyten; es finden sich deutliche leukerythroblastäre Zeichen und zirkulierende Megakaryozyten können gefunden werden. Bei einer Infektion mit Parvovirus B19 sind Leukozyten und Thrombozyten selten betroffen; NRBCs und die Polychromasie verschwinden und die Retikulozyten sind sehr niedrig. In der Erholungsphase zeigt sich eine Vermehrung von NRBC und Leukozyten, Neutrophilen und Retikulozyten. Die Unterdrückung der Retikulozytenproduktion ist geringer, wenn andere Infektionen zu einer Verschlechterung der Anämie führen, mehr im Sinne einer ACD. Bei einer megaloblastären Anämie aufgrund eines Folsäuremangels können einige zirkulierende Megaloblasten, Makrozyten und übersegmentierte Granulozyten gefunden werden. Die Retikulozyten nehmen ab. Während einer akuten Krise fallen Hb und Thrombozyten; Thrombozyten um $200 \times 10^9/l$ sind assoziiert mit weiteren Komplikationen [59]. Erythrophagozytose kann bei Patienten mit Hyperhämolyse nach Bluttransfusionen beobachtet werden [60]. Erythrozytenschatten deuten auf eine Hämolyse aufgrund eines gleichzeitigen Glukose-6-Phosphat Dehydrogenase-Mangels [61]. Bei der Sichelzellanämie sind Hb, RBC und HK erniedrigt. Der MCV ist normal oder erhöht, aber nicht entsprechend dem Anstieg der Retikulozytenzahl [62]; dies kann als relative Mikrozytose betrachtet werden. RDW und HDW sind erhöht. Die Erythrozyten-

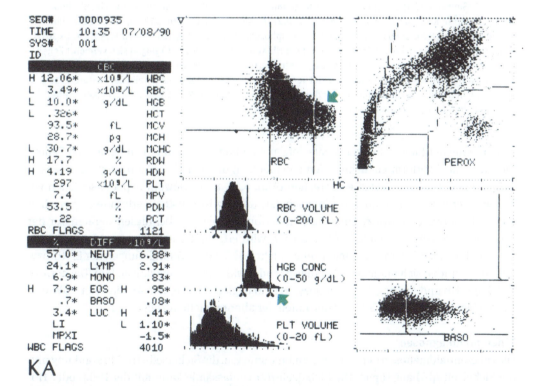

Abb. 8.18: Bayer-H.1-Erythrozyten-Scatterplot und -Histogramm eines Patienten mit Sichelzellanämie; Zellen mit erhöhtem Hb-Gehalt zeigen sich im Erythrozyten-Zytogramm und im Histogramm der Hb-Konzentration (grüne Pfeile).

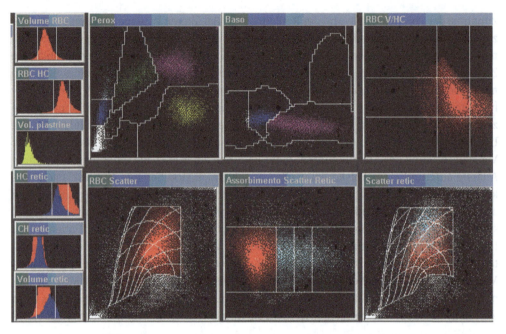

Abb. 8.19: Siemens-Advia-Zytogramm und -Histogramme eines Patienten mit Sichelzellanämie. Blutbild: WBC $9,3 \times 10^9$/l; RBC $3,07 \times 10^{12}$/l; Hb 94 g/l; Hct 0,27 l/l; MCH 30,6 pg; MCHC 349 g/l; mittlere zelluläre Hb-Konzentration (CHCM) 365 g/l; RDW 19,7 %; Thrombozyten 575×10^9/l; Retikulozyten 18,5 %; 568×10^9/l. Im Erythrozyten-Zytogramm und im Histogramm der Hb-Konzentration (RBC HC) zeigen sich vermehrt Zellen mit erhöhter Hb-Konzentration (rechts von der rechten vertikalen Grenze) und ein +++ Hyperchromasie- und NRBC-Flag. Der Retikulozyten-Scatterplot zeigt vermehrt reife, intermediate und unreife Zellen (turquoise dots). Beachten Sie bitte die zufällig vorhandene Hypereosinophilie: 18,9 %, $1,76 \times 10^9$/l. Dankenswerterweise von Prof. Gina Zini, Rom zur Verfügung gestellt.

Zytogramme der Siemens-Advia-Geräte zeigen eine Population von dicht gepackten Zellen, die irreversibel verformten Sichelzellen entsprechen, und eine Population von hypodensen Zellen, die den Retikulozyten entsprechen (Abb. 8.18, 8.19). Obwohl hypodense Zellen gemessen werden, wird deren Zahl unterschätzt, da sich irreversibel verformte Sichelzellen nicht wie normale Erythrozyten zu Kugeln verformen wie dies bei diesen Geräten vor der Analyse durch entsprechende Puffer induziert wird [51, 63]. Impedanzmessgeräte erkennen den erhöhten MCHC der verdichteten Zellen nicht [63]. Weitere Veränderungen der Erythrozytenindizes finden sich manchmal 1–3 Tage vor oder während Schmerzkrisen [64]. Der geringe Abfall des Hb und Anstieg der Retikulozyten sind begleitet von einem Anstieg von RDW und HDW. Ebenso steigt der MCHC und der Anteil der abnorm dichten Zellen.

Differentialdiagnosen

Die Differentialdiagnosen der Sichelzellanämie sind v. a. die Sichelzell-/HbC-Erkrankung und die Sichelzell-/β-Thalassämie. Die Sichelzell-/β0-Thalassämie kann mit der HPLC oder Hb-Elektrophorese nicht von einer Sichelzellanämie unterschieden werden, da in beiden Fällen kein HbA vorhanden ist. Die Unterscheidung erfolgt anhand von Familienstudien und dem niedrigeren MCV und MCH bei Compound-Heterozygoten. Sichelzell-/β+-Thalassämie zeigt abnormale Erythrozytenindizes und Blutausstriche, abhängig von der Menge des noch vorhandenen HbA; der Nachweis erfolgt durch HPLC oder Hb-Elektrophorese. Der Blutausstrich von Compound-Heterozygoten für HbS und HbD-Punjab oder HbO-Arab kann von einer Sichelzellanämie nicht unterschieden werden. Compound-Heterozygote für HbS und die angeborene Persitenz von HbF können anhand der milderen Klinik und des hämatologischen Phänotyps, von Familienstudien und durch HPLC oder Hb-Elektrophorese unterschieden werden. Die heterozygote Mutation für Sichelzellen darf nicht mit der Sichelzellerkrankung verwechselt werden, da das Hb normal ist und im Blutausstrich keine Sichelzellen zu finden sind; Heterozygote für einige Varianten wie HbS-Antilles können Sichelzellen im Blutausstrich haben [65] und Heterozygote für HbS-Oman haben typische Napoleon-Hut Zellen – dick in der Mitte und an beiden Enden spitz zulaufend.

Weitere Tests
Die Diagnose wird anhand des Sichelzell-Löslichkeitstests oder der HPLC oder Hb-Elektrophorese gestellt; finden sich eindeutige Sichelzellen im Blutausstrich ist der Sichelzell-Löslichkeitstests redundant. HbS dominiert mit geringeren Mengen HbF und A2 und dem Fehlen von HbA. HbF variiert von 2–15 % und A2 kann nur minimal erhöht sein. Verwendet man die Hb-Elektrophorese muss sie in saurem und basischen pH durchgeführt werden, um Compound-Heterozygote für S/D-Punjab (S/D-Los Angeles) und S/Lepore von einer Sichelzellanämie zu unterscheiden; D-Punjab/Los Angeles und Lepore wandern mit dem HbS in basischem pH, aber im sauren pH wie HbA. Bei der HPLC können diese Hb-Varianten von HbS unteschieden werden. Bei Kindern ist der Anteil von HbS oft zu niedrig für den HbS-Löslichkeitstest, sodass die Diagnose mit der HPLC und mit der Hb-Elektrophorese oder isoelektrischen Fokusierung oder der Elektrophorese in saurem und basischem pH gestellt wird. Diagnostische Tests zur Abklärung der Sichelzellanämie und anderer Formen der Sichelzellerkrankung werden für alle betroffenen ethnischen Gruppen empfohlen, da eine frühe elterliche Erziehung, entsprechende Impfungen und prophylaktische Penicillintherapie die Mortalität signifikant reduzieren können. In Großbritannien wird routinemäßig ein Neugeborenenscreening durchgeführt (auf Filterpapier getrockneter Blutstropen aus der Kapillarblutentnahme aus der Ferse).

8.2.4.2 Sichelzellerkrankung – Heterozygote genetische Anlage
Heterozygotie für die Sichelzell-Mutation (βS) bedeutet, dass sowohl HbS als auch HbA vorhanden sind. Der Genotyp ist ββS. Patienten mit heterozygoter Anlage sind i. d. R. asymptomatisch, aber die Anlage ist relevant für die Vererbung und falls der Patient in eine hypoxische Lage kommt. Gelegentlich haben die Patienten klinische Manifestationen wie Hämaturie, verminderte Harnkonzentrierung oder Milzinfarkte in höheren Lagen über NN.

Blutausstrich und Erythrozytenindizes
Der Blutausstrich ist unauffällig oder zeigt eine Mikrozytose und Targetzellen. Sichelzellen sind i. d. R. nicht zu sehen, aber vereinzelt plumpe Zellen mit spitzen Enden [66]; diese Zellen sieht man bei 96 % der Patienten im Vergleich zu 4 % bei nicht Betroffenen. Sehr selten findet man Sichelzellen, so z. B. bei einem Patienten mit ALL mit sehr hohen Leukozyten; die

Sichelzellbildung wurde dem In-vitro-Verbrauch von Sauerstoff durch die Leukämiezellen zugeschrieben [67]. Unter Menschen afrikanischer Herkunft zeigt sich eine Reduktion des MCV häufiger bei den von einer heterozygoten Sichelzellerkrankung betroffenen Individuen [68]. Dies liegt wohl an der etwas höheren Inzidenz der α-Thalassämie bei Patienten mit Sichelzellanlage [69], da der Unterschied verschwindet, wenn man Personen mit Eisenmangelanämie oder α-Thalassämie ausschließt [70].

Differentialdiagnosen
Die wichtigsten Differentialdiagnosen sind andere Erkrankungen, die eine Mikrozytose (s. Tab. 3.1) oder Targetzellen verursachen (s. Tab. 3.7).

Weitere Tests
Die Diagnose kann nicht allein anhand des Blutausstrichs oder der Erythrozytenindizes erfolgen. Für die Diagnose sollte sowohl der HbS-Löslichkeitstest als auch eine Hb-Elektrophorese oder HPLC durchgeführt werden. Der HbS-Anteil beträgt i. d. R. 25–45 vom gesamten Hb. Die Diagnose sollte nicht allein auf dem HbS-Löslichkeitstest beruhen. Wird dieser im Notfall z. B. vor einer Narkose durchgeführt, sollte eine Hb-Elektrophorese oder HPLC zur Bestätigung durchgeführt werden. Muss eine Diagnose in den ersten 6 Lebensmonaten erfolgen, wenn der HbS-Löslichkeitstest aufgrund des niedrigen HbS-Anteils falsch-negativ ausfallen kann, müssen zwei unabhängige Tests durchgeführt werden, z. B. (a) HPLC und isoelektrische Fokusierung oder Elektrophorese oder (b) Elektrophorese mit saurem und basischem pH.

8.2.4.3 Sichelzell-/β-Thalassämie
Für HbS und entweder β0- oder β+-Thalassämie heterozygote Patienten können anhand der klinischen Symptome nicht sicher von Patienten mit Sichelzellanämie unterschieden werden, obwohl Patienten mit βSβ+-Thalassämie häufiger einen milden Verlauf haben und die Splenomegalie nach der frühen Kindheit persistiert.

Blutausstrich und Erythrozytenindizes
Für HbS und entweder β0- oder β+-Thalassämie heterozygote Patienten können anhand von Blutausstrich und Erythrozytenindizes nicht sicher von Patienten mit Sichelzellanämie unterschieden werden, insbesondere bei Sichelzellanämie mit gleichzeitiger α-Thalassämie; aber es gibt statistische Unterschiede. Patienten mit βSβ0-Thalassämie haben ausgeprägtere Mikrozytose und Hypochromasie und mehr Pappenheimer-Körperchen als bei einer gewöhnlichen Sichelzellanämie (Abb. 8.20). Ansonsten ist der Blutausstrich ähnlich. Der Blutausstrich der Compound-Heterozygoten mit βSβ+-Thalassämie zeigt i. d. R. weniger Auffälligkeiten, abhängig vom Anteil von HbA und HbF; es finden sich viele Targetzellen, aber wenige Sichelzellen. Bei persistierender Splenomegalie kann es zu Leukopenie und Thrombopenie kommen.

Die Erythrozytenindizes bei compound-heterozygoten Patienten, insbesondere bei βSβ+-Thalassämie, zeigen einen höheren Hb, RBC und HK als Patienten mit Sichelzellanämie und niedrigere Werte für MCV, MCH, MCHC und Retikulozyten (prozentual und absolut) [71, 72].

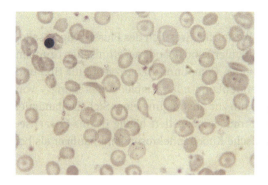

Abb. 8.20: Der Blutausstrich mit einer Sichelzell-/β0-Thalassämie-Compound-Heterozygotie zeigt Anisocytose, Poikilozytose, eine Sichelzelle, eine Zelle mit Boot-Form und eine NRBC. Viele Zellen enthalten Pappenheimer-Körperchen.

Differentialdiagnosen
Die Differentialdiagnosen sind die Sichelzellanämie und die Sichelzell-/HbC-Erkrankung.

Weitere Tests
Die Diagnose einer βSβ+-Thalassämie kann durch eine HPLC oder Hb-Elektrophorese bestätigt werden; es findet sich HbS und HbA, aber im Vergleich zur heterozygoten Sichelzellanämie findet man mehr HbS als HbA. HbF kann ebenfalls erhöht sein, aber nicht höher als 10–12 %. Eine βSβ0-Thalassämie kann mit der HPLC oder Hb-Elektrophorese nicht von einer Sichelzellanämie unterschieden werden, da in beiden Erkrankungen kein HbA vorkommt. Bei Patienten mit Mikrozytose und HbS und HbF benötigt man für die Diagnose Familienstudien oder eine DNA-Analyse.

8.2.4.4 HbS-/hereditäre Persistenz von HbF(HPFH)-Compound-Heterozygotie
Patienten mit Compound-Heterozygotie für HbS und Deletion von HPFH, βSHPFH-Genotyp, haben eine milden klinischen Verlauf und seltene oder gar keine Schmerzkrisen.

Blutausstrich und Erythrozytenindizes
Das Hb ist normal. Die Erythrozyten sind normozytär und normochrom und i. d. R. fehlen Zeichen eines Hyposplenismus. Es finden sich eine Anisozytose, Targetzellen und gelegentlich Sichelzellen. Die Erythrozytenindizes sind unauffällig oder haben minimale Veränderungen.

Differentialdiagnosen
Als Differentialdiagnosen kommen die Sichelzellanämie und Sichelzell-/β-Thalassämie infrage.

Weitere Tests
Die HPLC oder Hb-Elektrophorese zeigt HbS und HbF. HbF beträgt 20–30 % des Gesamt-Hb. Der HbF-Anteil ist gewöhnlich höher als bei HbS-/β-Thalassämie-Compound-Heterozygoten, bei denen man i. d. R. weniger als 15 % HbF findet. Der HbF-Anteil ist i. d. R. auch höher als bei der Sichelzellanämie mit gewöhnlich 0,5–15 %; man muss beachten, dass arabische Patienten mit Sichelzellanämie einen höheren HbF-Anteil haben, ebenso Patienten mit Hydroxycarbamidtherapie.

8.2.4.5 HbS-/HbC-Erkrankung

HbC ist eine β-Ketten-Variante mit Ursprung in Westafrika, westlich des Flusses Niger; seltener findet man HbC in Afrokariben und Afroamerikanern und in anderen ethnischen Gruppen wie Nordafrikaner, Sizilianer, Italiener und Spanier. Compound-Heterozygote für HbS und HbC mit Genotyp βSβC haben eine Sichelzellerkrankung mit variabler Ausprägung – von einem praktisch asymptomatischem Verlauf bis hin zur Ausprägung einer Sichelzellanämie. Eine Splenomegalie findet sich in der Kindheit und sie persistiert häufig bis ins Erwachsenenalter. Retinale Abnormalitäten und ischämische Knochennekrosen sind häufiger als bei der Sichelzellanämie.

Blutausstrich und Erythrozytenindizes

Bei der HbS-/HbC-Erkrankung ist der Hb höher als bei der Sichelzellanämie, mit geringer Überlappung; bei Frauen findet man 80–140 g/l und bei Männern 80–170 g/l [71]. Eine HbS-/HbC-Erkrankung kann i. d. R. anhand des Blutausstrichs von der Sichelzellanämie unterschieden werden (Abb. 8.21), aber nicht immer von der HbC-Erkrankung [73]. Es finden sich wenige Sichelzellen und im Vergleich zur Sichelzellanämie weniger NRBC, Anzeichen für Polychromasie und weniger Zeichen eines Hyposplenismus, der sich auch später im Leben entwickelt. Targetzellen und bootsförmige Zellen sind zahlreich. Irregulär geformte Erythrozyten sind auffälliger und viele Patienten haben ungewöhnliche Poikilozyten, die spezifisch für die HbS-/HbC-Erkrankung sind; diese Zellen erinnern an Sichelzellen, aber sie haben gerade Ränder oder sind verzweigt [73, 74]. Spezifische SC-Poikilozyten kommen manchmal in großer Zahl vor, sind aber meist selten. Selten sieht man Zellen, die HbC-Kristalle enthalten. Bei Patienten, die heterozygot für αG-Philadelphia oder βS und βC sind, findet man andere morphologische Veränderungen [75]. HbC-Kristalle sind länger, und wenn die Zellmembran rupturiert bekommen die Kristalle eine gebänderte Struktur, vergleichbar mit einem Zuckerrohr.

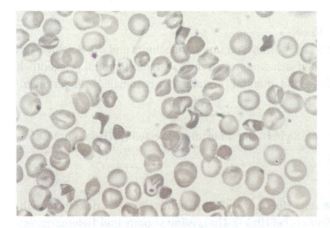

Abb. 8.21: Der Blutausstrich von einem Patienten mit Sichelzell-/HbC-Compound-Heterozygotie zeigt zahlreiche spezifische SC-Poikilozyten.

Ein plötzlicher Abfall des Hb kann durch eine zusätzliche megaloblastäre Anämie, Knochenmarknekrose oder Parvovirus-B19-assoziierte Pur-red-cell-Aplasie verursacht sein. Megaloblastäre Anämie und Knochenmarknekrose sind häufiger während einer Schwangerschaft.

Wird eine der Krankheiten als Komplikation einer Sichelzell-/HbC-Erkrankung vermutet, sollte wie bei einer Sichelzellanämie vorgegangen werden.

Hb, RBC und HK sind höher als bei einer Sichelzellanämie. Der MCV ist gewöhnlich niedriger und kann im pathologisch niedrigen Bereich liegen, auch wenn keine α-Thalassämie vorliegt [76]. Der MCHC ist höher als bei einer Sichelzellanämie und häufig über dem Referenzbereich, im Erythrozyten-Zytogramm findet sich eine Zellpopulation hyperdenser Zellen. Der RDW und HDW ist erhöht. Die Retikulozyten sind niedriger, im Durchschnitt 3 % im Vergleich zur Sichelzellanämie mit 10 % [55]. Die Leukozyten, Neutrophilen und Monozyten sind im Vergleich zu Kontrollen (Schwarze) [56] erhöht.

8.2.4.6 HbC-Erkrankung

Homozygote für HbC, Genotyp βcβc, haben eine chronische Hämolyse und für gewöhnlich eine hämolytische Anämie. Die Milz ist vergrößert und die Inzidenz für Gallensteine erhöht.

Blutausstrich und Erythrozytenindizes

Man findet i. d. R. eine milde bis moderate Anämie. Im Blutausstrich findet man eine große Zahl an Targetzellen und irregulär zusammengezogene Erythrozyten (Abb. 8.22). Letztere erinnern an Sphärozyten, aber bei genauerem Hinsehen zeigen die meisten einen irregulären Umriss. Eine Polychromasie und einige NRBC werden gefunden. Einige Patienten haben eine Hypochromasie und Mikrozytose. HbC-Kristalle sind ungewöhnlich; wenn sie gefunden werden, sind sie ein sicheres Zeichen um HbC zu bestätigen. Sie sind rhomboid mit parallelen Seiten und triangulären oder schrägen Enden (s. u.). Man findet sie i. d. R. in Zellen, die sonst leer für Hb aussehen. Einige Patienten haben einen wenig auffälligen Blutausstrich.

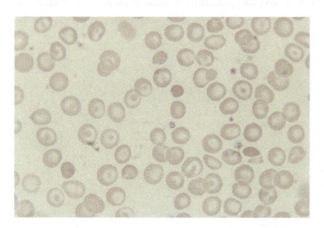

Abb. 8.22: Der Blutausstrich eines Patienten mit HbC-Erkrankung zeigt eine Mischung aus irregulär zusammengezogenen Zellen und Targetzellen.

Hb, RBC und HK sind normal oder mild bis moderat reduziert. Eine deutliche Erniedrigung von MCV und MCH ist häufig mit einem erhöhten MCHC [76] verbunden. Der niedrige MCV und MCH findet sich auch ohne α-Thalassämie. RDW und HDW sind erhöht und das Erythrozyten-Zytogramm zeigt eine Population mit hyperdensen Zellen. Die Retikulozyten sind vermehrt.

Differentialdiagnosen
Die Differentialdiagnosen sind Sichelzell-/HbC-Erkrankung und HbC-/β-Thalassämie-Compound-Heterozygotie. Der Blutausstrich bei heterozygoten HbC-Trägern ist auch manchmal so abnormal, dass er milden Fällen der HbC-Erkrankung ähnelt.

Weitere Tests
Ein starker Verdacht ergibt sich durch den Blutausstrich, aber die Diagnose muss durch den Sichelzell-Löslichkeitstest und eine HPLC oder Hb-Elektrophorese bestätigt werden. Es finden sich HbC und A2 (das von HbC in der Zellulose-Acetat-Elektrophorese nur schwer unterschieden werden kann, leichter jedoch in der Kapillarelektrophorese) und geringe Mengen von HbF. Bei Patienten mit Mikrozytose benötigt man eine molekulargenetische Analyse, um eine Compound-Heterozygotie für HbC und β0-Thalassämien zu erkennen. Wird die Hb-Elektrophorese als Methode eingesetzt, muss mit einer zweiten Methode SC von S-O-Arab differenziert werden, da Hb-O-Arab bei alkalischem pH mit HbC läuft.

8.2.4.7 HbC-Heterozygotie
Die HbC-Heterozygotie, Genotyp ββc ist eine asymptomatische Variante, die die Gefahr eines schwereren Verlaufs bei Kindern in sich birgt.

Blutausstrich und Erythrozytenindizes
Das Hb ist normal. Der Blutausstrich (Abb. 8.23) kann normal sein oder es finden sich wenige bis viele Targetzellen oder gelegentlich irregulär zusammengezogene Erythrozyten. Die Erythrozyten sind oft hypochrom und mikrozytär, auch ohne koexistierende α-Thalassämie [76]. Die Retikulozyten sind normal. Die Erythrozytenindizes sind normal oder zeigen ein erniedrigtes MCV und MCH.

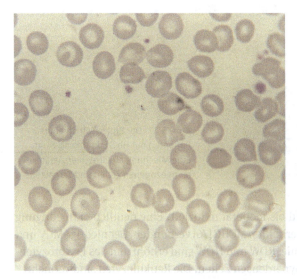

Abb. 8.23: Der Blutausstrich eines Patienten mit HbC zeigt einige Targetzellen und irregulär zusammengezogene Zellen.

Differentialdiagnose

Die Differentialdiagnose umfasst andere Ursachen von Targetzellen (s. Tab. 3.7) und gelegentlich andere Ursachen von irregulär zusammengezogenen Erythrozyten (s. Tab. 3.4).

Weitere Tests

Da der Blutausstrich und die Erythrozytenindizes normal sein können, benötigt man eine HPLC oder Hb-Elektrophorese, um eine HbC-Vererbung zu bestätigen oder auszuschließen. Eine dieser Methoden ist nötig für eine genetische Beratung von Westafrikanern, Afrokariben oder Schwarzamerikanern, auch wenn der Sichelzell-Lösungstest HbS ausgeschlossen hat.

8.2.4.8 HbC-/β-Thalassämien

Der compound-heterozygote Status für HbC und β0- oder β+-Thalassämien kann eine symptomatische Anämie und eine Splenomegalie verursachen.

Blutausstrich und Erythrozytenindizes

Man findet eine moderate Anämie. Der Blutausstrich (Abb. 8.24) zeigt Mikrozytose, Hypochromasie, Targetzellen und irregulär kontrahierte Zellen. HbC-Kristalle können vorhanden sein. Hb, BC, HK, MCV und MCH sind erniedrigt.

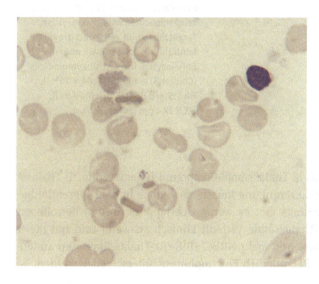

Abb. 8.24: Der Blutausstrich von einem Patienten mit HbC-/β0-Compound-Heterozygotie zeigt HbC-Kristalle innerhalb der Zellen, die ansonsten für Hb leer aussehen.

Differentialdiagnosen

Die Differentialdiagnosen sind HbC-Erkrankung und verschiedene Thalassämien.

Weitere Tests

Die Diagnose wird bestätigt durch HPLC oder Hb-Elektrophorese, wenn nötig, ergänzt durch Familienstudien oder molekulargenetische Tests, um HbC von HbC-/β0-Thalassämien zu unterscheiden.

8.2.4.9 HbE-Erkrankung

HbE ist eine β-Ketten-Variante, die häufig in Thailand, Burma, Laos, Kambodscha, Vietnam und Malaysia und seltener in anderen Ländern in Südostasien vorkommt, von Indonesien bis Nepal einschließlich Sri Lanka. Sehr selten findet man sie in nordeuropäischen Kaukasiern und Personen mit afrikanischen Wurzeln oder Afrokariben. Die HbE-Erkrankung vom Genotyp βEβE ist i. d. R. asymptomatisch [77].

Blutausstrich und Erythrozytenindizes

Es findet sich eine milde Anämie oder normales Hb. Der Blutausstrich (Abb. 8.25) zeigt Hypochromie und Mikrozytose mit einer variablen Zahl an Targetzellen und gelegentlich irregulär kontrahierten Zellen. Die Retikulozyten sind i. d. R. normal. Die Erythrozytenindizes ähneln oft denen einer β-Thalassämie mit milder Anämie oder normalem Hb, erhöhten RBC und erniedrigtem MCV und MCH.

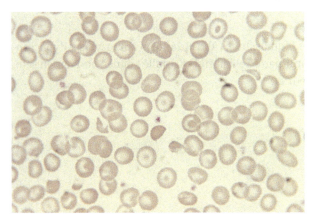

Abb. 8.25: Der Blutausstrich von einem Patienten mit HbE-Homozygotie zeigt Hypochromasie, Mikrozytose, Targetzellen und vereinzelt irregulär kontrahierte Zellen sowie andere Poikilozyten. Die Erythrozytenindizes (Coulter S) sind: RBC $6{,}84 \times 10^{12}$/l; Hb 119 g/l; HK 0,37 l/l; MCV 54 fl; MCH 17,4 pg; MCHC 267/l.

Differentialdiagnosen

Die Differentialdiagnosen sind HbE-/β-Thalassämie-Compound-Heterozygotie, β-Thalassämien und Eisenmangelanämie. HbC-Erkrankung müsste auch noch in die Differentialdiagnose eingeschlossen werden, allerdings gibt es wenig Überlappung in den betroffenen ethnischen Gruppen. Die HbE-/β0-Thalassämie verläuft klinisch schwerer und hat meist eine stärkere Anämie und Mikrozytose und mehr NRBC. HbE-/β+-Thalassämie und andere Erkrankungen können mithilfe der HPLC oder Hb-Elektrophorese unterschieden werden.

Weitere Tests

Für die Diagnose ist eine HPLC oder Hb-Elektrophorese nötig. Es findet sich v. a. HbE mit 5–10 % HbF. Bei HbE-/β0-Thalassämie ist der Anteil an HbF höher. HbE hat bei alkalischem pH die gleiche Mobilität wie HbC und bei saurem pH wie HbA. HbE kann über die HPLC von HbA und -C unterschieden werden, obwohl es die gleiche Retentionszeit wie HbA2 haben kann. HbE und HbA2 können über die Kapillarelektrophorese separiert werden.

8.2.4.10 HbE-Heterozygotie

Die HbE-Heterozygotie, Genotyp ββE, ist völlig asymptomatisch und nur wichtig wegen der potentiellen genetischen Bedeutung.

Blutausstrich und Erythrozytenindizes

Der Blutausstrich (Abb. 8.26) erscheint häufig normal oder zeigt Mikrozytose oder wenige Targetzellen. Die Erythrozytenindizes sind bei wenigen Patienten normal. Meistens (ca. 90 %) findet sich eine geringe Erniedrigung von MCV und MCH, wobei das Hb meist normal ist.

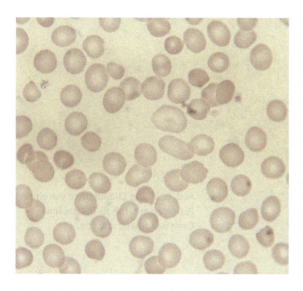

Abb. 8.26: Der Blutausstrich von einem Patienten mit HbE-Heterozygotie zeigt Hypochromasie, Mikrozytose, Targetzellen und vereinzelt irregulär kontrahierte Zellen. Die Erythrozytenindizes (Coulter S Plus IV) sind: RBC 4,39 × 10^{12}/l; Hb 110 g/l; HK 0,32 l/l; MCV 74 fl; MCH 25,1 pg; MCHC 332 g/l.

Differentialdiagnosen

Die Differentialdiagnosen sind Eisenmangelanämie und β-Thalassämien.

Weitere Tests

Die Diagnose kann nur über eine HPLC oder Hb-Elektrophorese gestellt werden und zeigt HbE und HbA, wobei HbE aufgrund der reduzierten Syntheserate nur ein Viertel des Gesamt-Hb ausmacht. In der Zellulose-Acetat-Elektrophorese und HPLC können HbE und HbA2 nicht separiert werden, aber in der Kapillarelektrophorese, bei der HbA2 vermehrt nachgewiesen wird.

8.2.4.11 HbE-/β-Thalassämie

Die compound-heterozygote HbE-/β-Thalassämie, Genotyp βEβ0 oder βEβ+, ist meist deutlich schwerwiegender als die HbE-Erkrankung. Man findet sie in Südostasien und Indien und entsprechend der Migration in Europa und Nordamerika. Der Verlauf variiert von einer milden Anämie über Beschwerden vergleichbar der Thalassaemia intermedia bis hin zur Thalassamia major mit Hepatomegalie, Splenomegalie und transfusionsbedürftiger Anämie.

Blutausstrich und Erythrozytenindizes

Die Anämie ist meist mäßig ausgeprägt mit Hb-Werten von 70–90 g/l und extremen von 20–130 g/l [78]. Eine deutliche Hypochromie und Mikrozytose ist häufig (Abb. 8.27). Die Erythrozyten zeigen bei einigen Patienten basophile Tüpfelung, Anisozytose und Poikilozytose z. T. mit Targetzellen, Keratozyten, Tränentropfenzellen und Fragmentozyten. Die Retikulozyten sind vermehrt und einige NRBC können auftreten. Hb, RBC, HK, MCV und MCH sind erniedrigt, manchmal auch der MCHC. Komplikationen, die den Blutausstrich und die Erythrozytenindizes verändern sind z. B. eine aplastische Krise, megaloblastäre Anämie und Hypersplenismus.

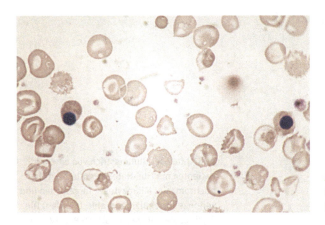

Abb. 8.27: Der Blutausstrich von einem Patienten mit HbE-/β-Thalassämie-Compound-Heterozygotie.

Differentialdiagnosen

Die Differentialdiagnosen sind HbE-Erkrankung und verschiedene Formen von Thalassämien.

Weitere Tests

Die Diagnose wird durch eine HPLC oder Hb-Elektrophorese gestellt, die manchmal durch Familienstudien und molekulargenetische Analysen ergänzt werden muss. Bei der HbE-/β0-Thalassämie findet sich HbE und HbF, letzteres mit einem Anteil von 10 % bis deutlich über 50 %. Bei der HbE-/β+-Thalassämie findet sich auch HbA mit einem Anteil von 30 %.

8.2.4.12 Instabile Hämoglobine

Eine Heterozygotie für instabile Hämoglobine führt zu einer milden, moderaten oder schweren hämolytischen Anämie, abhängig von der Schwere des molekularen Defekts. Die Hämolyse kann chronisch sein oder durch Infektionen oder oxidative Medikamente verstärkt oder ausgelöst werden. Die Milz ist gelegentlich vergrößert und die Patienten scheiden bei hämolytischen Krisen einen dunklen Urin aus. Einige instabile Hb haben eine hohe Affinität zu Sauerstoff und können eine Polyzythämie verursachen. In diesen Fällen wird das Hb eher als hochaffin statt als instabil bezeichnet.

Blutausstrich und Erythrozytenindizes

Der Hb-Wert variiert von normal bis deutlich erniedrigt in den Fällen mit normaler Sauerstoffaffinität, während er in den seltenen Fällen mit hoher Affinität normal sein kann. Bei manchen Patienten ist der Blutausstrich normal oder er zeigt nur eine Makrozytose zusammen mit erhöhten Retikulozyten. Bei anderen findet man eine Anisozytose, Poikilozytose, Hypochromasie und unterschiedlich viele irregulär kontrahierte Zellen (Abb. 8.28), basophile Tüpfelung oder Polychromasie. Während hämolytischer Krisen zeigen sich Symptome einer Hyposplenie. Patienten ohne Splenektomie können thrombozytopen sein, manchmal stärker als man anhand der Hyposplenie erwarten würde. Es finden sich ein erniedrigtes Hb, erhöhter MCV und RDW und häufig erniedrigter MCH und MCHC; letzteres verursacht durch die Beseitigung der Heinz-Körperchen durch die Milz. In einigen Fällen fällt eine Diskrepanz auf zwischen dem niedrigen MCH und MCHC und dem Fehlen einer Hypochromie im Blutausstrich. Dies wurde dem Umstand zugeschrieben, dass instabiles Hb einige der Hämgruppen verlieren kann; die Färbung der Erythrozyten hängt vom Hb-Gehalt ab, während die biochemische Messung die Anwesenheit von Häm benötigt [79]. Die Retikulozyten sind erhöht, manchmal mehr, als man vom Ausmaß der Anämie erwarten würde, und zwar dann, wenn das instabile Hb auch eine erhöhte Sauerstoffaffinität besitzt. Dies erhöht die Gewebehypoxie und stimuliert die Erythropoese.

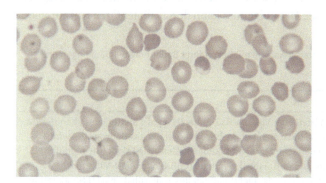

Abb. 8.28: Der Blutausstrich von einem Patienten, heterozygot für Hb Köln, zeigt irregulär kontrahierte Zellen, u. a. eine, bei der das Hb vom Zellrand eingezogen erscheint. Die Erythrozytenindizes (Coulter S Plus IV) sind: RBC $4,04 \times 10^{12}$/l; Hb 119 g/l; Hct 0,40 l/l; MCV 100 f;, MCH 29,5 pg; MCHC 294 g/l.

Differentialdiagnose

Die Differentialdiagnose umfasst andere Ursachen von irregulär kontrahierten Zellen oder hämolytischen Anämien.

Weitere Tests

Heinz-Körperchen treten nach Splenektomie auf und lassen sich gelegentlich bei nichtsplenektomierten Patienten im Rahmen einer hämolytischen Krise nachweisen. Eine definitive Diagnose benötigt einen Test auf instabiles Hb wie den Hitze- oder Isopropanol-Instabilitätstest. Eine HPLC oder Hb-Elektrophorese sollte ebenfalls durchgeführt werden. Bei der HPLC hat das nichtdenaturierte Hb oft die gleiche Retentionszeit wie HbA, aber es gibt i. d. R. einen kleineren Peak mit längerer Retention durch das denaturierte Hb. Die Zellulose-Acetat-Elektrophorese zeigt oft eine normale Mobilität, aber die Bande des HbA kann durch das Vorhandensein von denaturiertem Hb unscharf sein.

8.2.5 Makrozytäre Anämien

Makrozytäre Anämien sind durch eine abnormale Erythropoese verursacht, die entweder megaloblastär oder makronormoblastär ist. Eine megaloblastäre Erythropoese ist durch Dyserythropoese, vergrößerte erythrozytäre Vorstufen und asynchrone Reifung des Nukleus und Zytoplasmas charakterisiert. Die Reifung des Zytoplasmas ist weiter fortgeschritten als die des Kerns. Die makronormoblastäre Anämie ist durch die vergrößerten Erythrozytenvorstufen ohne weitere Kennzeichen einer Dyserythropoese gekennzeichnet. Die häufigsten Ursachen einer makrozytären Anämie sind exzessiver Alkoholmissbrauch, Lebererkrankungen, megaloblastäre Anämie und MDS.

8.2.5.1 Megaloblastäre Anämie

Eine megaloblastäre Anämie resultiert meist aus einem Vitamin-B12- oder Folsäuremangel. Weitere Ursachen sind Medikamente, die mit der DNA-Synthese interferieren (s. Tab. 3.2). Einige Ursachen sind v. a. in der Kindheit bedeutend [80] (Tab. 8.2). Die häufigste Ursache für einen Vitamin-B12-Mangel beim Erwachsenen sind die perniziöse Anämie und eine B12-Malabsorption [82]. Die häufigste Ursache für einen Folsäuremangel sind Ernährungsmängel oder Malabsorption, wobei ersteres seltener wird, da weltweit immer mehr Folsäure den Lebensmitteln zugesetzt wird. Eszessiver Alkoholgenuss kann durch alimentären Folsäureman-

Tab. 8.2: Einige Ursachen einer megaloblastären Anämie mit besonderer Bedeutung bei Säuglingen und Kindern.

Defekt	
Vitamin-B12-Mangel	– Mütterlicher Vitamin-B12-Mangel (vegane Mutter oder unentdeckte perniziöse Anämie), insbesondere wenn das Baby gestillt wird – Fehlender oder nichtfunktioneller Intrinsic-Faktor (GIF-Mutation) – Imerslund-Gräsbeck-Syndrom (CUBN- oder AMN-Mutation) – Fehlendes oder nichtfunktionelles Transcobalamin (TCN2-Mutation) – Ileus-Resektion wegen nekrotisierender Enterokolitis
Angeborene Störungen im Vitamin-B12-Metabolismus	– Methylmalonazidurie aufgrund eines kombinierten Mangels an Adenosylcobalamin und Methylcobalamin – Methioninsynthase-Defizienz
Foläure-Defizienz	– Frühgeborene Babys, insbesondere mit begleitender hämolytischer Anämie – Babys, die mit Ziegenmilch gefüttert werden
Angeborene Störungen im Folsäuremetabolismus	– Angeborene Folsäuremalabsorption (einige Fälle mit SLC46A1-Mutation) – Glutamatforminotransferase-Defizienz (FTCD-Mutation) – Methylentetrahydrofolatreductase-Defizienz (MTHFR-Mutation)
Andere angeborene Stoffwechselstörungen	– Thiamin-responsive megaloblastäre Anämie – DIDMOAD-Syndrom (Diabetes insipidus, Diabetes mellitus, Atrophie des Nervus opticus und Taubheit) (Wolfram-Syndrom) – Lesch-Nyhan-Syndrom (HPRT1-Mutation) [81]

gel kompliziert werden, kann aber auch ohne Folsäuremangel per se zu einer Makrozytose führen; in diesen Fällen kann die Erythropoese makronormoblastär oder mild megaloblastär sein. Eine megaloblastäre Erythropoese kann auch bei MDS oder Erythroleukämie auftreten, wobei hier eine makronormoblastäre Erythropoese häufiger vorkommt. Die klinischen Symptome der Patienten mit Vitamin-B12- oder Folsäuremangel gleichen denen einer Anämie, aber zusätzlich können Glossitis, milde Hypersplenie und Ikterus auftreten; letzterer aufgrund der ineffektiven Erythropoese. Patienten mit Vitamin-B12-Mangel können zusätzlich an einer Atrophie des Nervus opticus, Demenz und peripheren Neuropathie sowie an einer subakuten Degeneration des Rückenmarks leiden, die zu spastischer Parese und Gefühlsstörungen führt. Einige Patienten mit megaloblastärer Anämie aufgrund eines Vitaminmangels haben keine Symptome und die Diagnose erfolgt als Zufallsbefund, wenn ein Blutausstrich aufgrund einer anderen Indikation angefordert wird.

Blutausstrich und Erythrozytenindizes

Die hämatologischen Auffälligkeiten eines Vitamin-B12-Mangels sind nicht von einem Folsäuremangel zu unterscheiden. Typische Eigenschaften des Blutausstrichs (Abb. 8.29 und 8.30) sind die Anämie, Makrozytose, Anisozytose, Poikilozytose (einschließlich ovaler Makrozyten und tränenförmiger Zellen) und eine Hypersegmentierung der neutrophilen Granulozyten. Letzteres ist nicht immer vorhanden; wenn sie fehlt, ist das Chromatin oft aufgelockert. Die Makrozyten sind verdickt und vergrößert; dadurch fehlt die zentrale Aufhellung. Gelegentlich können auch hypersegmentierte Eosinophile, Makropolyzyten und basophile Tüpfelung gefunden werden. Verstärkt sich die Anämie, so findet sich mehr Anisozytose und Poikilozytose mit dem Auftreten von Mikrozyten und Fragmentozyten. Es können auch hypochrome Mikrozyten und hypochrome Fragmentozyten auftreten, die eher Zeichen der Dyserythropoese sind als dass sie auf eine begleitende Eisenmangelanämie hinweisen. Howel-Jolly-Körperchen

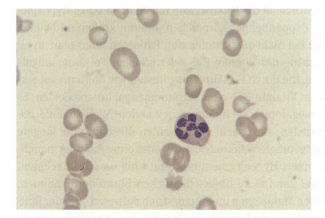

Abb. 8.29: Blutausstrich einer älteren Frau mit Malabsorption von Vitamin B12 und ernährungsbedingtem Folsäuremangel mit ausgeprägter Anisozytose, Makrozytose, einigen ovalen Makrozyten, einem Tränentropfen-Poikilozyten und einem hypersegmentierten neutrophilen Granulozyten. Die Werte (Coulter S Plus IV) waren: WBC 4,2 × 10_9/l; RBC 0,76 × 10_{12}/l; Hb 36 g/l; HK 0,10 l/l; MCV 133 fl; MCH 47,4 pg; MCHC 356 g/dl; Thrombozyten 50 × 10_9/l.

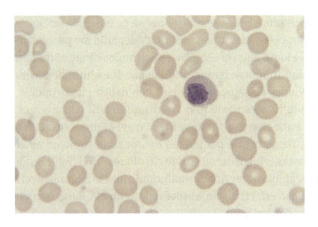

Abb. 8.30: Blutausstrich eines Patienten mit perniziöser Anämie mit Makrozytose und einem Megaloblasten.

und zirkulierende Megaloblasten und Granulozytenvorstufen können auftreten. Leukozyten und Thrombozyten nehmen ab mit der Entwicklung einer moderaten Neutropenie und milden Lymphopenie. Man findet trotz der schweren Anämie i. d. R. keine Polychromasie und die Retikulozyten sind niedrig. Wenn sich die megaloblastäre Anämie akut entwickelt, kann es zu einem plötzlichen Versagen des Knochenmarks kommen. Es findet sich eine Panzytopenie mit einem normalen MCV und mit wenigen oder keinen Makrozyten oder hypersegmentierten Neutrophilen. Eine Polychromasie fehlt und die Retikulozyten sind niedrig. Solch ein „megaloblastärer Stillstand" kann bei akut kranken Patienten gesehen werden, oft in Zusammenhang mit Schwangerschaft, Operationen oder Sepsis. Bei anderen Patienten mit megaloblastärer Anämie ist der MCV selten normal [83]. Bei Patienten mit minimalen hämatologischen Veränderungen eines Vitamin-B12- oder Folsäuremangels, z. B. bei einigen Patienten mit neurologischen Komplikationen eines Vitamin-B12-Mangels, kann die einzige hämatologische Auffälligkeit das Vorkommen einzelner ovaler Makrozyten oder hypersegmentierter Neutrophiler sein. Gelegentlich ist die Makrozytose mit Zeichen eines Hyposplenismus assoziiert, insbesondere mit Pappenheimer-Körperchen und mit großen und vielen Howell–Jolly-Körperchen (Abb. 8.31); bei nichtsplenektomierten Patienten muss man an eine Zöliakie mit Milzatrophie als Ursache des Vitamin-B12- oder häufiger Folsäuremangels denken. Eine megaloblastäre Anämie, die durch Folsäureantagonisten wie Methotrexat verursacht ist, kann man nicht von einem Vitamin-B12- oder Folsäuremangel unterscheiden. Es gibt subtile Unterschiede, wenn die megaloblastäre Anämie durch andere Medikamente, die direkt in die die DNA-Synthese eingreifen, verursacht wird. Werden diese für eine längere Zeit angewendet, kann es zu einer ausgeprägten Makrozytose mit oder ohne Anämie, manchmal auch zu einer Stomatozytose kommen. Hypersegmentierte Neutrophile sind viel seltener. Bei einem gleichzeitigen Eisenmangel kann es zu unterschiedlichen Blutbildern kommen. Hypochrome Mikrozyten können neben Makrozyten im Blutausstrich auftreten oder der Blutausstrich wird vom Eisenmangel dominiert und hypersegmentierte Neutrophile lassen als einziges an einen gemischten Mangel denken. Hypersegmentierte Neutrophile sieht man aber auch bei einem unkomplizierten Eisenmangel oder aufgrund anderer Ursachen (s. Kapitel 3). Der Eisenmangel wird oft erst dann erkannt, wenn der Patient mit Vitamin B12 oder Folsäure substituiert wird. Nach einem initialen Anstieg des Hb sind die Eisenreserven erschöpft und man findet auch hypochrome Mikrozyten und der Blutausstrich wird dimorph (Abb. 8.32).

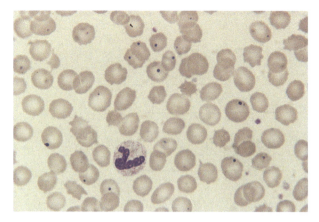

Abb. 8.31: Blutausstrich eines Patienten nach Nierentransplantation und Splenektomie mit megaloblastärer Anämie verursacht durch Azathioprintherapie. Man sieht eine Makrozytose, Akanthozytose und prominente Howell–Jolly-Körperchen.

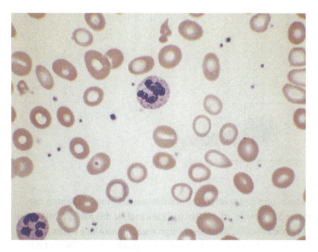

Abb. 8.32: Zwei Morphologien in einem Blutausstrich während der Behandlung einer megaloblastären Anämie. Die Eisenspeicher waren erschöpft und man sieht eine Population an hypochromen Mikrozyten zusätzlich zur ursprünglichen Population von Hb-reichen Makrozyten. Mit freundlicher. Genehmigung von Dr. James Uprichard, London.

Eine Thalassämie kann ebenso wie ein Eisenmangel die Bildung von Makrozyten bei einer megaloblastären Anämie verhindern. Der MCV steigt nur bis in den Normalbereich, aber nicht darüber hinaus. Wird ein Patient effektiv behandelt, zeigt sich trotzdem eine Lag-Phase von einigen Tagen bis es zu einem Anstieg der Leukozyten und Thrombozyten kommt, gefolgt von polychromatischen Makrozyten und einem Anstieg des Hb. War der Patient panzytopen, kann es zu einer überschießenden Thrombozytose und einer Linksverschiebung oder einem leukerythroblastären Blutausstrich kommen. Hypersegmentierte Neutrophile können 5–7 Tage oder länger persistieren und bei zytopenen Patienten sogar erst ansteigen.

Patienten mit megaloblastärer Anämie haben ein niedriges Hb, HK und RBC. Gleichzeitig erhöhte MCV- und MCH-Werte. Der MCHC ist normal und die RDW erhöht. Der Anstieg der RDW kommt vor dem Anstieg des MCV. Verstärkt sich die Anämie, kann das Auftreten einer schweren Poikilozytose mit Erythrozytenfragmenten zu einem paradoxen Abfall des MCV führen; die RDW ist dann sehr hoch. Bei den Siemens-H.1- oder Advia-Hämatologiegeräten ist die megaloblastäre Anämie mit erhöhtem HDW und mittlerem Peroxidaseindex (MPXI) (was eine höhere mittlere Peroxidaseaktivität der Neutrophilen bedeutet) assoziiert und einem erniedrigten Lobularitätsindex (was eine unreife Chromatinstruktur bedeutet) [84] (Abb. 8.33).

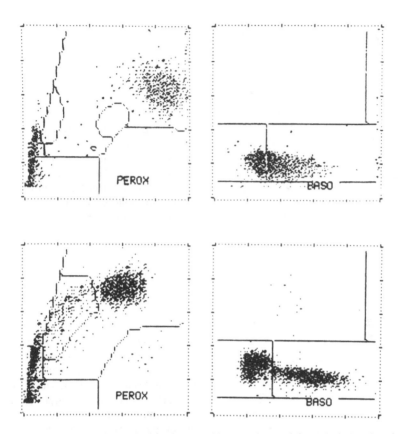

Abb. 8.33: Bayer-H.1-Scatterplots des Peroxidase- und Basophilen-Lobularitätskanals eines Patienten mit megaloblastärer Anämie (a, b) und ein normaler Spender (c, d). Im Peroxidasekanal ist das Neutrophilencluster nach rechts verschoben, was eine hohe Peroxidaseaktivität anzeigt (high mean peroxidase index [MPXI]). Im Basophilen-Lobularitätskanal führt die abnormale Chromatinstruktur der Neutrophilen zum Verlust des sonst vorhandenen Tals zwischen dem mononukleären Cluster (links) und dem Granulozytencluster (rechts), was sich als niedriger „Lobularitätsindex" darstellt.

Das Erythrozyten-Zytogramm zeigt eine Vermehrung der normochromen Makrozyten und bei starker Anämie auch eine Vermehrung der Mikrozyten (Abb. 8.34). Impedanzgeräte messen ein niedriges Thrombozytenvolumen (MPV) bei einer megaloblastären Anämie, während der MPV bei einer Thrombopenie aufgrund einer kürzeren Lebensdauer erhöht ist [85]. Die verschiedenen Methoden zur Bestimmung der Hypersegmentation sind in Kapitel 2 besprochen. In einer Studie, die Patienten mit einer megaloblastären Anämie und einem B12- oder Folsäuremangel mit Patienten ohne Mangel verglichen hat, erwies sich der Index von Edwin als sensitivster Indikator einer Megaloblastose [84]. Der zweitsensitivste Parameter war der prozentuale Anteil der Neutrophilen mit mindestens 5 Segmenten, gefolgt vom prozentualen Anteil der Neutrophilen mit 6 Segmenten und der mittleren Segmentzahl (Arneth-Score) und einem erhöhten MPXI auf den Siemens-Geräten.

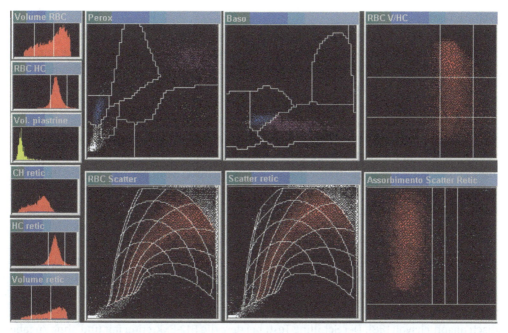

Abb. 8.34: Siemens-Advia-Scatterplots und -Histogramme bei einer schweren megaloblastären Anämie. Geräteergebnis: WBC 2,1 × 10$_9$/l; RBC 0,86 × 10$_{12}$/l; Hb 36 g/l; HK 0,10 l/l; MCV 118 fl; MCH 41,6 pg; MCHC 353 g/l; RDW 32,5 %; HDW (haemoglobin distribution width) 3,7 g/l (erhöht); Thrombozyten 106 × 10$_9$/l. Erythrozyten-Zytogramm (oben rechts) und -Histogramm (oben links) zeigen eine Zunahme von Makrozyten und eine geringer Zunahme von Mikrozyten. Der hohe RDW und HDW und die erhöhte Zahl an Mikrozyten sind das Ergebnis der Dyserythropoese. Die Retikulozytenzahl war sehr niedrig (13 × 10$_9$/l), passend zur niedrigen Zahl von hypochromen Makrozyten. Mit freundlicher Genehmigung von Prof. Gina Zini.

Differentialdiagnosen

Als Differentialdiagnosen kommen andere Ursachen einer Makrozytose infrage (s. Tab. 3.2) und in schweren Fällen mit schnellem Beginn andere Ursachen für eine Knochenmarkinsuffizienz. Ein erhöhter RDW [8] und MPXI [86] ist für die Unterscheidung der megaloblastären Anämie von anderen Ursachen einer Makrozytose nützlich, bei denen die Parameter selten abnormal sind. Besonderheiten im Blutausstrich sind ebenfalls nützlich. Bei Makrozytose aufgrund einer Lebererkrankung und eines chronischen Alkoholmissbrauchs sind die Makrozyten eher rund statt oval, hypersegmentierte Neutrophile fehlen und es gibt noch andere Abnormalitäten (s. u.). Bei einer Makrozytose aufgrund eines MDS finden sich dysplastische Neutrophile (hypogranulär oder hyposegmentiert) oder eine Population von hypochromen Mikrozyten als Folge einer sideroblastischen Erythropoese; eine Minderheit der Patienten hat eine Thrombozytose. Bei der chronischen hämolytischen Anämie ist die Makrozytose oft deutlich, aber eine Polychromasie ist i. d. R. vorhanden. Der Blutausstrich ist für die Identifizierung einer kongenitalen dyserythropoetischen Anämie als Ursache der Makrozytose sehr wichtig (s. u.). Bei Patienten mit einer schweren megaloblastären Anämie mit deutlicher Fragmentation und Thrombozytopenie kann fälschlicherweise eine thrombotisch-thrombozytopenische Purpura (TTP) diagnostiziert werden [82].

Weitere Tests

Die Zeichen einer schweren megaloblastären Anämie sind oft so charakteristisch, dass die Diagnose anhand des Blutausstrichs und der Erythrozytenindizes gestellt werden kann. Eine Knochenmarkaspiration bestätigt die Diagnose, ist aber oft nicht nötig. Der Serumspiegel von Vitamin B12 und Folsäure ist bei der Diagnose hilfreich. Der B12-Spiegel ist bei 97 % der Patienten mit klinischen Zeichen eines B12-Mangels reduziert [87]. Die B12-Konzentration bei Kindern ist i. d. R. unauffällig aufgrund eines Transcobalaminmangels. Einige Assays können durch Antikörper gegen Intrinsic-Faktor gestört werden und zu falsch-hohen Ergebnissen führen. Die Bestimmung von Holotranscobalamin (d. h. Cobalamin gebunden an Transcobalamin – früher als Transcobalamin II bezeichnet) kann bei dem Teil der Patienten auffällig sein, bei denen die B12-Konzentration normal war. Der Folsäurespiegel im Serum ist sensitiver für einen Folsäuremangel, aber die Bestimmung der Erythrozytenfolsäure zeigt spezifischer einen signifikanten Mangel im Gewebe an. Eine erhöhte Konzentration an Homozystein ist ein empfindlicher Indikator für einen B12-Mangel [87, 88], aber erhöhte Werte finden sich auch bei Folsäuremangel, Alkoholmissbrauch und Niereninsuffizienz; die Probe muss sehr schnell verarbeitet werden, um falsch-hohe Werte zu vermeiden. Der beste Marker für einen stoffwechselrelevanten B12-Mangel ist die Bestimmung der Methylmalonsäure im Serum; der Wert kann auch bei Niereninsuffizienz erhöht sein und die Bestimmung ist methodisch anspruchsvoll [88]. Der Schilling-Test, bei dem die B12-Exkretion mit und ohne Zugabe von Intrinsic-Faktor nach der Einnahme von radioaktivmarkiertem B12 gemessen wurde, war diagnostisch wertvoll für den Nachweis einer Malabsorption und die Unterscheidung einer gastralen von einer intestinalen Ursache. Leider sind die Reagenzien nicht mehr erhältlich.

Der Nachweis von Intrinsic-Faktor-Autoantikörpern kann die Diagnose einer perniziösen Anämie – die Hauptursache eines B12-Mangels – bestätigen und, wenn er positiv ausfällt, den Schilling-Test ersetzen. Man findet diese Autoantikörper in zwei Drittel der Patienten. Falsch-positive Ergebnisse können bei hohem B12-Spiegel auftreten, sodass der Test nicht innerhalb 24 Stunden nach einer B12-Injektion erfolgen soll [89]. Parietalzell-Antikörper finden sich i. d. R. ebenso bei einer perniziösen Anämie, sie sind aber nicht so spezifisch. Da keine Tests mehr für den Nachweis einer B12-Malabsorption zur Verfügung stehen, ist sie i. d. R. eine Ausschlussdiagnose. Erhöhte Serumgastrinkonzentrationen finden sich in 90 % der Patienten mit perniziöser Anämie, aber auch in einem Drittel der Patienten mit B12-Malabsorption [90]. Wird eine Zöliakie als Ursache des Folsäuremangels oder seltener des B12-Mangels vermutet, sollte die Bestimmung von Anti-Transglutaminase-Autoantikörpern vom Isotyp IgA erfolgen. Es gibt eine erhöhte Koinzidenz von IgA-Mangel und Zöliakie, sodass bei negativem Ergebnis noch der Gesamt-IgA bestimmt werden muss. Ist der Wert erniedrigt, sollten IgG-Antikörper gegen deimidiertes Gliadin oder gegen Transglutaminase bestimmt werden. Die definitive Diagnose einer Zöliakie erfolgt durch eine Dünndarmbiopsie. Bei der Thiamin-responsiven megaloblastären Anämie (Abb. 8.35) und dem Wolfram-Syndrom zeigt sich im Knochenmark eine sideroblastische und megaloblastische Erythropoese.

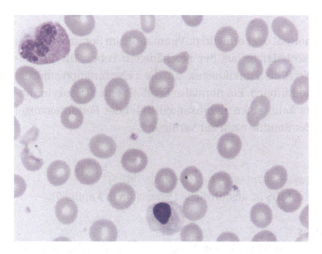

Abb. 8.35: Peripherer Blutausstrich bei Thiamin-responsiver hämolytischer Anämie mit Makrozytose, milder Poikilozytose und einem Erythroblasten, der leicht megaloblastär ist. Mit freundlicher Genehmigung von Dr. Abbas Hashim Abdulsalam, Baghdad.

8.2.5.2 Makrozytäre Anämie im Zusammenhang mit exzessiver Alkoholaufnahme und Lebererkrankung

Beide, exzessive Alkoholaufnahme und chronische Lebererkrankungen können eine makrozytäre Anämie verursachen. Die zwei Ursachen kommen häufig gemeinsam vor. Eine begleitende Leukopenie und Thrombopenie ist häufig; verursacht entweder durch den Effekt des Alkohols auf das Knochenmark oder den Hypersplenismus aufgrund der chronischen Lebererkrankung. Die Patienten bekommen häufig Hämatome oder andere Symptome einer Anämie, aber meist sind andere Symptome des Alkoholmissbrauchs oder der Lebererkrankung führend.

Blutausstrich und Erythrozytenindizes

Im Blutausstrich sieht man eine Makrozytose mit meist runden und wenig ovalen Makrozyten. Die Anisozytose und Poikilozytose ist oft weniger ausgeprägt als bei einer megaloblastären Anämie und es finden sich gelegentlich Targetzellen und Stomatozyten. Leukopenie und Thrombopenie können vorhanden sein, aber keine hypersegmentierten Neutrophilen. Bei chronischen Lebererkrankungen kann die Rouleaux-Bildung aufgrund der erhöhten Immunglobulinkonzentration vermehrt sein. Patienten mit akuter alkoholischer Lebererkrankung können auch an einer hämolytischen Anämie mit Sphärozyten (oder eher irregulär kontrahierten Zellen) mit einer assoziierten Hyperlipidämie leiden (Zieve-Syndrom). Patienten mit fortgeschrittenem Leberversagen können auch an einer akuten hämolytischen Anämie erkranken, die durch Akanthozyten charakterisiert ist. Hb, RBC und HK sind erniedrigt, MCV und MCH erhöht. Der MCHC ist normal und die RDW meist auch.

Differentialdiagnose

Die wichtigste Differentialdiagnose ist die megaloblastäre Anämie, insbesondere durch ernährungsbedingten Folsäuremangel bei Alkoholikern in schwierigen Lebensverhältnissen (z. B. Obdachlose).

Weitere Tests

Die Folsäure in den Erythrozyten ist normal oder erniedrigt. Vitamin B12 im Serum ist erhöht als Folge der Freisetzung von Transcobalamin aus der geschädigten Leber. Die Bestimmung der Prothrombinzeit (Quick-Wert) als Funktionstest für die Leberfunktion und die γ-Glutamyl-Transpeptidase (γ-GT) sind hilfreich. Ein normales Ergebnis eines Desoxyuridin-Suppressionstests des Knochenmarks kann einen signifikanten B12- oder Folsäuremangel ausschließen. Der Test steht aber in der Routine nicht zur Verfügung.

8.2.5.3 Makrozytäre Anämien beim myelodysplastischen Syndrom (MDS)

Makrozytäre Anämien sind häufig beim MDS (s. ausführliche Diskussion in Kapitel 9).

Blutausstrich und Erythrozytenindizes

Im Blutausstrich finden sich Makrozyten und häufig eine Anisozytose und Poikilozytose. Bei Patienten mit einer sideroblastischen Anämie ist der Ausstrich dimorph mit hypochromen Mikrozyten und gut mit Hb gefüllten Makrozyten. Es können eine Neutropenie und Thrombopenie sowie Dysplasiezeichen in anderen Linien vorliegen.

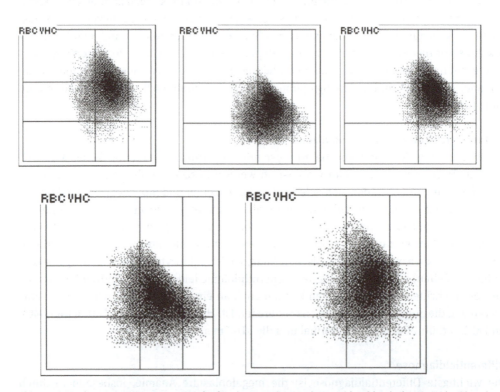

Abb. 8.36: Erythrozyten-Zytogramme von fünf Patienten mit erworbener sideroblastischer Anämie. Sie zeigen ein charakteristisches Muster mit Vermehrung der hypochromen und mikrozytären Zellen und i. d. R. auch eine Zunahme der hypochromen und normochromen Makrozyten. Mit freundlicher Genehmigung von Dr. Alicia Rovó, Basel.

Hb, RBC und HK sind erniedrigt, MCV, MCH und RDW erhöht. Das Erythrozyten-Zytogramm bei den Siemens-Advia-Geräten zeigt ein besonderes Muster, das mit dem Vorhandensein von Sideroblasten assoziiert ist (Abb. 8.36). Das Signal verteilt sich auf acht der neun Bereiche des Scattergramms (alle außer hyperchrome Makrozyten), mit einer besonderen Vermehrung der Mikrozyten (links von der linken vertikalen Grenze) und hypochromen Zellen (unter der untersten horizontalen Grenze); die Form des Scatterplots unterscheidet sich von dem bei einer Eisenmangelanämie [91]. Das Muster ist sehr sensitiv zur Detektion einer sideroblastischen Erythropoese (32/38 Fällen) und in der Vorhersage (20/21 Fällen) [91].

Differentialdiagnosen
Als Differentialdiagnosen kommen andere makrozytäre Anämien infrage. Zusätzlich muss eine idiopathische Makrozytose (idiopathische Dysplasie unbestimmter Signifikanz) unterschieden werden. Dabei handelt es sich per Definition um einen Zustand unbekannter Ursache, der aber in ein MDS übergehen kann [92].

Weitere Tests
Zur Diagnose eines MDS müssen eine Knochenmarkpunktion und zytogenetische Untersuchung erfolgen (s. Kapitel 9).

8.3 Kongenitale hämolytische Anämien

Kongenitale hämolytische Anämien sind für gewöhnlich die Folge von angeborenen Abnormalitäten der Erythrozytenmembran, Hb oder Erythrozytenenzyme. Enzymdefekte betreffen v. a. den Glykolysestoffwechsel, der für die Energieversorgung der Zelle zuständig ist, und den Pentose-Shunt, der die Zelle vor oxidativen Schäden bewahrt. Kongenitale hämolytische Anämien aus diesen Formenkreisen persistieren das gesamte Leben. Kongenitale hämolytische Anämien können auch in utero aquiriert werden, wie z. B. Hämolysen des Neugeborenen durch eine ABO- oder Rh-Inkompatibilität. In diesem Fall handelt es sich um ein transientes Problem. Mit abnormalem Hb assoziierte Hämolysen wurden schon diskutiert. Erythrozytenmembran- und Enzymdefekte sollen hier diskutiert werden. Die Struktur der normalen Erythrozytenmembran ist in Abb. 8.37 dargestellt. Es handelt sich um einen Lipid-Bilayer der von einem Zytoskelett gestützt wird.

8.3.1 Hereditäre Sphärozytose und Varianten

8.3.1.1 Hereditäre Sphärozytose
Unter dem Begriff hereditäre Sphärozytose wird eine heterogene Gruppe von Erkrankungen subsumiert [93]. Hereditare Sphärozytosen finden sich in verschiedenen ethnischen Gruppen (Kaukasier, Nordafrikaner, im indischen Subkontinent, Japan, selten bei Afrikanern aus der Subsahara-Region). Die Prävalenz bei nordeuropäischen Kaukasiern beträgt ca. 1 in 2000 [94]. Bei den Fällen ohne dominanten Erbgang handelt es sich meist um neu aufgetretene Mutationen und selten um rezessiv vererbte Erkrankungen [95]. Die zugrunde liegenden geneti-

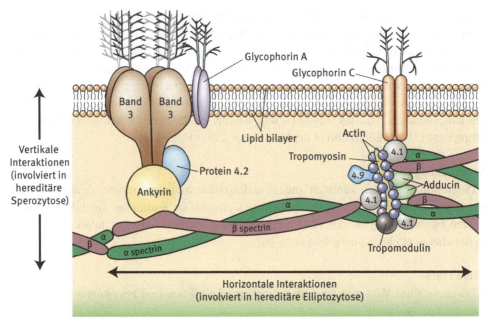

Abb. 8.37: Schematische Darstellung der Struktur der Erythrozytenmembran.

schen Defekte der häufigsten autosomal-dominanten Form sind Mutationen im Ankyrin-Gen (ANCK1) in ca. 50 % der Fälle, im β-Spectrin-Gen (SPTB) in ca. 30 %, im Gen für die Erythrozytenmembranproteine „Band 3" (SCLC4A1 oder EPB3) in 15–20 % und im α-Spektrin-Gen (SPTA) oder Protein-4.2(Palladin)-Gen (EPB42) in einer kleinen Zahl von Fällen. Die Syntheserate von α-Spektrin ist i. d. R. 3–4fach höher als die von β-Spektrin, sodass die hereditäre Sphärozytose eher nur mit der homozygoten oder compound-hetereozygoten Mutation für SPTA als mit der heterozygoten Mutation für SPTB assoziiert ist. Mutationen im „Band-3"-Gen führen entweder zu einer reduzierten Bindung an das Protein 4.2 oder an Ankyrin [96]. Die ungewöhnlichen autosomal-rezessiven Formen sind v. a. mit compound-heterozygoten oder homozygoten Mutationen des α-Spektrins assoziiert [97], aber auch mit Mutationen des „Band-3"-Gens [96], β-Spektrin und Protein 4.2 [98, 99]. Mutationen in EPB42 wurden v. a. bei Japanern berichtet [98]. Mutationen im SLC4A1-Gen resultieren selten in einem kompletten Fehlen des Band-3-Proteins und führen dann zu einer distalen renalen tubulären Azidose und hereditären Sphärozytose. In anderen Fällen führen sie nur zu einem der Symptome [93] oder zu einer renalen tubulären Azidose mit Akanthozytose oder Ovalozytose mit hämolytischer Anämie. Treten Mutationen homozygot auf (z. B. Band-3-Coimbra) kann das zu einer schweren renalen tubulären Azidose mit hereditärer Sphärozytose und Hydrops fetalis führen, was mit dem Leben nicht vereinbar ist [100]. Der Mechanismus der Sphärozytose ist in den meisten Fällen eine Defizienz von Spektrin, entweder primär oder sekundär aufgrund einer Abnormalität von Ankyrin, die zu einer verminderten Dichte des Zytoskeletts führt oder zu einer verminderten Bindung des Zytoskeletts an Band 3. Die Folge ist eine Instabilität der nichtgestützten Bereiche des Lipid-Bilayers der Zellmembran. Das führt zu einem Verlust an Lipiden in Form von Vesikeln aus der destabilisierten Membran, was wiederum in vitro und wahrscheinlich auch in vivo zu einer Sphärozytose führt. Eine Reduktion von Band 3 hat einen ähnlichen Effekt. Es ist wahrscheinlich, dass es bei Protein-4.2-Defekten zu einer verminderten Bindung von Spektrin über Ankyrin und Band 3 zum Membranprotein CD47 kommt [99]. Mutationen, die mit der hereditären Sphärozytose assoziiert sind, sind in der Human-Gene-Mutation-Database [101] und Online-Mendelian-Inheritance-in-Man [102] gelistet.

Die hereditäre Sphärozytose kann asymptomatisch verlaufen und wird dann zufällig diagnostiziert oder es kommt zu einer symptomatischen Anämie mit intermittierendem Ikterus. Die Milz ist manchmal vergrößert. Aufgrund der chronischen Hämolyse kommt es zu einem vermehrten Auftreten von Bilirubin und einer erhöhten Inzidenz von Gallensteinen. Eine symptomatische Anämie kann auftreten, wenn eine bakterielle Infektion oder eine Infektion mit Parvovirus B19 dazukommt sowie ein Folsäuremangel. Die Hämolyse kann sich als Folge wiederholter anstrengender sportlicher Aktivitäten bei Athleten verstärken und eine symptomatische Anämie hervorrufen [103]. Eine hereditäre Sphärozytose kann abgemildert werden, wenn gleichzeitig eine β-Thalassämie vorliegt [96].

Babys mit einer hereditären Sphärozytose haben für gewöhnlich bei der Geburt einen normalen Hb-Wert. Ein Neugeborenenikterus ist häufig und eine Phototherapie kann indiziert sein, gelegentlich auch eine Austauschtransfusion. Babys mit einer hereditären Sphärozytose entwickeln manchmal eine transiente, aber schwere Anämie im Alter von 20 Tagen [104]. Eine Bluttransfusion wird dann häufig benötigt. Eine Splenomegalie ist häufig im 1. Lebensjahr.

Blutausstrich und Erythrozytenindizes
Abhängig vom spezifischen genetischen Hintergrund tritt eine Anämie oder eine kompensierte Hämolyse auf. Der Blutausstrich (Abb 8.38) zeigt eine unterschiedliche Zahl an Sphärozyten und schwerer erkennbare Sphärostomatozyten. Es gibt auch Zellen mit normaler zentraler Aufhellung. Im Rasterelektronenmikroskop sieht man, dass nur ein kleiner Teil der Zellen Kugelform hat; die Mehrzahl ist scheibenförmig, Stomatozyten oder Sphärostomatozyten [105]. Milde Formen der Sphärozytose können mikroskopisch oft nicht sicher abgeklärt werden und weitere Bestätigungstests sind nötig. In schweren Fällen findet man Sphärozyten, Polychromasie, polychromatische Makrozyten und gelegentlich auch Poikilozyten. Die

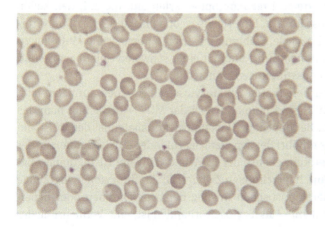

Abb. 8.38: Der Blutausstrich eines Patienten mit einer hereditären Sphärozytose mit milder chronischer Hämolyse ohne Anämie mit einigen Sphärozyten.

Retikulozyten sind prozentual und absolut vermehrt. Nach Splenektomie sieht man die typischen Postsplenektomie-Zeichen, wobei Targetzellen meist fehlen; Sphäroakanthozyten können zahlreich auftreten (Abb. 8.39). Studien zur Ultrastruktur zeigen, dass die Splenektomie zu einem Verschwinden einer geringen Population von Mikrosphärozyten führt [105]. Die Diagnose kann während der Neugeborenenperiode schwierig sein, da ein Drittel der Babys keine signifikante Zahl an Sphärozyten aufweist [106].

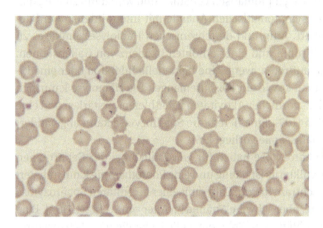

Abb. 8.39: Der Blutausstrich eines splenektomierten Patienten mit einer hereditären Sphärozytose (der Vater des Patienten aus Abb. 8.37) zeigt Sphäroakanthozyten.

Es gibt ein paar charakteristische morphologische Auffälligkeiten, die mit spezifischen Mutationen assoziiert sind [107–112]. Das Auftreten von Sphärozyten und Akanthozyten oder Sphäroechinozyten wurde mit einer β-Spektrin-Mutation mit Defekt in der Bindung zum Protein 4.1 und mit bestimmten Missense- und Null-Mutationen des β-Spektrin-Gens assoziiert, einschließlich einer Mutation, die zu einer verkürzten Form von β-Spektrin [109] und einer Mutation im Initiierungscodon [111]; Band-3-Defizienzen sind mit Zangen- oder Pilzformen der Erythrozyten assoziiert (Abb. 3.59), die nach einer Splenektomie verschwinden; Homozygote mit Band-4.2-Nippon und Band-4.2-Komatsu können mit Stomatozyten, Ovalozyten und Sphäro-Ovalozyten assoziiert werden [98]; eine Protein-4.2-Defizienz ist mit Ovalo-Sphärozyten und pilzförmigen Zellen (pincer cells) assoziiert [99]; bei schweren Ankyrin- und Spektrin-Defizienzen treten irreguläre Sphärozyten auf, die z. T. den Zellen bei der hereditären Pyropoikilozytose ähneln. Eine Heterozygotie für Band-3-Coimbra verursacht die typische hereditäre Sphärozytose, während die seltene homozygote Mutation zu einem völligen Fehlen von Band-3-Protein führt und mit einer schweren Sphärozytose und Poikilozytose mit stängelähnlichen Ausstülpungen einhergeht [112].

Die Erythrozytenindizes bei der hereditären Sphärozytose zeigen einen normalen oder erniedrigten Hb-Wert; MCV und MCH sind normal, wobei der MCV – betrachtet man das junge Alter der Zellen – niedrig ist. Bei Impedanz-Hämatologieautomaten ist der MCHC am oberen Referenzbereich oder etwas erhöht. Bei den Siemens-H.1- oder -Advia-Geräten ist der MCHC bei den meisten Patienten erhöht, ebenso der RDW und HDW. Im Histogramm zeigt sich ein Ausläufer an Mikrozyten und hyperchromen Zellen [113]. Erythrozyten-Zytogramme (Abb. 8.40, 8.41) zeigen einen charakteristischen Anstieg der hyperchromen oder hyperdensen Zellen und, falls eine signifikante Makrozytose vorhanden ist, eine Vermehrung der

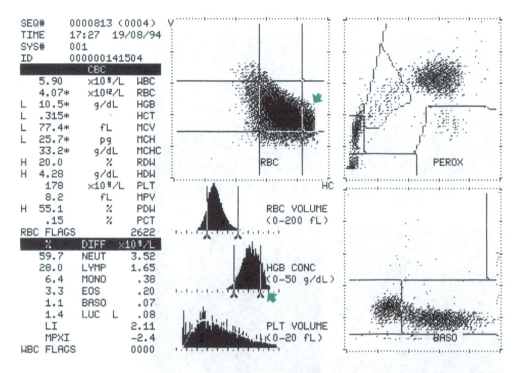

Abb. 8.40: Bayer-H.2-Scatterplot und -Histogramme eines Patienten mit hereditärer Sphärozytose. Sowohl Erythrozyten-Zytogramm als auch Hb-Histogramm zeigen eine große Zahl dichter Zellen, die den Sphärozyten entsprechen (grüne Pfeile).

hypochromen Makrozyten. Ein erhöhter Anteil von hyperdensen Zellen ist für die Sphärozytose nicht spezifisch, aber im Blutausstrich kann man Sphärozyten gut von anderen hyperdensen Zellen wie Sichelzellen und irregulär kontrahierten Zellen unterscheiden. Nach einer Splenektomie steigt der Hb i. d. R. bis zum Referenzbereich an und RDW und HDW normalisieren sich. Mikrozyten sind dann nicht immer vorhanden, aber eine erhöhte Zahl von hyperchromen Zellen ist meist weiterhin zu finden [113]. Mit Beckman-Coulter-GenS- und -LH-750-Geräten kann ein mittleres Zellvolumen der Sphärozyten (MSCV) (s. Kapitel 2) gemessen werden, das deutlich geringer ist als der MCV. Dieser Wert hat eine hohe Sensitivität und eine akzeptable Spezifität für die angeborene Sphärozytose [114, 115]. Diese Werte sind bei der autoimmunhämolytischen Anämie i. d. R. normal [115].

Eine plötzliche Verschlechterung der Anämie bei der hereditären Sphärozytose kann bedingt sein durch: (a) eine megaloblastische Anämie bei Folatmangel, (b) eine „Anämie der chronischen Erkrankung" (ACD) bei einem akuten Infekt oder (c) eine Erythrozytenaplasie, die durch eine Parvovirus-B19-Infektion oder selten andere Virusinfektionen wie z. B. Influenza ausgelöst wird [116]. Aufgrund der verkürzten Erythrozytenlebenszeit entwickelt sich die Anämie akut. Bei der megaloblastischen Anämie ist die Polychromasie weniger ausgeprägt als sonst und einige Makrozyten, ovale Makrozyten und hypersegmentierte Neutrophile sind vorhanden (Abb. 8.42). Bei der ACD, z. B. aufgrund einer akuten oder chronischen Infektion, nimmt die Polychromasie ebenfalls ab, die Erythrozyten werden weniger sphärozy-

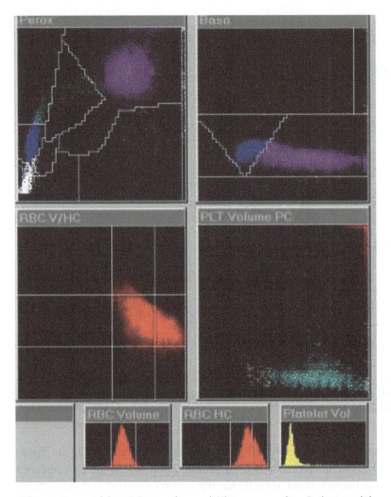

Abb. 8.41: Bayer-Advia-120-Scatterplots und -Histogramme eines Patienten mit hereditärer Sphärozytose. Mit freundlicher Genehmigung von Sue Mead, Woodley.

toid und entwickeln z. T. eine zentrale Aufhellung. Der Blutausstrich kann dimorph werden (Abb. 8.43). In dieser Phase kann die Diagnose einer hereditären Sphärozytose sehr schwierig sein. Bei der Pure-red-cell-Aplasie bleiben die Zellen sphärozytisch, aber die Polychromasie verschwindet und die Retikulozytenzahl geht gegen null. Eine bis dato unerkannte hereditäre Sphärozytose kann durch eine Parvo- oder EB-Virusinfektion klinisch manifest werden, wenn die Hämolyse verstärkt wird. Die Diagnose ist während der Erholung nach einer Parvo-Virusinfektion erschwert, da junge Erythrozyten frisch aus dem Knochenmark nicht sphärozytisch sind. Hämolytische Episoden können ebenso bei körperlicher Anstrengung oder bei Schwangerschaft auftreten. Die Prädisposition zu Gallensteinen erhöht das Risiko eines obstruktiven Ikterus. In diesem Fall nehmen die Membranen der Erythrozyten mehr Lipide auf und die Sphärozytose und Hämolyse nehmen ab. Ein Eisenmangel ist manchmal ebenso mit einer Abnahme der Sphärozytose assoziiert und führt gelegentlich zu einem dimorphen Blutausstrich.

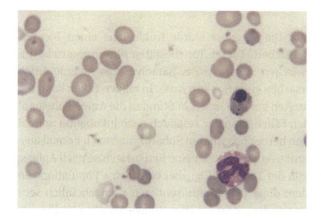

Abb. 8.42: Der Blutausstrich eines Patienten mit hereditärer Sphärozytose, der aufgrund der unzureichenden Zufuhr von Folsäure in Anbetracht der chronischen Hämolyse eine megaloblastäre Anämie entwickelt hat. Man sieht Makrozyten, ovale Makrozyten, vereinzelt Sphärozyten und einen Megaloblasten mit Howell–Jolly-Körperchen.

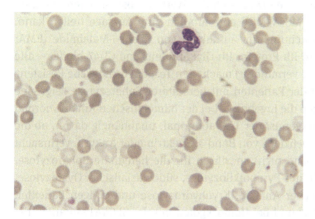

Abb. 8.43: Der Blutausstrich eines Patienten mit hereditärer Sphärozytose (derselbe Patient wie in Abb. 8.41) während einer Episode einer ACD (anaemia of chronic disease) im Zusammenhang mit einer Infektion. Einige Erythrozyten haben eine zentrale Aufhellung und sind hypochrom und mikrozytär. Es zeigt sich ein dimorphes Bild.

Differentialdiagnosen

Die wichtigste Differentialdiagnose ist die autoimmunhämolytische Anämie durch Wärmeautoantikörper (s. u.). Der Blutausstrich sieht oft identisch aus; daher ist ein direkter Antiglobulintest durchzuführen. Andere Ursachen einer Sphärozytose sind in Tab. 3.3 zusammengestellt. Oftmals ist die Diagnose aufgrund der klinischen Anamnese evident, aber Laboruntersuchungen unterstützen sie. Bei einer milden, kompensierten hämolytischen Anämie, die mit einem Rh-Defizienz-Syndrom assoziiert ist (s. Tab. 8.4), finden sich einige Stomatozyten und Sphärozyten und eine reduzierte oder fehlende Expression von Rh-Antigen auf der Erythrozytenmembran. Beim Zieve-Syndrom, einer akuten hämolytischen Anämie, die mit einer alkoholischen Lebererkrankung assoziiert ist, finden sich irregulär kontrahierte Zellen und Sphärozyten. Bei einer Clostridium-perfringens-Sepsis kann die Erythrozytenmembran so zerstört seine, dass sich zahlreiche „Membran-ghosts" (leere Erythrozytenmembranen) finden. Kommt es zu weiterer Lyse in der Blutprobe in vitro, kann es zu einer artifiziellen Erhöhung von MCH und MCHC kommen.

In der Neugeborenenperiode kommt als Differentialdiagnose eine hämolytischen Anämie des Neugeborenen aufgrund einer ABO-Inkompatibilität dazu (s. u.). Man muss beachten, dass eine klinisch manifeste ABO-Inkompatibilität in Babys häufiger vorkommt, bei denen letztendlich eine Sphärozytose diagnostiziert wird.

Weitere Tests

Der direkte Antiglobulintest ist negativ. Die Diagnose wurde früher über einen Test zur Messung der osmotischen Resistenz gesichert. Dieser Test bestätigt eine osmotische Instabilität, unterscheidet aber nicht zwischen Sphärozytose, hämolytischer Anämie durch Wärmeautoantikörper oder anderen Ursachen einer Sphärozytose. In milden Fällen kann der Test nach einer Inkubation der Erythrozyten bei 37 °C nach 24 Stunden die Anwesenheit abnormer Zellen bestätigen. In sehr milden Fällen kann der Test auch nach Inkubation normal ausfallen. Die osmotische Resistenz kann bei der hereditären Sphärozytose auch normal ausfallen, wenn ein Eisenmangel, ein obstruktiver Ikterus oder eine Retikulozytose nach Aplasie vorhanden ist. Nach Splenektomie bleibt der Test auffällig, aber eine kleine Population von sehr fragilen Zellen kann verschwinden; diese Zellen repräsentieren wahrscheinlich sehr fragile Zellen, die in der Milz geschädigt wurden. Steht ein Hämatologiegerät zur Verfügung, das hyperdense Zellen erkennen kann, reduziert sich der Wert von osmotischen Tests, da der Nachweis einer Diskrepanz von MSCV/MCV eine ähnlich gute Aussage treffen kann. Die durchflusszytometrische Untersuchung zur Aufnahme von Eosin-5-Maleimide (EMA; das an das Membran-Band-3-Protein, Rh-Protein, Rh-Glykoprotein und CD47 bindet – alle sind bei der hereditären Sphärozytose vermindert) macht den Test auf osmotische Resistenz überflüssig [116–118]: die Mehrzahl der Patienten mit hereditärer Sphärozytose zeigt eine verminderte Fluoreszenz (wohingegen die Ergebnisse bei der hämolytischen Anämie normal sind); entgegen früherer Beschreibungen ist der Test abnormal, unabhängig davon, ob die hereditäre Sphärozytose durch eine Defizienz von Band 3, Spektrin oder Ankyrin verursacht ist [119]. Pathologische Ergebnisse sind nicht spezifisch für die hereditäre Sphärozytose, sondern finden sich auch bei hereditärer Pyropoikilozytose, südostasiatischer Ovalozytose, Typ-2-kongenitaler dyserythropoetischer Anämie, Kryohydrozytose und einigen Patienten mit hereditärer Elliptozytose [116, 117] und bei Homozygoten mit der SLC4A1-Mutation, die zu einer akanthozytischen hämolytischen Anämie führt [120]. Allerdings erlaubt die Bestimmung der EMA-Aufnahme zusammen mit dem Blutausstrich i. d. R. die korrekte Diagnose. Der Glycerol-Lysetest, der saure Glycerol-Lysetest und der Kryohämolysetest fallen bei der hereditären Sphärozytose pathologisch aus. Auffällige Ergebnisse finden sich im Glycerol-Lysetest auch bei Sphärozytosen anderer Ursache wie der hereditären Persistenz von HbF, Pyruvatkinase-Defizienz und schwerer Glukose-6-Phosphat-Dehydrogenase(G6PD)-Defizienz und auch bei einem Drittel von Schwangeren und einigen dialysepflichtigen Patienten mit MDS [116]. Ein pathologischer Kryohämolysetest findet sich bei der südostasiatischen Ovalozytose und der kongenitalen dyserythropoetischen Anämie Typ 2 [121]. Der definitive Test zur Diagnose einer hereditären Sphärozytose ist, wenn auch selten gebraucht, die Quantifizierung von Spektrin und anderen Proteinen der Erythrozytenmembran. Spektrin ist bei der hämolytischen Anämie normal. Die wichtigsten genetischen Untersuchungen sind abhängig vom defizienten Protein: (a) Spektrin und Ankyrin – ANK1-Gen; (b) Spektrin-Defizienz – SPTB- und SPTA-Gene; (c) Protein-3-Defizienz – SLC4A1-Gen.

Mit der Verbreitung des EMA-Tests hat die Bedeutung der osmotischen Resistenz kontinuierlich abgenommen. Eine Vergleichsstudie zu den Tests bei der hereditären Sphärozytose bei 150 Patienten mit unterschiedlichen genetischen Defekten konnte eine Sensitivität von 93 % und eine Spezifität von 98 % für den EMA-Test zeigen [118]. Die Autoren empfehlen die Kombination des EMA-Tests mit dem sauren Glycerol-Lysetest [118]. Das British Committee for

Standards in Haematology (BCSH) empfiehlt bei typischer Klinik, typischen Laborergebnissen und einer positiven Familienanamnese keine weiteren Tests; bei untypischer Konstellation wird der EMA-Test und der Kryohämolysetest empfohlen [122].

8.3.2 Hereditäre Elliptozytose und Ovalozytose

8.3.2.1 Hereditäre Elliptozytose

Die Bezeichnung hereditäre Elliptozytose umfasst eine heterogene Gruppe von hereditären Zuständen, die durch das Auftreten von Elliptozyten charakterisiert sind. Ein Anteil von mind. 25 % Elliptozyten oder Ovalozyten stellt ein Diagnosekriterium dar. Allerdings können Patienten mit hereditärer Elliptozytose von 0–100 % Elliptozyten haben, sodass jeder Cut-off arbiträr ist. Der Erbgang ist i. d. R. autosomal-dominant. Viele ethnische Gruppen sind betroffen, wie Afrikaner, Nordeuropäer, Chinesen, Japaner und Inder. Die Inzidenz ist in West- und Zentralafrika am höchsten mit einer Prävalenz von mind. 6/1.000 und in Benin und einigen Teilen Zentralafrikas sogar bis zu 1 % [106]. Bei Kaukasiern ist die Prävalenz ca. 1/5.000. Die hereditäre Elliptozytose resultiert aus einer Vielzahl unterschiedlicher Mutationen, die die Integrität des Zytoskeletts der Erythrozyten betreffen [93, 107, 108, 123]. Die meisten Mutationen betreffen die Struktur von α- oder ß-Spektrin. Es resultiert entweder eine verkürzte β-Spektrin Kette oder ein Defekt in der α- oder β-Kette an der Stelle, die für die Bildung der Tetramere aus den Heterodimeren nötig ist, also dem NH2-Ende der α-Kette oder dem COOH-Ende der β-Kette. Schließlich ist die normale Gruppierung der Spektrin-Tetramere gestört. Insgesamt sind ca. 80 % der Fälle von hereditärer Elliptozytose durch Mutationen im α-Spektrin-Gen (SPTA1), 15 % durch Mutationen im Protein-4.1-Gen (EPB41) und 5 % im β-Spektrin-Gen (SPTB) verursacht [94]. SPTA-Mutationen überwiegen bei Afrikanern und EPB41 sind häufig bei Arabern zu finden [124]. Seltener findet sich eine Mutation im Glycophorin-C Gen (GYPC) die zum „Leach-Phänotyp" führt (Fehlen der Expression des Gerbich-Blutgruppenantigens, Glycophorin-C und Glycophorin-D in Assoziation mit Elliptozytose) [125]. Die Ovalozytose in der Worsera-Region in Papua-Neuguinea konnte mit einer Negativität für Gerberich und einer Deletion im CYPC-Gen assoziiert werden [126]. Es gibt auch ein Gen auf dem X-Chromosom, dessen Mutation eine Elliptozytose, die mit einem Alport-Syndrom assoziiert ist, verursachen kann [94]. Die Mutationen, die mit der hereditären Elliptozytose assoziiert sind, sind in den Datenbanken Human Gene Mutation Database (www.hgmd.org/) und Online Mendelian Inheritance in Man (www.omim.org/), letzter Zugriff April 2014, hinterlegt.

Die Mehrzahl der Patienten mit hereditärer Elliptozytose sind asymptomatisch und die Diagnose wird als Zufallsbefund gestellt. Bei einer Minderheit tritt eine symptomatische Anämie auf. Gelegentlich findet sich eine stärkere Anämie mit transienter Poikilozytose in der Kindheit (s. u.); Transfusionen können in den ersten Lebensjahren erforderlich sein [127].

Blutausstrich und Erythrozytenindizes
Die Ausprägung der hereditären Elliptozytose ist sehr variabel, angefangen von morphologischen Auffälligkeiten ohne Einfluss auf die Lebensdauer der Erythrozyten über eine milde bis moderate kompensierte Hämolyse bis hin zu einer schweren intermittierenden oder chronischen hämolytischen Anämie. Die Mehrzahl der Patienten ist nicht anämisch. Der Blutaus-

strich (Abb. 8.44) zeigt überwiegend Elliptozyten oder bei einigen Patienten mit identischen Gendefekten Ovalozyten [123]. Der Hb-Gehalt der Zellen ist normal. Besteht eine Anämie, so findet man auch eine Polychromasie; schwerere Fälle zeigen manchmal eine Vielzahl verschiedener Poikilozyten, einschließlich Fragmentozyten und Sphärozyten. Eine Variante mit Sphäro-Elliptozyten konnte mit β-Spektrin „Rouen" [128] und „Prague" [129] assoziiert werden. Bei anderen Fälle der dominant vererbten sphärozytischen Elliptozytose (charakterisiert durch Elliptozyten, Sphärozyten, Mikroelliptozyten und Mikrosphärozyten) ist die Mutation unbekannt [124]. Elliptozyten und Sphärozyten findet man auch bei Patienten mit Mutationen im Glycophorin-C-Gen [124]. Morphologische Auffälligkeiten sind bei Patienten mit einer niedrigen Expression des α-Spektrin Allels – α-Spektrin „Lely" – in trans zur Mutation der hereditären Elliptozytose [130] stärker ausgeprägt. Diese Patienten zeigen eine Poikilozytose und Fragmentozyten zusammen mit Elliptozyten und manchmal klinische Zeichen einer hereditären Pyropoikilozytose (s. u. [131]). Im Gegensatz dazu werden die phänotypischen Auffälligkeiten der α-Spektrin-„Lely"-Mutation in cis zur Mutation der hereditären Elliptozytose abgeschwächt.

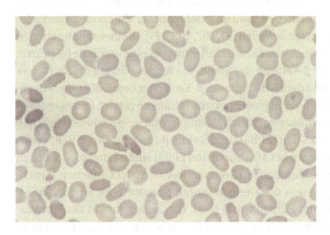

Abb. 8.44: Der Blutausstrich eines Patienten mit hereditärer Elliptozytose zeigt Elliptozyten und Ovalozyten. Der Patient hat normales Hb und Retikulozyten.

Das Hb und die Erythrozytenindizes sind i. d. R. normal. Die Retikulozyten sind vermehrt oder normal. Patienten mit einer hämolytischen Anämie haben einen erhöhten RDW-Wert. Siemens-H.1- und -Advia-Geräte zeigen i. d. R. unauffällige Erythrozyten-Zytogramme; bei manifester Hämolyse finden sich jedoch erhöhte Zahlen an hyperdensen und hypodensen Erythrozyten und das Volumen-Histogramm zeigt zwei Populationen, nämlich normozytäre und mikrozytäre Erythrozyten. Der Anteil der Mikrozyten korreliert mit der Schwere der Hämolyse [132].

Bei der hereditären Elliptozytose gibt es bei Individuen mit einer identischen Mutation erhebliche Variationen in der Schwere des Phänotyps, von einem asymptomatischen Verlauf mit weniger als 2 % Elliptozyten über milde, moderate bis hin zu ausgeprägter Elliptozytose [107, 108, 123]. Bei Patienten mit identischem Genotyp besteht eine Korrelation zwischen der Stärke der Veränderung der Erythrozytenform und der Schwere der Hämolyse. Allerdings haben die Genotypen, die am häufigsten eine schwere Hämolyse verursachen nicht die auffälligsten Elliptozyten oder den höchsten Anteil an Elliptozyten [123]. Trotz der unterschiedlichen Ausprägung kann man einige allgemeine Aussagen zum Phänotyp bei unterschiedlichen Genotypen treffen [107, 108, 123]. Glycophorin-C-Defizienzen führen nicht zu signifikanten Auffälligkeiten bei Heterozygoten oder einer milden hereditären Elliptozytose bei Homozygoten. Protein-4.1-Defizienzen und einige α-Spektrin-Varianten führen zu minimalen oder milden Auffälligkeiten bei Heterozygoten und einer schweren hereditären Elliptozytose bei Homozygoten [108, 133, 134]. Die schwerwiegendsten elliptogenen Mutationen führen meist zum Phänotyp der hereditären Elliptozytose bei Heterozygoten und zum Phänotyp der hereditären Pyropoikilozytose bei Homozygoten und einigen Compound-Heterozygoten (s. u.). Exazerbationen der Hämolyse sieht man gelegentlich während Infektionen, Schwangerschaft [135], postpartum und wenn die Mikrozirkulation beeinträchtigt ist oder bei einer retikuloendothelialen Hyperplasie, z. B. disseminierte intravaskuläre Koagulation, TTP, Malaria oder infektiöse Mononukleose [107, 123, 124]. Eine Parvovirus-B19-Infektion kann zu einer signifikanten Anämie führen [136]. Patienten, die aufgrund einer schweren Hämolyse eine Splenektomie benötigen zeigen dann häufig eine ausgeprägte Poikilozytose zusätzlich zu den üblichen Postsplenektomie-Befunden; die Poikilozytose beinhaltet auffällige Sphärozyten, Mikroelliptozyten und Fragmente (Abb. 8.45). Patienten, bei denen eine Splenektomie aus anderen Gründen als z. B. einem Trauma erfolgt können ebenso bizzare Blutausstriche entwickeln. Allgemein haben Personen mit hereditärer Elliptozytose sehr wenige Elliptozyten bei der Geburt. Allerdings können einige, die später eine typische hereditäre Elliptozytose mit nur milder Hämolyse entwickeln, in der Neonatalperiode, wenn das HbF hoch ist, eine schwere Hämolyse aufweisen. Ebenso kann der Blutausstrich eine ausgeprägte Poikilozytose nicht nur mit Elliptozyten, sondern auch mit Fragmenten, irregulär kontrahierten Zellen und Mikrosphärozyten zeigen [137, 138] (Abb. 8.46). Die wahrscheinlichste Erklärung für die stärkeren Auffälligkeiten in der Neugeborenenperiode ist die niedrigere Affinität von HbF im Vergleich zu HbA für 2,3-Diphosphoglycerat (2,3-DPG). Das freie 2,3-DPG destabilisiert die Spektrin-Aktin-Protein-4.1-Interaktion und führt so zur Exazerbation.

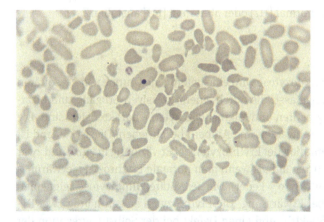

Abb. 8.45: Der Blutausstrich eines Patienten mit schwerer hereditärer Elliptozytose nach Splenektomie (aufgrund der starken Hämolyse) zeigt ausgeprägte Poikilozytose mit Elliptozyten, Ovalozyten und Fragmenten. Einer der Ovalozyten enthält ein Howell–Jolly Körperchen. Dankenswerterweise von Dr. Raina Liesner, London, zur Verfügung gestellt.

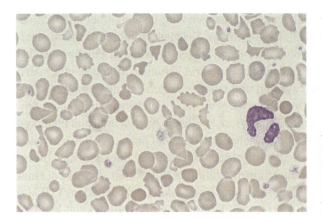

Abb. 8.46: Der Blutausstrich eines Neugeborenen mit hereditärer Elliptozytose, Poikilozytose mit einer Mischung aus Elliptozyten und anderen Poikilozyten. Dankenswerterweise von Dr. Marilyn Treacy, London, zur Verfügung gestellt.

Differentialdiagnosen

Zeigt der Blutausstrich einen hohen Anteil an Elliptozyten oder Ovalozyten, so ist die Diagnose einer hereditären Elliptozytose sehr wahrscheinlich. Selten haben Patienten, die eine primäre Myelofibrose [139] oder MDS [140] entwickeln ähnlich viele Elliptozyten. Dies kann mit einem erworbenen Protein-4.1-Mangel erklärt werden. Die Differentialdiagnose der hereditären Elliptozytose mit auffälliger neonataler Poikilozytose ist die hereditäre Pyropoikilozytose. Nachuntersuchungen nach der Neonatalperiode erlauben die Unterscheidung; die Veränderungen können 4 Monate bis 2 Jahre erhalten bleiben [124].

Weitere Tests

Die osmotische Resistenz ist normal, außer bei Patienten mit einer schweren Hämolyse. Familienstudien sind hilfreich, um die Vererbung nachzuweisen. Eine definitive Diagnose kann durch biochemische Analysen der Erythrozytenmembran in Speziallaboratorien gestellt werden. Die Gerbich-Erythrozytenantigene sollten zur Abklärung des „Leach-Phänotyps" durchgeführt werden. Der EMA-Test kann normal [117] oder abnormal [141] ausfallen.

8.3.2.2 Hereditäre Pyropoikilozytose

Unter dem Begriff hereditäre Pyropoikilozytose wird eine heterogene Gruppe von hereditären hämolytischen Anämien zusammengefasst, die durch einen rezessiven Erbgang und bizarre Poikilozyten, einschließlich Fragmenten und Mikrosphärozyten, charakterisiert sind. Die Erkrankung wurde bei Kaukasiern, Schwarzen und Arabern beschrieben. Dieser Zustand ist definiert als eine verstärkte Fragmentation der Erythrozyten bei Erwärmung in vitro; und zwar tritt diese bei niedrigeren Temperaturen auf als wenn man normale Erythrozyten erwärmt – daher der Name „Pyropoikilozytose" (Pyro = Feuer). Die hereditäre Elliptozytose zeigt einen ähnlichen, aber milderen Defekt bei Erwärmung. Die Erythrozyten zeigen häufig zwei Defekte: eine partielle Defizienz an Spektrin und einen Defekt bei der Selbst-Aggregation der Spektrin-Dimere zu Tetrameren; letzterer wird durch eine elliptogene Mutation verursacht. Möglicherweise ist die Spektrin-Defizienz (fehlt bei der typischen Elliptozytose) die Ursache, dass sowohl Sphärozyten als auch Elliptozyten bei Patienten mit hereditärer Pyropoikilozytose entstehen [124]. Die zugrunde liegenden Mutationen sind vielfältig [142]. Es kann auch eine homozygote oder compound-heterozygote Mutation im Spektrin-Gen zugrunde liegen, die zu einem Defekt der Dimer-Selbst-Aggregation und zu einem schnellem Abbau führt. Alternativ kann auch eine heterozygote Mutation im Spektrin-Gen α- oder ß-Kette) und ein Polymorphismus, der zu einer reduzierten Syntheserate von α-Spektrin α-Spektrin „Lely" in trans) führt, zugrunde liegen. Eltern von Patienten mit hereditärer Pyropoikilozytose können morphologisch normale Erythrozyten haben oder ein (selten beide) Elternteil kann eine typische hereditäre Elliptozytose haben. Patienten mit einer hereditären Pyropoikilozytose haben eine schwere Anämie. Die Anämie ist tendenziell in der Neugeborenenperiode noch ausgeprägter, da HbF, im Vergleich zu HbA, 2,3-DPG schlechter bindet und freies 2,3-DPG die Spektrin-Aktin-Interaktion abschwächt.

Blutausstrich und Erythrozytenindizes

Es besteht eine Anämie und der Blutausstrich (Abb. 8.47 und 8.48) zeigt eine deutliche Anisozytose und Poikilozytose mit Mikrosphärozyten, Erythrozyten mit Ausstülpungen, Fragmentozyten; Elliptozyten können die Mehrzahl oder auch nur einen geringen Anteil der Erythrozyten darstellen, manchmal fehlen sie ganz. Die Retikulozyten sind vermehrt. Der Hb ist erniedrigt, MCV und MCH sind stark erniedrigt. Der MCV liegt normalerweise bei 50–60 fl,

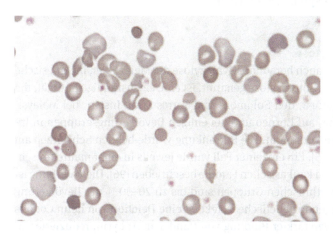

Abb. 8.47: Der Blutausstrich eines Patienten mit hereditärer Pyropoikilozytose mit zahlreichen Sphärozyten, anderen Poikilozyten und polychromatischen Makrophagen. Dankenswerterweise von Prof. Irene Roberts, Oxford, zur Verfügung gestellt.

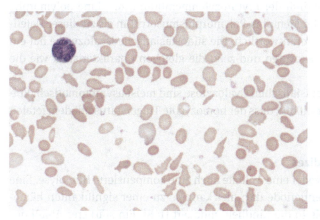

Abb. 8.48: Der Blutausstrich eines Patienten mit hereditärer Pyropoikilozytose mit ausgeprägter Poikilozytose, v. a. Elliptozyten und Sphärozyten und polychromatischen Makrophagen. Dankenswerterweise von Prof. Irene Roberts, Oxford, zur Verfügung gestellt.

kann aber bis auf 25 fl erniedrigt sein [106]. RDW und HDW sind erhöht. Die morphologischen Veränderungen können v. a. in der Neonatalperiode besonders auffällig sein.

Differentialdiagnosen
In der Neonatalperiode haben einige Fälle der hereditären Elliptozytose eine ausgeprägte Poikilozytose (s. o.) und ähneln damit der hereditären Pyropoikilozytose. Patienten mit einer homozygoten Mutation für eine Protein-4.1-Defizienz können ebenfalls eine schwere Anämie und fragmentierte Elliptozyten aufweisen, haben aber eine normale Thermostabilität [124]. Patienten mit HbH-Erkrankung oder kongenitalen dyserythropoetischen Anämien zeigen ebenfalls manchmal eine ähnlich stark ausgeprägte Poikilozytose, haben aber keine Mikrosphärozyten oder Zellen mit Ausstülpungen. Die hereditäre Pyropoikilozytose kann verstärkt werden bei unbeabsichtigter Erwärmung des Blutes in vitro [143].

Weitere Tests
Die osmotische Resistenz ist erniedrigt und die Autohämolyse verstärkt. Die Diagnose wird bestätigt durch den Nachweis einer Fragmentation der Erythrozyten in vitro bei Erwärmung und die biochemische Analyse der Erythrozytenmembran. Die EMA-Bindung ist reduziert (sogar stärker als bei der hereditären Sphärozytose) [144].

8.3.2.3 Südostasiatische Ovalozytose
Die südostasiatische Ovalozytose, auch hereditäre Ovalozytose der Melanesier, melanesische Elliptozytose oder stomatozytische Elliptozytose genannt, ist eine eigenständige Entität, die bei Melanesiern in Papua-Neuguinea, den Solomon- und Torres-Strait-Inseln, bei Malaysiern, in Südthailand, Kambodscha, auf Borneo und bei einigen Bevölkerungsgruppen in Indonesien und auf den Phillipinen vorkommt. Die Erkrankung wurde bei den Schwarzen am südafrikanischen Kap entdeckt [145]. Ein einzelner Fall wurde jeweils in einer mauretanisch-indischen, afroamerikanischen und kaukasischen Familie beschrieben [96]. Die Vererbung ist autosomal-dominant. In einigen ethnischen Gruppen sind bis zu 20–30 % der Bevölkerung betroffen [146]. Der zugrunde liegende genetische Defekt ist eine Deletion von neun Codons im Band-3-Gen (SLC4A1), die zu verstärkter Bindung von Band 3 an Ankyrin, reduzierter lateraler Mobilität und erhöhter Rigidität der Erythrozytenmembran führt. Eine polymorphe Punktmutation im gleichen Gen, der Memphis-Polymorphismus, tritt in cis zu dieser Deletion auf und ist für die Erkrankung verantwortlich. Die südostasiatische Ovalozytose hat ein Kationen-Leck bei niedrigen Temperaturen und zeigt die gleichen Charakteristika wie die Kryohydrozytose [147].

Heterozygote Träger der südostasiatischen Ovalozytose sind meist asymptomatisch. Epidemiologische Studien weisen darauf hin, dass der homozygote Trägerstatus mit dem fetalen Überleben nicht vereinbar ist.

Blutausstrich und Erythrozytenindizes
In den meisten Fällen findet sich weder eine Anämie noch eine kompensierte Hämolyse. Eine Ausnahme stellt die Neugeborenenperiode dar; hier kann es zu einer signifikanten hämolytischen Anämie kommen, die bis in die Kindheit andauert [148]. Ein stärkerer Abfall des

Hb während einer interkurrenten Plasmodium-falciparum-Malaria wurde bei Heterozygoten im Vergleich zu Personen mit normaler Erythrozytenmembran beobachtet [149]. Die Erythrozyten sind rund oder oval und es finden sich Stomatozyten. Es findet sich eine größere Population von Makroovalozyten, von denen viele stomatozytär sind (Abb. 8.49). Die Stomata können longitudinal, transvers, V-förmig oder Y-förmig sein und es können zwei Stomata pro Zelle auftreten. Bei einigen Fällen, bei denen die Diagnose molekulargenetisch gestellt wurde, traten keine Ovalozyten, aber Stomatozyten oder Erythrozyten auf, mit vielen irregulären oder linearen blassen Arealen [149]. Die Retikulozyten, Hb, MCV, MCH und MCHC sind normal.

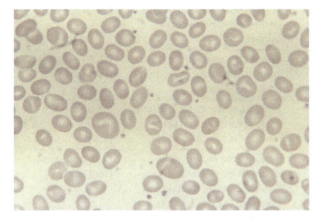

Abb. 8.49: Der Blutausstrich eines Patienten mit südostasiatischer Ovalozytose mit einigen Makroovalozyten; einer davon zeigt eine V-förmige und ein anderer eine exzentrische zentrale Aufhellung. Viele der kleineren Zellen sind Stomatozyten, Ovalozyten oder Stomato-Ovalozyten.

Differentialdiagnose
Wenn man die charakteristischen Eigenschaften kennt, ist der Blutausstrich bei der Mehrzahl der Patienten so einzigartig, dass eine andere Diagnose unwahrscheinlich ist.

Weitere Tests
Der Blutausstrich ist i. d. R. pathognomonisch, sodass weitere Tests unnötig sind. Eine molekulargenetische Analyse kann durchgeführt werden. Es findet sich eine reduzierte Expression von vielen Erythrozytenantigenen einschließlich RhD, sodass die Personen meist als D-weak eingestuft werden [150]. Die EMA-Bindung ist i. d. R. bei der hereditären Elliptozytose normal [117]. Die osmotische Resistenz ist erhöht [124].

8.3.3 Hereditäre Stomatozytose und ähnliche Krankheitsbilder

Darunter subsumiert man eine heterogene Gruppe von seltenen, dominant vererbten, hämolytischen Anämien und ähnlichen Konditionen, die durch das Auftreten von Stomatozyten im Blutausstrich, einem erhöhten Kationen-Efflux durch die Erythrozytenmembran oder beidem charakterisiert sind. In den meisten Fällen findet sich ein erhöhtes intrazelluläres Natrium und erniedrigtes Kalium. Die Erkrankungen können wie in Tab. 8.3 dargestellt weiter kategorisiert werden.

Tab. 8.3: Hereditäre Stomatozytose und verwandte Krankheitsbilder [151–160].

Auffälligkeit	Blutausstrich	Weitere Befunde	Genmutation
Hereditäre Stomatozytose, überhydrierte Variante	Stomatozyten	Milde bis schwere hämolytische Anämie	RHAG bei 6q12.3 [156]
Hereditäre Xerozytose oder hereditäre Stomatozytose, dehydrierte Variante	Targetzellen und manchmal Stomatozyten	Hämolytische Anämie oder kompensierte Hämolyse; perinatale Ödeme und Aszites können auftreten	PIEZO1 bei 16q24.3 [157, 158]
Familiäre Pseudohyperkaliämie	Unauffälliger Blutausstrich	Komplett kompensierte milde hämolytische Anämie; Kaliumverlust bei Raumtemperatur	PIEZO1 bei 16q24.3 [157, 158]
Kryohydrozytose	Stomatozyten	Milde bis moderate hämolytische Anämie; Kaliumverlust bei niedriger Temperatur	SLC4A1 bei 17q21.31 in den meisten Fällen [159]
Stomatin-defiziente Kryohydrozytose	Stomatozyten (2 Fälle)	Hämolytische Anämie mit erhöhtem Anionenverlust; Kryohydrozytose; Katarakt und neurologische Entwicklungsverzögerung	SLC2A1 bei 1p34.2 [160]

8.3.3.1 Hereditäre Stomatozytose

Unter dem Begriff der hereditären Stomatozytose fasst man eine heterogene Gruppe von seltenen, vererbten hämolytischen Anämien zusammen, bei denen ein Erythrozytenmembrandefekt zur Bildung hyperhydratierter Stomatozyten führt. Eine alternative Bezeichnung ist „hereditäre Stomatozytose, hyperhydrierte Variante" oder „Hydrozytose". Man findet einen ausgeprägten Kationeneinstrom. In der Mehrheit der Fälle ist die Ursache eine Mutation mit RHAG-Gen [156]. Die Erythrozytenmembran zeigt eine verminderte Expression von Stomatin; die Expression des Rhesus-assoziierten Glykoproteins (RHAG) ist gering reduziert und man findet ein RHAG-Protein, das sich elektrophoretisch abnormal verhält [156]. In Familien, bei denen die Stomatozytose als Teil eines Syndroms mit neurologischen Auffälligkeiten vorhanden ist, ist dieses Gen nicht involviert [156]. Die Hämolyse ist oft ausgeprägt und die Patienten haben einen chronischen Ikterus. Nach einer Splenektomie führt die Postsplenektomie-Thrombozytose gelegentlich zu Problemen. Eine interkurrente Parvovirus-B19-Infektion kann zu einer lebensbedrohlichen oder fatalen Anämie führen [161].

Blutausstrich und Erythrozytenindizes

Die Hämolyse kann kompensiert und die Anämie mild, moderat oder schwer sein. Der Blutausstrich zeigt eine unterschiedliche Anzahl an Stomatozyten, i. d. R. 10–30 % (Abb. 8.50). Es finden sich auch Makrozyten, Echinozyten und Targetzellen [156]. Man findet einen erhöhten

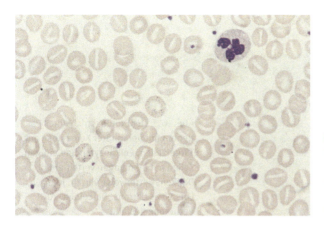

Abb. 8.50: Der Blutausstrich eines Patienten mit hereditärer Stomatozytose mit basophiler Tüpfelung und zahlreichen Stomatozyten. Dankenswerterweise von Dr. Carol Barton, Reading, zur Verfügung gestellt.

MCV und erniedrigten MCHC. Das Erythrozyten-Zytogramm zeigt vermehrt normochrome und insbesondere hypochrome Makrozyten. Der HDW ist erhöht. Die typischen Erythrozytenindizes sind Hb 80–100 g/l, MCV 120 fl, MCHC 280 g/l und Retikulozyten 10–30 % [124]. Eine Änderung der Erythrozytenindizes ex vivo kann diagnostisch hilfreich sein; eine Lagerung der Probe über Nacht, entweder bei Raumtemperatur oder bei 4 °C kann zu einem Anstieg des MVC von 95–98 fl auf 110–120 fl führen und damit zu einem Abfall des MCHC [127].

Differentialdiagnosen
Zu den Differentialdiagnosen gehören Diagnosen, die mit einer angeborenen oder – wesentlich häufiger – einer erworbenen Stomatozytose einhergehen (s. Kapitel 3). Rh-Defizienzen haben viele Ähnlichkeiten mit der hereditären Stomatozytose (s. Tab. 8.4). Der Blutausstrich zeigt ähnliche Zahlen an Stomatozyten zusammen mit wenigen Sphärozyten. Der Kationen-Efflux ist abnormal. Man findet eine milde Anämie oder eine gut kompensierte Hämolyse. Der Nachweis des völligen Fehlens der Rh-Antigene erlaubt eine eindeutige Diagnose. Stomatozyten finden sich auch bei der mediterranen Stomatozytose/Makrothrombozytopenie (s. u.) [162].

8.3.3.2 Hereditäre Xerozytose
Blutausstrich und Erythrozytenindizes
Einige Patienten sind anämisch und einige haben eine kompensierte Hämolyse. Der Blutausstrich (Abb. 8.51 und 8.52) zeigt Targetzellen, manchmal eine geringe Zahl an Stomatozyten, Echinozyten, irregulär kontrahierten Zellen und Zellen, bei denen das Hämoglobin in der Peripherie oder am Rand verklumpt ist [165]. Es findet sich eine Polychromasie und die Retikulozyten sind vermehrt. Die Stomatozyten zeigen sich manchmal besser in nassen Präparaten. Der MCV ist normal oder erhöht und der MCHC kann erhöht sein. RDW und HDW sind erhöht. Die Erythrozytenindizes sind typisch für das Hb 110–140 g/l, MCV 110–120 fl, MCHC 360–370 g/dl und Retikulozyten 5–10 % [124]. Das Erythrozyten-Zytogramm bei den Siemens-Geräten kann eine Population von hyperdensen Zellen zeigen.

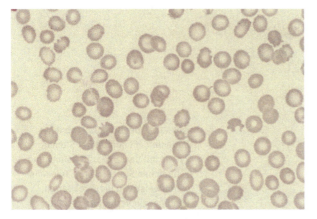

Abb. 8.51: Der Blutausstrich eines Patienten mit hereditärer Xerozytose mit Targetzellen, Poikilozyten und einigen Zellen mit inhomogen verteiltem Hb. Dankenswerterweise von Dr. Joan Luis Vives Corrons, Barcelona, zur Verfügung gestellt.

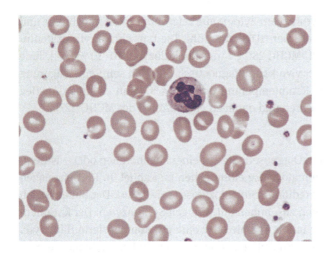

Abb. 8.52: Der Blutausstrich eines Patienten mit hereditärer Xerozytose mit Stomatozyten und einigen dichten Zellen mit geringer oder fehlender zentraler Aufhellung. Dankenswerterweise von Dr. Mark Layton, London, zur Verfügung gestellt.

Differentialdiagnose
Die Differentialdiagnose umfasst andere Ursachen von hämolytischen Anämien, insbesondere solche, die mit dem Auftreten von Stomatozyten und Targetzellen einhergehen.

Weitere Tests
Die osmotische Resistenz ist erhöht; es kann jedoch eine kleine Fraktion fragiler Zellen vorhanden sein. Der Nachweis einer Population von Erythrozyten mit erhöhtem MCHC kann diagnostisch hilfreich sein. Bei den Patienten kann, wenn die Messung des Kaliums im Serum verzögert durchgeführt wird, aufgrund des Verlusts von Kalium aus den Erythrozyten eine Pseudohyperkaliämie auftreten. Die saure Glycerol-Lysezeit ist normal und die EMA-Bindung kann normal oder erhöht sein [127].

8.3.3.3 Familiäre Pseudohyperkaliämie
Dieser Begriff bezieht sich auf eine heterogene Gruppe von angeborenen Erythrozytenmembrandefekten, die zu einem erhöhten Kalium-Efflux mit einem Verlust von Kalium aus den

Erythrozyten bei Raumtemperatur führt [155, 166]. Die Diagnose wird meist gestellt, wenn gehäuft falsch-erhöhte Kaliumwerte im Serum oder Plasma gemessen werden. In einigen Fällen ist diese Anomalie mit einer PIEZO-Mutation assoziiert, was für eine enge Beziehung zur hereditären Xerozytose spricht. Andere Fälle entsprechen wohl einer milden Verlaufsform der hereditären Kryohydrozytose [124].

Blutausstrich und Erythrozytenindizes
Man findet eine komplett kompensierte Hämolyse, sodass die Hb-Konzentration normal ist. Die Retikulozyten können leicht erhöht sein. Im Blutausstrich finden sich keine Stomatozyten. Es kann eine milde Makrozytose vorhanden sein und der MCV kann bei längerer Lagerung bei Raumtemperatur oder in der Kälte deutlich ansteigen [167].

Differentialdiagnose
Die Differentialdiagnose umfasst die hereditäre Stomatozytose und andere Defekte, die zu einer Pseudohyperkaliämie führen. Ein normaler oder fast normaler Blutausstrich und die milde Hämolyse unterscheiden die Erkrankung von ähnlichen Krankheitsbildern.

8.3.3.4 Kryohydrozytose

Dieser Ausdruck bezieht sich auf eine sehr seltene Gruppe von Erkrankungen mit erhöhtem Kationen-Efflux und Verlust von Kalium aus den Erythrozyten und einer Lyse der Erythrozytenmembran bei niedrigen Temperaturen [168]. Lagert man die Probe in der Kälte, so schwellen die Erythrozyten an, der MCV steigt und der MCHC fällt. Die Splenektomie betroffener Patienten konnte kein hämatologisches Ansprechen nachweisen [169]. Diese Ausprägung ist i. d. R. die Folge einer Mutation im SLC4A1-Gen (das für den Anionenaustauscher 1, Band-3-kodiert) [159]. Andere Patienten mit Mutationen in diesem Gen haben ebenso ein Kationen-Leck, zeigen aber Sphärozyten statt Stomatozyten und können als Variante der hereditären Sphärozytose aufgrund einer Band-3-Defizienz betrachtet werden [159].

Blutausstrich und Erythrozytenindizes
Es findet sich entweder eine hämolytische Anämie oder eine kompensierte Hämolyse. Der Blutausstrich zeigt Stomatozyten und Makrosphärozyten [169]. Der MCHC ist erhöht, wenn das Blut sofort gemessen wird, nimmt aber im Laufe der Lagerung ab, während der MCV zunimmt [155]. Diese Lagerungseffekte verstärken sich, wenn das Blut in der Kälte statt bei Raumtemperatur gelagert wird.

Differentialdiagnose
Die Differentialdiagnose umfasst andere Formen der hereditären Stomatozytose und andere Defekte, die zu einer Pseudohyperkaliämie führen. Die Fehldiagnose einer hereditären Sphärozytose kann gestellt werden, wenn bei Lagerung in der Kälte die Zahl der Makrosphärozyten ansteigt und die osmotische Resistenz abnimmt [169] und zusätzlich die EMA-Bindung reduziert ist [127].

Weitere Tests
Das Kalium im Plasma kann erhöht sein. Eine Lagerung über Nacht bei 4 °C führt zu Hämolyse und einem Anstieg des extrazellulären Kaliums.

8.3.3.5 Stomatin-defiziente Kryohydrozytose

Dieses sehr seltene Krankheitsbild hat einen Phänotyp, der zwischen dem der überhydrierten Stomatozytose (Stomatin-defiziente stomatoforme Erythrozyten) und der Kryohydrozytose (Erythrozyten sensitiv auf Kälte) liegt. Zugrunde liegt eine Mutation im SLC2A1-Gen [160]. Es findet sich eine moderate hämolytische Anämie mit krisenhaften Episoden. Des Weiteren finden sich assoziierte neurologische Auffälligkeiten (milde bis schwere mentale Retardierung, Krämpfe), Wachstumsretardierung, Katarakte und eine massive Hepatosplenomegalie [160, 170].

Bei einem Patienten mit diesem neurologischen Syndrom und Mutationen im SLC2A1-Gen wurden Echinozyten anstelle von Stomatozyten gefunden [171].

8.3.3.6 Sitosterolämie

Die Sitosterolämie (auch bekannt als Phytosterolämie) ist eine autosomal-rezessive Erkrankung, verursacht durch Mutationen im ABCG5- oder ABCG8-Gen (bei 2p21), was zu einer unselektiven und unrestringierten Absorption von diätetischem Cholesterol und pflanzlichen Cholesterol-ähnlichen Molekülen (Phytosterole) führt [172]. Phytosterole im Serum sind regelmäßig erhöht und Cholesterol kann auch erhöht sein. Zusätzlich zu den hämatologischen Manifestationen findet man typischerweise Kleinwuchs und Xanthome sowie Splenomegalie. Das Krankheitsbild wurde bei Nord- und Südeuropäern, Chinesen, Japanern und in einer indischen Familie beobachtet [162, 172]. Ein ähnliches Krankheitsbild, das bei Australiern mit Abstammung aus Griechenland oder vom Balkan (nur Adelaide und Perth) vor 1975 beobachtet wurde und mediterane Stomatozytose/Makrothrombozytose genannt wurde, ist wohl eine erworbene Erkrankung; es wurde postuliert, dass kontaminiertes Olivenöl die Ursache war [173].

Blutausstrich und Erythrozytenindizes
Es findet sich eine milde Hämolyse mit ausgeprägter Stomatozytose. Die Thrombozytenzahl ist erniedrigt und die Thrombozyten sind groß.

Differentialdiagnose
Die Differentialdiagnose beinhalten andere Ursachen einer Stomatozytose und andere Ursachen für eine Thrombozythämie mit großen Thrombozyten.

8.4 Andere Defekte der Erythrozytenmembran

Andere seltene angeborene Defekte der Erythrozytenmembran, die zu hämolytischen Anämien führen, sind in Tab. 8.4 zusammengefasst. Auch die familiäre Hypercholesterinämie geht mit einer Abnormalität der Erythrozytenmembran und einem reduzierten Erythrozytenüberleben ohne morphologische Auffälligkeiten einher [180]. Wenn diese Patienten mit Plasmapherese behandelt werden, nimmt die Hämolyse zu und eine Eisenmangelanämie entwickelt sich.

8.4.1 Anomalien der Erythrozytenenzyme

Die Erythrozyten enthalten viele Enzyme, die wichtig für die Zellintegrität sind. Die wichtigsten Stoffwechselwege sind die Glykolyse, die Energie für die Zelle bereitstellt, und der Pentosephosphatzyklus, der die Zelle vor oxidativem Stress schützt. Diese Stoffwechselwege sind in Abb. 8.53 und 8.54 dargestellt. Andere Enzyme sind für den Nukleotidstoffwechsel von Bedeutung. Störungen eines dieser Stoffwechselwege können zur hämolytischen Anämie führen. Individuelle Mutationen bei nichtsphärozytären hämolytischen Anämien sind in Human Gene Mutation Database (www.hgmd.org/) und Online Mendelian Inheritance in Man (www.omim.org/) aufgeführt.

8.4.1.1 Glukose-6-Phosphat-Dehydrogenase(G6PD)-Mangel

G6PD ist ein Enzym des Pentosephosphatzyklus. G6PD-Mangel kommt häufig vor bei ethnischen Gruppen wie Afrikanern, Einwohnern der karibischen Inseln afrikanischer Herkunft, schwarzen Amerikanern, Bevölkerungen um das Mittelmeer, im mittleren Osten, in Indien, in Südostasien und Papua-Neuguinea. Das Gen für die G6PD befindet sich auf dem X-Chromosom, sodass die meisten Patienten hemizygote Männer sind. In Bevölkerungen mit häufigen Genmutationen tritt die Störung auch bei homozygoten Frauen auf. Hämolyse wird auch bei Frauen nach Transplantation hämatopoetischer Stammzellen von einem Mann mit G6PD-Mangel beobachtet. In Teilen von Griechenland und des mittleren Ostens kann die Häufigkeit bei Männern 35–40 % betragen. In Abhängigkeit von der Schwere des G6PD-Mangels kann die Störung als neonataler Ikterus, kongenitale nichtsphärozytäre hämolytische Anämie oder intermittierende Hämolyse, ausgelöst durch oxidativen Stress, auftreten. Letzterer kann durch Infektionen, Fava-Bohnen, Naphthalen oder Oxidantien ausgelöst werden. Bei G6PD-Mangel in den Mittelmeerländern fällt eine leichte Reduktion der Erythrozytenüberlebenszeit, Erniedrigung des Haptoglobins und leichte Anämie auf [181, 182]. Ein neonataler Ikterus kann bei einem Drittel der betroffenen männlichen Patienten auftreten und ist mehr auf eine Leberschädigung als auf Hämolyse zurückzuführen [183]. Intermittierende Oxidantien-induzierte Hämolyse kann akut und z. T. intravaskulär mit Hämoglobinurie und Ikterus auftreten.

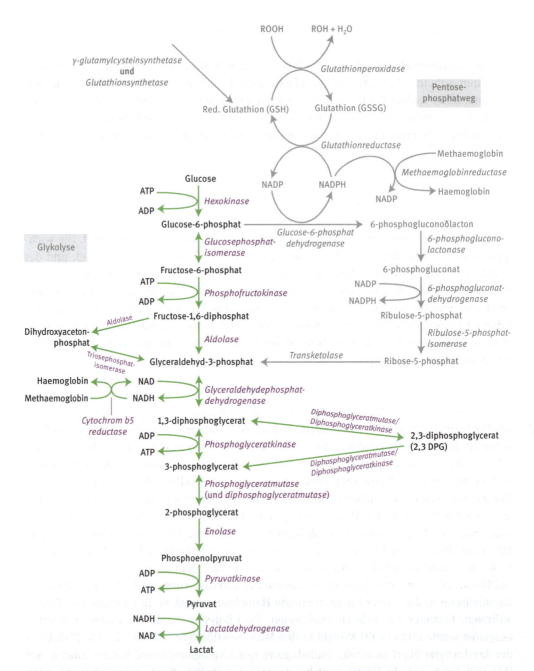

Abb. 8.53: Embden-Meyerhof-Stoffwechsel.

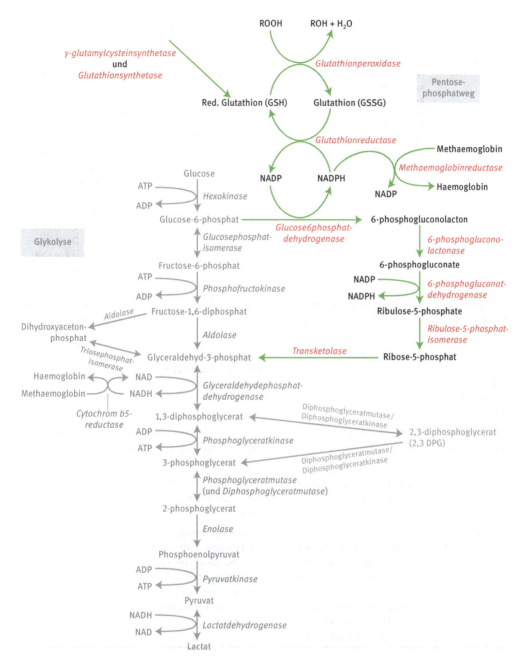

Abb. 8.54: Pentosephosphatzyklus und Stoffwechselwege, die das Reduktionspotential der Erythrozyten aufrechterhalten.

Tab. 8.4: Andere seltene hereditäre hämolytische Anämien infolge Erythrozytenmembrandefekten [171, 174–179].

Defekt	Antigendefekt oder biochemischer Defekt und genetische Anomalie (falls bekannt)	Hämatologie	Assoziierte Anomalien
McLeod-Phänotyp [174]	Kx-Antigen-Mangel kodiert durch KX-Gen (Xp21); Kell-Antigene generell reduziert	Akanthozytose, kompensierte Hämolyse	Spätes Auftreten von muskulären und neurologischen Anomalien (Neuropathie und choreiforme Bewegungen), Kardiomyopathie; Assoziation mit chronischer granulomatöser Erkrankung, Duchenne-Muskeldystrophie und Retinitis pigmentosa möglich
Neuroakanthozytose [175]	Normale Kell- und Kx-Antigene, Mutation im CHAC- oder JP3-Gen	Akanthozytose	Dystone und choreiforme Bewegungen (atypische Huntington-Erkrankung)
Akanthozytose mit Erythrozyten-Anionen-Leck [176, 177]	SLC4A1-Mutation	Akanthozytose mit erhöhtem Erythrozyten-Anionen-Leck	
Echinozytose mit Kationen-Leck	SLC2A1-Mutation	Echinozytose, Kationen-Leck in Erythrozyten	Belastungsinduzierte Dyskinesien [171]
Angeborener CD59-Mangel [178]	autosomal-rezessiv-vererbter CD59-Mangel	Chronische hämolytische Anämie ähnlich PNH	
Rh-Defizit-Syndrom [179]	– Rh0 – Mangel aller Rh-, LW- und FyS-Antigene, reduzierte CD47-, Ss- und U-Expression – Rh$_{MOD}$ – Reduzierte Expression von Rh-Antigenen infolge Mutation im RHAG-Gen	Chronische hämolytische Anämie oder kompensierte Hämolyse mit Sphärozyten und Stomatozyten; verminderte osmotische Resistenz	

Blutbild und Blutausstrich

Bei den meisten Patienten mit G6PD-Mangel ist das Blutbild unauffällig. Nur während einer hämolytischen Krise sind charakteristische Veränderungen im Blutausstrich zu sehen (Abb. 8.55 und 8.56). Man sieht irregulär kontrahierte Erythrozyten mit Ausstülpungen der Erythrozytenmembran durch Heinz-Körperchen. Defekte der Zellgrenzen können vorkommen („Bisszellen"), wahrscheinlich durch Entfernung von Heinz-Körperchen in der Milz. In

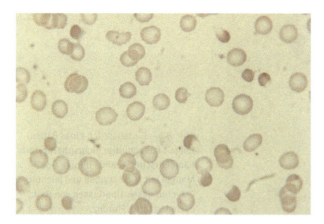

Abb. 8.55: Blutausstrich eines afrokaribischen Kindes mit G6PD-Mangel, das an akuter Hämolyse mit Anämie erkrankte. Es sind kontrahierte Zellen, Erythrozytenschatten und eine Zelle mit Ausstülpungen infolge eines Heinz-Körperchens zu sehen. Der Heinz-Körperchen-Test war positiv.

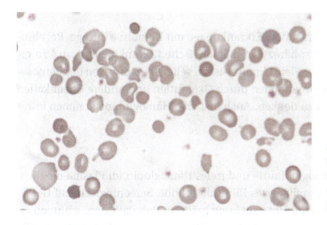

Abb. 8.56: Blutausstrich eines Patienten mit akuter Hämolyse bei G6PD-Mangel. Es sind „Bisszellen" und eine Zelle mit vom Zellrand abgelöstem Hämoglobin zu sehen.

anderen Zellen hat sich das Hämoglobin in dichten Massen konzentriert, die nur die Hälfte der Zelle ausfüllen („hemighosts" oder „blister cells"). Bei sehr akuter Hämolyse können auch ganze Erythrozytenschatten auftreten. Auf dem Höhepunkt der Hämolyse tritt als Folge der Neutrophilie auch eine Leukozytose auf. Einige Tage nach dem oxidativen Stress kann das Hb infolge des Abbaus der geschädigten Erythrozyten durch die Milz weiter abfallen. Danach kommt es durch den Anstieg der Retikulozyten zur Polychromasie.

Im Stadium der chronischen Hämolyse bei schwerem G6PD-Mangel (Abb. 8.57) sind im Blutausstrich Anisozytose, Poikilozytose, basophile Tüpfelung, Makrozytose und Polychromasie zu sehen. Die Hämolyse kann durch Infektion oder oxidativen Stress verstärkt werden. Patienten mit G6PD-Mangel und chronischer nichtsphärozytärer hämolytischer Anämie haben eine Verminderung von Hb, RBC und Hct sowie erhöhtes MCV und MCH. Während verstärkter Hämolyse sind Hb, RBC und Hct vermindert zusammen mit einem erhöhten RDW. Bei sehr starker Hämolyse ist auch das MCHC erhöht. In der Erholungsphase nach Hämolyse steigen RDW, MCV, MCH und HDW weiter an.

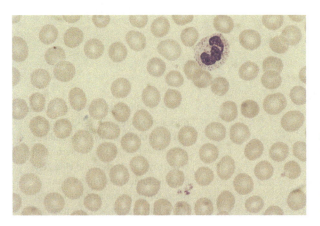

Abb. 8.57: Blutausstrich eines Patienten mit kongenitaler nichtsphärozytärer hämolytischer Anämie infolge G6PD-Mangel mit Makrozytose und leichter Polychromasie. Überlassen von Prof. Lucio Luzzatto, Florenz.

Differentialdiagnose
In der Neonatalperiode kommen auch andere Erkrankungen mit Hämolyse infrage. Bei chronischer Hämolyse sind andere nichtsphärozytäre hämolytische Erkrankungen (s. u.) zu erwägen. Bei Patienten mit intermittierender Hämolyse ist an seltenere Störungen des Pentosephosphatzyklus und an hämolytische Anämien durch Oxidantien und andere Chemikalien ohne nachweisbaren Enzymmangel zu denken. Auch instabile Hämoglobine kommen infrage.

Weitere Untersuchungsmethoden
Während einer Hämolyse sind Hämoglobinurie und freies Hämoglobin im Plasma möglich. Haptoglobin ist vermindert und unkonjugiertes Bilirubin erhöht. Screeningtests auf G6PD-Mangel sind geeignet, besonders bei der Untersuchung größerer Populationen. Während einer hämolytischen Episode können Screeningtests normal sein wegen relativ hoher G6PD-Werte in den Retikulozyten. Bei heterozygoten Frauen mit starker Hämolyse können die Erythrozyten mit verminderter G6PD selektiv lysiert werden (184). In manchen Ländern mit häufigem G6PD-Mangel wird das neonatale Screening mit Nabelschnurblut durchgeführt.

8.4.1.2 Pyruvatkinasemangel
Bei diesen Patienten liegt ein Enzymdefizit im Bereich der Glykolyse vor. Die Häufigkeit entspricht mit 1 auf 20.000 etwa der des G6PD-Mangels [185]. Besonders häufig tritt dieser Enzymdefekt bei den Amischen, einer Bevölkerungsgruppe in den USA, auf. Der Enzymmangel ist rezessiv. Die Stärke der Anämie ist sehr variabel. Selten sind Transfusionen notwendig. Ein Hydrops fetalis kann auftreten [185]. Extramedulläre Hämatopoese kann zur Rückenmarkkompression führen [185]. Auch Ulcera crura sind möglich [186]. Die Anämie kann durch Infektionen, oxidativen Stress, Schwangerschaft, orale Antikonzeptiva und eine Parvovirus-B19-Infektion bedingt sein [187]. Eisenüberladung kann speziell bei Patienten mit heterozygoter Hämochromatose auftreten. Pyruvatkinasemangel geht mit erhöhten Konzentrationen von 2,3-Diphosphoglycerat einher. Dadurch sind die Symptome geringer als es die Stärke der Anämie erwarten ließe.

Blutbild und Blutausstrich

Die Anämie ist chronisch und sehr variabel. Der Blutausstrich (Abb. 8.58) zeigt nur unspezifische Veränderungen wie Anisozytose, Makrozytose und Polychromasie. Ovalozyten, Elliptozyten und einige deformierte Stachelzellen können auftreten. In einer

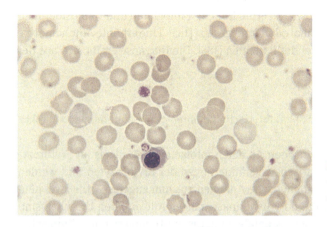

Abb. 8.58: Blutausstrich eines Patienten mit Pyruvatkinasemangel mit Anisozytose, Makrozytose, Polychromasie und einem Erythroblasten.

Studie traten bei 15 % von 61 Patienten 3–30 % solcher deformierter Stachelzellen auf [185]. Es wurde angenommen, dass es sich um ATP-verarmte Erythrozyten am Ende ihrer Lebensspanne handelt. Die Elliptozyten wurden auf Dyserythropoese bezogen. Bei einer erheblichen Anzahl von Elliptozyten kommt auch ein zusätzlicher Membrandefekt infrage [188]. Die Retikulozytenzahl ist erhöht, aber wegen des erhöhten 2,3-Diphosphoglycerats weniger als dem erniedrigten Hb entsprechen würde. Leukozytopenie kann durch Hypersplenismus bedingt sein.

Nach Splenektomie steigen Hb, MCV und MCH meist an. Bei einigen Patienten treten deformierte Stachelzellen auf, die Akanthozyten oder abnormen Echinozyten ähnlich sind [189] (Abb. 8.59). Es kann trotz Besserung der Hämolyse zu einem paradoxen Anstieg der Retikulozyten kommen.

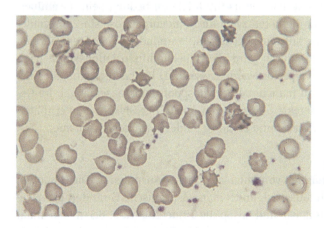

Abb. 8.59: Blutausstrich eines Patienten mit Pyruvatkinasemangel nach Splenektomie mit Makrozytose und Akanthozytose.

Differentialdiagnose
Andere kongenitale nichtsphärozytäre Anämien müssen ausgeschlossen werden (s. u.).

Weitere Untersuchungsmethoden
Die Hämolyse führt zu erhöhtem indirektem Bilirubin und erhöhter LDH. Bei einigen Patienten kommt es durch intravasale Hämolyse zu erniedrigtem Haptoglobin und Hämosiderin im Urin. Die osmotische Resistenz ist normal oder herabgesetzt [185]. Eine erhöhte Autohämolyse findet sich nur bei etwa einem Fünftel der Patienten [185]. Die Diagnose ergibt sich aus der Untersuchung der Pyruvatkinase.

8.4.1.3 Kongenitale nichtsphärozytäre hämolytische Anämien durch andere Enzymdefekte der Erythrozyten

Eine Reihe von angeborenen hämolytischen Anämien infolge eines Mangels an Erythrozytenenzymen haben keine charakteristischen Veränderungen der Erythrozyten und werden als kongenitale nichtsphärozytäre hämolytische Anämien zusammengefasst. Die zwei häufigsten Ursachen sind G6PD-Mangel und Pyruvatkinasemangel. Alle anderen Ursachen sind sehr selten. Sie kommen in Betracht bei neonatalem Ikterus mit Hämolyse oder chronischer Hämolyse bei älteren Kindern und Erwachsenen. Neonataler Ikterus wird hauptsächlich bei G6PD-Mangel beobachtet. Der Enzymdefekt betrifft die Glykolyse, den Pentosephosphatzyklus, die Glutathionsynthese und ihren Stoffwechsel und den Nukleotidstoffwechsel. Diese hämolytischen Anämien sind in den Tab. 8.5–8.7 zusammengefasst. Außerdem wird ein Glycerinaldehyd-3-Phosphat-Dehydrogenase-Mangel als Ursache einer hämolytischen Anämie vermutet [186]. Diese Erythrozytenenzymdefekte werden meist autosomal-rezessiv vererbt. Ausnahmen sind der G6PD-Mangel und der Phosphoglyceratkinasemangel, die X-chromosomal-rezessiv vererbt werden, und das Enolasedefizit, das autosomal-dominant vererbt wird. Sehr selten ist der Adenosindesaminaseexzess, der autosomal-dominant vererbt wird [193]. Die Hämolyse kann durch Infektionen oder Schwangerschaft verstärkt werden. Bei Defekten des Pentosephosphatzyklus oder der Glutathionsynthese können Infektionen, Arzneimittel und Fava-Bohnen zur verstärkten Hämolyse führen [214]. Eine plötzliche Zunahme der Anämie kann durch eine Parvovirus-B19-Infektion bedingt sein. Eisenüberladung kann bei Patienten auftreten, die heterozygot für Hämochromatose sind. Enzymdefekte, die am Anfang der Glykolyse auftreten, gehen mit verminderten Konzentrationen von 2,3-Diphosphoglycerat einher. Dadurch wird die Sauerstoffdissoziationskurve nach links verschoben und die Anämiesymptome werden verstärkt. Beobachtet wird dies bei Diphosphoglyceratmutasemangel und manchmal bei Phosphofruktokinasemangel. Im Gegensatz dazu kommt es bei Enzymdefekten im späteren Ablauf der Glykolyse zu erhöhten Konzentrationen an 2,3-Diphosphoglycerat und damit zu milderen Anämiesymptomen.

Blutbild und Blutausstrich
Diese Anämien sind chronische Anämien von unterschiedlicher Ausprägung. Die Hämolyse kann auch kompensiert sein. Im Blutausstrich findet man unspezifische Veränderungen wie Anisozytose, Makrozytose, Polychromasie und basophile Tüpfelung (Abb. 8.57). Manchmal sind einzelne Echinozyten oder Poikilozyten zu sehen [190]. Echinozyten wurden bei Trio-

Tab. 8.5: Klinisches Bild und Erbgang von Enzymmängeln der Glykolyse (meist mit kongenitaler nichtsphärozytärer Anämie) [101, 186, 190–204].

Enzyme	Häufigkeit	Erbgänge	Begleitende Störungen
Hexokinase [196, 197]	selten; mind. 17 Familien bekannt	AR* HK1-Gen (10q22,1); mind. 7 bekannte Mutationen	Multiple kongenitale Anomalien, latenter Diabetes mellitus oder psychomotorische Retardierung in einigen Fällen
Glukosephosphatisomerase [198]	dritthäufigstes Enzymdefizit mit hämolytischer Anämie; mind. 50 Familien unter Europäern, Afroamerikanern, Türken, Japanern und Juden	AR GPI-Gen (19q13.11); mind. 19 bekannte Mutationen	Fünf Mutationen assoziiert mit Myopathie, mentaler Retardierung, neurologischen Symptomen und Dysfunktion der Granulozyten
Phosphofruktokinase+ [195, 199]	selten; wenigstens 39 Familien unter Kaukasiern, Japanern und Juden	AR PFKM-Gen (12q13) oder PEKL-Gen (21q22.3)	Myopathie (Typ-VII-Glykogenspeicherkrankheit) bei der Hälfte der PFKM-Mutationen, Myopathie auch ohne Hämolyse möglich; einige Patienten asymptomatisch
Aldolase [195, 200, 201]	sehr selten; mind. 6 Fälle	AR ALDOA-Gen (6q22–23)	Mentale Retardierung, multiple angeborene Anomalien; Typ-VI-Glykogenspeicherkrankheit bei einem Kind; Myopathie in 2 Fällen (Rhabdomyolyse möglich)
Triosephosphatisomerase [195, 202, 203]	selten; mind. 35 Fälle	AR, mind. 14 bekannte Mutationen im TPI1-Gen (12p13)	Meist progressive neuromuskuläre und kardiale Dysfunktion; manchmal mentale Retardierung; erhöhte Infektionsneigung; Tod in utero oder in früher Kindheit
Phosphoglyceratkinase [195, 199]	selten; mind. 29 bekannte Familien	X-chromosomal-rezessiv PGK1-Gen (Xq21.1); mind. 17 Varianten	Keine assoziierten Defekte oder Myopathie mit belastungsinduzierter Rhabdomyolyse, mentaler Retardierung und progressiver neurologischer Dysfunktion; Myopathie und bekannte neurologische Dysfunktion ohne Hämolyse möglich

Tab. 8.5: (fortgesetzt)

Enzyme	Häufigkeit	Erbgänge	Begleitende Störungen
2,3 Diphosphoglyceratmutase [195]++	selten; ca. 20 Fälle	AR BPGM-Gen (7q33)	
Enolase [195]	sehr selten; 3 bekannte Familien; mit Enolasemangel, aber Kausalität der Hämolyse nicht gesichert	AD ENO1-Gen (1q36.23); keine Mutationen identifiziert	Bei diesen Familien Enolase auf die Hälfte erniedrigt bei Sphärozytose und AD-Vererbung
Pyruvatkinase [195, 204]	ähnlich G6PD-Mangel; mehr als 500 Fälle gesichert; $50/10^6$ Kaukasier	AR PKLR-Gen (1q22); mehr als 160 Mutationen bekannt	
Laktatdehydrogenase [195]+++	sehr selten	AR LDHA-Gen (11p15) oder LDHB-Gen (12p12.1)	

AR = autosomal-rezessiv; AD = autosomal-dominant; * autosomal-dominant bei 2 Familien mit ungewöhnlichen morphologischen Veränderungen; + kann mit hämolytischer Anämie, kompensierter Hämolyse und milder Polyzythämie verknüpft sein; ++ wegen verminderter 2,3-DPG Polyzythämie häufiger als Anämie; +++ reduzierte Enzymspiegel, aber keine Anämie

Tab. 8.6: Klinisches Bild und Erbgang von Mangel oder Überschuss von Enzymen des Nukleotidstoffwechsels (meist mit kongenitaler nichtsphärozytärer Anämie) [101, 186, 192–194, 205–210].

Enzyme	Häufigkeit	Erbgänge	Begleitende Störungen
Adenylatkinase [195, 205, 206]	selten	AR AK1-Gen (9q34.11); mind. 7 Mutationen bekannt	Mentale Retardierung bei einigen Patienten
Pyrimidin-5'-Nucleotidase [37, 207, 208]	selten; ca. 64 Fälle in 54 Familien	AR NT5C3A (7p14.3)	Mögliche Assoziation mit Lernschwierigkeiten in 7 Fällen [208, 209]
Adenosindesaminase-exzess	selten	AD ADA-Gen (20q13.2)	[210]

sephosphatisomerasemangel (Abb. 8.60) [218], Aldolasemangel [219], Phosphoglyceratkinasemangel [220] und Glukosephosphatisomerasemangel (Abb. 8.61) beobachtet. Einige irregulär verdichtete Erythrozyten wurden bei Triosephosphatisomerasemangel [221] und einige Stomatozyten [222] bei Glukosephosphatisomerasemangel gesehen. Irregulär verdichtete Erythrozyten wurden auch bei gestörter Glutathionsynthese gesehen (Abb. 8.62). Bei Adenylatkinasemangel wurden einige Elliptozyten, Sphärozyten, Schistozyten und Stomatozyten gesehen [223, 224]. Bei Glutathionsynthetasemangel wurden Tränentropfen-Erythrozyten (tear-

Tab. 8.7: Klinisches Bild und Erbgang von Enzymmängeln im Hexosemonophosphatshunt und im Glutathionstoffwechsel (mit kongenitaler nichtsphärozytärer Anämie) [101, 192–195, 211–217].

Enzyme	Häufigkeit	Erbgänge	Begleitende Störungen
Glukose-6-Phosphat-Dehydrogenase [211]	ähnlich Pyruvatkinase bei chronischen hämolytischen Anämien	X-chromosomal G6PD-Gen (Xq28)	Neonataler Ikterus
γ-Glutamylcystein-synthetase [212, 213]	selten; Kaukasier, Japaner, Marokkaner, kaukasisch-amerikanische Indianer	AR GCLC-Gen (6p12.1)	Spinocerebellare Störung oder Neuropathie und mentale Retardierung bei 4 von 9 Patienten, Aminoazidurie bei 2 Patienten
Glutathionsynthetase [214, 215]	selten; GSS-Gen (20q11.22)	AR	Mentale Retardierung, Ataxie und metabolische Azidose mit 5-Oxoprolinurie in einigen Fällen mit generalisiertem mehr als erythrozytärem Defizit; intermittierende Neutropenie möglich
Glutathionperoxidase [195, 216]	selten; Engländer, Polen, Syrer, Juden, Schwarze, in mediterranen Ländern	autosomal GPX1 (3p21.31)	Neonataler Ikterus und Medikamenten-induzierte Hämolyse bei Heterozygoten, kompensierte Hämolyse bei Homozygoten
Glutathionreduktase [195, 217]	selten	AR GSR-Gen (8p12)	Katarakte, Favismus, neonataler Ikterus nicht durch Hämolyse bedingt

drops) gefunden [214]. Einige Verwandte mit 2,3-Diphosphoglyceratmutasemangel zeigten Mikrosphärozyten im Blutausstrich [225]. Bei Enolasemangel wurden ebenfalls Mikrosphärozyten beschrieben [193, 195]. Bei Pyrimidin-5'-Nucleotidase-Mangel wurde starke basophile Tüpfelung gefunden (Abb. 8.63), wenn der Blutausstrich von heparinisiertem oder nichtantikoaguliertem Blut hergestellt wurde. Einige Sphärozyten und Akanthozyten wurden ebenfalls gesehen. Die Retikulozytenzahl war erhöht. Einige Patienten waren leukozytopenisch infolge Hypersplenismus.

Nach Splenektomie stiegen Hb, MCV und MCH an. Eine erhebliche Thrombozytose kann auftreten. Splenektomie war nicht erfolgreich bei Pyrimidin-5'-Nucleotidase-Mangel [207].

Differentialdiagnose

Sehr selten sind die angeborene Xerozytose und Stomatozytose. Außerdem kommen einige Porphyrien und Bleivergiftung infrage. Die angeborene erythropoetische Porphyrie kann mit chronischer Hämolyse einhergehen. Im Blutausstrich findet man Anisozytose, Poikilozytose, basophile Tüpfelung und Polychromasie [226]. Auch Howell–Jolly-Körperchen sind oft zu sehen. Schlanke purpurviolette Kristalle wurden in den Erythrozyten gesehen, wobei es sich um kristallisiertes Porphyrin handeln könnte [227]. Hypersplenismus mit Leukozytopenie und Thrombozytopenie wird häufig beobachtet [226]. Starke basophile Tüpfelung wird sowohl bei Bleivergiftung als auch bei Pyrimidin-5'-Nucleotidase-Mangel beobachtet. Nach der Neuge-

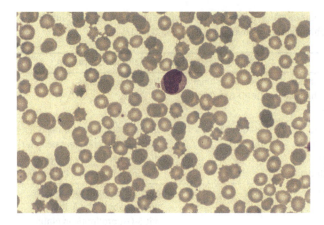

Abb. 8.60: Blutausstrich eines Patienten mit Triosephosphatisomerasemangel mit Echinozyten. Mit Erlaubnis von Joan Vives Corrons.

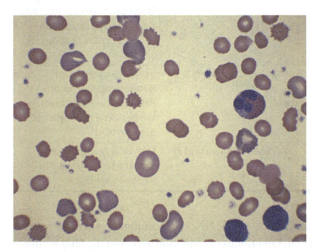

Abb. 8.61: Blutausstrich eines Patienten mit Glukosephosphatisomerasemangel mit Echinozyten.

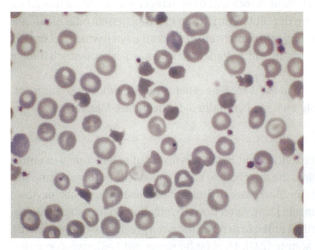

Abb. 8.62: Blutausstrich eines Patienten mit Glutathionperoxidasemangel während einer akuten hämolytischen Krise mit irregulär kontrahierten Zellen, Polychromasie und einem Erythrozyten mit einem Howell–Jolly-Körperchen infolge eines funktionellen Hyposplenismus durch Milzüberladung während akuter Hämolyse. Überlassen von Dr. Mark Layton.

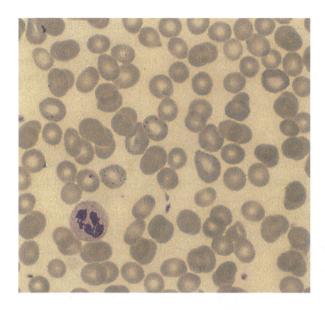

Abb. 8.63: Blutausstrich eines Patienten mit Pyrimidin-5′-Nucleotidase-Mangel mit auffälliger basophiler Tüpfelung. Überlassen von Dr. Luis Vives Corrons.

borenenperiode kommen auch Morbus Wilson, angeborene erythropoetische Porphyrie und erworbene hämolytische Anämien infrage.

Weitere Untersuchungsmethoden
Angeborene nichtsphärozytäre Anämien zeigen die bekannten Hämolysebefunde wie erhöhtes indirektes Bilirubin, reduziertes Haptoglobin und Hämosiderinurie. Die osmotische Resistenz der Erythrozyten ist normal. Eine endgültige Diagnose ist nur durch den Nachweis von Enzymdefekten in Spezialabors möglich. Die angeborene erythropoetische Porphyrie zeigt in den Erythrozyten und in zirkulierenden Erythroblasten Fluoreszenz im UV-Licht.

8.5 Erworbene hämolytische Anämien

8.5.1 Erworbene immunhämolytische Anämien

8.5.1.1 Autoimmunhämolytische Anämien durch Wärmeantikörper
Die meisten autoimmunhämolytischen Anämien (AIHA) sind durch Wärmeantikörper (meist IgG) bedingt, die gegen Antigene der Erythrozytenmembran gerichtet sind. Die phagozytierenden Zellen der Milz und weniger auch der Leber entfernen die gesamte Zelle oder Teile der Erythrozytenmembran, an die Immunglobuline und manchmal auch Komplement gebunden sind. Die Entfernung von Teilen der Erythrozytenmembran führt zur Entstehung von Sphärozyten. AIHA treten primär auf oder sekundär bei chronischer lymphatischer Leukämie, Non-Hodgkin-Lymphomen, Morbus Hodgkin, Ovarialkarzinom oder DiGeorge-Syndrom. Bei einigen Patienten mit AIHA oder Evans-Syndrom (autoimmunhämolytische Anämie mit Autoimmunthrombozytopenie) findet man im peripheren Blut monoklonale B-Lymphozyten [229]. Selten wird eine AIHA durch Medikamente wie α-Methyldopa, Levodopa,

Interferon α oder Mefenaminsäure ausgelöst [230]. Es wurde über einen Patienten mit Candidatus-Mycoplasma-haemohominis-Infektion berichtet [231]. AIHA kann beim Wiskott-Aldrich-Syndrom auftreten [232]. AIHA durch Wärmeantikörper kann sich nach allogener hämatopoetischer Stammzelltransplantation oder nach solider Organtransplantation entwickeln (233).

Blutbild und Blutausstrich
Im Blutausstrich sieht man Sphärozyten und manchmal Polychromasie und polchromatische Makrozyten (Abb. 8.64). Selten werden phagozytierte Erythrozyten in Segmentkernigen und Monozyten beobachtet. In schweren Fällen können Erythroblasten, Myelozyten und Metamyelozyten gesehen werden. Bei manchen Patienten findet man Tränentropfen-Erythrozyten (teardrops), die nach Splenektomie verschwinden [234]. Eine begleitende Immunthrombozytopenie ist möglich. Sehr selten ist eine Immunpanzytopenie mit Neutropenie. Im Blutausstrich können sich manchmal die Zellen einer CLL, einer LGL-Leukämie, eines Non-Hodgkin-Lymphoms oder eines angioimmunoblastischen T-Cell-Lymphoms zeigen.

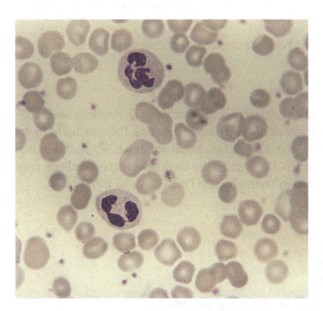

Abb. 8.64: Blutausstrich eines Patienten mit autoimmuner hämolytischer Anämie mit Sphärozyten und polychromatischen Makrozyten.

Hb, RBC und Hct sind vermindert, MCH und MCV können normal oder erhöht sein. Auch MCHC kann erhöht sein bei Messung mit Geräten, die für diesen Parameter empfindlich sind. RDW und HDW sind erhöht. Die Retikulozytenzahl ist erhöht. Einige Zählgerate zeigen eine Hyperchromie an. Das Erythrozyten-Zytogramm unterscheidet sich nicht von dem bei hereditärer Sphärozytose. Aufgrund einer stärkeren Hämolyse wird eine Population von hypochromen und normochromen Makrozyten sichtbar. Diese Zellen entsprechen Retikulozyten (Abb. 8.65).

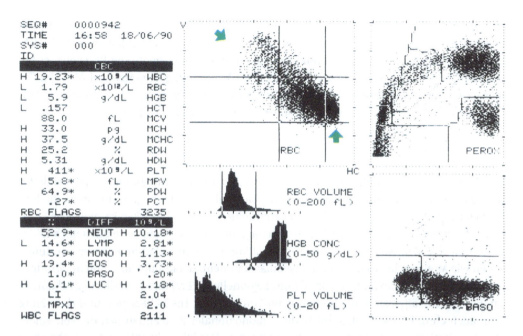

Abb. 8.65: Bayer-H.2-Erythrozyten-Histogramm und -Zytogramm eines Patienten mit autoimmuner hämolytischer Anämie und mit Sphärozyten und hypochromen Makrozyten, wobei es sich um Retikulozyten handelt. Es findet sich außerdem eine Eosinophilie im Peroxidasekanal.

Differentialdiagnose

Zu denken ist an die hereditäre Sphärozytose und andere immunhämolytische Anämien. Manchmal sind agglutinierte Erythrozyten, Erythrozytenphagozytose in Monozyten und Rosettenbildung von Erythrozyten um Segmentkernige [235] zu sehen, die auf eine Immungenese hindeuten. Meist jedoch ist die AIHA im Blutausstrich nicht von hereditärer Sphärozytose zu unterscheiden. Andere immunhämolytische Anämien sind die paroxysmale nächtliche Hämoglobinurie, die Arzneimittel-induzierte hämolytische Anämie und die alloimmune hämolytische Anämie einschließlich verzögerter Transfusionsreaktionen. Bei letzteren zeigt sich ein dimorphes Bild, da nur die transfundierten Erythrozyten betroffen sind (s. Abb. 3.30).

Die chronische hämolytische Anämie durch Kälteagglutinine kann im Blutausstrich von der AIHA durch Wärmeantikörper unterschieden werden. Agglutinierte Erythrozyten sind wesentlich häufiger und Sphärozyten seltener.

Die paroxysmale Kältehämoglobinurie und die Arzneimittel-induzierte immunhämolytische Anämie können einige Sphärozyten zeigen. Die Unterscheidung ist jedoch aufgrund der Anamnese möglich.

Weitere Untersuchungsmethoden

Ein positiver direkter Antiglobulintest (Coombs-Test) ist entscheidend für die Unterscheidung von AIHA und hereditärer Sphärozytose. Auch freie Autoantikörper können im indirekten Antiglobulintest im Plasma nachgewiesen werden. Der direkte Antiglobulintest ist bei 99 %

der Patienten mit AIHA positiv. Ein negatives Ergebnis ist bei IgA- oder IgM-Autoantikörpern oder bei niedriger Affinität von IgG-Antikörpern möglich [237]. Selten kommen Anti-DNA-Antikörper oder Antikörper gegen nukleäre Faktoren vor. Die osmotische Resistenz ist bei beiden hämolytischen Anämien herabgesetzt. Die EMA-Bindung ist normal bei AIHA im Gegensatz zur hereditären Sphärozytose. Bei Kindern kann ein Evans-Syndrom die initiale Präsentation eines autoimmunen lymphoproliferativen Syndroms sein [238].

8.5.1.2 Kälteantikörper-induzierte hämolytische Anämie

Eine Hämolyse kann durch Autoantikörper induziert werden, die ihre maximale Aktivität bei niedrigen Temperaturen haben. Es handelt sich dabei meist um IgM-Antikörper, die Erythrozytenagglutination und Komplement-vermittelte Hämolyse bewirken können. Das klinische Bild ist durch Hämolyse und Erythrozytenagglutination in kleinen Gefäßen nach Kälteexposition charakterisiert. Polyklonale Kälteantikörper können akut im Rahmen von Infektionen wie Mononucleosis infectiosa, Mycoplasma-pneumoniae-Infektion, Röteln, Windpocken, Cytomegalie-Infektion, HIV-Infektion, Legionellose [239] und Brucellose [240] auftreten. Bei diesen Fällen steht die Hämolyse im Vordergrund. Die Kälteagglutinin-Erkrankung kann auch chronisch verlaufen mit Bildung monoklonaler Kälteantikörper, die von einem Klon neoplastischer Lymphozyten produziert werden. Das klinische Bild ist durch Hämolyse und Akrozyanose nach Kälteexposition charakterisiert.

Kälteantikörper nach Masern oder anderen Virusinfektionen können zur paroxysmalen Kältehämoglobinurie führen (s. u.).

Blutbild und Blutausstrich

Bei akuter Hämolyse zeigt der Blutausstrich (Abb. 8.66) agglutinierte Erythrozyten, Sphärozyten und Polychromasie. Manchmal sieht man einzelne phagozytierte Erythrozyten. Atypische Lymphozyten können im Rahmen der auslösenden Infektion auftreten. Bei der chronischen Kälteagglutinin-Krankheit stehen agglutinierte Erythrozyten im Vordergrund (s. Abb. 3.2). Im automatischen FBC kommt es durch die agglutinierten Erythrozyten zu einer artifiziellen Erhöhung von MCV, MCH und MCHC bei den Impedanzgeräten von Coulter und weniger deut-

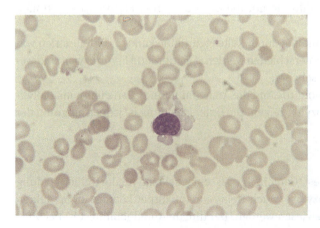

Abb. 8.66: Blutausstrich eines Patienten mit akuter hämolytischer Anämie durch Anti-i-Autoantikörper als Komplikation einer infektiösen Mononukleose. Zu sehen sind mehrere Sphärozyten, ein einzelnes kleines Agglutinat und ein atypischer Lymphozyt.

lich bei den optischen Zählgeräten wie der Siemens-H.1- und -Advia-Serie. Histogramme und Zytogramme zeigen zwei Populationen von Erythrozyten, wobei die Makrozyten agglutinierte Erythrozyten sind. Nach Erwärmen der Blutprobe verschwindet dieser Befund.

Differentialdiagnose
Differentialdiagnostisch kommen andere Erkrankungen mit akuter Hämolyse, Erythrozytenagglutination und Sphärozytose infrage. Der Blutausstrich bei akuter paroxysmaler Kältehämoglobinurie kann sehr ähnlich aussehen.

Weitere Untersuchungsmethoden
Der direkte Antiglobulintest für Komplement und der Nachweis von Kälteagglutininen sichern die Diagnose. Diese sind vom Typ IgM und zeigen häufiger eine Anti-I-Spezifität und seltener eine Anti-i-Spezifität. Bei Mykoplasmeninfektion findet man meist anti-I, bei Mononukleose meist anti-i. Kälteagglutinine kommen auch bei Gesunden vor. Bei Patienten mit hämolytischer Anämie sind sie hochtitrig mit breiter Temperaturamplitude.

8.5.1.3 Paroxysmale Kältehämoglobinurie (PCH)

Diese hämolytische Anämie ist durch biphasische Antikörper vom Typ Donath-Landsteiner bedingt. Diese biphasischen Antikörper werden bei niedriger Temperatur an die Erythrozyten gebunden und führen bei 37 °C zur Komplement-Aktivierung. Die Antikörper sind vom Typ IgG mit Anti-P-Spezifität. Die chronische PCH ist sehr selten und idiopathisch oder sekundär bei Syphilis oder anderen Infektionen. Sie tritt selten bei Non-Hodgkin-Lymphomen auf, wobei die Lymphomzellen den Autoantikörper bilden [241]. Die akute transiente Form tritt bei unspezifischen fieberhaften Erkrankungen und bei Masern, Mumps, Windpocken, CMV-Infektion, Mononukleose, Mycoplasma-pneumoniae-Infektion, Haemophilus-influenzae-Infektion und Klebsiella-pneumoniae-Infektion auf [239]. Die Hämolyse ist intravaskulär, sodass es zur Hämoglobinurie kommt.

Blutbild und Blutausstrich
Bei der akuten transienten Form der PCH sind Hb, RBC und Hct vermindert. Die Retikulozytenzahl ist meist erhöht, selten vermindert [239]. Kleine Erythrozytenagglutinate und Sphärozyten sind zu sehen (Abb. 8.67). Erythrozytenphagozytose durch Neutrophile (Abb. 8.68) ist auffällig und große runde Vakuolen in den Neutrophilen kommen vor [242]. Auch Erythrozytenrosetten um segmentkernige Granulozyten können beobachtet werden [243]. Bei der chronischen PCH ist der Blutausstrich meist unauffällig. Leukozytopenie, Leukozytose, Monozytopenie, Eosinopenie und Lymphopenie können auftreten [239, 244]. Die Thrombozytenzahl ist normal oder erhöht.

Weitere Untersuchungsmethoden
Die Diagnose PCH wird durch den Nachweis der biphasischen Donath-Landsteiner-Antikörper meist mit der Spezifität anti-P gesichert.

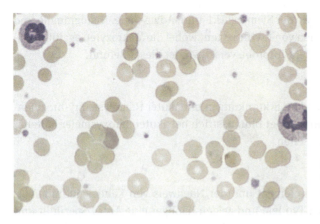

Abb. 8.67: Blutausstrich eines Patienten mit akuter paroxysmaler Kältehämoglobinurie mit Sphärozyten und Erythrozytenagglutination.

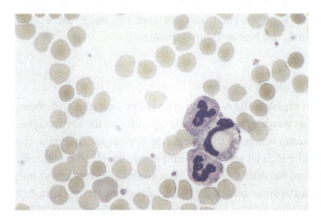

Abb. 8.68: Blutausstrich eines Patienten mit akuter paroxysmaler Kältehämoglobinurie mit Erythrozytenphagozytose.

8.5.1.4 Autoimmunhämolytische Anämie durch kombinierte Kälte- und Wärmeantikörper

Selten kann ein Patient mit chronischer Hämolyse die serologischen Kriterien von Wärmeantikörpern und von Kälteagglutininen mit breiter Temperaturamplitude zeigen [239]. SLE und Non-Hodgkin-Lymphome können zugrunde liegen [245].

8.5.1.5 Immunhämolytische Anämie durch Arzneimittel und andere exogene Antigene

Arzneimittel sind weiterhin eine seltene, aber wichtige Ursache von hämolytischen Anämien. Dabei entstehen Antikörper, die die Erythrozyten nur in Gegenwart des Arzneimittels schädigen. Die häufigsten Arzneimittel, die eine schwere Arzneimittel-induzierte Hämolyse auslösen können, sind Cephalosporine der dritten Generation, insbesondere Cefotetan und Ceftriaxon [246]. Die Hämolyse ist akut und schwer, wenn die Erythrozyten als „innocent bystander" durch den Arzneimittel-Antikörperkomplex geschädigt werden. Die Hämolyse ist weniger schwer, wenn der Antikörper gegen ein Arzneimittel gerichtet ist, das an die Erythrozytenmembran gebunden ist (Hapten-Mechanismus). Dies ist bei der Penicillin-induzierten Hämolyse der Fall. Eine immunhämolytische Anämie kann auch durch exogene Antigene wie Pollen und Pflanzen ausgelöst werden [247].

Blutbild und Blutausstrich
Bei Arzneimittel-induzierter Hämolyse vom „innocent bystander"-Typ sind nur selten Sphärozyten zu sehen. Manchmal können mehr Sphärozyten auftreten (Abb. 8.69). Bei der Penicillin-induzierten Hämolyse können einige Sphärozyten zu sehen sein.

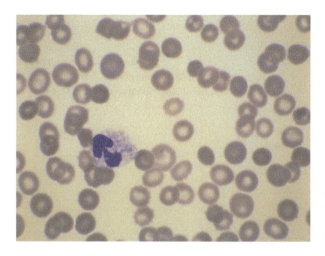

Abb. 8.69: Blutausstrich bei Cephalosporin-induzierter immunhämolytischer Anämie mit einer mäßigen Zahl von Sphärozyten.

Differentialdiagnose
Andere Ursachen einer hämolytische Anämien und einer Sphärozytose kommen infrage.

Weitere Untersuchungsmethoden
Eine Arzneimittel-induzierte Hämolyse kann serologisch bestätigt werden. Bei der Penicillin-induzierten Hämolyse ist der direkte Antiglobulintest positiv. Bei der Hämolyse durch Schädigung der Erythrozyten durch einen Medikamenten-Antikörperkomplex ist der Antiglobulintest meist positiv infolge der Bindung von Komplement an die Erythrozyten. Serologische Untersuchungen mit normalen Erythrozyten, dem Patientenserum und dem auslösenden Medikament sind positiv.

8.5.1.6 Hämolytische Erkrankungen des Fetus und des Neugeborenen
Mütterliche IgG-Alloantikörper mit einer Spezifität für die fetalen Erythrozyten passieren die Plazenta und führen zum Hydrops fetalis und zur Hämolyse des Neugeborenen. Anti-A- und Anti-B-Antikörper treten bei einer von 3.000 Schwangerschaften in Großbritannien Hämoglobinämie auf. Anti-D- und andere Rh-Antikörper sind die zweithäufigste Ursache. Seltener sind Antikörper im Rahmen des Kell-Systems.

Blutbild und Blutausstrich
Die Hämolyse ist unterschiedlich stark. Bei ABO-Antikörpern findet man eine deutliche Sphärozytose (Abb. 8.70). Bei Rh-Antikörpern ist die Sphärozytose meist geringer ausgeprägt (Abb. 8.71). Meist sind Polychromasie und einige Erythroblasten zu sehen. Erythrophagozy-

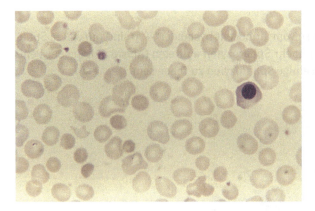

Abb. 8.70: Blutausstrich bei einem Baby mit AB0-hämolytischer Erkrankung mit deutlicher Sphärozytose und einem Erythroblasten.

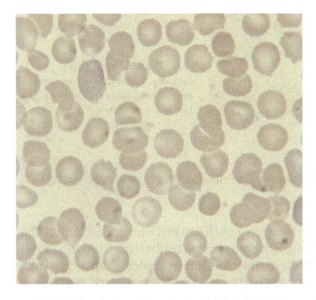

Abb. 8.71: Blutausstrich bei einem Baby mit Rh-hämolytischer Erkrankung mit geringerer Sphärozytose als bei AB0-hämolytischer Erkrankung in Abb. 8.70.

tose durch Monozyten wurde bei Rh-Antikörpern beobachtet [248]. Die Retikulozytenzahl ist meist erhöht. Neutropenie, Lymphopenie, Monozytopenie und Thrombozytopenie sind möglich [249, 250]. Bei Kell-Antikörpern entsprechen Retikulozyten und Erythroblasten nicht der Stärke der Anämie wegen einer Knochenmarksuppression durch die Kell-Antikörper [251, 252]. Dadurch kann es auch zur Thrombozytopenie infolge Hemmung der Proliferation der Megakaryozyten-Progenitorzellen kommen [252].

Differentialdiagnose
Die wichtigste Differentialdiagnose ist die hereditäre Sphärozytose.

Weitere Untersuchungsmethoden
Die Diagnose wird mit dem direkten Antiglobulintest mit kindlichem Blut und durch den Nachweis von IgG-Antikörpern im mütterlichen Blut mit Spezifität gegen fetale Erythrozytenantigene gesichert. Bei AB0-Hämolyse wird ein hochtitriger IgG-Antikörper gefunden.

8.5.1.7 Andere alloimmune hämolytische Anämien

Nach der Neugeborenenperiode sind alloimmune hämolytische Anämien selten. Transfusionsreaktionen nach Transfusion von inkompatiblen Erythrozytenkonzentraten, Plasma, Kryopräzipitaten, Immunglobulinen und anderen Blutprodukten wie Faktor-VIII- und -IX-Konzentraten kommen infrage. Über alloimmune Hämolyse nach Gabe von anti-D zur Behandlung von autoimmuner Thrombozytopenie wurde berichtet [253]. Eine vorübergehende alloimmune Hämolyse kann nach Transplantation von ABO-inkompatiblem Knochenmark auftreten. Bei Transplantation peripherer Stammzellen kann sich schwere Hämolyse entwickeln, wenn das Transplantat eine ABO-Inkompatibilität zeigt [254]. Auch bei solider Organtransplantation ist eine alloimmune Hämolyse möglich.

Blutbild und Blutausstrich

Bei verzögerter Transfusionsreaktion ist nur ein Teil der Erythrozyten sphärozytisch. Die patienteneigenen Erythrozyten sind normal. Andere Typen von alloimmunen Anämien zeigen mehr Sphärozyten.

Differentialdiagnose

Andere hämolytische Anämien mit Sphärozyten und positivem Antiglobulintest müssen ausgeschlossen werden.

Weitere Untersuchungsmethoden

Der direkte Antiglobulintest ist positiv. Bei schwerer Hämolyse werden Hämoblobinämie und Hämoglobinurie, niedriges Haptoglobin und Hämosiderinurie beobachtet. Wichtiger als die Labortests ist die Erhebung der Anamnese bei diesen Patienten, um die Ursache der Störung zu erkennen. Die alloimmune Hämolyse kann so stark sein, dass es zum akuten Nierenversagen kommt. Eine Überwachung der Nierenfunktion ist notwendig.

8.5.1.8 Hämolyse beim familiären autoimmunen lymphoproliferativen Syndrom

Bei diesen Kindern mit FAS-Genmutation und eingeschränkter FAS-bedingter Apoptose kann eine hämolytische Anämie mit positivem oder negativem Antiglobulintest und ungenügendem Retikulozytenanstieg und Dyserythropoese im Knochenmarkaspirat beobachtet werden [255].

8.5.2 Erworbene nichtimmunhämolytische Anämien

8.5.2.1 Mikroangiopathische und andere hämolytische Anämien mit Schistozyten

Als mikroangiopathische hämolytische Anämien werden hämolytische Anämien bezeichnet, bei denen es zur Fragmentierung der Erythrozyten durch Endothelschädigung und/oder Fibrinablagerung in den Kapillaren kommt. Die Ursachen sind vielfältig (Tab. 8.8). Bei Kindern ist die häufigste Ursache eine Enteritis infolge einer Infektion durch Escherichia coli (Serotyp O157; H7) im Rahmen eines hämolytisch-urämischen Syndroms. Bei Erwachsenen sind die häufigsten Ursachen die idiopathische TTP, die schwangerschaftsassoziierte Hypertension und metastasierende Karzinome. Eine Häufung von hämolytisch-urämischem Syndrom durch Escherichia coli (Serotyp O104; H4) bei Erwachsenen (vorwiegend Frauen) wurde in Deutschland beobachtet [311]. Hämolytische Anämien mit Schistozyten werden auch bei Patienten mit Veränderungen an den großen Gefäßen und Herzklappen sowie bei künstlichen Herzklappen beobachtet.

Blutbild und Blutausstrich

Im Blutausstrich findet man Mikrosphärozyten, Keratozyten und Schistozyten (Fragmentozyten) und oft Polychromasie. Bei begleitendem Thrombozytenverbrauch kommt es zur Thrombozytopenie mit Vermehrung großer Thrombozyten. Beim hämolytisch-urämischen Syndrom im Kindesalter wird oft eine Leukozytose und Neutrophilie gefunden, die mit der Nierenschädigung korreliert ist. Stärke und Dauer der Leukozytose sind von prognostischer Bedeutung [312]. Eine prolongierte Thrombozytopenie ist mit anhaltender Nierenschädigung assoziiert [266]. Manchmal sind auch Echinozyten im Blutausstrich zu sehen (Abb. 8.72 und 8.73). Der Blutausstrich bei mikroangiopathischer hämolytischer Anämie (Abb. 8.74 und 8.75) und bei hämolytischer Anämie infolge defekter künstlicher Herzklappen sind ähnlich (Abb. 8.76).

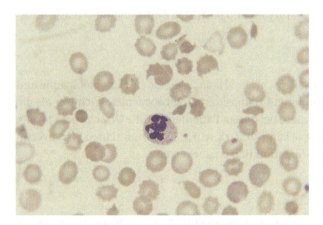

Abb. 8.72: Blutausstrich eines erwachsenen Patienten mit hämolytisch-urämischem Syndrom mit Fragmentozyten und Echinozyten. Überlassen von Dr. Ayed Eden, Southend-on-Sea.

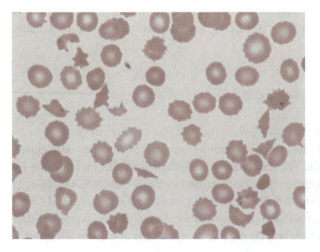

Abb. 8.73: Blutausstrich eines erwachsenen Patienten mit Hyposplenismus mit hämolytisch-urämischem Syndrom induziert durch Gemcitabin. Zu sehen sind Schistozyten, Einkerbungen, ein Erythrozyt mit einem Howell–Jolly-Körperchen und Thrombozytopenie. Einige Schistozyten sind eingekerbt.

Tab. 8.8: Einige Ursachen der Erythrozytenfragmentierung.

Mikroangiopathische hämolytische Anämie
Kongenital, hereditär und familiär
Familiäre thrombotisch-thrombozytopenische Purpura infolge Mangels an von-Willebrand-Faktor spaltender Protease (ADAMTS13) [256, 257];   familiäres hämolytisch-urämisches Syndrom (teilweise bedingt durch autosomal-rezessiv vererbtes Komplement-Faktor-H-Defizit [258] oder andere Defizite von Komplement-regulierenden Proteinen wie Membrancofaktor-Protein und Faktor 1 [259]);   Hämoxygenase-1-Mangel [260];   assoziiert mit kongenitalem Cobalamin-C-Defekt [261];
Epidemische oder sporadische hämolytisch-urämisches Syndrome, thrombotisch-thrombozytopenische Purpura und verwandte thrombotische Mikroangiopathien   Nach Infektionen durch Shigellen, Verotoxin-bildenden Escherichia coli, Campylobacter jejuni, Legionella pneumoniae [262], Rickettsia rickettsii [263], Borrelia burgdorferi [264], Streptococcus pneumoniae [265], Aeromonas hydrophilia [266], Campylobacter upsaliensis [266], Campylobacter canimorsus [266], Mycoplasma pneumoniae, Staphylococcus epidermidis (bakterielle Endokarditis mit Vegetationen [267]), Brucellosis [268], Leptospirosis [269], Viren (einschließlich HIV, HTLV1, CMV, Varizella zoster, Adenovirus, und möglicherweise humanes Herpesvirus 6 [270]), Pilze [271–275] oder Impfungen (Influenza, Polio, Masern, Windpocken, Tripelantigen oder Typhus und Paratyphus [276])
Assoziation mit Schwangerschaft (einschließlich HELLP-Syndrom), Einnahme von Kontrazeptiva oder postpartal   Toxische Wirkung [277] von Chinin [278], Mitomycin C, Bleomycin, Pentostatin [279], Daunorubicin [280], Gemcitabin [281], Methyl-CCNU [282], Tamoxifen [282], Atorvastatin [282], Penicillin, Rifampicin [280], Sulfonamiden [280], Qinolonen [280], Aciclovir [280], Valaciclovir [280], Penicillamin [272], Ciclosporin, Tacrolimus [283], Sirolimus [282], Simvastatin [284], Ticlopidin [285], Clopidogrel [280, 286], Risperidon [280], OKT3 [287], Interferon β [266], Interferon-α-Therapie bei CML [288], Heroin [266], traditionelle afrikanische Medizin („Pitocin", [289]), Chinin-Hypersensitivität [290], Arsen [282], Jod [282], „Crack"-Kokain [282], Anti-CD22-rekombinantes Immunotoxin [191], Behandlung der Promyelozyten-Leukämie mit all-trans-Retinoidsäure [292], Bevacizumab [293], Abusus von Oxymorphinslowrelease-Tabletten durch intravenöse Injektion [294]
Andere pathologische Prozesse an kleinen Gefäßen der Niere (mit oder ohne extrarenale Gefäßschäden)   – Schwangerschaftsassoziierte Hypertonie   – Maligne Hypertonie   – Nierenrindennekrose   – Mikroskopische Polyarteritis nodosa   – Akute Glomerulonephritis   – Nierenbeteiligung bei systemischem Lupus erythematodes [295]   – Nierenbeteiligung bei systemischer Sklerose (Sklerodermaf) [296]   – Wegner'sche Granulomatose   – Nierenbestrahlung   – Abstoßung einer transplantierten Niere   – POEMS-Syndrom [281]   – Antiphospholipid-Antikörper-Syndrom [281]   – Dysfibrinogenämie und andere prothrombotische Zustände [281]
Diabetische Angiopathie [297]   Nach hämatopoetischer Stammzelltransplantation   Assoziiert mit Pankreatitis [298]

Tab. 8.8: (fortgesetzt)

Leichtkettendepositionserkrankung [299]
Sekundäre Oxalose [300]
Systemische Amyloidose
Disseminierte intravaskuläre Gerinnung (auch bei malignen Erkrankungen, Aortenaneurysma, Nierenvenenthrombose und Schlangenbiss)
Therapeutische Defibrinierung (gelegentlich)
Vorhofmyxome [301]
Disseminierte Karzinome (besonders mucinsezernierende Karzinome und Magenkarzinome)
Nach Arteriographie [302]
Reaktion auf Bienenstich [272]
Knochenmarktransplantation
Thymom-assoziiert (1 Fall) [303]
Bei Gefäßmissbildungen und anderen Läsionen der großen Gefäße und Herzklappen
Hämangiome
Hämangioendotheliome von Leber oder Milz
Hämangioendotheliosarkome
Plexiforme Lungenveränderungen bei pulmonaler Hypertonie
Plexiforme Lungenveränderungen bei Zirrhose [304]
Riesenzellarteriitis [305]
Varizen der Nabelvenen im Fetus [306]
Herzklappenprothesen (bei Aortenklappen häufiger als bei Mitralklappen; besonders bei Regurgitation der Klappe)
Allogene, xenogene (Schwein) und autogene Klappen aus Fascia-lata-Material (weniger häufig als bei Klappenprothesen)
Akute rheumatische Herzklappenentzündung [307]
Prothesenbeläge (z. B. für Ventrikelseptumfdefekt)
Endoluminaler Verschluss eines Ductus arteriosus [308]
Schwere Aortenstenose (sehr ungewöhnlich)
Schwere Mitralklappenerkrankungen und nach Valvuloplastiken von Mitralklappenveränderungen (selten)
Herzmyxome
Aortenkoarktion (selten)
Gebrauch eines Subclavia-Dialysekatheters [309]
Extrakorporale Zirkulation (bei Thrombosevorgängen in den Geräten [309] und langdauernde extrakorporale Membranoxygenie bei Neugeborenen [310]

Die Hämolyse bei mikroangiopathischer und mechanischer hämolytischer Anämie ist intravaskulär. Bei schwerer Hämolyse kann es zu Hämoglobinurie und dadurch zu Eisenmangel kommen (Abb. 8.77). Erythrozytenfragmentierung wird bei chronischer disseminierter Gerinnung (DIC) oft beobachtet. Sie ist aber bei akuter DIC seltener. Die Untersuchung des Blutausstrichs ist als Screeningtest bei Verdacht auf DIC nicht sehr geeignet [313]. Bei Verdacht auf TTP und HELLP (Hämolyse, erhöhte Leberenzyme, niedrige Plättchenzahl)-Syndrom in der Schwangerschaft ist die Suche nach Fragmentozyten im Blutausstrich von großer Bedeutung. Allerdings können die Fragmentozyten bei TTP in den ersten Tagen noch fehlen [314].

Das International Council for Standardization in Haematology (ICSH) hatte empfohlen, folgende Zellen zu den Schistozyten zu zählen: „small fragments of varying shape, sometimes with sharp angles or spines, with straight borders, small crescents, helmet cells, keratocytes

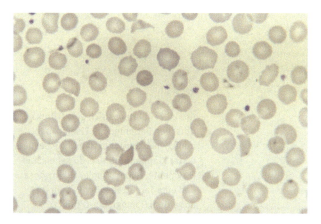

Abb. 8.74: Blutausstrich eines Erwachsenen mit hämolytisch-urämischem Syndrom mit Fragmentozyten, Sphärozyten und polychromatischen Makrozyten.

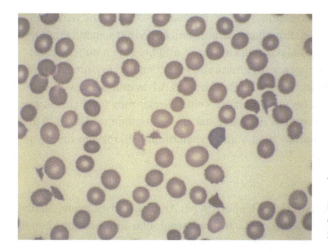

Abb. 8.75: Blutausstrich eines erwachsenen Patienten mit hämolytisch-urämischem Syndrom durch Peginterferon. Zu sehen sind Schistozyten und Thrombozytopenie.

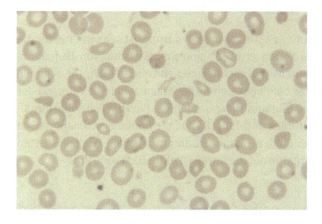

Abb. 8.76: Blutausstrich eines Patienten mit mechanischer hämolytischer Anämie durch eine defekte Mitralklappenprothese. Zu sehen sind viele Fragmente.

and microspherocytes (if other typical forms are also present)" [315]. Bei Auszählung von 1.000 Erythrozyten sind mehr als 1 % Schistozyten charakteristisch für Fragmentierung. Ein Grenzwert von 4 % wurde bei der Posttransplantationsmikroangiopathie empfohlen [315].

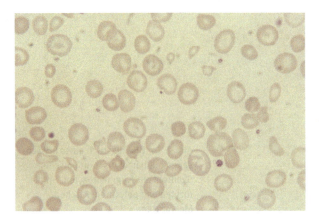

Abb. 8.77: Blutausstrich eines afrokaribischen Patienten mit Eisenmangel infolge mechanischer Hämolyse bei defekter Klappenprothese. Zu sehen sind Fragmente, Hypochromie, Mikrozytose und eine Targetzelle. Der Patient ist außerdem Hämoglobin-C-Träger.

Im FBC ist das Hb bei diesen Patienten vermindert, RDW und manchmal MCV und HDW (infolge der Retikulozytose) sind erhöht. Die Thrombozytenzahl kann erniedrigt sein mit erhöhtem MPV. „Flagging" kann Mikrozyten und Makrozyten anzeigen und bei einem hohen Prozentsatz an Schistozyten auch eine ungenügende Trennung von Plättchen und Erythrozyten, wobei die Plättchenzahl falsch-erhöht ist. Einige Geräte (Siemens Advia und Sysmex XE-2100) messen die Zahl der Schistozyten, wobei ein Normalwert eine Vermehrung von Schistozyten unwahrscheinlich macht [316]. Erythrozyten-Histogramme und -Zytogramme (Abb. 8.78 und 8.79) können hyperchrome Zellen, normochrome und hyperchrome Mikrozyten und hypochrome Makrozyten anzeigen.

Differentialdiagnose
Der Blutausstrich ist bei mikroangiopathischer hämolytischer Anämie und anderen hämolytischen Anämien mit Schistozyten eindeutig. Bei schwerer megaloblastärer Anämie können allerdings auch Schistozyten auftreten.

Weitere Untersuchungsmethoden
Die unverzügliche Diagnose des hämolytisch-urämischen Syndroms ist sehr wichtig für die Therapie. Neben der Behandlung des Nierenversagens sind Stuhlkulturen von Bedeutung [266]. Die Untersuchung des Blutausstrichs darf nicht vergessen werden [317]. Die schnelle Diagnose bei TTP ist wichtig wegen des baldigen Beginns der Plasmapherese. Während der ersten Tage können die Schistozyten im Blutausstrich noch fehlen. Ein HIV-Test sollte durchgeführt werden. Die Erhöhung des Bilirubins und der LDH und die Retikulozytenzahl weisen auf die Schwere der Hämolyse hin. Bei milder Hämolyse und nur wenigen Fragmentozyten im Blutausstrich weist eine Hämosiderinurie auf die intravaskuläre Hämolyse hin.

8.5.2.2 Hämolytische Anämien durch Oxidantien
Medikamente und Chemikalien können auch bei Patienten ohne G6PD-Mangel oder einen anderen Enzymmangel im Pentosephosphatweg eine hämolytische Anämie auslösen. Neugeborene sind besonders gefährdet. Die Oxidantien können zu einer erworbenen Methämoglobinämie infolge der Oxidation des Hb führen. Es kann auch zu akuter und chronischer

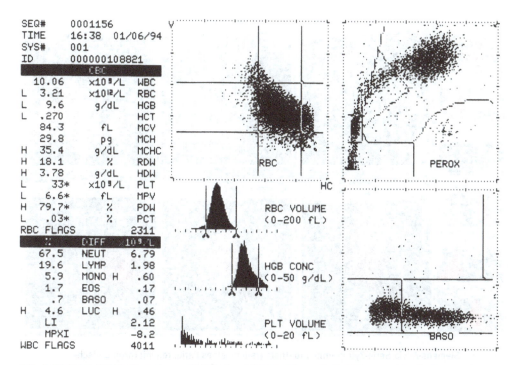

Abb. 8.78: Bayer-H.2-Erythrozyten- und -Plättchen-Histogramme und -Zytogramme eines Patienten mit mikroangiopathischer hämolytischer Anämie. Zu sehen sind viele hyperchromatische Zellen (Sphärozyten und Mikrosphärozyten) und normochrome mikrozytäre Zellen. Das Plättchen-Histogramm zeigt die Thrombozytopenie.

Hämolyse infolge Oxidation des Hb oder von Membrankomponenten kommen. Bei akuter Hämolyse kann das oxidierte Hb-Präzipitat zu Heinz-Körperchen und damit zur Heinz-Körperchen-hämolytischen Anämie führen. Heinz-Körperchen werden durch die Milz entfernt, bei akuter Hämolyse können sie aber auch in zirkulierenden Erythrozyten nachweisbar sein. Am häufigsten sind diese hämolytischen Anämien durch Medikamente wie Dapson und Sulfasalazin bedingt. Sie können aber auch durch Verunreinigung von Trinkwasser oder durch Chemikalien in Industrie und Landwirtschaft hervorgerufen werden. Kupfersulfat wird in manchen Ländern zum Suizid verwendet. Bei Patienten mit Methämoglobinämie und Hämolyse durch Oxidantien sind die Symptome oft schwerer als es der Stärke der Anämie entspräche. Methämoglobin transportiert keinen Sauerstoff und führt zu einer Linksverschiebung der Sauerstoffdissoziationskurve mit vermindertem Sauerstofftransport des Hämoglobins.

Blutbild und Blutausstrich

Bei akuter Hämolyse ähnelt der Blutausstrich (Abb. 8.80) dem bei G6PD-Mangel während einer akuten hämolytischen Episode. Heinz-Körperchen können Vorwölbungen der Erythrozytenoberfläche entstehen lassen [318]. Sie binden sich nicht nur an die Erythrozytenmembran, sie wölben sich auch vor (Abb. 8.81). Bei milder chronischer Hämolyse sieht man irregulär kontrahierte Erythrozyten und manchmal Makrozytose und Polychromasie.

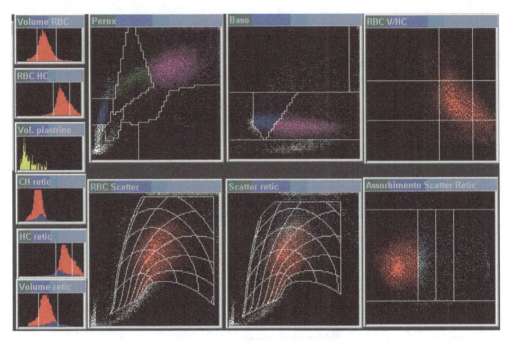

Abb. 8.79: Siemens-Advia-Serie-Zytogramm und -Histogramme eines Patienten mit thrombotisch-thrombozytopenischer Purpura. WBC 19,17 × 10^9/l; RBC 1,45 × 10^{12}/l; Hb 42 g/l; Hct 0,12 l/l; MCH 28,9 pg; MCHC 344 g/l; CHCM 361 g/l; RDW 25,6 %; Thrombozyten 17 × 10^9/l; Retikulozyten 7,9 %, 114 × 10^9/l. Das Erythrozyten-Zytogramm und das Hb-Konzentrations-Histogramm (RBC HC) zeigen eine Vermehrung von Zellen mit erhöhter Hb-Konzentration und +++ Hyperchromie-Flag. Außerdem wurden Erythroblasten angezeigt. 2,75 % Fragmentozyten. Überlassen von Prof. Gina Zini.

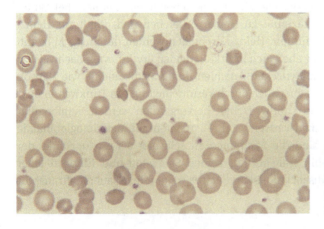

Abb. 8.80: Blutausstrich eines Patienten nach Einnahme von Dapson wegen einer Hauterkrankung. Zu sehen sind Makrozytose, irrregulär kontrahierte Zellen und mehrere Bisszellen.

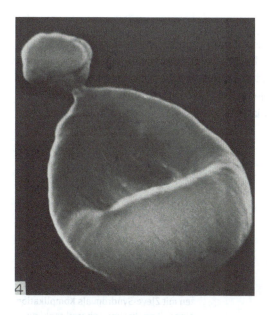

Abb. 8.81: Elektronenmikroskopie eines Erythrozyten mit einem Heinz-Körperchen. Überlassen von Dr. M. Amare und Kollegen, Kansas City.

Differentialdiagnose
Zur Differentialdiagnose gehören G6PD-Mangel, instabile Hämoglobine und andere Anämien mit irregulär kontrahierten Erythrozyten (s. Kapitel 3).

Weitere Untersuchungsmethoden
Die Diagnose ergibt sich aus der Anamnese und dem Blutausstrich. Bei akuter Hämolyse können Heinz-Körperchen nachweisbar sein. Bei manchen Patienten kann eine Untersuchung der G6PD-Aktivität notwendig sein.

8.5.2.3 Glutathion-Peroxidase-Mangel bei Neugeborenen
In der Neugeborenenperiode kann es zu einem vorübergehenden Mangel an Glutathion-Peroxidase infolge Selenmangels kommen.

Blutbild und Blutausstrich
Der Blutausstrich zeigt irregulär kontrahierte Zellen und sieht ähnlich wie bei Hämolyse durch Oxidantien aus.

8.5.2.4 Nierenerkrankungen
Bei akutem Nierenversagen ist die Erythrozytenüberlebenszeit herabgesetzt. Der Blutausstrich kann das Bild einer mikroangiopathischen hämolytischen Anämie zeigen. Bei chronischer Niereninsuffizienz ist die Erythrozytenüberlebenszeit ebenfalls erniedrigt, sie ist jedoch nicht der wesentliche Mechanismus, der zur renalen Anämie führt. Einige Keratozyten können zu sehen sein. Manchmal kommen Echinozyten vor. Die Sauerstoffdissoziationskurve ist oft rechtsverschoben und verbessert damit den Sauerstofftransport in das Gewebe [319].

8.5.2.5 Lebererkrankungen

Erkrankungen der Leber können mit mehreren hämolytischen Syndromen assoziiert sein. Beim Zieve-Syndrom ist eine akute alkoholische Lebererkrankung mit Hyperlipidämie und akuter Hämolyse assoziiert. Zieve [320] und andere [321] haben die abnormen Erythrozyten als „Sphärozyten" beschrieben. Es handelt sich jedoch um irregulär kontrahierte Erythrozyten (Abb. 8.82). Die „spur cell haemolytic anaemia" (Abb. 8.83) mit vielen Akanthozyten kann man beim Leberversagen beobachten.

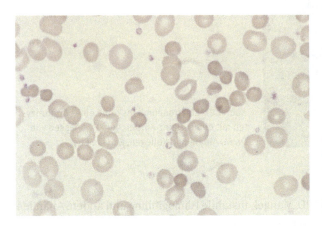

Abb. 8.82: Blutausstrich eines Patienten mit Zieve-Syndrom als Komplikation einer alkoholischen Lebererkrankung. Zu sehen sind irregulär kontrahierte Zellen und polychromatische Makrozyten.

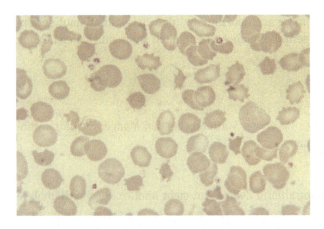

Abb. 8.83: Blutausstrich eines Patienten mit terminaler Lebererkrankung unbekannter Ätiologie. Zu sehen sind viele Akanthozyten („spur cell"-hämolytische Anämie).

8.5.2.6 Morbus Wilson

Die Erkrankung kann sowohl mit einer akuten hämolytischen Anämie ohne auffälligen Blutausstrich als auch mit einer akuten Heinz-Körperchen-hämolytischen Anämie infolge plötzlicher Freisetzung von Kupfer aus der geschädigten Leber einhergehen [322] (Abb. 8.84). Man sollte bei unklaren akuten Hämolysen auch an Morbus Wilson denken, da eine Therapie unverzüglich notwendig ist.

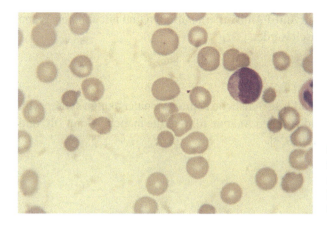

Abb. 8.84: Blutausstrich eines Patienten mit terminalem Leberversagen bei Morbus Wilson. Zu sehen sind irregulär kontrahierte Zellen und polychromatische Makrozyten.

8.5.2.7 Diabetes mellitus
Bei dieser Erkrankung wird eine kompensierte Hämolyse ohne Anämie und morphologische Auffälligkeiten häufig beobachtet [323].

8.5.2.8 Vitamin-E-Mangel und angeborene Pyknozytose
Vitamin-E-Mangel kann speziell bei Neugeborenen zur Hämolyse führen. Es kann sich um eine erste Manifestation einer zystischen Fibrose handeln [324]. Im Blutausstrich sieht man „Pyknozyten". Dabei handelt es sich um irregulär kontrahierte spikulierte Erythrozyten, die Akanthozyten ähneln. Auch durch Oxidantien kann es ohne Vitamin-E-Mangel zu Pyknozytose kommen [325].

8.5.2.9 Phosphatmangel
Phosphatmangel kann zur Verminderung von ATP führen und selten zur hämolytischen Anämie [326]. Dieser Mechanismus ist wohl bei der Behandlung von Patienten mit Anorexia nervosa von Bedeutung.

8.5.2.10 Bakterielle und parasitäre Infektionnen
Bartonellose, Malaria und Babesiose führen oft zu einer hämolytischen Anämie. Selten wird dies bei Patienten mit M. Wipple nach Splenektomie beobachtet. Bakterielle und virale Infektionen können mit einer mikroangiopathischen hämolytischen Anämie assoziiert sein. Das Clostridium-Toxin kann zu schwerer sphärozytärer hämolytischer Anämie führen. Eine Bacillus-cereus-Infektion, die vorwiegend bei HIV-Patienten auftritt, kann zu schwerer Hämolyse mit Erythrozytenschatten und Sphärozyten führen. Bakterielle Infektionen können die Erythrozytenmembran verändern mit T-Zellaktivierung. Anti-T-Antikörper im Plasma können sich dann an diese Erythrozyten binden und zu Sphärozytose und Hämolyse führen. Dies wurde bei Infektionen durch Staphylococcus aureus, Escherichia coli und Pneumokokken und bei nekrotisierender Enteritis durch Clostridium perfringens beobachtet. Akute Hämoly-

se kann nach Transfusion von Blut mit Anti-T-Antikörpern auftreten und mit anderen Typen von Transfusionsreaktionen verwechselt werden [327].

8.5.2.11 Schlangenbisse und Insektenstiche
Manche Schlangenbisse (Abb. 8.85) und Insektenstiche können zu einer akuten sphärozytären oder mikroangiopathischen hämolytischen Anämie führen, die manchmal mit DIC und Thrombozytopenie assoziiert sein kann [328].

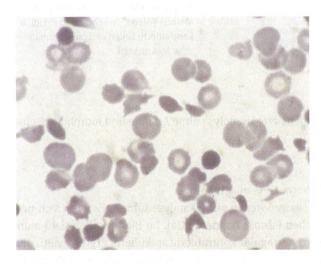

Abb. 8.85: Blutausstrich eines Patienten aus Sri Lanka nach Schlangenbiss. Zu sehen sind Fragmentozyten und Mikrosphärozyten. Überlassen von Dr. Sudharma Vidyatilake, Colombo.

8.5.2.12 Marschhämoglobinurie
Diese hämolytische Anämie kann bei Soldaten nach anstrengenden Märschen auftreten. Obwohl es sich um eine mechanische Schädigung der Erythrozyten in den Gefäßen der Beine handelt, sieht man nur selten Fragmentozyten im Blutausstrich. Eine ähnliche Hämolyse kann nach Jogging auf harten Wegen, Tennisspielen, Karate und bei Trommlern und Schwimmern auftreten. An eine solche Hämolyse sollte man denken, wenn bei offensichtlich gesunden, meist jungen Menschen eine leichte Hämolyse festgestellt wird.

8.5.2.13 Hämolyse durch Infusion hypotoner Lösungen
Durch reichliche Infusion hypotoner Lösungen kann eine intravaskuläre Hämolyse erzeugt werden. Der Blutausstrich zeigt keine Auffälligkeiten.

8.5.2.14 Paroxysmale nächtliche Hämoglobinurie (PNH)
Diese Erkrankung ist eine klonale hämatopoetische Stammzellerkrankung mit einem spezifischen Membrandefekt der Erythrozyten mit Komplement-induzierter Lyse. Ein Mangel an Glycosylphosphatidylinositol (GPI) und damit verschiedener Membranproteine entsteht durch eine somatische Mutation des Gens für Phosphatidyl-Inositol-Glycan A (PIGA) [329]. Eine ge-

wisse Hypoplasie des Knochenmarks begünstigt die Entwicklung dieser Mutation. Einige Patienten berichten über roten Urin am Morgen infolge nächtlicher Hämolyse. An diese Diagnose sollte man denken, wenn eine hämolytische Anämie unklarer Genese von Leukozytopenie oder Thrombozytopenie begleitet ist. Im Verlauf der Erkrankung kann sich eine AML oder ein MDS entwickeln. Sehr selten entsteht PNH bei einem erblichen Defekt von CD59 (Membraninhibitor reaktiver Lyse [MIRL]) [330].

Blutbild und Blutausstrich

Man sieht keine spezifischen Veränderungen im Blutausstrich. Polychromasie weist auf die Hämolyse hin (Abb. 8.86). 80 % der Patienten haben eine Neutropenie oder Thrombozytopenie [329].

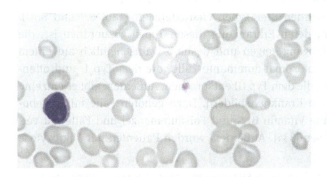

Abb. 8.86: Blutausstrich eines Patienten mit paroxysmaler nächtlicher Hämoglobinurie (PNH). Zu sehen sind polychromatische Makrozyten.

Differentialdiagnose

Die Differentialdiagnose schließt andere Gründe einer normozytären Anämie und Panzytopenie ein.

Weitere Untersuchungsmethoden

Die Diagnose kann durch Durchflusszytometrie mit monoklonalen Antikörpern gegen die GPI-verankerten Antigene CD55 und CD59 auf Erythrozyten oder Neutrophilen gesichert werden. Das Fehlen dieser Antigene kann auch durch eine Modifikation einer Geltechnologie gezeigt werden, die in der Blutgruppenbestimmung verwendet wird. Der HAM-Test zeigt eine Lyse der Erythrozyten in angesäuertem Serum.

8.5.3 Sonstige erworbene hämolytische Anämien

Bei Patienten mit Hepatitis-C-Infektion wurde eine vorübergehende Hämolyse mit negativem Antiglobulintest und ohne spezifische Veränderungen des Blutausstrichs beschrieben [331]. Manchmal kann dabei eine Thrombozytopenie auftreten.

8.5.4 Hämolyse als zusätzlicher Faktor einer Anämie

Eine Verkürzung der Erythrozytenlebenszeit kann zur Genese einer Anämie beitragen. Dies wurde bei Eisenmangelanämie [19], Eiweißmangelernährung [332] und Leishmaniose [333] beschrieben.

8.5.5 Dyserythropoetische Anämien

8.5.5.1 Kongenitale dyserythropoetische Anämien (CDA)

Die kongenitalen dyserythropoetischen Anämien sind erbliche Erkrankungen mit ineffektiver und dysplastischer Erythropoese, verkürzter Erythrozytenlebenszeit und einer Anämie mit deutlicher Poikilozytose. Es wurden drei Typen charakterisiert (Tab. 8.9 und 8.10). Es gibt allerdings auch Patienten, deren Erkrankung diesen Typen zuzuordnen ist, die jedoch einen unterschiedlichen Erbgang zeigen und deshalb wahrscheinlich auf einem anderen Defekt beruhen. Es gibt autosomal-dominante Fälle, die dem Typ I, und offensichtlich autosomal-rezessive Fälle, die dem Typ III entsprechen. Außerdem gibt es einzelne Fälle oder Familien mit besonderen Krankheitsbildern. Dazu gehören Fälle mit angeborener megaloblastärer Anämie ohne Vitamin-B12- und Folsäuremangel und Fälle mit verschiedenen Erythrozyteneinschlüssen [334]. Außerdem wurden Patienten mit Mikrozytose

Tab. 8.9: Erbgang, ethnische Verteilung und begleitende Störungen bei kongenitalen dyserythropoetischen Anämien [334–338].

Typ	Erbgang	Anzahl der Fälle	Gene	Ethnische Verteilung und begleitende Störungen
Typ I	AR	mehr als 150	CDAN1 (15q15.1–15.3) einige Fälle nicht mit Chromosom 15 assoziiert	Europäer (Deutsche, Schweizer, Jugoslawen, Russen), Türken, israelische Beduinen, Libanesen, Kuwaiter, Saudis, Nordafrikaner, Inder, Japaner, Polynesier; Gesichtsdeformierungen und Anomalien der distalen Extremitäten häufig
Typ II (HEMPAS)	AR	mehr als 300	SEC23B (20q11.2) in 90 %, einige unbekannt	Europäer (speziell Italiener), Inder, Nordafrikaner; Erythrozytenlebenszeit reduziert
Typ III	AD bei 2 Familien	selten	KIF23 (15q23) bei schwedischen und US-Familien	Schwedische, amerikanische, philippinische und argentinische Familien; schwedische Familien mit begleitenden Retinaanomalien und Plasmazellneoplasien; intravaskuläre Hämolyse
Typ IV	AD	selten	KLF1 (19p13.2)	ein dänischer Fall

AD = autosomal-dominant; AR = autosomal-rezessiv

Tab. 8.10: Blutbildveränderungen bei kongenitalen dyserythropoetischen Anämien [334, 335, 339].

Typ	Erythrozytengröße	Andere Blutbildveränderungen
Typ I	Meist makrozytär	Runde und ovale Makrozyten, deutliche Anisozytose und Poikilozytose einschließlich Elliptozyten und Tränentropfen- Erythrozyten, basophile Tüpfelung, irregulär kontrahierte Erythrozyten, Polychromasie
Typ II (HEMPAS)	Normozytär	Mäßige Anisozytose, variable Anisochromasie, mäßige Poikilozytose einschließlich „pincer cells" [339], Tränentropfen-Erythrozyten und irregulär kontrahierte Zellen, manchmal Sphärozyten und basophile Tüpfelung, einige Erythroblasten, Polychromasie
Typ III	Normozytär oder leicht makrozytär	Deutliche Anisozytose mit einigen großen Makrozyten, deutliche Poikilozytose mit Fragmentozyten und irregulär kontrahierten Zellen, basophile Tüpfelung, Polychromasie, einige Patienten mit zusätzlichem Eisenmangel
Typ IV	Normozytär normochrom	Basophile Tüpfelung, Erythroblastose, irreguläre Kerngrenzen, Retikulozytenzahl kann erhöht sein

bei sideroblastischer Erythropoese [340] und starker Ovalozytose [341] beschrieben. Bei zwei Patienten mit Typ-II-CDA wurden Sphärozytose und negativer Säurelysetest gefunden [342]. Fälle mit X-chromosomaler Vererbung und Thrombozytopenie wurden bei GATA1-Mutation gesehen [343, 344]. Einige Familien mit den vorläufigen Typen IV bis VII wurden beschrieben [334, 336]. Es wurde vorgeschlagen, Fälle von angeborener ineffektiver Erythropoese ohne deutliche Dysplasie der Erythropoese ebenfalls den CDA zuzuordnen [334].

Die Genmutationen der drei wichtigsten CDA-Typen wurden identifiziert. Typ I entsteht durch eine Mutation in CDAN1, Typ II durch eine Mutation in SEC23B und Typ III durch eine Mutation in KIF23 [345]. Eine KLF1-Mutation wurde bei CDA-Typ IV gefunden [338]. Einige Fälle, speziell bei Typ-I-CDA haben besondere angeborene Anomalien. Diese Patienten haben neben einer Anämie Hepatomegalie, Splenomegalie und intermittierenden Ikterus. Patienten mit Typ-III-CDA verlaufen meist günstiger als Typ I und II. Eine begleitende heterozygote β-Thalassämie kann den Verlauf bei Typ-II-CDA ungünstiger gestalten [338]. Interferon α ist bei Typ-I-CDA therapeutisch wirksam. Die Diagnose ist bei diesem Typ deshalb besonders wichtig, um die folgende Eisenüberladung mit Organschädigung zu reduzieren.

Blutbild und Blutausstrich

Meist ist die Anämie leicht oder mittelschwer. Einige Fälle haben makrozytäre Erythrozyten, andere sind normozytär. Häufig findet man deutliche Anisozytose und starke Poikilozytose (Abb. 8.87 und 8.88). Bei Typ-II-CDA kann der Blutausstrich wenig auffällig sein (Abb. 8.89). Der Hämoglobingehalt der Erythrozyten ist meist normal. Die absolute Retikulozytenzahl ist ebenfalls normal. Manche Patienten haben Erythroblasten im Blutausstrich, die nach Splenektomie zunehmen können [346]. Erhebliche Erythroblastenzahlen findet man bei CDA mit KLF1-Mutation [338]. RDW und HDW sind erhöht mit entsprechenden Veränderungen im Erythrozyten-Zytogramm und -Histogramm (Abb. 8.90).

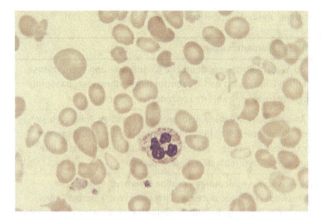

Abb. 8.87: Blutausstrich eines Patienten mit Typ-I-kongenitaler dyserythropoetischer Anämie. Zu sehen sind deutliche Anisozytose, Poikilozytose und einige Makrozyten.

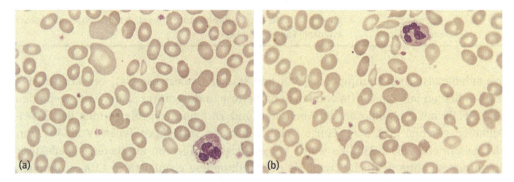

Abb. 8.88: (a, b) Blutausstrich eines Patienten mit Typ-III-kongenitaler dyserythropoetischer Anämie. Zu sehen sind Anisozytose, und Poikilozytose. Überlassen von Prof. Sunitha Nimal Wickramasinghe.

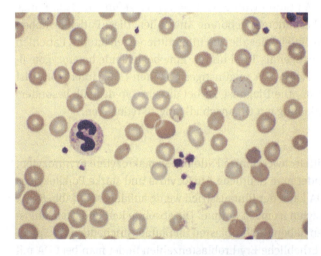

Abb. 8.89: Blutausstrich eines Patienten mit Typ-II-kongenitaler dyserythropoetischer Anämie. Zu sehen sind nur leichte Anisozytose und Poikilozytose.

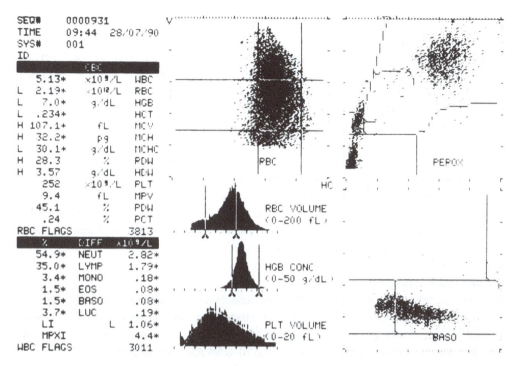

Abb. 8.90: Bayer-H.2-Erythrozyten-Histogramme und -Zytogramme eines Patienten mit Typ-I-kongenitaler dyserythropoetischer Anämie; deutliche Variation der Erythrozytengröße (RDW erhöht) und geringere Variation des Erythrozytenhämoglobins (HDW erhöht).

Bei Patienten mit CDA Typ II wurde eine Pure-red-cell-Aplasie nach Parvovirus-B19-Infektion beschrieben [347]. Bei CDA infolge GATA1-Mutation wurde eine begleitende Thrombozytopenie mit großen Thrombozyten und eine Akanthozytose gesehen [343, 344]. Eine Thrombozytopenie wurde auch bei einigen Patienten mit CDA Typ II gefunden.

Differentialdiagnose
Zur Differentialdiagnose gehören hämolytische Anämien mit angeborener Poikilozytose und die Hämoglobin-H-Krankheit. Bei diesen Erkrankungen ist jedoch die Retikulozytenzahl erhöht und die Hämoglobin-H-Krankheit ist hypochrom und mikrozytär. Wenn sich die CDA im Erwachsenenalter manifestiert, ist eine Unterscheidung von MDS notwendig. Bei CDA fehlen meist dysplastische Veränderungen außerhalb der Erythropoese.

Weitere Untersuchungsmethoden
Die Diagnose wird durch Knochenmarkuntersuchung bestätigt, wobei eine elektronenmikroskopische Untersuchung hilfreich sein kann. Bei CDA Typ I kann ein erhöhter Prozentsatz von Hämoglobin A2 gefunden werden [93]. Bei Verdacht auf CDA Typ II kann ein positiver HAM-Test hilfreich sein. Dieser CDA-Typ zeigt auch eine erhöhte Expression des i-Antigens und in der SDS-Polyarylamid-Gelelektrophorese eine abnorme Wanderung von Erythrozytenmembran-Band 3 infolge Hypoglykosylierung. Dieser CDA-Typ kann eine

normale oder verminderte EMA-Bindung haben [117, 127] und die osmotische Resistenz kann vermindert sein [127]. Die Thymidinkinase ist bei Typ III erhöht. CDA durch KLF1-Mutation ist mit einer Erhöhung von Hämoglobin F, Persistenz von Hämoglobin Portland und fehlender Epression von CD44 und verminderter Expression von AQP1 assoziiert [338]. Bilirubinkonzentration und LDH-Aktivität im Serum sind erhöht und Serumhaptoglobin vermindert. Bei schwerer Hämolyse kommt es zur Hämosiderinurie.

8.5.5.2 Erworbene dyserythropoetische Anämien

Dyserythropoese kann bei schwerer Unterernährung, akuten schweren Erkrankungen, Autoimmunerkrankungen, HIV-Infektion und nach Gabe von zytotoxischen Medikamenten und toxischen Substanzen wie Alkohol oder Arsen auftreten. Sie kann auch im Rahmen eines MDS zu sehen sein. Schwere Dyserythropoese wurde auch bei schwangerschaftsassoziierter Hypertonie und bei Parvovirus-B19-Infektion beschrieben [348].

Blutbild und Blutausstrich

Die Erythrozyten zeigen Anisozytose, Poikilozytose, Makrozytose oder basophile Tüpfelung und manchmal eine Population hypochromer Mikrozyten. Die Neutrophilen können hypogranuliert sein und die Kernreifung kann gestört sein. Man kann eine Anämie, Neutropenie oder Thrombozytopenie finden. MCV, RDW und HDW können erhöht sein.

Differentialdiagnose

Zur Differentialdiagnose gehören angeborene dyserythropoetische Anämien und andere Anämien mit oder ohne Zytopenie.

Weitere Untersuchungsmethoden

Welche weiteren Untersuchungen eingesetzt werden können, hängt von der klinischen Symptomatik und den zytologischen Veränderungen im Blutausstrich ab.

8.5.6 Aplastische Anämien und Erythrozytenaplasie

8.5.6.1 Angeborene aplastische Anämie

Es gibt verschiedene erbliche Syndrome, bei denen die hämatopoetischen Stammzellen im Kindesalter zur aplastischen Anämie führen. Dazu gehört die Fanconi-Anämie, eine genetisch diverse Gruppe von Erkrankungen, die oft mit körperlichen Anomalien einhergehen. Dazu gehören mentale Retardierung, abnorme Hautpigmentierung, Anomalien der Harnwege und des Skeletts. Es wurden wenigstens 16 verschiedene Gene beschrieben, bei denen Mutationen zur Fanconi-Anämie führen können. Das Syndrom wird autosomal-rezessiv vererbt. Die Fanconi-Anämie kann zu MDS und AML führen. Eine Besserung des Blutbildes wurde bei Genkonversion oder sekundärer Mutation mit Kompensation der genetischen Anomalie beobachtet [349]. Bei der seltenen Dyskeratosis congenita handelt es sich um eine seltene erbliche Störung mit aplastischer Anämie und Anomalien von Haut und Nägeln. Der Erbgang kann autosomal-dominant, autosomal-rezessiv oder X-chromosomal-rezessiv sein. Die meisten Fälle zeigen eine Mutation von DKC1, TERC, TERT oder TINF2.

Blutbild und Blutausstrich
Die Anämie ist oft makrozytär und von niedriger Retikulozytenzahl begleitet. Manchmal sind Anisozytose und Poikilozytose erheblich. Die Thrombozytopenie steht oft im Vordergrund. Die Erkrankung geht meist in eine Panzytopenie über.

Differentialdiagnose
Erworbene aplastische Anämien und andere Anämien oder Panzytopenien kommen infrage.

Weitere Untersuchungsmethoden
Zur Sicherung der Diagnose ist eine Knochenmarkbiopsie notwendig. Lymphozyten des Patienten zeigen nach Inkubation mit Mitomycin C oder Diepoxybutan vermehrt Chromosomenbrüche. Allerdings fehlt dieser Befund bei etwa 10 % der Patienten [33]. Der Nachweis eines G2-Blocks im Zellzyklus ist ebenfalls geeignet. Bei den meisten Patienten ist das α-Fetoprotein im Serum erhöht [350]. Hämoglobin F kann bei Fanconi-Anämie erhöht sein. Bei Dyskeratosis congenita findet man durch PCR, Durchflusszytometrie oder Southern-Blot verkürzte Telomere in den Blutlymphozyten.

8.5.6.2 Erworbene aplastische Anämie
Eine aplastische Anämie tritt (a) in Abhängigkeit von der Dosis im Rahmen einer Strahlentherapie oder einer Chemotherapie oder nach Kontakt mit Benzol, (b) als Idiosynkrasie durch bestimmte Medikamente (Chloramphenicol, Sulfonamide, Thyreostatika und andere Medikamente) und (c) im Rahmen von Infektionen durch Hepatitis-Non-A-, -Non-B- und -Non-C-Virus und Epstein-Barr-Virus auf. Bei vielen Fällen kann keine Ursache gefunden werden. Diese Fälle werden als idiopathisch klassifiziert. Die Patienten sind durch Infektionen und Blutungen bedroht. Die Patienten, die nach immunsuppressiver Therapie überleben, können PNH, MDS und AML entwickeln.

Blutbild und Blutausstrich
Es findet sich eine Panzytopenie mit reduzierter Retikulozytenzahl. Die Erythrozyten sind normochrom und normozytär oder makrozytär. Poikilozytose kann deutlich sein. Die Neutrophilen können toxisch granuliert sein. Die Thrombozytengröße ist im Blutausstrich normal und MPV ist nicht erhöht. Im Gegensatz zur Panzytopenie bei Knochenmarkinfiltration sieht man keine Myelozyten , Metamyelozyten und Erythroblasten.

Differentialdiagnose
Differentialdiagnostisch kommen angeborene aplastische Anämien mit später Manifestation und ohne deutliche Anomalien, aplastische Präsentationen von ALL, hypoplastische AML und MDS, HIV-Infektion und andere Erkrankungen mit Panzytopenie infrage.

Weitere Untersuchungsmethoden
Zur Diagnosesicherung ist eine Knochenmarkbiopsie notwendig. Zytogenetische Untersuchungen sind indiziert, obwohl der Nachweis eines abnormalen Klons nicht notwendigerweise auf die Entwicklung einer AML oder eines MDS hinweist. Bei jungen Patienten sollte eine Fanconi-Anämie ausgeschlossen werden. Der Nachweis eines kleinen PNH-Klons durch Durchflusszytometrie ist bei mehr als 60 % der Patienten möglich und lässt an eine immunsuppressive Therapie und an ein besseres rezidivfreies Überleben denken [351].

8.5.6.3 Angeborene Erythrozytenaplasie (Erythroblastopenie, pure red cell aplasia)

Die Diamond-Blackfan-Anämie ist eine hämatopoetische Stammzellerkrankung. Sie tritt bei Kindern als Erythrozytenaplasie auf. Später können sich auch Neutropenie und Thrombozytopenie entwickeln. Die Vererbung erfolgt autosomal-dominant, in einigen Familien auch autosomal-rezessiv. Einzelne Gene sind mutiert oder deletiert, die ribosomale Proteine kodieren. Betroffen sind am häufigsten RPS19, RPS26 und RPL11. Die phänotypische Expression des mutierten Gens ist variabel. In einer Familie können Erythrozytenaplasie, isolierte Makrozytose oder erhöhte Adenosindesaminase-Aktivität auftreten. Es wurde auch Hydrops fetalis beschrieben [352]. Etwa 40 % der Patienten haben angeborene Anomalien [353]. Die Häufigkeit von AML ist erhöht [33] Die Prävalenz beträgt 5–7/100.000 Lebendgeburten [353].

Blutbild und Blutausstrich
Am Beginn der Erkrankung steht eine Anämie mit Makrozytose und niedriger Retikulozytenzahl im Vordergrund. Die Zahl der Neutrophilen und Thrombozyten ist normal. Später entwickelt sich eine Panzytopenie.

Differentialdiagnose
Differentialdiagnostisch kommen eine transiente Erythroblastopenie im Kindesalter und eine persistierende Parvovirus-B19-Infektion infrage.

Weitere Untersuchungsmethoden
Der lösliche Transferrinrezeptor im Serum ist bei Erythrozytenaplasie vermindert. Die Adenosindesaminase der Erythrozyten ist bei 40–80 % der Patienten mit Blackfan-Diamond-Syndrom erhöht, während dieses Enzym bei transienter Erythroblastopenie des Kindesalters normal ist [353]. Unter Patienten mit angeborenem Knochenmarkversagen liegt die Spezifität dieses Befundes bei 95 % [354]. Hämoglobin F kann erhöht sein. Die Knochenmarkuntersuchung zeigt eine Verminderung der Proerythroblasten und eine erhebliche Verminderung der späteren Erythroblasten. Bei einzelnen Patienten kann die Zahl der Proerythroblasten normal sein. Anfangs sind die anderen Zell-Linien unauffällig. Das glykosylierte Hämoblobin ist bei transienter Erythroblastopenie erhöht, bei Blackfan-Diamond-Syndrom normal [355]. Die Diagnose kann bei 90 % der Patienten durch DNA-Analyse bestätigt werden [356].

8.5.6.4 Erworbene Erythrozytenaplasie (Erythroblastopenie, pure red cell aplasia)

Diese Erythrozytenaplasie kann transient oder persistierend sein. Die transiente Form ist oft durch eine Parvovirus-B19-Infektion bedingt. Wenn der Patient keine verkürzte Erythrozytenlebenszeit hat, ist die Aplasie häufig so kurz, dass sie nicht diagnostiziert wird. Längere Erythrozytenaplasien treten bei der transienten Erythroblastopenie im Kindesalter auf, die teilweise bei einer Herpesvirus-6-Infektion auftritt. Chronische Erythrozytenaplasien finden sich bei persistierender Parvovirus-B19-Infektion bei Patienten mit gestörter Immunität z. B. bei HIV-Infektion oder bei immunsuppressiver Therapie. Sie treten auch bei Thymom, Autoimmunerkrankungen, LGL-Leukämie und CLL auf. Einige Fälle wurden bei MDS beschrieben.

Blutbild und Blutausstrich

Die Anämie ist makrozytär oder normozytär mit deutlicher Verminderung der Retikulozyten. In Abhängigkeit von der Ätiologie können im Blutausstrich Zelldysplasien oder LGL-Lymphozyten zu sehen sein. Bei Patienten mit einer hämolytischen Anämie können Sphärozyten oder Elliptozyten sichtbar sein. Bei der transienten Erythroblastopenie des Kindesalters ist das MCV normal und die Neutrophilenzahl unter $1 \times 10^9/l$ bei etwa 20 % der Patienten und die Thrombozytenzahl bei etwa 5 % der Patienten erniedrigt [357].

Differentialdiagnose

Differentialdiagnostisch kommen andere normozytäre und makrozytäre Anämien infrage.

Weitere Untersuchungsmethoden

Im Knochenmarkaspirat und in der Knochenmarkbiopsie sieht man die Aplasie der Erythropoese. Geeignet sind außerdem serologische Untersuchungen auf Herpesvirus 6 und Parvovirus B19, Autoantikörpersuche, Thoraxröntgen, immunphänotypische Untersuchung der Lymphozyten und zytogenetische Analyse.

8.6 Polyzythämie

Eine Polyzythämie ergibt sich aus einer Erhöhung von RBC, Hb und Hct. Sie kann relativ bedingt sein durch ein vermindertes Plasmavolumen oder absolut durch eine Erhöhung des totalen Erythrozytenvolumens.

Die relative oder Pseudopolyzythämie entsteht durch akuten Plasmaverlust. Dies wird bei Verbrennungen oder Dehydratation beobachtet. Die Anamnese führt zu dieser Diagnose. Diese Art von Polyzythämie kann auch chronisch bei Rauchern auftreten. Oft ergibt sich keine Ursache. Der Blutausstrich ist nicht auffällig und kann nicht von dem bei idiopathischer Erythrozytose unterschieden werden. Durch eine Untersuchung mit Radioisotopen können das totale Plasma- und Erythrozytenvolumen bestimmt werden. Die Messung des Hb kann nicht zwischen echter und relativer Polyzythämie unterscheiden. Auch ein Hb über 20 g/dl kann bei relativer Polyzythämie beobachtet werden [358].

8.6.1 Echte Polyzythämie

Bei der echten Polyzythämie ist das totale Erythrozytenvolumen erhöht. Das totale Plasmavolumen ist oft ebenfalls erhöht, kann aber auch normal oder erniedrigt sein. Eine echte Polyzythämie wird beobachtet (a) bei chronischer Hypoxie bei Aufenthalt in großer Höhe, zyanotischen Herzfehlern, chronischen hypoxämischen Lungenerkrankungen; (b) bei erhöhter Erythropoetinsekretion bei Nierenzysten, Nierentumoren und anderen Tumoren; (c) bei idiopathischer Erythrozytose oder (d) bei Polycythaemia vera. Bei allen diesen Störungen sind RBC, Hb und Hct erhöht und der Blutausstrich dicht gepackt. Mit Ausnahme von Polycythaemia vera sind das übrige Blutbild und der Blutausstrich unauffällig.

8.6.1.1 Polycythaemia vera (PV)

PV oder Polycythaemia vera rubra oder primäre proliferative Polyzythämie ist eine myeloproliferative Neoplasie (MPN) mit erhöhter Produktion von Erythrozyten und manchmal auch von Granulozyten und Thrombozyten. Sie tritt meist im mittleren oder höheren Lebensalter auf. Selten sind jüngere Erwachsene und ganz selten Kinder betroffen. Das klinische Bild wird durch die Hyperviskosität des polyzythämischen Blutes mit zerebrovaskulären Störungen, peripherer Gangrän und Hepatomegalie, Splenomegalie und Juckreiz bestimmt. Die Erkrankung kann sich auch als Milzvenenthrombose oder Budd-Chiari-Syndrom präsentieren. In einer präpolyzythämischen Phase kann eine isolierte Thrombozytose im Vordergrund stehen. Die PV kann in eine „burn-out"-Phase, eine postpolyzythämische Myelofibrose oder eine AML übergehen.

Blutbild und Blutausstrich

Der Blutausstrich zeigt eine dicht gepackte Schicht von Erythrozyten, da infolge der hohen Viskosität das Ausstreichen des Bluttropfens schwierig ist (Abb. 8.91). WBC, Neutrophilen- und Basophilenzahl sind meist erhöht. Ein WBC über $15 \times 10^9/l$ korreliert mit einer erhöhten Thromboseneigung [359] und ein WBC über $13 \times 10^9/l$ mit einem schlechteren Überleben [360]. Monozyten und Eosinophile sind seltener erhöht. Die Thrombozytenzahl ist bei zwei Drittel der Fälle erhöht, wobei die Thrombozytengröße ebenfalls erhöht ist. Einige Ery-

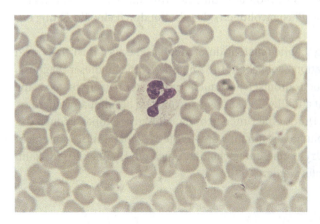

Abb. 8.91: Dicht gepackte Schicht von Erythrozyten bei Polyzythämie nach Transplantation. Hb 200/l und HK 0,59; MCV 114 fl (durch Azathioprintherapie).

throblasten, Myelozyten und Metamyelozyten können zu sehen sein. Die Erythrozyten können normozytär und normochrom sein. Wenn die hyperplastische Erythropoese zur Entleerung der Eisenspeicherung geführt hat, können die Erythrozyten hypochrom und mikrozytär sein. Durch den entstehenden Eisenmangel kann sich eine hypochrome Anämie entwickeln (Abb. 8.92). Nach Gabe von Eisen wird die Polyzythämie wieder sichtbar. Selten kann die Polyzythämie durch einen Vitamin-B12- oder Folsäuremangel maskiert sein.

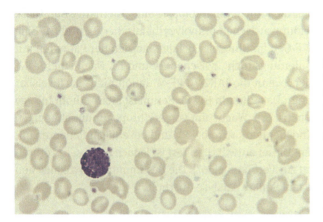

Abb. 8.92: Blutausstrich eines Patienten mit Polycythaemia vera und Eisenmangel mit Anämie und Thrombozytose und einigen hypochromen und mikrozytären Zellen. Die Basophilenzahl war erhöht und ein Basophiler im Ausstrich zu sehen. WBC $6{,}7 \times 10^9/l$; RBC $4{,}38 \times 10^{12}/l$; Hb 106 g/l; Hct 0,33 l/l; MCV 75 fl; MCH 24,2 pg; MCHC 323 g/l; RDW 24,9 %; Thrombozyten $1.056 \times 10^9/l$.

Das Blutbild zeigt erhöhte Werte für RBC, Hb und Hct und normales oder reduziertes MCV und MCH. Am Beginn der Erkrankung können RBC, Hb und Hct trotz erhöhtem totalem Erythrozytenvolumen normal sein [361]. Die Thrombozytenzahl kann manchmal bei normalem Hb erhöht sein. Der MPV ist erhöht in Relation zur Thrombozytenzahl. Bei PV mit Eisenmangel ähneln die Erythrozyteneindizes denen bei Thalassämie, wobei allerdings MCHC vermindert und RDW erhöht sind.

Differentialdiagnose
Andere Arten der Polyzythämie müssen ausgeschlossen werden (Tab. 6.1). Besonders die essentielle Erythrozytose muss unterschieden werden. Durch molekularbiologischen Nachweis der PV ist diese Diagnose seltener geworden.

Neutrophilie, Basophilie, Thrombozytose, Riesenplättchen und erhöhtes MPV sprechen für die Diagnose PV. Eine erhöhte Basophilenzahl wird bei sekundärer Polyzythämie nicht beobachtet.

Weitere Untersuchungsmethoden
Der Erythropoetinspiegel im Plasma ist oft vermindert, während er bei relativer Polyzythämie meist normal ist. Ein niedriges Erythropoetin im Serum hat eine hohe Spezifität, aber nur eine mäßige Sensitivität [362]. Es war in einer Serie von Fällen bei 20 % der Patienten normal [361]. Bei essentieller Thrombozythämie ist das Erythropoetin im Serum ebenfalls bei 30–50 % der Patienten erniedrigt [362, 363]. Es kann auch bei idiopathischer Erythrozytose erniedrigt sein [364]. Die Bestimmung des totalen Erythrozyten- und Plasmavolumens mit Radioisotopen schließt eine relative Polyzythämie aus. Allerdings ist die WHO-2008-Klassifikation von MPN

der Meinung, dass diese Untersuchungen bei einem Hb über 185 g/l beim Mann und über 165 g/l bei der Frau nicht notwendig sind [365]. Demgegenüber wurde gezeigt, dass das Hb bei 14 % der Männer und 35 % der Frauen mit relativer Polyzythämie diese Grenzwerte überschritt [358]. Andere Untersucher sind der Meinung, dass bei einem Hct über 0,52 eine Bestimmung des totalen Erythrozytenvolumens nicht erforderlich ist [366]. Das British Committee for Standards in Haematology hält eine Bestimmung des totalen Erythrozytenvolumens bei einem Hct über 0,60 beim Mann und über 0,56 bei der Frau nicht für erforderlich [364]. Wenn Hb und Hct eine Diagnose nicht erlauben, stellt die Knochenmarkbiopsie eine Alternative dar. Diese Methode erlaubt auch eine Unterscheidung zwischen präpolyzythämischer PV und ET. Eine molekulare Analyse für das JAK2-V617F-Gen im Blut zeigt bei den meisten der Patienten mit PV eine Mutation. Sie unterscheidet allerdings nicht zwischen PV und ET. Nach einer JAK2-exon-12-Mutation kann gesucht werden, wenn die JAK2-V617F-Mutation nicht nachweisbar ist. Das Serumferritin ist meist erniedrigt. Das Vitamin B12 im Serum ist meist erhöht infolge der Erhöhung des B12-bindenden Proteins. Das Wachstum von erythropoetinunabhängigen erythroiden Kolonien von Blut oder Knochenmark wird bei PV und bei einigen Patienten mit idiopathischer Erythrozytose gefunden. Dieser aufwändige Test ist jedoch nicht sehr verbreitet. Eine einfachere Methode steht jetzt zur Verfügung [367]. Die Bestimmung der alkalischen Leukozytenphosphatase ist durch die molekulare Analyse überholt.

8.6.1.2 Sekundäre Polyzythämie

Eine sekundäre Polyzythämie kann sich aus Blutbild und Blutausstrich sowie unter Berücksichtigung der Anamnese ergeben. Zur Unterscheidung von der PV sind die o. g. Untersuchungen geeignet. Einige Patienten mit sekundärer Polyzythämie haben eine Neutrophilie oder eine Thrombozytose, aber eine erhöhte Basophilenzahl im Blutausstrich und Riesenthrombozyten weisen auf eine PV hin. Einen erhöhten Erythropoetinspiegel findet man bei etwa 50 % der Patienten mit sekundärer Polyzythämie [362].

Weitere Untersuchungsmethoden
Eine arterielle Blutgasanalyse kann eine Hypoxämie bei Lungenerkrankungen nachweisen. Im Ultraschall können Nierenläsionen erkannt werden.

8.6.2 Relative Polyzythämie

Diese Störung ist in ihrer chronischen Form im Allgemeinen asymptomatisch. Sie entsteht durch Plasmaverlust infolge Dehydratation oder Verbrennungen. Sie wird auch bei Rauchern beobachtet.

Blutbild und Blutausstrich
RBC, Hb und Hct sind erhöht, Leukozytenzahl und Thrombozytenzahl sind normal. Der Blutausstrich kann eine dicht gepackte Schicht von Erythrozyten zeigen infolge der erhöhten Viskosität des Blutes. Sonst ist er unauffällig.

Differentialdiagnose
Die Differentialdiagnose betrifft echte Polyzythämie und speziell essentielle Erythrozytose.

Weitere Untersuchungsmethoden
Zur Unterscheidung von der Polyzythämie kann das totale Erythrozyten- und Plasmavolumen mit Radioisotopen untersucht werden. Die Knochenmarkbiopsie ist unauffällig [368], wobei diese Untersuchung bei normalem totalem Erythrozytenvolumen nicht erforderlich ist. Die JAK2-Mutation ist nicht nachweisbar. Der Erythropoetinspiegel ist meist normal und nur selten niedrig [362, 368].

8.7 Erkrankungen der Thrombozyten

8.7.1 Thrombozytopenien

8.7.1.1 Kongenitale und neonatale Thrombozytopenien

Kongenitale Thrombozytopenien können durch Vererbung oder durch einen pathologischen Prozess intrauterin (Infektion, Einwirkung von Antikörpern oder Toxinen) entstehen. Es handelt sich dabei entweder um eine gestörte Bildung oder einen erhöhten Verbrauch von Thrombozyten. Neonatale Thrombozytopenien entstehen intrauterin oder neonatal [369].

Kongenitale Thrombozytopenien können isolierte Anomalien sein oder mit Störungen der Granulopoese oder Erythropoese, mit körperlichen Anomalien oder einem Immundefizit assoziiert sein. Bei der kongenitalen amegakaryozytären Thrombozytopenie infolge MPL-Gen(Thrombopoetinrezeptor)-Mutation wird eine allmähliche Progression zur Panzytopenie beobachtet [370]. Das seltene Syndrom mit amegakaryozytärer Thrombozytopenie mit radioulnarer Synostose bei HOXA11-Mutation kann eine Progression zu hypoplastischer Anämie oder Panzytopenie zeigen [371, 372]. Die Fanconi-Anämie und Dyskeratosis congenita können ebenfalls mit isolierter Thrombozytopenie beginnen und später in eine Panzytopenie übergehen. Das X-chromosomal-rezessiv vererbte Wiskott-Aldrich-Syndrom, das auf einer Mutation des WAS-Gens beruht, ist charakterisiert durch Thrombozytopenie, Ekzeme, Immunmangel und manchmal durch Neutropenie. Eine schwere Thrombozytopenie (10×10^9/l oder weniger) ist wahrscheinlich immunologisch bedingt. Wenn sie im frühen Lebensalter auftritt, ist sie prognostisch ungünstig und eine Indikation zur Transplantation [232]. Konstitutionelle Syndrome und andere erbliche Thrombozytopenien sind in den Tab. 8.11–8.13 und neonatale Thrombozytopenien in Tab. 8.14 beschrieben. Andere kongenitale Thrombozytopenien wurden bei einzelnen Familien oder einer kleinen Zahl von Familien beschrieben (autosomal-dominante Makrothrombozytopenie ohne Blutungsneigung bei reduzierter Glykosylierung von Thrombozyten-Glykoprotein IV, erhöhter Aggregation mit ADP, Adrenalin und Kollagen und Ristocetin-induzierter Plättchenaggregation bei niedriger Ristocetinkonzentration [415]; autosomal-dominante Makrothrombozytopenie mit reduzierter Aggregation mit Adrenalin und Arachidonsäure, Thrombozytenexpression von Glycophorin und Schwerhörigkeit [416]). Eine intermittierende Thrombozytopenie wurde beschrieben bei Patienten mit schwerer kongenitaler Neutropenie bei G6PC3-Genmutation [417]. Beim Bernard-Soulier-Syndrom findet sich eine Thrombozytopenie mit Riesenplättchen

Tab. 8.11: Erbliche und andere konstitutionelle Anomalien mit Thrombozytopenie und kleinen Plättchen [373–377].

Defekt	Erbgang	Plättchenfunktionsdefekt	Begleitende Störungen	Referenzen
Wiskott-Aldrich-Syndrom	X-chromosomal-rezessiv; WAS-Gen (Xp11.23)	Ja (reduzierte dichte Granula und reduzierte Expression von GpIIb/IIIa und IV)	Ekzeme und verminderte zelluläre Immunität	[374, 375]
X-chromosomale Thrombozytopenie einschließlich intermittierender X-chromosomaler Thrombozytopenie mit kleinen Thrombozyten	X-chromosomal-rezessiv; WAS-Gen (Xp11.23)	Ja (reduzierte dichte Granula und reduzierte Expression von GpIIb/IIIa und IV)	Isolierte Thrombozytopenie (trotz Mutation im gleichen Gen wie bei Wiskott-Aldrich-Syndrom)	[375, 376]
Autosomal-dominante Thrombozytopenie mit Mikrothrombozyten	AD	Normale Funktion		[377]

AD = autosomal-dominant

und abnormaler Plättchenfunktion. Die Syndrome mit Genmutation MHY9, die die schwere Kette des Nichtmuskelmyosins 9 betrifft, zeigen neutrophile Einschlüsse [418]. Das von-Voss-Cherstvoy-Syndrom (DK-Phokomelie-Syndrom) ist mit multiplen Anomalien und einer angeborenen amegakaryozytären Thrombozytopenie assoziiert und hat eine ungünstige Prognose [419]. Eine angeborene Thrombozytopenie wurde auch bei Agenesie des Corpus callosum beobachtet [420]. Bei einem anderen Syndrom mit autosomal-dominanter Vererbung findet man eine Thrombozytopenie mit deformierten oberen Extremitäten, Schwerhörigkeit und externer Ophthalmoplegie [421]. Beim Down-Syndrom, bei Trisomie 13 und 18, beim Turner-Syndrom und bei Triploidie kann eine fetale und kongenitale Thrombozytopenie auftreten [369].

Eine kongenitale Thrombozytopenie kann auch durch transplazentare Passage von mütterlichen Autoantikörpern oder Alloantikörpern entstehen. Sie verläuft unter dem Bild einer schweren Rh-hämolytischen Erkrankung des Fetus und des Neugeborenen [369]. Die neonatalen Thrombozytopenien treten meist in den ersten 72 Stunden oder später auf. Die häufigsten Thrombozytopenien, die nach 72 Stunden nach der Geburt auftreten, sind durch nekrotisierende Enterokolitis oder Sepsis bedingt [369].

Blutbild und Blutausstrich
Im Blutausstrich sollten Erythrozyten, Leukozyten und Thrombozyten untersucht werden. Die Plättchen können klein, normal groß oder groß sein. Kleine Plättchen sind ungewöhnlich. Sie werden beim Wiskott-Aldrich-Syndrom gesehen (s. Abb. 3.157). Plättchen von normaler Größe werden beim hypoplastischen Knochenmark gesehen. Große Plättchen kommen bei verschiedenen angeborenen Thrombozytopenien vor (Bernard-Soulier-Syndrom) (Abb. 8.93)

Tab. 8.12: Erbliche und andere konstitutionelle Anomalien mit Thrombozytopenie mit normal großen Thrombozyten [373, 378–392].

Defekt	Erbgang	Plättchenfunktions-defekt	Begleitende Störungen	Referenzen
Fanconi-Anämie	AR		Progression zur Panzytopenie; kleine Statur, abnormale Finger und andere Missbildungen	
Thrombozytopenie mit fehlendem Radius	AR, selten AD		Fehlender Radius; manchmal andere kongenitale Anomalien; Thrombozytopenie bessert sich mit dem Alter; manchmal entwickelt sich akute Leukämie	[378]
Amegakaryozytäre Thrombozytopenie	AR, Mutation des MPL-Gens (kodierend für Thrombopoetinrezeptor) (1p34.2)		Langsame Progression zu Panzytopenie infolge aplastischer Anämie; Neigung zu MDS und AML	[371, 372, 379–381]
Amegakaryozytäre Thrombozytopenie mit radioulnarer Synostose	AD, HOXA11-Gen (7p15.2)		Radioulnare Synostose; Progression zu Panzytopenie durch aplastische Anämie; sensorineurale Taubheit möglich	[371, 372, 380]
Autosomal-dominante Thrombozytopenie	AD, MASTL-Gen (10p12.1)			[382]
Autosomal-dominante Thrombozytopenie mit blass gefärbten Plättchen	AD, ANKRD26 (10p2.1)	Kein konstanter Defekt; Glykoprotein Ia und α-Granula können vermindert sein	Leukozytose und hohes Hb möglich; Neigung zu AML; oft Leukozytose	[383–385]
Familiäre Plättchenstörung mit Neigung zur AML	AD, RUNX1 (21q22.12)	Sehr abnorme Plättchenfunktion, Storage-Pool-Defekt; reduzierte Aggregation mit allen Agentien	Neigung zur Entwicklung einer AML	[386]

AD = autosomal-dominant; ADP = Adenosindiphosphat; AML = akute myeloische Leukämie; AR = autosomal-rezessiv; Hb = Hämoglobinkonzentration; MDS = myelodysplastisches Syndrom

Tab. 8.12: (fortgesetzt)

Defekt	Erbgang	Plättchenfunktionsdefekt	Begleitende Störungen	Referenzen
Quebec-Plättchen-Erkrankung (früher Faktor-V-Quebec)	AD, PLAU (10q22.2), kodierend für Urokinaseplasminogen-aktivator	Anormal Adrenalin-induzierte Aggregation; verzögerte Blutung; falsch-normal bei Lumiaggregometrie		[387]
Dysmegakaryopoetische Thrombozytopenie	AR	Normale oder erhöhte Zahl von kleinen dysmorphen Megakaryozyten		[388]
Milde autosomal-dominante Thrombozytopenie	AD, CYCS (7p15.3)	Vorzeitige Freisetzung von Plättchen im Markraum statt in den Sinusoiden	Keine	[389]
Autosomal-dominante Thrombozytopenie mit Plättchenanisozytose	AD, ITGB3-Gen (17q21.32), kodierend für Glykoprotein IIIa	Verminderte Aggregation mit ADP und Kollagen; normale Agglutination mit Ristocetin		[390]
Milde Thrombozytopenie bei Heterozygoten einer Familie in Mikronesien	AD, Mutation oder Deletion von THPO (3q27.1)		Aplastische Anämie bei Homozygoten	[391]
Paris-Trousseau-Thrombozytopenie	Gensyndrom durch Mikrodeletion von 11q23–24; Deletion von FLI1 (11q24.3) führt zur Thrombozytopenie	Plättchen haben abnormal große α-Granula und manchmal Mangel an dichten Granula; Thrombozyten können mit der Zeit ansteigen	Symptome des Jacobsen-Syndroms: psychomotorische Retardierung, faziale Missbildungen und kardiale Defekte	[379, 381, 392]
ACTN1-Thrombozytopenie	AD, Mutation in ACTN1 (14q24)			[385]

AD = autosomal-dominant; ADP = Adenosindiphosphat; AML = akute myeloische Leukämie; AR = autosomal-rezessiv; MDS = myelodysplastisches Syndrom

und MYH9-Mutationen einschließlich May-Hegglin-Anomalie (Abb. 3.93). Beim Bernard-Soulier-Syndrom findet man eine Thrombozytopenie mit Riesenplättchen. Bei heterozygoten Fällen kann die Thrombozytenzahl auf $40–50 \times 10^9$/l erniedrigt sein, sie kann aber auch normal sein [393]. Bei den meisten Plättchenstörungen ist deren Granulation unauffällig. Beim seltenen Grauplättchen-Syndrom sind die Plättchen agranulär oder hypogranulär (Abb. 8.94). Bei der Paris-Trousseau-Thrombozytopenie (Jacobsen-Syndrom) haben die Plättchen Riesengranula. Bei der Thrombozytopenie bei GATA1-Mutation sind die Plättchen groß und hypogranulär [378]. Die Neutrophilen können Einschlusskörper zeigen. Es handelt sich um

Tab. 8.13: Erbliche und andere konstitutionelle Anomalien mit Thrombozytopenie mit großen Plättchen [172, 343, 344, 378, 379, 381, 393–414].

Defekt	Erbgang	Plättchenfunktionsdefekt	Begleitende Störungen	Referenzen
Bernard-Soulier-Syndrom	AR, homozygot oder compound-heterozygot für Mutation in GP1BA (17q13.2), GP1BB (22q11.21) oder GP9 (3q21.3)	Abnormales Glykoprotein-Ib/IX/V-Komplex mit Defekt in von-Willebrand-Faktor-abhängiger und Ristocetin-induzierter Aggregation	Nein	
Monoalleles Bernard-Soulier-Syndrom; große Plättchen mit oder ohne Thrombozytopenie	AD, dominant negative Mutationen bei GP1BA (17p13.2) oder GP1BB (22q11.21)	Meist normal; Ristocetin-induzierte Aggregation, manchmal reduziert	Nein	[381, 385, 393, 394]
DiGeorge- und velokardiofaziales Syndrom	AD, Gensyndrom durch Mikrodeletion; Verlust von GP1BB (22q11.21)	Träger des Bernard-Soulier-Syndroms mit großen Plättchen und reduzierter Ristocetinaggregation; Bernard-Soulier-Syndrom tritt auf bei Mutation in anderem GP1BB-Allel	Kardiale, parathyreoidale und Thymus-Anomalien, kognitive Schäden beim velofazialen Syndrom, faziale Missbildungen, autoimmune Zytopenien	[381, 395]
Makrothrombozytopenie durch ITGB3-Mutation	AD, Mutation von ITGB3 (17q21.32), kodierend Plättchenglykoprotein IIIa	Normal		[396]
Makrothrombozytopenie durch Mutation von AlTGA2B	AD, Mutation von ITGA2B*, kodierend Plättchen-Glykoprotein IIb (17q21.31)	Reduzierte Aggregation mit ADP und Kollagen		[397]
Mediterrane Stomatozytose/Makrothrombozytopenie (Phytosterolämie)	AR, Mutation von ABCG5 (2p21) oder ABCG8 (2p21)	Abnormal mit Ristocetin; variable Abnormalitäten mit anderen Agonisten	Kleinwuchs; Hyperphytosterolämie, variable Hypercholesterinämie	[172]
Grauplättchen-Syndrom	AR, Mutation von NBEAL2 (3p21.31); Heterozygote haben große Plättchen mit verminderter α-Granula	α-Granula-Defekt mit hypogranulären Plättchen und milden Funktionsdefekten	Hypogranuläre Neutrophile bei einigen Familien [398]; Myelofibrose und Splenomegalie	[398]

AD = autosomal-dominant; AR = autosomal-rezessiv; ADP = Adenosindiphosphat; * Es ist wahrscheinlich, dass Homozygotie zu einem Syndrom ähnlich der Glanzmann-Thrombasthenie führt.

Tab. 8.13: (fortgesetzt)

Defekt	Erbgang	Plättchenfunktionsdefekt	Begleitende Störungen	Referenzen
GFI1B-Thrombozytopenie	AD, Mutation von GFI1B (9q34.13) (zwei Familien)	α-Granula-Defekt	Anisopoikilozytose bei einer Familie	[385]
Weißplättchen-Syndrom	AD	α-Granula-Defekt; prominente Golgikomplexe; gestörte Aggregation mit Adrenalin und ADP		[399]
Arthrogryposis, renale Dysfunktion und Cholestase(ARC)-Syndrom	AR, VPS33B (15q26.1) oder VIPAR (14q24.3)	Plättchenzahl normal oder leicht vermindert, große blasse Plättchen, verminderte α-Granula-Proteine	Gelenkkontrakturen, renale tubuläre Azidose, Cholestase	
York-Plättchen-Syndrom	Unbekannt		Thrombozytopenie und mitochondriale Myopathie, variabler Mangel an α- und ∂-Granula, riesenelektronendichte Organellen in den Plättchen	[400]
Medich-Riesenplättchen-Syndrom	Unbekannt	Große agranuläre Plättchen mit auffälliger Ultrastruktur		
MYH9-Erkrankung: May-Hegglin-Anomalie	AD, MYH9 Nichtmuskel-Myosinschwerkette 9 (22q12.3)	Reduzierter Glykoprotein Ib/IX/V-Komplex	Neutrophile Einschlüsse	[401, 402]
MYH9-Erkrankung: Fechtner-Syndrom	AD, MYH9 (22q12.3)	Glykoprotein Ib, IX/V kann reduziert sein	Neutrophile Einschlüsse, Alport-like-Syndrom: Nephritis, sensorineurale Taubheit, Katarakte	[378, 403, 404]
MYH9-Erkrankung: Epstein-Syndrom	AD, MYH9 (22q12.3)	Glykoprotein Ib, IX/V kann reduziert sein	Alport-like-Syndrom: Nephritis, sensorineurale Taubheit, Katarakte – aber keine neutrophilen Einschlüsse	[378, 404]

AD = autosomal-dominant; AR = autosomal-rezessiv; ADP = Adenosindiphosphat;

Tab. 8.13: (fortgesetzt)

Defekt	Erbgang	Plättchenfunktionsdefekt	Begleitende Störungen	Referenzen
MYH9-Erkrankung: Sebastian-Syndrom	AD, MYH9 (22q12.3)	Glykoprotein Ib/IX/V reduziert	Neutrophile Einschlüsse	[401, 403, 404]
Homozygote Pelger-Huët-Anomalie	AD, LBR-Gen (1q42.12)		Mangelnde Lobulierung der Granulozyten und Monozyten, Entwicklungsverzögerung, Epilepsie, Skelettanomalien bei einigen Familien	[405]
X-chromosomale Thrombozytopenie mit anormaler Erythropoese	X-chromosomal; GATA1 (Xp11.23)	Graue Plättchen-reduzierte α-Granula, anormale Glykoproteine Ibβ und IX, anormale Ristocetin-induzierte Aggregation; schwere Funktionsdefekte möglich	Makrozytose, Dyserythropoese oder dyserythropoetische Anämie in einigen Familien, β-Thalassämie in einigen Familien, manchmal kongenitale erythropoetische Porphyrie	[343, 344, 379, 406, 407]
Thrombozytopenie mit Neutropenie	Unbekannt, wahrscheinlich erblich	Reduziertes Glykoprotein Ib	Neutropenie mit reduziertem Sialyl-Lewis X auf Neutrophilen	[408]
Thrombozytopenie mit großen Plättchen in Westbengalen, Bangladesch, Bhutan und Nepal (Harris-Plättchen-Syndrom)	Unbekannt	Normal		[409]
Riesenplättchen mit Mitralklappeninsuffizienz	Unbekannt	Reduzierte Glykoproteine Ia, Ic und IIa, reduzierte Aggregation mit ADP und Adrenalin	Mitralklappeninsuffizienz	[410]
Riesenplättchen mit ineffektiver Thrombozytopoese	AD	Erhöhte Plättchenglykoproteine Ib und IIb/IIIa	Nein	[411]
Plättchentyp der von-Willebrand-Erkrankung	AD, GP1BA (17p13.2)	Erhöhte Aggregation mit Ristocetin		

AD = autosomal-dominant; AR = autosomal-rezessiv; ADP = Adenosindiphosphat;

Tab. 8.13: (fortgesetzt)

Defekt	Erbgang	Plättchenfunktionsdefekt	Begleitende Störungen	Referenzen
Typ IIB der von-Willebrand-Erkrankung (einschließlich Montreal-Plättchen-Syndrom)	AD, gain of function Mutation von vWF (12p13,31)	spontane Plättchenaggregation von ruhenden oder gerührten Plättchen	Selten Plättchenaggregate in den Gefäßen	[412]
Makrothrombozytopenie durch TUBB1-Mutation	AD, TUBB1 (20q13.32)	β1-Tubulin auf 50 % erniedrigt		[413]
Makrothrombozyten mit und ohne Thrombozytopenie	X-chromosomal-dominant, FLNA (Xq28)	Geschädigte Interaktion von-Willebrand-Faktor mit Plättchen-Glykoproteinen	Isolierter Plättchendefekt oder assoziiert mit periventrikulärer nodulärer Heterotopie	[414]

AD = autosomal-dominant; AR = autosomal-rezessiv; ADP = Adenosindiphosphat;

Tab. 8.14: Ursachen neonataler Thrombozytopenie (modifiziert von Referenz 369; häufige Ursachen fett gedruckt).

Beginn in den ersten 72 Stunden nach der Geburt	Beginn später
– **Chronische fetale Hypoxie** – **Perinatale Asphyxie** – **Bakterielle Infektion** – Alloimmune Thrombozytopenie – Mütterliche autoimmune Thrombozytopenie – Kongenitale Infektion (Toxoplasmose, Cytomegalie, HIV, Röteln) – Aorten- oder Nierenvenenthrombose – Kongenitale Leukämie – Kasabach-Merritt-Syndrom – Erbliche metabolische Erkrankungen – Erbliche Thrombozytopenie (mit fehlendem Radius, kongenitale amegakaryozytäre Thrombozytopenie)	– **Neonatale Sepsis** – **Nekrotisierende Enterokolitis** – **Kongenitale Infektion** – Mütterliche autoimmune Thrombozytopenie – Kasabach-Merritt-Syndrom – Erbliche metabolische Erkrankungen – Erbliche Thrombozytopenie (mit fehlendem Radius, kongenitale amegakaryozytäre Thromboztyopenie)

HIV = human immunodeficiency virus

eine heterogene Gruppe von Störungen, die unter dem Begriff MYH9-Erkrankungen zusammengefasst werden (May-Hegglin-Anomalie, Fechtner-, Sebastian- und Epstein-Syndrom). Die Einschlüsse können spindelförmig oder irregulär sein [418]. Diese Einschlüsse entstehen durch eine abnorme Lokalisation von MYH9 in Verbindung mit den Ribosomen [418, 422]. Ultrastrukturell handelt es sich um Cluster von Ribosomen, Segmente des rauen endoplasmatischen Retikulums und parallele longitudinale Filamente oder quergestreifte Einschlüsse

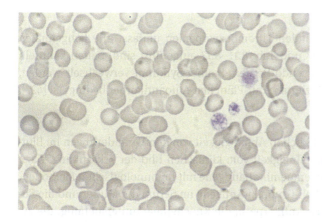

Abb. 8.93: Blutausstrich eines Patienten mit Bernard-Soulier-Syndrom. Zu sehen sind die Thrombozytopenie und drei große Plättchen.

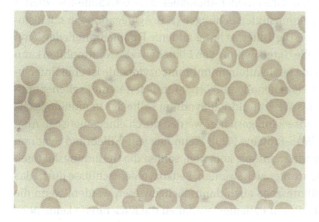

Abb. 8.94: Blutausstrich eines Patienten mit Grauplättchen-Syndrom. Zu sehen sind agranuläre Plättchen.

[418, 423]. Die neutrophilen Einschlüsse bei MYH9-Erkrankungen können unter der Auflösung des Lichtmikroskops liegen, aber durch Immunfluoreszenz oder Elektronenmikroskopie nachgewiesen werden [423]. Beim seltenen kongenitalen Upshaw-Schulman-Syndrom sind Perioden von Thrombozytopenie mit mikroangiopathischer hämolytischer Anämie assoziiert. Dieses Syndrom, das auf Plasmainfusionen anspricht, ist auf ein angeborenes Defizit der den von-Willebrand-Faktor spaltenden Protease ADAMTS13 [424] zurückzuführen. Erythrozyten sollten auf Anisozytose, Poikilozytose und Makrozytose untersucht werden, die bei GATA1-Mutation auftreten [344]. Bei Babys mit Down-Syndrom sollte im Blutausstrich auf Zeichen eines transitorischen myeloproliferativen Syndroms geachtet werden, das zur Thrombozytopenie führen kann. Selten kann im Blutausstrich eine kongenitale Leukämie zu sehen sein. Die Thrombozytenzahl kann bei großen Plättchen in Automaten zu niedrig gemessen werden. Dies wurde besonders bei Impedanzzellzählern beobachtet [425]. Bei den verschiedenen Thrombozytopenien kann das MPV niedrig, normal oder erhöht sein. Bei den MYH9-Störungen und beim Bernard-Soulier-Syndrom liegen die MPV-Werte meist über 12,4 fl im Gegensatz zur autoimmunen Thrombozytopenie [425]. Bei angeborenen Thrombozytopenien mit großen Plättchen ist der Prozentsatz der retikulären Plättchen normal oder leicht erhöht, während er bei autoimmuner thrombozytopenischer Purpura oft erheblich erhöht ist [426].

Differentialdiagnose
Die Differentialdiagnose der kongenitalen Thrombozytopenien umfasst alle kongenitalen Thrombozytopenien, die in Tab. 6.27 und Tab. 8.11–8.13 aufgeführt sind. Selten kann ein Bernard-Soulier-Syndrom mit dem Pseudo-Bernard-Soulier-Syndrom verwechselt werden, das durch einen Medikamenten-induzierten Anti-Plättchen-Autoantikörper bedingt ist [427].

Weitere Untersuchungsmethoden
Weitere Untersuchungen sind erforderlich in Abhängigkeit von den Veränderungen im Blutbild und im Blutausstrich und in Abhängigkeit vom klinischen Bild der Erkrankung. Dazu gehören Untersuchungen der Plättchenmembranantigene mit immunologischen Methoden, die Suche nach Antikörpern gegen Kell-Gruppen-Antigene im Serum der Mutter und die Suche nach spezifischen Anti-Plättchen-Antikörpern, die Knochenmarkuntersuchung, die zytogenetische Analyse zum Nachweis konstitutioneller Anomalien oder Leukämie-assoziierter klonaler Anomalien und Plättchenfunktionsuntersuchungen (z. B. Aggregation nur mit Ristocetin beim Bernard-Soulier-Syndrom). Die Untersuchung anderer Familienmitglieder kann sinnvoll sein. Auch die ultrastrukturelle Untersuchung von Plättchen oder Neutrophilen kann manchmal angezeigt sein. Bei V. a. eine fetale Alloimmunthrombozytopenie ist eine Untersuchung des mütterlichen Serums auf Plättchenalloantikörper (anti-HPA-1a und seltener anti-HPA-5b) angebracht [428]. Bei V. a. das Wiskott-Aldrich-Syndrom sollte der immunologische Status untersucht werden. Die Diagnose kann gesichert werden durch eine genetische Analyse oder durch Untersuchung des WAS-Proteins [429]. Wenn das von-Willebrand-Syndrom oder das Pseudo-von-Willebrand-Syndrom infrage kommen, sollten die Gerinnungsfaktoren und von-Willebrand-Faktor-Multimere untersucht werden. Leukozyteneinschlüsse durch das MYH9-Protein können mit Immunfluoreszenz auch dann nachgewiesen werden, wenn die Lichtmikroskopie unauffällig ist. Bei diesen Patienten enthalten die Einschlüsse keine polyadenylierte Ribonukleinsäure [430].

8.7.1.2 Autoimmune („idiopathische") thrombozytopenische Purpura (ITP)
Bei dieser Erkrankung ist das Überleben der Thrombozyten durch Plättchenautoantikörper reduziert. Die autoimmune Thrombozytopenie kann auch im Rahmen von generalisierten Autoimmunerkrankungen wie SLE oder autoimmunem lymphoproliferativem Syndrom mit FAS-Defizit [255] auftreten. Auch beim DiGeorge-Syndrom tritt die ITP häufiger auf. Sie ist eine Komplikation bei CLL und seltener bei anderen lymphoproliferativen Erkrankungen. In einer Studie fanden sich bei 3 von 20 Patienten mit ITP oder Evans-Syndrom im peripheren Blut monoklonale B-Lymphozyten [229]. In einer Populationsstudie lag die Inzidenz bei Erwachsenen bei 1,6/100.000/Jahr, war ähnlich bei Männern und Frauen und häufiger bei Menschen über 60 Jahren [431]. Bei einer anderen Untersuchung lag die Inzidenz bei 8,1/100.000/Jahr bei Kindern und bei 12,1/100.000/Jahr bei Erwachsenen [432]. Die Inzidenz stieg mit dem Alter an und war höher bei Frauen bis zum Alter von 70 Jahren.

Blutbild und Blutausstrich

Der Blutausstrich zeigt die Thrombozytopenie und, wenn die Störung nicht sehr akut auftritt, eine erhöhte Plättchengröße (Abb. 8.95). Meist sind die anderen Zell-Linien normal. Manchmal ist die ITP mit einer AIHA assoziiert oder es finden sich Hinweise auf eine CLL oder eine LGL-Leukämie.

Die Thrombozytenzahl ist erniedrigt und MPV und PDW sind erhöht, falls die Störung nicht sehr akut auftritt. Der Prozentsatz der retikulierten Thrombozyten ist oft erhöht. Ob dieser Befund eine eindeutige Unterscheidung zwischen erhöhtem Plättchenabbau und verminderter Plättchenbildung ermöglicht, ist umstritten [426, 433].

Bei kindlichen ITP-Fällen entwickeln weniger als jeder Fünfte eine chronische Erkrankung [434]. Die Patienten mit den niedrigsten Thrombozytenzahlen werden seltener chronisch [434].

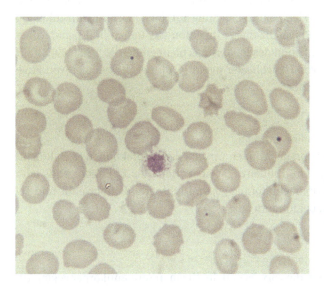

Abb. 8.95: Blutausstrich eines Patienten mit autoimmuner thrombozytopenischer Purpura nach Splenektomie. Zu sehen sind die Thrombozytopenie, ein einzelnes Riesenplättchen und Howell–Jolly-Körperchen.

Differentialdiagnose

Differentialdiagnostisch kommen die Thrombozytopenien bei Röteln und anderen Viruserkrankungen infrage, die Arzneimittel-induzierte Thrombozytopenie und die TTP. Cytomegalievirus-Infektion, infektiöse Mononukleose, HIV-Infektion und andere Viruserkrankungen können auch zu schwerer Thrombozytopenie führen. Auch bei Hepatitis-C-Infektionen kann eine Thrombozytopenie auftreten. Diese Patienten zeigen oft eine Kryoglobulinämie und Anticardiolipin-Antikörper [435]. Bei manchen Patienten kommt es nach Eradikation einer Helicobacter-pylori-Infektion zur Normalisierung vorher erniedrigter Thrombozytenwerte. Kongenitale Thrombozytopenien müssen ausgeschlossen werden.

Weitere Untersuchungsmethoden

Die Thrombozytopenie muss im Ausstrich gesichert werden. Falls nicht Petechien und Blutungen zu sehen sind, sollte ein zweiter Ausstrich untersucht werden. Im Ausstrich sollte nach Sphärozyten, Fragmentozyten, Polychromasie, atypischen Lymphozyten und Kryoglobulinablagerungen gesucht werden. Im Ausstrich sollte auch nach Veränderungen gesucht werden, die bei kongenitalen Thrombozytopenien auftreten. Wenn eine ITP sehr wahrscheinlich ist, sind weitere Untersuchungen meist nicht notwendig. Bei Erwachsenen ist eine Knochenmarkuntersuchung angebracht bei atypischen Veränderungen, bei Patienten über 60 Jahren, bei Relaps der ITP oder vor einer bevorstehenden Splenektomie [436]. Bei Kindern ist eine Knochenmarkuntersuchung angezeigt bei atypischen Veränderungen, Relaps oder vor einer Kortikoidtherapie [436]. Antinukleäre Antikörper und DNA-Bindung sollten untersucht werden, da SLE mit einer ITP beginnen kann. Antiphospholipid-Antikörper weisen auf eine immunologisch bedingte Thrombozytopenie hin. Wenn im Blutausstrich atypische Lymphozyten auffallen, sollte nach infektiöser Mononukleose, EBV und CMV gesucht werden. Wenn klinisch eine HIV-Infektion infrage kommt, sollte ein spezifischer HIV-Test durchgeführt werden. Eine serologische Untersuchung auf Hepatitis C ist speziell in Ländern mit hoher Prävalenz des Virus angezeigt [437]. Eine Untersuchung auf Helicobacter-pylori-Infektion ist angezeigt in Ländern mit hoher Prävalenz dieser Infektion wie Italien und Japan. Allerdings sind die Ergebnisse nach Eradikation des Bakteriums nicht eindeutig [438, 439]. BCSH empfiehlt eine Testung bei Relaps von Helicobacter pylori [436]. Bei Vorkommen von Fragmentozyten ist nach einer TTP zu suchen.

8.7.1.3 Postinfektiöse immune Thrombozytopenie
Diese immune Thrombozytopenie kann im Rahmen verschiedener Infektionen (z. B. Röteln) oder nach einer Impfung gegen Röteln, Influenza, Masern, Hepatitis B, Poliomyelitis oder Mumps auftreten oder nach einer Dreifachimpfung gegen Diphtherie, Poliomyelitis und Tetanus [440]. Sie tritt hauptsächlich bei Kindern auf.

8.7.1.4 Thrombotisch-thrombozytopenische Purpura (TTP)
TTP ist eine systemische Erkrankung, die vorwiegend durch einen Autoantikörper gegen ADAMTS13 (von-Willebrand-Faktor spaltende Protease) bedingt ist, wobei es zu Mikrothromben in verschiedenen Organen kommt und dadurch zum Verbrauch von Plättchen und zu renalen und zerebralen Manifestationen. Die Thrombozytopenie kann zu Blutungen führen. Einige Fälle entstehen nach Infektionen durch Escherichia coli 0157:H7 [441] oder durch Legionellen. TTP kann auch im Rahmen einer HIV-Infektion oder nach Absetzen einer wirksamen antiretroviralen Therapie auftreten [442]. Ticlopidin und Clopidogrel können ebenfalls zur TTP führen [443], und manche Fälle sind durch Kokain oder Ecstasy [444] oder Interferon [445] bedingt. Die Häufigkeit liegt bei 1, 1,7, 3,7 und 3,8/1.000.000/Jahr [314, 446]. Die klassischen Merkmale sind Thrombozytopenie, mikroangiopathische hämolytische Anämie, Nierenschädigung, neurologische Störungen und Fieber. Da jedoch eine umgehende Behandlung mit Plasmatausch notwendig ist, sollte eine vorläufige Diagnose gestellt und die Behandlung begonnen werden, wenn eine Thrombozytopenie und eine mikroangiopathische hämolytische Anämie auftreten, ohne dass es eine offensichtliche Erklärung für ihre Genese gibt [277].

Blutbild und Blutausstrich

Der Blutausstrich zeigt die mikroangiopathische hämolytische Anämie mit Fragmentozyten und Polychromasie und die Thrombozytopenie mit Anisozytose der Plättchen. Wenn die Fragmentozyten mehr als 1 % der Erythrozyten ausmachen, ist eine TTP sehr wahrscheinlich [447]. Allerdings können die Fragmentozyten bei Beginn der Erkrankung noch fehlen [314, 448]. Deshalb ist eine Kontrolle des Blutausstrichs notwendig und ADAMTS13 sollte untersucht werden. RDW, MPV und PDW können erhöht sein. Auch der Prozentsatz der retikulierten Plättchen ist erhöht. Die Thrombozytenzahl ist geeignet zur Therapiekontrolle [277].

Differentialdiagnose

Die Differentialdiagnose muss andere Erkrankungen mit Fragmentozyten berücksichtigen, besonders solche mit Thrombozytopenie. An die Möglichkeit der familiären TTP (atypisches hämolytisch-urämisches Syndrom) sollte man denken.

Weitere Untersuchungsmethoden

Die TTP entsteht durch einen Autoantikörper gegen die den von-Willebrand-Faktor spaltende Protease ADAMTS13. Ihre Aktivität liegt bei der Erkrankung bei unter 10 % des Normalbereiches. Eine Gefäßbiopsie zeigt kapilläre Thromben, ist aber nicht generell notwendig. Eine HIV-Untersuchung ist notwendig, weil eine TTP die initiale Präsentation dieser Erkrankung sein kann und dann eine antiretrovirale Therapie neben dem Plasmatausch angezeigt ist. Bei Kindern ist eine genetische Untersuchung zum Ausschluss eines familiären atypischen hämolytisch-urämischen Syndroms angebracht.

8.7.2 Thrombozytose

8.7.2.1 Familiäre Thrombozytose

Die familiäre Thrombozytose ist eine seltene Erkrankung mit autosomal-dominantem Erbgang. Es kann eine Mutation des Promotors von THPO vorliegen, der Thrombopoetin kodiert. Es kann auch eine Mutation des MPL-Gens vorliegen, das den Thrombopoetinrezeptor kodiert [449]. JAK2 V6171 kann auch mit der hereditären Thrombozytose assoziiert sein [450]. In einer Familie wurde eine rezessive Vererbung beobachtet [451].

Blutbild und Blutausstrich

Die Thrombozytenzahl ist erhöht bei normaler Größe der Plättchen. Die anderen Zellreihen sind unauffällig. Eine Familie mit autosomal-dominanter Thrombozytose und kleinen Plättchen wurde gesehen [452]. Eine anhaltende leukämoide Reaktion wurde bei einem Kind beobachtet [453].

Differentialdiagnose

Die Differentialdiagnose umfasst die reaktive Thrombozytose und die essentielle Thrombozythämie. Eine hereditäre Thrombozytose kommt infrage bei Kindern und jungen Erwachsenen. Familienuntersuchungen sind dann angebracht.

Weitere Untersuchungsmethoden
Eine genetische Analyse ist angezeigt zur Sicherung der Diagnose und zum Ausschluss einer essentiellen Thrombozythämie.

8.7.2.2 Essentielle Thrombozythämie (ET)
Die essentielle Thrombozythämie ist eine MPN, die durch eine erhöhte Produktion von Thrombozyten gekennzeichnet ist. In der WHO-Klassifikation ist sie als Ph-negativ und BCR-ABL1-negativ charakterisiert. Sie tritt hauptsächlich im mittleren und höheren Lebensalter auf, wird aber auch bei jüngeren Erwachsenen und sogar bei Kindern beobachtet. Das klinische Bild wird entweder durch die Thrombozytose oder durch die erhöhte Proliferation myeloischer Zellen geprägt. Dazu gehören Verschlüsse kleiner Gefäße, Blutungen und seltener Splenomegalie und Juckreiz. Bei den meisten Patienten wird die Erkrankung zufällig im Rahmen einer Blutuntersuchung festgestellt. Die essentielle Thrombozythämie geht selten in eine Myelofibrose oder eine AML über.

Blutbild und Blutausstrich
Entsprechend der WHO-2008-Klassifikation kann die Erkrankung diagnostiziert werden, wenn die Thrombozytenzahl $450 \times 10^9/l$ überschreitet und andere Kriterien zutreffen. In vielen Fällen liegen die Thrombozyten über $1.000 \times 10^9/l$. Im Blutausstrich sieht man eine erhöhte Anisozytose der Plättchen und meist einige Riesenplättchen (Abb. 8.96). Einige Plättchen sind hypogranulär. Eine Neutrophilie findet man bei etwa einem Drittel der Patienten. Sie haben ein erhöhtes Thromboserisiko [454]. Die Basophilen sind meist etwas erhöht, überschreiten aber meist nicht 3%. Ein Basophilenprozentsatz über 5% lässt daran denken, dass der Patient Philadelphia-positiv sein könnte. Manchmal sind Erythroblasten und Myelozyten und Metamyelozyten zu sehen. Bei begleitenden Blutungen kann es zu Eisenmangel kommen. Selten finden sich die Zeichen eines Hyposplenismus infolge von durchgemachten Milzinfarkten. Während der Akzelerationsphase können im Blutausstrich dysplastische Formen auftreten (Abb. 8.97). Thrombozytenzahl, MPV und PDW sind erhöht,

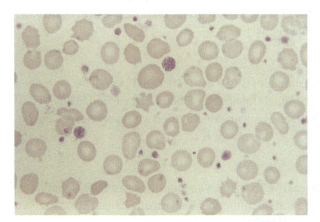

Abb. 8.96: Blutausstrich eines Patienten mit essentieller Thrombozythämie. Zu sehen ist die Thrombozytose mit Plättchenanisozytose und Riesenplättchen. Außerdem sieht man Anisozytose und Poikilozytose der Erythrozyten.

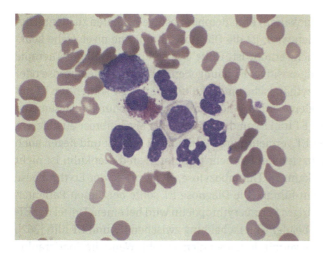

Abb. 8.97: Blutausstrich eines Patienten mit essentieller Thrombozythämie in akzelerierter Phase mit Entwicklung von dysplastischen Granulozyten. Die Neutrophilen sind hypogranuliert und besitzen abnorme Kerne. Ein Eosinophiler zeigt einen nichtgelappten Kern. Eine Thrombozytopenie hat sich entwickelt.

während bei reaktiver Thrombozytose MPV und PDW normal sind. Nach Splenektomie und bei Hyposplenismus kann die Thrombozytose mit erhöhtem MPV und PDW einhergehen.

Differentialdiagnose

Zur Differentialdiagnose gehören die anderen Erkrankungen mit Thrombozytose (Tab. 6.15). Okkulte Neoplasien und Kollagenosen können mit reaktiver Thrombozytose einhergehen. Auch Eisenmangel kann zur Erhöhung der Thrombozytenzahl bis auf $450 \times 10^9/l$ oder darüber führen. Patienten mit Eisenmangel können okkulte Blutungen, okkulte Neoplasien oder beides als Ursache einer Thrombozytose haben. Es kann schwierig sein, eine PV mit Eisenmangel und eine präpolyzythämische PV von einer ET zu unterscheiden.

Weitere Untersuchungsmethoden

Bei Verdacht auf ET ist eine Untersuchung auf JAK2 V617F angebracht. Wenn diese Mutation nicht gefunden wird, kann nach der CALR- oder MPL-Mutation gesucht werden. JAK2 V617F wurde bei zwei Drittel der Patienten mit ET gefunden und korreliert mit einem erhöhten Hb [455–457] und einem erhöhten WBC [454, 456], mit der Erythropoese und der Granulopoese im Knochenmark [454, 456], mit einem erniedrigten Serumerythropoetin und Serumferritin [456], mit vermehrter Mikrozytose und vermehrtem Übergang in PV [455, 456] und bei schwangeren Frauen mit gestörter Schwangerschaft [458]. Eine CALR-Mutation wurde bei etwa einem Viertel der Patienten [459] und eine MPL-Mutation bei etwa 5–10 % der Patienten gefunden. Bei Untersuchung des X-chromosomalen Polymorphismus hatte sich bei einem deutlichen Anteil der Patienten eine polyklonale Hämatopoese ergeben. Durch Entdeckung der JAK2 V617F-Mutation konnte eine Monoklonalität bei einem erheblichen Teil der Patienten nachgewiesen werden (in einer Studie 4 von 8) [460]. Eine zytogenetische Analyse ist dann angebracht, wenn es nicht klar ist, ob eine MPN vorliegt oder wenn atypische Krankheitszeichen (Myelodysplasien, zirkulierende Blasten oder ein deutlich erhöhter Prozentsatz an Basophilen) zu sehen sind. Sie weisen auf eine Philadelphia-positive Leukämie oder andere ungünstige Karyotypen hin, die das therapeutische Vorgehen beeinflussen. Durch die Verfügbarkeit von Tyrosinkinase-Inhibitoren ist es wichtig, durch zytogenetische und molekularbiologische

Untersuchungen (für BCR-ABL1-Translokation) Philadelphia-positive Patienten zu identifizieren. Wenn dieses Fusionsgen gefunden wird, ist die Diagnose chronische myeloische Leukämie (CML), auch wenn der WBC nicht erhöht ist. Ohne Tyrosinkinase-Inhibitor-Therapie entwickeln Fälle von sog. Philadelphia-positiver ET häufiger ein MDS, eine Myelofibrose oder eine Blastentransformation. Präpolyzythämische und okkulte Fälle von PV sollten von ET mit den beschriebenen Tests unterschieden werden. Knochenmarkuntersuchungen lassen eine MPN erkennen und helfen, zwischen ET und PV und präfibrotischer Myelofibrose zu differenzieren. Die Megakaryozyten sind bei ET vermehrt, groß und normal gelappt und liegen auch in Clustern, während die Megakaryozyten bei PV mehr pleomorph sind. Retikulin ist nicht vermehrt. Auch Eisenmangel allein kann zu Thrombozytose, Hyperplasie der Erythropoese und Vermehrung der Megakaryozyten führen. Die Diagnose ET sollte bei diesen Patienten mit Vorsicht gestellt werden. Ein niedriges Serumerythropoetin wird bei einem Drittel der ET-Patienten gefunden, sodass es nicht bei der Unterscheidung zwischen PV und ET hilft [362]. Plasmathrombopoetin ist normal oder vermindert, aber nicht erhöht. Wenn die Sonographie eine Splenomegalie zeigt, spricht dies für ET und gegen reaktive Thrombozytose [461]. Verschiedene Labortests (erhöhtes Plasmafibrinogen, erhöhtes C-reaktives Protein oder erhöhte ESR) lassen an ein okkultes Neoplasma oder eine Kollagenose denken und sprechen eher für eine reaktive Thrombozytose. Der Score der alkalischen Leukozytenphosphatase ist meist normal, unterscheidet nicht zwischen Philadelphia-positiven und -negativen Fällen und ist nicht länger zu empfehlen.

8.7.2.3 Primäre Myelofibrose

Die primäre Myelofibrose (chronische idiopathische Myelofibrose, Myelofibrose mit myeloischer Metaplasie) ist eine hämatologische Neoplasie, die durch extramedulläre Hämatopoese und Knochenmarkfibrose charakterisiert ist. Letztere ist eine Reaktion auf die Proliferation der myeloischen Zellen. Die Entdeckung der JAK2 V617F-Mutation hat gezeigt, dass PV, ET und primäre Myelofibrose eng verwandt sind und sich von anderen MPN abgrenzen lassen. Die Myelofibrose nach PV oder ET ist der primären Myelofibrose ähnlich. Manchmal entwickelt sich eine Polycythaemia vera aus einer primären Myelofibrose.

Blutbild und Blutausstrich

Im Blutausstrich zeigt sich ein leukerythroblastisches Blutbild mit Anisozytose und Poikilozytose. Auffällig sind die vielen (teardrop)-Poikilozyten (Abb. 8.98). Man sieht außerdem kurze Elliptozyten [462]. In den frühen Stadien der Erkrankung ist die Leukozytenzahl und die Thrombozytenzahl erhöht. Später kann sich eine Panzytopenie entwickeln. Oft sind Riesenplättchen und hypogranulierte Plättchen und manchmal zirkulierende Mikrokaryozyten oder Megakaryozytenkerne zu erkennen (Abb. 8.99). Die Stärke der Anämie und der Leukozytose sind unabhängige prognostische Faktoren [463]. Bei Behandlung mit zytoreduktiven Medikamenten wie Hydroxyurea kommt es zu Makrozytose, Stomatozytose und Reduktion von WBC und Plättchenzahl. Bei Behandlung mit Thalidomid können WBC, Hb und Thrombozytenzahl ansteigen [464].

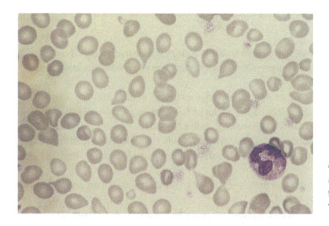

Abb. 8.98: Blutausstrich bei primärer Myelofibrose. Zu sehen sind Anisozytose und Poikilozytose mit auffälligen Tränentropfen-Poikilozyten.

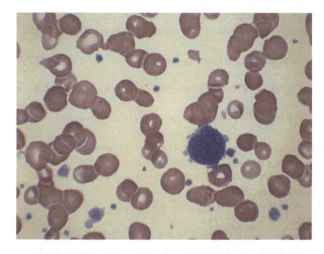

Abb. 8.99: Blutausstrich bei primärer Myelofibrose. Zu sehen ist ein zirkulierender Megakaryozyt.

Differentialdiagnose
Differentialdiagnostisch kommen andere Erkrankungen mit leukerythroblastischem Blutbild und Panzytopenie (Tab. 6.19 und 6.30) infrage. Eine Thrombozytose lässt auch an ET und CML denken.

Weitere Untersuchungsmethoden
Die molekulargenetische Untersuchung von JAK2 V617F ist angezeigt. Diese Mutation findet sich bei der Hälfte der Patienten und ist häufiger bei Myelofibrose nach PV als bei primärer Myelofibrose [465]. Bei primärer Myelofibrose ist die JAK2-V617F-Mutation mit einem erhöhten Hb korreliert. Wenn diese Mutation nicht gefunden wird, sollte man nach einer CALR- oder MPL-Mutation suchen. Diese Mutationen finden sich bei einem Drittel bzw. 10–15 % der Patienten. Wenn keine dieser Mutationen nachweisbar sind, kann BCR-ABL1 weiterführen. Eine Knochenmarkbiopsie ist notwendig für die Diagnose und zur Unterscheidung der frühen präfibrotischen und hyperzellulären Phase der primären Myelofibrose von der ET. Eine zytogenetische Untersuchung kann ein Philadelphia-Chromosom ausschließen. Eine klonale zytogenetische Abnormalität kann manchmal demonstriert werden.

8.8 Literatur

[1] Hershko C, Ronson A, Souroujon M, Maschler I, Heyd J, Patz J (2006) Variable hematologic presentation of autoimmune gastritis: age-related progression from iron deficiency to cobalamin depletion. Blood, 107, 1673–1679.
[2] Pellegrino RM, Coutinho M, D'Ascola D, Lopes AM, Palmieri A, Carnuccio F et al. (2012) Two novel mutations in the tmprss6 gene associated with iron-refractory iron-deficiency anaemia (irida) and partial expression in the heterozygous form. Br J Haematol, 158, 670–671.
[3] Thomas DW, Hinchliffe RF, Briggs C, Macdougall IC, Littlewood T, Cavill I on behalf of British Committee for Standards in Haematology (2013) Guideline for the laboratory diagnosis of functional iron deficiency. Br J Haematol, 161, 639–648.
[4] Harrington AM, Ward PCJ, Kroft SH (2008) Iron deficiency anemia, β-thalassemia minor, and anemia of chronic disease. Am J Clin Pathol, 129, 466–471.
[5] Jolobe OMP (2000) Prevalence of hypochromia (without microcytosis) vs microcytosis (without hypochromia) in iron deficiency. Clin Lab Haematol, 22, 79–80.
[6] Patton WN, Cave RJ, Harris RI (1991) A study of changes in red cell volume and haemoglobin concentration during phlebotomy induced iron deficiency and iron repletion using the Technicon H1. Clin Lab Haematol, 13, 153–161.
[7] Jolobe OMP (2011) Mean corpuscular haemoglobin, referenced and resurrected. J Clin Pathol, 64, 833–834.
[8] Bessman JD, Gilmer PR, Gardner FH (1983) Improved classification of the anemias by MCV and RDW. Am J Clin Pathol, 80, 322–326.
[9] Schleper B, Stuerenburg HJ (2001) Copper deficiency-associated myelopathy in a 46-year-old woman. J Neurol, 248, 705–706.
[10] Intragumtornchai T, Rojnukkarin P, Swasdikul D, Israsena S (1998) The role of serum ferritin in the diagnosis of iron deficiency anemia in patients with liver cirrhosis. J Intern Med, 243, 233–241.
[11] Guyatt GH, Oxman AD, Ali M, Willan A, McIlroy W, Patterson C (1992) Laboratory diagnosis of iron-deficiency anemia: an overview. J Gen Intern Med, 7, 145–153.
[12] Corte TJ, Tattersall S (2006) Iron deficiency anaemia: a presentation of idiopathic pulmonary haemosiderosis. Int Med J, 36, 207–208.
[13] Rüfer A, Howell JP, Lange AP, Yamamoto R, Heuscher J, Gregor M, Wuillemin WA (2011) Hereditary hyperferritinemia-cataract syndrome (HHCS) presenting with iron deficiency anemia associated with a new mutation in the iron responsive element of the L ferritin gene in a Swiss family. Eur J Haematol, 87, 274–278.
[14] Punnonen K, Irjala K, Rajamaki A (1997) Serum transferrin receptor and its ratio to serum ferritin in the diagnosis of iron deficiency. Blood, 89, 1052–1057.
[15] Cermak J, Brabec V (1998) Transferrin receptor-ferritin index: a useful parameter in differential diagnosis of iron deficiency and hyperplastic erythropoiesis. Eur J Haematol, 61, 210–212.
[16] Rimon E, Levy S, Sapir A, Gelzer G, Peled R, Ergas D, Sthoeger ZM (2002) Diagnosis of iron deficiency anemia in the elderly by transferrin receptor-ferritin index. Arch Intern Med, 162, 445–449.
[17] Cook JD, Flowers CH, Skikne BS (2003) The quantitative assessment of body iron. Blood, 101, 3359–3364.
[18] Witte DL, Kraemer DF, Johnson GF, Dick FR, Hamilton H (1986) Prediction of bone marrow iron findings from tests performed on peripheral blood. Am J Clin Pathol, 85, 202–206.
[19] Loría A, Sánchez-Medal L, Lisker R, de Rodríguez E, Labardini J (1967) Red cell life span in iron deficiency anaemia. Br J Haematol, 13, 294–302.
[20] Howard MR, Morley P, Turnbull AJ, Hollier P, Webb R, Wilkinson H, Clarke A (2000) A prospective study of screening for coeliac disease in laboratory defined iron and folate deficiency. Hematol J, 1, Suppl. 1, 41.
[21] Weiss G, Goodnough LT (2005) Anemia of chronic disease. N Engl J Med, 353, 1011–1023.

[22] Marsh WL, Bishop JW, Darcy TP (1987) Evaluation of red cell volume distribution width (RDW). Hematol Pathol, 1, 117–123.
[23] Cazzola M, May A, Bergamaschi G, Cerani P, Rosti V, Bishop DF (2000) Familial-skewed X-chromosome inactivation as a predisposing factor for late-onset X-linked sideroblastic anemia in carrier females. Blood, 96, 4363– 4365.
[24] Pagon RA, Bird TD, Detter JC, Pierce I (1985) Hereditary sideroblastic anaemia and ataxia: an X linked recessive disorder. J Med Genet, 22, 267–273.
[25] Kaneko K, Furuyama K, Fujiwara T, Kobayashi R, Ishida H, Harigae H, Shibahara S (2014) Identification of a novel erythroid-specific enhancer for the ALAS2 gene and its loss-of-function mutation which is associated with congenital sideroblastic anemia. Haematologica, 99, 252–261.
[26] Kannengiesser C, Sanchez M, Sweeney M, Hetet G, Kerr B, Moran E et al. (2011) Missense SLC25A38 variations play an important role in autosomal recessive inherited sideroblastic anemia. Haematologica, 96, 808–813.
[27] Camaschella C, Campanella A, De Falco L, Boschett, L, Merlini R, Silvestri L et al. (2007) The human counterpart of zebrafish shiraz shows sideroblastic-like microcytic anemia and iron overload. Blood, 110, 1353–1358.
[28] Cazzola M, Invernizzi R (2011) Ring sideroblasts and sideroblastic anemias. Haematologica, 96, 789–792.
[29] Maguire A, Hellier K, Hammans S, May A (2001) X-linked cerebellar ataxia and sideroblastic anaemia associated with a missense mutation in the ABC7 gene predicting V411L. Br J Haematol, 315, 910–917.
[30] Wiseman DH, May A, Jolles S, Connor P, Powell C, Heeney MM et al. (2013) A novel syndrome of congenital sideroblastic anemia, B-cell immunodeficiency, periodic fevers, and developmental delay (SIFD). Blood, 122, 112–123.
[31] Holme SA, Worwood M, Anstey AV, Elder GH, Badminton MN (2007) Erythropoiesis and iron metabolism in dominant erythropoietic protoporphyria. Blood, 110, 4108–4110.
[32] Grandchamp B, Hetet G, Kannengiesser C, Oudin C, Beaumont C, Rodrigues-Ferreira S et al. (2011) A novel type of congenital hypochromic anemia associated with a non sense mutation in the STEAP3/TSAP6 gene. Blood, 118, 6660–6666.
[33] Sieff CA, Nisbet-Brown E, Nathan DG (2000) Con genital bone marrow failure syndromes. Br J Haematol, 111, 30–37.
[34] Borgna-Pignatti C, Marradi P, Pinelli L, Monetti N, Patrini C (1989) Thiamine-responsive anemia in DIDMOAD syndrome. J Pediatr, 114, 405–410.
[35] Tuckfield A, Ratnaike S, Hussein S, Metz J (1997) A novel form of hereditary sideroblastic anaemia with macrocytosis. Br J Haematol, 97, 279–285.
[36] Aguiar E, Freitas I, Barbot J (2014) Different haematological picture of congenital sideroblastic anaemia in a hemizygote and a heterozygote. Br J Haematol, 166, 469.
[37] Vives i Corrons LJ-L (2000) Chronic non-spherocytic haemolytic anaemia due to congenital pyrimidine 5' nucleotidase deficiency: 25 years later. Bailière's Clin Haematol, 13, 103–118.
[38] Mazza U, Saglio G, Cappio FC, Camaschella C, Neretto G, Gallo E (1976) Clinical and haematological data in 254 cases of beta-thalassaemia trait in Italy. Br J Haematol, 33, 91–99.
[39] d'Onofrio G, Zini G, Ricerca BM, Mancini S, Mango G (1992) Automated measurement of red blood cell microcytosis and hypochromia in iron deficiency and β-thalassaemia trait. Arch Pathol Lab Med, 116, 84–89.
[40] Weatherall DJ, Clegg JB (1981) The Thalassaemia Syndromes. Blackwell Scientific Publications, Oxford.
[41] Mentzer WC (1973) Differentiation of iron deficiency from thalassaemia trait. Lancet, i, 882.
[42] England JM, Fraser PM (1973) Differentiation of iron deficiency from thalassaemia trait by routine blood count. Lancet, i, 449–452.
[43] England JM, Bain BJ, Fraser PM (1973) Differentiation of iron deficiency from thalassaemia trait. Lancet, i, 1514.
[44] Srivastava PC (1973) Differentiation of thalassaemia minor from iron deficiency. Lancet, ii, 154–155.
[45] Shine I, Lal S (1977) A strategy to detect β thalassaemia trait. Lancet, I, 692–694.

[46] Green R, King R (1989) A new red cell discriminant incorporating volume dispersion for differentiating iron deficiency anemia from thalassemia minor. Blood Cells, 15, 481–495.
[47] Jiminez CV, Minchinela J, Ros J (1995) New indices from H2 analyzer improve differentiation between heterozygous β and δβ thalassaemia. Clin Lab Haematol, 17, 151–155.
[48] Bain BJ (2006) Haemoglobinopathy Diagnosis, 2nd edn. Blackwell Publishing, Oxford.
[49] Bain BJ (1988) Screening of antenatal patients in a multi ethnic community for β-thalassaemia trait. J Clin Pathol, 41, 481–485.
[50] Polliack A, Rachmilewitz EA (1983) Ultrastructural studies in β-thalassaemia major. Br J Haematol, 24, 319–326.
[51] Dozy AM, Kan YW, Embury SH, Mentzer WC, Wang WC, Lubin B et al. (1979) α-globin gene organization in blacks precludes the severe form of α-thalassaemia. Nature, 280, 605–607.
[52] Serjeant GR, Serjeant BE, Forbes M, Hages RJ, Higgs DR, Lehmann H (1986) Haemoglobin gene frequencies in the Jamaican population: a study of 100,000 newborns. Br J Haematol, 64, 253–262.
[53] Falusi AG, Esan GJF, Ayyub H, Higgs DR (1987) Alpha-thalassaemia in Nigeria: its interaction with sickle-cell disease. Eur J Haematol, 38, 370–375.
[54] Tzotzos S, Kavavakis E, Metaxotou-Mavromati A, Kattamis C (1986) The molecular basis of haemoglobin H disease in Greece. Br J Haematol, 63, 263–271.
[55] Serjeant GR (1974) The Clinical Features of Sickle Cell Disease. North Holland Publishing Company, Amsterdam.
[56] Wong W-Y, Zhou Y, Operskalski EA, Hassett J, Powars DR, Mosley JW and the Transfusion Safety Study Group(1996). Hematologic profile and lymphocyte subpopulations in hemoglobin SC disease: comparison with hemoglobin SS and black controls. Am J Hematol, 52, 150–154.
[57] Davis LR (1976) Changing blood picture in sickle cell anaemia from shortly after birth to adolescence. J Clin Pathol, 29, 898–901.
[58] Serjeant GR, Grandison Y, Lowrie Y, Mason K, Phillips J, Serjeant BE, Vaidya S (1981) The development of haematological changes in homozygous sickle cell disease: a cohort study from birth to 6 years. Br J Haematol, 48, 533–543.
[59] Vichinsky EP, Neumayr LD, Earles AN, Williams R, Lennette ET, Dean D et al. (2000) Causes and outcomes of the acute chest syndrome in sickle cell disease. N Engl J Med, 342, 1855–1865.
[60] Islam MS, Chia L (2010) Hyperhemolysis syndrome in a patient with sickle cell disease with erythrophagocytosis in peripheral blood. Eur J Haematol, 84, 188.
[61] Lesesve J-F, Perrin J (2012) Association of homozygous sickle cell anemia and glucose-6-phosphate dehydrogenase deficiency. Eur J Haematol, 88, 370.
[62] Glader BE, Propper RD, Buchanan GR (1979) Microcytosis associated with sickle cell anemia. Am J Clin Pathol, 72, 63–64.
[63] Mohandas N, Kim YR, Tycko DH, Orlik J, Wyatt J, Groner W (1986) Accurate and independent measurement of volume and hemoglobin concentration of individual red cells by laser light scattering. Blood, 68, 506–513.
[64] Ballard SK, Smith ED (1992) Red blood cell changes during the evolution of the sickle cell painful crisis. Blood, 79, 2154–2163.
[65] Monplaisir N, Merault G, Poyart C, Rhoda MD, Craescu CT, Vidaud M et al. (1987) Hb-S-Antilles ($\alpha 2 \beta 2$Glu Val, 23Va1 Ile): a new variant with lower solubility than Hb S and producing sickle cell disease in heterozygotes. Acta Haematol, 78, 222.
[66] Wilson CI, Hopkins PL, Cabello-Inchausti B, Melnick SJ, Robinson MJ (2000) The peripheral blood smear in patients with sickle cell trait: a morphologic observation. Lab Med, 31, 445–447.
[67] Mowafy N (2005) Hematomorphology. XXXth Congress of the International Society of Hematology, Istanbul.
[68] Sheehan RG, Frenkel EP (1983) Influence of hemoglobin phenotype on the mean erythrocyte volume. Acta Haematol, 69, 260–265.
[69] Mears JG, Lachman HM, Labie D, Nagel RL (1983) Alpha-thalassaemia trait is related to prolonged survival in sickle cell anemia. Blood, 62, 286–290.

[70] Beutler E, West C (2005) Hematologic differences between African-Americans and whites; the role of iron deficiency and α-thalassemia on hemoglobin levels and mean corpuscular volume. Blood, 106, 740–745.
[71] Serjeant GR, Serjeant BE (1972) A comparison of erythrocyte characteristics in sickle cell syndromes in Jamaica. Br J Haematol, 23, 205–213.
[72] Serjeant GR, Sommereux A, Stevenson M, Mason K, Serjeant BE (1979) Comparison of sickle cell-β0-thalassae mia with homozygous sickle cell disease. Br J Haematol, 41, 83–93.
[73] Bain BJ (1992) Blood film features of sickle cell-haemoglobin C disease. Br J Haematol, 83, 516–518.
[74] Diggs LW, Bell A (1965) Intraerythrocytic hemoglobin crystals in sickle cell-hemoglobin C disease. Blood, 25, 218–223.
[75] Lawrence C, Hirsch RE, Fataliev NA, Patel S, Fabry ME, Nagel RL (1997) Molecular interactions between Hb α-G Philadelphia, HbC and HbS: phenotypic implications for SC α-G Philadelphia disease. Blood, 90, 2819–2825.
[76] Ballas SK, Larner J, Smith ED, Surrey S, Schwartz E, Rappaport EF (1987) The xerocytosis of SC disease. Blood, 69, 124–130.
[77] Lachant NA (1987) Hemoglobin E: an emerging hemo globinopathy in the United States. Am J Hematol, 25, 449–462.
[78] Bunyaratvej A, Sahaphong S, Bhamarapravati N, Wasi P (1985) Quantitative changes in red blood cell shapes in relation to clinical features in β-thalassemia/HbE disease. Am J Clin Pathol, 83, 555–559.
[79] Rieder RF, Bradley TB (1968) Hemoglobin Gun Hill: an unstable protein associated with chronic hemolysis. Blood, 32, 355–369.
[80] Whitehead VM, Rosenblatt DS, Cooper DA (2003) Megaloblastic anemia. In: Nathan DG, Orkin SH, Ginsburg D, Look AT (eds), Nathan and Oski's Hematology of Infancy and Childhood, 6th edn. Saunders, Philadelphia.
[81] van der Zee SP, Schretlen ED, Monnens LA (1968) Megaloblastic anaemia in the Lesch-Nyhan syndrome. Lancet, i, 1427.
[82] Andrès E, Affenberger S, Zimmer J, Vinzio S, Grosu D, Pistol G et al. (2006) Current hematological findings in cobalamin deficiency. A study of 201 consecutive patients with documented cobalamin deficiency. Clin Lab Haematol, 28, 50–56.
[83] Bhatnagar N, Wechalekar A, McNamara C (2012) Pancytopenia due to severe folate deficiency. Int Med J, 42, 1063–1064.
[84] Taylor C, Bain BJ (1991) Technicon H.1 automated white cell parameters in the diagnosis of megaloblastic erythropoiesis. Eur J Haematol, 46, 248–249.
[85] Bessman JD, Williams LJ, Gilmer PR (1982) Platelet size in health and hematologic disease. Am J Clin Pathol, 78, 150–153.
[86] Bain BJ, Taylor C (1991) L'uso dei parametri leucocitari automatizzati nella diagnosi dell'anemia megaloblastica. Atti del V Incontro del Club Utilizzatori Sistemi Ematologici Bayer-Technicon, Montecatini Terme, Giugno.
[87] Lindenbaum J, Savage DG, Stabler SP, Allen RH (1990) Diagnosis of cobalamin deficiency: II. Relative sensitivities of serum cobalamin, methylmalonic acid, and total homocysteine concentrations. Am J Hematol, 34, 99–107.
[88] Savage DG, Lindenbaum J, Stabler SP, Allen RH (1994) Sensitivity of serum methylmalonic acid and total homocysteine determinations for diagnosis of cobalamin and folate deficiencies. Am J Med, 96, 239–246.
[89] Muckerheide MM, Wolfman JA, Rohde DA, McManamy GE (1984) Studies on a radioassay for intrinsic factor antibody: comparison of methods and false positive results due to elevated serum B12 levels. Am J Clin Pathol, 82, 300–304.
[90] Carmel R (2008) How I treat cobalamin (vitamin B12) deficiency. Blood, 112, 2214–2221.
[91] Rovó A, Stüssi G, Meyer-Monard S, Favre G, Tsakiris D, Heim D et al. (2010) Sideroblastic changes of the bone marrow can be predicted by the erythrogram of peripheral blood. Int J Lab Hematol, 32, 339–325.

[92] Valent P, Bain BJ, Bennett JM, Wimazal F, Sperr WR, Mufti G, Horny HP (2011) Idiopathic cytopenia of undetermined significance (ICUS) and idiopathic dysplasia of uncertain significance (IDUS), and their distinction from low risk MDS. Leuk Res, 36, 1–5.
[93] Delaunay J (2002) Molecular basis of red cell membrane disorders. Acta Haematol, 108, 210–218.
[94] Tse WT, Lux SE (1999) Red blood cell membrane disorders. Br J Haematol, 104, 2–13.
[95] Miraglia del Giudice E, Nobili B, Francese M, d'Urso L, Iolascon A, Eber S, Perrotta S (2001) Clinical and molecular evaluation of non-dominant hereditary spherocytosis. Br J Haematol, 112, 42–47.
[96] Bruce LJ, Tanner MJA (2000) Erythroid band 3 variants and disease. Baillière's Clin Haematol, 12, 637–654.
[97] McMullin M (1999) The molecular basis of disorders of the red cell membrane. J Clin Pathol, 52, 245–248.
[98] Yawata Y (2001) Genotyping and phenotyping characteristics in hereditary red cell membrane disorders. Gene Funct Dis, 2, 113–121.
[99] Bruce LJ, Ghosh S, King MJ, Layton M, Mawby WJ, Stewart GJ et al. (2002) Absence of CD47 in protein 4.2-deficient hereditary spherocytosis in man: an interaction between the Rh complex and the band 3 complex. Blood, 100, 1878–1885.
[100] Ribeiro ML, Alloisio N, Almeida H, Gomes C, Texier P, Lemos C et al. (2000) Severe hereditary spherocytosis and distal renal tubular acidosis associated with the total absence of band 3. Blood, 96, 1602–1604.
[101] http://www.hgmd.org/ (accessed April 2014).
[102] www.omim.org/ (accessed April 2014).
[103] Godal HC, Refsum HE (1979) Haemolysis in athletes due to hereditary spherocytosis. Scand J Haematol, 22, 83–86.
[104] Delhommeau F, Cynober T, Schischmanoff PO, Rohrlich P, Delaunay J, Mohandas N, Tchernia G (2000) Natural history of hereditary spherocytosis during the first year of life. Blood, 95, 393–397.
[105] Sugihara T, Miyashima K, Yawata Y (1984) Disappearance of microspherocytes in peripheral circulation and normalization of decreased lipids in plasma and in red cells of patients with hereditary spherocytosis after splenectomy. Am J Hematol, 17, 129–139.
[106] Gallagher PG, Lux SE (2003) Disorders of the erythrocyte membrane. In: Nathan DG, Orkin SH, Ginsburg D, Look AT (eds), Nathan and Oski's Hematology of Infancy and Childhood, 6th edn. Saunders, Philadelphia.
[107] Palek J, Jarolim P (1993) Clinical expression and laboratory detection of red blood cell membrane protein mutations. Semin Hematol, 30, 249–283.
[108] Palek J, Sahr K (1992) Mutations of the red blood cell membrane proteins: from clinical evaluation to detection of the underlying genetic defect. Blood, 80, 308–330.
[109] Hassoun H, Vassiliadis JN, Murray J, Yi SJ, Hanspal M, Johnson CA, Palek J (1997) Hereditary spherocytosis with spectrin deficiency due to an unstable truncated β spectrin. Blood, 87, 2538–2545.
[110] Hassoun H, Vassiliadis JN, Murray J, Njolstad PR, Rogas JJ, Ballas SH et al. (1997) Characterisation of the underlying molecular defect in hereditary spherocytosis associated with spectrin deficiency. Blood, 90, 398–406.
[111] Bassères DS, Vincentim DL, Costa FF, Saad STO (1998) β-spectrin Promissão: a translation initiation codon mutation of the β-spectrin gene (ATG → GTG) associated with hereditary spherocytosis and spectrin deficiency in a Brazilian family. Blood, 91, 368–369.
[112] Ribeiro ML, Alloisio N, Almeida H, Gomez C, Texier P, Lemos C et al. (2000) Severe hereditary spherocytosis and distal renal tubular acidosis associated with total absence of band 3. Blood, 96, 1602–1604.
[113] Pati AR, Patten WN, Harris RI (1989) The use of the Technicon H1 in the diagnosis of hereditary spherocytosis. Clin Lab Haematol, 11, 27–30.
[114] Chiron M, Cynober T, Mielot F, Tchernia G, Croisolle L (1999) The GEN-S: a fortuitous finding of a routine screening test for hereditary spherocytosis. Hemato Cell Ther, Spring, 113–116.

[115] Broséus J, Visomblain B, Guy J, Maynadié M, Girodon F (2010) Evaluation of mean sphered corpuscular volume for predicting hereditary spherocytosis. Int J Lab Hematol, 32, 519–523.
[116] Bolton-Maggs PH, Stevens RF, Dodd NJ, Lamont G, Tittensor P, King MJ; General Haematology Task Force of the British Committee for Standards in Haematology (2004) Guidelines for the diagnosis and management of hereditary spherocytosis. Br J Haematol, 126, 455–474.
[117] King M-J, Behrens J, Rogers C, Flynn C, Greenwood D, Chambers K (2000) Rapid flow cytometric test for the diagnosis of membrane cytoskeleton-associated haemolytic anaemia. Br J Haematol, 111, 924–933.
[118] Bianchi P, Fermo E, Vercellati C, Marcello AP, Porretti L, Cortelezzi A et al. (2012) Diagnostic power of laboratory tests for hereditary spherocytosis: a comparison study on 150 patients grouped according to the molecular and clinical characteristics. Haematologica, 97, 516–523.
[119] Girodon F, Garçon L, Bergoin E, Largier M, Delaunay J, Fénéant-Thibault M et al. (2008) Usefulness of the eosin-5'-maleimide cytometric method as a first-line screening test for the diagnosis of hereditary spherocytosis: comparison with ektacytometry and protein electrophoresis. Br J Haematol, 140, 468–470.
[120] Fawaz NA, Beshlawi IO, Al Zadjali S, Al Ghaithi HK, Elnaggari MA, Elnour I et al. (2012) dRTA and hemolytic anemia: first detailed description of SLC4A1 A858D mutation in homozygous state. Eur J Haematol, 88, 350–355.
[121] King M-J (2000) Diagnosis of red cell membrane disorders. CME Bull Haematol, 3, 39–41.
[122] Bolton-Maggs PH, Langer JC, Iolascon A, Tittensor P, King MJ; General Haematology Task Force of the British Committee for Standards in Haematology (2010) Guidelines for the diagnosis and management of hereditary spherocytosis – 2011 update. Br J Haematol, 126, 455–474.
[123] Lecomte MC, Garbarz M, Gautero H, Bournier A, Galand C, Boivin P, Dhermy D (1993) Molecular basis of clinical and morphological heterogeneity in hereditary ellip tocytosis (HE) with spectrin I variants. Br J Haematol, 85, 584–595.
[124] Iolascon A, Perrotta S, Stewart GW (2003) Red blood cell membrane defects. Rev Clin Exp Hematol, 7, 22–56.
[125] Reid ME (1993) Associations of red blood cell membrane abnormalities with blood group phenotype. In: Garratty G (ed.) Immunobiology of Transfusion Medicine, Marcel Dekker, New York.
[126] Patel SS, Mehlotra RK, Kastens W, Mgone CS, Kazura JW, Zimmerman PA (2001) The association of the glycophorin C exon 3 deletion with ovalocytosis and malaria susceptibility in the Wosera, Papua New Guinea. Blood, 98, 3489–3491.
[127] King M-J, Zanella A (2013) Hereditary red cell membrane disorders and laboratory diagnostic testing. Int J Lab Hematol, 35, 237–243.
[128] Lecomte MC, Gautero H, Boumier O, Galand C, Lahary A, Vannier JP et al. (1992) Elliptocytosis-associated spectrin Rouen (β220/218) has a truncated but still phosphorylatable β chain. Br J Haematol, 80, 242–250.
[129] Jarolim P, Wichterle H, Hasnpal M, Murray J, Rubin HL, Palek J (1995) β spectrinPRAGUE: a truncated β spectrin producing β spectrin deficiency, defective spectrin heterodimers association and a phenotype of spherocytic elliptocytosis. Br J Haematol, 91, 502–510.
[130] Bassères DS, Pranke PHL, Vincentim DL, Costa FF, Saad STO (1998b) Expression of spectrin αI/50 hereditary elliptocytosis and its association with the αLELY allele. Acta Haematol, 100, 32–38.
[131] Bain BJ, Swirsky D, Bhavnani M, Layton M, Parker N, Makris M et al. (2001) British Society for Haematology Slide Session, Annual Scientific Meeting of BSH, Bourne mouth, 2000. Clin Lab Haematol, 23, 1–5.
[132] Silveira P, Cynober T, Dhermy D, Mohandas N, Tchernia G (1997) Red blood cell abnormalities in hereditary elliptocytosis and their relevance to variable clinical expression. Am J Clin Pathol, 108, 391–399.
[133] Conboy JG, Mohandas N, Tchernia G, Kan YW (1986) Molecular basis of hereditary elliptocytosis due to protein 4.1 deficiency. N Engl J Med, 315, 680–685.

[134] Alloisio N, Morlé L, Pothier B, Roux A-F, Maréchal J, Ducluzeau M-T et al. (1988) Spectrin Oran (αII/21), a new spectrin variant concerning the αII domain and causing severe elliptocytosis in the homozygous state. Blood, 71, 1039–1047.
[135] Pajor A, Lehozky D (1996) Hemolytic anemia precipitated by pregnancy in a patient with hereditary elliptocytosis. Am J Hematol, 52, 240–241.
[136] Castleton A, Burns A, King M-J, McNamara C (2007) Acute anaemia in a renal transplant patient. Int Med J, 37, 419–420.
[137] Austin RF, Desforges JF (1969) Hereditary elliptocytosis: an unusual presentation of hemolysis in the newborn associated with transient morphologic abnormalities. Pediatrics, 44, 189–200.
[138] Coetzer T, Lawler J, Prchal JT, Palek J (1987) Molecular determinants of clinical expression of hereditary elliptocytosis and pyropoikilocytosis. Blood, 70, 766–772.
[139] Djaldetti M, Cohen A, Hart J (1982) Elliptocytosis preceding myelofibrosis in a patient with polycythemia vera. Acta Haematol, 72, 26–28.
[140] Rummens IL, Verfaillie C, Criel A, Hidajat M, Vanhoof A, van den Berghe H, Louwagie A (1986) Elliptocytosis and schistocytosis in myelodysplasia: report of two cases. Acta Haematol, 75, 174–177.
[141] Kedar PS, Colah RB, Kulkarni S, Ghosh K, Mohanty D (2003) Experience with eosin-5-maleimide as a diagnostic tool for red cell membrane cytoskeleton disorders. Clin Lab Haematol, 26, 373–376.
[142] Palek J, Lambert S (1990) Genetics of the red cell membrane skeleton. Semin Hematol, 27, 290–332.
[143] Bain BJ, Liesner R (1996) Pseudopyropoikilocytosis: a striking artefact. J Clin Pathol, 49, 772–773.
[144] King MJ, Telfer P, MacKinnon H, Langabeer L, McMahon C, Darbyshire P, Dhermy D (2008) Using the eosin-5-maleimide binding test in the differential diagnosis of hereditary spherocytosis and hereditary pyropoikilocyto sis. Cytometry B Clin Cytom, 74, 244–250.
[145] Coetzer TL, Beeton L, van Zyl D, Field SP, Agherdien A, Smart E, Daniels GL (1996) Southeast Asian ovalocytosis in a South African kindred with hemolytic anemia. Blood, 87, 1656–1657.
[146] Liu S-C, Zhai S, Palek J, Golan DE, Amato D, Hassan K et al. (1990) Molecular defect of the band 3 protein in Southeast Asian ovalocytosis. N Engl J Med, 323, 1530–1538.
[147] Guizouarn H, Borgese F, Gabillat N, Harrison P, Goede JS, McMahon C et al. (2011) South-east Asian ovalocytosis and the cryohydrocytosis form of hereditary stomatocytosis show virtually indistinguishable cation permeability defects. Br J Haematol, 152, 655–664.
[148] Laosombat V, Viprakasit V, Dissaneevate S, Leetanaporn R, Chotsampancharoen T, Wongchanchailert M et al. (2010) Natural history of Southeast Asian Ovalocytosis during the first 3 years of life. Blood Cells Mol Dis, 45, 29–32.
[149] O'Donnel A, Allen SJ, Mgone CS, Martinson JJ, Clegg JB, Weatherall DJ (1998) Red cell morphology and malaria anaemia in children with Southeast Asian ovalocytosis and band 3 in Papua and New Guinea. Br J Haematol, 101, 407–412.
[150] Booth PB, Serjeantson S, Woodfield DG, Amato D (1977) Selective depression of blood group antigens associated with hereditary ovalocytosis among Melanesians. Vox Sang, 32, 99–110.
[151] Stewart GW, Hepworth-Jones BE, Keen JN, Dash BCJ, Argent AC, Casimir CM (1992) Isolation of cDNA coding for a ubiquitous membrane protein deficient in high Na+, low K+ stomatocytic erythrocytes. Blood, 79, 1593–1661.
[152] Yawata Y, Kanzaki A, Sugihara T, Inoue T, Yawata A, Kaku M et al. (1996) Band 4.2 doublet Nagano: a trait with 72 kD and 74 kD peptides of red cell band 4.2 in equal amount and with increased red cell membrane cholesterol and phosphatidyl choline. Br J Haematol, 93, Suppl. 2, 199.
[153] Yawata Y, Kanzaki A, Inoue T, Yawata A, Kaku M, Takezono M et al. (1996b) Partial deficiency of band 4.2 due to its impaired binding to a mutated band 3 in a homozygote of band 3 Fukuoka (133 GGA → AGA:Gly → Arg). Br J Haematol, 93, Suppl. 2, 199.
[154] Mohandas N, Gascard P (2000) What do mouse gene knockouts tell us about the structure and function of the red cell membrane? Baillière's Clin Haematol, 12, 605–620.
[155] Stewart GW, Turner EJH (2000) The hereditary stomatocytoses and allied disorders of erythrocyte membrane permeability to Na and K. Baillière's Clin Haematol, 12, 707–727.

[156] Bruce LJ, Guizouarn H, Burton NM, Gabillat N, Poole J, Flatt JF et al. (2009) The monovalent cation leak in overhydrated stomatocytic red blood cells results from amino acid substitutions in the Rh-associated glycoprotein, Blood, 113, 1350–1357.

[157] Zarychanski R, Schulz VP, Houston BL, Maksimova Y, Houston DS, Smith B et al. (2012) Mutations in the mechanotransduction protein PIEZO1 are associated with hereditary xerocytosis. Blood, 120, 1908–1915.

[158] Andolfo I, Alper SL, De Franceschi L, Auriemma C, Ruisso T, De Falco L et al. (2013) Multiple clinical forms of dehydrated hereditary stomatocytosis arise from mutations in PIEZO1. Blood, 121, 3295–3935.

[159] Bruce LJ, Robinson HC, Guizouarn H, Borgese F, Harrison P, King M-J et al. (2005) Monovalent cation leaks in human red cells caused by single amino-acid substitutions in the transport domain of the band 3 chloride-bicarbonate exchanger, AE1. Nat Genet, 37, 1258–1263.

[160] Flatt JF, Guizouarn H, Burton NM, Borgese F, Tomlinson RJ, Forsyth RJ et al. (2011) Stomatin-deficient cryohydrocytosis results from mutations in SLC2A1: a novel form of GLUT1 deficiency syndrome. Blood, 118, 5267–5277.

[161] Barton CJ, Chowdhury V, Marin D (2003) Hereditary haemolytic anaemias and parvovirus infections in Jehovah's witnesses. Br J Haematol, 121, 675–676.

[162] Jackson JM, Stanley ML, Crawford IG, Barr AL, Hilton HB (1978) The problem of Mediterranean stomatocytosis. Aust NZ J Med, 8, 216–217.

[163] Grootenboer S, Schischmanhoff PO, Cynober T, Rodrigue J-C, Delaunay J, Tchernia G, Dommergues J-P (1998) A genetic syndrome associating dehydrated hereditary stomatocytosis, pseudohyperkalaemia and perinatal oedema. Br J Haematol, 103, 383–386.

[164] Clark MR, Shohet SB, Gottfried EL (1993) Hereditary hemolytic disease with increased red blood cell phosphatidylcholine and dehydration: one, two, or many disorders? Am J Hematol, 42, 25–30.

[165] Vives Corrons JL, Besson I, Merino A, Monteagudo J, Reverter JC, Aguilar JL, Enrich C (1991) Occurrence of hereditary leaky red cell syndrome and partial coagulation factor VII deficiency in a Spanish family. Acta Haematol, 86, 194–199.

[166] Stewart GW, Corrall RJM, Fyffe JA, Stockdill GM, Strong JA (1979) Familial pseudohyperkalaemia: a new syndrome. Lancet, ii, 175–177.

[167] Haines PG, Crawley C, Chetty MC, Jarvis H, Coles SE, Fisher J et al. (2001) Familial pseudohyperkalaemia Chiswick: a novel congenital thermotropic variant of K and Na transport across the human red cell membrane. Br J Haematol, 112, 469–474.

[168] Coles SE, Chetty MC, Ho MM, Nicolaou A, Kearney JW, Wright SD, Stewart GW (1999) Two British families with variants of the 'cryohydrocytosis' form of hereditary stomatocytosis. Br J Haematol, 105, 1055–1065.

[169] Haines PG, Jarvis HG, King S, Noormohamed FH, Chetty MC, Coles SE et al. (2001) Two further British families with the 'cryohydrocytosis' form of hereditary stomatocytosis. Br J Haematol, 113, 932–937.

[170] Fricke B, Jarvis HG, Reid CD, Aguilar-Martinez P, Robert A, Quitted P et al. (2004) Four new cases of stomatin-deficient hereditary stomatocytosis syndrome: association of the stomatin-deficient cryohydrocytosis variant with neurological dysfunction. Br J Haematol, 125, 796–803.

[171] Weber YG, Storch A, Wuttke TV, Brockmann K, Kempfle J, Maljevic S et al. (2008) GLUT1 mutations are a cause of paroxysmal exertion-induced dyskinesias and induce hemolytic anemia by a cation leak. J Clin Invest, 118, 2157–2168.

[172] Rees DC, Iolascon A, Carella M, O'Marcaigh AS, Kendra JR, Jowitt SN et al. (2005) Stomatocytic haemolysis and macrothrombocytopenia (Mediterranean stomatocytosis/macrothrombocytopenia) is the haematological presentation of phytosterolaemia. Br J Haematol, 130, 297–309.

[173] Stewart GW, Lloyd J, Pegel K (2006) Mediterranean stomatocytosis/macrothrombocytopenia: update from Adelaide, Australia. Br J Haematol, 132, 651–661.

[174] Redman CM, Russo D, Lee S (2000) Kell, Kx and the McLeod phenotype. Baillière's Clin Haematol, 12, 621–635.

[175] Hardie RJ (1989) Acanthocytosis and neurological impairment – a review. Q J Med, 71, 291–306.

[176] Kay MM, Bosman GJ, Lawrence C (1988) Functional topography of band 3: specific structural alteration linked to functional aberrations in human erythrocytes. Proc Nat Acad Sci, 85, 492–496.
[177] Bruce LJ, Kay MM, Lawrence C, Tanner MJ (1993) Band 3 HT, a human red-cell variant associated with acanthocytosis and increased anion transport, carries the mutation pro868-to-leu in the membrane domain of band 3. Biochem J, 293, 317–320.
[178] Yamashima M, Ueda E, Kinoshita T, Takami T, Ojima A, Ono H et al. (1990) Inherited complete deficiency of 20-kilodalton homologous restriction factor (CD59) as a cause of paroxysmal nocturnal hemoglobinuria. N Engl J Med, 328, 1184–1189.
[179] Cartron J-P (2000) RH blood group system and molecular basis of Rh-deficiency. Baillière's Clin Haematol, 12, 655–689.
[180] Wood L, Jacobs P, Byrne M, Marais D, Jackson G (1997) Iron deficiency as a consequence of serial plasma exchange for the management of familial hypercholesterolaemia. Proceedings of the 37th Annual Congress of the South African Societies of Pathology, 160.
[181] Bernini L, Latte B, Siniscalco M, Piomelli S, Spada U, Adinolfi M, Mollison PL (1964) Survival of 51Cr-labelled red cells in subjects with thalassaemia-trait or G6PD deficiency or both abnormalities. Br J Haematol, 10, 171–180.
[182] Piomelli S, Siniscalco M (1969) The haematological effects of glucose-6-phosphate dehydrogenase deficiency and thalassaemia trait: interaction between the two genes at the phenotype level. Br J Haematol, 16, 537–549.
[183] Mehta A, Mason PJ, Vulliamy TJ (2000) Glucose-6-phosphate dehydrogenase deficiency. Baillière's Clin Haematol, 13, 21–38.
[184] Lim F, Vulliamy T, Abdalla SH (2005) An Ashenkenazi Jewish woman presenting with favism. J Clin Pathol, 58, 317–319.
[185] Zanella A, Fermo E, Bianchi P, Valentini G (2005) Red cell pyruvate kinase deficiency: molecular and clinical aspects. Br J Haematol, 130, 11–25.
[186] Mentzer WC (2003) Pyruvate kinase deficiency and disorders of glycolysis. In: Nathan DG, Orkin SH, Ginsburg D, Look AT (eds), Nathan and Oski's Hematology of Infancy and Childhood, 6th edn. Saunders, Philadelphia.
[187] Mainwaring CJ, James CM, Butcher J, Clarke S (2001) Haemolysis and the combined oral contraceptive pill. Br J Haematol, 115, 710–714.
[188] Branca R, Costa E, Rocha S, Coelho H, Quintanilha A, Cabeda JM et al. (2004) Coexistence of congenital red cell pyruvate kinase and band 3 deficiency. Clin Lab Haematol, 26, 297–300.
[189] Leblond PF, Lyonnais J, Delage J-M (1978) Erythrocyte populations in pyruvate kinase deficiency anaemias following splenectomy. Br J Haematol, 39, 55–61.
[190] Brecher G, Bessis M (1972) Present status of spiculated red cells and their relationship to the discocyte-echinocyte transformation: a critical review. Blood, 40, 333–344.
[191] van Wijk R, van Solinge WW (2005) The energy-less red blood cell is lost: erythrocyte enzyme abnormalities of glycolysis. Blood, 106, 4034–4042.
[192] Fujii H, Miwa S (1990) Recent progress in the molecular genetic analysis of erythroenzymopathy. Am J Hematol, 34, 301–310.
[193] Tanaka KR, Zerez CR (1990) Red cell enzymopathies of the glycolytic pathway. Semin Hematol, 27, 165–185.
[194] McMullin M (1999) The molecular basis of disorders of red cell enzymes. J Clin Pathol, 52, 241–244.
[195] Jacobasch G (2000) Biochemical and genetic basis of red cell enzyme deficiencies. Baillière's Clin Haematol, 13, 1–20.
[196] Kanno H (2000) Hekokinase: gene structure and mutations. Baillière's Clin Haematol, 13, 83–88.
[197] Kanno H, Murakami K, Hariyama Y, Ishikawa K, Miwa S, Fujii H (2002) Homozygous intragenic deletion of type I hexokinase gene causes lethal hemolytic anemia of the affected fetus. Blood, 100, 1930.
[198] Kugler W, Lakomek M (2000) Glucose-6-phosphate isomerase deficiency. Baillière's Clin Haematol, 13, 89–102.

[199] Fujii H, Miwa S (2000) Other erythrocyte enzyme deficiencies associated with non-haematological symptoms: phosphoglycerate kinase and phosphofructokinase deficiency. Baillière's Clin Haematol, 13, 141–148.
[200] Kreuder J, Borkhardt A, Repp R, Pekrun A, Gottsche B, Gottschalk U et al. (1996) Brief report: inherited metabolic myelopathy and hemolysis due to a mutation in aldolase A. N Engl J Med, 334, 1100–1104.
[201] Yao DC, Tolan DR, Murray MF, Harris DJ, Darras BT, Geva A, Neufeld EJ (2004) Hemolytic anemia and severe rhabdomyolysis caused by compound heterozygous mutations of the gene for erythrocyte/muscle isozyme of aldolase, ALDOA(Arg303X/Cys338Tyr). Blood, 103, 2401–2403.
[202] Schneider A (2000) Triosephosphate isomerase deficiency: historical perspectives and molecular aspects. Baillière's Clin Haematol, 13, 119–140.
[203] Valentin C, Pissard S, Martin J, Héron D, Labrune P, Livet M-O et al. (2000) Triose phosphate isomerase deficiency in 3 French families: two novel null alleles, a frameshift mutation (TPI Alfortville) and an alteration in the initiation codon (TPI Paris). Blood, 96, 1130–1135.
[204] Zanella A, Bianchi P (2000) Red cell pyruvate kinase deficiency: from genetics to clinical manifestations. Baillière's Clin Haematol, 13, 57–82.
[205] Bianchi P, Zappa M, Bredi E, Vercellati C, Pelissero G, Barraco F, Zanella A (1999) A case of complete adenylate kinase deficiency due to a nonsense mutation in AK-1 gene (Arg 107 → Stop, CGA → TGA) associated with chronic haemolytic anaemia. Br J Haematol, 105, 75–79.
[206] Toren A, Brok-Simoni F, Ben-Bassat I, Holtzman F, Mandel M, Neumann Y et al. (1994) Congenital haemolytic anaemia associated with adenylate kinase deficiency. Br J Haematol, 87, 376–380.
[207] Bianchi P, Fermo E, Alfinito F, Vercellati C, Baserga M, Ferraro F et al. (2003) Molecular characterization of six unrelated Italian patients affected by pyrimidine 5'-nucleotidase deficiency. Br J Haematol, 122, 847–851.
[208] Rees DC, Duley DA, Marinaki AM (2003) Pyrimidine 5' nucleotidase deficiency. Br J Haematol, 120, 375–383.
[209] Zanella A, Bianchi P, Fermo E, Valentini G (2006) Hereditary pyrimidine 5' nucleotidase deficiency; from genetics to clinical manifestations. Br J Haematol, 133, 113–123.
[210] Chottiner EG, Ginsburg D, Tartaglia AP, Mitchell BS (1989) Erythrocyte adenosine deaminase overproduction in hereditary haemolytic anemia. Blood, 74, 448–453.
[211] Fiorelli G, Martinez di Montmuros F, Cappellini MD (2000) Chronic non-spherocytic haemolytic disorders associated with glucose-6-phosphate dehydrogenase variants. Baillière's Clin Haematol, 13, 39–55.
[212] Ristoff E, Augustson C, Geissler J, de Rijk T, Carlsson K, Luo J-L et al. (2000) A missense mutation in the heavy subunit of γ-glutamylcysteine synthetase gene causes hemolytic anemia. Blood, 95, 2193–2197.
[213] Mañú Pereira M, Gelbart T, Ristoff E, Crain KC, Bergua JM, López Lafuente A et al. (2007) Chronic non-spherocytic hemolytic anemia associated with severe neurological disease due to γ-glutamylcysteine synthetase deficiency in a patient of Moroccan origin. Haematologica, 92, e102–e105.
[214] Vives Corrons J-L, Alvarez R, Pujades A, Zarza R, Oliva E, Lasheras G et al. (2001) Hereditary non-spherocytic haemolytic anaemia due to red blood cell glutathione synthetase deficiency in four unrelated patients from Spain: clinical and molecular studies. Br J Haematol, 112, 475–482.
[215] Boxer LA, Oliver JM, Spielberg SP, Allen JM, Schulman JD (1979) Protection of granulocytes by vitamin E in glutathione synthetase deficiency. N Engl J Med, 310, 901–905.
[216] Necheles TF, Steinberg MH, Cameron D (1970) Erythrocyte glutathione peroxidase deficiency. Br J Haematol, 19, 605–612.
[217] Kamerbeek NM, van Zwieten R, de Boer M, Morren G, Vuil H, Bannink N et al. (2007) Molecular basis of glutathione reductase deficiency in human blood cells. Blood, 109, 3560–3566.
[218] Schneider A, Westwood B, Yim C, Prchal J, Berkow R, Labotka R et al. (1995) Triosephosphate isomerase deficiency: repetitive occurrence of a point mutation in amino acid 104 in multiple apparently unrelated families. Am J Hematol, 50, 263–268.

[219] Miwa S, Fujii H, Tani K, Takahashi K, Takegawa S, Fujinami N et al. (1981) Two cases of red cell aldolase deficiency associated with hereditary hemolytic anemia in a Japanese family. Am J Hematol, 11, 425–437.
[220] Feo CJ, Tchernia G, Subtil E, Leblond PF (1978) Observations of echinocytosis in eight patients: a phase contrast and SEM study. Br J Haematol, 40, 519–526.
[221] Valentine WN, Schneider AS, Baughan MA (1966) Hereditary hemolytic anemia with triosephosphate isomerase deficiency. Studies in kindreds with coexisting sickle cell trait and erythrocyte glucose-6-phosphate dehydrogenase deficiency. Am J Med, 41, 27–41.
[222] Vives Corrons JL, Camera A, Triginer J, Kahn A, Rozman C (1974) Anemia hemolitica por déficit con génito en fosfohexosaisomerasa – descripcíon de una nueva variante (PHI Barcelon) con estomatocitosis y dis minucíon de la resistencia osmotica eritrocitaria. Sangre, 20, 197–206.
[223] Qualtieri A, Pedoce V, Bisconte MG, Bria M, Gulino B, Andreoli V, Brancati C (1997) Severe erythrocyte adenylate kinase deficiency due to homozygous A → G substitution at codon 164 of human AK1 gene associated with chronic haemolytic anaemia. Br J Haematol, 99, 770–776.
[224] Fermo E, Bianchi P, Vercellati C, Micheli C, Marcello AP, Portaleone D, Zanella A (2004) A new variant of adenylate kinase (delG138) associated with severe hemolytic anemia. Blood Cells Mol Dis, 33, 146–149.
[225] Travis SF, Martinez J, Garvin J, Atwater J, Gillmer P (1978) Study of a kindred with partial deficiency of red cell 2,3-diphoshoglycerate mutase (2,3-DPGM) and compensated hemolysis. Blood, 51, 1107–1116.
[226] Desnick RJ, Astrin KH (2002) Congenital erythropoietic porphyria: advances in pathogenesis and treatment. Br J Haematol, 117, 779–795.
[227] Merino A, To-Figueras J, Herrero C (2006) Atypical red cell inclusions in congenital erythropoietic porphyria. Br J Haematol, 132, 124.
[228] Lamoril J, Puy H, Gouya L, Rosipal R, da Silva V, Grandchamp B et al. (1998) Neonatal hemolytic anemia due to inherited harderoporphyria: clinical characteristics and molecular basis. Blood, 91, 1453–1457.
[229] Mittal S, Blaylock MG, Culligan DJ, Barker RN, Vickers MA (2008) A high rate of CLL phenotype lymphocytes in autoimmune hemolytic anemia and immune thrombocytopenic purpura. Haematologica, 93, 151–152.
[230] Stavroyianni N, Stamatopoulos K, Viniou M, Vaiopoulos G, Yataganas X (2001) Autoimmune haemolytic anemia during α-interferon treatment in a patient with chronic myelogenous leukemia. Leuk Res, 25, 1097–1098.
[231] Steer JA, Tasker S, Barker EN, Jensen J, Mitchell J, Stocki T et al. (2011) A novel hemotropic mycoplasma (hemoplasma) in a patient with hemolytic anemia and pyrexia. Cin Infect Dis, 53, e147–e151.
[232] Mahlaoui N, Pellier I, Mignot C, Jais JP, Bilhou-Nabéra C, Moshous D et al. (2013) Characteristics and outcome of early-onset, severe forms of Wiskott-Aldrich syndrome. Blood, 121, 1510–1516.
[233] Packman CH (2008) Hemolytic anemia due to warm autoantibodies. Blood Rev, 22, 17–31.
[234] Farolino DL, Rustagi PK, Currie MS, Doeblin TD, Logue GL (1986) Teardrop-shaped red cells in autoimmune hemolytic anemia. Am J Hematol, 21, 415–418.
[235] Pettit JE, Scott J, Hussein S (1976) EDTA dependent red cell neutrophil rosetting in autoimmune haemolytic anaemia. J Clin Pathol, 29, 345–346.
[236] Ervin DM, Christian RM, Young L (1950) Dangerous universal donors. Blood, 5, 553–567.
[237] Garratty G, Petz LD (2007) Direct antiglobulin test negative autoimmune haemolytic anaemia associated with fludarabine/cyclophosphamide/rituximab therapy. Br J Haematol, 139, 622–623.
[238] Teachey DT, Manno CS, Axsom KM, Andrews T, Choi JK, Greenbaum BH et al. (2005) Unmasking Evans syndrome: T-cell phenotype and apoptotic response reveal autoimmune lymphoproliferative syndrome (ALPS). Blood, 105, 2443–2448.
[239] Petz LD (2008) Cold antibody autoimmune haemolytic anemias. Blood Rev, 22, 1–15.
[240] Wehbe E, Moore TA (2008) Cold agglutinin-associated hemolytic anemia due to brucellosis: first case report. Am J Hematol, 83, 685–686.

[241] Sivakumaran M, Murphy PT, Booker DJ, Wood JK, Stampo R, Sohol RJ (1999) Paroxysmal cold haemoglobinuria caused by non-Hodgkin's lymphoma. Br J Haematol, 105, 278–279.
[242] Bharadwaj V, Chakravorty S, Bain BJ (2011) The cause of sudden anemia revealed by the blood film. Am J Hematol, 87, 520.
[243] Gregory GP, Opat S, Quach H, Shortt J, Tran H (2011) Failure of eculizumab to correct paroxysmal cold hemoglo binuria. Ann Hematol, 90, 989–990.
[244] Jordan WS, Prouty RL, Heinle RW, Dingle JH (1952) The mechanism of hemolysis in paroxysmal cold hemoglo binuria. Blood, 7, 387–403.
[245] Sokol RJ, Hewitt S, Stamps BK (1983) Autoimmune hemolysis: mixed warm and cold antibody type. Acta Haematol, 69, 266–274.
[246] Arndt OA, Garratty G (2005) The changing spectrum of drug-induced immune hemolytic anemia. Semin Hematol, 42, 137–144.
[247] Bauer P, Bellou A, El Kouch S (1998) Acute intravascular haemolysis after pollen ingestion. Ann Intern Med, 129, 72–73.
[248] Radhakrishnan K, Tan C, Gallo J (2008) Erythrophagocytosis in haemolytic disease of the newborn. Am J Hematol, 83, 679.
[249] Koenig JM, Christensen RD (1989). Neutropenia and thrombocytopenia in infants with Rh hemolytic disease. J Pediatr, 114, 625–631.
[250] Davies NP, Buggins AGS, Snijders AJM, Noble PN, Layton DM, Nicolaides KH (1992) Fetal leucocyte count in rhesus disease. Arch Dis Child, 67, 404–406.
[251] Vaughan JI, Manning M, Warwick RM, Letsky EA, Murray NA, Roberts IAG (1998) Inhibition of erythroid pro genitor cells by anti-Kell antibodies in fetal alloimmune anemia. N Engl J Med, 338, 798–803.
[252] Wagner T, Bernaschek G, Geissler G (2000) Inhibition of megakaryopoiesis by Kell-related antibodies. N Engl J Med, 343, 72.
[253] Gaines AR (2000) Acute hemoglobinemia and/or hemoglobinuria and sequelae following RhO(D) immune globulin intravenous administration in immune thrombocytopenic purpura patients. Blood, 95, 2523–2529.
[254] Bolan CD, Childs RW, Proctor JL, Barrett JA, Leitman SF (2001) Massive immune haemolysis after allogeneic peripheral blood stem cell transplantation with minor ABO incompatibility. Br J Haematol, 112, 787–795.
[255] Bader-Meunier B, Croisille L, Ledeist F, Rince P, Miélot F, Fabre M et al. (1997) Dyserythropoiesis and hemolytic anemia as initial presentation of Fas deficiency conditions. Blood, 90, Suppl. 1, 316a.
[256] Schulman I, Pierce M, Lukens A, Currimbhoy Z (1960) Studies on thrombopoiesis I. A factor in normal human plasma required for platelet production, chronic thrombocytopenia due to its deficiency. Blood, 16, 943–957.
[257] Upshaw JD (1978) Congenital deficiency of a factor in normal plasma that reverses microangiopathic hemolysis and thrombocytopenia. N Engl J Med, 298, 1350–1352.
[258] Remuzzi G, Ruggenenti P, Codazzi D, Noris M, Caprioli J, Locatelli G, Gridelli B (2003) Combined kidney and liver transplantation for familial haemolytic uraemic syndrome. Lancet, 359, 1671–1672.
[259] Caprioli J, Noris M, Brioschi S, Pianetti G, Castelletti F, Bettinaglio P et al. (2006) Genetics of HUS: the impact of MCP, CFH, and IF mutations on clinical presentation, response to treatment, and outcome. Blood, 108, 1267–1279.
[260] Yachie A, Niida Y, Wada T, Igarashi N, Kaneda H, Toma T et al. (1999) Oxidative stress causes enhanced endothelial cell injury in human heme oxygenase-1 deficiency. J Clin Invest, 103, 129–135.
[261] Geraghty MT, Perlman EJ, Martin LS, Hayflick SJ, Casella JF, Rosenblatt DS, Valle D (1992) Cobalamin C defect associated with hemolytic-uremic syndrome. J Pediatr, 120, 934–937.
[262] Riggs SA, Wray NP, Waddell CC, Rossen RD, Gyorkey F (1982) Thrombotic thrombocytopenic purpura complicating Legionnaires' disease. Arch Intern Med, 142, 2275–2280.
[263] Case Records of the Massachusetts General Hospital (1997) A 43-year-old woman with rapidly changing pulmonary infiltrates and markedly increased intracranial pressure. N Engl J Med, 337, 1149–1156.

[264] Schröder St, Spyridopoulos I, König J, Jaschonek KG, Luft D, Seif FJ (1995) Thrombotic thrombocytopenic purpura (TTP) associated with a Borrelia burgdorferi infection. Am J Hematol, 50, 72–73.
[265] Communicable Disease Report (2000) Active surveillance for rare and serious diseases in children. CDR Weekly, 10, 349, 352.
[266] Allford SL, Hunt BJ, Rose P, Machin SJ, on behalf of the Haemostasis and Thrombosis Task Force of the British Committee for Standards in Haematology (2003) Guidelines on the diagnosis and management of the thrombotic microangiopathic haemolytic anaemias. Br J Haematol, 120, 556–573.
[267] Selleng K, Warkentin TE, Greinacher A, Morris AM, Walker IR, Heggtveit HA et al. (2007) Very severe thrombocytopenia and fragmentation hemolysis mimicking thrombotic thrombocytopenic purpura associated with a giant intracardiac vegetation infected with Staphylococcus epidermidis: role of monocyte procoagulant activity induced by bacterial supernatant. Am J Hematol, 82, 766–771.
[268] Kuperman AA, Baidousi A, Nasser M, Braester A, Nassar F (2010) Microangiopathic anemia of acute brucellosis. Mediterr J Hematol Infect Dis, 2, e2010031.
[269] Quinn DK, Quinn J, Conlon PJ, Murphy PT (2013) A case of leptospirosis presenting as TTP. Am J Hematol, 88, 337.
[270] Matsuda Y, Hara J, Miyoshi H, Osugi Y, Fujisaki H, Takai K et al. (1999) Thrombotic microangiopathy associated with reactivation of human herpesvirus 6 following high-dose chemotherapy with autologous bone marrow transplantation in young children. Bone Marrow Transplant, 24, 919–923.
[271] Turner RC, Chaplinski TI, Adams HG (1986) Rocky Mountain spotted fever presenting as thrombotic thrombocytopenic purpura. Am J Med, 81, 153–157.
[272] Kwaan HC (1987) Miscellaneous secondary thrombotic microangiopathy. Semin Hematol, 24, 141–147.
[273] Nishiura T, Miyazaki Y, Oritani K, Tominaga N, Tomiyama Y, Katagiri S et al. (1986) Aspergillus vegetative endocarditis complicated with schizocytic hemolytic anemia in a patient with acute lymphocytic leukemia. Acta Haematol, 76, 60–62.
[274] Meir BM, Amital H, Levy Y, Kneller A, Bar-Dayan Y (2000) Mycoplasma-pneumoniae-induced thrombotic thrombocytopenic purpura. Acta Haematol, 103, 112–115.
[275] Fassas AB-T, Buddharaju LN, Rapoport A, Cottler-Fox M, Drachenberg C, Meisenberg B, Tricot G (2001) Fatal disseminated adenoviral infection associated with thrombotic thrombocytopenic purpura after allogeneic bone marrow transplantation. Leuk Lymphoma, 42, 801–804.
[276] Brown RC, Blecher TE, French EA, Toghill PJ (1973) Thrombotic thrombocytopenic purpura after influenza vaccination. BMJ, ii, 303.
[277] George JN (2000) How I treat patients with thrombotic thrombocytopenic purpura-hemolytic uremic syndrome. Blood, 96, 1223–1229.
[278] Koujouri K, Vesely SK, George JN (2001) Quinine-associated thrombotic thrombocytopenic purpura-hemolytic uremic syndrome: frequency, clinical features, and long-term outcomes. Ann Intern Med, 135, 1047–1051.
[279] Leach JW, Pham T, Diamandidis D, Georg JN (1999) Thrombotic thrombocytopenia purpura-hemolytic uremic syndrome (TTP-HUS) following treatment with deoxycoformycin in a patient with cutaneous T-cell lymphoma (Sézary syndrome): a case report. Am J Hematol, 61, 268–270.
[280] Hankey GT (2000) Clopidogrel and thrombotic thrombocytopenic purpura. Lancet, 356, 269–270.
[281] Humphreys BD, Sharman JP, Henderson JM, Clark JW, Marks PW, Rennke HG et al. (2004) Gemcitabine-associated thrombotic microangiopathy. Cancer, 100, 2664–2670.
[282] Kwaan HC, Gordon LI (2001) Thrombotic microangiopathy in the cancer patient. Acta Haematol, 106, 52–56.
[283] Mach-Pascual S, Samii K, Beris P (1996) Microangiopathic hemolytic anemia complicating FK506 (tacrolimus) therapy. Am J Hematol, 52, 310–312.
[284] McCarthy LJ, Porcu P, Fausel CA, Sweeney CJ, Danielson CFM (1998) Thrombotic thombocytopenic purpura and simvastatin. Lancet, 352, 1284–1285.
[285] Kupfer Y, Tessler S (1997) Ticlopidine and thrombotic thrombocytopenic purpura. N Engl J Med, 337, 1245.

[286] Bennett CL, Connors JM, Carwile JM, Moake JL, Bell WR, Tarantolo SR et al. (2000) Thrombotic thrombocytopenic purpura associated with clopidogrel. N Engl J Med, 342, 1773–1777.
[287] Case Records of the Massachusetts General Hospital (1999) A 54-year-old woman with acute renal failure and throm bocytopenia. N Engl J Med, 340, 1900–1909.
[288] Lipton JH, Minden M (1995) CML may not be part of HUS. Am J Hematol, 49, 100–101.
[289] Masokoane SI (2000) Dangers of uninformed use of "African Pitocine". 24th World Congress of Medical Technology, Vancouver, Canada.
[290] Maguire RB, Stroncek DF, Campbell AC (1993) Recurrent pancytopenia, coagulopathy, and renal failure associated with multiple quinine-dependent antibodies. Ann Intern Med, 119, 215–217.
[291] Kreitman RJ, Wilson WH, Bergeron K, Raggio M, Stetler-Stevenson M, Fitzgerald DJ, Pastan I (2001) Efficacy of the anti-CD22 recombinant immunotoxin BL22 in chemotherapy-resistant hairy cell leukemia. N Engl J Med, 345, 241–247.
[292] Fujita H, Takemura S, Hyo R, Tanaka M, Koharazawa H, Fujisawa S et al. (2003) Pulmonary embolism and thrombotic thrombocytopenic purpura in acute promyelocytic leukemia treated with all-trans retinoic acid. Leuk Lymphoma, 44, 1627–1629.
[293] Eremina V, Jefferson JA, Kowalewska J, Hochster H, Haas M, Weisstuch J et al. (2008) VEGF inhibition and renal thrombotic microangiopathy. N Engl J Med, 358, 1129–1136.
[294] Amjad AI, Parikh RA (2013) Opana-ER used the wrong way: intravenous abuse leading to microangiopathic hemolysis and a TTP-like syndrome. Blood, 122, 3403.
[295] Musa MA, Nounou R, Sahovic E, Seth P, Qadi A, Aljurf M (2000) Fulminant thrombotic thrombocytopenic purpura in two patients with systemic lupus erythematosus and phospholipid autoantibodies. Eur J Haematol, 64, 433–435.
[296] Salyer WR, Salyer DC, Heptinstall RH (1973) Scleroderma and microangiopathic hemolytic anemia. Ann Intern Med, 78, 895–897.
[297] Brunning RD, Jacob HS, Brenckman WD, Jimenez-Pasqau F, Goetz FC (1976) Fragmentation hemolysis in patients with severe diabetic angiopathy. Br J Haematol, 34, 283–289.
[298] Silva VA (1995) Thrombotic thrombocytopenic purpura/hemolytic uremic syndrome secondary to pancreatitis. Am J Clin Pathol, 103, 519.
[299] Cho YU, Chi HS, Park CJ, Jang S, Cho YM, Park JS (2009) A case of light chain deposition disease involving kidney and bone marrow with microangiopathic hemolytic anemia. Korean J Lab Med, 29, 384–389.
[300] Stepien KM, Prinsloo P, Hitch T, McCulloch TA, Sims R (2011) Acute renal failure, microangiopathic haemolytic anemia, and secondary oxalosis in a young female patient. Int J Nephrol, 2011, 679160.
[301] Kaplon M, Karnad A, Mehata J, Krishnan J (1999) Left atrial myxoma complicated by microangiopathic haemolytic anemia (MAHA). Blood, 94, Suppl. 1, Part 2, 6b.
[302] Fairley S, Ihle BU (1986) Thrombotic microangiopathy and acute renal failure associated with arteriography. BMJ, 293, 922–923.
[303] Rauch AE, Tartaglia AP, Kaufman B, Kausel H (1984) RBC fragmentation and thymoma. Arch Intern Med, 144, 1280–1282.
[304] Paré PD, Chan-Yan C, Wass H, Hooper R, Hogg JC (1983) Portal and pulmonary hypertension with microangiopathic hemolytic anemia. Am J Med, 74, 1093–1096.
[305] Zauber NP, Echikson AB (1982) Giant cell arteritis and microangiopathic hemolytic anemia. Am J Med, 73, 928–930.
[306] Batton D, Amanullah A, Cornstock C (2000) Fetal schistocytic hemolytic anemia and umbilical vein varix. J Pediatr Hematol Oncol, 22, 259–261.
[307] Gudena M, Schmotzer J, Dopriak M, Novoa R, Morgan R (2004) Microangiopathic haemolytic anemia (MHA) associated with acute rheumatic valvulitis. Blood, 104, 5b–6b.
[308] Hayes AM, Redington AN, Rigby ML (1992) Severe haemolysis after transcatheter duct occlusion: a non-surgical remedy. Br Heart J, 67, 321–322.
[309] Nand S, Bansal VK, Kozeny G, Vertuno L, Remlinger KA, Jordan JV (1985) Red cell fragmentation syndrome with the use of subclavian hemodialysis catheters. Arch Intern Med, 145, 1421–1423.

[310] Steinhorn RH, Isham-Schopt B, Smith C, Green TP (1989) Hemolysis during long-term extracorporeal membrane oxygenation. J Pediatr, 115, 625–630.
[311] Frank C, Werber D, Cramer JP, Askar M, Faber M, an der Heiden M et al.; HUS Investigation Team (2011) Epidemic profile of Shiga-toxin-producing Escherichia coli O104:H4 outbreak in Germany. N Engl J Med, 365, 1771–1780.
[312] Green DA, Murphy WG, Uttley WS (2000) Haemolytic uraemic syndrome: prognostic factors. Clin Lab Haematol, 22, 11–14.
[313] Visudhiphan S, Piankijagum A, Sathayapraseart P, Mitrchai N (1983) Erythrocyte fragmentation in disseminated intravascular coagulation and other disease. N Engl J Med, 309, 113.
[314] Allford SA, Machin SJ (1999) Thrombotic thrombocytopenic purpura: current concepts. CME Bull Haematol, 2, 80–84.
[315] Zini G, d'Onofrio G, Briggs C, Erber W, Jou JM, Lee SH et al.; International Council for Standardization in Haematology (ICSH) (2012) ICSH recommendations for identification, diagnostic value, and quantitation of schistocytes. Int J Lab Hematol, 34, 107–116.
[316] Lesesve JF, Asnafi V, Braun F, Zini G (2012) Fragmented red blood cells automated measurement is a useful parameter to exclude schistocytes on the blood film. Int J Lab Hematol, 34, 566–576.
[317] Casebook of the Medical Protection Society.
[318] Amare M, Lawson B, Larsen WE (1972) Active extrusion of Heinz bodies in drug-induced haemolytic anaemia. Br J Haematol, 23, 215–219.
[319] Mitchell TR, Pegrum GD (1972) The oxygen affinity of haemoglobin in chronic renal failure. Br J Haematol, 21, 463–472.
[320] Zieve L (1958) Jaundice, hyperlipidemia and hemolytic anemia: a heretofore unrecognized syndrome associated with alcoholic fatty liver and cirrhosis. Ann Intern Med, 48, 471–496.
[321] Melrose WD, Bell PA, Jupe DML, Baikie MJ (1990) Alcohol-associated haemolysis in Zieve's syndrome: a clinical and laboratory study of five cases. Clin Lab Haematol, 12, 159–169.
[322] Bain BJ (1999) Images in haematology: Heinz body haemolytic anaemia in Wilson's disease. Br J Haematol, 104, 647.
[323] Hudson PR, Tandy SC, Child DF, Williams CP, Cavill I (2001) Compensated haemolysis: a consistent feature of diabetes mellitus. Br J Haematol, 113, Suppl. 1, 47.
[324] Swann IL, Kendra JR (1998) Anaemia, vitamin E deficiency and failure to thrive in an infant. Clin Lab Haematol, 20, 61–63.
[325] Eyssette-Guerreau S, Bader-Meunier B, Garcon L, Guitton C, Cynober T (2006) Infantile pyknocytosis: a cause of haemolytic anaemia of the newborn. Br J Haematol, 133, 439–442.
[326] Kaiser U, Barth N (2001) Haemolytic anaemia in a patient with anorexia nervosa. Acta Haematol, 106, 133–135.
[327] Placzek MM, Gorst DW (1987) T activation haemolysis and death after blood transfusion. Arch Dis Child, 62, 743–744.
[328] Isbister GK, Little M, Cull G, McCoubrie D, Lawton P, Szabo F et al. (2007) Thrombotic microangiopathy from Australian brown snake (Pseudonaja) envenoming. Intern Med J, 37, 523–528.
[329] Hillmen P, Richards SJ (2000) Implications of recent insights into the pathophysiology of paroxysmal nocturnal haemoglobinuria. Br J Haematol, 108, 470–479.
[330] Yamashima M, Ueda E, Kinoshita T (1990) Inherited complete deficiency of 20-kilodalton homologous restriction factor (CD59) as a cause of paroxysmal nocturnal hemoglobinuria. N Engl J Med, 323, 1184–1189.
[331] Schreiber ZA (1999) Hemolytic anemia associated with hepatitis C infection. Blood, 94, Suppl. 1, 7b.
[332] Lanzkowsky P, McKenzie D, Katz S, Hoffenberg R, Friedman R, Black E (1967) Erythrocyte abnormality induced by protein malnutrition. II. 51-chromium labelled erythrocyte studies. Br J Haematol, 13, 639–649.
[333] Woodruff AW, Topley E, Knight R, Downie CGB (1971) The anaemia of Kala Azar. Br J Haematol, 22, 319–329.

[334] Wickramasinghe SN (1997) Dyserythropoiesis and congenital dyserythropoietic anaemias. Br J Haematol, 98, 788–787.
[335] Delaunay J, Iolascon A (2000) The congenital dyserythropoietic anaemias. Baillière's Clin Hematol, 12, 691–705.
[336] Wickramasinghe SN, Wood WG (2005) Advances in the understanding of the congenital dyserythropoietic anaemias. Br J Haematol, 131, 431–436.
[337] Parsons SF, Jones J, Anstee DJ, Judson PA, Gardner B, Wiener E et al. (1994) A novel form of congenital dyserythropoietic anemia associated with deficiency of erythroid CD44 and a unique blood group phenotype [In(a-b-), Co(a-b-)]. Blood, 83, 860–868.
[338] Arnaud L, Saison C, Helias V, Lucien N, Steschenko D, Giarratana MC et al. (2010) A dominant mutation in the gene encoding the erythroid transcription factor KLF1 causes a congenital dyserythropoietic anemia. Am J Hum Genet, 87, 721–727.
[339] McCann SR, Firth R, Murray N, Temperley IJ (1980) Congenital dyserythropoietic anaemia type II (HEMPAS): a family study. J Clin Pathol, 33, 1197–1201.
[340] Brien WF, Mant MJ, Etches WS (1985) Variant congenital dyserythropoietic anaemia with ringed sideroblasts. Clin Lab Haematol, 7, 231–237.
[341] Jankovic M, Sansone G, Comer V, Iolascon A, Masera G (1993) Atypical hereditary ovalocytosis associated with dyserythropoietic anemia. Acta Haematol, 89, 35–37.
[342] Bianchi P, Pelissero G, Bredi E, Zappa M, Vercellati C, Boscetti C et al. (1998) Two cases of atypical congenital dyserythropoietic anaemia (type II) presenting with laboratory features of hereditary spherocytosis. Br J Haematol, 102, 300.
[343] Nichols KE, Crispino JD, Poncz M, White JG, Orkin SH, Maris JM, Weiss MJ (2000) Familial dyserythropoietic anemia and thrombocytopenia due to an inherited mutation in GATA1. Nat Genet, 24, 266–270.
[344] Freson K, Devriendt K, Matthijs G, Van Hoof A, De Vos R, Thys C et al. (2001) Platelet characteristics in patients with X-linked macrothrombocytopenia because of a novel GATA1 mutation. Blood, 98, 85–92.
[345] Liljeholm M, Irvine AF, Vikberg AL, Norberg A, Month S, Sandström H et al. (2103) Congenital dyserythropoietic anemia type III (CDA III) is caused by a mutation in kinesin family member, KIF23. Blood, 121, 4791–4799.
[346] Bethlenfalvay NC, Hadnagy CS, Heimpel H (1985) Unclassified type of congenital dyserythropoietic anaemia (CDA) with prominent peripheral erythroblastosis. Br J Haematol, 60, 541–550.
[347] Heimpel H, Wilts H, Hirschmann WD, Hofman WK, Siciliano RD, Steinke B, Weschler JG (2007) Aplastic crisis as a complication of congenital dyserythropoietic anemia type II. Acta Haematol, 117, 115–118.
[348] Yeh SP, Chiu CF, Lee CC, Peng CT, Kuan CY, Chow KC (2004) Evidence of parvovirus B19 infection in patients of pre-eclampsia and eclampsia with dyserythropoietic anaemia. Br J Haematol, 126, 428–433.
[349] Gross M, Hanenberg H, Lobitz S, Friedl R, Herterich S, Dietrich R et al. (2002) Reverse mosaicism in Fanconi anemia: natural gene therapy via molecular self-correction. Cytogenet Genome Res, 98, 126–135.
[350] Cassinat B, Guardiola P, Chevret S, Schlageter M-H, Tobert M-E, Rain J-D, Gluckman E (2000) Constitutive elevation of serum alpha-fetoprotein in Fanconi anemia. Blood, 96, 859–863.
[351] Sugimori C, Chuhjo T, Feng X, Yamazaki H, Takami A, Teramura M et al. (2006) Minor population of CD55-CD59-blood cells predicts response to immunosuppressive therapy and prognosis in patients with aplastic anemia. Blood, 107, 1308–1314.
[352] Da Costa L, Chanoz-Poulard G, Simansour M, French M, Bouvier R, Prieur F et al. (2013) First de novo mutation in RPS19 gene as the cause of hydrops fetalis in Diamond-Blackfan anemia. Am J Hematol, 88, 160.
[353] Freedman MH (2000) Diamond-Blackfan anaemia. Baillière's Clin Haematol, 13, 591–606.
[354] Fargo JH, Kratz CP, Giri N, Savage SA, Wong C, Backer K et al. (2013) Erythrocyte adenosine deaminase: diagnostic value for Diamond-Blackfan anaemia. Br J Haematol, 160, 547–554.
[355] Karsten J, Anker AP, Odink RJ (1996) Glycosylated haemoglobin and transient erythroblastopenia of child hood. Lancet, 347, 273.

[356] Gerrard G, Valgañón M, Foong HE, Kasperaviciute D, Iskander D, Game L et al. (2013) Target enrichment and high-throughput sequencing of 80 ribosomal protein genes to identify mutations associated with Diamond-Blackfan anaemia. Br J Haematol, 162, 530–536.

[357] Alter B (2003) Inherited bone marrow failure syndromes. In: Nathan DG, Orkin SH, Ginsburg D, Look AT (eds), Nathan and Oski's Hematology of Infancy and Childhood, 6th edn. Saunders, Philadelphia.

[358] Johansson PL, Safai-Kutti S, Kutti J (2005) An elevated venous haemoglobin concentration cannot be used as a surrogate marker for absolute erythrocytosis: a study of patients with polycythaemia vera and apparent polycythaemia. Br J Haematol, 129, 701–705.

[359] Landolfi R, Di Gennaro L, Barbui T, De Stefano V, Finazzi G, Marfisi R-M et al. (2007) Leukocytosis as a major thrombotic risk factor in patients with polycythemia vera. Blood, 109, 2446–2452.

[360] Bonicelli G, Abdulkarim K, Mounier M, Johansson P, Rossi C, Jooste V et al. (2013) Leucocytosis and thrombosis at diagnosis are associated with poor survival in polycythaemia vera; a population-based study of 327 patients. Br J Haematol, 160, 251–254.

[361] Silver RT, Chow W, Orazi A, Arles SP, Goldsmith SJ (2013) Evaluation of WHO criteria for diagnosis of polycythemia vera: a prospective analysis. Blood, 122, 1881–1886.

[362] Messinezy M, Westwood NB, El-Hemaidi I, Marsden JT, Sherwood RS, Pearson TC (2002) Serum erythropoietin values in erythrocytoses and in primary thrombocythaemia. Br J Haematol, 117, 47–53.

[363] Carneskog J, Kutti J, Wadenvik H, Lundberg P-A, Lindstedt G (1998) Plasma erythropoietin by high detectability immunoradiometric assay in untreated patients with polycythaemia rubra vera and essential thrombocythaemia. Eur J Haematol, 60, 278–282.

[364] McMullin MF, Bareford D, Campbell P, Green AR, Harrison C, Hunt B et al., on behalf of the General Haematology Task Force of the British Committee for Standards in Haematology (2005) Guidelines for the diagnosis, investigation and management of polycythaemia/erythrocytosis. Br J Haematol, 130, 166–173.

[365] Thiele J, Kvasnicka HM, Orazi A, Tefferi A, Birgegard G (2008) Polycythaemia vera. In: Swerdlow SH, Campo E, Harris NL, Jaffe ES, Pileri SA, Stein H et al. (eds), WHO Classification of Tumours of Haematopoietic and Lymphoid Tissues, IARC, Lyon.

[366] Alvarez-Larrán A, Ancochea A, Angona A, Pedro C, García-Pallarols F, Martínez-Avilés L et al. (2012) Red cell mass measurement in patients with clinically suspected diagnosis of polycythemia vera or essential thrombocythemia. Haematologica, 97, 1704–1707.

[367] Tey S-K, Cobcroft R, Grimmett K, Marlton P, Gill D, Mills A (2004) A simplified endogenous erythroid colony assay for the investigation of polycythaemia. Clin Lab Haematol, 26, 115–122.

[368] Carneskog J, Safai-Kutti S, Suurküla M, Wadenvik H, Bake B, Lindstedt G, Kutti J (1998) The red cell mass, plasma erythropoietin and spleen size in apparent polycythaemia. Eur J Haematol, 62, 43–48.

[369] Roberts I, Stanworth S, Murray NA (2008) Thrombocytopenia in the neonate. Blood Rev, 22, 173–186.

[370] Germeshausen M, Ballmaier M, Welte K (2001) Implications of mutations in hematopoietic growth factor receptor genes in congenital cytopenias. Ann NY Acad Sci, 938, 305–320.

[371] Thompson AA, Nguyen LT (2000) Amegakaryocytic thrombocytopenia and radio-ulnar synostosis are associated with HOXA11 mutation. Nat Genet, 26, 397–398.

[372] Thompson AA, Woodruff K, Feig SA, Nguyen LT, Schanen NC (2001) Congenital thrombocytopenia and radio-ulnar synostosis: a new familial syndrome. Br J Haematol, 113, 866–870.

[373] Balduini CL, Cattaneo M, Fabris F, Gresele P, Iolascon A, Pulcinelli FM, Savoia A (2003) Inherited thrombocytopenias: a proposed diagnostic algorithm from the Italian Gruppo di Studio delle Piastrine. Haematologica, 89, 325–329.

[374] Lutskiy MI, Sasahara Y, Kenney DM, Rosen FS, Remold-O'Donnell E (2002) Wiskott-Aldrich syndrome in a female. Blood, 100, 2763–2768.

[375] Ho LL, Ayling J, Prosser I, Kronenberg H, Iland H, Joshua D (2001) Missense C168T in the Wiskott-Aldrich syndrome protein gene is a common mutation in X-linked thrombocytopenia. Br J Haematol, 112, 76–80.

[376] Notarangelo LD, Mazza C, Gilliani S, d'Aria C, Gandellini F, Locatelli MG et al. (2002) Missense mutations of the WASP gene cause intermittent X-linked thrombocytopenia. Blood, 99, 2268–2269.

[377] Jackson N, Mohammad S, Zainal N, Jamaluddin N, Hishamuddin M (1995) Autosomal dominant thrombocytopenia with microthrombocytes: a family study. Med J Malaysia, 50, 421–424.
[378] Geddis AE (2005) Congenital cytopenias. The molecular basis of congenital thrombocytopenias: insights into megakaryopoiesis. Hematology, 10, Suppl. 1, 299–305.
[379] Geddis AE (2013) Inherited thrombocytopenias: an approach to diagnosis and management. Int J Lab Hematol, 35, 14–25.
[380] Ballmaier M, Germeshausen M, Schulze H, Cherkaoui K, Lang S, Gaudig A et al. (2001) c-mpl mutations are the cause of congenital amegakaryocytic thrombocytopenia. Blood, 97, 139–146.
[381] Drachman JG (2004) Inherited thrombocytopenia: when a low platelet count does not mean ITP. Blood, 103, 390–398.
[382] Gandhi ML, Cummings CL, Drachman JG (2003) FLJ14813: a candidate for autosomal dominant thrombocytopenia on chromosome 10. Hum Hered, 55, 66–70.
[383] Savoia A, Del Vecchio M, Totaro A, Perrotta S, Amendola G, Moretti A et al. (1999) An autosomal dominant thrombocytopenia gene maps to chromosomal region 10p. Am J Hum Genet, 65, 1401–1405.
[384] Noris P, Perrotta S, Seri M, Pecci A, Gnan C, Loffredo G et al. (2011) Mutations in ANKRD26 are responsible for a frequent form of inherited thrombocytopenia: analysis of 78 patients from 21 families. Blood, 117, 6673–6680.
[385] Pecci A, Balduini CL (2014) Lessons in platelet production from inherited thrombocytopenias. Br J Haematol, 165, 179–192.
[386] Buijs A, Poddighe P, van Wijk R, van Solinge W, Borst E, Verdonck L et al. (2001) A novel CBFA2 single-nucleotide mutation in familial platelet disorder with propensity to develop myeloid malignancies. Blood, 98, 2856–2858.
[387] Hayward CP, Cramer EM, Kane WH, Zheng S, Bouchard M, Masse JM, Rivard GE (1997) Studies of a second family with the Quebec platelet disorder: evidence that the degradation of the alpha-granule membrane and its soluble contents are not secondary to a defect in targeting proteins to alpha-granules. Blood, 89, 1243–1253.
[388] van den Oudenrijn S, Bruin M, Folman CC, Bussel J, de Haas M, von dem Borne AEGK (2002) Three parameters, plasma thrombopoietin levels, plasma glycocalicin levels and megakaryocyte culture, distinguish between different causes of congenital thrombocytopenia. Br J Haematol, 117, 390–398.
[389] Morison IM, Cramer Bordé EM, Cheesman EJ, Cheong PL, Holyoake AJ, Fichelson S et al. (2008) A mutation of human cytochrome c enhances the intrinsic apoptotic pathway but causes only thrombocytopenia. Nature Genet, 40, 387–389.
[390] Kobayashi Y, Matsui H, Kanai A, Tsumura M, Okada S, Miki M et al. (2013) Identification of the integrin β3 L718P mutation in a pedigree with autosomal dominant thrombocytopenia with anisocytosis. Br J Haematol, 160, 521–529.
[391] Dasouki MJ, Rafi SK, Olm-Shipman AJ, Wilson NR, Abhyankar S, Ganter B et al. (2013) Exome sequencing reveals a thrombopoietin ligand mutation in a Micronesian family with autosomal recessive aplastic anemia. Blood, 122, 3440–3449.
[392] Favier R, Jondeau K, Boutard P, Grossfeld P, Reinert P, Jones C et al. (2003) Paris-Trousseau syndrome: clinical, hematological, molecular data of ten new cases. Thromb Haemost, 90, 893–897.
[393] Savoia A, Balduini CL, Savino M, Noris P, del Vecchio M, Perrotta S et al. (2001) Autosomal dominant macrothrom bocytopenia in Italy is most frequently a type of heterozygous Bernard-Soulier syndrome. Blood, 97, 1330–1335.
[394] Noris P, Perrotta S, Bottega R, Pecci A, Melazzini F, Civaschi E et al. (2012) Clinical and laboratory features of 103 patients from 42 Italian families with inherited thrombocytopenia derived from the monoallelic Ala156Val mutation of GPIbα (Bolzano mutation). Haematologica, 97, 82–88.
[395] Davies JK, Telfer P, Cavenagh JD, Foot N, Neat M (2003) Autoimmune cytopenias in the 22q11.2 deletion syndrome. Clin Lab Haematol, 25, 195–197.
[396] Ghevaert C, Salsmann A, Watkins NA, Schaffner-Reckinger E, Rankin A, Garner SF et al. (2008) A nonsynonymous SNP in the ITGB3 gene disrupts the conserved membrane-proximal cytoplasmic

salt bridge in the alphaI Ibbeta3 integrin and cosegregates dominantly with abnormal proplatelet formation and macrothrombocytopenia. Blood, 111, 3407–3414.
[397] Kunishima S, Kashiwagi H, Otsu M, Takayama N, Eto K, Onodera M et al. (2011) Heterozygous ITGA2B R995W mutation inducing constitutive activation of the αIIbβ3 receptor affects proplatelet formation and causes congenital macrothrombocytopenia. Blood, 117, 5479–5484.
[398] Drouin A, Favier R, Massé J-M, Debili N, Schmitt A, Elbin C et al. (2001) Newly recognized cellular abnormalities in the gray platelet syndrome. Blood, 98, 1382–1391.
[399] White JG (2006) Localization of a lysosomal enzyme in platelets from patients with the White platelet syndrome. Platelets, 17, 231–249.
[400] White JG, Pakzad K, Meister L (2012) The York platelet syndrome: a fourth case with unusual pathologic features. Platelets, 24, 44–50.
[401] Di Pumpo M, Noris P, Pecci A, Savoia A, Seri M, Ceresa IF, Balduini CL (2005) Defective expression of GPIb/IX/V complex in platelets from patients with May-Hegglin anomaly and Sebastian syndrome. Haematologica, 87, 943–947.
[402] Kunishima S, Kojima T, Matsushita T, Tanaka T, Tsurusawa M, Furukawa Y et al. (2001) Mutations in the NMMHC-A gene cause autosomal dominant macrothrombocytopenia with leukocyte inclusions (May-Hegglin anomaly/Sebastian syndrome). Blood, 97, 1147–1149.
[403] Bellucci S (1997) Megakaryocytes and inherited thrombocytopenias. Baillière's Clin Haematol, 10, 149–162.
[404] Toren A, Rozenfeld-Granot G, Rocca B, Epstein CJ, Amariglio N, Laghi F et al. (2000) Autosomal-dominant giant platelet syndromes: a hint of the same genetic defect as in Fechtner syndrome owing to a similar genetic linkage to chromosome 22q11-13. Blood, 96, 3447–3451.
[405] Erice JG, Perez JM, Pericas FS (1999) Homozygous form of the Pelger-Huët anomaly. Haematologica, 84, 748.
[406] Phillips JD, Steensma DP, Pulsipher MA, Spangrude GJ, Kushner JP (2007) Congenital erythropoietic porphyria due to a mutation in GATA1: the first trans-acting mutation causative for a human porphyria. Blood, 109, 2618–2621.
[407] Yu C, Niakan KK, Martsushita M, Stamatoyannopoulos G, Orkin SH, Raskind WH (2002) X-linked thrombocytopenia with thalassaemia from a mutation in the amino finger of GATA-1 affecting DNA binding rather than FOG-1 interaction. Blood, 100, 2040–2045.
[408] Willig T-N, Breton-Gorius J, Elbim C, Mignotte V, Kaplan C, Mollicone R et al. (2001) Macrothrombocytopenia with abnormal demarcation membranes in megakaryocytes and neutropenia with a complete lack of sialyl-Lewis-X anti gens on leukocytes. Blood, 97, 826–828.
[409] Harris VK, Nair SC, Dolley D, Amelia SM, Chandy M (2002) Asymptomatic constitutional macrothrombocy topenia among West Bengal blood donors. Br J Haematol, 117, Suppl. 1, 88.
[410] Becker PS, Clavell LA, Beardsley DS (1998) Giant platelets with abnormal surface glycoproteins: a new familial disorder associated with mitral valve insufficiency. J Pediatr Hematol Oncol, 20, 69–73.
[411] Fabris F, Fagioli F, Basso G, Girolami A (2002) Autosomal dominant macrothrombocytopenia with ineffective thrombopoiesis. Haematologica, 87, ELT27.
[412] Nurden P, Gobbi G, Nurden A, Enouf J, Youlyouz-Marfak I, Carubbi C et al. (2010) Abnormal VWF modifies megakaryocytopoiesis: studies of platelets and megakaryocyte cultures from patients with von Willebrand disease type 2B. Blood, 115, 2649–2656.
[413] Kunishima S, Kobayashi R, Itoh TJ, Hamaguchi M, Saito H (2009) Mutation of the β1-tubulin gene associated with congenital macrothrombocytopenia affecting microtubule assembly. Blood, 113, 458–461.
[414] Nurden P, Debili N, Coupry I, Bryckaert M, Youlyouz-Marfak I, Solé G et al. (2011) Thrombocytopenia resulting from mutations in filamin A can be expressed as an isolated syndrome. Blood, 118, 5928–5937.
[415] Yufu Y, Ideguchi H, Narishige T, Suematsu E, Toyoda K, Nishimura J et al. (1990) Familial macrothrombocytopenia associated with decreased glycosylation of platelet membrane glycoprotein IV. Am J Hematol, 33, 271–273.

[416] Gilman AL, Sloand E, White JG, Sacher R (1995) A novel hereditary macrothrombocytopenia. J Pediatr Hematol Oncol, 17, 296–305.
[417] Boztug K, Appaswamy G, Ashikov A, Schäffer AA, Salzer U, Diestelhorst J et al. (2009) A syndrome with congenital neutropenia and mutations in G6PC3. N Engl J Med, 360, 32–43.
[418] Pujol-Moix N, Kelley MJ, Hernandez A, Muniz-Diaz E, Espanol I (2004) Ultrastructural analysis of granulocyte inclusions in genetically confirmed MYH9-related disorders. Haematologica, 89, 330–337.
[419] Lubinsky MS, Kahler SG, Speer IE, Hoyme HE, Kirillova IA, Lurie IW (1994) von Voss-Cherstvoy syndrome: a variable perinatally lethal syndrome of multiple congenital anomalies. Am J Med Genet, 52, 272–278.
[420] Braddock SR, Carey JC (1994) A new syndrome: congenital thrombocytopenia, Robin sequence, agenesis of the corpus callosum, distinctive facies and developmental delay. Clin Dysmorphol, 3, 75–81.
[421] Arias S, Penchaszadeh VB, Pinto-Cisternas J, Larrauri S (1980) The IVIC syndrome: a new autosomal dominant complex pleiotropic syndrome with radial ray hypoplasia, hearing impairment, external ophthalmoplegia, and thrombocytopenia. Am J Med Genet, 6, 25–59.
[422] Pecci A, Noris P, Invernizzi R. Savoia A, Seri M, Ghiggeri GM et al. (2002) Immunocytochemistry for the heavy chain of the non-muscle myosin IIA as a diagnostic tool for MYH9-related disorders. Br J Haematol, 117, 164–157.
[423] Sun XH, Wang ZY, Yang HY, Cao LJ, Su J, Yu ZQ et al. (2013) Clinical, pathological, and genetic analysis of ten patients with MYH9-related disease. Acta Haematol, 129, 106–113.
[424] Yagi H, Matumoto M, Ishizashi H, Kinoshita S, Konno M, Matsui T et al. (2000) Plasmas with Upshaw-Schulman syndrome, a congenital deficiency of von Willebrand factor-cleaving protease, augment the aggregation of normal washed platelets under high-shear-stress. Blood, 96, 630a.
[425] Noris P, Klersy C, Zecca M, Arcaini L, Pecci A, Melazzini F et al. (2009) Platelet size distinguishes between inherited macrothrombocytopenias and immune thrombocytope nia. J Thromb Haemost, 7, 2131–2136.
[426] Fabris F, Cordiano I, Steffan A, Ramon R, Scandellari R, Nichol JL, Girolami A (2000) Indirect study of thrombopoiesis (TPO, reticulated platelets, glycocalicin) in patients with hereditary macrothrombocytopenia. Eur J Haematol, 64, 151–156.
[427] Devine DV, Currie MS, Rosse WF, Greenberg CS (1987) Pseudo-Bernard-Soulier syndrome: thrombocytopenia caused by autoantibody to platelet glycoprotein Ib. Blood, 70, 428–431.
[428] Murphy MF, Williamson LM (2000) Antenatal screening for fetomaternal alloimmune thrombocytopenia: an evaluation using the criteria of the UK National Screening Committee. Br J Haematol, 111, 726–732.
[429] Qasim W, Gilmour KC, Heath S, Ashton E, Cranston T, Thomas A et al. (2001) Protein assays for diagnosis of Wiskott-Aldrich syndrome and X-linked thrombocytopenia. Br J Haematol, 113, 861–863.
[430] Kunishima S, Yoshinari M, Nishio H, Ida K, Miura T, Matsushita T et al. (2007) Haematological characteristics of MYH9 disorders due to MYH9 R702 mutations. Eur J Haematol, 78, 220–226.
[431] Neylon AJ, Saunders PWG, Howard MR, Proctor SJ, Taylor PRA on behalf of the Northern Region Haematology Group (2003) Clinically significant newly presenting autoimmune thrombocytopenic purpura in adults: a prospective study of a population-based cohort of 245 patients. Br J Haematol, 122, 966–974.
[432] Terrell DR, Beebe LA, Neas BR, Vesely SK, Segal JB, George JN (2012) Prevalence of primary immune thrombocytopenia in Oklahoma. Am J Hematol, 87, 848–852.
[433] Koh K-R, Yamane T, Ohta K, Hino M, Takubo T, Tatsumi N (1999) Pathophysiological significance of simultaneous measurement of reticulated platelets, large platelets and serum thrombopoietin in non-neoplastic thrombocytopenic disorders. Eur J Haematol, 63, 295–301.
[434] Rosthøj S, Hedlund-Treutiger I, Zeller B on behalf of the Nordic Society for Paediatric Haematology and Oncology Idiopathic Thrombocytopenic Purpura Working Group (2005) Factors predicting development of chronic disease in Nordic children with acute onset of idiopathic thrombocytopenic purpura. Br J Haematol, 130, 148–149.

[435] Rajan SK, Espina BM, Liebman HA (2005) Hepatitis C virus-related thrombocytopenia: clinical and laboratory characteristics compared with chronic immune thrombocytopenic purpura. Br J Haematol, 129, 818–824.
[436] British Committee for Standards in Haematology General Haematology Task Force (2003) Guidelines for the investigation and management of idiopathic thrombocytopenic purpura in adults, children and in pregnancy. Br J Haematol, 120, 574–596.
[437] Garcia-Suárez J, Burgaleta C, Hernanz N, Albarran F, Tobaruela P, Alvarez-Mon M (2000) HCV-associated thrombocytopenia: clinical characteristics and platelet response after recombinant α2b-interferon therapy. Br J Haematol, 110, 98–103.
[438] Kuga T, Kohda K, Koike K, Matsunaga T, Kogawa K, Kanisawa Y et al. (2001) Effect of Helicobacter pylori eradication on platelet recovery in chronic idiopathic thrombocytopenic purpura and secondary autoimmune thrombocytopenic purpura. Blood, 98, 520a.
[439] Jarque I, Andrea R, Llopis I, de la Rubia J, Gomis F, Senent L et al. (2001) Absence of platelet response after eradication of Helicobacter pylori infection in patients with chronic idiopathic thrombocytopenic purpura. Br J Haematol, 115, 1002–1003.
[440] Petrov V, Vdovin V, Svirin P (2004) Vaccine-associated immune thrombocytopenic purpura in childhood. Br J Haematol, 125, Suppl. 1, 50.
[441] Su C, Brandt LJ (1995) Escherichia coli O157: H7 infection in humans. Ann Intern Med, 123, 698–714.
[442] Scully M, Miller R, Cohen H, Roedling S, Starke R, Edwards S et al. (2005) Treatment of HIV associated thrombotic thrombocytopenic purpura – importance of prompt diagnosis. Br J Haematol, 129, Suppl. 1, 12.
[443] Weinberg PD, Bennett CL, Rozenberg-Ben-Drot K, Kwaan HC, Green D (1997) Ticlopidine associated thrombotic thrombocytopenic purpura. Blood, 90, Suppl. 1, 462a.
[444] Schirron CA, Berghaus TM, Sackmann M (1999) Thrombotic thrombocytopenic purpura after Ecstasy-induced acute liver failure. Ann Intern Med, 130, 163.
[445] Rachmani R, Avigdor A, Youkla M, Raanani P, Zilber M, Ravid M, ben-Bassat I (1998) Thrombotic thrombocytopenic purpura complicating chronic myelogenous leukemia treated with interferon-α. Acta Haematol, 100, 204–206.
[446] Schech SD, Brinker A, Shatin D, Burgess M (2006) New-onset and idiopathic thrombotic thrombocytopenic purpura: incidence, diagnostic validity, and potential risk factors. Am J Hematol, 81, 657–663.
[447] Burns ER, Lou Y, Pathak A (2004) Morphologic diagnosis of thrombotic thrombocytopenic purpura. Am J Hematol, 75, 18–21.
[448] Idowu M, Reddy P (2013) Atypical thrombotic thrombocytopenic purpura in a middle-aged woman who presented with a recurrent stroke. Am J Hematol, 88, 237–239.
[449] Ding J, Komatsu H, Wakita A, Kato-Uranishi M, Ito M, Satoh A et al. (2004) Familial essential thrombocythaemia associated with a dominant-positive activating mutation of the c-MPL gene, which encodes for the receptor for thrombopoietin. Blood, 103, 4198–4200.
[450] Mead AJ, Rugless MJ, Jacobsen SE, Schuh A (2012) Germline JAK2 mutation in a family with hereditary thrombocytosis. N Engl J Med, 366, 967–969.
[451] Stuhrmann M, Bashawri L, Ahmed MA, Al-Awamy BH, Kühnau W, Schmidtke J, El-Harith EA (2001) Familial thrombocytosis as a recessive, possibly X-linked trait in an Arab family. Br J Haematol, 112, 616–620.
[452] Cohen N, Almoznino-Sarafian D, Weissgarten J, Alon I, Zaidenstein R, Dishi V et al. (1997) Benign familial microcytic thrombocytosis with autosomal dominant transmission. Clin Genet, 52, 47–50.
[453] van Dijken PJ, Woldendorp KH, van Wouwe JP (1996) Familial thrombocytosis in infancy presenting with a leukaemoid reaction. Acta Paediatr, 85, 1132–1134.
[454] Carobbio A, Finazzi G, Guerini V, Spinelli O, Delaini F, Marchioli R et al. (2007) Leukocytosis is a risk factor for thrombosis in essential thrombocythemia: interaction with treatment, standard risk factors, and Jak2 mutation status. Blood, 109, 2310–2313.

[455] Wolanskyj AP, Lasho TL, Schwager SM, McClure RF, Wadleigh M, Lee SJ et al. (2005) JAK2V617F mutation in essential thrombocythaemia: clinical associations and long-term prognostic relevance. Br J Haematol, 131, 208–213.
[456] Green A, Campbell P, Scott L, Buck G, Wheatley K, East C et al. (2005) JAK2 V617F mutation identified a biologically distinct subtype of essential thrombocythaemia which resembles polycythaemia vera. Blood, 106, 77a.
[457] Cheung B, Radia D, Pantelidis P, Yadegarfar G, Harrison C (2006) The presence of the JAK2 V617F mutation is associated with a higher haemoglobin and increased risk of thrombosis in essential thrombocythaemia. Br J Haematol, 132, 244–245.
[458] Passamonti F, Randi ML, Rumi E, Pungolino E, Elena C, Pietra D et al. (2007) Increased risk of pregnancy complications in patients with essential thrombocythemia carrying the JAK2 (617V>F) mutation. Blood, 110, 485–489.
[459] Klampfl T, Gisslinger H, Harutyunyan AS, Nivarthi H, Rumi E, Milosevic JD et al. (2013) Somatic mutations of calreticulin in myeloproliferative neoplasms. N Engl J Med, 369, 2379–2390.
[460] Kiladjian J-J, Elkassar N, Hetet G, Balitrand N, Conejero C, Girauduer S et al. (2005) Analysis of JAK2 mutation is essential thrombocythaemia (ET) patients with monoclonal and polyclonal X-chromosome inactivation patterns (XCIPs). Blood, 106, 732a.
[461] Picardi M, Martinelli V, Ciancia R, Soscia E, Morante R, Sodano A et al. (2002) Measurement of spleen volume by ultrasound scanning in patients with thrombocytosis: a prospective study. Blood, 99, 4228–4230.
[462] Quigley M, Linfesty RL, Bethel K, Sharpe R (2007) Stubby elliptocytes are an invariable feature of leukoerythroblastosis. Blood, 109, 2666.
[463] Arora B, Sirhan S, Hoyer JD, Mesa RA, Tefferi A (2005) Peripheral blood CD34 count in myelofibrosis with myeloid metaplasia: a prospective evaluation of prognostic value in 94 patients. Br J Haematol, 128, 42–48.
[464] Tefferi A, Elliott MA (2000) Serious myeloproliferative reactions associated with the use of thalidomide in myelofibrosis with myeloid metaplasia. Blood, 96, 4007.
[465] Tefferi A, Lasho TL, Schwager SM, Steensma DP, Mesa RA, Li CY et al. (2005) The JAK2V617F tyrosine kinase mutation in myelofibrosis with myeloid metaplasia: lineage specificity and clinical correlates. Br J Haematol, 131, 320–328.

9 Krankhafte Veränderungen der Leukozyten

Erworbene Veränderungen der Leukozyten können reaktiv auf dem Boden einer anderen, i. d. R. nicht hämatopoetischen Grunderkrankung auftreten oder neoplastisch bedingt sein. Neoplastische Erkrankungen der Leukozyten entstehen als Folge einer klonalen Proliferation der myeloischen, lymphatischen oder der pluripotenten Stammzelle, deren Proliferationseigenschaften durch einen mutagenen Reiz verändert wurde. Zahlreiche Veränderungen der Leukozyten wurden bereits im Kapitel 6 behandelt. Im vorliegenden Kapitel werden die typischen peripheren Blutbildveränderungen reaktiver und neoplastischer Veränderungen beschrieben.

9.1 Reaktive Veränderungen von Leukozyten

9.1.1 Bakterielle Infektion

9.1.1.1 Akute und chronische bakterielle Infektionen
Blutausstrich und Differentialblutbild
Reaktive Veränderungen im Rahmen eines bakteriellen Infekts zeigen sich beim Erwachsenen i. d. R. als neutrophile Leukozytose mit einer Linksverschiebung, als toxische Granulation, mit dem Vorkommen von Döhle-Körperchen und bei schweren Infekten durch eine zytoplasmatische Vakuolisierung (Abb. 9.1). Gelegentlich erkennt man in den Neutrophilen phagozytierte Bakterien. Bei schweren Infektionen kann die Linksverschiebung der Granulopoese den Myelozyten und Promyelozyten oder sogar wenige Blasten einschließen. Der Anteil der Lymphozyten und der eosinophilen Granulozyten ist reduziert. Ein Anstieg der Monozytenzahl tritt später ein als die Zunahme der Neutrophilenzahl. In der Regenerationsphase folgt ein Anstieg der Eosinophilen, der manchmal den oberen Normbereich überschreitet. Im Verlauf einer persistierenden Infektion entwickelt sich eine normozytäre normochrome Anämie, die sich im Fall einer chronifizierten Infektion hypochrom und mikrozytär verändert. Des Weiteren kann man bei bakteriellen Infekten eine vermehrte Geldrollenbildung und eine Zunahme

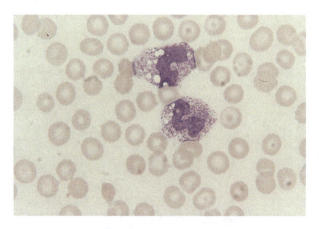

Abb. 9.1: Peripherer Blutausstrich mit einer reaktiven Neutrophilie, der zwei Stabkernige mit einer ausgeprägten toxischen Granulation und zytoplasmatischen Vakuolen zeigt.

der Hintergrundfärbung beobachten. Die Thrombozytenzahl ist während akuten oder schweren chronischen Infektionen häufig erhöht, gelegentlich aber auch reduziert. In manchen Fällen kann eine bakterielle Infektion mit einer Hämophagozytose einhergehen, die in eine Panzytopenie münden kann. Fulminante septische Verläufe sind insbesondere bei Alkoholikern und Neugeborenen paradoxerweise mit einer Leukopenie bzw. Neutropenie assoziiert. Trotzdem kann auch hier eine Linksverschiebung und eine toxische Granulation auftreten. Bakteriämien, die mit einer Neutropenie verlaufen, sind ein Hinweis für eine ungünstige Prognose [1]. Eine Neutropenie tritt im Verlauf einer bakteriellen Infektion dann auf, wenn der Verlust von Neutrophilen infolge Margination und/oder Migration oder eine beeinträchtigte Granulopoese durch die Knochenmark-ständige Hämatopoese nicht mehr angemessen kompensiert werden kann. In manchen Studien an Neugeborenen hat sich erwiesen, dass die erhöhte Anzahl Stabkerniger als prädiktiver Parameter für eine Infektion eher geeignet ist als die Neutrophilie. Andere Studien haben wiederum gezeigt, dass ein erhöhter Anteil an Stabkernigen im Vergleich zu der absoluten Neutrophilenzahl den Nachweis einer positiven Blutkultur nicht sensitiver vorherzusagen vermag [2]. Obwohl die Neutrophilie der charakteristischen Antwort auf eine bakterielle Infektion entspricht, ist sie dennoch nicht obligat. Bestimmte Infektionen gehen entweder mit einer normalen oder sogar verminderten Leukozytenzahl bzw. mit einer Neutropenie einher, z. B. das Typhusfieber, die Brucellosen und Rickettsiosen. Typhusfieber kann auch mit einer Anämie, einer isolierten Thrombozytopenie oder mit einer Bizytopenie und Panzytopenie einhergehen. Brucellosen verursachen gelegentlich isolierte Thrombozytopenien. Eine Lymphozytose tritt typischerweise beim Keuchhusten auf. Kinder und Kleinkinder entwickeln manchmal auch im Rahmen anderer bakterieller Infektionen eher eine Lymphozytose als eine Neutrophilie.

Zusätzlich zu einer Erhöhung der Leukozytenzahl können maschinelle Blutbildautomaten auch eine Linksverschiebung, den Nachweis unreifer Granulozyten oder einer erhöhten Peroxidase-Aktivität der Neutrophilen anzeigen.

Differentialdiagnosen
Mögliche Differentialdiagnosen neutrophiler Blutbildveränderungen, die zunächst eine Infektion nahelegen, umfassen die unterschiedlichen Ursachen einer Neutrophilie, auf die bereits im Kapitel 6 eingegangen wurde. Die toxische Granulation und Döhle-Körperchen stellen keine den Infektionen vorbehaltenen spezifischen Stigmata dar. Sie kommen auch in der Schwangerschaft, bei Entzündungen und Autoimmunerkrankungen, nach Anwendung von Zytokinen oder im Rahmen von Gewebeschädigungen z. B. nach Trauma, Infarkt oder chirurgischen Eingriffen vor. Die Anwesenheit neutrophiler Vakuolen ist spezifischer für Infektionen, die häufig auf eine Septikämie hinweisen [3].

Der Nachweis von Bakterien in neutrophilen Granulozyten ist ein spezifischer Hinweis für eine Bakteriämie. Wenn die Blutprobe über einen Venenverweilkatheter entnommen wurde und der Blutausstrich ohne Zeitverzug angefertigt wurde, kann dies auch ein Indiz für die bakterielle Kolonisation des Venenverweilkatheters sein. Die Neutrophilie im Gefolge einer G-CSF-Applikation ist mit dysplastischen Merkmalen assoziiert (Abb. 9.2). Eine reaktive Neutrophilie im Zusammenhang mit einem Multiplen Myelom ist mit einer toxischen Granulation vergesellschaftet (Abb. 9.3).

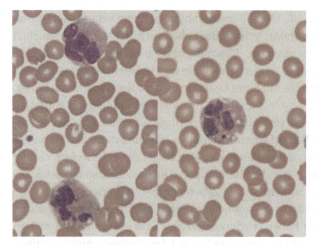

Abb. 9.2: Peripherer Blutausstrich mit einer Neutrophilie nach Anwendung von G-CSF, in dem neutrophile Granulozyten mit dysplasischen Merkmalen zu sehen sind. Links im Bild zeigen sich zwei Neutrophile mit abnormen Kernformen. Rechts im Bild ist ein neutrophiler Granulozyt mit einem einzeln liegenden Kernsegment zu sehen.

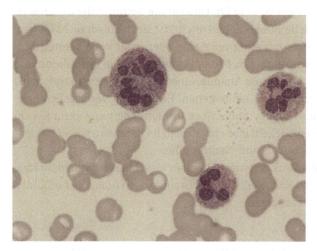

Abb. 9.3: Blutausstrich eines Patienten mit einem Multiplen Myelom und einer neutrophilen leukämischen Reaktion. Links im Bild ist ein Makropolyzyt zu sehen. Alle neutrophilen Granulozyten weisen eine toxische Granulation auf. Die Erythrozyten zeigen im Rahmen der Paraproteinämie eine Geldrollenbildung.

Beim Neugeborenen tritt eine Neutrophilie nicht nur bei Infektionen, sondern auch bei Hypoxie, stressvollen Anstrengungen, intrapartaler Oxytocingabe, maternalem Fieber, Krampfanfällen, neonataler Hypoglykämie und beim Morbus hämolyticus neonatorum auf [4] (s. Kapitel 6). Selbst Weinen kann die Anzahl der Leukozyten und den Anteil der Stabkernigen im peripheren Blut erhöhen [5].

Weiterführende Untersuchungen
Bakterielle Infektionen sind häufig mit charakteristischen zytologischen Merkmalen assoziiert. Da sie aber weder spezifisch noch regelhaft vertreten sind, erfordert die abschließende Beurteilung die Hinzunahme klinischer und mikrobiologischer Befunde. Bei Patienten mit einer bekannten bakteriellen Infektion kann die Neutrophilenzahl als Verlaufsparameter herangezogen werden.

9.1.1.2 Tuberkulose

Die hämatologischen Manifestationen einer Tuberkulose sind variabel. Ein Teil der beschriebenen Atypien ist wahrscheinlich auf die Koexistenz einer hämatologischen Grunderkrankung wie die Haarzell-Leukämie oder die primäre Myelofibrose zurückzuführen.

Blutausstrich und Differentialblutbild

Die pulmonale Tuberkulose verursacht eine normochrome, normozytäre Anämie mit einer vermehrten Geldrollenbildung und einer erhöhten Blutsenkungsgeschwindigkeit. Bei schweren Verlaufsformen besteht meist eine Leukozytose und eine Neutrophilie [6]. Etwa 25 % der Patienten zeigen eine Lymphozytose und 20 % der Patienten eine Lymphopenie. Obwohl die Monozytose als charakteristisches Merkmal der Tuberkulose betrachtet wurde, tritt sie nur bei etwa 25 % der Patienten auf, während die Hälfte der Patienten eine Monozytopenie zeigt. Häufig findet sich eine Thrombozytose.

Die maschinelle Blutbildbestimmung zeigt niedrige Hämoglobinkonzentrationen, normale oder verminderte mittlere korpuskuläre Erythrozytenvolumina (MCV) und eine erhöhte Erythrozytenverteilungsbreite (EVB oder RDW) an.

Patienten mit der Miliartuberkulose sind meist anämisch [7]. Im Gegensatz zur pulmonalen Tuberkulose ist eine Leukopenie typisch. Eine Monozytose tritt bei ca. 25 % der Patienten auf. Häufig besteht eine Lymphopenie. Eine Minderheit der Patienten präsentiert sich mit einer Panzytopenie, die aus einer Hämophagozytose resultieren kann.

Differentialdiagnosen

Die hämatologischen Manifestationen einer Tuberkulose sind so vielfältig, dass viele andere infektiöse Ursachen, entzündliche und neoplastische Veränderungen in die differentialdiagnostischen Erwägungen miteinbezogen werden müssen.

Weiterführende Untersuchungen

Eine Beckenkammaspiration und die Gewinnung eines Knochenmarkpräparats können bei der Diagnose einer Miliartuberkulose hilfreich sein. Periphere Blutkulturen fallen allerdings häufig positiv aus, sodass in diesem Fall auf eine Knochenmarkdiagnostik verzichtet werden kann.

9.1.2 Virusinfektionen

9.1.2.1 Infektiöse Mononukleose

Unter der infektiösen Mononukleose versteht man die akute Verlaufsform einer Primärinfektion mit dem Epstein-Barr-Virus (EBV). Sie tritt v. a. im adoleszenten Alter und bei jungen Erwachsenen mit einer Häufigkeit von 25–75 % bezogen auf alle EBV-Primärinfektionen auf. In den Entwicklungsländern kommt sie in dieser Altersgruppe nur selten vor, weil sich dort EBV-Primärinfektionen meist schon während der Kindheit manifestieren. Die typischen klinischen Merkmale einer infektiösen Mononukleose umfassen Fieber, eine Pharyngitis, eine Lymphadenopathie (darum auch als Pfeiffer'sches Drüsenfieber bezeichnet), eine Splenomegalie und eine Hepatitis. Das mikroskopische Blutbild ist gekennzeichnet durch das Vorkommen atypischer mononukleärer Zellen bzw. atypischer Lymphozyten, die überwiegend aktivierten T-Lymphozyten entsprechen, die im Rahmen der Immunantwort auf EBV-infizierte B-Lymphozyten gebildet werden.

Blutausstrich und Differentialblutbild

Bei der infektiösen Mononukleose zeigt sich häufig eine Leukozytose und eine atypische Lymphozytose, die auf der Bildung aktivierter zytotoxischer T-Zellen beruht. Als diagnostische Kriterien, die an eine infektiöse Mononukleose denken lassen sollen, wurde eine relative Lymphozytose von mind. 50 % und das Vorkommen von mehr als 10 % atypischen Lymphozyten bezogen auf die Gesamtlymphozytenzahl vorgeschlagen [8]. In einer Studie an Patienten mit der Verdachtsdiagnose einer infektiösen Mononukleose wurde für das erste Kriterium bei Antikörper-positiven Patienten eine Sensitivität von 66 % ermittelt und für das zweite eine Sensitivität von 75 % [9]. Manche Patienten zeigen eine Thrombozytopenie und nur wenige eine Anämie. Die atypischen Lymphozyten präsentieren sich mit einer hohen Pleomorphie (Abb. 9.4 und 9.5). Viele der atypischen Lymphozyten sind sehr groß (Durchmesser 15–30 µm) und besitzen ein weitläufiges, kräftig basophiles Zytoplasma. Gelegentlich tragen sie prominente, zentral gelegene Nucleoli und ähneln dann Immunoblasten (d. h. sie besitzen dieselben zytologischen Merkmale wie Lymphozyten, die in vitro Mitogen-stimuliert wurden). Andere Formen besitzen Ähnlichkeit mit Blasten der akuten lymphatischen Leukämie (ALL). Die Zellkerne können rund, oval, nierenförmig, lobuliert oder gelegentlich kleeblattförmig sein. In einer Studie zeigten 15 % der Patienten kleeblattartige Zellkerne. Dieser Befund besaß eine geringe Sensitivität, aber eine hohe Spezifität für die Verdachtsdiagnose der infektiösen Mononukleose [9]. In derselben Studie wurden Kernschatten als weiterer spezifischer Befund identifiziert, die bei 30 % der Patienten vorkamen [9].

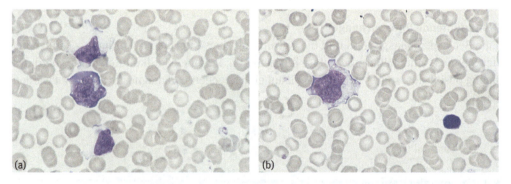

Abb. 9.4: Blutausstrich eines Patienten mit einer infektiösen Mononukleose, der atypische Lymphozyten (atypische mononukleäre Zellen) zeigt: (a) pleomorphe Zellen mit reichlich Zytoplasma. Die größte Zelle besitzt ein mäßig basophiles vakuolisiertes Zytoplasma und einen lobulierten Zellkern mit einem Nucleolus; (b) ein normaler kleiner Lymphozyt und ein atypischer Lymphozyt mit voluminösem, zerfließendem Zytoplasma.

Das Kernchromatin kann diffus oder teilweise kondensiert sein. Das Zytoplasma kann sich vakuolisiert, schaumig oder (gelegentlich) granuliert darstellen. Die Basophilie des Zytoplasmas ist moderat bis kräftig und kann über das gesamte Zytoplasma gleichmäßig verteilt oder

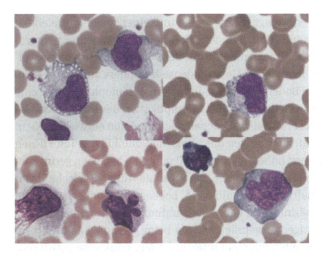

Abb. 9.5: Periphere Blutausstriche einer infektiösen Mononukleose. Links oben: zwei atypische Lymphozyten, ein Vertreter zeigt eine Vakuolisierung. Rechts oben: eine atypische LGL-Zelle. Links unten: Kernschatten und atypischer Lymphozyt mit einem kleeblattartigen Zellkern. Rechts unten: eine Apoptoseform und ein atypischer Lymphozyt.

auf die Zellränder begrenzt sein. Wenn die atypischen Zellen Kontakt mit anderen Zellen aufnehmen, schmiegt sich ihr Zytoplasma meist an die benachbarten Zellen an. Es muss jedoch angemerkt werden, dass dieses Phänomen ebenso wie eine Basophilie des Zytoplasmas im Bereich der Zellperipherie auch zytologischen Merkmalen lymphoproliferativer Erkrankungen entsprechen können. Manche Zellen weisen eine Handspiegel-Form auf. Binukleäre Zellen und Mitosefiguren können vorkommen. Da die infektiöse Mononukleose die häufigste Ursache für eine Apoptose zirkulierender Lymphozyten darstellt, können auch Apoptoseformen sichtbar sein [10]. Der Anteil der LGL-Zellen kann erhöht sein, außerdem können plasmozytoide Lymphozyten und Plasmazellen vorkommen. Manche Patienten zeigen eine sequentielle Folge aus einer initial bestehenden LGL-Zellpopulation (aktivierte CD8-positive T-Zellen, die nicht EBV-spezifisch sind), die von einer pleomorphen, EBV-spezifischen atypischen lymphatischen Population abgelöst wird [11]. Die atypischen Lymphozyten können sich zytochemisch in der PAS-Färbung (Periodic acid-Schiff-Färbung) anfärben, ein häufiger Befund bei der ALL, und sie stellen sich in der TRAP-Färbung dar (Tartrate-resistant acid phosphatase-Färbung), was einem typischen Befund der Haarzell-Leukämie entspricht. Allerdings wird die Anwendung zytochemischer Färbungen für den Diagnosegang einer infektiösen Mononukleose nicht empfohlen. Zytologische Veränderungen kommen auch in anderen Zell-Linien vor, die aufgrund der dominanten Atypien der lymphatischen Zellen meist in den Hintergrund treten. In einer Untersuchung wurden bei 10 % der Patienten absolute Neutrophilenzahlen < 1 G/l gemessen [12]. Gelegentlich kommen auch sehr schwere Neutropenien vor [13]. Eine Neutrophilie ist ebenfalls möglich. Die Neutrophilen zeigen manchmal eine toxische Granulation, eine Linksverschiebung und Döhle-Körperchen. Trotz dieser Veränderungen ist der alkalische Leukozytenphosphataseindex (ALP-Index) häufig erniedrigt. Häufig findet man eine Verminderung der Eosinophilenzahl, während der Rekonvaleszenz tritt eine Eosinophilie auf. Oft tritt eine begleitende Thrombopenie auf, ein Drittel der Patienten zeigt Thrombozytenzahlen < 150 G/l. Gelegentlich auftretende schwere Thrombozytopenien sind wahrscheinlich auf eine immunologisch bedingte Destruktion von Thrombozyten zurückzuführen. Werden im Rahmen der EBV-Infektion Kälteantikörper gebildet, kann eine autoimmunhämolytische Anämie induziert werden, die sich im peripheren Blutausstrich in Form von Agglutinatbildungen der Erythrozyten, mit dem Vorkommen weniger Sphärozyten und einer später auftretenden Polychromasie zeigt. Der größere Anteil der Patienten zeigt allerdings manche Erythrozytenagglutinate ohne nachweisbare Hämolyse. Patienten mit hereditärer Sphärozytose scheinen für hämolytische Verläufe einer infektiösen Mononukleose besonders anfällig zu sein. Manche Patienten entwickeln auf dem Boden einer Virus-induzierten Hämophagozytose eine Panzytopenie. Die aplastische Anämie stellt eine seltene Komplikation der infektiösen Mononukleose dar, die sich innerhalb der ersten sechs Wochen nach Infektion entwickelt. Nicht alle Patienten mit einer EBV-Primärinfektion zeigen das klinische Vollbild einer infektiösen Mononukleose. Kleinkinder zeigen einen höheren Lymphozytenanteil, aber einen geringeren Prozentsatz atypischer Lymphozyten als ältere Kinder. Der absolute Anteil atypischer Lymphozyten ist aber bei Kindern unterhalb und oberhalb des 4. Lebensjahrs ähnlich [14]. Beim älteren Patienten mit einer EBV-Primärinfektion kann die Lymphozytose einschließlich des Anteils atypischer Lymphozyten weniger ausgeprägt sein als beim Jugendlichen und beim jungen Erwachsenen [15]. Wenige Patienten mit einer infektiösen Mononukleose entwickeln eine schwere Lymphopenie [16], die mit einem schweren Krankheitsverlauf und einer ungünstigen Prognose assoziiert ist.

Maschinelle Blutbildautomaten alarmieren häufig die Anwesenheit blastenverdächtiger Zellen und/oder atypischer Lymphozyten. In Abhängigkeit von dem verwendeten Gerät werden atypische Zellen auch als Monozyten, als mononukleäre Zellen, als große, nicht anfärbbare, Peroxidase-negative Zellen (large unstained cells [LUCs]) oder artifiziell als Basophile registriert. In einer Studie, die an Patienten mit der klinischen Verdachtsdiagnose einer infektiösen Mononukleose durchgeführt wurde, zeigte der Blastenalarm des Instruments Coulter STKS eine Sensitivität von 41 % für positiv getestete EBV-Patienten, während das Warnsignal für atypische Lymphozyten eine Sensitivität von 72 % ergab. Bei dem Gerät Sysmex NE-8000 lagen die jeweiligen Sensitivitäten bei 43 % und 16 % [9].

Differentialdiagnosen
Die Differentialdiagnosen der infektiösen Mononukleose umfassen anderweitige Ursachen für das Vorkommen atypischer Lymphozyten (Tab. 9.1) und zu einem geringeren Anteil die ALL und die Non-Hodgkin-Lymphome.

Weiterführende Untersuchungen
Die Befunde eines peripheren Blutausstrichs, die den Verdacht einer infektiösen Mononukleose nahelegen, können nur als Hinweis dienen und müssen durch virologische Untersuchungen der EBV-IgM- und EBV-IgG-Antikörpertiter bzw. der EBV-Viruslast bestätigt werden. Der Einsatz kommerziell erhältlicher EBV-Schnelltests ist nicht nur zweckmäßig, sondern auch sensitiv, die Rate falsch-positiver Befunde beträgt 1–2 %. Zum Zeitpunkt der klinischen Erstmanifestation zeigen 60 % der Patienten einen positiven Antikörpertiter, 90 % der Patienten entwickeln einen positiven Titer im kurzfristigen Verlauf. Virusinfektionen ohne nachweisbaren EBV-Antikörper, die sich klinisch aber wie eine infektiöse Mononukleose präsentieren, sind bei Erwachsenen und Jugendlichen meist auf eine CMV- oder EBV-Infektion zurückzuführen. In einer Untersuchung waren in diesem Kollektiv 70 % von einer CMV- und 16 % von einer EBV-Infektion betroffen [30]. In einer anderen Untersuchungsreihe betrug der Anteil EBV-positiver Patienten 40 %, CMV-positiver Patienten 39 % und HHV-6-positiver

Tab. 9.1: Ursachen atypischer Lymphozyten.

Virusinfektionen

Infektiöse Mononukleose (EBV)
Cytomegalie-Virusinfektion (CMV)*
Hepatitis-A-Virusinfektion (HAV)*
Röteln (Rubeola)
Masern (Rubella)
Echo-Virusinfektion
Adeno-Virusinfektion*
Windpocken (Varicella), Herpes zoster (VZV)
Herpes-simplex-Virusinfektion (HSV)
Humanes Herpesvirus 6 [17] (HHV 6)*
Influenzavirus
Mumpsvirus
Virusmeningitiden (einschl. LCMV, Virus der lymphozytären Choriomeningitis)
Humanes Immundefizienz-Virus (HIV)
Humanes T-lymphotropes Virus 1 (HTLV-1)
Hantavirus-Lungensyndrom (HPS) [18]

Bakterielle Infektionen

Brucellosen
Tuberkulose
Typhusfieber [19]
Syphilis
Rickettsiosen*
– Boutonneuse-Fieber (Rickettsia conorii)
– Tsutsugamushi-Fieber (Rickettsia tsutsugamushi)
– Murines Fleckfieber (Rickettsia typhi) [20, 21]
Ehrlichiosen
– Sennetsu-Fieber (Japan)
– Ehrlichiose (USA) [22]
Mycoplasma-pneumoniae-Infektion

Protozoeninfektionen

Toxoplasmose*
Malaria
Babesiose

Immunisierungen

Hyperviskosität (selten)

Arzneimittel-induzierte Hypersensitivität*
Paraaminosalicylsäure
Sulfasalazin
Phenytoin
Mesantoin
Dapson
Phenothiazine
Streptokinase [23]

* Zustände, die mit einem hohen Anteil atypischer Lymphozyten verbunden sein können und eine Verwechslungsgefahr mit der infektiösen Mononukleose bergen.

Tab. 9.1: (fortgesetzt)

Angioimmunoblastische Lymhadenopathie/angioimmunoblastisches T-Zell-Lymphom [24]
Systemischer Lupus erythematodes[25]
Sarkoidose [26]
Graft-versus-Host-Erkrankung
Transplantatabstoßung
Hodgkin-Lymphom
Kawasaki-Syndrom [27]
Familiäre hämophagozytische Lymphohistiozytose [28]
Transiente idiopathische Proliferation monoklonaler atypischer Lymphozyten [29]

* Zustände, die mit einem hohen Anteil atypischer Lymphozyten verbunden sein können und eine Verwechslungsgefahr mit der infektiösen Mononukleose bergen.

Patienten 25 % [31], manche Patienten zeigten eine IgM-vermittelte Immunantwort gegen mehr als nur ein Virus; 3 % der Patienten waren von einer Toxoplasmose betroffen. Deutlich weniger als die Hälfte der Kinder mit einer EBV-Primärinfektion entwickelt in der akuten Phase Antikörper [14], sodass in dieser Altersklasse die EBV-Infektion die häufigste Ursache für eine EBV-Antikörper-negative infektiöse Mononukleose darstellt. Spezifische serologische Untersuchungen auf EBV- und CMV-Antikörper können die Diagnose klären, wenn heterophile Antikörper nicht nachweisbar sind. Serologische Untersuchungen im Hinblick auf eine Toxoplasmose und bei Hochrisikogruppen bzgl. einer HIV-Infektion sollten ebenfalls in Erwägung gezogen werden (s. u.).

9.1.2.2 HIV-Infektion und AIDS

Die HIV-Infektion verursacht eine akute Erkrankung zum Zeitpunkt der Serokonversion, die von einer Phase der latenten Infektion gefolgt wird, bevor sich die Anzeichen einer chronischen Infektion manifestieren. Die chronische Infektion ist mit der Entwicklung des erworbenen Immundefizienz-Syndroms (AIDS) assoziiert. Bei Manifestation einer chronischen HIV-Infektion kann eine vorübergehende Expansion von CD8-positiven LGL-Zellen auftreten. Seltener zeigt sich eine persistierende Vermehrung von LGL-Zellen, die sich klinisch wie ein Sjögren-Syndrom mit lymphozytären Infiltrationen der Speicheldrüsen, der Lunge und der Nieren präsentieren [32].

Blutausstrich und Differentialblutbild

Die akute HIV-Infektion kann eine infektiöse Mononukleose sowohl nach klinischen als auch nach hämatologischen Gesichtspunkten imitieren. Im Allgemeinen ist die Anzahl atypischer Lymphozyten aber wesentlich geringer (Abb. 9.6). Nach Erholung aus der akuten Infektionsphase bilden sich die klinischen und hämatologischen Anzeichen häufig für viele Jahre zurück. Im Rahmen einer klinisch latenten Infektion kann eine isolierte Thrombozytopenie als Folge der immunologisch bedingten Destruktion von Thrombozyten auftreten.

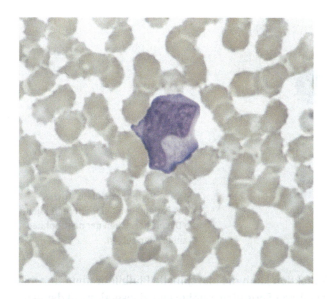

Abb. 9.6: Peripherer Blutausstrich, der einen atypischen Lymphozyten im Verlauf einer akuten HIV-Infektion zeigt.

Chronische Infektionen gehen mit einem kontinuierlichen Rückgang der CD4-positiven Lymphozyten und meist auch mit einer Abnahme der absoluten Lymphozytenzahl einher. Eine reaktive Lymphozytose CD8-positiver Lymphozyten (einschließlich CD8(+)CD57(+)-LGL-Zellen [32, 33]) können die kontinuierliche Abnahme CD4-positiver Lymphozyten am Anfang maskieren. Die Abnahme CD4-positiver Lymphozyten ist mit einer zunehmenden Immundefizienz assoziiert, die zu der Entwicklung opportunistischer Infektionen und Neoplasien führen kann. Das Auftreten spezifischer Infektionen oder maligner Grunderkrankungen kennzeichnen die HIV-Erkrankung im sog. Stadium AIDS. Die hämatologischen Veränderungen umfassen sowohl die Merkmale der HIV-Infektion als auch interkurrenter Infektionen. Die HIV-Infektion als solche verursacht eine normochrome, normozytäre Anämie, eine Thrombozytopenie und eine Neutropenie mit dysplastischen neutrophilen Granulozyten. Eine relativ spezifische Atypie der neutrophilen Granulozyten besteht in der Anwesenheit einzeln liegender Kernsegmente [34]. Dysplastische Merkmale der neutrophilen Granulozyten können Hypogranulationen, Pseudo-Pelger-Formen und Neutrophile mit großen, atypisch geformten Kernen umfassen (Abb. 9.7). Die thrombotisch-thrombozytopenische Purpura (TTP) stellt eine mögliche Komplikation der HIV-Erkrankung dar. Der periphere Blutausstrich zeigt dann eine Thrombozytopenie mit einer erhöhten Anzahl von Fragmentozyten. Rezidivierende Infekte tragen zu der Entwicklung einer Anämie bei. Im Blutausstrich ist dann eine vermehrte Agglutinatbildung und eine betonte Hintergrundfärbung zu erkennen. Reaktive Veränderungen der Lymphozyten kommen häufig vor und können kleeblattartige Kernformen beinhalten. Bakterielle Infektionen können mit einer toxischen Granulation der neutrophilen Granulozyten verbunden sein. Virus- und Mykobakterieninfektionen können eine Hämophagozytose induzieren und zu schweren Panzytopenien führen. In den Endstadien entwickelt sich eine progrediente Panzytopenie.

Patienten mit HIV-Infektion neigen auch zu iatrogenen Blutbildveränderungen, wie z. B. der Zidovudin-induzierten Makrozytose und Panzytopenie, Neutropenien unter Ganciclovir oder der Dapson-induzierten hämolytischen Anämie.

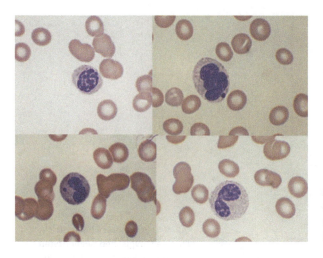

Abb. 9.7: Periphere Blutausstriche eines Patienten mit einer HIV-Infektion, die Dysplasiezeichen der neutrophilen Granulozyten zeigen.

Bei Patienten mit chronischer HIV-Infektion kann die maschinelle Blutbildbestimmung mit dem Siemens H.1 und Geräten aus der Advia-Serie eine erhöhte Peroxidase-Aktivität der neutrophilen Granulozyten und eine verminderte Kerndichte registrieren, die als Abnahme des Lobulierungsindex bewertet wird. Beide Merkmale weisen auf eine Dysgranulopoese hin. Zudem kann ein erhöhter Anteil von LUC angegeben sein.

Differentialdiagnosen

In Abhängigkeit von dem Stadium der Erkrankung und den hiermit verbundenen typischen hämatologischen Merkmalen können die Differentialdiagnosen zur HIV-Infektion die infektiöse Mononukleose und andere Virusinfektionen, die Autoimmunthrombopenie (ITP) und die thrombotisch-thrombozytopenische Purpura (TTP) umfassen. Wenn sich im peripheren Blutausstrich typische hämatologische Merkmale einer HIV-Infektion zeigen, ist es sehr wichtig, diese Differentialdiagnose mittels serologischer Zusatzuntersuchungen zu prüfen. Die Expansion von LGL-Zellen kann differentialdiagnostisch als LGL-Leukämie fehlinterpretiert werden, zumal ein Viertel der Patienten eine Klonalität des T-Zell-Rezeptors zeigt [32]. Der Immunphänotyp dieser Zellen ist CD8-, CD11a-, CD11c- und CD57-positiv mit einer kräftigen Expression von HLA-DR und negativer Reaktion für CD16 und CD56. Die HIV-Infektion ist eine wichtige Differentialdiagnose bei dem V. a. eine chronische Pure-red-cell-Aplasie (PRCA). Die Immundefizienz im Rahmen einer HIV-Erkrankung kann mit einer ineffektiven Elimination von Parvovirus B19 einhergehen, sodass eine chronische Pure-red-cell-Aplasie resultieren kann.

In den fortgeschrittenen Stadien der HIV-Erkrankung besteht die Gefahr einer differentialdiagnostischen Verwechslung mit den myelodysplasischen Syndromen und anderen Ursachen eines Knochenmarkversagens.

Weiterführende Untersuchungen

Die Diagnose der HIV-Erkrankung wird üblicherweise mittels serologischer Detektion der HIV-Antikörper gesichert. Wenn Anzeichen einer chronischen Pure-red-cell-Aplasie (PRCA) vorliegen, sollte ergänzend zu einer serologischen Untersuchung auf Parvovirus B19 auch die

Bestimmung seiner Viruslast durchgeführt werden, da die Bildung spezifischer Antikörper im Rahmen der Immundefizienz fehlen kann.

9.1.2.3 Andere Virusinfektionen

Virusinfektionen können akut oder chronisch verlaufen. Sie können eine Vielfalt von Veränderungen der peripheren Blutzellen hervorrufen.

Blutausstrich und Differentialblutbild

Akute Virusinfektionen sind mit transienten Veränderungen der Hämatopoese verbunden, die sich meist in Form einer Lymphozytose mit reaktiven Veränderungen der Lymphozyten äußern. Zudem kann eine reaktive Vermehrung von LGL-Zellen auftreten. Die hämatologischen Veränderungen können bei bestimmten Viruserregern so ausgeprägt sein, dass sie eine infektiöse Mononukleose simulieren (s. Tab. 9.1). Andere Virusinfektionen sind wiederum mit einer Neutrophilie assoziiert (s. Tab. 6.4). Der Anteil der Eosinophilen ist während einer Virusinfektion vermindert und nimmt im Zuge der Rekonvaleszenz wieder zu. Thrombozytopenien können als Folge eines Thrombozytenverbrauchs während der Akutphase einer Virusinfektion auftreten. Bei dem sog. viralen hämorrhagischen Fieber kann eine disseminierte intravaskuläre Koagulopathie (DIC) in eine schwere Thrombozytopenie münden. In der Erholungsphase bestimmter Virusinfektionen, z. B. bei der Maserninfektion, kann die Interaktion von Thrombozyten und Immunkomplexen eine Thrombozytopenie auslösen. Virusinfektionen können mit akuten Hämolysen einhergehen. Sie können zum einen durch Donath-Landsteiner-Antikörper vermittelt werden, die sich gegen das Blutgruppenantigen P richten (z. B. Masernvirus) oder auf einem Kälteagglutinin (anti-I, anti-i) beruhen. Parvovirus-B19-Infektionen können bei immunkompetenten Personen zu einer transienten Pure-red-cell-Aplasie (PRCA) mit einem leichten Hämoglobinabfall und einem Rückgang der Retikulozyten und damit einhergehend auch der Polychromasie führen. Bei manchen Patienten zeigt sich zusätzlich eine Neutropenie und eine Thrombozytopenie. Bei verkürzter Lebensdauer der Erythrozyten kann die Anämie deutlicher ausgeprägt sein. Manche Viruserreger, insbesondere das Herpesvirus, triggern eine Hämophagozytose mit Entstehung einer Panzytopenie. Infektionen mit dem Sin-Nombre-Virus aus der Gattung der Hantaviren kann im frühen Stadium der Erkrankung eine Thrombozytopenie in Kombination mit schweren kardiopulmonalen Funktionsstörungen hervorrufen. Der Konstellation der fünf nachfolgenden Blutbildveränderungen wurde hierfür ein prädiktiver Wert beigemessen: 1) Vorhandensein einer Thrombozytopenie, 2) Nachweis von Myelozyten im peripheren Blutausstrich, 3) Fehlen einer ausgeprägten toxischen Granulation (auch im Fall einer signifikanten Neutrophilie), 4) Erhöhung des Hämatokrit (auf dem Boden eines Capillary-leakage-Syndroms) und 5) die Anwesenheit von mehr als 10 % Plasmazellen oder Immunoblasten-ähnlichen, der T-Zell-Reihe zugehörigen Zellen [35].

Die Auswirkungen chronisch viraler Infektionen variieren in Abhängigkeit von dem auslösenden Virus. Eine Erhöhung des LGL-Zellanteils ist möglich. Chronische Infektionen mit dem humanen T-lymphotropen Virus 1 (HTLV-1) können mit einer Lymphozytose und dem gelegentlichen Vorkommen atypischer Lymphozyten einschließlich Lymphozyten mit Kleeblattformen assoziiert sein (Abb. 9.8). Immundefiziente Personen, d. h. Patienten mit

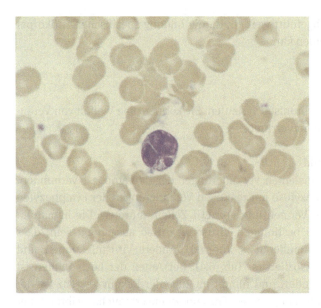

Abb. 9.8: Peripherer Blutausstrich eines gesunden Trägers des HTLV1-Virus, der einen Lymphozyten mit einem blumenförmigen Zellkern zeigt.

HIV-Infektion und kongenitaler oder iatrogener Immunsuppression können chronische Parvovirus-B19-Infektionen mit einer hieraus resultierenden chronischen Pure-red-cell-Aplasie (PRCA) entwickeln.

Eine manifeste Virusinfektion (non-A, non-B, non-C) [36] kann eine aplastische Anämie zur Folge haben. Patienten mit chronischer Infektion jeglicher Hepatitisviren können hämatologische Veränderungen auf Grundlage einer chronischen Lebererkrankung und eines Hypersplenismus ausbilden. Die Hepatitis-C-Virusinfektion kann zudem mit einer Kryoglobulinämie einhergehen.

Differentialdiagnosen
Die Differentialdiagnosen der für Virusinfektionen typischen hämatologischen Veränderungen sind komplex, da die Blutbildveränderungen sehr variabel und nicht spezifisch sind. Mögliche Differentialdiagnosen umfassen alle Zustände bzw. Erkrankungen, die mit Lymphozytose, atypischen Lymphozyten oder Thrombozytopenie einhergehen.

Weiterführende Untersuchungen
Die zytologische Verdachtsdiagnose einer Virusinfektion sollte anhand serologischer Untersuchungen auf spezifische Virusinfektionen unter Berücksichtigung der klinischen Aspekte überprüft werden.

9.1.3 Persistierende polyklonale B-Zell-Lymphozytose

Die persistierende polyklonale B-Zell-Lymphozytose ist eine seltene Veränderung, die hauptsächlich bei Frauen und bei Zigarettenrauchern auftritt. Es besteht eine Assoziation zum HLA-DR7-Haplotyp. Eine Assoziation zur EBV-Infektionen wurde ebenfalls vermutet. Familiäre Häufungen wurden für einige Zwillingspaare sowie in einem Fall bei Eltern und Kind beschrieben. Eine Minderheit der Patienten zeigt eine Hepatomegalie, eine Splenomegalie oder eine Lymphadenopathie. Die meisten Betroffenen weisen aber allenfalls unspezifische Symptome wie z. B. eine Fatigue auf. Gelegentlich tritt eine massive Splenomegalie auf [37]. Die persistierende B-Zell-Lymphozytose ist mit einer chromosomalen Instabilität und dem Vorkommen erworbener chromosomaler Aberrationen und hier insbesondere eines Isochromosoms 3 (3q), einer Trisomie 3 und einer Duplikation des Chromosoms 3 (dup(3) (q26q29)) assoziiert [38, 39]. Da die genannten chromosomalen Veränderungen sowohl in κ- als auch in λ-exprimierenden Lymphozyten vorkommen, sind sie nicht indikativ für ein monoklonales Geschehen.

Blutausstrich und Differentialblutbild

Die atypischen Lymphozyten präsentieren sich ähnlich einer Virusinfektion mit einer erhöhten Basophilie des Zytoplasmas und mit bilobulierten oder binukleären Zellkernen [40] (Abb. 9.9). Die letztere Kernform ist ausgesprochen suggestiv für diese Entität. Manche Zellen besitzen Nukleolen, die z. T. Prolymphozyten ähneln. In seltenen Fällen zeigen die Lymphozyten eine EDTA-abhängige Agglutination [41]. Die Diagnose kann gestellt werden, wenn die typischen zytologischen und ggf. auch klinischen Merkmale in Abwesenheit einer absoluten Lymphozytose nachweisbar sind. In einer Studie wurde diese Konstellation bei 20 % der Patienten festgestellt [42].

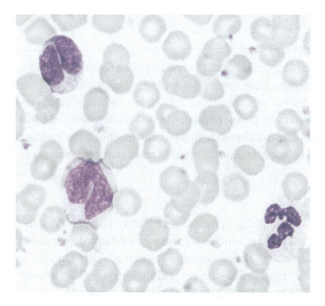

Abb. 9.9: Peripherer Blutausstrich eines Patienten mit einer persistierenden polyklonalen B-Zell-Lymphozytose, der einen Lymphozyten mit einem lobulierten Zellkern zeigt.

Differentialdiagnosen

Als Differentialdiagnosen zu der polyklonalen B-Zell-Lymphozytose müssen reaktive Lymphozytosen, die monoklonale B-Zell-Lymphozytose und die Non-Hodgkin-Lymphome in Betracht gezogen werden.

Weiterführende Untersuchungen

Zum Ausschluss einer monoklonalen B-Zell-Proliferation soll eine durchflusszytometrische Untersuchung ergänzt werden. Die Lymphozyten exprimieren i. d. R. IgM und IgD gemeinsam mit Pan-B-Zell-Markern (CD19 und CD24) ferner CD11c, CD21, CD25, CD27, CD95 und CD148 [43, 44]. Der Anteil CD5- und CD23-exprimierender B-Lymphozyten ist niedriger als in gesunden Kontrollen. FMC7 ist höher exprimiert, CD10 und CD138 fehlen i. d. R. [43]. Bei den atypischen Lymphozyten scheint es sich um eine Population von B-Gedächtniszellen zu handeln [43], möglicherweise ähnlich den B-Lymphozyten des Marginalzonen-Kompartiments [44]. Obwohl die κ:λ-Ratio verschoben sein kann, umfasst die atypische lymphatische Population sowohl κ- als auch λ-exprimierende Lymphozyten. Molekulargenetisch kann mittels PCR-Untersuchung gezeigt werden, dass häufig einzelne oder multiple BCL2-IGH-Rearrangements vorhanden sind. Zudem wird häufig eine polyklonale Zunahme der IgM-Konzentration gemessen. Zusätzlich zu dem Isochromosom 3, das mit einer Amplifikation des ATR-Gens einhergeht, wurde als weitere chromosomale Aberrationen eine del(6q), +8 und die del(11q) beschrieben [42]. Lymphatische oder intrasinusoidale Knochenmarkinfiltrationen kommen vor [45].

9.1.3.1 Reaktive Eosinophilien

Reaktive Eosinophilien kommen z. B. bei allergischen Diathesen und parasitären Infektionen vor (s. Kapitel 6). Seltener tritt sie auf dem Boden einer malignen Grunderkrankung, z. B. bei Karzinomen und Sarkomen auf.

Blutausstrich und Differentialblutbild

Die Eosinophilie kann mild bis deutlich ausgeprägt sein. Die eosinophilen Granulozyten können sich zytologisch unauffällig darstellen oder mehr oder weniger degranuliert oder vakuolisiert erscheinen (Abb. 9.10). Der Blutausstrich kann auch Lymphomzellen, Blasten oder atypische Lymphozyten zeigen. Bei reaktiven Eosinophilien, die im Rahmen einer ALL auftreten, findet man nur sehr selten peripher zirkulierende Blasten, die Eosinophilen kommen umso zahlreicher vor. Degranulierte eosinophile Granulozyten können sich dem maschinellen Nachweis entziehen.

Differentialdiagnosen

Die Differentialdiagnose der unklaren Eosinophilie umfasst neben den vielfältigen Ursachen der reaktiven Hypereosinophilie auch T-Zell-vermittelte Hypereosinophilien, das hypereosinophile Syndrom (HES) und neoplastische Erkrankungen, zu denen u. a. die chronische Eosinophilen-Leukämie (CEL) und die myeloproliferativen Erkrankungen mit Rearrangements der Gene PDGFR-A, PDGFR-B, FGFR1, PCM-JAK2 und die hämatologischen Neoplasien mit assoziierter Eosinophilie gehören. Die Diagnose eines HES entspricht einer Ausschlussdiagnose und erfordert, dass keine anderweitige der Eosinophilie zugrunde liegende Ursache oder Erkrankung vorliegt (s. u.).

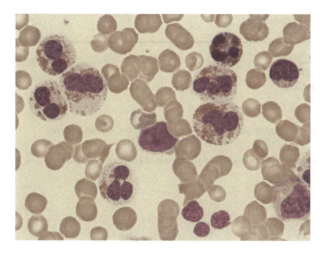

Abb. 9.10: Peripherer Blutausstrich eines Patienten mit einer B-ALL und reaktiver Eosinophilie. In der Bildmitte ist ein leukämischer Lymphoblast zu sehen. Viele eosinophile Granulozyten weisen Hypogranulationen auf und manche tragen trilobulierte Zellkerne.

Weiterführende Untersuchungen
Der erste Schritt bei der differentialdiagnostischen Aufarbeitung einer unklaren Eosinophilie besteht in einer sorgfältigen Anamnese, einschließlich einer Reise- und Medikamentenanamnese, sowie einer aufmerksamen körperlichen Untersuchung des Patienten. Beide können erste Hinweise für die Ursache der Eosinophilie geben und die Grundlage für ausgewählte Zusatzuntersuchungen bilden. Bei dem Verdacht einer zugrunde liegenden Parasitose sind mikrobiologische und ggf. auch bildgebende Zusatzuntersuchungen unerlässlich. Die Auswahl der parasitologischen Untersuchungen sollen sich auch nach der Reiseanamnese und den Befunden der klinischen Untersuchung richten. Sinnvolle Zusatzuntersuchungen bei unklarer Eosinophilie sind in der Tab. 9.2 festgehalten.

9.1.3.2 T-Zell-vermittelte Hypereosinophilien
Bei einem Teil der Patienten mit einer Hypereosinophilie lässt sich ein immunphänotypisch aberranter T-Zell-Klon nachweisen, der eine Zytokin-vermittelte Eosinophilie hervorruft (z. B. Interleukin-5, IL-5, sog. L-HES). Diese Patienten zeigen häufig auch kutane Manifestationen.

Blutausstrich und Differentialblutbild
Es existieren keine spezifischen zytologischen Merkmale bzw. Atypien. Die Lymphozytenzahl liegt meist im Normbereich. Bei erhöhten Lymphozytenzahlen sollte eine lymphoproliferative Erkrankung der T-Zell-Reihe ausgeschlossen werden.

Weiterführende Untersuchungen
Die durchflusszytometrische Untersuchung zeigt eine T-Zell-Population mit einem aberranten Immunphänotyp, z. B. mit einer fehlenden Expression von CD3, mit Expression von CD3, aber nicht CD4 oder CD8 oder Überexpression bzw. geringe Expression anderer T-Zell-assoziierter Antigene. Die Verwendung von Antikörper-Panels, die verschiedene Domänen des T-Zell-Rezeptors betreffen, können dem Klonalitätsnachweis dienen, zumal etwa die Hälfte der Patienten klonale Rearrangements von T-Zell-Rezeptor-Genen zeigt. Zytogene-

Tab. 9.2: Zusatzuntersuchungen bei unklarer Eosinophilie.

Verdachtsdiagnose einer Parasitose [46]
Stuhluntersuchungen auf Eier, Zysten, Parasiten
Urinuntersuchung auf Schistosoma haematobium
Rektumbiopsie auf Schistosoma mansoni
Serologie
Antikörpertests für Strongyloidiasis, Toxocariasis, Schistosomiasis, Filariasis und eine Vielfalt anderer Parasiten
Antigentests für Cysticercosis, Filariasis oder eine Vielfalt anderer Parasiten (abhängig von der Reisegeschichte)
Blutuntersuchung auf Mikrofilarien
Duodenale Aspiration
IgE-Konzentration
Röntgen-Thorax
Sonographie des Abdomens
Haut-, Muskelbiopsie
Verdachtsdiagnose einer malignen Grunderkrankung
Röntgenaufnahme des Thorax
Sonographie des Abdomens und der peripheren Lymphknotenstationen
Computertomographie oder andere bildgebende Verfahren zur Darstellung von Thorax und Abdomen
Knochenmarkpunktion mit Aspiration und Knochenmarkhistologie
– Zytologie, Histologie
– molekulargenetische Untersuchungen
– zytogenetische Untersuchungen
– Durchflusszytometrie malignomsuspekter Befunde
Lymphknotenbiopsie, -exstirpation
Biopsie anderer malignomsuspekter Veränderungen
Durchflusszytometrie der peripheren Lymphozyten
T-Zell-Rezeptor-Analyse zum Ausschluss einer klonalen T-Zell-Population
Bestimmung der IgE-Konzentration und der Serumtryptase
MRT des Herzens, Echokardiographie

tische Aberrationen, z. B. 6q– oder 10p– können als sekundäre Ereignisse auftreten. Die Serum-IgE-Konzentration ist meist erhöht. Eine polyklonale Hyperimmunglobulinämie kann vorkommen.

9.1.3.3 Hypereosinophiles Syndrom

Der Begriff des hypereosinophilen Syndroms umfasst eine heterogene Gruppe aller Umstände mit einer unklaren, persistierenden Hypereosinophilie, die mit sekundären Endorganschädigungen infolge Freisetzung von Bestandteilen eosinophiler Granula einhergehen (z. B. Beteiligung von Herz und Nervensystem). Diese Form der Hypereosinophilie kommt häufiger bei Männern vor.

Von einem HES spricht man dann, wenn eine Eosinophilie mit einer absoluten Anzahl > 1,5 G/l über einen Zeitraum von mind. 6 Monaten persistiert und mit sekundären Endorganschädigungen assoziiert ist [47]. In manchen Fällen findet man abnorme T-Lymphozyten mit einer Lymphokin-induzierten Eosinophilie (z. B. IL2, IL3, IL5 und IL15) [48–50] (sog. L-HES). Wenn für die T-lymphatischen Zellen eine Klonalität nachgewiesen wird, kann es sich um eine reaktive Eosinophilie auf dem Boden eines manifesten oder latenten T-Zell-Lymphoms handeln. Bei fehlendem Klonalitätsnachweis ist die Einordnung als HES angemessener.

Blutausstrich und Differentialblutbild
Die hämatologischen Merkmale des HES sind zurzeit nur unzureichend definiert, da eine Reihe vorbeschriebener Patienten nach heutigem Verständnis als chronische Eosinophilen-Leukämie (CEL) eingeordnet würden. Die nachfolgende Beschreibung sollte darum provisorisch gehandhabt werden:

Es besteht eine milde bis deutliche Eosinophilie. Die eosinophilen Granulozyten zeigen häufig ausgeprägte Degranulationen und Vakuolisierungen, die auch vollständig agranuläre Eosinophile umfassen kann (Abb. 9.11). Die Granula sind häufig kleiner als normal. Die Zellkerne der Eosinophilen können hypersegmentiert, hypolobuliert oder ringförmig sein. Andere hämatologische Veränderungen können eine Anämie, eine Anisozytose, eine Poikilozytose (einschl. einer Tränentropfen-Poikilozytose), ein leukerythroblastisches Blutbild, eine Basophilie, Thrombozytopenie, Thrombozytose, Neutrophilie und die Anwesenheit Neutrophiler mit prominenten, eher basophilen Granula (Abb. 3.71) umfassen. Die letztere Atypie kann in ihrer Ausprägung so gravierend sein, dass eine Verwechslungsgefahr mit Basophilen besteht. Eine Zunahme der Basophilen kann ebenfalls auftreten [47]. Der Anteil der degranulierten eosinophilen Granulozyten ist von prognostischer Bedeutung. Wenn ihr Anteil 1 G/l überschreitet, ist das Vorhandensein oder Eintreten einer sekundären kardialen Schädigung wahrscheinlich [51].

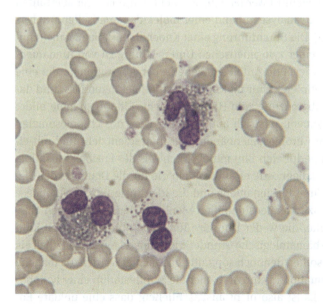

Abb. 9.11: Peripherer Blutausstrich eines Patienten mit einem Hypereosinophilie-Syndrom. Die eosinophilen Granulozyten zeigen in unterschiedlichem Ausmaß Degranulationen.

Differentialdiagnose

Das HES entspricht einer Ausschlussdiagnose. Die Diagnose sollte nicht gestellt werden, bevor ein FIP1L1-PDGFRA-Fusionsgen ausgeschlossen wurde, da viele Fälle, die in der Vergangenheit als HES eingeordnet wurden, nach heutigem Kenntnisstand aber als myeloproliferative Erkrankungen auf dem Boden unterschiedlicher Gen-Rearrangements klassifiziert werden müssen (sog. MLN-Eo mit unterschiedlichen Rearrangements der Gene PDGFRA, PDGFRB, FGFR1). Viele der typischen klinischen Merkmale sind nicht spezifisch. Sekundäre Endorganschädigungen als Folgen einer Degranulation der eosinophilen Granulozyten können sowohl bei den klonal bedingten Eosinophilien (CEL, MLN-Eo etc.) als auch bei den reaktiven Hypereosinophilien vorkommen. Auch die zytologisch nachweisbaren Atypien, wie Degranulationen und Vakuolisierungen, können in ausgeprägter Form sowohl bei den klonalen Erkrankungen als auch bei schweren reaktiven Eosinophilien auftreten. Die differentialdiagnostische Abgrenzung des HES zu einer systemischen Mastozytose [52], der ALL und lymphoproliferativen Erkrankungen kann ohne weiterführende Zusatzuntersuchungen und insbesondere ohne eine Knochenmarkdiagnostik schwierig sein. Das trifft im Besonderen auf die wichtige Differentialdiagnose der chronischen eosinophilen Leukämie zu (s. u.).

Weiterführende Untersuchungen

Der komplexe differentialdiagnostische Algorithmus der unklaren Eosinophilie muss neben der Anamnese eine sorgfältige klinische Untersuchung und laborchemische Untersuchungen zu bekannten Ursachen einer Eosinophilie beinhalten. Wenn die einer Eosinophilie zugrunde liegenden Ursachen soweit ausgeschlossen werden konnten, sollte nachfolgend eine durchflusszytometrische Untersuchung am peripheren Blut mit der Fragestellung einer aberranten lymphatischen Population durchgeführt werden [49, 50]. Bei Nachweis einer aberranten T-Zell-Population soll eine Klonalitätsanalyse anhand einer molekulargenetischen Analyse des T-Zell-Rezeptor-Gens folgen [49]. Die Durchführung einer Knochenmarkdiagnostik (Aspiration und Biopsie) einschließlich einer zytogenetischen Untersuchung ist von fundamentaler Bedeutung, da sich der überwiegende Anteil zytogenetischer Aberrationen, die eine klonale eosinophile Erkrankung definieren, nur im Knochenmark detektieren lässt und damit eine therapeutisch relevante Abgrenzung zum HES ermöglicht. Eine Ausnahme bildet hier das FIP1L1-PDGFRA-Rearrangement, das sich aufgrund der Lage des chromosomalen Bruchpunktes der konventionellen Chromosomenbänderungsanalyse entzieht und mit einer ausreichenden Sensitivität am peripheren Blut mittels Nachweis des Fusionstranskripts nachweisen lässt. Die Knochenmarkdiagnostik erlaubt zudem die für die Diagnose der CEL relevante Bestimmung des medullären Blastenanteils und die Identifizierung hämatopoetischer Grunderkrankungen mit assoziiertem eosinophilen Klon oder der systemischen Mastozytose. Patienten mit Eosinophilie, die weder Hinweise für einen abnormen T-Zell-Klon noch für eine anderweitige klonale hämatologische Grunderkrankung zeigen und letztlich als HES eingeordnet werden müssen, sollten dennoch sorgfältig beobachtet werden, da manche Patienten im Verlauf eine Transformation in eine AML oder die Manifestation einer lymphoproliferativen Erkrankung zeigen. Es ist also nicht auszuschließen, dass eine unklare Eosinophilie trotz fehlendem Klonalitätsnachweis einer prämalignen Kondition entsprechen kann. Die Mortalität eosinophiler Erkrankungen wird unabhängig von der zugrunde liegenden Ursache auch durch die sekundären Endorganschädigungen bestimmt. Bei Nachweis einer persistierenden Hypereosinophilie (Eosinophilenzahl > 1,5 G/l über > 6 Monate) und fehlenden klinischen Hinweisen für sekundäre Endorganschädigungen lautet die Diagnose idiopathische Eosinophilie (IHE).

9.1.3.4 Leukämoide Reaktionen

Unter einer leukämoiden Reaktion versteht man reaktive Blutbildveränderungen, die eine Leukämie simulieren und somit zu einer diagnostischen Fehleinschätzung führen können. Bei einer leukämoiden Reaktion sind die Blutbildveränderungen in der Regel reversibel, sobald die zugrundeliegende Ursache behandelt wird. Transiente Abweichungen der Myelopoese in der Neonatalperiode beim Down-Syndrom sollten nicht als leukämoide Reaktion bezeichnet werden (siehe unten). Hier handelt es sich vielmehr um eine maligne Kondition, die korrekter als spontan remittierende Leukämie betrachtet werden sollte [53].

Myeloische leukämische Reaktionen

Leukämische Reaktionen imitieren nur selten eine chronisch myeloische Leukämie (CML), da die für eine CML pathognomonischen zytologischen Merkmale (s.u.) so gut wie nie bei einer reaktiven leukämischen Veränderung vorkommen. Die zytologischen Unterscheidungsmerkmale der beiden Differentialdiagnosen sind in der Tab. 9.3 zusammengefasst. Myeloische Leukämien, die einer reaktiven Leukämie differentialdiagnostisch näher stehen können, sind die AML, die atypische, Philadelphia-Chromosom-negative CML (aCML), die chronische myelomonozytäre Leukämie (CMML), die juvenile myelomonozytäre Leukämie (JMML), die chronische Neutrophilen-Leukämie (CNL) und die chronische Eosinophilen-Leukämie (CEL). Mögliche Ursachen myeloischer leukämischer Veränderungen (Abb. 9.12) umfassen alle Umstände, die einen Proliferationsreiz auf das Knochenmark ausüben: schwere bakterielle Infektionen (insbesondere dann, wenn sie durch eine megaloblastäre Anämie kompliziert werden), ethyltoxische Schädigung des Knochenmarks, eine vorausgegangene Agranulozytose, Tuberkulose, bestimmte Virusinfektionen, Blutungen, Karzinome, andere maligne Grunderkrankungen mit oder ohne Knochenmarkkarzinose. Leukämische Reaktionen können der Erstmanifestation eines Karzinoms manchmal mehrere Jahre vorausgehen [54]. Myeloische

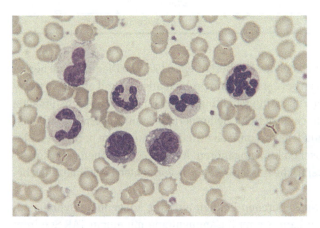

Abb. 9.12: Peripherer Blutausstrich eines Patienten mit einer leukämischen Reaktion im Rahmen einer schweren, postoperativen, gramnegativen Sepsis. Die Leukozytenzahl betrug 92 G/μl, die Neutrophilenzahl 74 G/μl und die Monozytenzahl 16 G/μl. Der Ausstrich zeigt einen Stabkernigen, einen Makropolyzyten und Monozyten mit einer erhöhten Basophilie des Zytoplasmas.

Tab. 9.3: Merkmale, die für die Unterscheidung zwischen einer chronischen myeloischen Leukämie (CML) und einer reaktiven Neutrophilie nützlich sein können.

Merkmal	Reaktive Neutrophilie	CML
Leukozytenzahl	Selten > 60 G/l	Meist 20–500 G/l oder höher
Linksverschiebung	Moderat bis ausgeprägt. Eine leichte Linksverschiebung gemessen an der Neutrophilenzahl unterstützt eine reaktive Neutrophilie.	Proportional zur Neutrophilenzahl. Ausgeprägte Linksverschiebungen kommen vor.
Leukozytenmorphologie	Toxische Granulationen, neutrophile Vakuolisierungen und Döhle-Körperchen können präsent sein.	Toxische Veränderungen fehlen.
Absoluter Eosinophilenanteil	Meist reduziert.	Meist erhöht, eosinophile Myelozyten können vorkommen.
Absoluter Basophilenanteil	Meist reduziert.	Nahezu ausnahmslos erhöht, basophile Myelozyten können vorkommen.
Absoluter Monozytenanteil	Monozytose möglich.	Meist moderat erhöht, jedoch nicht gemessen an der Erhöhung der Neutrophilenzahl.
Erythropoese	Eine Anämie kann vorhanden sein, die meist normochrom und normozytär ist. Eine hypochrome, mikrozytäre Anämie, wenn vorhanden, unterstützt eine reaktive Neutrophilie. Eine Geldrollenbildung kann nachweisbar sein.	Eine normochrome, normozytäre Anämie kann vorhanden sein.
Thrombozytenzahl	Eine Thrombozytose oder Thrombopenie kann auftreten. Bei reaktiver Thrombozytose sind die Thrombozyten meist klein.	Die Thrombozytenzahl ist meist normal oder erhöht, Riesenthrombozyten können vorkommen; die Thrombozyten sind auch im Rahmen einer Thrombozytose meist groß. Zirkulierende Megakaryozyten können anwesend sein.
ALP-Index	Meist erhöht.	In der Regel reduziert.

leukämische Reaktionen wurden auch bei der ALL beschrieben [55]. Die Diagnose solcher reaktiven leukämischen Veränderungen bei der AML sind problematischer und erfordern molekulargenetische und zytogenetische Zusatzuntersuchungen. Der Einsatz von Wachstumsfaktoren (G-CSF, GM-CSF) oder einer hoch dosierten Chemotherapie kann zu dem irrtümlichen Eindruck eines Leukämierezidivs mit dem Vorkommen unreifer Vorstufen im peripheren Blut führen, die aber nicht dem leukämischen Klon angehören. Andererseits können granulopoetische Wachstumsfaktoren die leukämische Ausschwemmung von echten Leukämiezellen begünstigen.

Leukämische Reaktionen bei Neugeborenen können auf eine kongenitale Syphilis zurückzuführen sein [56]. Bei Kindern kann sie im Zusammenhang mit einem TAR-Syndrom

(Thrombocytopenia-Absent-Radius-Syndrom) insbesondere dann auftreten, wenn es mit einer Blutungskomplikation einhergeht [57]. Obwohl das Multiple Myelom und andere Plasmazellneoplasien im Zusammenhang mit der Neutrophilen-Leukämie gesehen wurden, ist hier eher anzunehmen, dass es sich um eine reaktive leukämische Veränderung handelt [58, 59], die auf eine Sekretion von G-CSF durch Myelomzellen zurückzuführen ist [60]. Bei einem dieser Patienten hatte sich allerdings bereits nach 1½ Jahren eine AML entwickelt [61]. Aufgrund des kurzen Zeitintervalls ist eine Therapie-assoziierte AML nach Alkylanzienexposition eher unwahrscheinlich, sodass der genaue Pathomechanismus unklar ist. Auch die ektope Sekretion von G-CSF durch andere Tumorerkrankungen kann zu einer leukämischen Reaktion führen. Dies wurde z. B. bei Sarkomen, Bronchialkarzinomen, dem Schilddrüsen-, Magen-, Gallenblasen- und Harnblasenkarzinom beobachtet [60, 62, 63]. Leukämische Veränderungen können nach Anwendung von G-CSF, GM-CSF und Interleukin-3 auftreten. Wenn diesbezügliche klinische Angaben im Laborauftrag fehlen, müssen u. a. eine CMML, eine aCML und eine CEL ausgeschlossen werden. In seltenen Fällen können unter der Stimulation mit G-CSF 30 % Myeloblasten im peripheren Blut auftreten, sodass in diesem Fall eine AML auszuschließen ist [64]. Im Kindesalter können unterschiedliche Infekte mit einer leukämischen Reaktion einhergehen und dann das Bild einer JMML simulieren. Diese Infekte umfassen die Histoplasmose, die Toxoplasmose, mykobakterielle Infektionen [65] und Infektionen durch Mycoplasma pneumoniae [66], EBV [67], CMV [68], HHV 6 [69] und Parvovirus B19 [70]. Die Osteopetrose kann im Blutausstrich ebenfalls mit hämatologischen Merkmalen einer JMML einhergehen [71] (Abb. 9.13). Nützliche Kriterien, die bei der Unterscheidung zwischen leukämischen Reaktionen und Leukämien hilfreich sein können, sind toxische Granulationen und Vakuolisierungen, das Überwiegen von reiferen Zellen (bei leukämischen Reaktionen), das Vorkommen von Hypogranulationen und ein inadäquater Blastenanteil (bei vielen Leukämien). Ein niedriger ALP-Index ist suggestiv für eine Leukämie, da er bei leukämischen Reaktionen nahezu ausnahmslos erhöht ist. Bei Nachweis von Auer-Stäbchen in peripher zirkulierenden Blasten ist zuverlässig von dem Vorliegen eines MDS oder einer AML auszugehen. Die definitive Diagnose ist dann mittels einer Beckenkammdiagnostik weiter einzuordnen.

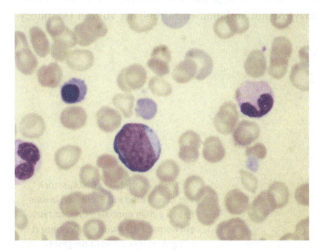

Abb. 9.13: Peripherer Blutausstrich eines Kindes mit einer leukämischen Reaktion infolge einer Osteopetrose, der einen Blasten, eine kernhaltige rote Vorstufe und zwei neutrophile Granulozyten zeigt.

Wenn sich anhand des mikroskopischen Blutbildes in Zusammenschau mit den klinischen Befunden keine eindeutige Unterscheidung zwischen einer Leukämie und einer leukämischen Reaktion treffen lässt, dann muss im nächsten diagnostischen Schritt eine Knochenmarkpunktion einschließlich einer zytogenetischen Untersuchung und eine Kultur auf Mycobacterium tuberculosis durchgeführt werden. Die Unterscheidung zwischen einem Pseudorezidiv einer leukämischen Erkrankung unter G-CSF-Stimulation von einem echten Rezidiv kann bei Vorhandensein eines MRD-geeigneten Parameters anhand des molekularen, zytogenetischen bzw. durchflusszytometrischen MRD-Verlaufs versucht werden. Im Zweifelsfall ist auch hier und insbesondere dann, wenn kein MRD-Marker vorliegt, eine Beckenkammdiagnostik obligat.

9.1.3.5 Lymphatische leukämische Reaktionen

Der periphere Blutausstrich bei Keuchhusten (Abb. 9.14) und bei infektiös bedingten Lymphozytosen kann Aspekte einer chronischen lymphatischen Leukämie (CLL) aufweisen. Aufgrund der jeweiligen Unterschiede bzgl. Erkrankungsalter und klinischer Begleitumstände bereitet die Unterscheidung der genannten Differentialdiagnosen in der täglichen Praxis allerdings keine Probleme. Nach Splenektomie kann es zu einer ausgeprägten Lymphozytose mit hohen Lymphozytenzahlen kommen, sodass diese früher als CLL fehldiagnostiziert werden konnte. In Kenntnis dessen sollte der Blutausstrich bei einer unklaren Lymphozytose auf anderweitige Hinweise für eine Splenektomie durchmustert werden (z. B. Howell–Jolly-Körperchen). Lymphozytosen nach Splenektomie mit einem signifikanten Anteil an LGL-Zellen können eine LGL-Zell-Leukämie simulieren (Abb. 9.15). Deutlich erhöhte Anzahlen von LGL-Zellen wurden auch im Zusammenhang mit der Rituximab-induzierten autoimmunen Neutropenie beschrieben [72]. Die persistierende polyklonale B-Zell-Lymphozytose kann nach zytologischen Kriterien zu Verwechslungen mit einer CLL oder anderen Non-Hodgkin-Lymphomen führen. In Kenntnis dessen sollte neben der mikroskopischen Suche nach spezifischen zytologischen Merkmalen immer auch eine durchflusszytometrische Untersuchung des peripheren Blutes ergänzt werden. Die hyperreaktive Splenomegalie im Rahmen einer Malaria kann mit einer Lymphozytose mit Vorkommen zahlreicher villöser Lymphozy-

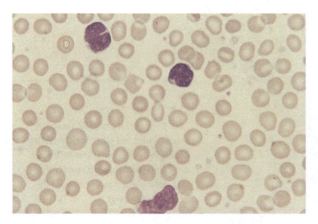

Abb. 9.14: Peripherer Blutausstrich von einem Kind mit Pertussis, in dem neben einem normalen Lymphozyten ein Kernschatten und ein Lymphozyt mit gekerbtem Zellkern dargestellt ist.

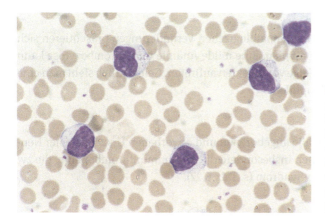

Abb. 9.15: Peripherer Blutausstrich nach Splenektomie aufgrund einer hereditären Sphärozytose. Die Leukozytenzahl betrug 29,3 G/μl und die Lymphozytenzahl 24 G/μl. Die lymphatischen Zellen setzen sich überwiegend aus LGL-Zellen zusammen. Mit freundlicher Genehmigung von Dr. J. Houghton, Salford.

ten einhergehen, die zytologisch als splenisches Marginalzonenlymphom fehlinterpretiert werden kann [73]. In diesen Fällen ist es wichtig, eine durchflusszytometrische Untersuchung zu ergänzen, da das Marginalzonenlymphom in denselben geographischen Breitengraden vorkommt wie die Malaria selbst. Zudem ist nicht auszuschließen, dass sich ein Marginalzonenlymphom als Folge einer chronischen Antigen-Stimulation bei vorbestehender Malaria-Infektion ausbildet. Zytologische Veränderungen der Lymphozyten ähnlich einem Sézary-Syndrom wurden im Zusammenhang mit Arzneimittelreaktionen beobachtet [74]. Bei einem Patienten mit einer Knochenmarkaplasie und vorbestehender ALL wurden peripher zirkulierende Plasmazellen mit dem Bild einer Plasmazell-Leukämie beschrieben [75].

Die infektiöse Mononukleose und andere Virusinfektionen mit Vorkommen atypischer Lymphozyten, Stresssituationen bei Kindern, Mykoplasmeninfektionen [66], die Tuberkulose und die kongenitale Syphilis können zytologisch ein ähnliches Bild wie die akute lymphatische Leukämie abbilden. Eine Lymphozytose mit Vorkommen unreifer lymphatischer Zellen der T-Zell-Reihe wurden auch für die akute HTLV-1-Infektion [76] und für die Ehrlichiose beschrieben [77]. Bei differentialdiagnostischen Unsicherheiten sollte stets eine durchflusszytometrische Untersuchung ergänzt werden. Hier ist jedoch zu berücksichtigen, dass auch im Verlauf lymphatischer leukämischer Reaktionen phänotypisch aberrante Lymphozyten auftreten können, z. B. CD10-positive B-Vorläuferzellen oder T-Zellen mit einer Koexpression von CD4 und CD8 [66].

9.1.4 Schwere kongenitale Neutropenie

Schwere kongenitale Neutropenien treten in den meisten Fällen sporadisch auf oder sie werden einem autosomal-dominantem, seltener autosomal-rezessivem bzw. X-chromosomal-rezessivem Erbgang folgend vererbt. Bei manchen Patienten ist die Erkrankung Folge der Heterozygotie für eine Mutation im ELANE-Gen (Chromosom 19p13.3), das die Elastase der Neutrophilen kodiert. Andere kausale Mutationen sind in Tab. 6.22 festgehalten. Klinisch manifestiert sich die schwere kongenitale Neutropenie mit häufigen schweren bakteriellen Infektionen im Kleinkindalter, die aber auch bereits beim Neugeborenen in Form von Umbilikalinfekten auftreten können.

Blutausstrich und Differentialblutbild

Abgesehen von den infektiös bedingten hämatologischen Veränderungen präsentieren sich die neutrophilen Granulozyten ohne Atypien. Eine milde Anämie und Thrombozytose kann vorkommen, die wahrscheinlich als Folge von Infekten auftreten. Gelegentlich sieht man eine Erhöhung der Monozyten und Eosinophilen.

Differentialdiagnosen

Die Differentialdiagnosen umfassen alle angeborenen und erworbenen Ursachen einer Neutropenie im Kindes- und Säuglingsalter, insbesondere die Autoimmunthrombopenie, die zyklische Neutropenie und das Pearson-Syndrom (s. Tab. 6.22).

Weiterführende Untersuchungen

Die Knochenmarkuntersuchung zeigt häufig einen Reifungsarrest der Myelopoese auf Ebene der Promyelozyten. Die Diagnose wird mittels DNA-Analyse gesichert.

9.1.4.1 Die zyklische Neutropenie

Die zyklische Neutropenie tritt entweder als autosomal-dominant vererbte Störung oder sporadisch im Kleinkindalter meist vor Abschluss des 1. Lebensjahres auf. Sie beruht auf einer Heterozygotie einer Mutation im ELANE-Gen, die eine abnorme Regulation der hämatopoetischen Zellen induziert. Die Folge ist eine periodisch auftretende Neutropenie, die im ca. 21-tägigen Intervall auch mit rezidivierenden Infekten einhergehen kann.

Blutausstrich und Differentialblutbild

Abgesehen von infektiös bedingten Veränderungen präsentieren sich die neutrophilen Granulozyten sonst zytomorphologisch unauffällig. Die Anzahl der Retikulozyten und Thrombozyten, manchmal auch der eosinophilen Granulozyten und Lymphozyten kann ebenfalls zyklischen Änderungen unterliegen [78]. Die Monozytenzahl kann sich gegensinnig zur Neutrophilenzahl zyklisch ändern.

Differentialdiagnosen

Bezüglich der Differentialdiagnosen sind andere hereditäre und erworbene Ursachen einer Neutropenie im Kindes- und Kleinkindalter zu berücksichtigen.

Weiterführende Untersuchungen

Die Knochenmarkuntersuchung zeigt in Abhängigkeit von dem zyklischen Geschehen entweder einen Reifungsarrest der Myelopoese auf der Stufe des Promyelozyten (kurz vor Einsetzen der Neutropenie) oder eine normale Ausreifung, sobald die Neutrophilenzahl wieder ansteigt. Die Diagnose erfordert serielle, dreimal wöchentliche Blutbilduntersuchungen über einen Zeitraum von mind. 1 Monat sowie eine molekulargenetische Analyse.

9.1.5 Hämatologische Neoplasien

Die Diagnose hämatologischer Neoplasien sollte auf Grundlage der WHO-Klassifikation erfolgen (WHO-classification of tumours of haematopoietic and lymphoid tissues) [79].

9.1.5.1 Akute Myeloische Leukämie (AML)

Die AML entsteht auf dem Boden einer klonalen Proliferation einer myeloischen Stammzelle, die durch eine defekte oder fehlende Ausdifferenzierung gekennzeichnet ist. Die klinischen Manifestationen werden von den Auswirkungen der klonalen Proliferation bestimmt und umfassen neben der Hepatomegalie und Splenomegalie eine Verdrängungsmyelopathie mit den Folgen einer Anämie und Thrombopenie. Der neoplastische Klon leitet sich häufig von der pluripotenten Stammzelle ab. In manchen Fällen ereignet sich das klonale Ereignis in einer Linien-spezifischen Progenitorzelle oder in einer pluripotenten myeloisch-lymphatischen Stammzelle. Die akuten myeloischen Leukämien werden auf Grundlage bestimmter Merkmale in peripherem Blut und Knochenmark klassifiziert. Über mehrere Jahrzehnte erfolgte die Einordnung einer AML anhand der French-American-British(FAB)-Klassifikation [80–84], die im Verlauf durch die WHO-Klassifikation weitgehend ersetzt wurde [79, 85]. Die Anwendung der WHO-Klassifikation erfordert zytogenetische und molekulargenetische Untersuchungen, die den Diagnosegang zeitlich verzögern. Eine zytomorphologische Untersuchung des Knochenmarks basierend auf den Kriterien der FAB-Klassifikation ist für die Diagnoseerstellung zunächst ausreichend. In Ländern, die keinen Zugang zu zytogenetischen und molekulargenetischen Untersuchungsmethoden haben, stellt die FAB-Klassifikation nach wie vor eine wichtige diagnostische Grundlage dar. Der wichtigste Unterschied zwischen beiden Klassifikationen besteht darin, dass in der FAB-Klassifikation für die Diagnose einer AML mind. 30 % medulläre Blasten gefordert werden, wohingegen die WHO-Klassifikation als diagnostisches Kriterium einen Blastenanteil (einschließlich der Promonozyten) von mind. 20 % im peripheren Blut und/oder im Knochenmark definiert. Bei Anwesenheit bestimmter chromosomaler Veränderungen kann die Diagnose einer AML auch unabhängig von der Blastenzahl gestellt werden. Die Inhalte beider Klassifkationen werden in den Tab. 9.4 und 9.5 zusammengefasst. Unterschiedliche AML-Subtypen der FAB-Einteilung sind in den Abb. 9.16–9.25 und verschiedene AML-Formen der WHO-Klassifikation in den Abb. 9.26–9.37 festgehalten.

Blutausstrich und Differentialblutbild

Bei der Mehrzahl der Patienten lassen sich im peripheren Blut leukämische Blasten nachweisen. Dabei kann es sich um Myeloblasten, Monoblasten, Megakaryoblasten, frühe Erythroblasten oder um eine gemischte Population handeln. Ausreifende Zellen können vorkommen. Bei der Promyelozyten-Leukämie (AML M3 nach FAB-Einteilung) dominieren atypische Promyelozyten das mikroskopische Bild. Bei den meisten Patienten liegt eine Neutropenie vor. Bei manchen Formen der AML lässt sich aber eine Ausreifung des leukämischen Klons mit einer Neutrophilie oder seltener mit einer Eosinophilie nachweisen. Selten liegt eine Basophilie vor. Die meisten Patienten zeigen zum Zeitpunkt der Erstmanifestation eine normochrome, normozytäre Anämie bzw. im Falle eines vorbestehenden MDS eine makrozytäre Anämie. In den meisten Fällen liegt eine Thrombozytopenie vor. Eine Minderheit der Patienten zeigt nor-

Tab. 9.4: Die FAB-Klassifikation der AML [63, 80–82, 84].

FAB-Kategorie	Merkmale	
M0 AML mit minimaler Differenzierung	< 3 % der Blasten POX (SBB) positiv immunphänotypische Identifizierung als myeloische Blasten	
M1 AML ohne Ausreifung	Blastenanteil ≥ 90 % der NEC ≥ 3 % der Blasten POX (SBB) positiv Anteil monozytärer Zellen ≤ 10 % der NEC Anteil granulozytärer Zellen ≤ 10 % der NEC	
M2 AML mit Ausreifung	Blastenanteil 30–89 % der NEC Anteil monozytärer Zellen ≤ 20 % der NEC Anteil granulozytärer Zellen > 10 % der NEC	
M3/M3V Akute Promyelozyten-Leukämie (APL)	Typische Morphologie (atypische Promyelozyten, Fagott-Zellen)	
M4 Akute myelomonozytäre Leukämie	Blastenanteil ≥ 30 % der NEC Anteil granulozytärer Zellen (einschl. Myeloblasten) ≥ 20 % der NEC UND	
	Entweder Anteil monozytärer Zellen (KM) ≥ 20 % der NEC und peripherer Monozytenanteil > 5 G/l	Oder KM-Befund ähnlich M2 und peripherer Monozytenanteil > 5 G/l und Erhöhung der Lysozymkonzentration im Blut
	Oder Anteil monozytärer Zellen (KM) ≥ 20 % der NEC und Erhöhung der Lysozymkonzentration im Blut	Oder KM-Befund ähnlich M2 und peripherer Monozytenanteil > 5 G/l und zytochemische Bestätigung der monozytären Komponente im KM
	Oder Anteil monozytärer Zellen (KM) ≥ 20 % der NEC und zytochemische Bestätigung der monozytären Komponente im KM	
M5a Akute monozytäre Leukämie ohne Ausreifung (akute Monoblasten-Leukämie)	Anteil monozytärer Zellen ≥ 80 % der NEC Anteil Monoblasten ≥ 80 % aller monozytären Zellen	
M5b Akute monozytäre Leukämie mit Ausreifung (akute Monozyten-Leukämie)	Anteil monozytärer Zellen ≥ 80 % der NEC Anteil Monoblasten ≤ 80 % aller monozytären Zellen	
M6 Akute Erythroleukämie	Erythroblasten ≥ 50 % Blastenanteil ≥ 30 % der NEC	
M7 Akute Megakaryoblasten-Leukämie	Nachweis von Megakaryoblasten (Durchflusszytometrie, Zytomorphologie)	

NEC = nichterythrozytäre Zellen

Tab. 9.5: Die WHO-2016-Klassifikation der AML.

AML with recurrent genetic abnormalities AML with t(8;21)(q22;q22.1); RUNX1-RUNX1T1 AML with inv(16)(p13.1q22) or t(16;16)(p13.1;q22); CBFB-MYH11 Acute promyelocytic leukemia with PML-RARA AML with t(9;11)(p21.3;q23.3); MLLT3-KMT2A AML with t(6;9)(p23;q34.1); DEK-NUP214 AML with inv(3)(q21.3q26.2) or t(3;3)(q21.3;q26.2); GATA2, MECOM (EVI1) AML (megakaryoblastic) with t(1;22)(p13.3;q13.3); RBM15-MKL1 Provisional entity: AML with BCR-ABL1 AML with mutated NPM1 AML with biallelic mutations of CEBPA Provisional entity: AML with mutated RUNX1
AML with myelodysplasia-related changes
Therapy-related myeloid neoplasms
AML, NOS AML with minimal differentiation AML without maturation AML with maturation Acute myelomonocytic leukemia Acute monoblastic/monocytic leukemia Pure erythroid leukemia Acute megakaryoblastic leukemia Acute basophilic leukemia Acute panmyelosis with myelofibrosis
Myeloid sarcoma Myeloid proliferations related to Down syndrome Transient abnormal myelopoiesis Myeloid leukemia associated with Down syndrome
Blastic plasmacytoid dendritic cell neoplasm
Acute leukemias of ambiguous lineage Acute undifferentiated leukemia MPAL with t(9;22)(q34.1;q11.2); BCR-ABL1 MPAL with t(v;11q23.3); KMT2A rearranged MPAL, B/myeloid, NOS MPAL, T/myeloid, NOS

male Thrombozytenzahlen oder sogar eine Thrombozytose. Die peripheren Blutzellen können dysplastische Merkmale tragen, die denen des myelodysplastischen Syndroms gleichen. Nur wenige Patienten zeigen eine Zytopenie oder häufiger Panzytopenie ohne zirkulierende immature Zellen. Blutbildautomaten können die Anwesenheit von Blasten alarmieren und auf aberrante Veränderungen neutrophiler Granulozyten hinweisen.

Differentialdiagnosen
Die wichtigsten Differentialdiagnosen beinhalten die ALL, die leukämische Transformation einer CML oder anderer myeloproliferativer Erkrankungen, das MDS und andere Ursachen

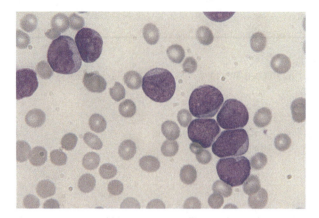

Abb. 9.16: Peripherer Blutausstrich einer akuten myeloischen Leukämie ohne Ausreifung (AML M1 nach FAB-Klassifikation). Die Blasten tragen ein feines Kernchromatin. Sie besitzen kleine Nucleoli und eine hohe Kern-Zytoplasma-Relation und ähneln damit Lymphoblasten. Bei diesem Patienten zeigten nur wenige Blasten eine feine azurophile Granulation, aber ein hoher Prozentsatz der Blasten ergab eine Anfärbung in der MPO-, SBB- und in der CAE-Färbung.

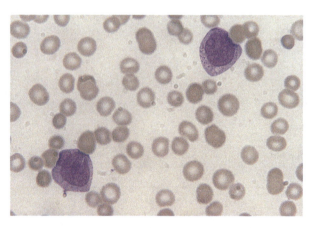

Abb. 9.17: Peripherer Blutausstrich eines Patienten mit einer akuten myeloischen Leukämie mit Ausreifung (AML M2 nach FAB-Klassifikation), der leukämische Zellen mit einer Ausreifung unterhalb der Blastenebene zeigt. Beide Zellen entsprechen Promyelozyten. Der links dargestellte Vertreter weist eine abnorme Kernform auf. Die Ausdifferenzierung der AML M2 kann sowohl neutrophil, basophil bzw. eosinophil sein oder in einer beliebigen Kombination bestehen.

eines Knochenmarkversagens wie z. B. der aplastischen Anämie. Gelegentlich ist es erforderlich, eine akute Leukämie von einer leukämischen Reaktion zu unterscheiden (s. o.).

Weiterführende Untersuchungen
Bei V. a. eine AML ist eine Knochenmarkpunktion mit einer zytologischen, einer zytogenetischen und einer molekulargenetischen Analyse erforderlich. Eine durchflusszytometrische Untersuchung ist v. a. dann indiziert, wenn die Blasten keine eindeutigen myeloischen Differenzierungsmerkmale aufweisen, um sie von einer ALL unterscheiden zu können. Die

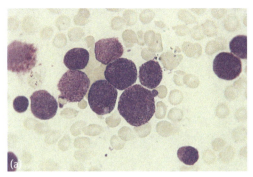 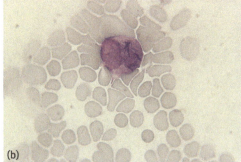

Abb. 9.18: Periphere Blutausstriche von zwei Patienten mit einer hypergranulären Promyelozyten-Leukämie (AML M3 nach FAB-Klassifikation). Hypergranuläre Promyelozyten. Ein Vertreter trägt ein sehr großes Granulum. Ein Promyelozyt mit wenigen Granula und Bündeln von Auer-Stäbchen.

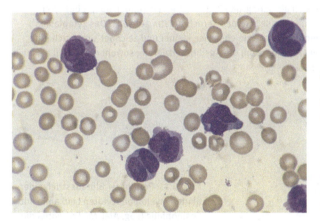

Abb. 9.19: Peripherer Blutausstrich der hypogranulären/mikrogranulären Variante der Promyelozyten-Leukämie (sog. AML M3 V), die Blasten mit charakteristischen bilobulierten Zellkernen zeigt. Nur wenige Blasten zeigen lichtmikroskopisch sichtbare Granula; dennoch ergaben die Blasten eine kräftige Anfärbung in der MPO-, SBB- und der CAE-Färbung.

Immunphänotypisierung ist auch für die Diagnose einer akuten Leukämie mit gemischtem Phänotyp (sog. mixed phenotype acute leukaemia) essentiell. Durchflusszytometrische Untersuchungen bei Erstdiagnose einer AML können auch zwecks Identifizierung eines Leukämie-assoziierten Immunphänotyps (LAIP) sinnvoll sein, der als spezifischer MRD-Marker für spätere Remissionskontrollen herangezogen werden kann. Die Bedeutung zytochemischer Untersuchungen zur Bestätigung myeloischer oder monozytärer Differenzierungsmerkmale einer akuten myeloischen Leukämie sind seit Verfügbarkeit der Durchflusszytometrie etwas in den Hintergrund geraten. Sie sollten in der Praxis dennoch beibehalten werden, insbesondere dann, wenn eine durchflusszytometrische Untersuchung nicht unmittelbar verfügbar ist. Die wichtigste zytochemische Färbung für den Nachweis einer granulozytären Differenzierung stellt die Myeloperoxidase-Färbung (MPO-Färbung) dar. Wenngleich in der Praxis weniger gebräuchlich, kann auch die Sudanschwarz-B-Färbung (SBB) eingesetzt werden. Monozytäre Differenzierungsmerkmale lassen sich anhand einer unspezifischen Esterase-Reaktion mithilfe der α-Naphthylacetat-Esterase-Färbung (NE-Färbung) darstellen. Eine positive Chloracetat-Esterase-Reaktion (CAE-Färbung) kann ebenfalls eine neutrophile Differenzierung bestätigen und mit der NE-Färbung kombiniert werden, um z. B. eine

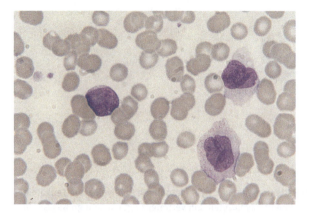

Abb. 9.20: Peripherer Blutausstrich eines Patienten mit akuter myelomonozytärer Leukämie (AML M4 nach FAB-Klassifikation), der einen Myeloblasten (links) und zwei Monoblasten/Promonozyten (rechts) zeigt. Monoblasten/Promonozyten präsentieren sich als sehr große Zellen mit einem runden oder lobulierten Zellkern, der mehrere Nucleoli tragen kann und ein sehr feines Kernchromatin aufweist. Das Zytoplasma ist voluminös und fein granuliert. Der Myeloblast ist vergleichsweise kleiner und zeichnet sich durch eine hohe Kern-Zytoplasma-Relation aus. Bei der AML M4 kann die Ausdifferenzierung sowohl neutrophil als auch eosinophil (s. Abb. 9.21) oder basophil sein.

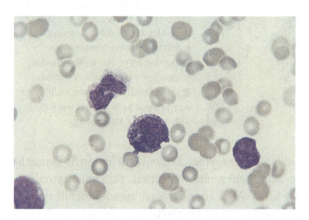

Abb. 9.21: Peripherer Blutausstrich einer akuten myelomonozytären Leukämie mit Eosinophilie (sog. AML M4 Eo, wobei diese Bezeichnung in der FAB-Klassifikation nicht vorkommt). Neben einem Monozyten und einem Myeloblasten ist ein eosinophiler Myelozyt zu sehen, der z. T. basophile Granula beinhaltet.

akute Leukämie mit myelomonozytärer Differenzierung (AML FAB M4) zu belegen. Wenn im Rahmen einer Knochenmarkpunktion kein Aspirat gewonnen werden kann (Punctio sicca), muss ein Knochenmarkzylinder entnommen werden, von dem durch Abrollen des Zylinders auf dem Objektträger ein sog. Abrollpräparat hergestellt werden kann. An diesem Abrollpräparat kann ebenfalls die Diagnose einer AML gelingen einschließlich ihrer zytochemischen Einordnung in die Kategorien der FAB-Klassifikation. Eine Punctio sicca kann auf einer ausgedehnten Knochenmarkfibrose beruhen. Zwecks Identifizierung prognostisch und therapeutisch relevanter Krankheitsparameter ist die Durchführung molekulargenetischer und zytogenetischer Untersuchungen am Knochenmarkaspirat obligat. Die molekulargenetische Untersuchung soll Mutationsanalysen der Gene (z. B. NPM1, CEBPA, RUNX1, FLT3,

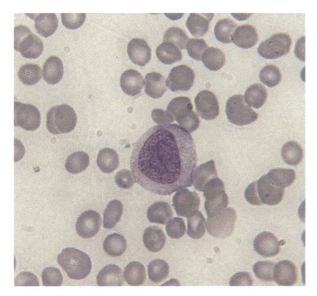

Abb. 9.22: Peripherer Blutausstrich einer akuten monozytären Leukämie (AML M5a nach FAB-Klassifikation), der einen Monoblasten mit einem nichtlobulierten Zellkern und einem vesikulären Nucleolus darstellt. Monoblasten zeigen i. d. R. eine intensive Anfärbung in der nichtspezifischen Esterase-Färbung (z. B. ANAE-Färbung) und sie können wenige MPO- bzw. SBB-positive Granula aufweisen.

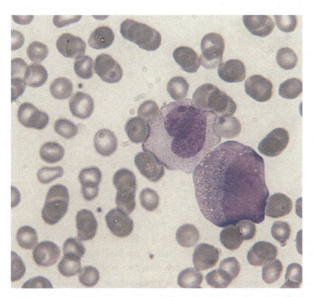

Abb. 9.23: Peripherer Blutausstrich einer akuten monozytären Leukämie (AML M5b nach FAB-Klassifikation), der einen Monozyten und einen Promonozyten zeigt. Der Promonozyt ist mit einem leicht basophilen Zytoplasma ausgestattet, das zudem granuliert und vakuolisiert ist. Promonozyten färben sich sowohl in der MPO- als auch in der SBB- und in der unspezifischen Esterase-Färbung an.

TP53, MLL, ASXL1) und die Analyse von Gen-Rearrangements (PML-RARA, CBFB-MYH11, RUNX1-RUNX1T1, BCR-ABL1, MLL-Fusionen u. a.) umfassen.

Wenn die zytogenetische Untersuchung am Knochenmarkaspirat nicht gelingt, sollte zumindest eine FISH-Analyse am Ausstrichpräparat versucht werden. Im Falle einer Punctio sicca kann die zytogenetische Untersuchung durch Entnahme eines zweiten Knochenmarkzylinders, der in einer Mischung aus Heparin und physiologischer Kochsalzlösung gelagert wird, in vielen Fällen dennoch ermöglicht werden.

Die Diagnose der akuten Promyelozyten-Leukämie (AML FAB M3) muss akkurat gestellt werden, weil sie anders als alle anderen Formen der akuten myeloischen Leukämie eine spezi-

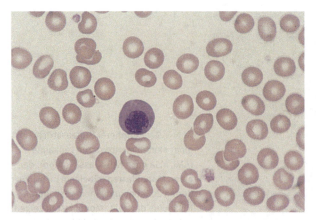

Abb. 9.24: Peripherer Blutausstrich einer akuten Erythroleukämie (AML M6 nach FAB-Klassifikation), der eine peripher zirkulierende kernhaltige rote Vorstufe mit megaloblastären Eigenschaften zeigt.

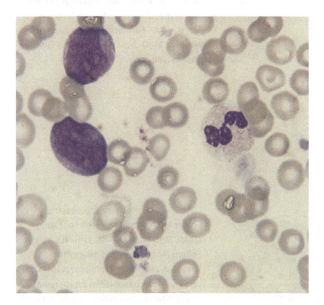

Abb. 9.25: Peripherer Blutausstrich einer akuten Megakaryoblasten-Leukämie (AML M7 nach FAB-Klassifikation), der einen neutrophilen Granulozyten und zwei Blasten darstellt. Die Blasten besitzen keinerlei Merkmale, die ihre zytologische Zuordnung zu Megakaryoblasten erlauben. Nur der hypogranulierte, dem neutrophilen Granulozyten anhaftende Riesenthrombozyt kann hier als Hinweis für eine akute Leukämie der megakaryozytären Linie dienen. Aufgrund der Expression Thrombozyten-assoziierter Antigene ist eine durchflusszytometrische Bestimmung der Linienzugehörigkeit möglich.

fische Therapie mit All-trans-Retinolsäure (ATRA, Tretinoin) erfordert. Da die Patienten insbesondere in der Initialphase durch lebensbedrohliche Blutungskomplikationen gefährdet sind, muss die Therapie zügig eingeleitet werden, sodass die Diagnose einer AML M3 schnell und zuverlässig gestellt werden muss. In der Regel kann die Diagnose auf Grundlage der zytologischen Befunde gestellt werden. Im Zweifelsfall muss eine FISH-Analyse (t(15;17)), eine Immunfluoreszenz (PML) oder eine molekulargenetische Analyse für das korrespondierende PML-RARA-Fusionstranskript ergänzt werden [84].

9.1 Reaktive Veränderungen von Leukozyten — 613

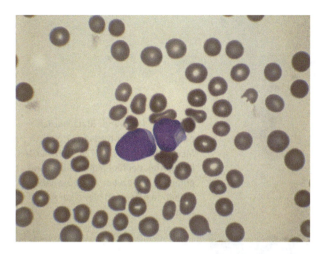

Abb. 9.26: Peripherer Blutausstrich einer AML mit einer t(8;21)(q22;q22); RUNX1-RUNX1T1 (WHO-2016-Kategorie). In einem der beiden Blasten lässt sich ein für diese zytogenetische Aberration pathognomonisches langes, schlankes Auer-Stäbchen nachweisen.

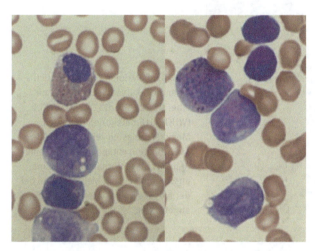

Abb. 9.27: Periphere Blutausstriche einer AML mit einer inv(16)(p13.1q22); CBFβ-MYH11 (WHO-2016-Kategorie). Die Blasten zeigen eine monozytäre Differenzierung. Pathognomonisch für die inv(16) sind die hier dargestellten atypischen eosinophilen Granulozyten mit purpur-violett-farbenen präeosinophilen Granula (s. a. Abb. 9.21).

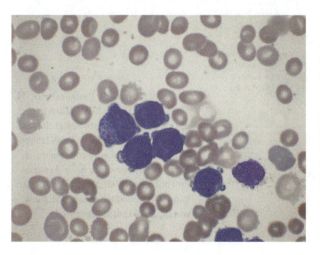

Abb. 9.28: Peripherer Blutausstrich einer AML mit der t(15;17)(q22;q12); PML-RARA (WHO-2016-Kategorie, die der AML M3 nach FAB-Klassifikation entspricht, s. a. Abb. 9.18 und 9.19). Der illustrierte Fall zeigt die hyperbasophile Variante der akuten Promyelozyten-Leukämie. Die intensive Basophilie des Zytoplasmas und die zytoplasmatischen, blasenförmigen Ausziehungen können eine akute megakaryoblastäre Leukämie suggerieren, einer der Blasten zeigt jedoch eine Hypergranulation.

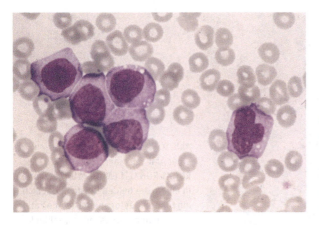

Abb. 9.29: Peripherer Blutausstrich einer AML mit der t(9;11)(p22;q23); MLLT3-MLL (MLLT3-KMT2A) (WHO-2016-Kategorie), der fünf Monoblasten und einen Promonozyten zeigt. Die FAB-Kategorie entsprach hier einer AML M5a.

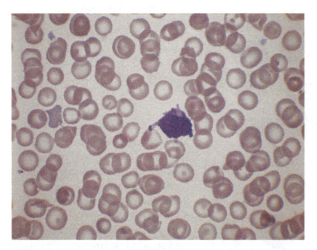

Abb. 9.30: Peripherer Blutausstrich einer megakaryoblastären AML mit einer t(1;22)(p13;q13); RBM15-MKL1 (WHO-2016-Kategorie), der einen Megakaryoblasten zeigt. Nach FAB-Klassifikation entspricht der Fall einer AML M7. Blasenförmige Zytoplasmaausziehungen (sog. blebs) werden bei der megakaryoblastären AML häufig angetroffen.

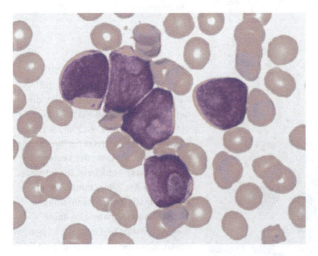

Abb. 9.31: Peripherer Blutausstrich einer AML mit einer NPM1-Mutation, die sog. Cup-like-Blasten zeigt. Der mikroskopische Eindruck eines tassenförmigen Blastenkerns entsteht durch eine Kerninvagination, die in Assoziation mit einer NPM1-Mutation auftreten kann. Mit freundlicher Genehmigung von Dr. Mike Leach, Glasgow.

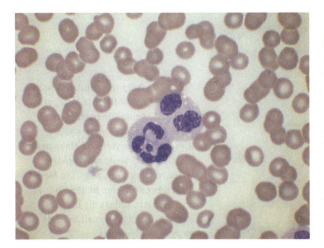

Abb. 9.32: Peripherer Blutausstrich einer AML mit Myelodysplasie-assoziierten Veränderungen (WHO-2016-Kategorie). Abgebildet sind zwei dysplastische neutrophile Granulozyten, die beide Makropolyzyten entsprechen. Ein Neutrophiler trägt zwei separate Pseudo-Pelger-Kerne. Dieser Fall hat sich für die o. g. Kategorie zum einen aufgrund eines vorbestehenden MDS und zum anderen hinsichtlich des Nachweises von > 50 % dysplastischen Vertretern der granulozytären Zellreihe qualifiziert.

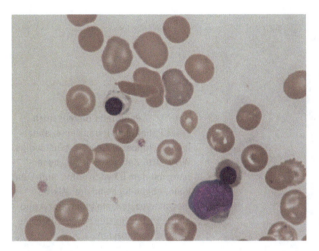

Abb. 9.33: Peripherer Blutausstrich eines Patienten mit einer Sichelzellanämie, der im Verlauf eine AML mit Myelodysplasie-assoziierten Veränderungen entwickelt hat. Neben einigen Targetzellen weist ein sichelzellförmiger Erythrozyt auf die Hämoglobinopathie hin. Einer der beiden Normoblasten zeigt eine Hämoglobinisierungsstörung, die Erythrozyten präsentieren sich mikrozytär und hypochrom.

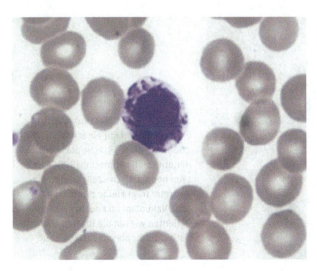

Abb. 9.34: Peripherer Blutausstrich einer AML mit akuter Basophilen-Leukämie (WHO-2016-Kategorie AML NOS). Mit freundlicher Genehmigung von Robyn Wells, Brisbane.

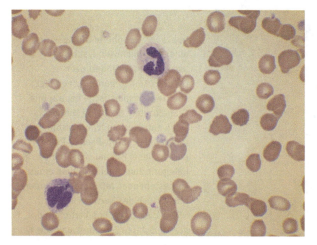

Abb. 9.35: Peripherer Blutausstrich einer AML der WHO-2016-Kategorie AML NOS. Akute Panmyelose mit Myelofibrose, der hypogranuläre Riesenthrombozyten und einen dysplastischen Granulozyten unklarer Linienzugehörigkeit zeigt. Die Merkmale des peripheren Blutes sind unspezifisch, sodass die Diagnose anhand der Knochenmarkbefunde gestellt werden muss.

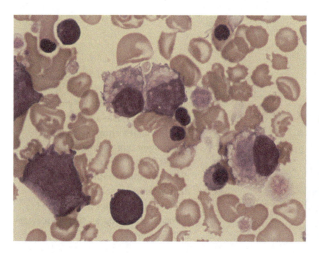

Abb. 9.36: Peripherer Blutausstrich eines Patienten mit transienter abnormer Myelopoese, die als eigenständige WHO-2016-Kategorie im Zusammenhang mit dem Down-Syndrom auftreten kann. Abgebildet sind drei Mikromegakaryozyten, ein Promyelozyt und einige Erythroblasten sowie zahlreiche Riesenthrombozyten.

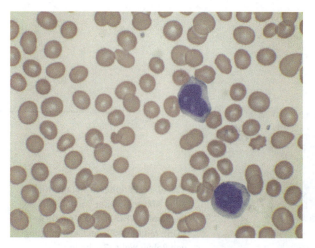

Abb. 9.37: Peripherer Blutausstrich eines Patienten mit einer AML der WHO-2008-Kategorie „Blastic plasmacytoid dendritic cell neoplasm" (BPDCN), der zwei neoplastische Zellen zeigt. Ein Vertreter trägt kleine zytoplasmatische Vakuolen. Im Knochenmark des Patienten weisen die Blasten charakteristische Zytoplasmaausläufer auf.

9.1.5.2 Die akute Basophilen-Leukämie

Die akute Basophilen-Leukämie zählt zu den sehr seltenen Formen der akuten myeloischen Leukämie, die in der WHO-2016-Klassifikation den akuten myeloischen Leukämien „not otherwise spezified, NOS" zugeordnet wird.

Blutausstrich und Differentialblutbild

Blasten können in Kombination mit reifen basophilen Granulozyten vorkommen oder es liegen ausschließlich Blasten vor. Manche Fälle können zytologisch anhand ihrer charakteristischen basophilen Granula identifiziert werden (Abb. 9.34). Andere Fälle können nur mittels ultrastruktureller Untersuchung aufgedeckt werden.

Differentialdiagnosen

Die Differentialdiagnosen umfassen andere Formen der AML, deren Blasten große Granula mit basophilen Färbeeigenschaften beinhalten, hierzu zählen insbesondere die Mastzell-Leukämie und zu einem geringeren Anteil die akute hypergranuläre Promyelozyten-Leukämie. Letztere besitzt eher rötlich-violette als tief violette Granula.

Weiterführende Untersuchungen

In der Regel fallen die MPO- und die SBB-Färbung negativ aus. Auer-Stäbchen fehlen [86]. Die Blasten tragen CD13 and CD33, basophile Marker wie z. B. CD9 und CD25 können positiv ausfallen [86].

9.1.5.3 Die Mastzell-Leukämie

Die Mastzell-Leukämie zählt zu den seltenen Formen der Leukämie, die entweder als Komplikation einer sytemischen Mastozytose oder als De-novo-Leukämie auftreten kann. In der WHO-2008-Klassifikation wurde sie den malignen Mastzellerkrankungen zugeordnet [79]. Eine Mastzell-Leukämie oder eine gemischt Basophilen-/Mastzell-Leukämie kann sich auch in der Terminalphase einer CML entwickeln [87].

Blutausstrich und Differentialblutbild

Normale Mastzellen besitzen einen kleinen, ovalen Kern, der von den im Zytoplasma dicht gepackten Granula nicht überdeckt wird (Abb. 3.154). Bei der Mastzell-Leukämie (Abb. 9.38) kann ein Teil der neoplastischen Mastzellen normalen Mastzellen ähneln, während andere größere Kerne oder bilobulierte Zellkerne bzw. multilobulierte Zellkerne besitzen. Die Granula können in ihrer Farbe von rot nach dunkel violett variieren und sie können den Zellkern überdecken. Die Granula können auch zu einer homogenen Masse konfluieren. Weniger reife Mastzellen können mit einer spärlichen Granulation ausgestattet sein und einen ovalen oder nierenförmigen Kern mit Nucleoli tragen [88, 89].

Differentialdiagnosen

Die zu berücksichtigenden Differentialdiagnosen umfassen andere Formen der Leukämie mit hypergranulären Blasten, insbesondere die hypergranuläre Promyelozyten-Leukämie und

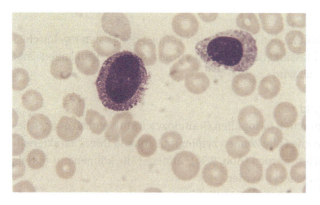

Abb. 9.38: Peripherer Blutausstrich eines Patienten mit einer akuten Mastzell-Leukämie, der zwei Mastzellen abbildet. Mit freundlicher Genehmigung von Miss Desley Scott und Dr. Ian Bunce, Brisbane.

die Basophilen-Leukämie. Der Nachweis multipler Auer-Stäbchen unterstützt die Diagnose der akuten hypergranulären Promyelozyten-Leukämie.

Weiterführende Untersuchungen
Eine Beckenkammdiagnostik (Aspiration und Trepanat) einschließlich zytochemischer Untersuchungen (s. Tab. 9.6) ist für die Bestätigung der Diagnose notwendig. Mastzellen stellen sich in der MPO- und CAE-Färbung negativ dar [86]. Die atypischen Mastzellen weisen meist eine kräftige Positivität für CD13, CD33, CD68 und CD117 auf und exprimieren die Mastzelltryptase [86]. Mastzellen können von basophilen Granulozyten in der elektronenmikroskopischen Untersuchung anhand ihrer Granulation unterschieden werden. Basophile zeigen entweder eine gleichmäßige oder eine feine Granulation, während sich die Granula der Mastzellen aufgrund einer Polymorphie der Granula sehr heterogen darstellt. Die Serumtryptase kann erhöht sein. Allerdings kommen erhöhte Serumtryptasekonzentrationen auch bei der akuten myeloischen Leukämie vor.

9.1.5.4 Transiente abnorme Myelopoese beim Down-Syndrom
Ein transientes myeloproliferatives Syndrom (TMS, transiente abnorme Myelopoese[TAM]) tritt beim Down-Syndrom während der intrauterinen Entwicklungsphase und beim Neugeborenen auf. Zytogenetische und molekulare Untersuchungen haben gezeigt, dass es sich hierbei um eine spontan limitierende Form der akuten myeloischen Leukämie handelt, die häufig eine megakaryozytäre Differenzierung zeigt [91, 92]. Die Remission setzt nach wenigen Wochen ein, aber bei einem signifikanten Anteil der betroffenen Kinder entwickelt sich meist im 1.–2. Lebensjahr eine AML. Das TMS ist in der WHO-Klassifikation einer spezifischen Entität zugeordnet.

Blutausstrich und Differentialblutbild
Der Blutausstrich ähnelt dem einer AML. Häufig zeigen sich Abweichungen mit Nachweis von Megakaryoblasten, Megakaryozyten, Mikromegakaryozyten, Riesenthrombozyten oder hypogranulierten Thrombozyten und unreifen Vorläuferzellen der Erythropoese (Abb. 9.36). Die Leukozytenzahl kann mäßig bis deutlich erhöht sein und einen hohen Blastenanteil aufweisen. Eine Anämie und Thrombozytopenie können vorkommen.

Tab. 9.6: Zytochemische Untersuchungen und immunphänotypische Marker, die bei der Unterscheidung zwischen Basophilen, Mastzellen und hypergranulären Promyelozyten hilfreich sein können.

Zelltyp	Basophilenblast	Basophiler	Mastzelle	Hypergranulärer Promyelozyt
Myeloperoxidase	–	– oder +x	–	+++
Sudanschwarz B	–	– oder +	– oder +	+++
Chloracetat-Esterase	–	–xx	+++	+++
Toluidinblau (metachromatische Färbung)	– oder +	+++	+++	–
Häufige immunphänotypische Marker	CD123, CD203c, CD11b, häufig CD9, CD25 variabel, CD117–		CD25, CD68, CD117, Mastzelltryptase	Myeloperoxidase, CD117 variabel

x = positiv in basophilen Promyelozyten bis Metamyelozyten; xx = positiv in basophilen Promyelozyten bis Metamyelozyten, kann in basophilen leukämischen Zellen positiv sein [90]; – = negativ; + = schwach positiv; +++ = kräftig positiv

Differentialdiagnosen

Zu den Differentialdiagnosen des TMS zählen die kongenitalen Leukämien.

Weiterführende Untersuchungen

Eine zytogenetische Analyse ist indiziert, um die dem Down-Syndrom zugrunde liegende konstitutionelle Trisomie 21 nachzuweisen und um weitere spezifische chromosomale Aberrationen auszuschließen, die mit anderen Formen kongenitaler Leukämien assoziiert sind, z. B. die Translokation t(4;11)(q21;q23). Aufgrund der konstant vorkommenden Mutation im GATA1-Gen ist auch eine molekulargenetische Untersuchung indiziert [92]. Weitere Untersuchungsmodalitäten, die eine Unterscheidung zwischen einem TMS und anderen Formen der AML erlauben, liegen nicht vor. Wenn die molekulargenetische Untersuchung nicht zur Verfügung steht, kann die Unterscheidung nur anhand der typischen morphologischen Merkmale und durch Beobachtung des klinischen Verlaufs getroffen werden.

9.1.5.5 Akute myeloische Leukämie beim Down-Syndrom

Die WHO-Klassifikation hat die AML auf dem Boden eines Down-Syndroms als eigenständige Entität eingeordnet. Sie entwickelt sich meist in den ersten drei Lebensjahren. Die Patienten können zuvor von einem TMS während der Neugeborenenphase betroffen gewesen sein oder der AML kann eine myelodysplastische Phase vorausgegangen sein. Die AML zeigt häufig eine megakaryoblastäre Differenzierung, die aber nicht zwingend vorhanden sein muss. Abgesehen von den bereits genannten megakaryoblastären Merkmalen zeigt der periphere Blutausstrich keine spezifischen Besonderheiten.

Differentialdiagnosen
Die Differentialdiagnosen entsprechen denen der akuten myeloischen Leukämie.

Weiterführende Untersuchungen
Die zytogenetische Analyse kann ausschließlich die konstitutionelle Trisomie 21 zeigen, aber manchmal finden sich eine erworbene Trisomie 8 oder andere unbalancierte chromosomale Ereignisse. Die molekulargenetische Analyse zeigt die GATA1-Mutation. Wenn vergleichende Proben verfügbar sind, lässt sich häufig nachweisen, dass es sich bei der GATA-1-Mutation um dieselbe Mutation wie zum Zeitpunkt des TMS handelt.

9.1.6 Myelodysplastische Syndrome

Die myelodysplastischen Syndrome (MDS) beruhen auf der klonalen Proliferation einer neoplastisch veränderten hämatopoetischen Stammzelle, die durch Störungen der Ausdifferenzierung und abnorme Proliferationseigenschaften gekennzeichnet ist. Das MDS geht infolgedessen mit einer ineffektiven Hämatopoese einher, die sich als Zytopenie einer oder mehrerer Zell-Linien äußert. Die myelodysplastischen Syndrome präsentieren sich morphologisch heterogen, gemeinsam ist ihnen die namengebende Dysplasie hämatopoetischer Zellen. In Abhängigkeit vom Krankheitsstadium kann darüber hinaus ein Blastenexzess vorliegen. Da das myelodysplastische Syndrom sekundär in eine akute myeloische Leukämie transformieren kann, muss es als präleukämische Kondition gewertet werden. Die Mortalität der myelodysplastischen Syndrome wird aber auch durch Komplikationen, die infolge peripherer Zytopenien, z. B. Blutungs- und Infektkomplikationen, bestimmt. Pathogenetisch entsteht der überwiegende Anteil der myelodysplastischen Syndrome de novo. Etwa 10 % der myelodysplastischen Syndrome entwickeln sich auf dem Boden einer vorbestehenden Exposition gegenüber mutagenen Einflüssen wie z. B. Benzol, zytostatischen Substanzen einschließlich der Alkylanzien oder ionisierenden Strahlen. In diesem Fall werden sie als sekundäre myelodysplastische Syndrome bezeichnet. Die FAB-Klassifikation wurde durch die WHO-Klassifikation abgelöst (Tab. 9.7). Die CMML wird in der WHO-2016-Klassifikation weiterhin den myelodysplastischen/myeloproliferativen Neoplasien zugerechnet (s. u.).

Blutausstrich und Differentialblutbild
Häufig zeigt bereits der periphere Blutausstrich zytologische Merkmale, die auf das MDS hinweisen (Abb. 9.39–9.42). Die meisten Patienten sind von einer Anämie betroffen, die sich normochrom und normozytär oder makrozytär darstellt. Häufig sieht man eine Anisozytose und Poikilozytose. Bei Patienten mit sideroblastischer Erythropoese zeigt sich eine kleine Population hypochromer Mikrozyten und der Nachweis von Pappenheimer-Körperchen, der überwiegende Anteil der Erythrozyten präsentiert sich makrozytär. Die Erythrozyten können auch eine Anisozytose, eine Poikilozytose und eine basophile Tüpfelung aufweisen. Die Leukozytenzahl kann erniedrigt oder normal sein. Auch eine milde Leukozytose kann vorkommen. Zudem kann eine Monozytose auftreten, definitionsgemäß muss die absolute Monozytenzahl < 1 G/l betragen, andernfalls muss das Vorliegen einer CMML überprüft werden. Sehr selten besteht eine Neutrophilie oder eine Erhöhung der eosinophilen bzw. basophilen Gra-

Tab. 9.7: Die WHO-2016-Klassifikation der myelodysplastischen Syndrome.

Kategorie	Anzahl dysplastischer Zell-Linien	Anzahl zytopener Zell-Linien x	Ringsideroblasten	Blasten in PB und KM	Karyotyp (Chromosomenbänderungsanalyse)
MDS with single lineage dysplasia (MDS-SLD)	1	1–2	< 15 %, < 5 %xx	PB < 1 % KM < 5 % Keine Auer-Stäbchen	Alle außer del(5q)+/– eine andere non-Chr7-Aberration
MDS with multilineage dysplasia (MDS-MLD)	2–3	1–3	< 15 %, < 5 %xx	PB < 1 % KM < 5 % Keine Auer-Stäbchen	Alle außer del(5q)+/– eine andere non-Chr7-Aberration
MDS with ring sideroblasts (MDS-RS)					
MDS-RS with single lineage dysplasia (MDS-RS-SLD)	1	1–2	≥ 15 %, ≥ 5 %xx	PB < 1 % KM < 5 % Keine Auer-Stäbchen	Alle außer del(5q)+/– eine andere non-Chr7-Aberration
MDS-RS with multilineage dysplasia (MDS-RS-MLD)			≥ 15 %, ≥ 5 %xx	PB < 1 % KM < 5 % Keine Auer-Stäbchen	Alle außer del(5q)+/– eine andere non-Chr7-Aberration
MDS with isolated del(5q)	1–3	1–2	irrelevant	PB < 1 % KM < 5 % Keine Auer-Stäbchen	del(5q) isoliert oder in Kombination mit einer anderen non-Chr7-Aberration
MDS with excess blasts (MDS-EB)					
MDS-EB1	0–3	1–3	irrelevant	PB 2–4 % KM 5–9 % Keine Auer-Stäbchen	irrelevant

x = Definition Zytopenie: Hb < 10 g/dl; Thrombozyten < 100 G/l; ANC < 1,8 G/l; xx = falls SF3B1 mutiert; xxx = Beurteilung des peripheren Blastenanteils zu zwei verschiedenen Zeitpunkten

Tab. 9.7: (fortgesetzt)

Kategorie	Anzahl dysplastischer Zell-Linien	Anzahl zytopener Zell-Linien x	Ringsideroblasten	Blasten in PB und KM	Karyotyp (Chromosomenbänderungsanalyse)
MDS-EB2	0–3	1–3	irrelevant	PB 5–19 % oder KM 10–19 % oder Nachweis von Auer-Stäbchen	irrelevant
MDS, unclassifiable (MDS-U)					
With 1 % blood blastsxxx	1–3	1–3	irrelevant	PB = 1 % KM < 5 % Keine Auer-Stäbchen	irrelevant
With single lineage dysplasia and pancytopenia	1	3	irrelevant	PB < 1 % KM < 5 % Keine Auer-Stäbchen	irrelevant
Based on defining cytogenetic abnormality	0	1–3	< 15 %	PB < 1 % KM < 5 % Keine Auer-Stäbchen	Nachweis MDS-definierender zytogenetischer Aberrationen

x = Definition Zytopenie: Hb < 10 g/dl; Thrombozyten < 100 G/l; ANC < 1,8 G/l; xx = falls SF3B1 mutiert; xxx = Beurteilung des peripheren Blastenanteils zu zwei verschiedenen Zeitpunkten

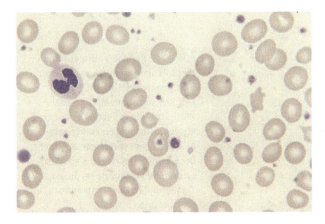

Abb. 9.39: Peripherer Blutausstrich eines Patienten mit einem MDS der WHO-2016-Katgeorie MDS-MLD, der eine Anisozytose, Makrozytose und Poikilozytose der Erythrozyten zeigt. Der neutrophile Granulozyt fällt durch eine Hypogranulation auf.

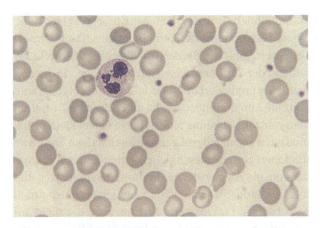

Abb. 9.40: Peripherer Blutausstrich eines Patienten mit einer refraktären Anämie mit Ringsideroblasten (WHO-2016-Kategorie MDS-RS-SLD), der eine Targetzelle und zahlreiche hypochrome, mikrozytäre Erythrozyten zeigt. Die übrigen Erythrozyten sind normochrom und entweder normozytär oder makrozytär. Das mittlere korpuskuläre Volumen der Erythrozyten (MCV) lag bei 103 fl.

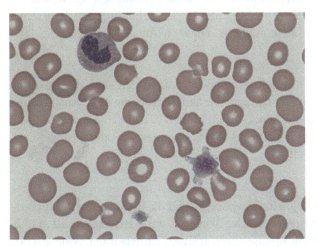

Abb. 9.41: Peripherer Blutausstrich eines Patienten mit einem MDS der WHO-2016-Katgeorie MDS-MLD, der eine Makrozytose der Erythrozyten und Dysplasiezeichen der granulozytären und der megakaryozytären Linie zeigt. Der neutrophile Granulozyt zeigt eine Hyposegmentierung. Neben einem Riesenthrombozyten weisen zwei der vier abgebildeten Thrombozyten eine schwere Hypogranulation auf.

nulozyten. Peripher zirkulierende Blasten können vorkommen, welche auch Auer-Stäbchen tragen können. Gelegentlich treten Promyelozyten, Myelozyten oder kernhaltige rote Vorstufen im peripheren Blut auf. Die neutrophilen Granulozyten zeigen typischerweise dysplasti-

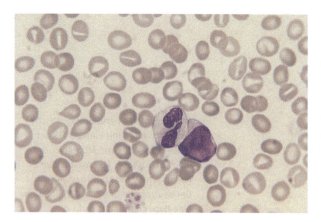

Abb. 9.42: Peripherer Blutausstrich eines Patienten mit einem MDS mit Blastenexzess (MDS-RAEB nach FAB-Klassifikation, MDS-EB nach WHO-2016-Klassifikation), der einen Myeloblasten und einen hypogranulären Segmentkernigen abbildet. Die Erythrozyten zeigen eine Anisozytose und Poikilozytose, die auch Tränentropfen-Formen (teardrops) und Stomatozyten umfasst.

sche Merkmale, insbesondere Hypogranulationen (Abb. 9.42), eine erworbene Pelger-Huët-Anomalie (Abb. 3.75) und eine ausgeprägte Verklumpung des Kernchromatins. Der Nachweis einer neutrophilen Hypogranulation erfordert, dass der Blutausstrich technisch korrekt gefärbt wurde. Die Färbequalität kann anhand der Thrombozyten beurteilt werden, die fliederfarbene Granula beinhalten sollten. Zwecks reproduzierbarer Beurteilung einer Hypogranularität kann als diagnostisches Kriterium eine Abnahme der Granula um mind. zwei Drittel zugrunde gelegt werden [94]. Die Thrombozytenzahl ist häufig reduziert, bei einem kleinen Teil der Patienten erhöht. Auch die Thrombozyten können dysplastische Merkmale in Form von Riesenthrombozyten und Hypogranulationen zeigen. Maschinelle Blutbildautomaten können die Anwesenheit von Blasten alarmieren und Atypien der neutrophilen Granulozyten und Erythrozyten erkennen. Bei den Geräten der Linie Siemens Advia kann ein erhöhter Anteil normochromer, makrozytärer oder hypochromer, makrozytärer Erythrozyten, der nicht auf eine Retikulozytose zurückzuführen ist, auf eine dysplastische Erythropoese hinweisen. Bei diesen Geräten wurde auch gezeigt, dass ein bestimmtes Muster im Erythrozyten-Zytogramm für die Anwesenheit von Ringsideroblasten prädiktiv sein kann (Abb. 8.35).

Differentialdiagnosen
Die Differentialdiagnosen zum MDS beinhalten anderweitige Ursachen einer makrozytären Anämie und Zytopenie, die AML und nichtmaligne Veränderungen, die mit dysplastischen Veränderungen der peripheren Blutzellen einhergehen können, z. B. die HIV-Myelopathie im Rahmen einer HIV-Infektion, die Exposition gegenüber Schwermetallen oder passager nach Anwendung von zytostatischen Substanzen.

Weiterführende Untersuchungen
Eine Knochenmarkdiagnostik (Aspiration und Trepanat) ist für die Bestätigung der Diagnose und für die Einteilung des MDS entsprechend den Vorgaben der WHO-Klassifikation obligat (Tab. 9.7). Prognostisch und damit therapeutisch relevant ist neben der zytologischen Beurteilung auch die zytogenetische und ggf. auch molekulargenetische Untersuchung des Knochenmarkaspirats. Dies trifft in besonderer Weise auf das myelodysplastische Syndrom mit Nachweis einer del(5q) zu, das mit einem sehr hohen Ansprechen auf eine immunmodulierende Behandlung mit Lenalidomid assoziiert ist. Wenn die Diagnose eines MDS nach

zytologischen Kriterien nicht eindeutig gestellt werden kann, kann die Identifizierung chromosomaler oder molekularer Veränderungen als Hinweis für eine klonale Hämatopoese hilfreich sein. Die Ergänzung einer MPO- und einer SBB-Färbung kann für den Nachweis von Auer-Stäbchen sinnvoll sein. Zur Beurteilung des medullären Speichereisens und insbesondere für die Detektion von Ringsideroblasten ist die Ergänzung einer Berliner-Blau-Färbung nach Perls essentiell. Die Knochenmarkhistologie erlaubt die Einschätzung der Zellularität und einer evtl. bestehenden Knochenmarkfibrose.

9.1.7 Myeloproliferative und myelodysplastische/myeloproliferative Syndrome

Die WHO-Klassifikation unterscheidet neben der Kategorie der myeloproliferativen Erkrankungen eine weitere Gruppe der myelodysplastischen/myeloproliferativen Syndrome (Tab. 9.8). In beiden Gruppen befinden sich zwei verschiedene Formen der chronischen myeloischen Leukämie. Die chronische myeloische Leukämie unterscheidet sich von der AML in einer effektiven Ausreifung der Granulozyten.

Tab. 9.8: Die WHO-2016-Klassifikation der myelodysplastischen/myeloproliferativen Syndrome und der myeloproliferativen Syndrome.

Myelodysplastic/myeloproliferative neoplasms (MDS/MPN)
Chronic myelomonocytic leukemia (CMML)
Atypical chronic myeloid leukemia (aCML), BCR-ABL1-(negative)
Juvenile myelomonocytic leukemia (JMML)
MDS/MPN with ring sideroblasts and thrombocytosis (MDS/MPN-RS-T)
MDS/MPN, unclassifiable
Myeloproliferative neoplasms (MPN)
Chronic myeloid leukemia (CML), BCR-ABL1+ (positive)
Chronic neutrophilic leukemia (CNL)
Polycythemia vera (PV)
Primary myelofibrosis (PMF)
PMF, prefibrotic/early stage
PMF, overt fibrotic stage
Essential thrombocythemia (ET)
Chronic eosinophilic leukemia, not otherwise specified (NOS)
MPN, unclassifiable

9.1.7.1 Myeloproliferative Erkrankungen

Die Polycythaemia vera, die primäre Myelofibrose und die essentielle Thrombozythämie wurden bereits im Kapitel 8 behandelt.

Die chronische myeloische Leukämie (CML)
Die Entität der chronischen myeloischen Leukämie (CML) ist mit einer spezifischen Translokation, der t(9;22)(q34;q11), assoziiert. Das korrespondierende Fusionsgen, das bcr-abl1-Gen, kodiert für eine Tyrosinkinase (bcr-abl1-Kinase). Das aus der Translokation resultierende aty-

pische Chromosom 22 wird auch als sog. Philadelphia-Chromosom (Ph) bezeichnet. Die sog. Philadelphia-Chromosom-negative CML ohne Nachweis einer t(9;22) (atypische CML) wird in der WHO-Klassifikation nicht den myeloproliferativen Erkrankungen, sondern den myelodysplastischen/myeloproliferativen Syndromen zugerechnet. Die Ph(+)-CML tritt in allen Altersstufen auf, ihre Inzidenz nimmt mit zunehmendem Alter stetig zu. Sie geht mit einer Anämie, Splenomegalie und einer Hepatomegalie einher.

Blutausstrich und Differentialblutbild
Die Leukozytenzahl ist meist deutlich erhöht. Das Differentialblutbild (Abb. 9.43) [95] und der Blutausstrich (Abb. 9.44) weisen typische Merkmale auf, in dem Myelozyten und Neutrophile die häufigsten Zellen darstellen. Bei Patienten mit sehr hohen Leukozytenzahlen kann der Blastenanteil 15 % erreichen, dennoch kommen Blasten in geringerer Häufigkeit als Promyelozyten vor. Entsprechend treten weniger Promyelozyten als Myelozyten auf. In den meisten Fällen findet sich eine Erhöhung der absoluten Anzahl basophiler Granulozyten und in mehr als 90 % der Fälle auch der eosinophilen Granulozyten. Manche eosinophile Granulozyten besitzen unreife Granula mit basophilen Färbeeigenschaften. Monozyten kommen in erhöhter Dichte vor, ihr Anteil bezogen auf die Neutrophilenzahl ist aber nicht erhöht. Wenige kernhaltige rote Vorstufen kommen vor. Dysplasien der kernhaltigen Zellen können in geringem Maße auftreten. Die Thrombozytenzahl liegt i. d. R. im Normbereich oder ist erhöht, selten kann sie auch erniedrigt sein. Die Thrombozytengröße ist erhöht. Zirkulierende Megakaryozyten können vorkommen, meistens präsentieren sie sich dann als nackte Zellkerne.

In seltenen Fällen kann sich eine CML auch in Form einer isolierten Thrombozytose äußern.

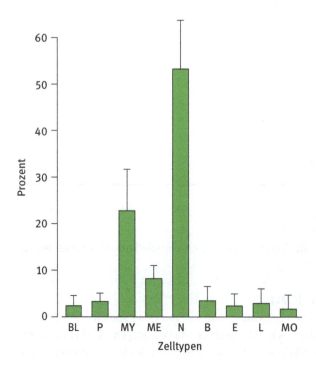

Abb. 9.43: Das Diagramm zeigt die typische Differentialverteilung der Ph(+)-CML basierend auf einer Differenzierung von jeweils 1.500 Zellen an 50 Patienten mit Philadelphia-Chromosom-positiver CML [85]. BL = Blasten; P = Promyelozyten; MY = Myelozyten; ME = Metamyelozyten; N = Neutrophile; B = Basophile; E = Eosinophile; L = Lymphozyten; MO = Monozyten.

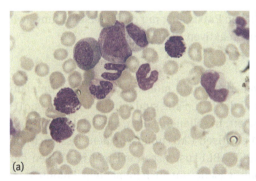
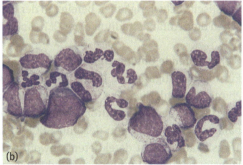

Abb. 9.44: Peripherer Blutausstrich einer Philadelphia-Chromosom-positiven CML. (a) Ein Promyelozyt, ein eosinophiler Myelozyt, drei Basophile und neutrophile Stab- und Segmentkernige; (b) Ein Promyelozyt, mehrere Myelozyten, neutrophile Stab- und Segmentkernige. Das Vorkommen der hier dargestellten bilobulierten Neutrophilen ist eher ungewöhnlich.

Gelegentlich kann die CML auch einem bemerkenswert zyklischen Verlauf folgen. Dabei schwankt die Leukozytenzahl in einem Intervall von 50–70 Tagen zwischen leukämisch hohen Werten und Normalwerten, wobei sich alle myeloischen Zellen an diesem zyklischen Verlauf beteiligen.

Nur wenige Patienten haben zum Zeitpunkt der Erstdiagnose eine Knochenmarkfibrose. Im peripheren Blutausstrich ist dann eine Überschneidung zwischen den typischen zytologischen Merkmalen der Myelofibrose und der CML zu sehen.

Viele Patienten präsentieren sich zum Zeitpunkt der Diagnose mit den gängigen Symptomen. In zunehmendem Maße wird die CML aber auch inzidentell im asymptomatischen Stadium festgestellt. Die frühen Stadien der CML konnten anhand von wenigen Patienten definiert werden, die im Verlauf regelmäßig durchgeführter Routineblutbildkontrollen eine CML entwickelt hatten. Die Zunahme des Basophilenanteils, eine Thrombozytose und die Abnahme des ALP-Index zählen zu den ersten detektierbaren Zeichen einer CML. Nachfolgend steigt die Anzahl der Neutrophilen und der Leukozyten und ein kleiner Teil unreifer Zellen erscheint im peripheren Blut. Mit dem weiteren Ansteigen der Leukozytenzahl nimmt auch die Anzahl unreifer Zellen stetig im peripheren Blut zu.

Der natürliche Verlauf der CML führt normalerweise zu der Transformation in eine akute myeloische oder akute lymphatische Leukämie, die als Blastenkrise bezeichnet wird (s. u.) und der meist eine sog. Akzelerationsphase vorausgeht. Eine sekundäre Myelofibrose kann ebenfalls auftreten. Seit Verfügbarkeit spezifischer Tyrosinkinase-Inhibitoren, die erstmalig tiefe und anhaltende Remissionen ermöglicht haben, wird die Transformation in eine akute Leukämie seltener gesehen.

Differentialdiagnosen
Die Differentialdiagnosen der CML umfassen die reaktive Neutrophilie, andere Formen der chronischen myeloischen Leukämie und die frühen Stadien der Polycythaemia vera und der essentiellen Thrombozythämie. Kriterien, die bei der Unterscheidung zwischen einer CML und einer reaktiven Neutrophilie hilfreich sein können, sind in der Tab. 9.3 aufgeführt. Dia-

gnostische Schwierigkeiten bereitet in der täglichen Praxis aber nur die Unterscheidung zwischen dem Anfangsstadium einer CML und einer reaktiven Neutrophilie.

Weiterführende Untersuchungen
Für die Bestätigung der Diagnose sind zytogenetische und molekulargenetische Untersuchungen erforderlich. Die überwiegende Anzahl der CML-Fälle sind mit der t(9;22)(q34;q11) bzw. dem Philadelphia-Chromosom (Ph) assoziiert. In seltenen Fällen, die sich klinisch und hämatologisch nicht von der Ph(+)-BCR-ABL1-positiven CML unterscheiden, lässt sich die Translokation nicht detektieren, obwohl ein BCR-ABL1-Fusionsgen existent ist. Neben der konventionellen Chromosomenbänderungsanalyse ist darum auch immer eine Fluoreszenz-in-situ-Hybridisierung (FISH) unter Verwendung von BCR- und ABL1-Sonden sowie eine molekulargenetische Analyse des bcr-abl1-Fusionstranskripts erforderlich. Die molekulargenetische Untersuchung dient nicht nur der Bestätigung der Diagnose, sondern auch der Quantifizierung des BCR-ABL1-Fusionsstranskripts als Bezugspunkt für die nachfolgende Beurteilung von Verlauf und Güte der Remission unter Tyrosinkinase-Inhibitoren.

Der ALP-Index ist in mehr als 90 % der Fälle reduziert. Für die Diagnosestellung wird er heutzutage nicht mehr gefordert.

9.1.7.2 Chronische myeloische Leukämie in akzelerierter Phase und Blastenkrise

Die CML in chronischer Phase kann nach Monaten bis Jahren in eine akute Leukämie transformieren. Häufig geht ihr eine Akzelerationsphase voraus. Zu den klinischen Anzeichen, die auf eine Progression der CML hinweisen können, zählen Blässe, Hämatome, zunehmende Hepato- und Splenomegalie, Lymphadenopathie oder seltener Weichteiltumore, Knochenschmerzen und ein refraktäres Therapieansprechen.

Blutausstrich und Differentialblutbild
Während der Akzelerationsphase kann eine Anämie, eine Leukozytose, eine Thrombopenie, eine Thrombozytose, ein Anstieg der Basophilenzahl, ein zunehmender Blastenanteil und das Auftreten von dysplastischen Merkmalen vorhanden sein (Tab. 9.9 und Abb. 9.45).

Die Blastenkrise kann spontan oder nach vorausgegangener Akzelerationsphase auftreten. Etwa 25 % der Patienten zeigen eine Transformation in eine ALL, während alle anderen Patienten eine AML oder eine gemischt myeloisch-lymphatische Leukämie entwickeln (Tab. 9.10). Im Falle einer myeloischen Transformation sieht man häufig eine megakaryoblastäre oder eine gemischt myeloblastische/megakaryoblastäre Differenzierung. Nach Remission einer ersten Blastenkrise (z. B. lymphoblastische Differenzierung) kann eine zweite Blastenkrise auftreten, die sich in ihrer Liniendifferenzierung von der ersten Blastenkrise unterscheidet (z. B. megakaryoblastär).

Differentialdiagnosen
Eine CML, die sich bereits bei Erstdiagnose mit einer Blastenkrise manifestiert, muss differentialdiagnostisch von einer de-novo-AML abgegrenzt werden. Die CML in der Akzelerationsphase kann eine atypische also eine Ph(−)-BCR-ABL1-negative CML (aCML) oder andere

Tab. 9.9: Hämatologische Merkmale, die während der akzelerierten Phase einer CML auftreten können.

Erythrozyten und Vorstufen
Anämie (einschl. einer Aplasie der Erythropoese mit fehlenden oder wenigen Retikulozyten) Makrozytose Ausgeprägte Poikilozytose (als mögliche Folge einer Knochenmarkfibrose) Vakuolisierung von Erythroblasten (PAS-positiv) Hypochromasie und Mikrozytose
Leukozyten und Vorstufen
Refraktäre Leukozytose Zunehmende Basophilenzahl Abnehmende Eosinophilenzahl Zunehmende Monozytose Erworbene Pelger-Huët-Anomalie der Neutrophilen oder der Eosinophilen Hypogranuläre Neutrophile Vakuolisierte Neutrophile Pseudo-Chédiak-Higashi-Anomalie (große Granula) der Neutrophilen und ihrer Vorstufen Doppelkernigkeit und andere Dysplasiemerkmale von neutrophilen Vorläuferzellen Zunehmender Blastenanteil mit rückläufigem Anteil ausreifender Zellen Auer-Stäbchen in Blasten
Thrombozyten und Megakaryozyten
Thrombozytopenie Thrombozytose Mikromegakaryozyten Nacktkernige Megakaryozyten
Allgemeines
Panzytopenie (infolge einer refraktären Splenomegalie oder seltener im Rahmen einer Knochenmarknekrose)

Tab. 9.10: Transformationsarten, die im Rahmen einer CML auftreten können.

- Myeloblastäre Transformation
- Lymphoblastische Transformation
- Megakaryozytäre Transformation (mit Mikromegakaryozyten und Thrombozytose)
- Megakaryoblastäre Transformation
- Erythroblastäre Transformation [96] und erworbene sideroblastische Erythropoese
- Monoblastäre Transformation [97]
- Basophile blastäre Transformation [98]
- Mastzell- und gemischt Basophilen-/Mastzell-Transformation [87]
- Eosinophile blastäre Transformation [99]
- Hypergranuläre promyelozytäre Transformation [100]
- Transformation mit verschiedenen Mischungen unterschiedlicher Zelltypen
- Akute Myelofibrose

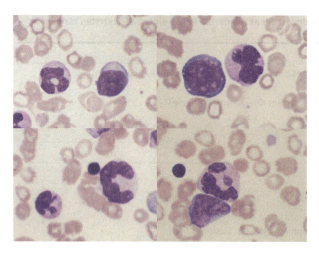

Abb. 9.45: Periphere Blutausstriche einer CML in der Akzelerationsphase, die neben peripher zirkulierenden Blasten verschiedene Formen dysplastischer Veränderungen zeigt. Die Akzeleration ging hier mit einer zytogenetischen Evolution einher.

myeloische Neoplasien simulieren. Die CML in chronischer Phase muss u. a. von der chronischen Neutrophilen-Leukämie, der CMML und der aCML unterschieden werden.

Weiterführende Untersuchungen
Bei zunehmendem Blastenanteil und/oder dem V. a. eine Krankheitsprogression sollte eine Beckenkammpunktion erfolgen. Die Diagnostik sollte auch eine zytogenetische Analyse beinhalten, um eine klonale zytogenetische Evolution im Rahmen einer Akzeleration oder einer leukämischen Transformation nachzuweisen. In der Blastenkrise sollte auch eine durchflusszytometrische Untersuchung des Knochenmarkaspirats erfolgen, um die Linienzuordnung der Blastenpopulation zu klären. Im Falle einer Therapie-refraktären Erkrankung bzw. einer Krankheitsprogression unter einem Tyrosinkinase-Inhibitor ist auch die molekulargenetische Untersuchung zwecks Identifizierung Therapie-relevanter BCR-ABL1-Resistenzmutationen indiziert.

9.1.7.3 Die chronische Neutrophilen-Leukämie (CNL)
Die chronische Neutrophilen-Leukämie (CNL) zählt zu den seltenen hämatologischen Erkrankungen, die durch eine Anämie, Splenomegalie und gelegentlich durch eine Hepatomegalie gekennzeichnet sind.

Blutausstrich und Differentialblutbild
Typisch für die CNL ist eine deutliche Leukozytose > 25 G/l, die nur wenige unreife Vorläuferzellen umfasst, und eine Anämie (Abb. 9.46). Die Leukozytenzahl liegt meist in der Größenordnung von 40–70 G/l. Eine Basophilie, eine Eosinophilie oder eine Monozytose kommen nicht vor. Die neutrophilen Granulozyten können sowohl eine toxische Granulation als auch Döhle-Körperchen aufweisen [101]. Ringformen kommen relativ selten vor [102]. Fälle mit deutlichen Dysplasiezeichen wurden beschrieben [103]. In der WHO-Klassifikation entspricht dies allerdings einem Ausschlusskriterium [104]. Die CNL kann in eine akute Leukämie transformieren.

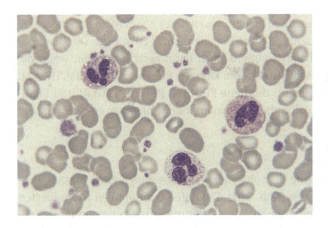

Abb. 9.46: Peripherer Blutausstrich einer chronischen Neutrophilen-Leukämie (CNL). Die neutrophilen Granulozyten tragen eine toxische Granulation und zytoplasmatische Vakuolen. Links im Bild ist ein Riesenthrombozyt zu sehen. Andere neutrophile Granulozyten zeigten bei diesem Patienten Döhle-Körperchen und Makropolyzyten.

Differentialdiagnosen
Die Differentialdiagnosen der CNL umfassen andere Formen der chronischen Leukämie bzw. myeloproliferativer Erkrankungen (z. B. (PH+)-CML, aCML, CMML) und die reaktive Neutrophilie (einschließlich der neutrophilen leukämoiden Reaktion im Zusammenhang mit einem Multiplen Myelom oder einer monoklonalen Gammopathie unklarer Signifikanz).

Weiterführende Untersuchungen
Zur sicheren differentialdiagnostischen Abgrenzung gegen die Ph(+)-CML und Ph(−)-myeloproliferativen Erkrankungen (ET, PV, PMF) ist eine Beckenkammdiagnostik (Aspirat und Trepanat) einschließlich einer zytogenetischen und molekulargenetischen Analyse indiziert. Die molekulargenetische Untersuchung dient nicht nur dem Nachweis der häufig mit einer CNL assoziierten Mutation im CSF3R-Gen sondern auch dem Entitäts-definierenden Ausschluss der BCR-ABL1- und PCM1-JAK2-Fusionsgene sowie von Rearrangements der Gene PDGFRA, PDGFRB und FGFR1 (s. Definition der WHO-2016-Klassifikation). Zum Ausschluss einer reaktiven Neutrophilie im Rahmen einer Plasmazellerkrankung ist auch eine Eiweißelektrophorese bzw. eine Immunfixation in Serum und Urin durchzuführen. Der ALP-Index ist i. d. R. erhöht. Falls die zytogenetische und molekulargenetische Untersuchung keine Hinweise für eine klonale Erkrankung ergeben, kann ggf. eine längere Beobachtung des Patienten erforderlich sein, um eine reaktive Neutrophilie von einer chronischen Neutrophilen-Leukämie zu unterscheiden.

9.1.7.4 Die chronische Eosinophilen-Leukämie, NOS (CEL, NOS)
Eine Eosinophilie kann in Assoziation mit einer akuten myeloischen Leukämie auftreten und dann auch mit signifikant erhöhten Eosinophilenzahlen einhergehen. Die chronische Eosinophilen-Leukämie zeigt eine Eosinophilie, die überwiegend aus reifzelligen eosinophilen Granulozyten besteht. Der Anteil unreifer Vorläuferzellen bzw. der Blastenanteil im peripheren Blut und im Knochenmark beträgt weniger als 20 %. Die Prognose ist ungünstig und wird u. a. von dem prozentualen Blastenanteil und dem Ausmaß sekundärer Endorganschädigungen durch Degranulation eosinophiler Granulozyten bestimmt. Die Diagnose einer CEL setzt entsprechend den Vorgaben der WHO-Klassifikation voraus, dass die Eosinophilen-

Zahl > 1,5 G/l misst und dass der Blastenanteil im peripheren Blut > 2 % bzw. im Knochenmark > 5 %, aber sowohl im peripheren Blut als auch im Knochenmark < 20 % liegt. Die Diagnose darf in Abwesenheit eines erhöhten Blastenanteils auch dann gestellt werden, wenn die zytogenetische oder molekulargenetische Analyse ein klonales Ereignis belegt [105]. Hiervon ausgenommen sind jedoch Rearrangements der Gene PDGFRA, PDGFRB, FGFR1 und PCM1-JAK2, die einer separaten Kategorie Eosinophilie-assoziierter Erkrankungen zugeordnet sind [106, 107].

Blutausstrich und Differentialblutbild
Der Blutausstrich zeigt reife eosinophile Granulozyten und gelegentlich auch Blasten, Promyelozyten und eosinophile Myelozyten (Abb. 9.47). Die reifen eosinophilen Granulozyten präsentieren sich häufig mit Hypogranulationen, Vakuolisierungen und hypolobulierten Zellkernen oder sie stellen sich ohne zytologische Atypien dar. Die reifen eosinophilen Granulozyten und eosinophile Myelozyten können dunkel gefärbte, proeosinophile Granula beinhalten. Bei der akuten Eosinophilen-Leukämie treten sowohl in den Blasten als auch in den reifen Zellen gelegentlich Auer-Stäbchen auf, die bei der chronischen Eosinophilen-Leukämie fehlen. Häufig besteht eine Anämie und Thrombozytopenie. Der Anteil der neutrophilen Granulozyten kann erhöht sein, die häufig eine ausgeprägte Granulation zeigen. Der Monozytenanteil kann ebenfalls erhöht sein.

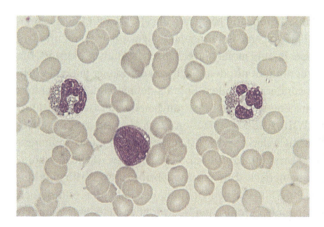

Abb. 9.47: Peripherer Blutausstrich eines Patienten mit einer chronischen Eosinophilen-Leukämie (CEL-NOS), der einen Blasten und zwei vakuolisierte und partiell degranulierte Eosinophile zeigt.

Differentialdiagnosen
Die Differentialdiagnosen beinhalten u. a. reaktive Eosinophilien (s. o.), die atypische CML (aCML), die CMML mit assoziierter Eosinophilie und das idiopathische HES. Die Diagnose eines idiopathischen HES darf nur gestellt werden, wenn zuvor alle anderen reaktiven bzw. klonalen Ursachen einer persistierenden Eosinophilie ausgeschlossen wurden. Weitere Differentialdiagnosen entsprechen allen hämatologischen Neoplasien, die mit einer Eosinophilie assoziiert sein können (z. B. ALL (Abb. 9.48), Non-Hodgkin-Lymphome) und die Gruppe der myeloischen/lymphatischen Neoplasien mit assoziierter Eosinophilie (sog. MLN-Eo), die durch den Nachweis von Rearrangements der Gene PDGFRA, PDGFRB und FGFR1 sowie des Fusionsgens PCM1-JAK2 definiert sind.

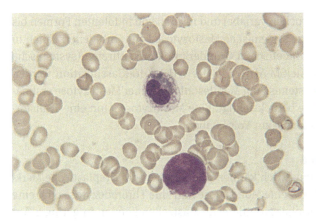

Abb. 9.48: Peripherer Blutausstrich eines Patienten mit einer akuten lymphoblastischen Leukämie (ALL) mit reaktiver Eosinophilie, der einen Lymphoblasten und einen partiell degranulierten, hypolobulierten eosinophilen Granulozyten zeigt. Wichtig ist hier die durchflusszytometrische Linienzuordnung der Blastenpopulation.

Weiterführende Untersuchungen

Der differentialdiagnostische Algorithmus der persistierenden Eosinophilie erfordert eine Knochenmarkdiagnostik (Aspiration und Trepanat), die eine zytogenetische und eine molekulargenetische Untersuchung beinhalten muss. Die zytogenetische Untersuchung soll neben der konventionellen Chromosomenbänderungsanalyse eine FISH-Analyse bzgl. PDGFRA-, PDGFRB-, FGFR1- und PCM1-JAK2-Rearrangements umfassen. Molekulargenetisch kann das FIP1L1-PDGFRA-Fusionsgen über das korrelierende Transkript nachgewiesen werden. Bei der mikroskopischen Blut- und Knochenmarkbefundung ist auf einen erhöhten Blastenanteil und eine der Eosinophilie möglicherweise assoziierte anderweitige hämatologische Grunderkrankung zu achten. Zum Ausschluss einer der Eosinophilie assoziierten systemischen Mastozytose ist eine Beckenkammhistologie anzuraten. Die zytogenetische Untersuchung bei Patienten mit CEL zeigt eine Bandbreite chromosomaler Veränderungen einschließlich der Trisomie 8, del(20q), i(17q) und Rearrangements unter Beteiligung des langen Armes von Chromosom 5. Bei Patienten mit unklarer Eosinophilie, die weder auf eine reaktive Ursache noch auf eine klonale Eosinophilie zurückzuführen ist, kann eine durchflusszytometrische Untersuchung sowie eine molekulargenetische T-Zell-Rezeptor-Analyse des peripheren Blutes sinnvoll sein, um eine T-Zell-Klonalität nachzuweisen. Die Anwesenheit von Weichgewebstumoren bestehend aus unreifen myeloischen Zellen bestätigt ebenfalls die Diagnose.

Wenn sich das zytologische Bild überwiegend aus reifzelligen Eosinophilen zusammensetzt, kann die Diagnose einer CEL nach rein zytologischen Kriterien schwierig sein. Der Nachweis ausgeprägter zytologischer Atypien der eosinophilen Granulozyten ist dann diagnostisch nicht hilfreich, da gleichwertige Atypien auch bei reaktiven Eosinophilien und bei der systemischen Mastozytose vorkommen. Bei diagnostisch unklaren Fällen einer CEL kann eine längere Beobachtung des Patienten notwendig sein, bis sich eine CEL eindeutig demaskiert. Die sehr selten vorkommende CEL mit Nachweis eines BCR-ABL1-Fusionsgens wird als Variante der CML klassifiziert und als solche behandelt.

9.1.7.5 Mastozytose

Der Begriff der Mastozytose umfasst eine heterogene Gruppe verschiedener Krankheitszustände, die auf der Expansion klonaler Mastzellen in verschiedenen Organsystemen beruht.

Die klinischen Verläufe sind ausgesprochen variabel und reichen von indolenten Formen bis hin zu aggressiven Verlaufsformen. Die systemische Mastozytose kann in seltenen Fällen in Assoziation mit einer zweiten hämatopoetischen Grunderkrankung auftreten (systemische Mastozytose mit assoziierter Neoplasie[SM-AHN]). In der WHO-2016-Klassifikation werden die unterschiedlichen lokalen und systemischen Manifestationen einer Mastozytose erstmalig mit einer eigenständigen Kategorie berücksichtigt. Eine Mastozytose kann eine Transformation in eine akute myeloische Leukämie zur Folge haben.

Blutausstrich und Differentialblutbild
Das Blutbild und der periphere Blutausstrich können proliferative oder dysplastische Merkmale zeigen, wie z. B. eine Eosinophilie, eine Monozytose und eine Thrombozytose oder eine Anämie und Thrombozytopenie. Peripher zirkulierende Mastzellen können in geringer Anzahl vorkommen, die dann auch mit zellulären Atypien versehen sein können (Abb. 9.49).

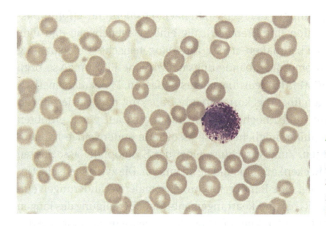

Abb. 9.49: Peripherer Blutausstrich einer Mastozytose. Dargestellt ist eine atypische Mastzelle, die im Vergleich zu einer normalen Mastzelle einen größeren Zellkern und weniger Granula besitzt.

Differentialdiagnosen
Da die Mastozytose mit einer Eosinophilie einhergehen kann, sind in diesem Fall neben den MLN-Eo und Veränderung von PDGFRA, PDGFRB, FGFR1 oder PCM1-JAK2 auch alle WHO-definierten hämatopoetischen Erkrankungen mit assoziierter Eosinophilie und die CEL-NOS zu berücksichtigen.

Weiterführende Untersuchungen
Die Diagnose erfordert eine Knochenmarkdiagnostik (Aspiration und Trepanat) einschließlich einer zytogenetischen und einer molekulargenetischen Untersuchung. Die molekulargenetische Untersuchung dient dem Nachweis der KITD816F-Mutation, die in der Mehrzahl der Patienten präsent ist. Die zytogenetische Untersuchung kann klonale Ereignisse aufdecken. Bei der Befundung des Knochenmarks ist auch darauf zu achten, ob eine der Mastozytose assoziierte anderweitige hämatopoetische Grunderkrankung vorliegt (sog. SM-AHN). Die Knochenmarkhistologie erlaubt die Identifizierung von kompakten Mastzellinfiltraten und die immunhistochemische Charakterisierung atypischer Mastzellen, die u. a. eine aberrante

Expression von CD2 und CD25 zeigen können. Im Serum sollte die Tryptasekonzentration bestimmt werden.

9.1.8 Myelodysplastische/myeloproliferative Neoplasien

9.1.8.1 Atypische chronische Leukämie (aCML)

Die atypische CML ist eine Erkrankung des Erwachsenenalters, die im Gegensatz zur typischen (Ph+)-CML weder ein Philadelphia-Chromosom noch ein BCR-ABL1-Fusionsgen aufweist. Das klinische Bild ähnelt dem der (Ph+)-CML.

Blutausstrich und Differentialblutbild

Die Patienten präsentieren sich mit einer Anämie sowie mit mäßig bis deutlich erhöhten Leukozytenzahlen. Patienten mit atypischer CML weisen meist niedrigere Hämoglobinwerte und geringere Leukozytenzahlen auf als Patienten mit Ph(+)-CML. Die Merkmale des peripheren Blutes (Abb. 9.50) unterscheiden sich insoweit, als bei der aCML eine Thrombozytopenie und Monozytose häufiger, eine Basophilie und Eosinophilie hingegen seltener vorkommen. Wie bei der Ph(+)-CML treten im peripheren Blut granulopoetische Vorstufen auf, die häufig dysplastische Merkmale tragen. Auch die aCML kann in einer Blastenkrise münden. Im Gegensatz zur CMML ist der Nachweis granulopoetischer Vorstufen sowie von Dysplasiezeichen häufiger anzutreffen, während eine Monozytose nicht zu den typischen Kennzeichen der aCML zählt. Die Tab. 9.11 zeigt die diagnostischen WHO-Kriterien der aCML im Vergleich zur CMML.

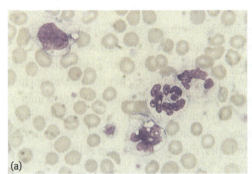
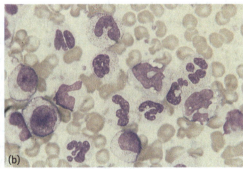

Abb. 9.50: Peripherer Blutausstrich einer atypischen BCR-ABL1-negativen CML (aCML). Zu sehen sind ein normaler neutrophiler Granulozyt, ein Makropolyzyt, ein Monozyt und ein etwas unreifer Monozyt sowie ein Riesenthrombozyt, zahlreiche neutrophile Granulozyten, Stabkernige, Monozyten und hypogranulierte Myelozyten.

Differentialdiagnosen

Die Differentialdiagnosen der aCML umfassen leukämoide Reaktionen und andere Formen myeloischer Leukämien.

Tab. 9.11: Die WHO-2016-Kriterien für die Differentialdiagnosen der aCML und der CMML [108, 109].

Peripheres Blut	aCML	CMML
Monozyten	Anteil < 10 % der Leukozyten	Anteil > 10 % der Leukozyten Anzahl > 1 G/l
Unreife granulopoetische Vorstufen – Promyelozyten – Myelozyten – Metamyelozyten	Anteil mind. 10 % der Leukozyten	häufig < 10 % der Leukozyten
Dysplasien	Dysplasien der Granulopoese	Dysplasien in mind. einer myeloiden Zell-Linie oder alternative Kriterien müssen erfüllt sein[x]
Blastenanteil	< 20 %	< 20 % (einschließlich Monoblasten und Promonozyten)
Sonstige Kriterien	Ausschluss von PDGFRA-, PDGFRB-, FGFR1-Rearrangements oder von PCM1-JAK2	Ausschluss von PDGFRA-, PDGFRB-, FGFR1-Rearrangements oder von PCM1-JAK2
	Kriterien für BCR-ABL1(+)-CML, PMF, PV oder ET nicht erfüllt	Kriterien für BCR-ABL1(+)-CML, PMF, PV oder ET nicht erfüllt

[x] In Abwesenheit von Dysplasien oder bei minimalen Dysplasien kann die Diagnose gestellt werden, sofern eine erworbene klonale zytogenetische oder molekulare Aberration in hämatopoetischen Zellen detektiert wird **oder** die Monozytose seit mehr als 3 Monaten persistiert **und** zuvor alle anderweitigen Ursachen einer Monozytose ausgeschlossen werden konnten.

Weiterführende Untersuchungen

Für die Erstellung der Diagnose ist die Knochenmarkpunktion einschließlich einer zytogenetischen Untersuchung hilfreich, weil sie auch die Beurteilung der Erythropoese und der Megakaryopoese erlaubt und den Ausschluss einer akuten myeloischen Leukämie ermöglicht. Allerdings sind die Befunde des peripheren Blutes häufig hilfreicher für die Unterscheidung der verschiedenen Formen myelodysplastischer/myeloproliferativer Erkrankungen. Das Philadelphia-Chromosom bzw. das korrespondierende BCR-ABL1-Fusionsgen kommen in dieser Kategorie nicht vor, es können jedoch andere klonale chromosomale Aberrationen vorhanden sein. Der NAP-Score ist in den meisten Fällen niedrig, in wenigen Fällen aber auch erhöht, sodass er als diagnostisches Kriterium wenig geeignet ist.

9.1.8.2 Chronische myelomonozytäre Leukämie

Die CMML ist eine Erkrankung des älteren Menschen und durch eine Anämie, eine Hepatosplenomegalie und gelegentlich durch ausgedehnte Weichteilinfiltrationen von leukämischen Monozyten gekennzeichnet.

Blutausstrich und Differentialblutbild

Im peripheren Blutausstrich (Abb. 9.51) zeigt sich eine Monozytose, bei den meisten Patienten besteht ferner eine Anämie und eine Neutrophilie. Definitionsgemäß beträgt die Monozytenzahl > 1 × Gl (s. Tab. 9.11). Die Monozyten können sich etwas unreif mit basophilem Zytoplasma und Nucleoli darstellen. Granulopoetische Vorstufen können vorkommen, betragen aber i. d. R. weniger als 5 % der Leukozytenzahl. Im Gegensatz hierzu ist bei der aCML die Anzahl granulopoetischer Vorläuferzellen erheblich gesteigert und liegt häufig über 15 %, i. d. R. jedoch mind. über 5 %. Eine Basophilie und eine Eosinophilie sind untypisch für die CMML. Der Anteil der medullären Blasten einschließlich der Promonozyten liegt unter 20 %. Dysplastische Merkmale der anderen Zell-Linien kommen vor, sind aber nicht zwingend vorhanden. Die CMML kann sekundär in eine AML übergehen.

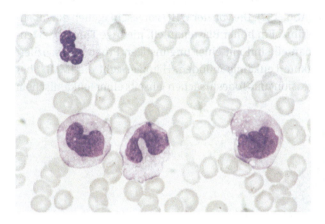

Abb. 9.51: Peripherer Blutausstrich einer chronischen myelomonozytären Leukämie (CMML), der einen dysplastischen, hypogranulierten neutrophilen Granulozyten und drei atypische Monozyten zeigt.

Differentialdiagnosen
Die Differentialdiagnosen der CMML beinhalten reaktive Veränderungen, andere Formen chronischer myeloischer Leukämien, myelodysplastische Syndrome und myeloproliferative Erkrankungen. Die Gabe von G-CSF kann das Bild einer CMML simulieren. Eine sorgfältige Unterscheidung zwischen Promonozyten und unreifen Monozyten sowie atypischen Monozyten ist wichtig, um Fehlinterpretationen als akute monozytäre Leukämie zu vermeiden.

Weiterführende Untersuchungen
Eine Beckenkammdiagnostik (Aspirat und Trepanat) mit zytogenetischen und molekulargenetischen Untersuchungen stellen wichtige Zusatzuntersuchungen dar, da die CMML mit klonalen chromosomalen und molekularen Aberrationen verbunden sein kann. Das Philadelphia-Chromosom bzw. das korrespondierende BCR-ABL1-Fusionsgen kommen bei der CMML nicht vor.

9.1.8.3 Juvenile myelomonozytäre Leukämie
Die Philadelphia-Chromosom-positive CML kann in seltenen Fällen auch bereits im Kindesalter auftreten. Vor dem 5. Lebensjahr können Kinder eine Ph(–)-Variante entwickeln, die als juvenile myelomonozytäre Leukämie (JMML) bezeichnet wird (früher sog. juvenile CML). Der Begriff JMML beinhaltet auch das Monosomie-7-Syndrom. Typische klinische Merkmale bestehen in einer Anämie, der Splenomegalie, gelegentlich auch in einer Hepatomegalie, einer

Lymphadenopathie und einem Exanthem. Die JMML kommt häufiger bei Kindern mit Neurofibromatose oder dem Noonan-Syndrom vor.

Blutausstrich und Differentialblutbild
Der periphere Blutausstrich zeigt eine Anämie, eine Neutrophilie und eine Monozytose. Im Vergleich zur CML sind die Leukozytenzahlen niedriger, Myelozyten kommen in geringerer Dichte vor. Die Monozytose, eine Thrombozytopenie und zirkulierende kernhaltige rote Vorstufen zählen zu den häufigen Merkmalen einer JMML. Die Monozytose stellt ein wichtiges diagnostisches Kriterium dar, zumal sie in nahezu allen Fällen präsent ist. Dysplastische Veränderungen können vorkommen (Abb. 9.52). Die von der WHO vorgeschlagenen diagnostischen Kriterien sind in Tab. 9.12 angeführt. Ein hoher Blastenanteil, niedrige Thrombozytenzahlen und ein hoher Erythroblastenanteil sind mit einer ungünstigen Prognose assoziiert [111]. Die Erkrankung kann in eine akute Leukämie münden. Häufiger geht die JMML aber mit einer langsamen Krankheitsprogression und Todesursachen jenseits einer leukämischem Transformation einher.

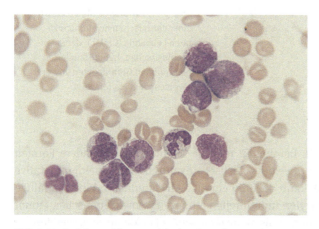

Abb. 9.52: Peripherer Blutausstrich einer juvenilen myelomonozytären Leukämie (JMML), der mehrere neutrophile Granulozyten, einen Blasten, einen Promyelozyten und mehrere dysplastische Zellen zeigt, die der monozytären Linie zugehörig sein können. Mit freundlicher Genehmigung von Dr. O. Oakhill und Dr. G. R. Standen, Bristol. Bei dem Patienten handelte es sich um ein 6 Monate altes Kind mit einer Hepatosplenomegalie und folgenden Befunden: Leukozytenzahl 94 G/l; Hb 10,2 g/l; Thrombozytenzahl 28 G/l; ALP-Score 10, HbF-Anteil 11 %.

Differentialdiagnosen
Die Differentialdiagnosen der JMML umfassen reaktive Zustände bei Kindern und Kleinkindern, die mit einer Monozytose und dysplastischen Veränderungen einhergehen, insbesondere virale und bakterielle Infektionen. Bei Kindern mit dem Noonan-Syndrom, die ein erhöhtes Risiko für eine JMML aufweisen, ist zu beachten, dass sie spontan remittierende Blutbildveränderungen entwickeln können, die einer JMML ähnlich sein können.

Tab. 9.12: Die WHO-2016-Kriterien für die Diagnose der JMML [110].

I. Klinische und hämatologische Merkmale (jedes der vier Kriterien obligat) – Anteil der Monozyten im peripheren Blut ≥ 1 G/l – Blastenanteil in PB und KM < 20 % – Splenomegalie – Abwesenheit des Philadelphia-Chromosoms (BCR-ABL1-Fusionsgen)
II. Molekulargenetische Untersuchungen (ein Befund ausreichend) – Somatische Mutationen in PTPN11^x oder KRAS^x oder NRAS^x – Klinische Diagnose der NF1 oder einer NF1-Mutation – Keimbahnmutationen im CBL-Gen oder Verlust der Heterozygotie von CBL
III. Bei Patienten ohne genetische Merkmale müssen, neben den unter Punkt I gelisteten Merkmalen, die folgenden Kriterien erfüllt sein: – Monosomie 7 oder jede andere chromosomale Aberration oder zumindest zwei der folgenden Kriterien: – Erhöhung des altersbezogenen Hämoglobin-F-Anteils – Nachweis von myeloiden oder erythroiden Vorstufen im peripheren Blutausstrich – GM-CSF-Hypersensitivität im Kolonieassay – Hyperphosphorylierung von STAT5

^{x} Keimbahnmutationen mit Hinweis auf ein Noonan-Syndrom müssen ausgeschlossen werden.

Weiterführende Untersuchungen

Die Diagnose erfordert eine Beckenkammpunktion (Aspirat) einschließlich einer zytogenetischen und einer molekulargenetischen Untersuchung und eine Quantifizierung des Hämoglobins F. Die zytogenetische Analyse fällt zum Zeitpunkt der Erstdiagnose häufig unauffällig aus. Eine Monosomie 7, eine Trisomie 8 oder andere klonale zytogenetische Aberrationen können bei Erstmanifestation oder im Verlauf der Erkrankung auftreten. Zu den häufig detektierten, molekulargenetischen Befunden zählen Mutationen im NRAS-, KRAS-, PTPN11-, ASXL1- oder CBL-Gen oder biallelische Inaktivierungen im NF1-Gen. Zusätzlich zu einem erhöhten, prozentualen Hämoglobin-F-Anteil können andere Merkmale auftreten, die mit einer fetalen Hämatopoese assoziiert sind, insbesondere ein geringer Hämoglobin-A2-Anteil, eine niedrige erythrozytäre Carboanhydrase-Aktivität, eine verminderte Expression des Erythrozytenantigens I und eine erhöhte Expression des Erythrozytenantigens i. Die Serumimmunglobulinkonzentration kann erhöht sein. Da der NAP-Score sowohl normal, erniedrigt als auch erhöht sein kann, besitzt er keinen diagnostischen Wert.

9.1.9 Myelodysplastische/myeloproliferative Neoplasien, nicht klassifizierbar

Die klinischen und morphologischen Merkmale dieser Entität zeigen Überschneidungen zwischen myelodysplastischen Syndromen und myeloproliferativen Erkrankungen, die sich aber weder der einen noch der anderen Kategorie zuordnen lassen [112]. Die refraktäre Anämie mit Ringsideroblasten und Thrombozytose (MDS RARS-T WHO 2008, MDS/MPN-RS-T WHO 2016) stellt eine eigenständige Entität in der Kategorie der myelodysplastischen/myeloproliferativen Neoplasien dar.

Blutausstrich und Differentialblutbild

Das Blutbild und der periphere Blutausstrich zeigen Merkmale myeloproliferativer Erkrankungen mit Leukozytenzahlen ≥ 13 G/l und Thrombozytenzahlen ≥ 450 G/l. Peripher zirkulierende Blasten können mit einem Anteil < 20 % vorkommen. Dysplastische Veränderungen können in einer oder mehreren Zell-Linien präsent sein. Bei Patienten mit refraktärer Anämie mit Ringsideroblasten und Thrombozytose kann sich eine Hypochromasie der Erythrozyten und Pappenheimer-Körperchen zeigen (Abb. 9.53).

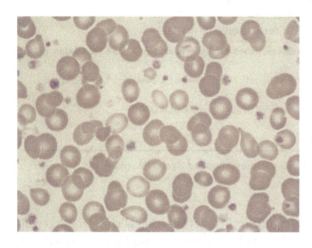

Abb. 9.53: Peripherer Blutausstrich einer refraktären Anämie mit Ringsideroblasten und Thrombozytose. Abgebildet sind polymorphe Erythrozyten sowie eine Thrombozytose mit Vorkommen großer Thrombozyten und Thrombozyten unterschiedlicher Granularität.

Differentialdiagnosen

Die Differentialdiagnosen umfassen myelodysplastische Syndrome (MDS), myeloproliferative Erkrankungen (MPN) und andere myelodysplastische/myeloproliferative Neoplasien (MDS/MPN).

Weiterführende Untersuchungen

Die differentialdiagnostische Einordnung erfordert eine Beckenkammdiagnostik (Aspirat und Trepanat) sowie eine zytogenetische Untersuchung und molekulargenetische Analysen, die u. a. Mutationen im JAK2-, im MPL- und im CALR-Gen umfassen sollen.

9.1.9.1 Lymphatische und myeloische Neoplasien mit Aberrationen von PDGFRA, PDGFRB, FGFR1 oder PCM1-JAK2

Die Entitäten dieser Kategorie sind durch bestimmte molekulare Aberrationen definiert [107]. Die hämatologischen Ausprägungen können dabei sehr unterschiedlich sein. Die häufigste Aberration, die zu einem PDGFRA-Rearrangement führt, stellt eine kryptische interstitielle Deletion dar, die mit einem FIP1L1-PDGFRA-Fusionsgen einhergeht. Das FIP1L1-PDGFRA-Fusionsgen kann auch im Zusammenhang mit einer sekundären AML, seltener mit T-lymphoblastischen Lymphomen auftreten. Fälle mit Rearrangements von PDGFRB einschließlich solcher mit t(5;12)(q31~33;p12) und ETV6-PDGFRB präsentieren sich häufig als myeloide Neoplasien ähnlich einer aCML oder einer CMML, die häufig mit einer Eosinophilie assoziiert sind. FGFR1-Rearrangements, deren häufigster Vertreter die t(8;13)(p11;q12) mit dem ZNF198-FGFR1-Fusionsgen darstellt, können sich als AML oder als T- bzw. B-lymphoblastische Lymphome manifestieren.

Blutausstrich und Differentialblutbild
Eine Eosinophilie kann vorkommen, stellt aber kein obligates Kriterium dar (Abb. 9.54). Weitere hämatologische Merkmale variieren in Abhängigkeit von dem zugrunde liegenden spezifischen Gendefekt.

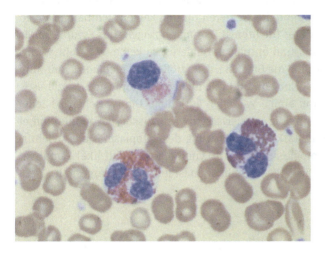

Abb. 9.54: Peripherer Blutausstrich einer Patientin mit einer MLN-Eo und Nachweis eines FIP1L1-PDGFRA-Rearrangements, der eosinophile Granulozyten zeigt, die Degranulationen in unterschiedlichem Ausmaß zeigen. Ein Eosinophiler trägt einen nichtlobulierten Zellkern.

Differentialdiagnosen
Die differentialdiagnostische Abgrenzung der o. g. Entitäten zu anderen Formen aus der Gruppe der MPN und der MDS/MPN ist von hoher klinischer Relevanz, da PDGFRA- und PDGFRB-rearrangierte Neoplasien auf die Behandlung mit Tyrosinkinase-Inhibitoren ansprechen.

Weiterführende Untersuchungen
Rearrangements der Gene PDGFRB und FGFR1 können mittels zytogenetischer Untersuchungen detektiert werden. Das FIP1L1-PDGFRA-Fusionsgen entzieht sich dem zytogenetischen Nachweis aufgrund der Lage des Bruchpunkts. Die Detektion gelingt jedoch mithilfe der FISH-Analyse oder durch den molekulargenetischen Nachweis des Fusionstranskripts in der PCR-Technik.

9.1.10 Akute lymphatische Leukämie (ALL)

Die ALL ist am häufigsten bei Kindern unter 10 Jahren, kommt aber in jedem Lebensalter vor und weist einen zweiten Häufigkeitsgipfel bei älteren Menschen (> 60 Jahre) auf. Die klinische Symptomatik resultiert aus leukämischen Organinfiltrationen (z. B. Knochenschmerzen, Hepatosplenomegalie und Lymphadenopathie) sowie aus der hämatopoetischen Insuffizienz (Anämiesymptome, Infektionen, thrombozytopenische Blutungen). Die Klassifikation der ALL nach der French-American-British Group (FAB) ist eine rein morphologische [80], während die WHO-Klassifikation auf der Immunphänotypisierung und genetischen Analysen beruht [79].

Die FAB-Klassifikation der ALL in drei Kategorien (L1–L3) ist klinisch nur noch wenig relevant und spielt allenfalls noch bei der Beurteilung von Grenzfällen reifzelliger ALL und Lymphome eine Rolle. Bei der L1-Morphologie (Abb. 9.55) sind die Blasten klein bis mittelgroß und ziemlich gleichmäßig im Aussehen. Die größeren Zellen haben oft ein diffuses Kernchromatin und kleine Nukleolen, während die kleineren Blasten keinen sichtbaren Nucleolus haben und ein etwas kondensierteres (dichteres) Chromatin zeigen. Das Zytoplasma ist spärlich, schwach bis mäßig basophil und enthält normalerweise keine oder sehr wenige Vakuolen. Bei der L2-ALL (Abb. 9.56) sind die Blasten i. d. R. größer und pleomorph mit unregelmäßigeren Kernen, prominenteren Nucleoli und reichlicherem Zytoplasma. Letzteres ist schwach bis stark basophil und kann einige Vakuolen enthalten. Die typischen L3-Zellen (Abb. 9.57) zeichnen sich durch eine mäßig intensive zytoplasmatische Basophilie und eine unterschiedliche, aber meist sehr starke Vakuolisierung des Zytoplasmas aus. Wichtige Differentialdiagnosen bei L3-Morphologie sind blastäre Lymphome (Burkitt(-like)-Lymphom, lymphoblastisches Lymphom etc.). Die WHO-Klassifikation ist in Tab. 9.13 dargestellt.

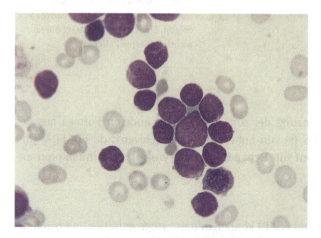

Abb. 9.55: Blutausstrich einer ALL (L1 nach FAB-Nomenklatur) mit zahlreichen Lymphoblasten und einem einzelnen polychromatischen Erythroblasten. Die Lymphoblasten sind unterschiedlich groß, aber in ihrer morphologischen Struktur sehr ähnlich. Die kleineren Blasten zeigen ein etwas dichteres Kernchromatin, was ein (unzuverlässiger) Hinweis auf ihren lymphatischen Ursprung ist. Der Nachweis der B-Linienzugehörigkeit wurde hier per Durchflusszytometrie erbracht.

Differentialblutbild
In einigen Fällen besteht eine Anämie und Thrombozytopenie ohne Nachweis zirkulierender Blasten im peripheren Blut. In anderen Fällen ist eine mehr oder weniger stark ausgeprägte Blastämie mit teils exzessiver Leukozytenerhöhung zu beobachten. Gleichzeitig besteht häu-

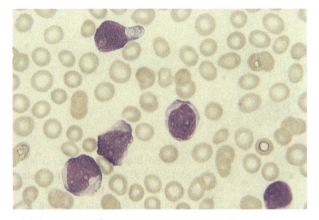

Abb. 9.56: Blutausstrich einer ALL (L2 nach FAB-Nomenklatur). Die Blasten sind tendenziell größer und pleomorpher als L1-Blasten. Das Chromatinmuster ist ferner diffuser und einer der Blasten zeigt eine Handspiegel-Form. In diesem Fall zeigte die Durchflusszytometrie eine T-Linienzugehörigkeit.

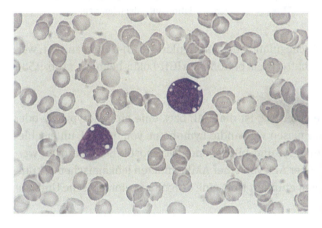

Abb. 9.57: Blutausstrich einer ALL mit L3-Morphologie. Die Blasten sind mittelgroß und besitzen ein stark basophiles, vakuolisiertes Zytoplasma. In diesem Fall handelte es sich um eine reifzellige B-ALL.

Tab. 9.13: Die WHO-2008-Klassifikation der lymphatischen Vorläuferneoplasien (Akute lymphatische Leukämien/Lymphoblastische Lymphome) [79].

B-lymphoblastische7-s Leukämie/Lymphom ohne weitere Zuordnung
B-lymphoblastische/-s Leukämie/Lymphom mit wiederkehrenden genetischen Veränderungen
– B-lymphoblastische/-s Leukämie/Lymphom mit t(9;22)(q34;q11.2); BCR-ABL1
– B-lymphoblastische/-s Leukämie/Lymphom mit t(v;11q23); MLL KMT2A)-Umlagerung
– B-lymphoblastische/-s Leukämie/Lymphom mit t(12;21)(p13;q22); ETV6-RUNX1
– B-lymphoblastische/-s Leukämie/Lymphom mit Hyperdiploidie
– B-lymphoblastische/-s Leukämie/Lymphom mit Hypodiploidie
– B-lymphoblastische/-s Leukämie/Lymphom mit t(5;14)(q31;q32); IL3-IGH
– B-lymphoblastische/-s Leukämie/Lymphom mit t(1;19)(q23;p13.3); TCF3-PBX1
T-lymphoblastische/-s Leukämie/Lymphom

fig eine Anämie, neutrophile Granulozytopenie und Thrombozytopenie. Gelegentlich findet sich aber auch eine Erhöhung von Thrombozyten [113] oder eine reaktive Eosinophilie. Das morphologische Erscheinungsbild einer ALL korreliert nicht mit den von der WHO definierten genetischen Kategorien. Nur bei der ALL mit t(5;14)(q31;q32) wird häufig eine deutliche Eo-

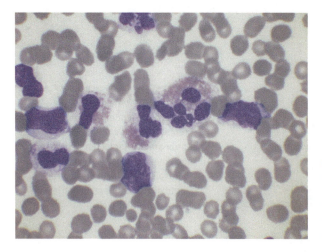

Abb. 9.58: Blutausstrich einer ALL mit t(5;14)(q31;q32). Neben Lymphoblasten sind im peripheren Blut abnorme Eosinophile nachweisbar, die eine Hypolobulierung oder eine Hypogranulation aufweisen können.

soinophilie beobachtet, die aus der Dysregulation des Interleukin-3(IL-3)-Gens resultiert, welches sich in unmittelbarer Nachbarschaft zu dem betroffenen IGH-Lokus befindet. (Abb. 9.58).

Differentialdiagnosen
Die wichtigste Differentialdiagnose einer ALL ist die AML bzw. eine biphänotypische oder bilinineare akute Leukämie. Ferner müssen verwandte Lymphome von der ALL unterschieden werden, wozu jedoch auch klinische und bildgebende Diagnostik herangezogen werden muss. Die sichere Abgrenzung einer ALL von einer AML, anderen leukämischen Erkrankungen oder reaktiven Veränderungen erfordert stets eine durchflusszytometrische Untersuchung des Knochenmarks.

Ergänzende Untersuchungen
Die Knochenmarkaspirationszytologie sund die durchflusszytometrische Untersuchung dieses Materials sind obligate Bestandteile der ALL-Diagnostik (Tab. 9.14). Ferner sollte eine zytogenetische Analyse erfolgen, um wiederkehrende genetische Aberrationen aufzudecken und prognostische Aussagen zu treffen. Darüber hinaus gewinnt die Molekulargenetik (PCR-basierende Techniken und DNA/RNA-Sequenzierungen) zunehmend an Bedeutung. Zytogenetik und Molekulargenetik können entscheidende Informationen zur Therapie liefern

Tab. 9.14: Typische immunphänotypische Befunde bei Vorläufer-ALL (soweit nicht anders angeben Oberflächenantigene der Blasten).

B-lymphatische ALL	T-lymphatische ALL
$CD19^+$, $CD22^+$, $CD24^+$, $CD79a^+$, $HLA\text{-}DR^+$	$CD7^+$, $CD45^+$, $cyCD3^+$, TDT^+
$TdT^{+/-}$, $CD45^{+/-}$	$CD1a^{+/-}$, $CD2^{+/-}$, $CD3^{+/-}$, $CD5^{+/-}$, $CD4^{+/-}$, $CD8^{+/-}$
$CD34^{(+)}$, $CD10^{(+)}$, $CD20^{(+)}$, $CD79b^{(+)}$, $cyIgM^{(+)}$	$CD10^{(+)}$, $TCRa/b^{(+)}$, $TCR\ g/d^{(+)}$, $HLA\text{-}DR^{(+)}$
$FMC7^-$, IgM^-	

cy = zytoplasmatisch

(z. B. Einsatz von Tyrosinkinase-Inhibitoren bei Nachweis eines Philadelphia-Chromosoms oder einer BCR-ABL-Translokation) und die Behandlung überwachen (z. B. Nachweis einer minimalen Resterkrankung).

9.1.11 Lymphoproliferative Erkrankungen

Bei den lymphoproliferativen Erkrankungen kann zwischen den chronischen Leukämien und den Lymphomen unterschieden werden. Die Leukämien zeichnen sich durch zirkulierende leukämische Zellen aus, während die Lymphome vorwiegend tumorartig in Lymphknoten oder anderen Geweben wachsen. Bei einigen lymphoproliferativen Entitäten kann jedoch bereits zu Beginn oder im Erkrankungsverlauf beides vorliegen: Leukämie und Lymphom.

Die Zytologie ist bei der Differentialdiagnostik dieser Krankheiten sehr nützlich [104], i. d. R. sind jedoch noch weitere Verfahren für die Diagnosesicherung erforderlich. Die endgültige Diagnose fußt daher – in Abhängigkeit von der vorliegenden Erkrankung – auf klinischen Befunden, dem Blutbild und Differentialblutbild, der Durchflusszytometrie, der Histopathologie sowie der Zyto- und Molekulargenetik. Häufig ist auch die Hinzunahme von bildgebenden Verfahren (z. B. Computertomographie) notwendig. In diesem Werk werden jedoch nur die typischen Blutbildbefunde thematisiert. Einige grundsätzliche Informationen zum Immunphänotyp oder zur Histopathologie sind den Tab. 9.15 und 9.16 sowie den Referenzen [84] und [114–116] zu entnehmen.

Tab. 9.15: Typische immunphänotypische Befunde bei chronischen lymphoproliferativen Erkrankungen.

Erkrankung		Immunphänotyp	
Chronische lymphatische Leukämie		$CD5^+$, $CD19^+$, $CD23^+$, $CD200^+$, $CD20^{(+/-)}$, $CD22^{(+/-)}$, $CD79b^{(+/-)}$, $FMC7^{(+/-)}$, $IgM^{(+/-)}$	
B-Prolymphozyten-Leukämie, Haarzell-Leukämie und B-Non-Hodgkin-Lymphome	B-Prolymphozyten-Leukämie	$FMC7^+$, $CD20^+$, $CD22^+$, $CD79b^+$, IgM^+, $CD5^{(+/-)}$, $CD10^{(+/-)}$, $CD23^-$	
	Haarzell-Leukämie	IgM^+, $CD103^+$, $CD11c^{(+)}$, $CD25^{(+)}$	
	Follikuläres Lymphom	$CD10^+$	
	Mantelzell-Lymphom	$CD5^+$, $CCND1^+$, $CD200^{(-)}$	
	Splenisches Marginalzonenlymphom	$CD11c^{(+)}$, $CD103^{(+)}$	
	Großzelliges Lymphom	$CD5^{+/-}$, $CD10^{+/-}$	
Plasmazell-Leukämie		Leichtkettenrestriktion (κ oder λ), cyIgM, aber kein sIgM, $CD38^+$, $CD138^+$	

Tab. 9.16: Charakteristische Immunphänotypen von chronischen T- und NK-Zell-Neoplasien.

Erkrankung	Immunphänotyp	
T-Prolymphozyten-Leukämie	CD2$^{+/-}$, CD3$^{+/-}$, CD5$^{+/-}$ CD7$^{+/-}$, TCRα/β$^{+/-}$, TCRγ/δ$^{+/-}$ CD1$^-$, TdT$^-$	CD4$^+$, CD7$^+$
Sézary-Syndrom		CD4$^+$
Adulte/-s T-Zell-Leukämie/Lymphom		CD4$^+$, CD25$^+$ CD38$^{+/-}$, HLA-DR$^{+/-}$
Großzelliges Lymphom		
T-Zell-Large granular lymphocyte-Leukämie		CD2$^+$, CD3$^+$, CD8$^+$, CD57$^+$, TCRα/β$^+$ CD4$^-$, CD16$^-$
NK-Zell-Large granular lymphocyte-Leukämie	CD3$^-$, TCR$^-$, CD1a$^-$, TdT$^-$	CD2$^{+/-}$, CD8$^{+/-}$, CD11b$^{+/-}$, CD16$^{+/-}$, CD56$^{+/-}$, CD4$^-$

9.1.12 B-Zell-Lymphome

9.1.12.1 Chronische lymphatische Leukämie

Die CLL ist gekennzeichnet durch eine Akkumulation von reifzelligen B-Lymphozyten in allen lymphatischen Kompartimenten. Hieraus resultieren i. d. R. eine Lymphadenopathie, eine (Hepato-)Splenomegalie und die namensgebende Leukämie. Gelegentlich finden sich auch extralymphatische Organinfiltrationen. Die Diagnose wird häufig zufällig gestellt, da sich die Krankheit erst im langsamen Verlauf entwickelt. Peripheres Blut und Knochenmark sind aber in jedem Fall von Beginn an involviert.

Differentialblutbild

Bei Erstdiagnose kann das Blutbild im Sinne einer Leukozytose und Lymphozytose nur geringfügig verändert sein oder aber eine massive Erhöhung der Lymphozyten zeigen (> 200 G/l oder mehr). Der Hämoglobinwert und die Thrombozyten sind entweder normwertig oder vermindert. Eine neutrophile Granulozytopenie besteht trotz der Lymphozytose nur selten. Morphologisch unterscheiden sich die neoplastischen B-Zellen kaum von normalen reifzelligen Lymphozyten (Abb. 9.59). Das Kernchromatin ist üblicherweise plump und enthält nur selten einen sichtbaren Nucleolus, das wenige Zytoplasma ist hell. Gelegentlich sind zytoplasmatische Kristalle (Abb. 9.60), sphärische Einschlüsse [117] oder azurophile Granula zu beobachten [118]. Ferner wurden wurmförmigen Einschlüsse beschrieben, die Immunglobuline darstellen, die in den erweiterten Zisternen des endoplasmatischen Retikulums gelagert sind [119]. Wegen der erhöhten Fragilität gegenüber mechanischen Einflüssen kommt es bei der CLL gehäuft zu Kernschatten bei der Ausstrichpräparation. Praktisch jede CLL weist auch eine Fraktion unreiferer Prolymphozyten auf, die größer sind als Standardlymphozyten, ein feineres Chromatin besitzen und häufig einen Nucleolus haben. Beträgt der Anteil dieser Zellen mehr als 10 % spricht man mitunter von einer gemischtzelligen CLL (CLL/PL) [115]. Ab 55 % Prolymphozyten bezeichnet man das Krankheitsbild als Prolymphozyten-Leukämie (PLL). Die bestehende Anämie ist normalerweise normochrom und normozytär. Sofern eine begleitende Autoimmunhämolyse besteht, kann eine Anisozytose und Hyper- bzw. Polychromasie

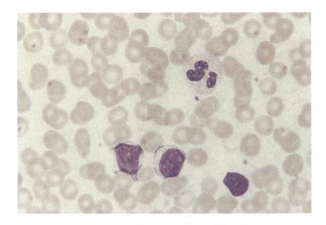

Abb. 9.59: Blutausstrich einer chronischen lymphatischen Leukämie (CLL) mit einem segmentkernigen neutrophilen Granulozyten, zwei reifen Lymphozyten und einem Kernschatten.

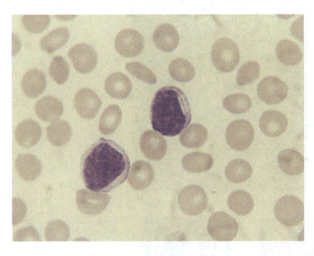

Abb. 9.60: Blutausstrich einer CLL mit zwei Zellen, von denen eine (rechts) zwei stabförmige Kristalle im Zytoplasma aufweist. Freundliche Überlassung durch Dr. Daniel Catovsky, London.

bestehen (Abb. 9.61). Moderne Blutbildautomaten klassifizieren die Lymphozyten meistens korrekt, nur gelegentlich werden diese als nicht zuordenbar oder suspekt deklariert.

Differentialdiagnosen
Differentialdiagnostisch sollten stets verwandte Lymphom-Entitäten berücksichtigt werden. Hierzu zählen v. a. das Mantelzell-Lymphom und das follikuläre Lymphom. Aber auch die fakultative Präneoplasie, monoklonale B-Zell-Lymphozytose (MBL) oder reaktive Zustände sind in Betracht zu ziehen. Durchflusszytometrisch muss stets die Abgrenzung gegen T-Zell-Lymphome erfolgen. Ohne Kenntnis des Patientenalters kommen bei einer Lymphozytose auch Keuchhusten und die infektiöse Mononukleose infrage.

Ergänzende Untersuchungen
Die Diagnose einer CLL sollte per Durchflusszytometrie gesichert werden (Tab. 9.15). Zytogenetische und molekulargenetische Untersuchungen sind entweder zur Abgrenzung gegen verwandte Entitäten (z. B. Mantelzell-Lymphom) nützlich oder liefern prognostische Informationen (z. B. Nachweis einer del(17p) per Fluoreszenz-in-situ-Hybrisidierung (FISH)).

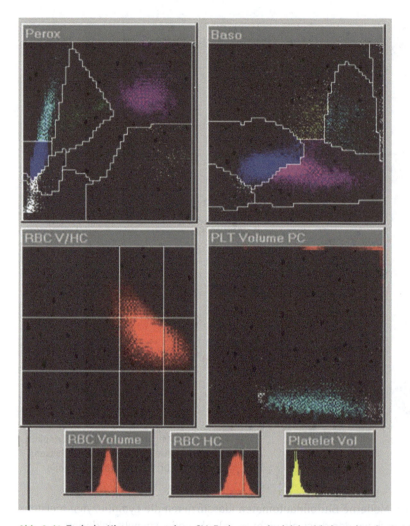

Abb. 9.61: Typische Histogramme eines CLL-Patienten mit gleichzeitig bestehender Autoimmunhämolyse. Die Lymphozyten betrugen 59,3 G/l, mit Nachweis von großen ungefärbten Zellen (large unstained cells [LUC]) von 3,1 G/l. Es bestand eine milde Pseudobasophilie („Basophile" 0,5 G/l). 15 % der Erythrozyten waren hyperchrom und es bestand eine Makrozytose und Retikulozytose. Freundliche Überlassung durch Dr. Gina Zini, Rom.

9.1.12.2 Monoklonale B-Zell-Lymphozytose

Die monoklonale B-Zell-Lymphozytose (MBL) ist ein asymptomatischer Zustand, der manchmal bei gesunden Menschen erkannt wird. Die klonalen B-Zellen können den Immunphänotyp einer CLL oder eines anderen Non-Hodgkin-Lymphoms aufweisen. Die meisten Fälle sind CD5-positiv, es gibt jedoch auch MBL mit dem Immunphänotyp eines follikulären Lymphoms oder eines Marginalzonenlymphoms. Die Prävalenz der MBL steigt mit zunehmendem Lebensalter. Die Transformationsrate in eine CLL oder ein anderes Lymphom beträgt etwa 1 %/Jahr.

Differentialblutbild
Üblicherweise ist das Differentialblutbild normal oder es besteht eine nur leichte relative Lymphozytose mit wenigen Kernschatten.

Differentialdiagnosen
Ähnlich wie bei der CLL (s. o.) kommen differentialdiagnostisch alle verwandten Entitäten in Betracht. Am wichtigsten ist jedoch die Abgrenzung gegen eine manifeste Lymphomerkrankung, welche an anderer Stelle progredient verläuft (z. B. lymphozytisches Lymphom). Zur Differentialdiagnose der MBL existieren publizierte Vorschläge [120].

Ergänzende Untersuchungen
Die Diagnose einer MBL erfolgt per Durchflusszytometrie. Ursprünglich wurde die MBL aufgrund von kristallinen Lymphozyteneinschlüssen bei hämatologisch gesunden Individuen aufgedeckt [121]. Eine weitere Ausbreitungsdiagnostik ist i. d. R. nicht erforderlich.

9.1.12.3 B-Prolymphozyten-Leukämie

Die B-Prolymphozyten-Leukämie (B-PLL) ist klinisch durch eine deutliche Splenomegalie und eine wechselnd ausgeprägte Lymphadenopathie gekennzeichnet. Das Knochenmark ist praktisch immer betroffen und es liegt regelhaft eine Leukozytose vor. Zusätzlich können eine Anämie und andere Zytopenien vorliegen. Der Verlauf zeigt i. d. R. eine raschere Progredienz als bei der verwandten CLL.

Differentialblutbild
In nahezu allen Fällen liegt eine deutliche Leukämie vor. Im Gegensatz zur CLL sind die neoplastischen Zellen größer und vielgestaltiger. Sie imponieren rund mit großen Nucleoli im Karyoplasma und schwach basophilen Zytoplasma, das etwas üppiger vorliegt als bei der Standard-CLL (Abb. 9.62). Das Kernchromatin der B-PLL-Zellen ist weniger stark kondensiert, weswegen die Nucleoli besonders gut zu sehen sind. Wenn die Ausstriche zu langsam getrocknet werden, können die Zellen schrumpfen und einen „Haarzell-Aspekt" mit feinen Zytoplasmaausziehungen und weniger gut sichtbaren Nucleoli annehmen [122].

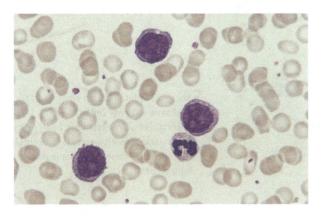

Abb. 9.62: Blutausstrich einer B-Zell-Prolymphozyten-Leukämie (B-PLL) mit einem segmentkernigen neutrophilen Granulozyten und drei größeren Prolymphozyten, die ein feines Kernchromatin und einen prominenten Nucleolus aufweisen.

Differentialdiagnosen

Die Differentialdiagnostik der PLL bezieht sich v. a. auf verwandte lymphoproliferative Erkrankungen und hier besonders auf die (prolymphozytenreiche) CLL, das Mantelzell-Lymphom und die prognostisch wesentlich ungünstigere T-PLL. Das beste zytologische Unterscheidungsmerkmal zwischen PLL und CLL ist der für eine PLL geforderte Prolymphozytenanteil von >55% [123]. Per Durchflusszytometrie und Zytogenetik können ein Mantelzell-Lymphom oder eine T-PLL meist recht gut abgegrenzt werden. Gelegentlich kann ein leukämisch verlaufendes großzelliges Lymphom weniger gut von einer PLL unterschieden werden. Die Heterogenität dieser Zellen ist jedoch erheblich größer beim großzelligen Lymphom.

Ergänzende Untersuchungen

Immunphänotypisch kann eine PLL gut von Plasmazell-Leukämien unterschieden werden (Tab. 9.15). Die Zytogenetik ist ein sehr hilfreiches Werkzeug, um typische CLL-Veränderungen (z. B. +12) und/oder lymphomcharakteristische Aberrationen (z. B. 14q32-Anomalien) zu untersuchen. B-PLL-Fälle mit einer t(11;14)(q13;q32) sind zwar beschrieben worden, i. d. R. handelt es sich hierbei jedoch um Mantelzell-Lymphome.

9.1.12.4 Haarzell-Leukämie

Die Haarzell-Leukämie ist eine chronische lymphoproliferative Erkrankung, die klinisch durch eine Splenomegalie, Lymphadenopathie und Lymphozytopenie gekennzeichnet ist. Anfänglich mag die Erkrankung asymptomatisch oder oligosymptomatisch verlaufen, sie manifestiert sich aber über kurz oder lang durch eine Zytopenie.

Differentialblutbild

Die Leukozytenzahl ist i. d. R. nicht erhöht (eher erniedrigt) und Haarzellen sind nur in kleinen Mengen im Blut nachweisbar (Abb. 9.63). Gelegentlich kann man sie erst nach entsprechender Anreicherung (Buffy coat) im Ausstrich sehen.

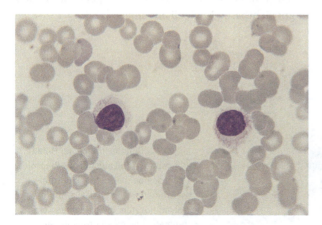

Abb. 9.63: Blutausstrich einer Haarzell-Leukämie mit zwei Zellen, die ein reichhaltiges, unregelmäßig begrenztes Zytoplasma aufweisen und (v. a. rechts) zahlreiche filiforme Zytoplasmaausziehungen besitzen.

Die bestehende Anämie ist normozytär und normochrom und typischerweise besteht eine Monozytopenie. Im Verlauf kommen eine neutrophile Granulozytopenie und eine Thrombozytopenie hinzu.

Haarzellen sind größer als Standardlymphozyten. Sie besitzen ein leicht basophiles Zytoplasma mit irregulären zirkulären haarigen Ausläufern. Manchmal kann man zytoplasmatische Einschlüsse beobachten (zwei parallele Linien), die elektronenmikroskopisch den Ribosomenkomplexen entsprechen (Abb. 9.64). Der Kern kann rund, oval, hantelförmig oder bilobuliert erscheinen. Das Chromatin ist nur wenig kondensiert und zeigt gelegentlich einen Nucleolus.

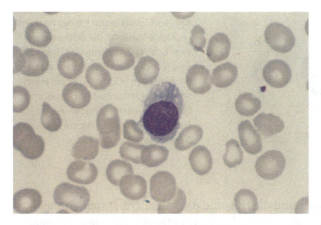

Abb. 9.64: Blutausstrich eines Patienten mit Haarzell-Leukämie, bei dem man den Ribosomenkomplex in den neoplastischen Zellen gut erkennen kann (zwei parallele basophile Linien im Zytoplasma). Diese sind häufig nur elektronenoptisch zu sehen. Freundliche Überlassung durch Dr. Laura Sainati, Padua, und Dr. Daniel Catovsky, London.

Differentialdiagnosen
Differentialdiagnostisch ist v. a. an das splenische Marginalzonenlymphom und die Haarzell-Leukämie-Variante (HCL-V) zu denken. Die Zellen der Variante sind zumeist größer, besitzen mehr Zytoplasma und wirken unreifer als die einer typischen HCL. Auch die Monozytopenie ist häufiger bei der typischen HCL zu finden. In Japan wurde eine ähnliche Erkrankung beschrieben, die jedoch mit einer Leukozytose und einem anderen Immunphänotyp einhergeht [124].

Ergänzende Untersuchungen
Die Diagnose einer HCL wird per Durchflusszytometrie und Molekulargenetik (Nachweis einer BRAF-Mutation) gesichert [114] (Tab. 9.15). Typische (wiederkehrende) zytogenetische Veränderungen bestehen nicht.

9.1.12.5 Haarzell-Leukämie-Variante
Die Haarzell-Leukämie-Variante (HCL-V) ähnelt v. a in zytologischer Hinsicht der typischen Haarzell-Leukämie. Biologisch handelt es sich jedoch um eine Erkrankung, die dem Marginalzonenlymphom wesentlich näher steht. Besonders relevant ist, dass Medikamente, die sich bei der HCL als hocheffektiv erwiesen haben (Purinanaloga), bei der HCL-V nahezu wirkungslos sind.

Differentialblutbild
Bei der HCL-V sind die Leukozyten häufig erhöht und der relative Anteil neoplastischer Zellen ist hoch. Eine Monozytopenie besteht zumeist nicht. Zytologisch besteht Ähnlichkeit zur HCL, die Zellen erinnern jedoch (abgesehen von den haarigen Zytoplasmaausläufern) eher an eine PLL (lockeres Kernchromatin, prominente Nucleoli) (Abb. 9.65).

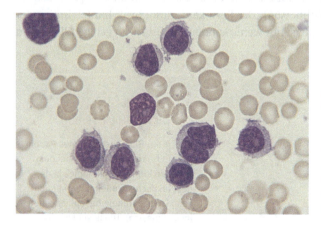

Abb. 9.65: Blutausstrich einer Haarzell-Leukämie-Variante. Die Zellen weisen zwar haarige Zytoplasmaausläufer auf, sind jedoch wesentlich größer als bei der typischen HCL, besitzen ein feineres Kernchromatin mit Nucleolus und können Kernformanomalien zeigen. Freundliche Überlassung durch Dr. Daniel Catovsky, London.

Differentialdiagnosen
Die wichtigsten Differentialdiagnosen sind die HCL und das splenische Marginalzonenlymphom. HCL-V weisen keine BRAF-Mutation auf und sind in der Durchflusszytometrie zumeist negativ für CD25.

Ergänzende Untersuchungen
Für die weitere Diagnostik ist eine Immunphänotypisierung, eine BRAF-Mutationsanalyse und die Histopathologie des Knochenmarks sinnvoll.

9.1.12.6 Splenisches Marginalzonenlymphom

Das splenische Marginalzonenlymphom präsentiert sich häufig mit einer deutlichen Splenomegalie bei nur mäßiggradiger Lymphadenopathie. In der WHO-2016-Klassifikation stellt diese Entität ein eigenständiges Krankheitsbild dar.

Differentialblutbild
Das Blutbild erscheint typischerweise entweder normal oder zeigt nur eine leichte Leukozytose. Im Blutausstrich (Abb. 9.66) ist eine unterschiedliche Zahl von kleinen reifzelligen Lymphozyten zu sehen, die nicht ganz so homogen erscheinen wie bei der CLL. Die Zellkerne sind rund und besitzen ein kondensiertes Chromatin, in dem man manchmal einen Nucleolus ausmachen kann. Das Zytoplasma ist etwas reichhaltiger und etwas basophiler als bei der CLL.
    In einigen Fällen weisen die Zellen vilöse Zytoplasmaausläufer auf. Diese sind plumper als bei der HCL und darüber hinaus nicht zirkulär, sondern uni- oder bipolar (an einem oder beiden Zellpolen) angeordnet. In anderen Fällen bestehen keine morphologischen Be-

sonderheiten, gelegentlich sieht man aber eine lymphoplasmozytoide Differenzierung mit stärkerer Zytoplasmabasophilie und angedeutete perinukleäre Aufhellung. Es kann auch eine Rouleaux-Bildung der Erythrozyten bestehen, die auf ein Paraprotein hinweist.

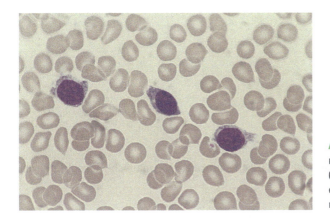

Abb. 9.66: Blutausstrich eines splenischen Marginalzonenlymphoms (SMZL) mit Lymphomzellen, die die charakteristischen bipolaren Zytoplasmaausfransungen aufweisen.

Differentialdiagnosen
Die wichtigsten Differentialdiagnosen sind die HCL/HCL-V und die CLL.

Ergänzende Untersuchungen
Per Durchflusszytometrie kann die Erkrankung sicher von einer CLL abgegrenzt werden (Tab. 9.15). Serologisch kann in einigen Fällen ein Paraprotein nachgewiesen werden.

9.1.12.7 Lymphoplasmozytisches Immunozytom (M. Waldenström)

Das lymphoplasmozytische Lymphom wird von der WHO als Lymphom definiert, dessen Zellen Merkmale für eine Plasmazelldifferenzierung (früher auch lymphoplasmozytoides Lymphom) aufweisen. Üblicherweise sind die Lymphknoten, gelegentlich auch Milz und andere lymphatische Gewebe betroffen. Ein Knochenmarkbefall kann vorkommen, ein leukämischer Verlauf ist jedoch eher selten. Sehr häufig besteht eine Paraproteinämie, i. d. R. der IgM-Klasse. Der historische Begriff M. Waldenström oder Makroglobulinämie Waldenström bezieht sich auf die Fälle, bei denen ein stark erhöhtes monoklonales IgM nachweisbar ist, was zu einer unterschiedlich ausgeprägten Hyperviskosität des Blutes führen kann.

Differentialblutbild
Sofern eine Knochenmarkinfiltration vorliegt, kann eine normochrome, normozytäre Anämie mit oder ohne weitere Zytopenien bestehen. Im Blutausstrich sieht man häufig Rouleaux-Formationen der Erythrozyten und eine erhöhte Anfärbbarkeit des Hintergrundes (als Folge der Paraprotein-induzierten Hyperproteinämie). Zirkulierende Lymphomzellen können vorliegen (Abb. 9.67). Nur in einer kleinen Zahl der Fälle besteht eine Agglutination bei Kryoglobulinämie. Die Lymphomzellen im Blut sind klein und reifzellig und weisen mitunter Merkmale der Plasmazelldifferenzierung auf (exzentrischer Zellkern, Zytoplasmabasophilie

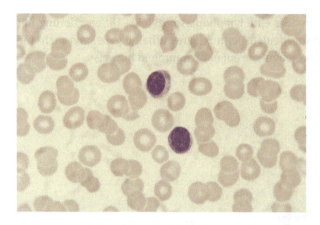

Abb. 9.67: Blutausstrich bei lymphoplasmozytischem Immunozytom (M. Waldenström).

etc.). Gelegentlich sind kristalline oder sphärische intrazytoplasmatische Einschlüsse zu sehen.

Differentialdiagnosen
Die Differentialdiagnostik sollte die CLL und das Marginalzonenlymphom mit einschließen. Der M. Waldenström und die chronische Kälteagglutinin-Krankheit stellen eine Unterart der Erkrankung dar, bei der die Symptomatik durch Hyperviskosität bzw. eine intravasale Agglutination geprägt wird. In einigen Fällen kann der Lymphomcharakter (Lymphadenopathie, Splenomegalie, Knochenmarkinfiltration) sogar (zumindest am Anfang der Erkrankung) gänzlich in den Hintergrund treten und das Beschwerdebild wird von der Paraproteinämie bzw. Kryoglobulinämie dominiert. Die Kryoglobulinämien Typ I und II zählen ebenfalls zu den lymphoproliferativen Neoplasien, bei denen das Paraprotein ein Kryoglobulin ist (Typ I) oder als Rheuma-Faktor mit polyklonalen Immunglobulinen komplexiert und somit ein Kryoglobulin bildet (Typ II). Viele Patienten mit Typ-II-Kryoglobulinämie habe eine chronische Hepatitis-C-Infektion. Die Unterscheidung der drei Differentialdiagnosen erfordert eine sorgfältige Untersuchung bzgl. der jeweiligen Krankheitsmerkmale.

Ergänzende Untersuchungen
Zur Diagnostik ist eine Knochenmarkzytologie und -histologie, eine Durchflusszytometrie sowie eine entsprechende Serologie und Urinanalytik (Nachweis eines Bence-Jones-Proteins) erforderlich. Der Immunphänotyp ähnelt anderen Non-Hodgkin-Lymphomen, bestimmte Lymphome (CLL, MCL usw.) können damit aber mit hoher Wahrscheinlichkeit ausgeschlossen werden. In praktisch allen Fällen ist eine Mutation im MYD88-Gen nachweisbar.

9.1.12.8 Folliküläres Lymphom
Das follikuläre Lymphom (früher: zentroblastisches/zentrizytisches Lymphom) ist ein Lymphom, das sich vorwiegend nodal manifestiert (als Lymphadenopathie). In fortgeschrittenen Stadien kann es aber auch andere lymphatische Gewebe infiltrieren (z. B. die Milz) oder extralymphatische Organe (z. B. die Leber) befallen. Zirkulierende Lymphomzellen können bereits bei Erstdiagnose vorliegen oder treten erst im Verlauf auf.

Differentialblutbild

Die Leukozyten können normal oder erhöht sein. Insbesondere zu Beginn bestehen meist noch keine Anämie oder Thrombozytopenie. Zirkulierende Lymphomzellen können vollständig fehlen oder in großer Zahl nachweisbar sein. Diese sind i. d. R. recht klein und besitzen wenig Zytoplasma (Abb. 9.68). Die Zellkerne können tiefe Einschnürungen aufweisen, insbesondere bei leukämischen Verläufen. In anderen Fällen sind die Zellen heterogener und können kleine Nucleoli enthalten. Kernschatten sind deutlich seltener als bei der CLL. Ebenfalls selten sind intrazytoplasmatische Kristalle [125].

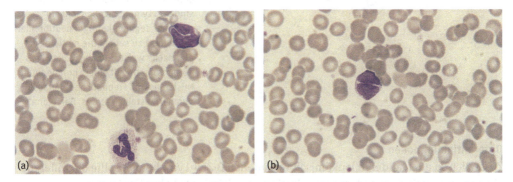

Abb. 9.68: Blutausstriche eines follikulären Lymphoms. Die Lymphomzellen weisen typischerweise (aber nicht immer) eine tiefe Kernfurche auf.

Differentialdiagnosen

Die wichtigsten Differentialdiagnosen sind die CLL und alle anderen leukämischen Non-Hodgkin-Lymphome (insbesondere das MCL).

Ergänzende Untersuchungen

Per Durchflusszytometrie kann das FL (CD5$^-$CD10$^+$) sicher gegen eine CLL (CD5$^+$CD10$^-$) abgegrenzt werden. Auch das MCL weist i. d. R. einen Immunphänotyp auf, der sich deutlich von einem FL und einer CLL unterscheidet (CD5$^+$CD10$^-$CD23$^-$CD79b$^+$FMC7$^+$) (Tab. 9.15). In Zweifelsfällen ist eine nodale Histologie und/oder eine zyto- und molekulargenetische Untersuchung erforderlich.

9.1.12.9 Mantelzell-Lymphom

Das Mantelzell-Lymphom manifestiert sich i. d. R. nodal, weist jedoch in etwa einem Viertel der Fälle bereits zu Beginn eine Knochenmarkinfiltration mit leukämischem Bild auf.

Differentialblutbild

Die Lymphomzellen sind klein bis mittelgroß (Abb. 9.69). In einigen Fällen kann man sie mit CLL-Zellen verwechseln, häufig sind MCL-Zellen jedoch pleomorpher. Kerne und Zytoplasma können unterschiedlich geformt sein und unterschiedliche Besonderheiten aufweisen

(Kernfuchen, unregelmäßige Kernkontur, feineres Chromatin mit Nucleoli, weitläufigeres Zytoplasma etc.). Die blastoide Variante erscheint blastär.

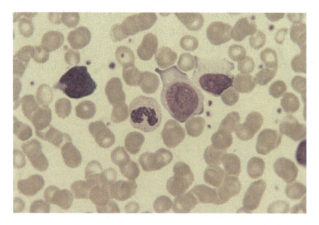

Abb. 9.69: Blutausstrich eines Patienten mit Mantelzell-Lymphom. Es sind drei Lymphomzellen und ein normaler segmentkerniger neutrophiler Granulozyt zu sehen. Die mittlere Lymphomzelle weist ein nahezu blastäres Kernchromatin mit einem prominenten Nucleolus auf. Freundliche Überlassung durch Dr. Estella Matutes, Barcelona.

Differentialdiagnosen
Zusätzlich zu allen anderen leukämisch verlaufenen B-Zell-Lymphomen sollte die Differentialdiagnostik auch eine akute lymphoblastische Leukämie (ALL) berücksichtigen.

Ergänzende Untersuchungen
Der Immunphänotyp des MCL ist recht gut definiert und eine Abgrenzung gegen andere Lymphome gelingt hiermit i. d. R. sehr gut (Tab. 9.15). Zusätzlich sollte zytogenetisch noch die charakteristische t(11;14)(q13;q32) nachgewiesen werden. Weitere nützliche Parameter sind der Nachweis einer Cyclin-D1-Überexpression und der Nachweis einer SOX11-Mutation.

9.1.12.10 Andere B-Zell-Lymphome
Während das endemische Burkitt-Lymphom sich anfangs nur selten als Leukämie manifestiert, können das nichtendemische oder HIV-assoziierte Burkitt-Lymphom leukämisch verlaufen. Die im Knochenmark befindlichen oder zirkulierenden Lymphomzellen zeigen dabei eine typische L3-Morphologie. Bei großzelligen B-Zell-Lymphomen kommt es, auch bei vorliegender Knochenmarkinfiltration, nur sehr selten zu einem leukämischen Verlauf. Die zirkulierenden Zellen fallen dann durch ihre Größe (> 20 µm) und ihre pleomorphe Erscheinung auf (Abb. 9.70) [126]. Die Kerne sind oft lobuliert mit prominenten Nucleoli, gelegentlich erinnern die Zellen an Monoblasten. Diese können auch regelrechte Thromben bilden [127].

Einige niedrigmaligne Lymphome, z. B. die MALT-Lymphome, verlaufen nur ausnahmsweise leukämisch, wobei die Morphologie der Zellen außerordentlich vielfältig sein kann [18]. Die hämatologischen Erscheinungsformen der Schwerkettenkrankheit sind ähnlich zur CLL [128].

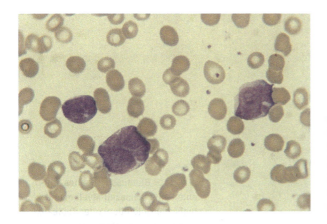

Abb. 9.70: Blutausstrich eines Patienten mit diffusem großzelligen B-Zell-Lymphom (DLBCL), das nur selten leukämisch verläuft. Hier sind drei sehr pleomorphe Lymphomzellen zu sehen, deren Kerne deutliche Kerneinschnürungen aufweisen.

9.1.12.11 Plasmazell-Myelom und Plasmazell-Leukämie

Das Plasmazell-Myelom (früher: multiples Myelom) und die Plasmazell-Leukämie zählen zu den plasmazellulären Neoplasien. Das Plasmazell-Myelom ist durch eine monoklonale Proliferation abnormaler Plasmazellen im Knochenmark gekennzeichnet. Diese Zellen produzieren i. d. R. ein monoklonales Immunglobulin oder eine Immunglobulin-Leichtkette, die in diesem Kontext als Paraprotein bezeichnet wird. Dieses Paraprotein ist im Serum messbar. Die niedermolekularen monoklonalen Leichtketten werden im Urin als sog. Bence-Jones-Proteine ausgeschieden.

Gelegentlich treten bei einem Plasmazell-Myelom vereinzelte Plasmazellen aus dem Knochenmark in das periphere Blut über. Der Begriff Plasmazell-Leukämie bezeichnet den Zustand, bei dem größere Mengen an Plasmazellen im Blut nachweisbar sind. Das kann bereits bei Erstdiagnose als auch im weiteren Erkrankungsverlauf passieren. Während die FAB-Gruppe den Term Plasmazell-Leukämie nur für die De-novo-Fälle verwendete [115], trifft die WHO diese Unterscheidung nicht [129, 130].

Die Definition einer Plasmazell-Leukämie wurde arbiträr mit Plasmazellen von > 2 G/l im peripheren Blut bzw. bei einem relativen Anteil von 20 % festgelegt [129]. Nach der WHO-2008-Klassifikation reicht die Erfüllung eines dieser beiden Kriterien für die Diagnosestellung [130]. Interessanterweise wird eine Plasmazell-Leukämie besonders häufig bei den seltenen IgD-Plasmazell-Myelomen beobachtet. Es gibt auch Fälle einer transienten Plasmazellvermehrung im peripheren Blut. Diese ist insbesondere bei Patienten mit Plasmazell-Myelom zu beobachten, die eine Blutstrominfektion erleiden. Man vermutet, dass hierfür die Stimulation durch das proinflammatorische Interleukin-6 verantwortlich ist [131]. Dessen ungeachtet sind die klassischen klinischen Merkmale eines Plasmazell-Myeloms die Anämie, die Niereninsuffizienz, die Hyperkalzämie und Osteolysen.

Differentialblutbild

Das Blutbild bei einem Plasmazell-Myelom zeigt für gewöhnlich eine normo- bis makrozytäre Anämie. In der Mehrzahl der Fälle mit Paraprotein im Serum ist zudem eine verstärkte Hintergrundfärbung und/oder eine Geldrollenbildung (Rouleaux-Formen) der Erythrozyten zu beobachten (Abb. 9.71). Diese Phänomene bestehen allerdings nicht bei Bence-Jones-Plasmazell-Myelomen, die kein Serum-Paraprotein aufweisen. Die Leukozytenzahl ist i. d. R.

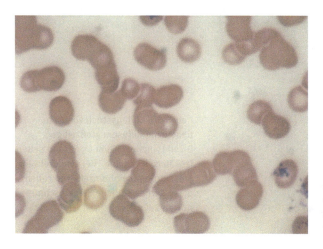

Abb. 9.71: Blutausstrich eines Patienten mit Plasmazell-Myelom und typischer Geldrollen- oder Rouleaux-Formation der Erythrozyten.

nicht verändert, vereinzelt können (v. a. orthochromatische) Erythroblasten und eine leichte Linksverschiebung der Granulozyten beobachtet werden.

Zirkulierende Plasmazellen können entweder vollständig fehlen oder in großer Zahl nachweisbar sein. Morphologisch erscheinen diese Zellen häufig normal und reifzellig, sie können aber auch Zeichen der Unreife aufweisen. Hierzu zählen: lockeres Kernchromatin mit Nucleoli, hohe Kern-Plasma-Relation, verminderte Zytoplasmabasophilie mit fehlender Golgi-Zone, Mitosen, Mehrkernigkeit und Kern-Plasma-Reifedissoziation. Die Zahl der zirkulierenden Plasmazellen im peripheren Blut korreliert mit der individuellen Prognose, als hierfür kritischer Schwellenwert wurden 4 % Plasmazellen angegeben [132].

Bei der Plasmazell-Leukämie (Abb. 9.72) können die Zellen ebenfalls reif oder unreif erscheinen. Insbesondere bei De-novo-Fällen sind jedoch die o. a. Unreifezeichen häufiger zu finden.

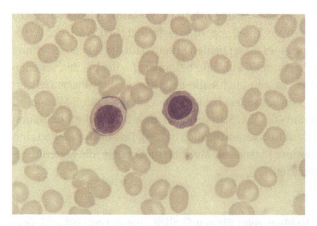

Abb. 9.72: Blutausstrich eines Patienten mit Plasmazell-Leukämie. Es sind zwei reife Plasmazellen abgebildet (basophiles Zytoplasma mit perinukleärer Aufhellung und randständigem Zellkernood).

Das Paraprotein beim Plasmazell-Myelom kann auch als Kryoglobulin vorliegen oder Kälteagglutinin-Eigenschaften aufweisen. In diesen Fällen können die Ergebnisse der automatisierten Blutbildmessung verfälscht werden (s. Kapitel 4).

Differentialdagnose
Gelegentlich kann es auch bei schweren Entzündungen oder Infektionen zur Ausschwemmung von Plasmazellen kommen (reaktive Plasmazytose). Dabei sind jedoch Hintergrundfärbung und Geldrollenbildung wesentlich seltener und häufig besteht gleichzeitig eine deutliche neutrophile Granulozytose mit Linksverschiebung und/oder Monozytose und/oder Thrombozytose. Das Blutbild kann auch als leukämoide Reaktion (Leukozyten > 30–50G/l) imponieren. Zytologische Auffälligkeiten der Plasmazellen sollten stets an eine neoplastische Ursache denken lassen. Geldrollenbildung kann auch bei nichtneoplastischen Störungen vorkommen, die mit einem erhöhten Gesamteiweiß (Hyperviskosität) im Plasma einhergehen.

Ergänzende Untersuchungen
Beim Plasmazell-Myelom ist die Blutkörperchensenkungsgeschwindigkeit initial typischerweise erhöht. Dieser Parameter ist jedoch diagnostisch nicht wegweisend. Stattdessen sind die Serumelektrophorese, der Nachweis von intakten Immunglobulinen, Immunglobulin-Leichtketten und die Immunfixation (Serum und Urin) das Diagnostikum der Wahl. Nichtdestotrotz können hierdurch asekretorische oder solitäre Erkrankungen übersehen werden. Daher sind eine Knochenmarkdiagnostik und bildgebende Verfahren (Computertomographie oder Kernspintomographie) stets indiziert. Die Bestimmung des Serumkalziums, des Kreatininwertes, des Hämoglobinwertes, des Serum-β2-Mikroglobulins und des Albumins liefern darüber hinaus wichtige Informationen zu Prognose und Erkrankungsstadium [133].

Eine durchflusszytometrische Untersuchung ist zur Erstdiagnose normalerweise nicht notwendig, es sei denn, es bestehen prinzipielle Zweifel an der Diagnose. In diesen Fällen kann immunphänotypisch eine mögliche Leichtkettenrestriktion nachgewiesen werden. Zusätzlich eignet sich dieses Verfahren, um sehr kleine Mengen von zirkulierenden Plasmazellen nachzuweisen, was als prognostisch ungünstig gewertet wird [134]. Der Immunphänotyp von terminal differenzierten Plasmazellen unterscheidet sich deutlich von anderen Lymphomen (Tab. 9.15).

9.2 T-Zell-Lymphome

T-Zell-Lymphome sind weitaus seltener als B-Zell-Lymphome. Da T-Zell-Lymphome nur wenige entitätsspezifische zytologische Merkmale aufweisen, ist hier eine komplexe Diagnostik mit Durchflusszytometrie, Zytogenetik und Molekulargenetik ganz besonders gefordert. Wie bei den meisten B-Zell-Lymphomen, spielt auch hier die Histopathologie bei der Diagnosefindung häufig eine herausragende Rolle.

9.2.1 T-Prolymphozyten-Leukämie

Die T-Prolymphozyten-Leukämie (T-PLL) betrifft v. a. ältere Menschen. Splenomegalie, Körperhöhlenergüsse und sonstige Organinfiltrationen (z. B. Haut) sind häufig. Die Erkrankung spricht i. d. R. nur mäßig auf herkömmliche Therapien an und verläuft rasch progredient.

Blutausstrich und Differentialblutbild

Initial kann eine moderate oder aber auch sehr deutliche Leukozytose bestehen. Die T-Prolymphozyten (Abb. 9.73) sind kleiner als B-Prolymphozyten. Die Zellkerne weisen eine größere Heterogenität auf, häufig fehlen die für Prolymphozyten ansonsten charakteristischen großen Nucleoli. Das Zytoplasma ist rar und kann etwas basophil sein. In einigen Fällen sind zytoplasmatische Ausstülpungen zu erkennen.

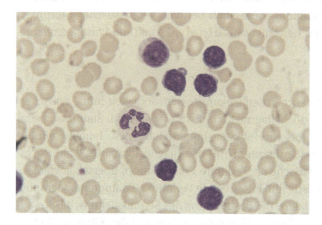

Abb. 9.73: Blutausstrich eines Patienten mit einer T-Prolymphozyten-Leukämie (T-PLL). Die Unterschiede zwischen den neoplastischen Zellen und Standardlymphozyten sind gelegentlich sehr subtil. Häufig fällt neben einer Lymphozytose nur das unregelmäßige Zytoplasma auf. Eindeutige Prolymphozyten mit Nucleolus (oben links) sind nicht immer nachweisbar.

Differentialdiagnosen

Die wichtigsten Differentialdiagnosen einer T-PLL sind andere leukämische T-Zell- oder B-Zell-Lymphome, wie angioimmunoblastische T-Zell-Lymphome (AITL) oder die chronische lymphatische Leukämie (CLL).

Ergänzende Untersuchungen

Für die Diagnosesicherung ist die Bestimmung des Immunphänotyps hilfreich (Tab. 9.16). Ferner weist die T-PLL charakteristische Chromosomenveränderungen auf, die zytogenetisch aufgedeckt werden können.

9.2.2 Kutane T-Zell-Lymphome

Mycosis fungoides und das Sézary-Syndrom sind T-Zell-Lymphome, die typischerweise primär die Haut infiltrieren. Für die Diagnose eines Sézary-Syndroms ist zusätzlich der Nachweis zirkulierender Lymphomzellen im peripheren Blut notwendig. Morphologisch und biologisch unterscheiden sich die Zellen der beiden Erkrankungen nicht und im eigentlichen Sinne stellt das Sézary-Syndrom die leukämisch verlaufende Variante einer Mycosis fungoides dar.

Blutausstrich und Differentialblutbild

Das Blutbild kann bei den betroffenen Patienten normal sein, nur gelegentlich besteht eine (milde) Lymphozytose und/oder eine Begleiteosinophilie. Die Sézary-Zellen können klein (Abb. 9.74) oder groß (Abb. 9.75) imponieren oder es besteht eine gemischte Population bei-

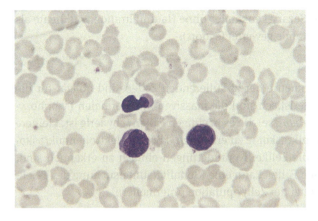

Abb. 9.74: Blutausstriche eines Patienten mit einem Sézary-Syndrom. Die hier abgebildeten Zellen sind relativ klein, weisen jedoch die typische cerebri- oder gyriforme Kernstruktur auf.

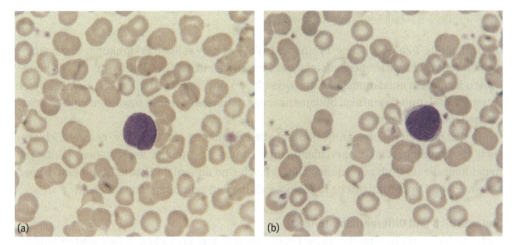

Abb. 9.75: Blutausstrich eines Patienten mit einem Sézary-Syndrom. Hier eine deutlich größere (ca. 12 μm) Sézary-Zelle.

der Zellarten. Das prominenteste Merkmal dieser Zellen sind die cerebri- oder gyriformen Lappungen (an ein Gehirn erinnernd), der ansonsten kondensierten Kerne. Das Zytoplasma ist leicht basophil und kann einen Ring von Vakuolen enthalten, der als rosenkranzartig beschrieben wurde. Die kleineren Sézary-Zellen besitzen wenig Zytoplasma und einen kompakten Kern mit Einbuchtungen. Die größeren Zellen weisen mehr Zytoplasma auf und die charakteristischen Furchungen oder Lappungen sind in den helleren Kernen meist besser zu erkennen. Eine Quantifizierung der zirkulierenden Sézary-Zellen ist sinnvoll, da deren Anteil mit der Prognose der Erkrankung korreliert.

Differentialdiagnosen

Wichtige Differentialdiagnosen sind andere leukämische T- oder B-Zell-Lymphome. Die Hautinfiltrationen sollten eindeutig als neoplastisch identifiziert worden sein, da gelegentlich auch bei gutartigen Hauterkrankungen Sézary-ähnliche Zellen gesehen werden können [135]. Die früher angeführte „Sézary-Leukämie" ohne Hautinfiltration wird heute als Varaiante der T-Prolymphozyten-Leukämie gewertet (s. dort).

Ergänzende Untersuchungen
Eine Hautbiopsie und Durchflusszytometrie der zirkulierenden Zellen sind obligat für die Diagnosestellung (Tab. 9.16). Charakteristisch sind die massiven intradermalen Lymphozyteninfiltrationen (sog. Pautrier-Mikroabzesse). Da es in einigen Fällen schwierig ist, kleinere Sézary-Zellen als solche in der Lichtmikroskopie zu erkennen, können elektronenmikroskopische Untersuchungen, bei denen die Zellkernveränderungen einfach zu erkennen sind, sinnvoll sein (Abb. 7.18). In gegebenen Fällen kann eine Klonalitätsuntersuchung des T-Zell-Rezeptors den neoplastischen Charakter der Zellpopulation untermauern.

9.2.3 Adulte/-s T-Zell-Leukämie/Lymphom

Die/Das adulte T-Zell-Leukämie/Lymphom (ATLL) ist eine seltene Erkrankung, die in einem kleinen Teil von Erwachsenen entsteht, der Dauerträger des HTLV-1-Retrovirus ist. Die betreffenden Menschen entstammen vorzugsweise Japan und Taiwan, der Karibik, dem Mittleren Osten, Zentral- und Westafrika, Südamerika, dem Südosten der USA sowie den nordamerikanischen Indianerstämmen.

In den meisten Fällen manifestiert sich die Erkrankung als Leukämie, gelegentlich aber auch als Lymphom. Eine Lymphadenopathie ist aber fast immer festzustellen, häufig mit Hepatomegalie und/oder Splenomegalie. Typisch sind außerdem Hautinfiltrationen, Hyperkalzämien und opportunistische Infektionen durch den zellulären Immundefekt.

Blutausstrich und Differentialblutbild
Fast regelhaft besteht eine deutliche Leukämie. Die neoplastischen Zellen sind mittelgroß bis riesig und ausgesprochen pleomorph. Die Kerne sind oft gelappt oder bizarr geformt (Abb. 9.76). Einige Kerne besitzen ein kondensiertes Chromatin, andere haben einen nahezu blastären Kernaspekt mit Nucleoli. Das Zytoplasma ist unterschiedlich weit und unterschiedlich basophil. Manchmal erinnern die Zellen an Sézary-Zellen und gelegentlich beobachtet man eine Begleiteosinophilie.

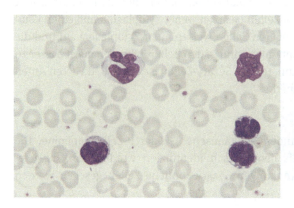

Abb. 9.76: Blutausstrich eines Patienten mit adulter/adultem T-Zell-Leukämie/Lymphom (ATLL). Es sind vier pleomorphe Lymphozyten zu sehen, die insbesondere durch ihre irregulären Kernkonturen auffallen. Links oben eine größere Leukämie-/Lymphomzelle mit polyyzyklischem Kern, feinem Kernchromatin und mind. zwei Nucleoli.

Differentialdiagnosen

Relevante Differentialdiagnosen der ATLL sind leukämisch verlaufende T-Zell-Lymphome und T-lymphoblastische Leukämien (T-ALL). Das Ausmaß der morphologischen Heterogenität mit häufig bizarren Kernformationen (teils kleeblatt- oder blütenförmig) mag einen diagnostischen Hinweis geben. Klinisch ist eine akut verlaufende Form von einer eher schwelenden ATLL zu unterscheiden. Bei letzterer gibt es i. d. R. weder eine Organomegalie noch eine Zytopenie oder sonstige Auffälligkeiten (z. B. LDH-Erhöhung). Von den neoplastischen Zuständen per se müssen asymptomatische bzw. nicht erkrankte Träger des HTLV-1-Virus unterschieden werden, die ebenfalls auffällige Lymphozyten im Blut aufweisen können.

Ergänzende Untersuchungen

Für die Diagnose sollte der serologische bzw. virologische Nachweis von HTLV-1 erbracht werden, wobei HTLV-1-seropositive Patienten natürlich auch andere Leukämien oder Lymphome entwickeln können. Die Durchflusszytometrie kann bei der Bestimmung des Immunphänotyps hilfreich sein. Die neoplastischen ATLL-Zellen sind im Gegensatz zu vielen anderen reifzelligen T-Zell-Neoplasien typischerweise CD25-positiv.

9.2.4 Large granular lymphocyte-Leukämien

Large granular lymphocyte-Leukämien (LGL-Leukämien) sind eine heterogene Gruppe von Erkrankungen, bei denen die neoplastischen Zellen morphologisch als normale LGL-Zellen imponieren und immunphänotypisch entweder den T-Lymphozyten oder den natürlichen Killerzellen (NK-Zellen) zuzuordnen sind. Der klinische Verlauf dieser Krankheiten ist sehr variabel. Einige Patienten bleiben über Jahre asymptomatisch, andere entwickeln relativ früh rasch fortschreitende Komplikationen (Organinfiltrationen, Zytopenien). Tendenziell ist der NK-Zell-Typ der LGL prognostisch ungünstiger als der T-Zell-Typ.

Blutausstrich und Differentialblutbild

In den meisten Fällen sind die neoplastischen LGL-Zellen von ihren normalen Gegenstücken, wie sie bei reaktiven Veränderungen vorkommen, zytologisch nicht zu unterscheiden (Abb. 9.77). Sie besitzen einen kleinen Zellkern mit plumpem Kernchromatin und ein weitläufiges, mitunter etwas basophiles Zytoplasma mit gut sichtbaren azurophilen Granula in der Mehrheit der Zellen. Es besteht eine erhebliche morphologische Vielfalt dieser Zellen. Eine neutrophile Granulozytopenie ist häufiger zu beobachten, seltener besteht auch eine Anämie und/oder Thrombozytopenie. Die Zytopenien werden ätiologisch eher immunologischen Mechanismen zugerechnet und sind nur selten auf eine höhergradige Knochenmarkinfiltration zurückzuführen.

Differentialdiagnosen

Die wichtigsten Differentialdiagnosen der T- und NK-LGL-Leukämie sind reaktive LGL-Vermehrungen, wie sie bei chronischen Virusreaktivierungen, nach Splenektomie oder Rituximab-induzierter Autoimmunneutropenie zu beobachten sind.

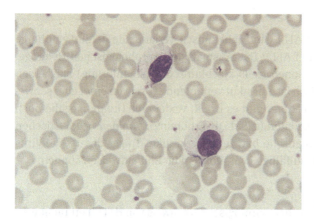

Abb. 9.77: Blutausstrich eines Patienten mit einer Large granular lymphocyte-Leukämie (LGL-Leukämie). Es sind zwei typische LGL-Zellen zu sehen.

Ergänzende Untersuchungen
In Zweifelsfällen können eine Immunphänotypisierung und Klonalitätsuntersuchungen der Zellen erfolgen. Die Zellen sind typischerweise positiv für CD2 und CD8 und exprimieren kein CD4 (Tab. 9.16). T-LGL-Leukämien exprimieren CD3, TCR und CD57. NK-LGL-Leukämien sind negativ für T-Zell-Antigene und exprimieren oft CD11b, CD16 und CD56 bzw. CD57. Ein dominanter einheitlicher Immunphänotyp ist suggestiv für den klonalen und neoplastischen Ursprung der Zellen. In CD3-positiven Fällen kann überdies die Klonalität via TCR-Analyse untersucht werden. Viele T-LGL-Leukämien weisen auch eine Mutation im STAT3-Gen auf. Bei NK-LGL-Leukämie kann mitunter die Klonalität mithilfe einer zytogenetischen Untersuchung belegt werden. Ein indirekter Hinweis auf Klonalität wurde für Fälle beschrieben, die nur einen oder keinen Killer Inhibitory Receptor (CD158a, CD158b und CD158e) exprimieren.

9.2.5 Andere T-Zell-Lymphome

T-Zell-Lymphome sind generell viel seltener als B-Zell-Lymphome. Außer der T-PLL verlaufen die meisten Erkrankungen aleukämisch.

Blutausstrich und Differentialblutbild
Die neoplastischen T-Zellen weisen eine große morphologische Vielfalt auf. Tendenziell sind die Zellen etwas größer als normale Lymphozyten, gleichförmige Veränderungen sind jedoch praktisch nicht feststellbar (Abb. 9.78 und 9.79).

Differentialdiagnosen
Zytologisch können T-Zell-Lymphome nicht mit hinreichender Sicherheit von B-Zell-Lymphomen unterschieden werden. Insbesondere die hochmalignen B-Zell-Lymphome sind nahezu identisch. Es kann sogar vorkommen, dass ein wenig differenziertes (lymphoblastisches) T-Zell-Lymphom zunächst an eine akute Leukämie (v. a. monozytären Ursprungs) denken lässt.

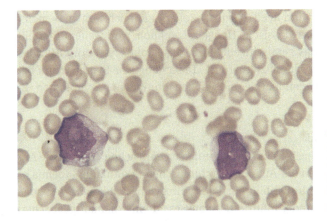

Abb. 9.78: Blutausstrich eines Patienten mit einem großzelligen T-Zell-Lymphom. Es sind zwei sehr große (> 15 µm) Lymphomzellen mit blastärem Kernchromatin und großen Nukleolen zu sehen.

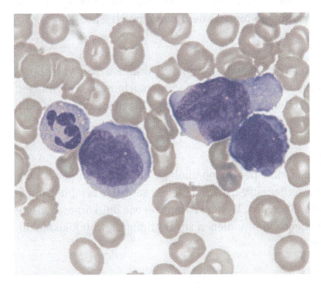

Abb. 9.79: Blutausstrich eines Patienten mit einem anaplastischen großzelligen T-Zell-Lymphom (ALCL). Die zirkulierenden Lymphomzellen sind sehr heterogen und weisen insbesondere pleomorphe Kerne und ein unregelmäßiges Zytoplasma auf. Freundliche Überlassung durch Dr. David Clark, Grantham.

Ergänzende Untersuchungen

Durchflusszytometrisch lässt sich die Monoklonalität und Malignität der T-Zellen häufig (z. B. durch einen aberranten Immunphänotyp) erkennen. Diagnostikum der Wahl ist jedoch die Histopathologie mit Immunhistochemie. Ergänzend können zytogenetische Untersuchungen zum Nachweis charakteristischer Chromosomenveränderungen und molekulargenetische Analysen durchgeführt werden (T-Zell-Rezeptor-Umlagerungen).

9.2.6 Hodgkin-Lymphom

Das Hodgkin-Lymphom (HL; früher: Morbus Hodgkin) ist eine lymphatische Neoplasie. Es wird in zwei Hauptkategorien unterteilt: Das klassische Hodgkin-Lymphom und das noduläre lymphozytenprädominante Hodgkin-Lymphom. Während letzteres einen klaren Bezug zu den übrigen B-Zell-Lymphomen hat, weisen die neoplastischen Zellen des klassischen

Hodgkin-Lymphoms (Hodgkin-Zellen und Reed-Sternberg-Zellen) nur noch wenige Gemeinsamkeiten mit B-Lymphozyten auf. Das klassische Hodgkin-Lymphom wird weiter unterteilt in das nodulär-sklerosierende HL, das gemischtzellige HL, das lymphozytenarme HL, das lymphozytenreiche HL und das nicht klassifizierbare HL. Die anfängliche Symptomatik besteht üblicherweise aus einer Lymphadenopathie und ggf. konstitutionellen Symptomen (B-Symptome).

Blutausstrich und Differentialblutbild
Das Hodgkin-Lymphom kann vielfältige Blutbildveränderungen verursachen. Sofern eine Anämie besteht, ähnelt diese am ehesten der Anämie der chronischen Erkrankung (anemia of chronic disease [ACD]). Auch eine Geldrollenbildung der Erythrozyten ist möglich. Wenn das Lymphom das Knochenmark höhergradig infiltriert, kommt es zu einer hämatopoetischen Insuffizienz mit Panzytopenie. In multivariaten Analysen korrelierte eine Leukozytose und eine Lymphozytopenie mit einer schlechteren Prognose der Erkrankung [137].

Differentialdiagnosen
Die wichtigsten Differentialdiagnosen eines Hodgkin-Lymphoms sind reaktive Lymphoproliferationen und Non-Hodgkin-Lymphome. Die zytologische Untersuchung des peripheren Blutes besitzt normalerweise keinen Stellenwert bei der Differentialdiagnostik des Hodgkin-Lymphoms.

Ergänzende Untersuchungen
Die Diagnose eines Hodgkin-Lymphoms sollte per Histopathologie eines repräsentativen Gewebes (i. d. R. Lymphknoten) gestellt werden. In Ausnahmefällen kann das Lymphom auch zytologisch im Knochenmark festgestellt werden. Weitere Parameter wie Blutkörperchensenkungsgeschwindigkeit, Laktatdehydrogenase u. a. dienen zur Bestimmung von Risikofaktoren und klinischer Stadieneinteilung.

Prüfe Dein Wissen!
Auf der Webseite der englischsprachigen Originalausgabe kann eine Selbstüberprüfung durchgeführt werden: www.wiley.com/go/bain/bloodcells

9.3 Literatur

[1] Leibovici L, Drucker M, Samra Z, Konisberger H, Pitlik SD (1995) Prognostic significance of the neutrophil count in immunocompetent patients with bacteraemia. Q J Med, 88, 181–189.
[2] Gombos MM, Bienkowski RS, Gochman RF, Billett HH (1998) The absolute neutrophil count: is it the best indicator of bacteremia in infants? Am J Clin Pathol, 109, 221–225.
[3] Lascari AD (1984) Hematologic Manifestations of Childhood Diseases. Theme-Stratton, New York.
[4] Manroe BL, Weinberg AG, Rosenfeld CR, Browne R (1979) The neonatal blood count in health and disease. I. Reference values for neutrophilic cells. J Pediatr, 95, 89–98.
[5] Christensen RD, Rothstein G (1978) Pitfalls in the interpretation of leukocyte counts in newborn infants. Am J Clin Pathol, 72, 609–611.

[6]   Morris CDW, Bird AR, Nell H (1989) The haematological and biochemical changes in severe pulmonary tuberculosis. Q J Med, 73, 1151–1159.
[7]   Glasser RM, Walker RI, Herion JC (1990) The significance of hematologic abnormalities in patients with tuberculosis. Arch Intern Med, 125, 691–695.
[8]   Hoagland RJ (1960) The clinical manifestations of infectious mononucleosis: a report of two hundred cases. Am J Med, 240, 21–29.
[9]   Brigden ML, Au S, Thompson S, Brigden S, Doyle P, Tsaparas Y (1999) Infectious mononucleosis in an outpatient population: diagnostic utility of 2 automated hematology analyzers and the sensitivity and specificity of Hoagland's criteria in heterophile-positive patients. Arch Path Lab Med, 123, 875–881.
[10] Lach-Szyrma V, Brito-Babapulle F (1999) The clinical significance of apoptotic cells in peripheral blood smears. Clin Lab Haematol, 21, 277–280.
[11] Kahl C, Freund M (2010) Peripheral blood alterations in a patient with infectious mononucleosis. Br J Haematol, 150, 2.
[12] Cantow EF, Kostinas JE (1966) Studies on infectious mononucleosis. IV. Changes in the granulocytic series. Am J Clin Pathol, 46, 43–47.
[13] Habib MA, Babka JC, Burningham RA (1973) Profound granulocytopenia associated with infectious mononucleosis. Am J Med Sci, 265, 339–346.
[14] Sumaya CV, Ench Y (1985) Epstein-Barr virus infectious mononucleosis in children. I. Clinical and general laboratory findings. Pediatrics, 75, 1003–1010.
[15] Carter JW, Edson RS, Kennedy CC (1978) Infectious mononucleosis in the older patient. Mayo Clin Proc, 53, 146–150.
[16] Bar RS, Adlard J, Thomas FB (1975) Lymphopenic infectious mononucleosis. Arch Intern Med, 135, 334–337.
[17] Akashi K, Eizuru Y, Sumiyoshi Y, Minematsu T, Hara S, Harada M et al. (1993) Severe infectious mononucleosis-like syndrome and primary human herpesvirus 6 infection in an adult. N Engl J Med, 329, 168–171.
[18] Foucar K (2001) Bone Marrow Pathology, 2nd edn. ASCP Press, Chicago.
[19] Piankijagum A, Visudhiphan S, Aswapokee P, Suwanagool S, Kruatrachue M, Na-Nakorn S (1977) Hematological changes in typhoid fever. J Med Assoc Thai, 60, 828–838.
[20] McDonald JC, MacLean JD, McDade JE (1988) Imported rickettsial disease: clinical and epidemiologic features. Am J Med, 85, 799–805.
[21] Wilson ME, Brush AD, Meany MC (1989) Murine typhus acquired during short-term urban travel. Am J Med, 57, 233–234.
[22] McDade JE (1990) Ehrlichiosis – a disease of animals and humans. J Infect Dis, 161, 609–617.
[23] Chesterman CN (1992) Late adverse effects of streptokinase. Aust NZ J Med, 22, 106–108.
[24] Cullen MH, Stansfeld AG, Oliver RTD, Lister TA, Malpas JS (1979) Angio-immunoblastic lymphadenopathy: report of ten cases and review of the literature. Q J Med, 48, 151–177.
[25] Delbarre F, Le Go A, Kahan A (1975) Hyperbasophilic immunoblasts in the circulating blood in chronic inflammatory rheumatic and collagen diseases. Ann Rheum Dis, 34, 422–430.
[26] Daniele R, Rowlands DT (1976) Lymphocyte subpopulations in sarcoidosis: correlation with disease activity and duration. Ann Intern Med, 85, 593–600.
[27] Craig J, Isaacs D (1993) Kawasaki syndrome in a Sydney hospital. Aust NZ J Med, 23, 440.
[28] Karandikar NJ, Kroft SH, Yegappan S, Rogers BB, Aquino VM, Lee KM et al. (2004) Unusual immunophenotype of CD8+T cells in familial hemophagocytic lymphohistiocytosis. Blood, 104, 2007–2009.
[29] Nakahara K, Utsunomiya A, Hanada S, Takeshita T, Uozumi K, Yamamoto K et al. (1998) Transient appearance of CD3+CD8+T lymphocytes with monoclonal gene rearrangement of T-cell receptor beta locus. Br J Haematol, 100, 411–414.
[30] Horwitz CA, Henle W, Henle G, Polesky H, Balfour HH, Siem RA et al. (1977) Heterophile-negative infectious mononucleosis and mononucleosis-like illnesses. Am J Med, 63, 947–957.

[31] Tsaparas YF, Brigden M, Mathias R, Thomas E, Raboud J, Doyle PW (2000) Proportion positive for Epstein-Barr virus, cytomegalovirus, human herpesvirus 6, Toxoplasma, and human immunodeficiency virus types 1 and 2 in heterophile-negative patients with an absolute lymphocytosis and an instrument-generated atypical lymphocyte flag. Arch Pathol Lab Med, 124, 1324–1330.

[32] Smith PR, Cavenagh JD, Milne T, Howe D, Wilkes SJ, Sinnott P et al. (2000) Benign monoclonal expansion of CD8+ lymphocytes in HIV infection. J Clin Pathol, 53, 177–181.

[33] Milne TM, Cavenagh JD, Macey MG, Dale C, Howes D, Wilkes S, Newland AC (1998) Large granular lymphocyte (LGL) expansion in 20 HIV infected patients; analysis of immunophenotype and clonality. Br J Haematol, 101, Suppl. 1, 107.

[34] Bain BJ (2008) Dysplastic neutrophils in an HIV-positive woman. Am J Hematol, 83, 738.

[35] Koster F, Foucar K, Hjelle B, Scott A, Chong Y-Y, Larson R and McCabe M (2001) Rapid presumptive diagnosis of hantavirus cardiopulmonary syndrome by peripheral blood smear review. Am J Clin Pathol, 116, 665–672.

[36] Pol S, Thiers V, Driss F, Devergie A, Berthelot P, and Bréchot C (1993) Lack of evidence for a role of HCV in hepatitis-associated aplastic anaemia. Br J Haematol, 85, 808–810.

[37] Bosch Benitez JM, Piris M, Peri V, Martin L, Marrero M, Mollejo M et al. (2011) Persistent B cell polyclonal lymphocytosis (PPBL) with massive splenomegaly mimicking marginal zone lymphoma. Haematologica, 96, Suppl. 2. 569.

[38] Mossafa H, Malaure H, Maynadie M, Valensi F, Schillinger F, Garand G et al. (1999) Persistent polyclonal B lymphocytosis with binucleated lymphocytes: a study of 25 cases. Groupe Français d'Hématologie Cellulaire. Br J Haematol, 104, 486– 493.

[39] Callet-Bauchu E, Gazzo S, Poncet C, Pages J, Morel D, Alliot C et al. (2000) Distinct chromosome 3 abnormalities in persistent polyclonal B-cell lymphocytosis. Genes Chromosomes Cancer, 26, 221–228.

[40] Deplano S, Nadel-Melsió E, Bain BJ (2014) Persistent polyclonal B lymphocytosis. Am J Hematol, 89, 224.

[41] Lesesve J-F, Cornet E, Mossafa H, Troussard X (2011) EDTA-dependent lymphoagglutination in persistent polyclonal B-cell lymphocytosis. Br J Haematol, 154, 668.

[42] Mossafa H, Tapia S, Flandrin G, Troussard X, Groupe Français d'Hématologie Cellulaire (GFHC) (2004) Chromosomal instability and the ATR amplification gene in patients with persistent and polyclonal B-cell lymphocytosis (PPBL). Leuk Lymphoma, 45, 1401–1406.

[43] Himmelmann A, Gautsschi O, Nawrath M, Bolliger U, Fehr J, Stahel RA (2001) Persistent polyclonal B-cell lymphocytosis is an expansion of functional IGD+CD27+ memory B cells. Br J Haematol, 114, 400–405.

[44] Salcedo I, Campos-Caro A, Sampalo A, Reales E, Brieva JA (2002) Persistent polyclonal B lymphocytosis: an expansion of cells showing IgVH gene mutations and phenotypic features of normal lymphocytes with the CD27+ marginal zone B-cell compartment. Br J Haematol, 116, 662–666.

[45] Del Giudice I, Pileri SA, Rossi M, Sabattini E, Campidelli C, Starza ID et al. (2009) Histopathological and molecular features of persistent polyclonal B-cell lymphocytosis (PPBL) with progressive splenomegaly. Br J Haematol, 144, 726–731.

[46] Leder K, Weller PF (2000) Eosinophilia and helminth infections. Baillière's Clin Haematol, 13, 301–317.

[47] Chusid ML, Dale DC, West BC, Wolff SM (1975) The hypereosinophilic syndrome. Medicine, 54, 1–27.

[48] Cogan E, Schandené L, Crusiaux A, Cochaux P, Velu T, Goldman M (1994) Clonal proliferation of type 2 helper T cells in a man with the hypereosinophilic syndrome. N Engl J Med, 330, 535–538.

[49] Simon H-U, Plotz SG, Dummer R, Blaser K (1999) Abnormal clones of T cells producing interleukin-5 in idiopathic eosinophilia. N Engl J Med, 341, 1112–1120.

[50] Means-Markwell M, Burgess T, de Keratry D, O'Neil K, Mascola J, Fleisher T, Lucey D (2000) Eosinophilia with aberrant T cells and elevated serum levels of interleukin-2 and interleukin-15. N Engl J Med, 342, 1568–1571.

[51] Spry C (1980) Discussion: Management of the idiopathic hypereosinophilic syndrome. In: Mahmoud AAF, Austere KP, Simon AS (eds). The Eosinophil in Health and Disease, Grune & Stratton, New York.

[52] Parker RI (1991) Hematologic aspects of mastocytosis. II. Management of hematologic disorders in association with systemic mast cell disease. J Invest Dermatol, 96, 52S–53S.
[53] Bain B (1991) Down's syndrome – transient abnormal myelopoiesis and acute leukaemia. Leuk Lymphoma, 3, 309–317.
[54] Ferrer A, Cervantes F, Hernåndez-Boluda JC, Alvarez A, Montserrat E (1999) Leukemoid reaction preceding the diagnosis of colorectal carcinoma by four years. Haematologica, 84, 671–672.
[55] Olipitz E, Strunk D, Beham-Schmid C, Sill H (2004) Neutrophilic leukaemoid reactions as the presenting feature of de novo and therapy-related acute leukemias. Acta Haematologica, 111, 233–234.
[56] Stevens MCG, Darbyshire PJ, Brown SM (1987) Early congenital syphilis and severe haematological disturbance. Arch Dis Child, 62, 1073–1075.
[57] Willoughby MLN (1977) Paediatric Haematology. Churchill Livingstone, Edinburgh.
[58] Standen GA, Steers FJ, Jones L (1998) Clonality of chronic neutrophilic leukaemia associated with myeloma: analysis using the X-linked probe M27β. J Clin Pathol, 46, 297–298.
[59] Nagai M, Oda S, Iwamoto M, Marumoto K, Fujita M, Takahara J (1996) Granulocyte-colony stimulating factor concentrations in a patient with plasma cell dyscrasia and clinical features of chronic neutrophilic leukaemia. J Clin Pathol, 49, 858–860.
[60] Kohmura K, Miyakawa Y, Kameyama K, Kizaki M, Ikeda Y (2004) Granulocyte colony stimulating factor-producing multiple myeloma associated with neutrophilia. Leuk Lymphoma, 45, 1475–1479.
[61] Dinçol G, Nalçaci M, Dogan O, Aktan M, Küçükkaya R, Agan M, Dinçol K (2002) Coexistence of chronic neutrophilic leukemia with multiple myeloma. Leuk Lymphoma, 43, 649–651.
[62] Marui T, Yamamoto T, Akisue T, Hitora T, Yoshiya S, Kurosaka M (2003) Granulocyte colony-stimulating factor – producing undifferentiated sarcoma occurring in previously fractured femur. Arch Pathol Lab Med, 127, e186–e189.
[63] Sonobe H, Ohtsuki Y, Ido E, Furihata M, Iwata J, Enzan H et al. (1997) Epithelioid sarcoma producing granulocyte colony-stimulating factor. Hum Pathol, 28, 1433–1435.
[64] Reykdal S, Sham R, Phatak P, Kouides P (1995) Pseudoleukemia following the use of G-CSF. Am J Hematol, 49, 258–259.
[65] Pinkel D (1998) Differentiating juvenile myelomonocytic leukemia from infectious disease. Blood, 91, 365–367.
[66] Beigelman A, Moser AM, Shubinsky G, Ben-Harosh M, Alon H, Benjamin G, Kapelushnik J (2003) The leukaemoid reaction – clinical and molecular characterization in the pediatric population. Blood, 102, 53b.
[67] Herrod HG, Dow LW, Sullivan JL (1983) Persistent Epstein-Barr virus infection mimicking juvenile chronic myelogenous leukemia: immunologic and hematologic studies. Blood, 61, 1098–1104.
[68] Kirby MA, Weitzman S, Freedman MH (1990) Juvenile chronic myelogenous leukemia: differentiation from infantile cytomegalovirus infection. Am J Pediatr Hematol Oncol, 12, 292–296.
[69] Lorenzana A, Lyons H, Sawal H, Higgins M, Carrigan D, Emanuel P (1997) Human herpes virus-6 (HHV-6) infection in an infant mimicking juvenile chronic myelogenous leukemia (JCML). J Pediatr Hematol Oncol, 19, 370.
[70] Yetgin S, Çetin M, Yenicesu I, Özaltin F, Uçkan D (2000) Acute parvovirus B19 infection mimicking juvenile myelomonocytic leukemia. Eur J Haematol, 65, 276–278.
[71] Toren A, Neumann Y, Meyer JJ, Mandel M, Schiby G, Kende G et al. (1993) Malignant osteopetrosis manifested as juvenile chronic myeloid leukemia. Pediatr Hematol Oncol, 10, 187–189.
[72] Papadaki T, Stamatopoulos K, Stavroyianni N, Paterakis G, Phisphis M, Stefanoudaki-Sofianatou K (2002) Evidence for T-large granular lymphocyte-mediated neutropenia in Rituximab-treated lymphoma patients: report of two cases. Leuk Res, 26, 597–600.
[73] Bates I, Bedu-Addo G, Rutherford TR, Bevan DH (1997) Circulating villous lymphocytes – a link between hyperreactive malarial splenomegaly and splenic lymphoma. Trans R Soc Trop Med Hyg, 91, 171–174.
[74] Jabbar A, Siddique T (1998) A case of pseudolymphoma leukaemia syndrome following cefixime. Br J Haematol, 101, 209.

[75] Kikuchi M, Ohsaka A, Chiba Y, Sato M, Muraosa Y, Hoshino H (1999) Bone marrow aplasia with prominent atypical plasmacytic proliferation preceding acute lymphoblastic leukemia. Leuk Lymphoma, 35, 213–217.
[76] Ehrlich GD, Han T, Bettigole R, Merl SA, Lehr B, Tomar RH, Poiesz BJ (1988) Human T lymphotropic virus type I-associated benign transient immature T-cell lymphocytosis. Am J Hematol, 27, 49–55.
[77] Caldwell CW, Poje E, Cooperstock M (1991) Expansion of immature thymic precursor cells in peripheral blood after acute bone marrow suppression. Am J Clin Pathol, 95, 824–827.
[78] Zeidler C (2005) Congenital neutropenia. Hematology, 10, Suppl. 1, 306–311.
[79] Swerdlow SH, Campo E, Harris NL, Jaffe ES, Pileri SA, Stein H, Thiele J, Vardiman JW (eds) (2008) WHO Classification of Tumours of Haematopoietic and Lymphoid Tissues. IARC, Lyon.
[80] Bennett JM, Catovsky D, Daniel M-T, Flandrin G, Galton DAG, Gralnick H, Sultan C (1976) Proposals for the classification of the acute leukaemias (FAB cooperative group). Br J Haematol, 33, 451–459.
[81] Bennett JM, Catovsky D, Daniel MT, Flandrin G, Galton DAG, Gralnick H, Sultan C (1985) Proposed revised criteria for the classification of acute myeloid leukemia. Ann Intern Med, 103, 620–625.
[82] Bennett JM, Catovsky D, Daniel M-T, Flandrin G, Galton DAG, Gralnick H, Sultan C (1985) Criteria for the diagnosis of acute leukemia of megakaryocyte lineage (M7): a report of the French-American-British Cooperative Group. Ann Intern Med, 103, 460–462.
[83] Bennett JM, Catovsky D, Daniel M-T, Flandrin G, Galton DAG, Gralnick H, Sultan C (1991) Proposal for the recognition of minimally differentiated acute myeloid leukaemia (AML M0). Br J Haematol, 78, 325–329.
[84] Bain BJ (2010) Leukaemia Diagnosis, 4th edn. Wiley-Blackwell, Oxford.
[85] Vardiman J, Brunning RD, Arber DA, Le Beau MM, Porwit A, Tefferi A et al. (2008) Introduction and overview of the classification of the myeloid neoplasms. In: Swerdlow SH, Campo E, Harris NL, Jaffe ES, Pileri SA, Stein H et al. (eds) WHO Classification of Tumours of Haematopoietic and Lymphoid Tissues. IARC, Lyon.
[86] Lichtman MA, Segel BG (2005) Uncommon phenotypes of acute myelogenous leukemia: basophilic, mast cell, eosinophilic, and myeloid dendritic cell subtypes: a review. Blood Cells Mol Dis, 35, 370–383.
[87] Soler J, O'Brien M, Tavaras de CJ, San Miguel JF, Kearney L, Goldman JM, Catovsky D (1985) Blast crisis of chronic granulocytic leukemia with mast cell and basophil precursors. Am J Clin Pathol, 83, 254–259.
[88] Coser P, Quaglino D, de Pasquale A, Colombetti V, Prinoth O (1980) Cytobiological and clinical aspects of tissue mast cell leukaemia. Br J Haematol, 45, 5–12.
[89] Efrati P, Klajman A, Spitz H (1957) Mast cell leukemia? Malignant mastocytosis with leukemia-like manifestations. Blood, 12, 869–882.
[90] Parwaresch MR (1976) The Human Blood Basophil. Morphology, Origin, Kinetics, Function and Pathology. Springer-Verlag, Berlin.
[91] Bain BJ (1994) Transient leukaemia in newborn infants with Down's syndrome. Leuk Res, 18, 723–724.
[92] Hitzler JK, Cheung J, Yue LI, Scherer SW, Zipursky A (2003) GATA1 mutations in transient leukemia and acute megakaryoblastic leukemia of Down syndrome. Blood, 101, 4301–4304.
[93] Brunning RD, Orazi A, Germing U, Le Beau MM, Porwit A, Baumann I et al. (2008) Myelodysplastic syndromes/neoplasms, overview. In: Swerdlow SH, Campo E, Harris NL, Jaffe ES, Pileri SA, Stein H et al. (eds) WHO Classification of Tumours of Haematopoietic and Lymphoid Tissues. IARC, Lyon.
[94] Goasguen JE, Bennett JM, Bain BJ, Brunning R, Vallespi MT, Tomonaga M et al.; International Working Group on Morphology of MDS (IWGM-MDS) (2014) Proposal for refining the definition of dysgranulopoiesis in acute myeloid leukemia and myelodysplastic syndromes. Leuk Res, 38, 447–453.
[95] Spiers ASD, Bain BJ, Turner JE (1977) The peripheral blood in chronic granulocytic leukaemia. Study of 50 untreated Philadelphia chromosome-positive cases. Scand J Haematol, 18, 25–38.
[96] Srodes CH, Hyde EH, Boggs DR (1973) Autonomous erythropoiesis during erythroblastic crisis of chronic myelocytic leukaemia. J Clin Invest, 52, 512–515.

[97] Ondreyco SM, Kjeldsberg CR, Fineman RM, Vaninetti S, Kushner JP (1981) Monoblastic transformation in chronic myelogenous leukemia. Cancer, 48, 957–963.
[98] Rosenthal S, Schwartz JKH, Canellos GP (1977) Basophilic chronic granulocytic leukaemia with hyperhistaminaemia. Br J Haematol, 36, 367–372.
[99] Marinone G, Rossi G, Verzura P (1983) Eosinophilic blast crisis in a case of chronic myeloid leukaemia. Br J Haematol, 55, 251–256.
[100] Hogge DE, Misawa S, Schiffer CA, Testa JR (1984) Promyelocytic blast crisis in chronic granulocytic leukaemia with 15;17 translocation. Leuk Res, 8, 1019–1023.
[101] You W, Weisbrot IM (1984) Chronic neutrophilic leukemia, report of two cases and review of the literature. Am J Clin Pathol, 72, 233–242.
[102] Kanoh T, Saigo K, Yamagishi M (1986) Neutrophils with ring-shaped nuclei in chronic neutrophilic leukemia. Am J Clin Pathol, 86, 748–751.
[103] Zoumbos NC, Symeonidis A, Kourakli-Symeonidis A (1989) Chronic neutrophilic leukemia with dysplastic features: a new variant of myelodysplastic syndromes? Acta Haematol, 82, 156–160.
[104] Bain B, Vardiman JW, Brunning RD, Thiele J (2008) Chronic neutrophilic leukaemia. In: Swerdlow SH, Campo E, Harris NL, Jaffe ES, Pileri SA, Stein H et al. (eds) WHO Classification of Tumours of Haematopoietic and Lymphoid Tissues. IARC, Lyon.
[105] Bain BJ, Gilliland DG, Vardiman JW, Brunning RD, Horny H-P (2008) Chronic eosinophilic leukaemia, not otherwise specified. In: Swerdlow SH, Campo E, Harris NL, Jaffe ES, Pileri SA, Stein H et al. (eds) WHO Classification of Tumours of Haematopoietic and Lymphoid Tissues. IARC, Lyon (2008).
[106] Cools J, DeAngelo DJ, Gotlib J, Stover EH, Legare RD, Cortes J et al. (2003) A tyrosine kinase created by the fusion of the PDGFRA and FIP1L1 genes as a therapeutic target of imatinib in idiopathic hypereosinophilic syndrome. N Engl J Med, 348, 1201–1214.
[107] Bain BJ, Gilliland DG, Horny H-P, Vardiman JW (2008) Myeloid and lymphoid neoplasms with eosinophilia and abnormalities of PDGFA, PDGFRB or FGFR1. In: Swerdlow SH, Campo E, Harris NL, Jaffe ES, Pileri SA, Stein H et al. (eds) WHO Classification of Tumours of Haematopoietic and Lymphoid Tissues. IARC, Lyon.
[108] Orazi A, Bennett JM, Germing U, Brunning RD, Bain BJ, Thiele J (2008) Chronic myelomonocytic leukaemia. In: Swerdlow SH, Campo E, Harris NL, Jaffe ES, Pileri SA, Stein H et al. (eds) WHO Classification of Tumours of Haematopoietic and Lymphoid Tissues. IARC, Lyon.
[109] Vardiman JW, Bennett JM, Bain BJ, Brunning RD, Thiele J (2008) Atypical chronic myeloid leukaemia, BCR-ABL1 negative. In: Swerdlow SH, Campo E, Harris NL, Jaffe ES, Pileri SA, Stein H et al. (eds) WHO Classification of Tumours of Haematopoietic and Lymphoid Tissues. IARC, Lyon.
[110] Baumann I, Bennett JM, Niemeyer CM, Thiele J, Shannon K (2008) Juvenile myelomonocytic leukaemia. In: Swerdlow SH, Campo E, Harris NL, Jaffe ES, Pileri SA, Stein H et al. (eds) WHO Classification of Tumours of Haematopoietic and Lymphoid Tissues. IARC, Lyon.
[111] Castro-Malaspina H, Schaison G, Passe S, Pasquier A, Bergen R, Bayle-Weisgerber C et al. (1984) Subacute and chronic myelomonocytic leukemia in children (juvenile CML). Cancer, 54, 675–686.
[112] Vardiman JW, Bennett JM, Bain BJ, Baumann I, Thiele J, Orazi A (2008) Myelodysplastic/myeloproliferative neoplasm, unclassifiable. In: Swerdlow SH, Campo E, Harris NL, Jaffe ES, Pileri SA, Stein H et al. (eds) WHO Classification of Tumours of Haematopoietic and Lymphoid Tissues. IARC, Lyon.
[113] Blatt J, Penchansky L, Horn M (1989) Thrombocytosis as a presenting feature in acute lymphoblastic leukemia of childhood. Am J Hematol, 31, 46–49.
[114] Bain BJ, Catovsky D (1994) The leukaemic phase of non-Hodgkin's lymphoma. J Clin Pathol, 48, 189–193.
[115] Bennett JM, Catovsky D, Daniel M-T, Flandrin G, Galton DAG, Gralnick H, Sultan C (1989) Proposals for the classification of chronic (mature) B and T lymphoid Leukaemias. J Clin Pathol, 42, 567–584.
[116] Bain BJ, Clark D, Wilkins BS (2010) Bone Marrow Pathology, 4th edn. Wiley-Blackwell, Oxford.
[117] Metzgeroth G, Schneider S, Hofmann W-K, Hastka J (2013) Globular intracytoplasmic inclusions in a patient with chronic lymphocytic leukaemia. Br J Haematol, 161, 302.

[118] Merino A, Rozman M, Esteve J (2006) Chronic (B cell) lymphocytic leukaemia with unusual granulation. Br J Haematol, 133, 354.
[119] Dorion RP, Shaw JH (2003) Intracytoplasmic filamentous inclusions in the peripheral blood of a patient with chronic lymphocytic leukemia: a bright-field, electron microscopic, immunofluorescent, and flow cytometric study. Arch Pathol Lab Med, 127, 618–620.
[120] Girodon F, Poillot N, Martin I, Carli PM, Maynadie M (2004) Crystalline inclusions in B monoclonal lymphocytes. Haematologica, 89, ECR40.
[121] Marti GE, Rawstron AC, Ghia P, Hillmen P, Houlston RS, Kay N et al. on behalf of The International Familial CLL Consortium (2005) Diagnostic criteria for monoclonal B-cell lymphocytosis. Br J Haematol, 130, 325–332.
[122] Nguyen D, Diamond L (2000) Diagnostic Hematology: a Pattern Approach. Butterworth-Heinemann, Oxford.
[123] Melo JV, Catovsky D, Galton DAG (1986) The relationship between chronic lymphocytic leukaemia and prolymphocytic leukaemia. I. Clinical and laboratory features of 300 patients and characterisation of an intermediate group. Br J Haematol, 63, 377–387.
[124] Machii T, Yamaguchi M, Inoue R, Tokumine Y, Kuratsune H, Nagai H et al. (1997) Polyclonal B-cell lymphocytosis with features resembling hairy cell leukemia-Japanese variant. Blood, 15, 2008–2014.
[125] Groom DA, Wong D, Brynes RK, Macaulay LK (1991) Auer rod-like inclusions in circulating lymphoma cells. Am J Clin Pathol, 96, 111–115.
[126] Bain BJ, Matutes E, Robinson D, Lampert IA, Brito-Babapulle V, Morilla R, Catovsky D (1991) Leukaemia as a manifestation of large cell lymphoma. Br J Haematol, 77, 301–310.
[127] Cobcroft R (1999) Images in haematology: diagnosis of angiotropic large B-cell lymphoma from a peripheral blood film. Br J Haematol, 104, 429.
[128] Liapis K, Apostolidis J (2012) Empty, but heavy, plasma cells. Blood, 120, 4282.
[129] Kyle RA, Maldonado JE, Bayrd ED (1974) Plasma cell leukaemia. Report on 17 cases. Arch Intern Med, 133, 813–818.
[130] McKenna RW, Kyle RA, Kuehl WM, Grogan TM, Harris NL, Coupland RW (2008) Plasma cell neoplasms. In: Swerdlow SH, Campo E, Harris NL, Jaffe ES, Pileri SA, Stein H et al. (eds) WHO Classification of Tumours of Haematopoietic and Lymphoid Tissues. IARC, Lyon.
[131] Murayama K, Sawamura M, Tamura K (1993) Transient plasmacytosis with acute infection in myeloma. Br J Haematol, 82, 475.
[132] Witzig TE, Gertz MA, Lust JA, Kyle RA, O'Fallon WM, Greipp PR (1996) Peripheral blood monoclonal plasma cells as a predictor of survival in patients with multiple myeloma. Blood, 88, 1780–1787.
[133] Drayson M, Tang LX, Drew R, Mead GP, Carr-Smith H, Bradwell AR (2001) Serum free light-chains measurements for identifying and monitoring patients with nonsecretory multiple myeloma. Blood, 97, 2900–2903.
[134] Nowakowski GS, Witzig TE, Dingli D, Tracz MJ, Gertz MA, Lacy MQ et al. (2005) Circulating plasma cells detected by flow cytometry as a predictor of survival in 302 patients with newly diagnosed multiple myeloma. Blood, 106, 2276–2279.
[135] Duncan SC, Winkelman RK (1978) Circulating Sézary cells in hospitalized dermatology patients. Br J Dermatol, 99, 171–178.
[136] Morice WG, Kurtin PJ, Leibson PJ, Tefferi A, Hanson CA (2003) Demonstration of aberrant T-cell and natural killer-cell antigen expression in all cases of granular lymphocytic leukaemia. Br J Haematol, 120, 1026–1036.
[137] Portlock CS, Donnelly GB, Qin J, Straus D, Yahalom J, Zelenetz A et al. (2004) Adverse prognostic significance of CD20 positive Reed-Sternberg cells in classical Hodgkin's disease. Br J Haematol, 125, 701–708.

Stichwortverzeichnis

A

α-Granulation 204
α-Naphthylacetat-Esterase-Färbung 608
α-Thalassaemia major 449
α-Thalassaemia minor 447
Abbott-Gerät 71
Abrollpräparat 609
Adulte/-s T-Zell-Leukämie/Lymphom 662
Advia-Serie 282
Agglutination 96, 140
– Erythrozyten 94
– Geldrollenbildung 140
Aggregate, Tumorzellen 95
Agranulozytose 599
AIHA 551
Akanthozyt 120
Akanthozytose 122
Aktin-Einschluss-Syndrom
    (Brandalise-Syndrom) 175
Alder-Reilly-Anomalie 158, 174, 180
Alkalische Neutrophilenphosphatase 407
Alkohol 475
Alkoholkonsum 161
Akute lymphatische Leukämie (ALL) 641
Alloimmunthrombozytopenie, fetale 550
ALP-Index 631, 601, 628
Alport-Syndrom 163
AML 79, 151, 202, 605
– French-American-British(FAB)-Klassifikation 605
– Mutationsanalyse 610
– WHO-Klassifikation 605
– zytogenetische Untersuchung 610
Anämie der chronischen Erkrankung 432
– löslicher Transferrinrezeptor 434
– Serumferritinkonzentration 433
Anämie, alloimmune hämolytische 511, 517
Anämie, angeborene 534
Anämie, angeborene hämolytische 504
Anämie, aplastische 79, 111, 534, 586, 592
Anämie, Arzneimittel-induzierte hämolytische 511
Anämie, autoimmunhämolytische 481, 509
– durch Wärmeautoantikörper 483
Anämie, chronische hämolytische durch
    Kälteagglutinine 511
Anämie, Dyskeratosis congenita 534
Anämie, erworbene 535
Anämie, erworbene dyserythropoetische 534

Anämie, hämolytische 115, 466, 509, 514, 518, 527, 529
Anämie, immunhämolytische 514
Anämie, kongenitale dyserythropoetische 473, 530
Anämie, kongenitale hämolytische 477
Anämie, kongenitale sideroblastische 434
Anämie, makrozytäre 467, 477
Anämie, megaloblastäre 79, 168, 467, 522
Anämie, mikroangiopathische hämolytische 126, 517, 522, 552
Anämie, nicht immunhämolytisch 517
Anämie, perniziöse 474
Anämie, renale 524
Anämie, seltene hereditäre hämolytische 500
Anämie, sideroblastische 214, 434, 476
Anämie, Thiamin-responsive megaloblastäre 435
Anämie, Typ-2-kongenitale
    dyserythropoetische 484
Anämien 354, 427 f.
Anaplasmose 222
Anisochromasie 108
– Hämoglobinverteilungsbreite (HDW) 108
Anisozytose 103
Anomalien der Erythrozytenenzyme 497
Antiglobulintest, direkter 484
Antikoagulans 9
– EDTA 9
– International Committee for the Standardization in Hematology 9
Antikörper, heterophiler 588
Aplastische Anämien 588 534
Apoptoseform 58
Arneth-Score 472
Arthritis, rheumatoide 94
Arthrogrypose-Nierenfunktionsstörung-
    Cholestase(ARC)-Syndrom 205
Asplenie 212
– funktionelle 212
– Howell-Jolly-Körperchen 213
– Pappenheimer-Körperchen 213
– MPV 213
Astrim 85
ATLL 185
– HTLV-1-Retrovirus 662
Auer-Stäbchen 160, 189, 197
Autoimmunneutropenie, Rituximab-induzierte 663

Autoimmunthrombozytopenie (ITP) 550
– Helicobacter-pylori-Infektion 551
Automatisierte Differentialblutbilder 45
Automatisierte Hämatologiesysteme 45
Autotransfusion 211

B

β-Thalassämie 103
β-Thalassaemia intermedia 445
β-Thalassaemia major 443
β-Thalassaemia minor 439
ßSHPFH-Genotyp
– Hb-Elektrophorese 459
– HPLC 459
Babesiose 237
Bakteriämie 581
Basophilie 346
Basopenie 365
Basophile Tüpfelung 137
Basophilen-Leukämie, akute 617
Batten-Erkrankung, juvenile 182
Batten-Spielmeyer-Vogt-Erkrankung 182
Bayer-H.1-Serie 282
BCR-ABL-Translokation 645
Beckman-Coulter-Gerät 46
Berliner-Blau-Eisenfärbung
    (Perls-Eisenreaktion) 405, 437
Bernard-Soulier-Syndrom 541, 544, 549
Blast 46, 143, 623
Bleivergiftung 437, 507
Blister-Zelle 117
Blutabnahme 1
– Antikoagulanzien und Probengefäße 8
– Flügelkanüle 3
– Feten 8
– Kapillarblut 6
– Nabelschnurblut 7
– Nadelstichverletzung 5
– Patientenidentifikation 1
– Peripheres Venenblut 2
– Probenentnahme 1
– Punktion 2
– Vakuumgefäß 4
– Venenstauung 3
Blutausstrich 10
– Antikoagulans 10
– Ausstrichqualität 96
– Ausstrichvorgang 12
– Auswertung 374–376
– Babesiose 237
– Bakterien 219

– Blutparasit 15
– Buffy-coat-Ausstrich 15
– Dicke Blutausstriche („Dicker Tropfen") 15
– Durchmusterungsstrategie 38
– Epithelzelle 215
– Färbung 16
– Fettzelle 215
– Feuchtpräparat 15
– Fibrinfäden 96
– Filarien 242
– Fixierungsvorgang 16
– Fruchtwasserzelle 216
– Frühgeborene 212
– gesunde Neugeborene 211
– gesunde Säuglinge und Kinder 211
– gesunder Erwachsener 210
– Giemsa- oder Leishmanien-Färbung 19
– Glasobjektträger 12
– Hämoflagellaten 238
– Hämatokrit 12, 15
– Hintergrundfärbung 99
– Invertieren, manuelles 10
– Kälteagglutinine 12
– Kapillarblut 10
– Lagerung 19
– Lagerungsartefakte 98
– Malaria 19, 225
– May-Grünwald-Giemsa-Färbung 17
– mechanische Ausstrichhilfe 14
– Medikamentöse Artefakte 99
– Mesothelzelle 216
– Mikroorganismen 218
– mikroskopische Untersuchung 23
– Nativblut 11
– Parasiten 225
– Pilze 223
– Präparation 19
– Protozoen 226
– Romanowsky-typische Färbung 17-19
– Rotationsmixer, automatischer 10
– Schwangerschaft 210
– – Geldrollenbildung 210
– – MCV 210
– – Hb-Wert 210
– – Linksverschiebung 210
– Toxoplasmose 238
– trocknen 13
– Trocknungsvorgang 13, 16
– Tumorzelle 216
– Untersuchung 94
– Wright-Färbung 17

Blutbild, leukerythroblastisches 139, 200, 556, 597
– Down-Syndrom 200
– Knochenmarkkarzinose 200
– maternale Sepsis/Chorioamnionitis 200
– myeloproliferative Erkrankung 200
– postpartale Phase 200
– reaktive Veränderung 200
– schwere Geburtsasphyxie 200
– Spätschwangerschaft 200
Blutbildautomat 46
– Impedanzprinzip 46
– Messtechnik 46
– Normabweichung 46
– optische Messung (Lichtstreuung) 46
– Warnsignal (Flags) 46
– Lagerungsartefakte 98
Blutgasanalyzer 84
Blutprobe 2, 85, 169
– akzidentelle Erhitzung 98
– Lagerung 85
– Lagerungsartefakte 97
– Medikamentöse Artefakte 99
– präanalytische Lagerung 85
Blutstammzelltransplantation 146
B-Lymphozyten 180
Borrelien 219
B-Prolymphozyten-Leukämie 649
BRAF-Mutation 652
Buffy-coat-Anreicherung 207
Buffy-coat-Ausstrich 15, 240
Buffy-coat-Präparat 219, 241
Burkitt-Lymphom 656
B-Zell-Lymphome 646
B-Zell-Lymphozytose, monoklonale 593, 647, 648
B-Zell-Lymphozytose, persistierende polyklonale 592

C

Cabot-Ringe 138
CALR-Mutation 555, 557
CBC 36
Chagas-Krankheit 241
Chédiak-Higashi-Syndrom 158, 174, 178, 180, 193, 204
Chemotherapie 82
Chloracetat-Esterase-Reaktion 608
Cholesterinester-Speicherkrankheit 182
Chronische Eosinophilen-Leukämie (CEL) 631, 633, 174, 176, 594

Chronisch myeloische Leukämie (CML) 151, 152, 176, 607, 617
– Akzelerationsphase 627, 628
– ALP-Index 627
– BCR-ABL1-Fusionstranskript 628
– BCR-ABL1-Resistenzmutation 630
– Blastenkrise 627, 630
– Philadelphia-Chromosom 626
– zyklischer Verlauf 627
CLL 510, 537, 550, 646
– Zytogenetische und molekulargenetische Untersuchung 647
CML, atypische, Philadelphia-Chromosom-negative 599, 635
CMML 620, 635, 636
CMV-Infektion 185, 601
Cordozentese 8
Coulter-Geräte 283

D

Dakrozyt 119
Defekte der Erythrozytenmembran 497
Diamond-Blackfan-Anämie 536
DIC 520
Dicker Tropfen 15
DIDMOAD-Syndrom 435
DiGeorge-Syndrom 168, 509, 550
Dimorphie 108
Disintegrierte Zellen 201
Diskozyt 133
Differentialblutbild 36
– Auswertung 38
– automatisiertes 36, 45, 46
– Clinical Laboratory Standards Institute (CLSI) 37
– FBC 36
– Impräzision 38
– manuelles 36
– NRBC 36
– Referenzmethode 40
– standardisierte Abkürzung 44
– TNCC 36
– Unrichtigkeit 37
Döhle-Körperchen 145, 162, 580
Down-Syndrom 542, 549, 599, 618, 619
– GATA1-Mutation 620
– TMS 618
– transiente abnormale Myelopoese 209
Drumstick 142, 145, 172
Dyserythropoetische Anämien 530
Dyserythropoetische Anämie, kongenitale
– Genmutation 531

– Typ-I-CDA 531
– Typ-II-CDA 531
– Typ-III-CDA 531
– Typ-IV-CDA 531
Dyserythropoese 119, 534
Dyskeratosis congenita 534, 541

E

Echinozyt 120
Echinozytose 121
Ehrlichiose 222, 603
Eisenmangel 126, 132
– Autoimmungastritis 432
– Autoimmunthyreopathie 432
– Helicobacter-pylori-Infektion 432
– parasitäre Infektion 432
– WHO 431
– Zöliakie 431
Eisenmangelanämie 145
– Blutausstrich 428
– Differentialblutbild 428
– Differentialdiagnose 430
– Erythrozytenindizes 429
– Erythrozytenverteilungsbreite 428
– Hämoglobinverteilungsbreite 428
– löslicher Transferrinrezeptor 431
– Poikilozytose 428
– Serumeisenspiegel 430
– Serumferritinspiegel 430
– Thrombozytenzahl 429
– Transferrinkonzentration 430
Elektronenmikroskopische Untersuchungen 424
Elliptozyt 486
– MDS 488
– primäre Myelofibrose 488
Elliptozytose 112, 117
– hereditäre 484, 485
Emperipolesis 206
Endothelzellen 214
Entzündung, chronische 432
Eosinopenie 364
Eosinophilie 212, 338, 594, 596, 634, 641
– idiopathische 599
– PCM1-JAK2-Rearrangement 633
– Sekundäre Endorganschädigung 598
– T-Zell-Klonalität 633
– Zusatzuntersuchung 596
– zytogenetische Untersuchung 598, 633
Epithelzellen 215
Epstein-Barr-Virusinfektion 185, 583, 601
Epstein-Syndrom 163, 548

Erkrankung, lymphoproliferative 645
Erythroblast, früher 605
Erythroblastopenie 536, 537
Erythroleukämie 120, 129, 136
Erythrophagozytose 166
Erythrozyt 101 f.
– basophile Tüpfelung 137
– Cabot-Ringe 138
– Howell-Jolly-Körperchen 136
– Kristalle 139
– Mikroorganismen 138
– Pappenheim-Körperchen 137
– Polychromasie 109
Erythrozytenaggregate 101
– Antikörper-assoziiert 140
– Rosettenbildung 141
Erythrozytenaplasie 534, 536
Erythrozyteneinschlüsse 41, 42, 136
Erythrozytenfolsäure 474
Erythrozytenfragmentierung 519
Erythrozytenindizes 26, 34, 46, 271
– Anisochromasie 108
– Anisozytose 103
– Hyperchromie 108
– Hypochromie 105
– Kinder 317
– Makrozytose 105
– MCH 26, 276
– MCHC 26, 105, 276
– MCV 26, 105, 274, 307
– Mikrozytose 103
– Neugeborene 102, 309
– normochrom 102
– normozytär 102
– Patient, transfundierter 46
– Poikilozytose 111
– Schwangerschaft 102
– Verteilungsvolumen, Erythrozyten (RDW) 103
Erythrozytenüberlebenszeit 44, 524
Erythrozytenverteilungsbreite 433
Erythrozytenvolumen, totales 540
Erythrozytenzahl 33, 274
– Einkanal-Aperturimpedanz-Methode 34
– Halbautomatisches
   Einkanal-Impedanzmessgerät 33
– Hämatozytometer 33
– Impedanzprinzip 33
– Referenzmethode 34
– vollautomatisches Blutbildgerät 33
Erythrozyten-Zytogramm 472
Erythrozytose, idiopathische 538

Escherichia-coli-Infektion 223
Essentielle Thrombozythämie
– Akzelerationsphase 554
– Kombinierte Esterasen 414 f.
– zytogenetische Analyse 555
Evans-Syndrom 509, 512, 550

F

Fanconi-Anämie
FBC 36
Fechtner-Syndrom 163, 548
Fettzellen 215
Feuchtpräparat 15
Fieber, virales hämorrhagisches 591
Filarien 242
Filariose 242
FIP1L1-PDGFRA-Rearrangement 598, 640
Flags 46
Fluoreszenz-in-situ-Hybridisierung 423
Follikuläres Lymphom 654
– Durchflusszytometrie 655
Fragmentozyt 553
Fruchtwasserzellen 216
Fusionsgen PCM1-JAK2 632

G

G6PD-Mangel 497
Galaktosämie 182
Galaktosialidose 182
Gametozyten 231
GATA1-Mutation 531, 544, 549
G-CSF 581, 600
Geldrollenbildung 96, 580
Gepacktes Zellvolumen 30
– Hämatokrit 30
Ghost-Zellen
Glanzmann-Thrombasthenie 202
Glukose-6-Phosphat-Dehydrogenase 406
Glukose-6-Phosphat-Dehydrogenase(G6PD)-
  Defizienz 484
Glycerol-Lysetest 484
GM1-Gangliosidose 175, 181, 182
GM-CSF 600
Granulation, toxische 155, 580
Granulopoese 196
Granulozyt, basophiler 177, 617, 626
– allergische Reaktion 177
– Granula 177
Granulozyt 141, 196
– basophiler Granulozyt 177
– eosinophiler Granulozyt 172

– neutrophiler Granulozyt 141
– segmentkerniger Granulozyt 196
– stabkerniger Granulozyt 196
Granulozyt, eosinophiler 172, 626, 632
– Atypie 172
– Hypersegmentierung 172
– Hypogranulation 177
– Hyposegmentierung 172
– Ringform 174
– Vakuolen 177
Granulozyt, neutrophiler 141
– Aggregatbildung 170
– Apoptose 153
– atypische Granula 157
– Auer-Stäbchen 158, 160
– Döhle-Körperchen 162
– Dysgranulopoese 153
– Granulation 142
– Granulationsanomalie 158
– Hypergranulation 155
– Hypersegmentierung 144
– Hypogranulation 155
– Hyposegmentierung 147
– infektiöser, inflammatorischer Zustand 163
– Kern-Atypie 148
– Kernprojektion 146
– neutrophiles Zytoplasma 154
– Ringform 151
– Segmente 142
– Zytoplasmafragment 171
– zytoplasmatische Inklusion 157, 164
grey platelet syndrome 204, 545
Griscelli-Syndrom 204
Gumprecht'scher Kernschatten 190

H

Haarzelle 650, 651
Haarzell-Leukämie 205, 650
– Molekulargenetik 651
– Monozytopenie 651
Haarzell-Leukämie-Variante 651
Hämatokrit 30
– PCV 30
– ICSH-Referenzmethode 32
Hämatologieautomaten 45
Hämoflagellaten 238
Hämoglobin 639
– Frühgeborene 317
– instabiles 466, 524
Hämoglobin H 451

Hämoglobin-Barts-Krankheit 452
– Blutausstrich 452
– Chorionzottenbiopsie-Material 452
Hämoglobin-F-haltige Zellen 404
Hämoglobin-H-Einschlusskörpen 403
Hämoglobin-H-Erkrankung
Hämoglobin-H-Inklusion 451
Hämoglobin-H-Krankheit 449
– deletionale 451
Hämoglobinkonzentration 27, 271
Hämoglobinopathie 132, 452
Hämoglobinurie, paroxysmale nächtliche 511, 528
Hämolytische Anämie, alloimmune
– Transfusion 517
Hämolytische Anämie
– Babesiose 527
– Bartonellose 527
– Clostridium-Toxin 527
– Hepatitis-C-Infektion 529
– Infusion hypotoner Lösungen 528
– Insektenstich 528
– Malaria 527
– mechanische hämolytische Anämie 520
– Neugeborene 515
– Oxidantien 522
– Phosphatmangel 527
– Schlangenbiss 528
– Transfusionsreaktion 527
Hämolytische Anämie, angeborene
– Adenosindesaminaseexzess 504
– Enzymmangel, Glykolyse 504
– Glycerinaldehyd-3-Phosphat-Dehydrogenase-Mangel 504
– Phosphofruktokinasemangel 504
– Phosphoglyceratkinasemangel 504
– Überschuss, Enzyme 506
Hämolyse, Arzneimittel-induzierte 515
Hämolyse, chronische 514, 504
Hämophagozytose 581, 583, 589, 591
Hämozoin 234
Häm-Synthesedefekte 427 f.
HAM-Test 529
Hb-Konzentration 27
– ICSH 27, 30
– Cyanmethämoglobinmethode 27
– Einheit 30
– Messmethode, alternative 29
HbC-/β-Thalassämie 463
– Erythrozytenindizes 463
– Hb-Elektrophorese 463
– HPLC 463

HbC-Erkrankung 461
– Erythrozytenindizes 461
– Hb-Elektrophorese 462
– HPLC 462
HbC-Heterozygotie 462
– Erythrozytenindizes 462
– Hb-Elektrophorese 463
– HPLC 463
Hb-Constant-Spring-Anomalie 448
HbE-/β-Thalassämie 465
HbE-/ß-Thalassämie-Heterozygotie
– Erythrozytenindizes 466
– Hb-Elektrophorese 466
– HPLC 466
HbE-Erkrankung 464
– Erythrozytenindizes 464
– Hb-Elektrophorese 464
– HPLC 464
HbE-Heterozygotie 465
– Erythrozytenindizes 465
– Hb-Elektrophorese 465
– HPLC 465
Hb-Konzentration 84
HbS 453
HbS-/HbC-Erkrankung 460
– Erythrozytenindizes 460
Heinz-Körperchen 523
HELLP-Syndrom 520
Hemighosts 501
Hemi-Ghost-Zellen 116
HemoGlobe 85
Hemo-Monitor 85
Hemoscan 85
Hereditäre Elliptozytose 485 f.
– Mutationen 485
Hereditäre Sphärozytosen 477 f.
– Ankyrin- und Spektrin-Defizienz 480
– β-Spektrin-Mutation 480
– Band-3-Coimbra 480
– Band-3-Defizienz 480
– Band-4.2-Komatsu 480
– Band-4.2-Nippon 480
– Differentialdiagnose 483
– EMA-Test 484
– Erythrozytenindizes 480
– Folsäuremangel 479, 481
– genetische Untersuchung 484
– Human-Gene-Mutation-Database 479
– Mutationen 478, 479
– Neugeborenenikterus 479
– Parvovirus-B19-Infektion 479, 481
– Protein-4.2-Defizienz 480

– Splenektomie 480, 481
Hermansky-Pudlak-Syndrom 204
Herpesvirus-6-Infektion 537
Herzklappe 126
– künstliche 518
Heterochromatin 197
Euchromatin 197
HHV-Infektion 601
Histiozytose, maligne 196
Histoplasmose 601
HIV-Infektion 153, 168, 185, 221, 238, 588
– Anämie 589
– Thrombozytopenie 588, 589
HIV-Myelopathie 624
Hodgkin-Lymphom 509, 665
– Anämie 666
Hodgkin-Zellen 218
Homozystein 474
Horiba-ABX-Gerät 75
Hornzelle 126
Howell-Jolly-Körperchen 41, 136, 211
HTLV-1-Infektion 185, 603
Hypercholesterinämie, familiäre 497
Hyperchromie 108
Hypereosinophiles Syndrom (HES) 594, 596
Hypergammaglobulinämie 94
Hyperlipidämie 100
Hyperphosphatämie 115
Hypersplenismus 592
Hyperthermie 152, 186, 192
Hypochromie 105
Hypogranulation 624
Hyposplenismus 212, 213

I

Idiosynkrasie 535
IgD-Plasmazell-Myelom 657
Ikterus, neonataler 504
Immature reticulocyte fraction 81
Immundefizienz-Syndrom, erworbene 588
Immunfixation 659
Immunglobulin 99
Immunoblast 184, 584
Immunphänotyp, Leukämie-assoziierter 608
Immunphänotypisierung 418
Immunzytochemie 422
impedanzbasierte automatisierte Vollblutgeräte 282
Impedanzmessgerät 57
Index von Edwin 472
Infekt, bakterieller 580
Infektion viral 583

Infektiöse Mononukleose 185, 583, 601
– akute lymphatische Leukämie 584
– autoimmunhämolytische Anämie 585
– EBV-Schnelltest 586
– Kleinkinder 586
Infektion, bakterielle 599
– Differentialdiagnose 581
– Lymphozytose 581
Infektion, chronische 432
Infektion, mykobakterielle 601
Infektion, parasitäre 594
I-Zellkrankheit 182

J

JAK2-V617F-Mutation 553–557
Jordans-Anomalie 162, 182

K

Kala Azar 241
Kälteagglutinine 95, 101
Kälteagglutinin-Erkrankung 512
Kältehämoglobinurie, akute paroxysmale 513
Kältehämoglobinurie, paroxysmale 511, 512
Karyorrhexis 136, 139
Karzinom 599
Karzinozythämie 217
Keratozyt 120, 126
Kernschatten 190, 201, 647
Keuchhusten 185, 602
Knizozyt 132
Knochenmark, dyserythropoetisches 214
Knochenmarkfibrose 609
Knochenmarkkarzinose 599
Knochenmarktransplantation 82
Knochenmarkzelle, nekrotische 202
Korbzelle (basket cell) 202
Krenation 122
Kryoglobulinämie 100, 194, 592, 653
Kryoglobuline 94, 100, 165
– Kryoglobulin-Kristalle 99
Kryoglobulin-Präzipitat 95
Kryohämolysetest 484
Kryohydrozytose 484, 495, 496
Kugelzelle 113
Kutane T-Zell-Lymphome 660

L

Lactoferrindefekt 150
Large granular lymphocyte-Leukämie 663
Large unstained cells 586
LCAT-Mangel 134

Lebererkrankung
– alkoholische 133
– chronische 475
Leberversagen 526
Leberzirrhose 94
Leishmania donovani 241
Leptozyt 107
Leukämie, akute monozytäre 196
Leukämie, bilinineare akute 644
Leukämie, biphänotypische 644
Leukämie, chronische lymphatische 190, 509
Leukämie, chronische myeloische 556, 625
Leukämie, juvenile myelomonozytäre 599, 637
Leukämie, kongenitale 619
Leukämie, T-lymphoblastische 663
Leukämie, chronisch myeloische 599
Leukämie, chronische eosinophile 598
Leukämie, chronische myelomonozytäre 599
Leukämische Reaktion
– Multiples Myelom 601
– Neugeborene 600
Leukozytopenie 360
Leukozyt 140, 141, 580
– Afrikaner, Afrokariben und Afroamerikaner 308
– Kleinkinder, Kinder 315
– mononukleäre Zelle 141
– polymorphnukleäre Zelle 141
Leukozytenzahl
– kaukasischer Erwachsener 307
Leukozytenzählung 34
– Einkanal-Aperturimpedanz-Methode 34
– halbautomatisches Impedanzmessgerät 34
– manuelle Leukozytenzahl 34
– nucleated red blood cells [NRBC] 34
– Referenzmethode 34
– Vollautomat 34
Leukozytenphosphataseindex, alkalischer 585
Leukozytose 335, 630
LGL-Leukämie 510, 537, 551, 602, 663
– Immunphänotyp 664
– Mutation im STAT3-Gen 664
LGL-Vermehrung, reaktive 663
LGL-Zelle 180, 187, 585, 588
L-HES 595, 597
Linksverschiebung 143, 580
– Alvarado-Score 144
Linsentuch 22
Loa loa 242
Lobulierungsindex 590
Lupus-erythematodes-Zellen 165
Lymphoblast 197

Lymphom 645
– follikuläres 647, 654
– lymphoplasmozytisches 653
– lymphozytisches 649
– T-lymphoblastisches 640
Lymphopenie 366, 586
Lymphoplasmozytisches Lymphom
– Hyperviskosität 653
– Kryoglobulinämie 654
– Mutation, MYD88-Gen 654
– Paraprotein 654
– Rouleaux-Formation 653
Lymphoproliferative Erkrankung 645
– Durchflusszytometrie 644
– Immunphänotyp 644
Lymphozyt 141, 179, 180
– Aggregate 190
– atypischer 184, 587
– binukleärer Lymphozyt 189
– Disintegrierter 201
– Einschlusskörperchen 180, 186, 188, 649
– lymphoproliferative Erkrankung 188
– Neonatalperiode 310
– polyklonale B-Zell-Lymphozytose 187
– reaktive Veränderung 186, 187
– Vakuolen 182, 183
– villöser Lymphozyt 190
– virale Infektion 184, 187
Lymphozyt, villöser 186
Lymphozytose 364, 591, 602, 646
– atypische 584
– reaktive 589, 593

M

M. Waldenström 653
Makrophagen 195
Makropolyzyt 145, 167
Makrosphärozyt 113
Makrothrombozyt 203
Makrozyt, polychromatischer 110
Makrozytose 105, 473
– Alkoholmissbrauch 473
– chronische hämolytische Anämie 473
– idiopathische 477
– MDS 473
Malaria 194, 229, 602
– Malaria-Parasit 224
– Malaria-Pigment 234
– Merozoiten 231
– Schizonten 229
– Trophozoiten 229

Maligne nichthämatopoetische Zellen und
  Muzin 216
MALT-Lymphom 656
Mannosidose 182
Mantelzelllymphom 190, 647, 650, 655
– blastoide Variante 656
– Cyclin-D1-Überexpression 656
– Immunphänotyp 656
– SOX11-Mutation 656
– Zytogenetik 656
Marginalzonen-Lymphom 207
– splenisches 603, 651, 652
Maroteaux-Lamy-Syndrom 193
Marschhämoglobinurie 528
Mastozytose
– cKITD816F-Mutation 634
– SM-AHN 634
– systemische 200, 598, 617, 633
Mastzell-Leukämie 200
Mastzelle 200, 617, 634
Mastzell-Leukämie 617
May-Hegglin-Anomalie 163, 175, 177, 179, 544, 548
MCH 26, 276
MCHC 26, 105, 276
MCV 26, 105, 307, 274
MDS 79, 151, 173, 205, 214, 476, 537, 607
MDS/MPN-RS-T 639
Megakaryoblast 208, 605
Megakaryozyt 202, 205, 211, 626
Megakaryozytenkern 202, 556
Megakaryozyten-Leukämie, akute 209
Megaloblastäre Anämie
– Blutausstrich 469
– Differentialdiagnose 473
– Erythroleukämie 469
– Erythrozytenindizes 469
– Folsäuremangel 469
– MDS 469
– Ursachen 468
– Vitamin-B12-Mangel 468
Membran-ghosts 483
Merozoiten 231
Mesothelzellen 216
Metamyelozyt 196, 199
Methämoglobinämie 523
Mikrohämatokrit 30
– Einflussfaktoren 32
– Hämatokritmethoden 33
– Plasmaeinschluss 31, 2
Mikrokaryozyt 556
Mikromegakaryozyt 208
Mikroskop 20

Mikrosphärozyt 113
Mikrozytose 103
Miller-Okular 41
Mindray-Gerät 77
Mixed phenotype acute leukaemia 608
Molekulargenetische Untersuchungen 423
Monoblast 605
Mononukleose, infektiöse 588, 591, 603, 647
Monosomie-7-Syndrom 637
Monozyt 141, 192
– atypischer Monozyt 195
– Erythrophagozytose 192
– Infektion 192
– kongenitale Anomalie 192
– Makrophage 195
– Mikroorganismen 221
– Monoblast 195
– Monozytäre Vorläuferzelle 195
– Promonozyt 195
– zytoplasmatische Einschlüsse 192
Monozytopenie 365, 651
Monozytose 349, 620, 636
– CMML 637
– JMML 637, 639
– Noonan-Syndrom 638
Morbus Gaucher 196
Morbus Pompe 182
Morbus Whipple 219
Morbus Wilson 509, 526
Morquio-Syndrom 180
Mott-Zelle 184,187
MPL-Mutation 555, 557
MPV
– Thromboserisikofaktor 320
Mukopolysaccharidose 182
Multiples Myelom 94, 140
– Hyperviskosität 659
– Kryoglobulin 658
– Plasmazelle 658
Mycobacterium tuberculosis 602
Mycoplasma pneumoniae 601
Mycosis fungoides 660
Myeloblast 196, 601, 605
– Vakuole 197
– WHO-Klassifikation 197
Myelodysplastisches Syndromenobreak 620, 625, 635 f.
– del(5q) 624
– Knochenmarkhistologie 625
Myelodysplastische/myeloproliferative
  Syndrome 625, 635, 639
Myelofibrose 120

Myelofibrose, primäre 556
Myelokathexis 145, 172
Myeloperoxidase-Färbung 411, 608
Myelozyt 196, 198
– Basophiler 198, 199, 200
– Eosinophiler 198, 199
– Neutrophiler 198
MYH9-Erkrankung 163, 548, 549
MYH9-Mutation 544
Mykoplasmeninfektion 603

N

Nabelschnurblut 8
– Thrombozytenzahl 321
Nadelstichverletzung 5, 9
– Centers for Disease Control 9, 10
– Hepatitis-B-Hyperimmunglobulin 10
– Hepatitis-B-Impfung 10
– Hepatitis-C-Infektion 10
– Infektionsrisiko 9
– Prophylaxe, postexpositionelle antivirale 10
Naphthol-AS-D-Chloracetat-Esterase 413
Napoleon-Hat-Erythrozyt 134, 135
NAP-Score 639, 636
NBM 200 85
Nekrotische Knochenmarkzellen 202
Nematoden 229
Neoplasie,
    myelodysplastische/myeloproliferative 620
Neoplasie, myeloischen/lymphatische mit
    assoziierter Eosinophilie 632
Neugeborenes 156
– Glutathion-Peroxidase-Mangel 525
Neuroakanthozytose 124
Neurofibromatose 638
Neutropenie 223, 360
– ELANE-Gen 603
– Rituximab-induzierte autoimmune 602
– schwere kongenitale 603
– zyklische 604
Neutrophile, nekrobiotische 168
Neutrophilen-Leukämie, chronische 151, 599, 630
Neutrophilie 335, 581
– Neugeborenes 582
– reaktive 631
Neutrophiler Granulozyt
– Neutrophilenanzahl 317
– Vakuole 581
Nichthämatopoetische Zellen 214
Niemann-Pick-Erkrankung 182, 196
Niereninsuffizienz, chronische 524
Nierenversagen, akutes 524

Nihon-Kohden-Gerät 77
NK-LGL-Leukämie 663
NK-Zelle, zytotoxische 180
Non-Hodgkin-Lymphom 509, 510, 586
Noonan-Syndrom 638
Normalbereich
– Erwachsene 305
– Neugeborene und Feten 309
– Kleinkinder und Kinder 312
– Schwangerschaft 318
Normalverteilung (nach Gauss) 301
Normalwert 298 f.
– Erhebung, Referenzbereich 300
– Laboreigener Referenzbereich 300
– Mittelwert 298
– nicht parametrische Analyse 301
– Präanalytische Auswirkung 299
– Referenzbereich, ältere Menschen 300
– Referenzbereich 298
– Referenzpopulation 298
– Schwangerschaft 298
NRBC 36, 37, 139

O

Ölimmersionsmikroskopie 22
Organtransplantation 510, 517
Osteopetrose 601
Ovalozyt 486
Ovalozytose 117, 485
Ovalozytose, südostasiatische 484, 490

P

Panzytopenie 374, 470, 535, 586, 589, 666
– Hämophagozytose 586
Pappenheim-Körperchen 41, 137, 214
Paraprotein 94, 140, 657
Paraproteinämie 653
Parasit 224
Parasitose 595
Paris-Trousseau-Thrombozytopenie
    (Jacobsen-Syndrom) 544
Parvovirus-B19-Infektion 537, 601
PAS-Färbung 585
Pautrier-Mikroabszess 662
PCM1-JAK2-Fusionsgen 631, 632
Pearson-Syndrom 435
Pelger-Huët-AnomaliePerjodsäure-Schiff-Reaktion
    415 173, 177, 624
Perjodsäure-Schiff-Reaktion 415
Perls-Färbung 41
Philadelphia-Chromosom 645
Phytosterolämie 496

PIEZO-Mutation 495
Pilze 223
Pincer- oder Pilz-Zelle 136
Plasmaeinschluss 32, 34
Plasmazelle 184, 179, 191, 657
– Einschlüsse 191
– Lymphozyten-Aggregat 191
– Multiples Myelom 191
– neoplastische Erkrankung 191
– reaktive Plasmazelle 191
Plasmazell-Leukämie 650, 657
Plasmazell-Myelom 657
Plasmazytose, reaktive 351, 659
Plasmodium falciparum 224
Plasmodium malariae 229
Plasmodium ovale 225
Plasmodium vivax 229
Plättchenfunktionsuntersuchung 550
Pneumokokken-Sepsis 214
Poikilozytose 111, 620
– Erythrozytenfragmente 471
Polychromasie 40, 109
Polycythaemia vera 538
– Erythropoetinspiegel 539
– Erythrozyteneindizes 539
– JAK2-V617F-Gen 540
Polyzythämie 331, 536–540
– arterielle Blutgasanalyse 540
Polyzythämie, relative 540
– Erythropoetinspiegel 541
Polyzythämie, sekundäre 540
Porphyrie 435, 507, 509
Proplättchen (proplatelets) 202
Posttransplantationsmikroangiopathie 521
Prolymphozyt 593, 646
Prolymphozyten-Leukämie 646
Promyelozyt 196, 197
– atypischer Promyelozyt 198
Promyelozyten-Leukämie, akute 605, 611, 617
Pronto-7 85
Protoporphyrin, freies 434
Protoporphyrinkonzentration 439
Pseudo-Bernard-Soulier-Syndrom 550
Pseudohyperkaliämie 494
Pseudo-Pelger-Huët-Anomalie 147
Pseudopolyzythämie 537
– Rauer 187
Pseudo-von-Willebrand-Syndrom 550
Pure red cell aplasia 111, 482, 536, 537, 591
Purpura, autoimmune thrombozytopenische 82
Pyknozyt 527

Pyropoikilozytose, hereditäre 99, 480, 484, 487, 488, 490
Pyruvatkinase-Defizienz 484, 502

R

Radiusaplasie-Thrombozytopenie-Syndrom 204, 600
Reaktion, leukämoide 635, 599
Rearrangement, Gene PDGFRA, PDGFRB und FGFR1 632
Rechtsverschiebung 144
Red (blood) cell count 33
Reed-Sternberg-Zellen 218
Resistenz, osmotische 484
Retikulierte Thrombozytenmessungen 77
Retikulozyt 40, 41, 43, 109
– automatisierte Retikulozytenzählung 77, 322
– mittlere Retikulozytenvolumen 322
– Referenzbereiche 322, 323
– Retikulozytenzahl 311
– unreife Retikulozytenfraktion (IRF) 322
Retikulozyt, unreifer 79
– Automatisierte Retikulozytenmessgeräte 79
– Indizes 79
Retikulozytenindex
Retikulozytenproduktionsindex 43
Retikulozytenzahl 40, 77, 290
– ABX Pentra 120 78
– Advia-Reihe 78
– Anämie 80
– Bayer H.3 78
– Becton Dickinson FACScan 78
– Cell-Dyn 3500 und 4000 78
– CLSI-Referenzmethode 44
– Coulter EPICS XL 78
– Coulter MAXM 78
– Coulter STKS 78
– DxH 800 78
– HmX, Gen S, LH 750 78
– ICSH 44
– NCCLS 40
– Pentra DX Nexus 78
– Retikulozytenindex 43
– Retikulozytenmessung, automatisierte 77
– Retikulozytenproduktionsindex 43
– Sysmex R-1000 78
– Sysmex R-2000 78
– Sysmex XE-2100 78
Retikulozytopenie 359
Rh-Defizienz-Syndrom 483
Rickettiose 185
Riesenthrombozyt 46, 163, 203, 624

Ringsideroblast 624, 640
Rouleaux-Bildung 475, 653, 657
RSV-Virus 185
Russel-Körperchen (Russell bodies) 184

S
Satellitenbildung, Thrombozyten 206
Saure Phosphatase 417
Schaumzellen 196
Schistozyt 120, 127
– ICSH 129, 520
Schizont 231
Schwangerschaft 140, 143, 156, 163, 210, 520
Sebastian-Syndrom 163, 548
Serumtryptasekonzentration 618
Sézary-Leukämie 662
Sézary-Syndrom 603, 660
Sézary-Zelle 660
Sialidose 182
Sialinsäure-Speicherkrankheit 182
Sichelzell-/β-Thalassämie 458
– Erythrozytenindizes 458
– Hb-Elektrophorese 459
– HPLC 459
Sichelzellanämie 128, 134, 453
– Erythrophagozytose 455
– Erythrozytenindizes 453, 454
– Hb-Elektrophorese 457
– HPLC 457
– Hyposplenismus 453
– Impedanzmessgerät 456
– Infarzierung, Knochenmark 455
– Leukozytose 454
– Milzinfarkt 453
– NRBC 454
– Sequestration in der Milz 454
– Sichelzelle 134, 453
– Sichelzell-Löslichkeitstest 457
– Splenomegalie 453
– Therapie mit Hydroxycarbamid 454
Sichelzellerkrankung 453, 457
– Erythrozytenindizes 457
– Narkose 458
Sideroblastische Anämie
– Differentialdiagnose 436
Siemens-Gerät 65
SIFD-Syndrom 435
Sitosterolämie 496
Sphäroechinozyt 480
Sphäro-Elliptozyt 486
Sphäroschistozytose 128
Sphärostomatozyt 479

Sphärozyt 113, 116, 527
Sphärozytose 97, 113
Sphärozytose, hereditäre 477, 586
Splenektomie 131, 138, 212, 444, 445, 602
splenisches Marginalzonenlymphom 190
Splenomegalie 212, 593, 626, 628, 630, 650, 649, 659
Spur cell haemolytic anaemia 526
Stammzelltransplantation, allogene hämatopoetische 108, 510
Stomatozyt 132
Stomatozytose 133, 493, 496
– hereditäre 491
Stomatozytose/Makrothrombozytopenie, mediterrane 493
Sudanschwarz-B-Färbung 412, 608
Syndrom, familiäres autoimmunes lymphoproliferatives 517
Syndrom, Genmutation MHY9 542
Syndrom, hämolytisch-urämisches 129
Syndrom, hypereosinophiles 173, 594, 596
Syndrom, myelodysplastisches 620
Syndrom, myelodysplastisches/myeloproliferatives 625
Syndrom, transientes myeloproliferatives 618
Syndrom, transitorisches myeloproliferatives 549
Syphilis, kongenitale 603
Sysmex-Geräte 57, 283

T
Targetzelle 123
TAR-Syndrom 204, 600
Tay-Sachs-Erkrankung 181, 182
T-Zell-Lymphom, angioimmunoblastisches 510
teardrop-Poikilozyt 556
Thalassaemia intermedia
– Differentialdiagnose 446
Thalassaemia major 214
Thalassaemie
– Celluloseacetatelektrophorese 443
– HPLC-Untersuchung 442
– Kapillarelektrophorese 443
– löslicher Transferrinrezeptor 443
– Schwangerschaft 443
– Zinkprotoporphyrinkonzentration 443
Thrombotisch-thrombozytopenische Purpura (TTP) 552, 589
Thrombozyt 202
– agranulärer 205
– artifiziell erniedrigte Thrombozytenzahl 207
– Degranulation 205
– EDTA-antikoaguliertes Blut 204

– erhöhte Thrombozytenzahl 207
– gestörte Thrombozytopoese 205
– Granulomer, Größe 202
– Hyalomer 202
– Immunphänotypisierung 207
– Jacobsen-Syndrom 205
– Kälteantikörper 206
– May-Hegglin-Anomalie 205
– MPV 210
– myeloproliferative Neoplasie 205
– Normbereiche 319
– Okularmikrometer 202
– Phagozytose 206
– Riesenthrombozyt 203
– retikulierte Thrombozytenmessungen 77
– Satellitenbildung, Thrombozyt
– Thrombozyt, retikulierter 82
– von-Willebrand-Syndrom Typ 2B 206
Thrombozytenaggregat 202, 206
Thrombozytendurchflusszytometrie 36
Thrombozytenparameter 319
Thrombozytensatellitismus 170
Thrombozytenzahl 35, 77, 353, 549
– durchflusszytometrische Bestimmung 36
– Erythrozyten-zu- Thrombozyten-Ratio 35
– halbautomatisch, Impedanzmessgerät 35
– ICSH-Referenzmethode 36
– Kapillarblut 35
– Phasenkontrastmikroskop 35
– Plättchenaggregate 96
– Plättchen-reiches Plasma (PRP) 35
– Referenzmethode 36
– retikulierte Thrombozyten 81
– Riesenplättchen 35
– Thrombozytenmessung 77
– Thrombozytopenie 36
– vollautomatische Bestimmung 35
– Vollblutmethode 35
Thrombozytenzählung 319
– Zählkammer 35
Thrombozythämie 496
Thrombozythämie, essentielle 554
Thrombozytopenie 229, 366, 541, 542, 543, 545
– amegakaryozytäre mit radioulnarer Synostose 541
– amegakaryozytäre 541
– Antiphospholipid-Antikörper 552
– autoimmune 550
– GATA1-Mutation 533
– Hepatitis C 552
– Immunfluoreszenz 550
– Kongenitale 541
– Kryoglobulinämie 551

– neonatale 541, 542, 548
– postinfektiöse immune 552
– Viruserkrankung 551
Thrombozytose 351, 553, 554
– BCR-ABL1-Fusionsgen 556
– Eisenmangel 555
– Kollagenosen 555
– MDS RARS-T 639
– Okkulte Neoplasie 555, 556
– reaktive 555
Thrombozytose, familiäre 553
– Mutation 553, 554
Thymom 537
T-LGL-Leukämie 663
T-Lymphozyten 180
TNCC 36, 37
Toxoplasmose 185, 601
T-Prolymphozyten-Leukämie (T-PLL) 650, 659
Transferrinrezeptor, löslicher 536
Transplantation 517
TRAP-Färbung 585
Triploidie 542
Trisomie 13, 18, 542
Tropfen, dicker 224
Trypanosomen-Infektion 241
TTP 520
– familiäre 553
– Fragmentozyt 553
Tuberkulose 583, 599, 603
– Miliartuberkulose 583
– Panzytopenie 583
– pulmonale 583
Türk-Zelle 184
Turner-Syndrom 542
T-Zelle, zytotoxische 180
T-Zell-Leukämie/Lymphom, adulte 662
T-Zell-Lymphome 659, 664
T-Zell-Lymphom, angioimmunoblastisches 660

U

Unspezifische Esterasen 414
Upshaw-Schulman-Syndrom, kongenitales 549

V

V617F-Mutation 555
Vakuolenbildung 161
Verbrennnung 152, 163, 540
Verdrängungsmyelopathie 605
Verweilkatheter, zentralvenöser 223
Virusinfektion 591, 599, 603
– LGL-Zelle 591
Virusreaktivierung 663

Vitamin-B12-Mangel 469
– Methylmalonsäure 474
– Schilling-Test 474
Vitamin-E-Mangel 527
von-Voss-Cherstvoy-Syndrom
 (DK-Phokomelie-Syndrom) 542
von-Willebrand-Syndrom 550

W

Wachstumsfaktor 600
Wärmeantikörper 509
WBC 36
Weißes Differentialblutbild 36
WHIM-Syndrom 173
Wiskott-Aldrich-Syndrom 203, 204, 510, 541, 550
Wolman-Krankheit 182

X

Xerozytose, hereditäre 494

Z

Zelle, disintegrierte 201
Zelle, spikulierte 120
Zieve-Syndrom 475, 483, 526
Zigarettenraucher 592
Zinkprotoporphyrin 434, 439
Zinkprotoporphyrinkonzentration 439
Zirkulierende kernhaltige rote Blutzellen 139
Zöliakie 214, 474
Zystinose 165
Zytogenetik 423
Zytopenie 663